妇产科
手术并发症

Surgical Complications of
Obstetrics and
Gynecology

主　审　石一复

主　编　郝　敏　段　华　凌　斌

副主编　纪　妹　郭银树　梁　静

　　　　王志莲　王　伟　王永红

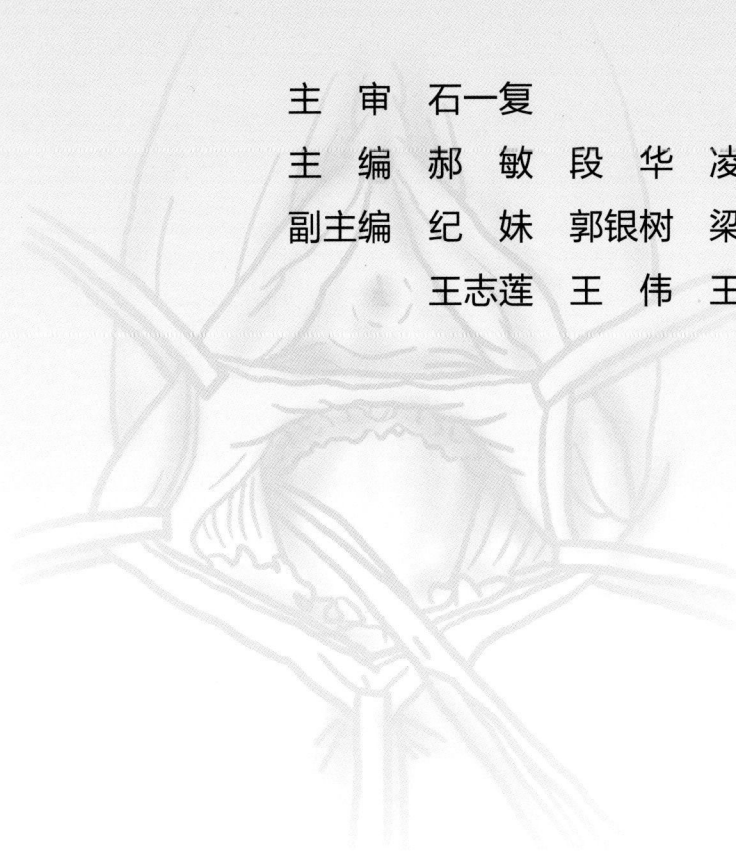

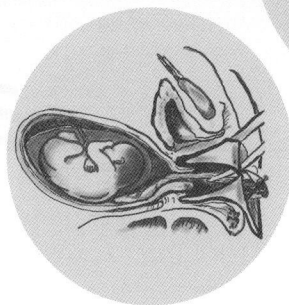

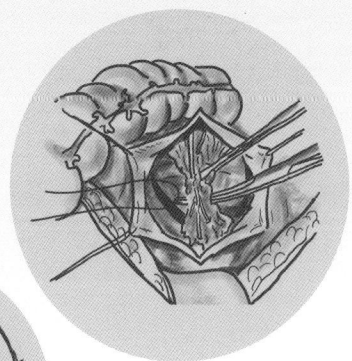

人民卫生出版社
·北　京·

图书在版编目（CIP）数据

妇产科手术并发症 / 郝敏，段华，凌斌主编 .
北京 ：人民卫生出版社，2025. 2. -- ISBN 978-7-117
-37711-9

　　I . R713. 06；R719. 06

中国国家版本馆 CIP 数据核字第 2025Z412S6 号

人卫智网	www.ipmph.com	医学教育、学术、考试、健康，
		购书智慧智能综合服务平台
人卫官网	www.pmph.com	人卫官方资讯发布平台

妇产科手术并发症
Fuchanke Shoushu Bingfazheng

主　　编：	郝　敏　段　华　凌　斌
出版发行：	人民卫生出版社（中继线 010-59780011）
地　　址：	北京市朝阳区潘家园南里 19 号
邮　　编：	100021
E - mail：	pmph @ pmph.com
购书热线：	010-59787592　010-59787584　010-65264830
印　　刷：	三河市宏达印刷有限公司
经　　销：	新华书店
开　　本：	889×1194　1/16　　印张：34　　插页：6
字　　数：	1005 千字
版　　次：	2025 年 2 月第 1 版
印　　次：	2025 年 4 月第 1 次印刷
标准书号：	ISBN 978-7-117-37711-9
定　　价：	198.00 元

打击盗版举报电话：**010-59787491**　E-mail：**WQ @ pmph.com**
质量问题联系电话：**010-59787234**　E-mail：**zhiliang @ pmph.com**
数字融合服务电话：**4001118166**　　E-mail：**zengzhi @ pmph.com**

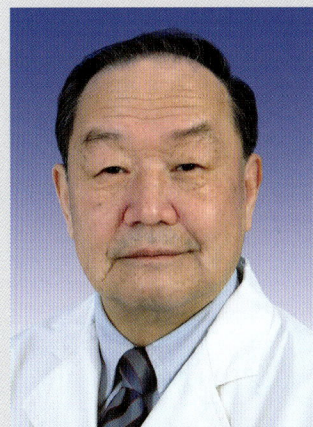

　　石一复,教授,主任医师,博士研究生导师。曾任浙江大学医学院附属妇产科医院院长、浙江医科大学妇产科学教研室主任。

　　目前仍担任全国和省内多个学会顾问,并担任国内十余家期刊的顾问、名誉主编、副主编、常务编委、编委、特约审稿人等。先后获省部级、厅级科技成果奖 50 余项,公开发表医学论文、短篇报道等 1 000 余篇,出版专业参考书(主编或参编)76 部,公开发表科普作品等 400 余篇。先后培养博士和硕士研究生 75 名。荣获全国优秀教师、全国首届妇产科医师奖、全国妇幼卫生先进工作者、全国科普作家、浙江省突出贡献专家、先进科技工作者等称号。2010 年受聘为"中华医学百科全书"学术委员会委员。

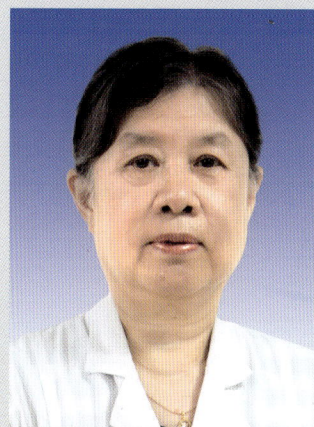

    郝　敏，教授，主任医师，博士研究生导师。山西省妇产疾病临床研究中心主任。

    兼任中华医学会妇产科学分会常务委员、中国医师协会妇产科医师分会常务委员、中国医师协会微无创医学专业委员会常务委员、山西省医师协会妇产科医师分会会长、山西省医学会妇产科专业委员会主任委员、山西省抗癌协会主任委员。

    Obstetrics & Gynecology（中文版）副主编，高等学校临床医学类精品资源共享课及系列教材《妇产科学》副主编，《中国实用妇科与产科杂志》、《中华妇产科杂志》、《生殖医学》、*Journal of Minimally Invasive Gynecology Chinese Edition* 等十余本期刊的编委。

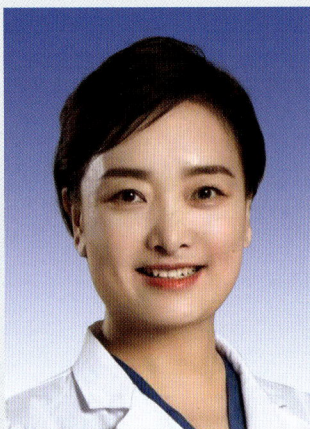

段　华,教授,主任医师,博士研究生导师。首届"国之名医·卓越建树"专家、国家卫生健康突出贡献中青年专家、第七届"首都十大健康卫士"。

　　兼任北京医学会妇科内镜学分会主任委员、中国整形美容协会科技创新与器官整复分会会长、中国医师协会内镜医师分会副会长、中国医师协会妇科内镜专业委员会主任委员、中华预防医学会生殖健康分会副主任委员等;担任《中国微创外科杂志》《中国计划生育和妇产科杂志》《妇产与遗传杂志(电子版)》等核心学术期刊副主编。

　　主持多项国家级、省级科研项目。先后获得国家科学技术进步奖二等奖、中华医学科技奖二等奖、北京医学科技奖一等奖等。主笔多篇妇科领域临床实践指南与专家共识,主编国家内镜诊疗技术临床应用规范化培训系列教材《妇科内镜诊疗技术》、"十二五"国家重点出版物出版规划项目《妇科手术彩色图解》等学术专著 7 部,参编学术专著 20 余部。拥有妇科学领域多项发明与实用新型专利。在国家核心期刊发表学术论文 300 余篇,SCI 收录论文 58 篇,入选"中国期刊高被引指数"高被引作者。

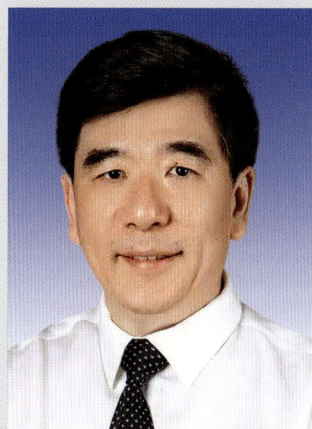

　　凌　斌,教授,主任医师,医学博士。中日友好医院妇产科主任,中国医学科学院北京协和医学院博士生导师,首都医科大学博士生导师。

　　兼任国际微无创医学会副主席,中华预防医学会生殖健康分会主任委员,中国医师协会微无创医学专业委员会主任委员,北京医学会妇产科学分会副主任委员,北京医学会妇科肿瘤学分会副主任委员,北京医学会妇科内镜学分会副主任委员,"十三五"国家重点研发计划重点专项实施方案编制专家,第五、六届中央保健委员会会诊专家,第二届"国家名医·卓越建树"获得者。

　　承担国家863计划重大课题、国家自然科学基金等省部级以上课题近20项,以第一作者或通信作者发表论文300余篇,获得中国国家专利70项、国际专利2项。

毕晓宁	中日友好医院	平　毅	山西医科大学第二医院
陈　波	中日友好医院	任晶晶	山西医科大学第二医院
陈逢振	天津医科大学第二医院	石一复	浙江大学医学院附属妇产科医院
段　华	首都医科大学附属北京妇产医院	苏晓强	山西医科大学第二医院
冯　波	山西医科大学第二医院	隋莉莉	中日友好医院
郭银树	首都医科大学附属北京妇产医院	田小庆	山西医科大学第二医院
郝　敏	山西医科大学第二医院	王　伟	山西医科大学第二医院
郝晓莹	山西医科大学第二医院	王静芳	山西医科大学第二医院
何南南	郑州大学第一附属医院	王文豪	山西医科大学第二医院
侯勇丽	山西医科大学第二医院	王文慧	中日友好医院
黄　隽	中日友好医院	王永红	山西医科大学第二医院
黄秀峰	浙江大学医学院附属妇产科医院	王志莲	山西医科大学第二医院
姬艳飞	山西医科大学第二医院	尉　楠	北京大学深圳医院
纪　妹	郑州大学第一附属医院	魏　芳	山西医科大学第二医院
李　晶	山西医科大学第二医院	阳艳军	中日友好医院
李　悦	郑州大学第一附属医院	于　冰	山西白求恩医院
李东燕	山西医科大学第二医院	袁莉萍	山西医科大学第二医院
李娟清	浙江大学医学院附属妇产科医院	张　娜	西北妇女儿童医院
李卓莉	太原市妇幼保健院	张利利	山西医科大学第二医院
梁　静	中日友好医院	张庆霞	中日友好医院
梁婷婷	山西医科大学第二医院	赵　塈	郑州大学第一附属医院
林湖滨	深圳市人民医院	赵卫红	山西医科大学第二医院
凌　斌	中日友好医院	周建政	山西医科大学第二医院

序言一

这是一部很难得的,很有意义的和重要的学术专著和临床参考书。

之所以难得,是因为关于手术并发症问题的论述较少,而成为专著者更少。但手术并发症的发生、预防和处理对于提高医疗质量、促进学科发展,以及人才培养和队伍建设是非常必要的。因此,这是一部很值得重视、推荐、研读、讨论的好书。

问题始源于对医学特别是临床医学认识的局限性和实践的风险性。虽然近二三十年医学有了很大的发展,尤其是在遗传学、分子生物学、工艺学等方面的进步与应用,使对人体的组织、器官和功能,对于疾病的发生、发展和治疗,都有新的扩展和深入,但依然有很多模糊领域和未知数。正如英国哲学家培根所说,我们对世间事物的认识,最重要的、最缺憾的还是我们对于人体自身的认识。

即使到现今,临床医疗实践的风险性仍很大,因为医疗的全过程都是在人的活的机体上进行的,从诊断到治疗,特别是药物治疗、手术治疗等都可能带来风险、损害和并发症问题。

妇产科手术是妇产科疾病和问题处理和治疗的主要手段之一,当然也包括有创的诊断和鉴别诊断。因此,妇产科手术是每位妇产科医生的必备技能,也是病人在接受诊断、治疗中经常遇见的技术操作和外科处理。鉴于上述的疾病诊断、治疗的局限性和风险性,妇产科手术的并发症问题几乎是难以避免的。

这些问题包括妇科的、产科的;局部的、全身的;生理的、病理的;身体的、精神的;包括感染、损伤及功能障碍,麻醉、栓塞,及各器官系统。因此,妇产科手术并发症的发生与防治在于治疗或手术的全过程,各器官、系统的整合考虑,也是保障病人安全、医疗质量、医者权益的必要问题。

所幸,这些问题在本书中都得到了全面的、详尽的阐述。通过这部书,我们可以领会以下几点。

第一,手术并发症发生的复杂性。我们知道,疾病复杂,并发症更为复杂。其发生有些可能在预料和准备之中,有些则可能是未预料和意外发生的。这并非因为医生的疏忽和大意,而是由事物的复杂性和发展的难以预料性导致的。所以,奥斯勒早已有言:医学是一个不确定的科学和可能性的艺术。

记得多年以前,我们做子宫切除,术后发现阴道穹窿有息肉状物,以为是肉芽组织,给予烧灼等处理,却难以消除。后来请林巧稚大夫看,林大夫真是经验丰富,说这是输卵管伞部脱垂,她让我去找一本书——*Pitfall of Clinical Diagnosis and Treatment in Gynecology*(《妇科临床诊断和治疗的陷阱》),果然找到了林大夫说的答案。Pitfall 就是陷阱,就是误区,就是并发症问题。因此,对于并发症的发生,也像整个的行医过程,要如履薄冰,要戒恐惧。每一个微小的事物、细微的环节都应谨慎对待,认真考虑,防止损害病人的并发症问题发生。

医生的经验、周密、负责与智慧也就在这里。

第二,手术并发症防治的多元性。并发症的防治要从全过程、全方位进行,首先要推行诊断治疗的规范化,即每个病的诊断处理按规范办事,各种手术也有规范化的程序,包括适应证的选择,非适应证、禁忌证的斟酌。严格、规矩是手术成功和安全的保证——"规则之后无一物"(维特根斯坦)。又要注意个体化,具体问题,具体分析;具体病人,具体对待。规范让我们认识经验,经验又让我们正确对待规范。

在临床上,我们还应该强调执行微创化和人性化,这是原则,这是理念。即以最小的损伤达到最佳的效果,我们推行内镜手术、经阴道手术,是因其符合微创原则,但原则适于所有手术和术式。不是只追求一种手术和一种术式,也没有必要成立"零开腹的手术俱乐部"。任何术式都有其适应证、非适应证和禁忌证。没有最好,只有更好。况且"微创"也可以变"巨创"!

妇产科手术,无外乎切除病变和肿瘤,清除炎症和粘连,矫正畸形和缺陷,恢复解剖和功能,还有助产和剖宫产等,在其中,我们始终要注意保护组织、保护器官、保护功能和保护精神心理。

这也是防治手术并发症的基本要求。

第三,手术并发症认识和理解的重要性。手术并发症的发生,不是少见的而是比较常见的临床问题。它的发生是复杂的,处理有时也是比较棘手的,因此医生要高度重视,病家要深度理解。

在临床上,对于手术选择、术中实施和术后处理,医生应该把最适宜、最有把握的方式给病人,同时也应该是病人最理解、最情愿接受的方式。以此来保证手术的有效性和手术的安全性。

手术有大小难易,手术方式也多种多样,手术者也各有不同,但理念与目标是一致的。即使是资深医生也会遇到难解的问题,我们通常说,当你手术做得越来越多的时候,你所遭遇的危险也可能像你做得很少很少的时候一样多了。有些拗口,其意却是深刻的。

医患对于手术并发症要有三个重要的"解",即了解——了解病情、人情,了解医疗、医生,了解医家、病家;理解——理解诊断,理解治疗,理解结果;谅解——谅解病人的焦虑和无助,谅解医生的困惑和无力,谅解医学的窘境和无奈。

医患之间以这种修养、和谐和诚信来构建我们整个医疗的"道"(就是理念)与"场"(就是境围),来达到医学或医疗的真、善、美!

高兴看到并感谢石一复教授主审,郝敏教授、段华教授、凌斌教授主编的这部书,值得仔细琢磨思考。无论是年轻医生还是资深医生,都会从中获益。

赘言如上,是为序。

郎景和

二〇二五年三月

| 序 言 二

医学诊治的并发症每位医护人员均会遇见，其中尤以手术并发症相对为多。妇产科的手术并发症除病痛外，还与生殖内分泌、生育力保护有关，更有特殊性。

手术并发症有大小、轻重、近期和远期、历时长短等之分。

妇产科手术并发症问题一直是每位医护人员不可避免和关心、重视的热点。此外，随着新技术、新器械、新手术的不断推广使用，也会有新的手术和诊治并发症产生，所以医护人员也应适应科学发展，不断认识并识别，在临床实践和观察中知其理论、性能，仔细观察，积累经验，做好相应的防治工作。

并发症防治问题虽在手术学、手术图谱相关书籍、杂志中各有说明和论及，但有分散、重复、遗漏或对新出现的并发症缺如等弊端，妇产科手术并发症亦同样存在。现由郝敏、段华、凌斌三位教授主编，组织京、晋、豫、浙、陕等省的国内热衷于妇产科手术并发症防治的临床一线同道们编著《妇产科手术并发症》一书，又有人民卫生出版社大力支持出版，填补了这方面的空白，以飨广大医务及相关学科人员，供临床各级医生的参考、使用，对妇产科手术并发症防治，医疗、教学和医患沟通等，均有所裨益。

本书囊括妇科、产科、计划生育和生殖医学、介入治疗等四大部分，全面总结，分述各种手术并发症的防治、原因、相关因素，也包括新颖手术及其并发症等内容。所以更具贴近临床的实用性、新颖性、可读性，并可借鉴正反两方面经验。也提示对妇产科手术并发症防治必须要求医护有高尚的医德，扎实的理论知识，实践经验，时刻重视"术前、术中、术后"的六字方针，除有坚固的妇产科专业知识外，重视术前病史、检查等相应准备，并掌握相应的病理学、细胞学、影像学、药理学、实验医学等知识，对手术各种可能情况有备无患，防止过度或不足的手术，手术动作轻柔，保护周围脏器，严格遵守手术操作常规和无菌要求，以及术后正确的后继处置，全面认真对待，尽最大所能，预防、减少、减轻和消灭各种并发症，也包括尽量减少医源性并发症的发生。

防治妇产科手术并发症与其他手术一样是永恒的话题，防治、减少妇产科手术并发症也是我们永远的追求，本着以人为本、将心比心、尊重病人、重视医德的原则，防治妇产科手术并发症能逐步做得更细致。

承郝敏教授嘱本人主审，提出建议、内容归类、增加新内容等过程中也让本人进一步重温和学习，受益匪浅，更嘱本人作序，所以有幸先睹为快，除作上述领悟外，赧然为序，以致谢并预祝本书早日出版。

二〇二五年三月

　　在妇产科的医学天地里，手术犹如一场场精湛的生命之舞，医生们以灵巧的双手铸就奇迹。然而，月有阴晴圆缺，手术亦非坦途，并发症如幽灵般如影随形，时刻提醒着我们医学之路的崎岖与复杂。当前，系统、全面解读妇产科手术并发症的著作尚为稀缺，本书应运而生，旨在深入剖析妇产科手术并发症，为医护人员呈上一本极具价值的专业指南。

　　《妇产科手术并发症》编写过程中，编写团队倾注了大量心血，专家们凭借丰富的临床经验与深厚的学术造诣，系统梳理了常见与罕见的妇产科手术并发症，全面地阐述了各类手术（经腹、经阴道、腹腔镜、机器人手术等）术中及术后并发症的处理方式，将深入分析与实用建议结合，旨在为医务工作者提供应对之策。本书内容设计独具特色，精心手工绘制了大量笔触细腻、呈现精准的并发症插图，生动展现并发症的产生和处理过程，使本书兼具科学性与艺术性。从手术关键步骤到潜在并发症的悄然浮现，插图可使读者直观洞察妇产科手术并发症的复杂世界，亦可为预防并发症提供清晰指引，通过形象展示发生机制，帮助医护人员更好地把握预防的关键节点，于术前、术中、术后采取更有效的措施，降低并发症风险。

　　在妇产科手术中，我们常面临困难与挑战，我们应以坚韧不拔之精神，勇敢面对并发症，为患者打好手中的"牌"。

　　"路漫漫其修远兮，吾将上下而求索。"在妇产科医学的征程中，我们如勇敢的探索者，不断追寻真理之光。每一次手术皆是冒险，每一次面对并发症皆是考验。但正是这些挑战，让我们坚定前行，不断提升医术与智慧。我们坚信本书将成为妇产科医护人员的得力助手，不仅能提高对手术并发症的认识与处理能力，亦能为推动妇产科医学进步贡献力量。

　　最后，感谢为本书付出努力的所有人，期待本书为广大妇产科医护人员与患者带来福祉。让我们携手共进，为女性健康事业书写更加辉煌的篇章。

　　本书出版之际，恳切希望广大读者在阅读过程中不吝赐教，欢迎发送邮件至邮箱 renweifuer@pmph.com，或扫描下方二维码，关注"人卫妇产科学"，对我们的工作予以批评指正，以期再版修订时进一步完善，更好地为大家服务。

郝　敏　段　华　凌　斌

2025 年 3 月

| 目 录

第三篇　产科手术并发症

第四篇　计划生育和辅助生殖手术并发症

第五篇 妇产科介入手术并发症

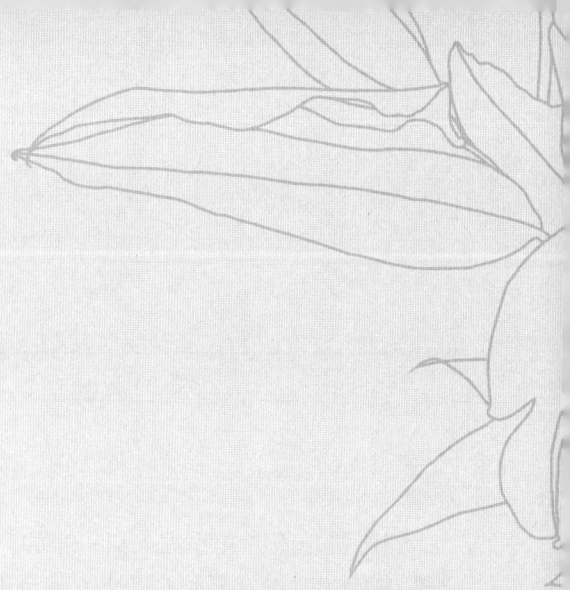

第一篇
绪 论

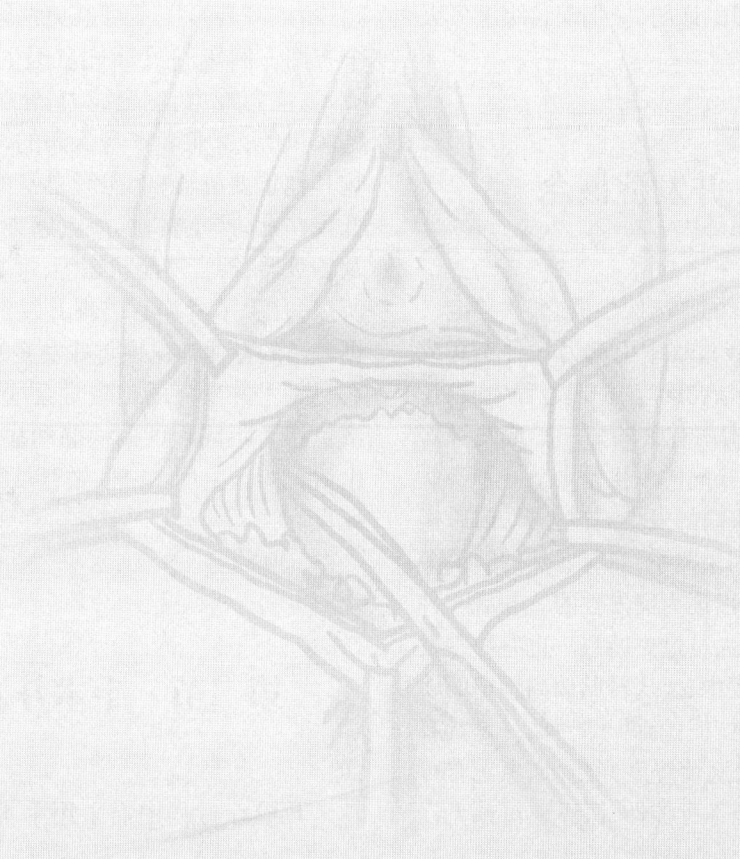

第一章
总　论

妇产科是服务几乎占人口一半的广大女性的学科，从刚出生的女婴到八九十岁甚至更高寿的妇女的健康，涉及她们的一生。与女性特有的经、带、孕、产、各种妇科疾病、健康，以及家庭、社会和人口素质息息相关。

在妇产科的诊治中，手术是必不可少的重要措施和手段。然而，在一些诊断或治疗的实施和操作过程中，妇产科医护或其他相关学科人员均可遇到与手术相关的，大小不一的，即时、近期或远期的，显性或隐性的多种并发症。轻者对日常生活、工作、学习、家庭生活等影响不大，重者可危及生命。所以，如何提高妇产科手术和操作质量、减少手术和操作的并发症是值得探讨的话题。随着科学的发展、仪器设备的完善、理论水平的提升，防治和减少手术并发症仍是永恒的话题，应引起各级医务人员的高度重视。

第一节　并发症概念

并发症是一个复杂的临床医学概念，一种定义为在疾病的诊治和发展过程中引起另一种疾病或症状的现象；另一种是指在诊疗、护理过程中或后，患者合并发生了所患疾病有关的另一种或几种疾病。其特征：①后一种疾病的发生是由前一种疾病引起的。②从后一种疾病的发生规律上看，前后疾病之间不具备必然的因果关系，只有偶然的因果关系。因此，后种疾病的出现为突发性的。③后一种疾病的出现，非因医务人员过失所致。也有称并发症是指在临床诊治过程中，疾病转归偏离预定的轨迹，出现了新的症状和体征；有两个特征，一是具有可预见性，医生可根据病情程度判断，该患者有可能发生某种情况；二是不可控性，医生在可预见性

的基础上，提前给予干预，却可能仍没有阻止情况的发生。

妇产科诊疗和护理中的并发症涉及众多医学内容：①从学科和亚学科分，有妇科、产科、生殖医学、妇产科内分泌、妇科肿瘤（良性、交界性和恶性）；②从医疗部门划分，有门诊、住院、护理等；③从解剖划分，可有外阴、阴道、宫颈、子宫、输卵管、卵巢、盆腔腹膜、血管等；④有原本手术器官与邻近脏器或手术路径等之分；⑤从发生时间可分为术前、术中、术后，以及即时、近期、远期等；⑥与手术相关的学科有麻醉、辅助诊治（超声、X线及其他影像学）等。妇产科并发症涉及多学科、多部位、多器官，十分复杂，医护不掌握易致医患矛盾和纠纷。

妇产科手术并发症具有可控性、可预防性、可减少（或减轻）性、不可避免性等多种特点，涉及多个方面。例如，①手术团队医生的总体水平、知识、技术、应急能力、应变能力、经验、以患者为本的医德医风等；②患者本身疾病的轻重，是否涉及或影响其他重要脏器；③患者自身的健康状况，如有无低蛋白症、严重贫血、严重感染、免疫功能低下，以及各脏器、器官功能状态等；④护理的作用和配合。所以，凡手术者均有出现并发症的可能，医生应根据自己的专业知识预防并发症的发生。

手术并发症的出现常会增加患者的痛苦及经济负担。不同程度的病痛和症状，不仅影响工作、生活、学习、生理、心理、婚育及家庭等，严重时可致死亡。

（石一复　郝　敏）

第二节　手术并发症预防

凡诊疗过程中需采用手术的疾病，均有出现

并发症的可能。不做手术者虽可避免手术并发症的发生，但如果采用药物治疗不恰当，也可出现药物并发症，这就是医生这一特殊职业的必然性和特殊性。

认真和全面采集病史，正确书写，适当的妇科盆腔检查及其他针对性的辅助检查，综合分析和鉴别诊断，对正确诊断、治疗及减少和预防并发症发生均十分有助益。

妇产科的基本功除病史采集和书写外，还包括如下方面。

（1）正确的盆腔检查：包括双合诊、三合诊、直肠-腹部检查及相关应注意事项，对妇产科疾病的诊治至关重要，也受膀胱、直肠是否充盈，疾病性质，疼痛程度，患者是否配合，医生水平，检查动作粗暴或轻柔等影响。妇科疾病检查时，子宫、附件及邻近器官的情况，也应是医生必须掌握的内容，这些对诊断、治疗及并发症预防均有益。

（2）正确选用相关辅助检查：无选择的如"机关枪"样的全面扫射，既增加患者的痛苦、增加费用负担，又浪费医疗资源。医生应掌握检查的目的、要求，及其可能的并发症，检查结果与病情、症状、体征、诊断、手术等联系，并与术中大体病理所见、快速病理检查和最终病理诊断对照。

（3）掌握盆腔局部解剖：血管、淋巴、神经、肌肉、筋膜等结构，是妇产科手术必须掌握的，对减少和防治并发症十分重要。

（4）掌握相关影像学知识：影像学在医学界中发展迅速，尤其是超声诊治，此外CT、MRI的使用也甚为普遍，X线摄片、造影技术也仍有使用（如胸部X线检查、子宫输卵管造影等），妇产科医生的工作常与之有紧密联系，所以必须学会一般阅片和阅读文字描述，结合具体患者情况，有疑问时及时与影像科医师沟通。这些基本功不仅对患者有利，对医生提高诊断、诊治水平，减少和防范手术并发症也有益。

（5）学习和掌握基本的病理知识：病理学与临床诊治关系密切，作为临床医师应注意：①将组织病理结果与妇产科检查、影像学报告、开腹或腔镜所见（开腹或腹腔镜所见，肿瘤未切开与切开剖面所见，包括硬度、色泽、表面状态及内在赘生物，有无破裂，液体性质，黏稠度等）对比联系。②正确看待术中快速切片诊断，其与最后诊断虽大致相同，但有一定的诊断过度或不足的可能。若手术医师对组织病理有足够的认识和经验，可减少许多不必要的术中快速切片。这也是医生观察和积累经验的基本要素之一。③最终病理报告和免疫组化指标（肿瘤分型和基因检测）报告的识别，以及如何以此指导临床的下一步处理。以上均是不同级别医生均应有的基本功。

（6）重视"术前、术中、术后"：无论操作或手术大小，均应重视"术前、术中、术后"。医师应清楚手术只是整个治疗过程中的一个环节，有时是主导，有时则不然。手术对人体总有创伤，绝对的无创是不存在的。若对每一例手术均重视和切实牢记"术前、术中、术后"六个字，则对防范手术并发症有益。

（7）多学科处理：多学科处理始于国外结肠外科，现已扩展到各学科或亚学科。妇产科患者若有合并症、多发病等复杂问题，或病情疑难、复杂、涉及多学科，则需术者组织多学科讨论、制订治疗方案，对防范手术后并发症甚有益处。

以上各点涉及诸多方面，若共同努力、系统管理则可使手术并发症防治获益，使患者健康更有保障。

（石一复　郝　敏）

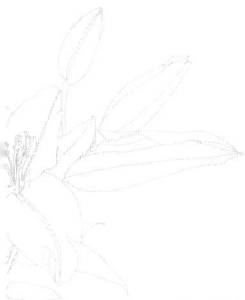

第二章
妇产科手术与并发症概论

第一节　妇产科手术原则和处理

妇产科手术涉及女性解剖、生殖、女性生理、家庭、社会等诸多方面,应全面结合上述相关问题,综合考虑。

一、适应证与禁忌证

妇产科及各亚学科的操作、检查、治疗均有适应证与禁忌证;随着学科的发展、器械设备的改进,术者水平、患者临床病情等可有变化。其中也包含个体化因素,所以也有绝对和相对适应证和禁忌证之别,也有称为非适应证的提法,实际是介于适应证和禁忌证之间,活络的专有名词。因医生、患者、设备条件等,可转化和个体化的对待问题。

初学者和年轻医师对手术指征的掌握应循序渐进,不可盲目大胆;有经验者对各种手术也应遵循手术适应证或禁忌证;只有少数情况在征得家属同意、院方报备情况下,可个体化地有序开展。尤其是技术力量、设备条件或应急情况下可予以转化,以拯救生命。

掌握手术适应证、禁忌证、相对适应证、相对禁忌证,是医生按规范要求发展的必由之路,也代表手术医师对手术前后全面认真思考的过程,也是指导和培养医学生和下级医师等循序渐进的教学之本,也是手术医生知识、技术、经验、成长、发展、服务患者、防范和减少手术并发症的提升之准则。手术的目的有利患者,因此必须重视大小各类手术的适应证、禁忌证以及相对适应证和禁忌证。

二、妇产科手术的原则和特殊性

手术对妇产科疾病的诊治起到至关重要的作用。妇产科手术主要涉及女性生殖器官,尤其是子宫(子宫体和子宫颈)、卵巢、输卵管、阴道等,也与女性的生育关系密切。妇产科手术不但可明确诊断,并获得疗效、解除病痛、拯救生命,还可在术后对近期或远期的生活质量、生育及内分泌功能产生重大的影响。

妇产科手术包括开腹、经阴道及腔镜等不同途径,其中微创的理念在医学发展之初,就是治疗原则之一。微创是手术的一种追求,但不是治疗的最终目的。应在治愈疾病的基础上微创,最终在治疗中减小损伤,减少出血,促进术后恢复,使创口愈合更为美观,最大程度地保留女性的生殖器官、内分泌功能及生育功能。

不孕症在我国发生率为10%~12%。女性生殖功能的保护要求对妇产科、女性腹部外科和小儿妇科手术等提出了更高的要求。

以女性健康尤其是生殖健康为首要任务的妇产科医生,以及有关女性腹部外科、泌尿科、小儿妇科等医师们,在开展相关手术时,对女性的目前和未来的健康和孕育问题,应全面分析、综合考虑。术者应有扎实的理论基础,不断接受医学继续教育,与时俱进;具备熟练的手术技巧,轻柔的操作,严格的无菌观念,术中的应变和决断能力,正确无误的手术,避免过度切除和损伤组织或器官,或治疗不足,最大限度地考虑女性的特点、愿望和生活质量,保留生理和生殖功能,绝非均以为手术即可解决一切,而不考虑其他问题,否则岂不成为"开刀匠"。总之,应重视"术前、术中、术后"这6个字,这也反映了术者对医学的态度、综合分析的能力和水平、理论水平、技术能力、医学人文观念、职业道德和医德医风等多方面的问题。这在整个学医、从医过程中要始终贯彻,不断反思、总结和提高。

三、子宫切除

子宫的发生和发育、生理和病理,不仅涉及妇产科的常见病和多发病,还常夹杂着其他疾病和症状,临床应对此有足够的认识。

子宫不仅能够产生月经和孕育胎儿,还有内分泌功能。目前已知子宫的内分泌激素有前列腺素、催乳素、胰岛素生长因子、松弛素、上皮生长因子及内皮素等。其中胰岛素生长因子可提高卵巢对垂体促性腺激素的敏感性,启动始基卵泡发育及优势卵泡的选择,是维持正常月经的重要因素之一。内皮素由子宫内膜腺上皮及间质细胞合成分泌,在经前期达高峰,参与下丘脑、垂体、卵巢功能的调节。动物实验发现,切除宫角可影响卵巢功能,尤其影响黄体,影响来自子宫的带有溶黄体因子的血流。切除子宫可影响卵巢周期的正常变化,尤其是早期卵泡发育的启动,术后近期易出现卵泡期延长和黄体功能不全,卵巢对垂体促性腺激素出现惰性反应,造成医源性绝经状态,诱导加速了绝经过程。

因此,子宫本身作为内分泌器官正越来越受到重视。现今临床观察发现,子宫次全切或全切术,即使保留单侧或双侧卵巢,依然会影响卵巢血供,加速卵巢功能衰竭的进程,其中,重度围绝经期症状的发生率明显高于正常人群。Oldenhave 等调查发现子宫切除术后,患者较同龄妇女有更严重的围绝经期症状,为后者的 1.2~3.1 倍,以 39~41 岁组比例最高。Walderner 等将抑郁、潮热、尿路症状、疲乏、头痛眩晕和失眠,称为子宫术后综合征,认为是子宫切除后内分泌激素不平衡所致。此外,也有许多因子宫切除而提前出现绝经综合征的病例。综上所述,对子宫切除均应持谨慎的态度,切除后还要注意盆底功能和泌尿系统的相关问题。

四、卵巢切除的原则

卵巢是女性重要的内分泌器官,术中卵巢的去留应根据患者年龄、病变类型、治疗目的及患者要求等综合考虑。以往主张 45 岁以上妇女在子宫切除的同时去除卵巢;也有主张 40 岁即切除者,如要保留也只保留一侧。

但目前对卵巢保留的认识与以往有所不同,WHO 统计妇女平均绝经年龄为 53 岁,国内目前也为 50 岁或稍迟。凡未绝经者肉眼观和/或剖检或快速切片检查卵巢无异常者均应予以保留。因为绝经后,虽卵泡数目明显减少,但卵巢间质仍可成为产生性激素的一个部位,随着卵巢内皮质细胞不断增加,可替代卵泡的内分泌功能,且可持续多年。临床和实验室研究也证实,切除卵巢后有 40%~100% 的患者在术后 2~6 个月产生绝经综合

征。实验室检查发现,切除卵巢的妇女与正常绝经妇女激素变化基本一致。因此,绝经前子宫良性疾病或其他妇科良性疾病手术时不应常规做健侧卵巢预防性切除。现今有 B 超、腹腔镜检查及卵巢功能测定、肿瘤标志物测定等手段对保留卵巢定期检查,随访观察还是安全的。至于年龄已达 50 岁以上且已绝经者,子宫切除时一般均可考虑同时切除双侧附件,但术前也必须与患者及家属说明卵巢去留的利弊,慎重征求意见为妥。

五、卵巢肿瘤手术

卵巢是女性体内重要的生殖器官,其功能与内分泌、排卵、维持女性特征密切相关,并参与蛋白质、糖类、脂肪和钙等物质代谢及保护自主神经系统的功能平衡。卵巢肿块与年龄、卵母细胞内线粒体 DNA 突变、卵巢储备功能、损伤、失血、自身疾病(发育、遗传、免疫)等有关,也与手术有直接和间接联系。

常见的卵巢囊性肿块有卵巢巧克力囊肿、卵巢黄素囊肿,前者可手术剥除囊肿,即使术者手术技术成熟,但也会失去一些正常卵巢组织,如囊肿大或多发,电/热损伤、手术切除、止血、缝合等处理时应特别仔细和小心,以免影响血供。黄素囊肿则可介入抽吸,尽量保持卵巢完整性。

卵巢上皮性良性肿瘤和交界性肿瘤手术时均易发生包膜破裂,2009 年第 40 届美国妇科肿瘤年会指出,术中包膜破裂是早期卵巢上皮性癌预后不良的独立因素,应予以重视。

卵巢癌手术多推崇肿瘤细胞减灭术或大块肿瘤切除术。术中除切除原发肿瘤外,应尽一切可能将盆腔、腹腔内直径在 1.0cm 以上的种植瘤一一切除。这就要求大片切除盆底和腹腔腹膜,切除部分肠管,尤其是乙状结肠、直肠,甚至是其他腹腔脏器,必要时需摘除数以百计的散在转移的肿瘤结节。卵巢癌手术切口要纵行、足够大,能充分暴露术野;要全面仔细探查盆腹腔,包括横膈,因肿瘤易膈下转移;取腹水或腹腔冲洗液做细胞学检查。卵巢上皮性癌还要切除大网膜和阑尾。肠道转移的处理是卵巢癌手术的重要组成部分,也是影响预后的重要因素之一。浸润较浅的癌块可予以剔除,而肿块较大或浸润较深者则不可姑息,而应行肠切除及吻合术。肠道转移或受累最多的是乙状结肠,若切除乙状结肠直肠后所剩直肠仍有 8~10cm,应尽可能做吻合术,否则须行结肠造瘘术。要按上述

处理，完成手术，必须坚持卵巢癌处理的原则，还要有手术的耐心，争取良好的手术效果。以上手术范围大，因此并发症发生也多，近来也有采用腔镜下卵巢癌根治术者，但绝大多数专家仍认为以开腹为宜。由于卵巢癌与一般外科胃肠道肿瘤的生物学特性不同，妇产科医生在邀请外科医生协助手术或会诊等也须熟悉和掌握这些原则，切勿如对待一般外科肿瘤，遇有较广泛盆腹腔转移即姑息处理。

国内卵巢转移性肿瘤的发生率明显高于国外，其原发肿瘤的部位分布也有一定差异。国内14 006例卵巢肿瘤组织学类型的分析研究指出，卵巢转移性肿瘤主要由胃肠道肿瘤转移而来，占67%；其次为生殖道肿瘤转移；而乳腺癌转移至卵巢仅占2.6%，与国外以乳腺癌转移多见不同。妇女常以消化道症状为主诉，而先就诊于内、外科，也可因继发肿瘤的妇科症状比原发肿瘤更为突出而先就诊于妇科。也有许多女性患者在妇科手术前已行胃肠手术，但术时未探查盆腔，结果在短期内再次行妇科手术，若在首次胃肠手术时探查盆腔，定对减少卵巢转移瘤的漏诊和处理有利。相反，在妇科手术时探查胃肠也能发现部分胃部肿块或胃周围转移。为此，女性胃肠道肿瘤手术时，宜常规探查盆腔，可用手触摸盆腔组织，或用无齿卵圆钳钳夹子宫角部以窥视盆腔及卵巢，疑有病变时可进一步做病理检查等待处理，以免漏诊。有条件的医院在开腹手术时，可置入腹腔镜观察，更易及时发现盆腔深部病变。妇科检查发现下腹部有双侧实质性肿瘤时，首先应考虑卵巢转移性肿瘤，如生长迅速则可能性更大。若伴有胃肠道症状则更应考虑本病，并进一步行钡餐、胃或结肠镜检查，以及早发现原发病灶。妇科手术发现双侧卵巢肿瘤者也宜常规探查胃肠；有胃肠道肿瘤手术史的女性，除外科随访外，也应加强妇科随访。总之，外科和妇科医生均应高度警惕，认识胃肠道癌肿与妇科的关系，不仅可减少漏诊，更可了解胃肠道肿瘤卵巢转移的较确切的发生率。

六、老年妇科和小儿与青少年妇科手术

面向21世纪，必须重视老年妇科学（geriatric gynecology，GG）和小儿与青少年妇科学（pediatric and adolescent gynecology，PAG），即"一老一小"。前者是面对人口老龄化，随着科技发展、手术水平提高等，老年妇女的手术治疗年龄有所放宽，但因老年人各脏器功能的衰老，手术、麻醉、术后护理等并发症也相应增多。所以对老年妇女的手术并发症应有充分的认识，并做好相应防范措施。

小儿与青少年妇科是妇产科学中的亚学科，不是妇科与儿科的合并，也不是成人妇科的"微缩"。小儿与青少年有其内外生殖器发育、妇科肿瘤等独特特点，也与家庭、学校、社会、精神、法学、人文等相关。

小儿与青少年妇科手术要结合年龄、器官生长发育、女性内分泌、生育及整个生殖健康全面考虑。有文献报道，子宫内膜异位症最小发病年龄为8岁。

青春期子宫内膜异位症的早期诊断及恰当治疗甚为重要，能阻断病程进展，防止不孕。

中国青少年女性子宫内膜异位症患者中卵巢内异囊肿病例较多。青少年卵巢肿瘤手术对肿瘤类型、治疗原则、预后、卵巢功能、生育等的要求，均有别于其他年龄妇女。保留生育功能是育龄期女性的特殊问题。青少年的生殖细胞肿瘤只要子宫及对侧卵巢未受侵，不论分期均应尽可能保留生育功能，甚至无卵巢组织，也可保留子宫，术后使用激素替代治疗（hormone replacement therapy，HRT）和辅助生殖技术。年轻的无性细胞肿瘤患者尽量保留生育功能，切除患侧附件，术后化疗。

对生殖道畸形的矫正手术应根据年龄、女性生理特点、内分泌变化、婚育时机等进行治疗，术后指导女性采取相应矫治方法，防止瘢痕收缩影响手术效果或其他并发症的出现。

总之，在行小儿与青少年的卵巢肿瘤手术时，对患者应多方位考虑，以提高术后生活质量。

七、警惕妇产科手术周围脏器损伤

妇产科手术并发症中除本身的女性生殖器官损伤外也应警惕邻近器官损伤，主要有膀胱、尿道、输尿管、直肠、小肠，以及血管和淋巴组织等。常为直接创伤，如钳、夹、切、割、电灼、缝扎；还包括对组织、血管、神经等解剖不熟悉的误切，常由病变改变解剖形态及走向等引起，尤其在盆腔广泛粘连或手术后影响血供时更易发生。大多可在手术时及时发现予以修补，也有在术后数日或更长时间才发现，所以术后对病情的严密观察，可及时发现相关并发症，必要时仍需再次手术，尤其是发生大出血等危及生命的情况时。所以医生需要具备能及时发现各种并发症的能力，则尽早处理。

八、掌握广义瘢痕子宫的定义

仔细的病史采集十分重要,从月经史、孕育史、分娩史、既往手术史中可知详情,并与病情结合,了解子宫瘢痕的大小、深度、部位、手术次数、创伤原因、疾病症状、月经变化等,对妊娠期子宫完全或不全破裂可及时发现和处理,防止酿成母婴近期和远期不良结局。

瘢痕子宫对妊娠和部分妇科疾病均属高危因素,不能片面认为剖宫产、子宫肿瘤挖除等才会导致瘢痕子宫。广义而言,能引起子宫内膜、肌层、浆膜层三层组织的全层损伤,或由内向外、由外向内的单层、两层或全层损伤,日后形成瘢痕者,均称为瘢痕子宫,对此类患者在手术、孕育或疾病等有关诊治时,均应警惕子宫不全或完全破裂并发症等相关事宜。

九、常被忽视的手术并发症

妇产科手术中,卵巢或附件切除术后的卵巢残余综合征(ovarian remnant syndrome,ORS)和剩余卵巢综合征(residual ovary syndrome,ROS)常被遗漏或未被认识。

ORS 是指双侧卵巢切除术后,再次出现功能性的卵巢组织,并产生盆腔疼痛或包块等症状和体征的综合征,又称卵巢残余物综合征。多发生于有过困难盆腔手术者,手术时因盆腔血管多,止血困难,而有遗留的卵巢组织;或由于盆腔组织粘连,使解剖关系不清和不易分离,而遗留一些卵巢组织未被切除;或由于肿瘤改变了正常组织间的结构,给手术造成困难而遗留一些卵巢组织未能全部切除。另外,手术中钳夹骨盆漏斗韧带时,太贴近卵巢,可致卵巢未完全切除,与周围组织形成粘连或包块等。

ROS 是经阴道或经腹子宫切除术时,有目的地保留一侧或双侧卵巢,但术后卵巢发生病理改变,出现盆腔疼痛、包块、性交痛,也可有泌尿系统和胃肠道症状的综合征,也被称为"卵巢植入综合征(ovarian implant syndrome,OIS)"。均与术后一侧或双侧卵巢粘连,或在处理附件时,于阴道或宫颈残端上缝合有关,易引起血行障碍和粘连,也干扰保留卵巢的功能。

这两种术后并发症常被混入"盆腔疼痛"的症状之中,应仔细鉴别清楚,使用不同的方法治疗。

子宫颈因各种物理治疗[电灼、电凝、激光、微波、冰冻、活检、锥切(宫颈环形电切术、冷刀锥切术)等]常被忽略、遗漏或未被识别的子宫颈子宫内膜异位症,实际这些操作后的并发症并不少见,只是未被及时识别和诊断。典型者宫颈表面有红点、红线、红斑;经前 2~3 天、经后 2~3 天有少量褐色经血等,容易被认为是整个经期延长。主要由上述治疗时机不规范引起,常因在近排卵期、排卵后或临床经期操作,紧接着月经来潮,导致经血内膜种植于宫颈尚未愈合的创面。

十、其他

1. 妇产科手术切口并发症 腹部、会阴、外阴等切口并发症,多见为炎性,也可有病变扩散,转移。

2. 过度治疗之痛,治疗不足之惆怅 均因适应证、禁忌证未掌握,片面追求手术速度;腹膜、盆腔探查粗糙或不能识别,未请有经验者协助等所致。

3. 微创手术之争 均不应绝对舍取,必须有端正的思想认识和态度,进行正规培训,循序渐进,由小到大,由易到难。严格掌握手术适应证,选用合适的器械和设备,逐步积累经验,结合医生的技术水平,疾病严重程度等综合考虑,才能既达手术目的,又尽可能减少并发症发生。

4. 手术径路选择 不能片面强调,更不能随便"创新",若"自然途径"手术违反手术原则,反而易导致更大的创伤和并发症。所以术前应冷静和全面思考,片面强调阴道手术在病变复杂、术者不熟练时也易引起并发症等。

5. 输血、输液问题 均应按要求进行。以往也有异位妊娠者自体输血,患者实为输卵管绒毛膜癌,结果术后发现肺部广泛转移。虽为罕见之例,但也值得警示。

6. 对一些与妇产科诊治手术有关的技术、设备不随便跟风,更忌"一窝蜂"式采用。一些技术经过时间和实践验证,十年左右会被少用或被淘汰,如子宫动脉栓塞术,因副反应(子宫动脉主干或上行支栓塞影响卵巢功能)以及其他手术等影响,近年使用明显减少。

总之,妇产科手术、操作、诊治等并发症较多,望广大医务人员对此全面认识,以防范或减少、减轻手术并发症发生。

(石一复 郝 敏)

第二节 妇科内镜手术并发症

进入 21 世纪，人们对手术治疗的理念与认识已经基本达成共识，微创手术以其对脏器干扰小、出血少和术后恢复快等优势，已经成为妇科疾病治疗的首选模式。宫腔镜与腹腔镜手术作为现代妇科微创手术的典型代表，具有直视手术视野、出血少和创伤微小等优势，在妇科临床得到普及和广泛应用，已经成为当今妇科临床医生必备的手术技能。同时，提高对内镜手术并发症的再认识和防范意识，最大限度减少其发生率，是备受临床医生关注和重视的问题。

一、妇科内镜手术并发症风险

与传统的开腹妇科手术不同，内镜手术是在狭小而又密闭的体腔内实施的操作，需要借助特殊的设备、器械，如能源、介质、光导与图像传输等相关配套设备和器材才能完成，被视为妇科手术的高级阶段，如经脐单孔腹腔镜、经自然腔道内镜及子宫腔整复手术。作为一种经腔道和在腔隙内实施的手术方式，妇科内镜手术不仅操作难度大，对施术者的技术要求高，而且与开腹手术相比，如果对内镜设备和能源与介质的使用不当，更是增加了并发症发生的风险。在临床应用中，虽然内镜手术的整体并发症发生率已经明显下降，但就其绝对值而言，特别是严重并发症的发生率，仍是有增无减。文献报道，传统腹腔镜手术的并发症发生率为 0.2%~18%，机器人辅助腹腔镜手术的并发症发生率为 3.2%~14.6%，严重并发症包括大血管损伤、脏器损伤甚至死亡；宫腔镜手术并发症发生率为 0.8%~5.6%，严重并发症包括大出血、子宫穿孔、液体超负荷、低钠血症及空气栓塞等。大出血与子宫穿孔在宫腔镜手术中属常见的并发症；低钠血症与空气栓塞发生率虽低，但死亡率高，尤其是空气栓塞，国内外均有死亡病例报道。因此，切实认清妇科内镜手术并发症的发生现状与风险，对于纠正认识误区，避免掉以轻心，加强对妇科内镜手术并发症的有效防范极为重要。

二、内镜手术环境与操作要求

1. 二维视觉空间与前端器械 腹腔镜手术是在二维视觉空间内通过"长杆器械"完成的手术操作，由于施术医生的双手不能接触操作部位

而缺乏触、知感觉。妇科内镜手术中，操作部位主要集中在盆底区域，此区域器官分布毗邻，血管网络纵横交错，而且妇科疾病多伴有盆腔粘连，导致解剖形态破坏，更增加了手术损伤的风险，形成内镜手术并发症高于开腹手术的现实。有研究对临床 I ~ II 期子宫内膜癌患者(349 例)实施腹腔镜(188 例)与开腹(161 例)分期手术进行比较，分析两种手术方式发生并发症的情况及其损伤后果，发现腹腔镜组总并发症发生率为 9.1%，开腹手术组为 21.5%($P=0.002$)，腹腔镜手术明显低于开腹手术。但分析并发症种类与时间，腹腔镜手术组大血管损伤、肠管损伤、输尿管损伤和膀胱损伤的术中发生率为 3.6%，同期开腹手术无一例上述损伤发生；而手术后出现的伤口感染、淋巴囊肿、盆腔脓肿、肠梗阻、深静脉血栓、肺栓塞、切口疝、术后膀胱功能紊乱及膀胱阴道瘘等，在开腹手术组高达 21.5%，腹腔镜手术组仅 6.1%($P<0.001$)。与此相反，"中国子宫颈癌临床诊疗大数据研究项目"(简称 1538 项目)，对全国 37 家大中型医院 2004—2015 年连续住院的 5 491 例接受腹腔镜手术及 12 956 例开腹手术的宫颈癌患者的并发症进行对比分析，结果显示腹腔镜手术组的并发症发生率(5.55%)高于开腹手术组(2.76%)，其中术中并发症发生率[$OR=3.88,95\%$ $CI(2.47,6.11)$]和术后并发症发生率[$OR=1.42,95\%$ $CI(1.11,1.82)$]均高于开腹手术组。腹腔镜手术更容易导致术中输尿管损伤、肠管损伤、血管损伤，以及术后输尿管阴道瘘、膀胱阴道瘘、直肠阴道瘘、乳糜漏、活动性出血；开腹手术更容易导致肠梗阻；而膀胱损伤、闭孔神经损伤、腹腔和盆腔血肿及静脉血栓在两种手术途径中无明显差异。因此，相比开腹手术，腹腔镜手术特殊的施术环境要求手术医生必须具备更高的施术技能以减少并发症的发生。

2. 压力与介质 压力与介质是实施内镜手术不可或缺的前提条件。宫腔镜与腹腔镜手术中的膨宫与气腹压力、宫腔灌流(5% 葡萄糖注射液)、CO_2 气体介质，构成了内镜手术与开腹手术的又一不同之处。宫腔镜手术中为了膨胀宫腔获得清晰的手术视野，需要注入压力并借助灌流介质连续循环，清除子宫腔内的血块、组织碎屑和黏液。但是，压力和介质在膨胀宫腔、提供清晰观察视野的同时，可能通过子宫腔开放的静脉血窦、输卵管与腹膜途径进入人体循环，特别是使用非电解质液体作为灌流介质时，由于缺乏电解质成分，进入人体循

环后大分子物质被分解代谢,增加血浆容量,可引起液体超负荷;同时,由于血液稀释所致的电解质平衡紊乱,又可引发低钠、低钾等临床表现,严重时还可能引发急性左心衰竭、肺水肿、脑水肿甚至死亡。灌流液过量吸收与膨宫压力设置过高、手术中对子宫肌层破坏严重,以及深肌层血管裸露和灌流时间过长等有关。此外,与压力和介质相关的并发症还有气体栓塞,如腹腔镜手术时 CO_2 气体注入血管引起的 CO_2 气栓;宫腔镜手术中由于宫腔与中心静脉之间产生的压差,使空气经开放的静脉血窦进入循环所致的空气栓塞,均与内镜手术特殊的施术环境和介质密切相关。

3. 能源与组织效应 能源在实施妇科内镜手术中也起着至关重要的作用。无论宫腔镜还是腹腔镜手术,主要的能源形式都是医用高频电能。高频电能在作用于病变组织产生效应的同时,可能发生电能扩散("迷路"电源)、电容耦合现象,导致严重手术并发症。妇科腹腔镜手术中,由于"电热效应"造成组织热损伤所致的手术并发症时有发生,典型的例子是输尿管损伤,由于输尿管与子宫血管的解剖学毗邻关系,在处理子宫血管时,有高达 3% 的概率损伤输尿管。而分析输尿管损伤的原因发现,大约 82.4% 的输尿管受损都是电热损伤所致。不仅如此,电热效应及其热损伤也时常波及肠管,与输尿管不同的是,肠管损伤多数情况与意外电极绝缘失效或电容耦合效应有关。值得注意的是,电热效应引起的组织损伤不易在术中发现,通常在术后 3~7 天甚至更晚时间才出现症状。损伤部位不同,电热损伤引起的临床症状及其严重程度不同,重要空腔脏器可能由于损伤引起局部缺血坏死、穿孔、继发感染而致腹膜炎、脓毒症休克等,诊断与处理不及时可能危及患者生命。

(石一复 郝 敏)

第三节 科学防范手术并发症

手术是为了治疗疾病、恢复正常组织解剖结构、重建器官功能等而施行的有创性治疗,同时手术刀也是一把双刃剑,科学理性认知医学,认知手术就尤为重要。

解剖学是临床医学的基础,更是外科学的精髓。术者需要熟知女性生殖器官解剖关系,做到对盆腔腹的其他器官和系统的解剖结构了如指掌。

术前准备是手术成功的基础。

由于手术是一种创伤性的诊治手段,因此掌控手术指征是外科医师的必备能力,严格把握手术指征是减少和降低手术并发症风险的重要环节。手术禁忌则是手术指征的对立面,两者共同构成矛盾的统一体,手术与否取决于多因素,需要综合分析矛盾主次、疾病规律、预估转归。在实践中往往由于技术的进步,绝对可以演变为相对,或由于病情的变化,相对演变为绝对。

临床决策应建立在对医院、医生、患者和临床诸多信息的收集、分析与推测基础之上,因此需要辨证科学的临床思维。临床医生必须学会在事物正反两个方面寻找到临界平衡点,正确的抉择总是建立在利大于弊的判断基础之上的,不要仅凭单一因素做出抉择,医院的条件、医生的能力、医治的方法、患者的病情、患者的意愿等,都是决定治疗方法的重要依据。掌握好手术时机,也可以降低各种并发症的发生。

手术治疗应在遵循规范化和保障治疗疗效的同时,充分体现个体化原则。在综合考虑医师水平的不均性、患者要求的多样性、在用技术的互补性及疾病变化的复杂性的前提下,为患者选择最佳手术治疗方案,实施个体化的手术,减少手术对女性生理和心理的创伤,提高患者的生存质量。

需要注意的是,手术器械的发展也是一把双刃剑。例如,腹腔镜下无防护的组织粉碎器严重违背了外科手术的无瘤原则,由此导致医源性肿瘤盆腹腔播散,严重威胁患者生命健康。2014 年美国食品药品监督管理局(Food and Drug Administration, FDA)首次对腹腔镜子宫肌瘤手术造成肿瘤播散转移发布黑框安全警告,并定义为重大公共卫生问题。可见,手术器械的发展,不仅是新技术、新材料和新工艺的研发,在提高微创、便捷性的同时,也要遵守无瘤原则等外科手术的基本准则,从而减少并发症,保障患者生命健康。

除了外科医师的手术技巧,手术的顺利实施还需要手术医生、麻醉师、护理人员等的通力协作,一个配合默契、操作娴熟的手术团队,是手术顺利实施的前提条件,也是患者得到有效治疗的重要保证。术前讨论制度、麻醉会诊制度、手术标识制度、手术核查制度是医院规范化管理中的核心制度,必须精心设计、认真履行。

综上，手术并发症是各种手术方式共同面临的问题，无论手术方式如何变化，都应始终将患者的安全、治疗效果及预后作为问题的中心，尊重科学的外科原则。与患者及家属建立良好的沟通，通过围手术期处理，明确是否符合手术适应证和禁忌证，正确选择手术时机、手术方式，制订应急预案。控制并发症，并在术前予以纠正；术中、术后加以防治，保证手术安全性，提高手术成功率，降低手术的风险性，促进术后康复。

（凌 斌 王文慧）

参 考 文 献

［1］石一复,周坚红.实用老年妇科学.北京:人民卫生出版社,2017.

［2］石一复,朱雪琼.小儿与青少年妇科学.北京:科学出版社,2019.

［3］石一复.医源性子宫腺肌症.中国实用妇科与产科杂志,2021,37(10):74-76.

［4］石一复.剖宫产子宫切口愈合不良的并发症.中国计划生育和妇产科杂志,2016,8(3):1-3.

［5］石一复.广义认识和警惕各种瘢痕子宫.中国计划生育和妇产科杂志,2017,9(1):1-3.

［6］石一复.四述我国必须重视小儿及青少年妇科学的发展.中国计划生育和妇产科杂志,2022,14(3):3-5.

［7］郎景和.开展微无创技术,推行诊治"四化".中华妇产科杂志,2022,57(4):241-243.

［8］ZONDERVAN K T, BECKER C M, KOGA K, et al. Endometriosis. Nat Rev Dis Primers, 2018, 4 (1): 9.

［9］HILLARD P J A. Pediatric and Adolescent Gynecology (PAG) in the time of a pandemic. Jpediatr Adolesc Gynecol, 2020, 33 (3): 247-248.

［10］ZHOU Z, ZHENG D, WU H, et al. Epidemiology of infertility in China: a population-based study. BJOG, 2018, 125 (4): 432-441.

［11］NAHAR K, AMATULLAH M, KHATUN K, et al. Clinico-pathological evaluation of residual ovary syndrome: A cross sectional study. Mymensingh Med J, 2021, 30 (4): 997-1002.

［12］WATROWSKI R, KOSTOV S, ALKATOUT I. Complications in laparoscopic and robotic-assisted surgery: definitions, classifications, incidence and risk factors-an up-to-date review. Wideochir Inne Tech Maloinwazyjne, 2021, 16 (3): 501-525.

［13］AAS-ENG M K, LANGEBREKKE A, HUDELIST G. Complications in operative hysteroscopy-is prevention possible？Acta ObstetGynecol Scand, 2017, 96 (12): 1399-1403.

［14］VILÀFAMADA A, COS PLANS R, COSTA CANALS L, et al. Outcomes of surgical hysteroscopy: 25 years of observational study. J Obstet Gynaecol, 2021, 16: 1-5.

［15］LIANG C, LIU P, CUI Z, et al. Effect of laparoscopic versus abdominal radical hysterectomy on major surgical complications in women with stage ⅠA-ⅡB cervical cancer in China, 2004-2015. Gynecol Oncol, 2020, 156 (1): 115-123.

［16］WONG J M K, BORTOLETTO P, TOLENTINO J, et al. Urinary tract injury in gynecologic laparoscopy for benign indication: A systematic review. Obstet Gynecol, 2018, 131 (1): 100-108.

［17］MATSUO K, MANDELBAUM RS, NUSBAUM DJ, et al. Risk of upper-body adverse events in robot-assisted total laparoscopic hysterectomy for benign gynecologic disease. J Minim Invasive Gynecol, 2021, 28 (9): 1585-1594.

［18］MCDONNELL R M, HOLLINGWORTH J L, CHIVERS P, et al. Advanced training of gynecologic surgeons and incidence of intraoperative complications after total laparoscopic hysterectomy: a retrospective study of more than 2000 cases at a single institution. J Minim Invasive Gynecol, 2018, 25 (5): 810-815.

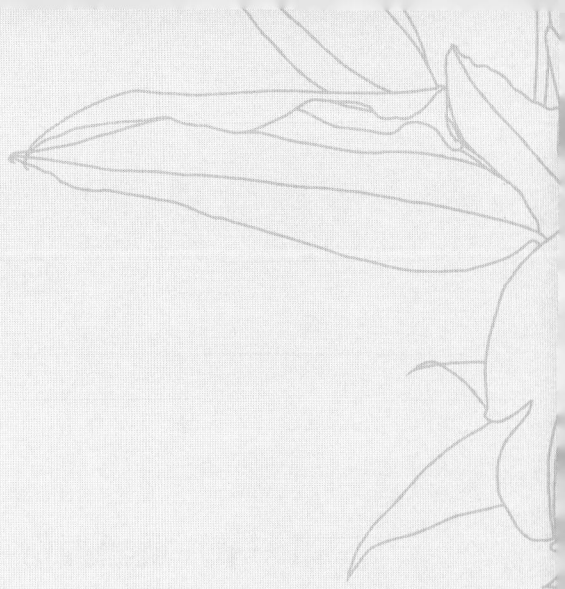

第二篇
妇科手术并发症

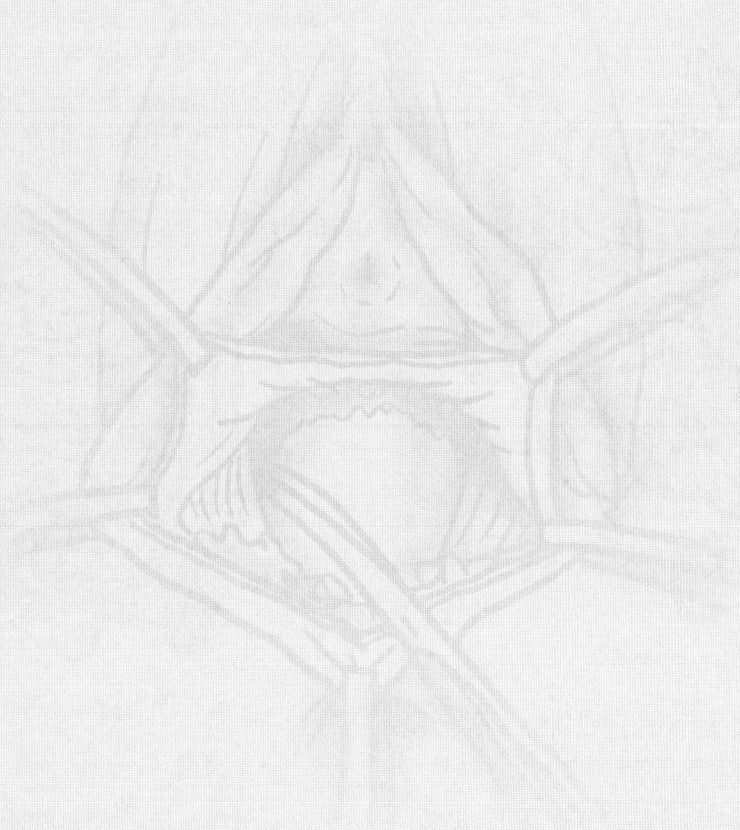

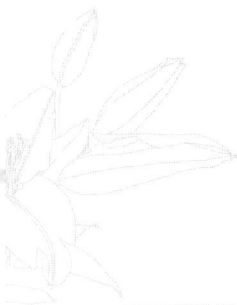

第三章
妇科开腹手术并发症

第一节　脏器损伤

一、肠道损伤

妇科手术中,由于下消化道和女性生殖系统的解剖关系非常密切,肠道损伤时有发生。如能及时发现,在术中进行修补则极少发生并发症;但术中如未能及时发现,处理不当,常可导致严重并发症的发生,甚至引起患者死亡。

整个肠道自胃的幽门至肛门,分为两部分,即小肠、大肠。小肠包括十二指肠、空肠和回肠,起自幽门止于回盲部。大肠包括盲肠、阑尾、结肠、直肠和肛管,起自回盲部止于肛门(图 3-1-1)。

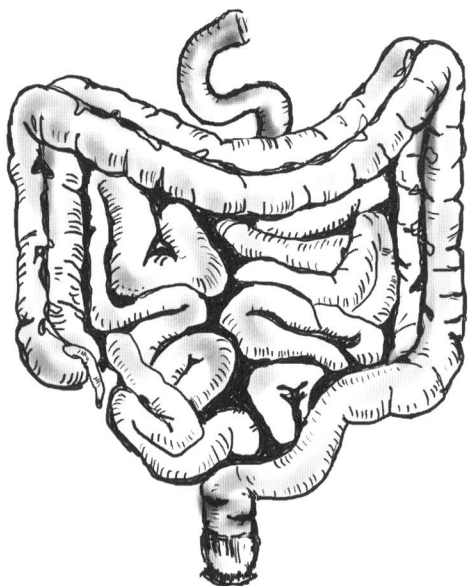

图 3-1-1　大肠

空肠和回肠起自十二指肠空肠曲,下接盲肠,全长约 5m,两者之间无明显的解剖标志,一般认为空肠约占上 2/5,位于上腹部,回肠占下 3/5,占据下腹部。空、回肠借助肠系膜附着在腹后壁上,由于小肠系膜根部宽度短于小肠的长度,故小肠系膜呈扇形。在临床上肠系膜损伤越靠近系膜根部,肠袢受累的范围愈大。结肠起自回盲部至乙状结肠与直肠交界的腹膜转折处,包括升结肠、横结肠、降结肠和乙状结肠。结肠直径粗细不一,具有结肠带、结肠袋和肠脂垂结构特征。盲肠向上至结肠右曲升为升结肠,结肠右曲至结肠左曲之间为横结肠,自结肠左曲向下至左髂嵴平面为降结肠,降结肠向下续为乙状结肠。肠系膜上动脉供应右半结肠,肠系膜下动脉供应左半结肠。直肠位于骶骨前方、子宫的后方,为乙状结肠的延续部分,穿过盆底与肛管相接,全长 12~15cm。直肠上段有腹膜覆盖,至直肠中段腹膜向前反折,覆盖子宫和阴道后壁,形成直肠子宫陷凹。直肠和肛管的血液供应来自直肠上动脉、直肠中动脉、直肠下动脉及骶正中动脉。

根据下消化道解剖结构与女性生殖器的毗邻关系,妇科手术中常见的肠道损伤发生率依次为小肠(85%)、横结肠(25%)、乙状结肠和直肠(10%)(图 3-1-2)。

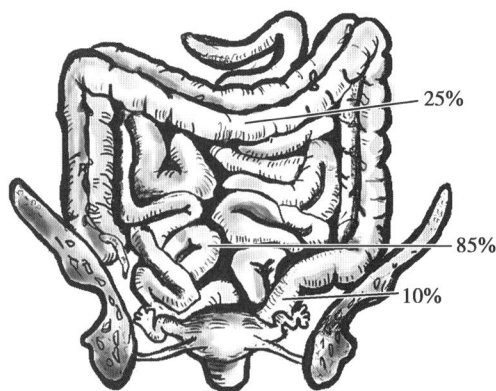

图 3-1-2　下消化道解剖

(一)原因

1. 腹腔严重粘连　既往有多次腹部手术史、

腹部和盆腔放疗史、反复发作的急慢性盆腔炎症病史、严重的子宫内膜异位症Ⅲ期和Ⅳ期的患者常伴有严重的盆腹腔粘连。这些患者在行手术治疗时由于解剖关系错乱，组织层次显示不清，易在手术操作中误伤周围的肠管。常见的损伤：在开腹手术时，由于肠管与腹壁粘连，导致进腹时直接损伤肠管（见文末彩图 3-1-3）；其次，有手术史的患者解剖位置发生变化和放疗后组织纤维化均增加手术中肠道损伤的概率；另外，由于急性炎症导致组织水肿、质脆，分离粘连时易损伤肠管；慢性炎症和重度子宫内膜异位症患者的子宫和附件与结肠和直肠致密粘连，分离困难易导致肠管损伤。

2. 晚期妇科恶性肿瘤　由于晚期恶性肿瘤患者病变广泛，盆腔严重粘连，甚至侵犯直肠前壁。在分离子宫与肠管致密粘连的过程中，由于肿瘤组织血运丰富，创面弥漫性出血，子宫与肠管之间的解剖层次显示不清，特别容易损伤直肠前壁（见文末彩图 3-1-4）。主要见于卵巢癌肿瘤细胞减灭术、晚期宫颈癌或子宫内膜癌盆腔廓清术。特别是晚期卵巢癌患者，腹腔内广泛转移，行肿瘤细胞减灭术时，手术范围大，组织结构不清，可造成胃、小肠、大肠的损伤。另外，对于部分妇科恶性肿瘤患者，需要切除高位腹主动脉旁淋巴结，达肾血管水平，术中拉钩易损伤胃和十二指肠。

3. 中转开腹手术　随着微创妇科手术的广泛开展，在腹腔镜手术或经阴道手术过程中，由于种种原因导致手术困难需要转为开腹手术时，因解剖结构已发生一定的改变，使手术中肠道损伤的概率增加。

4. 电外科器械损伤　妇科手术中广泛使用电刀等电外科器械，可能导致电热性肠道损伤（见文末彩图 3-1-5），主要为电传导和热传导引起的损伤。多由操作者对功率的大小、电凝及电切的合理应用经验不足导致。由于局部肠管坏死、组织脱落致肠穿孔、破裂症状出现的时间不等，有些电热性肠道损伤在术中不易发现，常在术后数天或数周出现急腹症和肠瘘，才被确认。此外，电损伤坏死组织与正常组织边界的不确定，也给手术修补造成困难，易发生较为严重的并发症。

5. 手术操作不细心或缝扎穿刺损伤肠道（图 3-1-6）。

6. 肥胖妇女下腹小切口手术　近年来受微创观念的影响，开腹手术中常使用腹壁小切口行子宫和附件手术。肥胖妇女腹壁脂肪厚导致术野小而不清，打开腹膜时易损伤肠道。

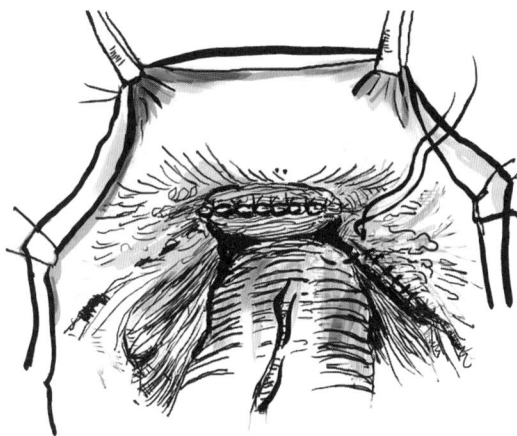

图 3-1-6　缝扎肠管

7. 麻醉不满意或术前肠道准备不足时，肠管过度充气、扩张，紧贴腹膜之下，打开腹膜时，稍有不慎即可损伤肠道（图 3-1-7）。

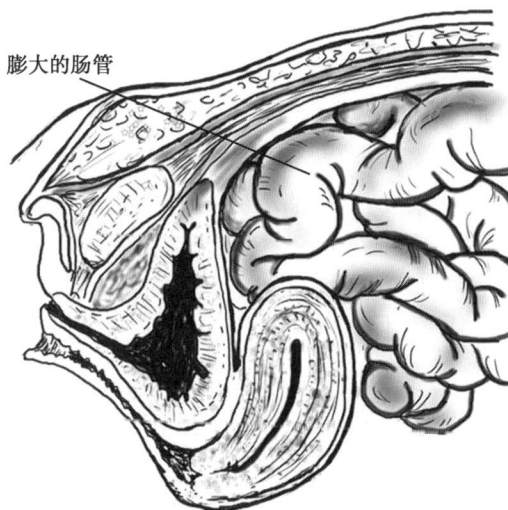

膨大的肠管

图 3-1-7　肠道过度扩张

8. 术中肠管损伤未及时发现，术后进食过早、感染，进而发生肠漏、肠穿孔等。

（二）临床表现与诊断

由于肠道损伤的部位、致伤原因、损伤程度及损伤范围不同，特别是不同部位肠道内容物、细菌数量及细菌种类不同，损伤后的临床表现也不同。

1. 术中临床表现与诊断

（1）肠道浆膜面的损伤：多在术中直视下发现（图 3-1-8）。

（2）创口较大的开放性肠道损伤：一般在手术中及时发现并处理，预后多良好，很少产生后遗症状。特别是手术前给予充分肠道准备者，一般不会产生明显的后遗症状（图 3-1-9）。

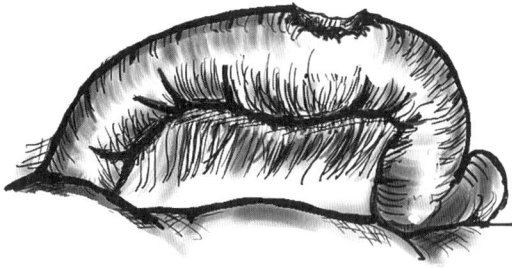

图 3-1-8　肠道浆膜面损伤

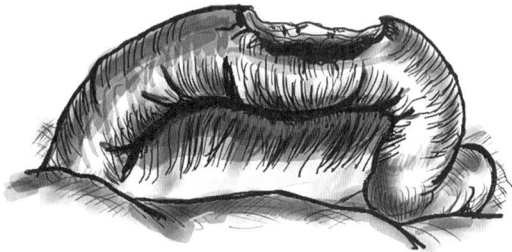

图 3-1-9　开放性肠道损伤

（3）当手术中怀疑存在直肠损伤，由于其位置低等原因无法确定时，可以进行"冒泡试验"以明确诊断。方法：先以生理盐水灌注盆腔，使可疑损伤肠段浸泡其中，然后经肛门插入 22 号带气囊导管或乙状结肠镜，向肠腔充气，若发现盆腔内有气泡冒出，即可证实存在直肠损伤。但因该法可能加重腹腔及直肠周围污染而导致严重感染等不利后果，术中需要仔细斟酌、考虑后实施。

2. 术后临床表现与诊断

（1）肠道浆膜面的损伤：手术后一般无明显自觉症状。个别患者在术后发生粘连性肠梗阻时，可能出现腹胀、腹痛、恶心、呕吐等症状。

（2）若肠道裂口较小而手术中未发现或电灼伤，因缺血引起肠道坏死、穿孔者，术后最初多数无明显症状，待数日或数周后出现腹膜刺激征等腹腔感染迹象时，才被诊断。此类患者多有发热、腹胀、腹痛、肠鸣音减弱及腹膜刺激征；血常规检查显示白细胞计数异常升高合并中性粒细胞计数升高、C反应蛋白升高；超声检查提示腹腔积液；腹腔穿刺可抽出带粪臭味的混浊脓性液，甚至粪性物。

特别需要注意的是，部分肠管损伤患者腹痛并不明显，多表现为持续腹胀、恶心、呕吐及发热，此时要及时请专科医生会诊，不能简单认为是"肠麻痹"或单纯"腹腔感染"而忽视了早期有效诊治。

（3）直肠阴道瘘：术后发生阴道内排气和/或排出粪便。瘘孔大者，成型粪便可经阴道排出，稀

便时持续外流。瘘孔小者，阴道内可无粪便污染，但肠内气体可自瘘孔经阴道排出，即阴道排气；稀便时则从阴道流出。经阴道检查可见瘘孔，在阴道后壁可见瘘孔处有鲜红的肉芽组织。行直肠指检，可以触及瘘孔。如瘘孔极小，可用一探针从阴道肉芽样处向直肠方向探查，直肠内手指可以触及探针。有典型的症状而阴道和直肠检查没有发现瘘孔时，需要用其他检查方法来进一步确诊——用一块无菌纱布填入阴道内，用导尿管自肛门内注入亚甲蓝溶液 10ml，几分钟后若纱布及瘘孔部位被蓝染，便可确诊。

总之，手术中凡不能排除肠管损伤者，术后均应密切观察生命体征和局部情况，必要时反复诊断性腹腔穿刺或腹腔灌洗以提高诊断阳性率，必要时行 X 线、超声及腹部 CT 检查。对疑有肠道损伤而一时又不能确诊者，应在密切观察下做好手术准备，及时请相关科室会诊，随时准备行剖腹探查术，以明确诊断。不要延误时机，直到化脓性腹膜炎出现，导致术后严重并发症及死亡率增加。

（三）治疗

临床工作中常见的肠道损伤部位依次为小肠、横结肠、乙状结肠和直肠，胃和十二指肠损伤较为少见。手术中肠道损伤一旦确诊，均应及时处理，防止严重腹腔感染的发生。手术后对于腹腔感染迹象明显，而一时未能明确肠道是否损伤及损伤部位者，请相关科室会诊后应尽早剖腹探查，尽快明确原因，及早有效处置，防止感染加重导致严重败血症的发生。

1. 术中治疗

（1）小肠损伤：①如果只限于肠道浆膜的浅层撕裂而无出血者，不需要修补。②如果已深达黏膜下层、暴露黏膜层者，则应用 1 号丝线间断缝合浆肌层，以防日后该薄弱点坏死、穿孔，引起严重并发症。纵行裂口行横行缝合（图 3-1-10），以免肠管狭窄。③开放性损伤，若术中及时发现，应立即钳闭破口，减少肠内容物漏出污染腹腔的机会。认真局部消毒并将创缘稍行修剪后，做两层缝合，第一层为与肠管纵轴垂直的全层内缝合，第二层为间断的浆肌层缝合包埋（图 3-1-11）。④对损伤肠段范围大于 1/2 肠管周长、多发损伤集中于一段肠祥内或合并肠系膜血供障碍者，应行部分肠切除后端-端吻合术，必要时小肠造瘘。小肠的愈合能力远远大于结肠、直肠，修补缝合后一般预后均好。

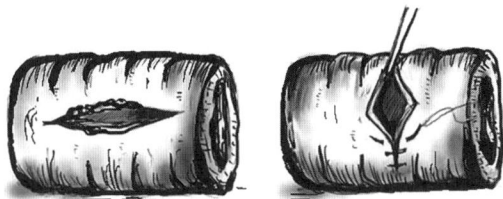

图 3-1-10　横行缝合肠管浆肌层

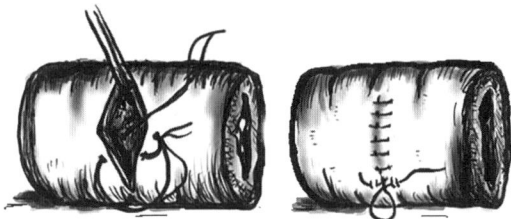

图 3-1-11　全层缝合肠管

(2) 结直肠损伤：结直肠破裂、穿孔时，腹腔内会有大量粪便样液体，量多且富含大量细菌（包括需氧菌、厌氧菌），腹腔污染都比较严重。如果手术前已做好充分的肠道准备，对于较小（≤2cm）的创口，在彻底冲洗腹腔消毒后，修剪创面，一期修补缝合即可，不必造瘘。如创口>2cm 或创面超过 1/2 肠管周长，发现较早、腹腔污染不严重者，亦可一期修补缝合或彻底游离破裂段肠管做吻合（图 3-1-12），不必造瘘（视频 3-1-1）。若诊断过晚、创面过大、腹腔污染严重、患者一般情况差，或手术前未做充分的肠道准备，则不宜勉强单纯行肠修补或吻合术，可在修补缝合或吻合后，加做横结肠造瘘术，二期回纳结肠瘘口。以防止因勉强肠吻合而导致术后肠吻合口漏，导致病情加重，同时增加以后手术治疗的难度。

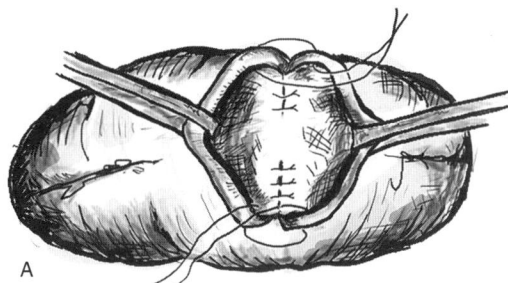

视频 3-1-1　直肠破裂

(3) 胃和十二指肠损伤：胃的损伤如为小切口，则可考虑用可吸收线做两层间断缝合（图 3-1-13）；如裂口较大，用 U 形针固定闭合也是一种不错的方式。十二指肠的缝合类似小肠，但为避免术后出现肠腔狭窄，切口应垂直于肠腔方向。

2. 术后治疗　术后发现的肠管损伤多为直肠阴道瘘，如早期发现且位置较高，同时为全身情况良好的年轻患者，可以行瘘口切除修补术，往往会

取得较好的效果。如果损伤位置较低，且患者情况差，宜采用横结肠或乙状结肠单腔造瘘转流手术治疗（图 3-1-14），彻底断流下方的横结肠、降结肠和直肠，让直肠阴道瘘口完全休息，避免双腔造口转流不彻底。3~6 个月后行二期瘘口修补术，并行结肠造口术还纳腹腔。手术方式包括经阴道、经直肠或经腹途径完成瘘的修补。手术方式的选择主要与形成瘘管的原因、瘘管的位置与大小、是否存在多个瘘管及医生的手术经验和技巧有关。

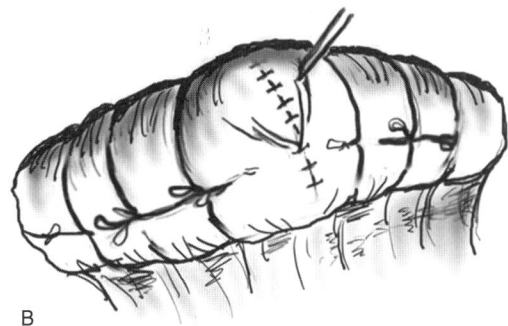

图 3-1-12　肠道一期缝合图

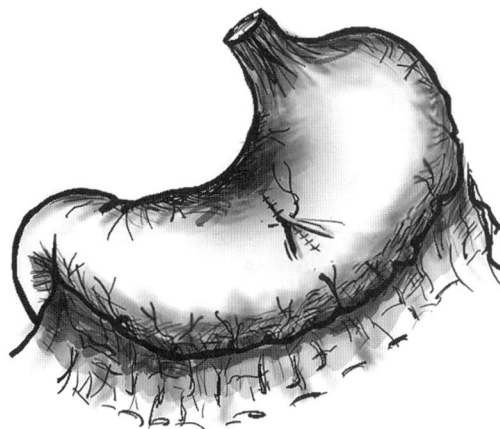

图 3-1-13　胃损伤的缝合

（四）预防

1. 熟悉肠道解剖特点　手术中尽量避开易损伤的部位。

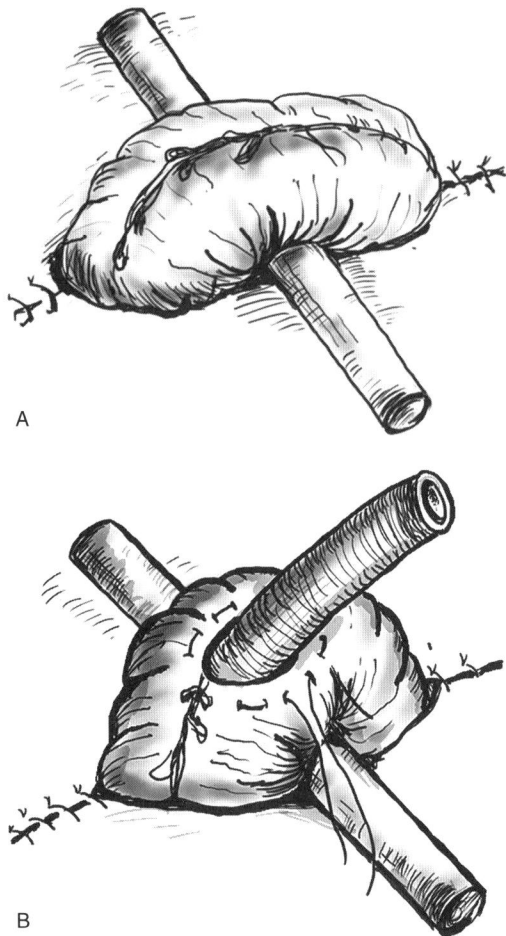

图 3-1-14 肠道单腔造瘘转流手术

2. **手术前肠道准备** 国际加速康复外科（enhanced recovery after surgery，ERAS）协会和《妇科手术加速康复的中国专家共识》推荐，妇科微创手术和良性病变的开腹手术不建议常规行术前肠道准备。对于可疑或确定妇科恶性肿瘤累及肠道、深部浸润型子宫内膜异位症或长期便秘者，尽量做好充分的肠道准备，术中一旦发生肠道损伤，方便手术修补，更主要的是有利于修补的愈合；也可以减少肠道主要是小肠穿刺伤的概率，并"腾空"盆腔，最大程度减少损伤修复手术后并发症的发生。

肠道准备包括两部分，即机械性清洁和应用抗生素。

（1）机械性清洁：可以有效地减少肠腔内的粪块和肠道内细菌的总量。厌氧菌是结肠内的主要菌群，据估计肠道内每克粪便含微生物数量级为 10^{10}，而一旦发生了肠穿孔，流出的结肠内容物将污染腹腔，并且内容物中的细菌种类将超过 400 种。

肠道准备主要包括：①口服肠道清洁剂：通常术前 1 天需要肠道清洁。口服聚乙二醇和磷酸钠盐是目前最常用的肠道准备方法。聚乙二醇是一种平衡电解质溶液，要求患者在 4 小时内服用 4L 液体。如有困难，利用细胃管或鼻饲管将液体灌入。有些患者可能会出现恶心、呕吐、腹部绞痛，极个别情况下会出现液体负荷过重的表现和电解质平衡紊乱。磷酸钠盐是另外一种常用的肠道准备方法，通常将 45ml 磷酸钠盐用 750ml 清水稀释，于手术前 1 天晚 7 点给予，半小时内服用；手术当日再服 1 次，方法同前，两次服药间隔 3~10 小时。值得注意的是，磷酸钠盐有造成电解质平衡失调的可能。②经肛门灌肠：1%~2% 的肥皂水灌肠法是最传统的肠道准备方法。手术前酌情清洁 3~5 次，直至排出清水样洗肠液。

（2）应用抗生素：术前肠道准备中抗生素的应用非常重要，它能够明显降低肠腔内细菌浓度，进一步减少术中污染，术后腹腔内脓肿及伤口感染的可能性也均明显降低。

使用方法：术前 3 天给予口服抗生素，如口服甲硝唑 400mg，2~3 次 /d；氟哌酸胶囊 200mg，2 次 /d。

3. **严格执行手术分级制度** 根据不同的手术等级要求，手术者必须具备相应的技术水平和经验，这是减少手术并发症的关键。

4. **手术中的分离技巧**

（1）对于有既往手术史者，分离粘连以锐性分离为佳，尽量避免钝性剥离，切忌撕拉样操作。分离致密粘连特别是肠道粘连时，应先暴露组织边界，再用剪刀锐性分离。

（2）分离慢性盆腔炎症性疾病导致的粘连时，尽量靠近女性生殖器官，可采取由下而上的分离方法。急性炎症时，分离粘连的手法要轻柔，虽然组织质脆，但一般粘连不紧密，可沿解剖间隙逐步分离、恢复解剖。重度子宫内膜异位症导致的粘连比较致密，分离粘连时应尽量靠近子宫侧而远离肠管，可以先吸出子宫内膜异位囊肿内容物，有利于恢复解剖位置，方便分离粘连，减少肠管损伤的发生。

（3）肠道浆膜面避免用电凝，特别是单极电凝。解剖未明确前，不能盲目用电刀切断任何组织。靠近肠管处慎用电能源器械，避免用电刀分离肠管周围的粘连，以防电热效应导致肠管损伤，发生迟发性坏死或穿孔。有任何难以辨认的组织间隙或组织层次不明确时，应本着手术安全的原则，及时请外科医师协助完成手术。

（4）大型手术时间长，肠垫纱布应每 2 小时更换 1 次，防止因干燥、长期压迫(肠管浆膜面可见细小纱布压迹)损伤浆膜面，引起日后粘连。

(5) 缝合直肠子宫反折腹膜时要细心，靠近直肠部分不要缝合太多组织，避免损伤直肠。关闭腹膜时于腹膜下放压肠板，避免缝合时扎伤肠管。

5. 妇科恶性肿瘤手术必须由经验丰富的高年资医师实施，涉及肠道的病变要保证术野清晰，必要时请外科医师协助进行肠管切除或修补，可减少术后并发症的发生。

6. 术毕关腹前仔细检查腹腔、盆腔，特别是粘连显著的部位。按照解剖位置将易损伤的部位自上至下翻动并检查肠管周壁，应作为手术结束前一项重要的常规步骤。必要时放置腹腔引流管，有利于术后观察有无肠内容物引出。

7. 术后应常规询问患者有无腹痛、腹胀、恶心、呕吐等症状。查体时应注意体温、脉搏、心肺情况和腹部体征(包括腹肌紧张、压痛、反跳痛和肠鸣音异常)。如术后出现上述表现，且持续发展，则应考虑存在消化系统损伤，必须及时处理。对于有可能发生肠损伤的患者，术后监测 C 反应蛋白，有助于早期发现。

二、输尿管损伤

输尿管是泌尿系统的一对重要器官，女性输尿管的走行与生殖器官在解剖上相邻(图 3-1-15)。生殖器官疾病可导致输尿管紧密粘连、移位甚至被侵蚀。妇科开腹手术，特别是复杂、困难的手术，均可发生输尿管损伤，发生率约为 1%。虽然输尿管损伤的发生率低于肠管和膀胱损伤，但其对患者造成的影响却远远超过其他并发症。

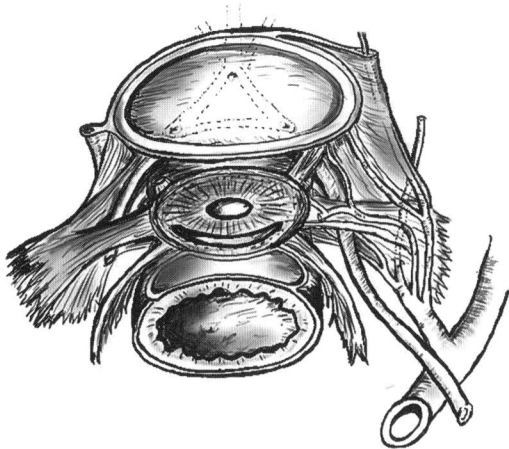

图 3-1-15 女性输尿管与生殖器官的解剖关系

输尿管是由平滑肌、黏膜及外膜组成的长管状组织，外膜由疏松结缔组织构成，女性输尿管全长约 25~28cm，左侧比右侧短 1cm，平均为 26cm，直径约为 0.8~1.0cm。从腹膜后沿腰大肌前缘向下进入盆腔，然后沿盆壁越过髂总血管分叉继续前伸至盆腔深部，在相当于子宫颈的部位外约 2cm 处，穿过子宫动脉下缘在阴道侧穹窿上方向内侧接近膀胱，并在膀胱宫颈韧带前后叶所形成的隧道中经过，然后进入膀胱壁，在膀胱壁内斜行 1.5~2.0cm，开口于膀胱三角区的外侧角。输尿管可分为三段，即腹腔段、盆腔段及膀胱段。输尿管的肌层由顺时针及逆时针两种不同方向盘旋的束状平滑肌组成，自上而下蠕动。输尿管腔有三个狭窄部，即肾盂与输尿管交接处、跨越髂总血管分叉处及输尿管与膀胱交接处，这些区域的输尿管管径为 1~3mm，以输尿管进入膀胱交界处最狭窄，仅 1~2mm，可能与防止膀胱内压增高时尿液反流有关。

输尿管具有多血供来源的优势，如果出现损伤易愈合，输尿管上段的血供由肾动脉和卵巢动脉的游离吻合动脉网络供应，中段血供直接来自腹主动脉的分支和髂总动脉的血管，盆腔段由多个吻合血管供应，包括子宫动脉、阴道动脉、中痔动脉和膀胱动脉分支。手术时应沿其血管走行小心分离，以免损伤血管导致缺血坏死。

(一)原因

1. 解剖位置变异

(1) 先天性畸形:①肾脏发育畸形:异位肾和游走肾等，由于肾脏位置异常导致输尿管位置异常，主要发生在输尿管中段，即输尿管跨越髂血管处和进入膀胱之前。②输尿管畸形:如双输尿管畸形。

(2) 妇科疾病导致

1) 慢性炎症粘连:由于女性乙状结肠多与左侧盆腔腹膜有不同程度粘连，而左侧输尿管越过髂血管时位于乙状结肠下方后腹膜间隙;此外，在子宫骶韧带外侧区域，输尿管与骶韧带关系密切。以上部位如果由于慢性炎症导致粘连，手术中分离粘连易误伤输尿管(图 3-1-16)。

2) 子宫内膜异位症:子宫内膜异位症病灶好发于卵巢、直肠子宫陷凹和子宫骶韧带处。其病理特点是周期性出血、纤维组织增生和粘连。卵巢子宫内膜异位囊肿引起的致密粘连易发生在输尿管中段;而子宫骶韧带处的病灶可能侵蚀附近的输尿管管壁;膀胱前方的子宫内膜异位症病灶，手术时容易造成输尿管进入膀胱处损伤(见文末彩图 3-1-17)。

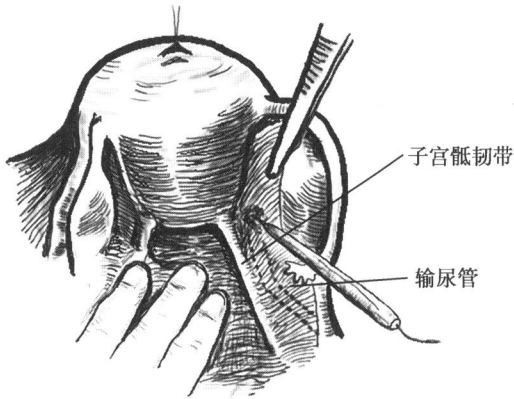

图 3-1-16　子宫骶韧带与输尿管的解剖关系

3）妇科肿瘤性疾病：子宫、阔韧带和卵巢较大的良性肿瘤,使盆腔器官解剖关系改变,可以将输尿管推离正常位置,导致手术中分离肿物与盆腔侧壁的粘连时误伤。如较大真性阔韧带肌瘤使患侧输尿管向内侧移位,手术中容易损伤输尿管（图 3-1-18）。

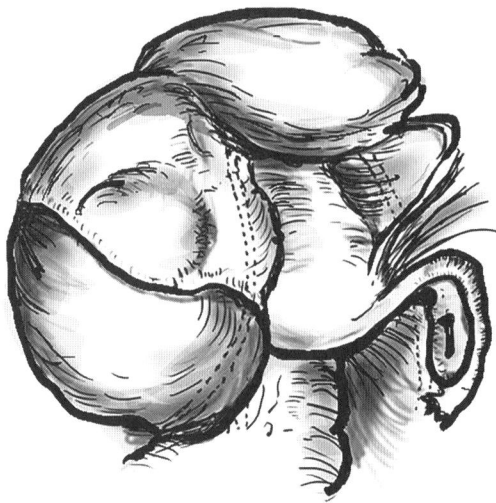

图 3-1-19　单极电凝损伤输尿管

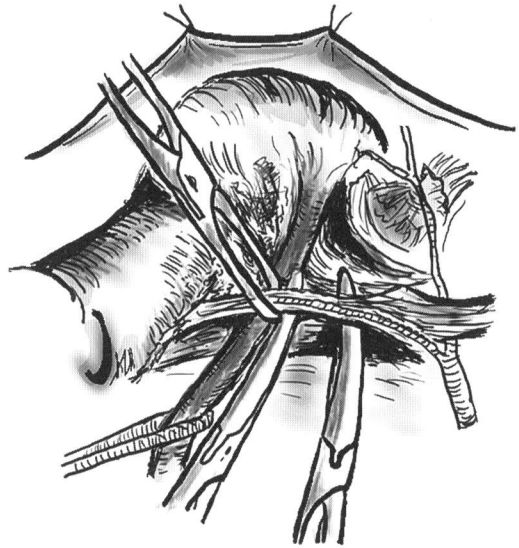

图 3-1-18　假性阔韧带肌瘤使患侧输尿管移位

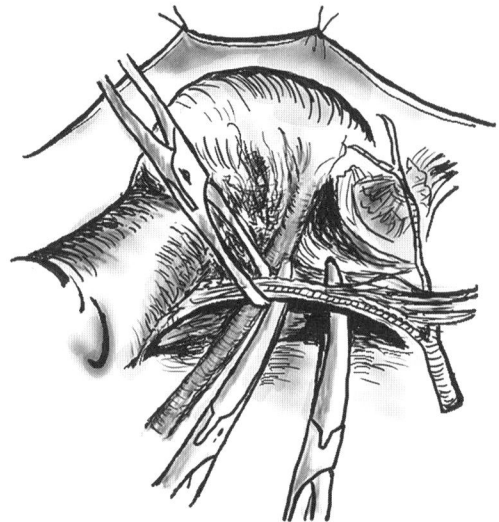

图 3-1-20　电刀或超声刀损伤输尿管

2. 电外科器械的使用

（1）单极电凝器损伤：使用单极电凝器进行慢性炎症和子宫内膜异位症病灶粘连分离,或恶性肿瘤病变广泛侵犯输尿管手术中电凝分离时,极易伤及输尿管中段,且多为肉眼不可见的间接损伤,最终导致输尿管瘘的发生（图 3-1-19）。

（2）电刀或超声刀伤及输尿管：子宫动脉与输尿管关系紧密,子宫切除手术中,切断子宫动脉时两者距离仅为 2cm 左右,一旦钳夹组织较多,电切后容易损伤输尿管或使输尿管成角造成不同程度梗阻（图 3-1-20）。另外,输尿管位置异常更易导致电器械使用时的输尿管损伤。

3. 手术时损伤

（1）输尿管入盆腔处：骨盆漏斗韧带与输尿管在骨盆入口处距离较近,二者均位于腹膜外,高位结扎骨盆漏斗韧带时容易伤及输尿管（图 3-1-21）。

（2）输尿管盆腔段：多见于广泛性子宫全切术时,因游离输尿管同时清除盆腔淋巴结时,过度损伤输尿管滋养血管,导致输尿管缺血坏死继发输尿管瘘（图 3-1-22）。

（3）输尿管经过子宫动脉处：由于输尿管在途经子宫动脉下方时距离子宫体较近,因此,子宫全切术中,处理子宫动脉时要求止血钳紧贴子宫体,如果手术中操作不注意,易损伤输尿管。

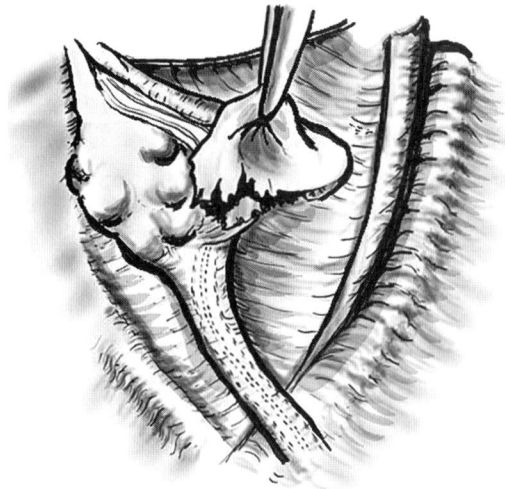

图 3-1-21 骨盆漏斗韧带与输尿管的解剖关系

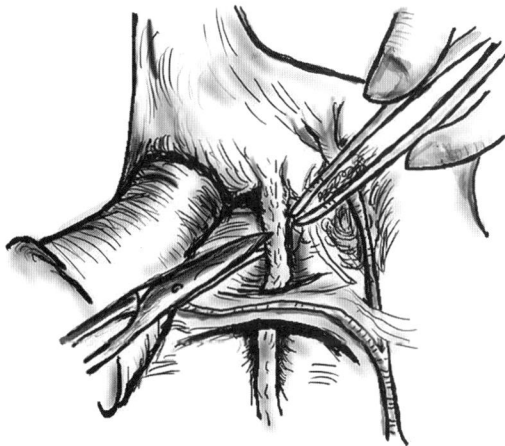

图 3-1-22 输尿管盆腔段

(4)输尿管隧道部:输尿管通过子宫主韧带隧道转向前方进入膀胱(图 3-1-23)。此处输尿管隧道长约 3cm,组织致密,处理此处时易造成输尿管损伤。

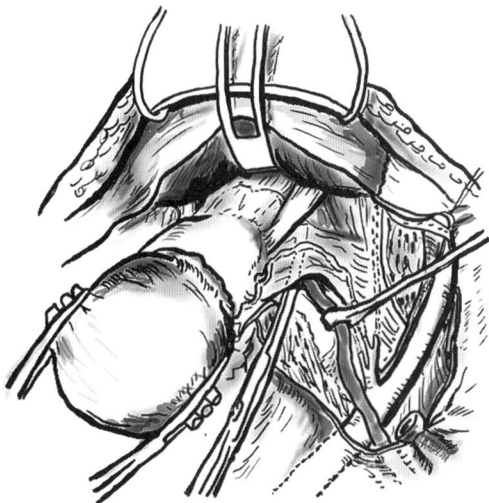

图 3-1-23 输尿管隧道部

(5)输尿管膀胱部:广泛性子宫切除术切除宫旁组织时容易造成此处损伤(图 3-1-24)。

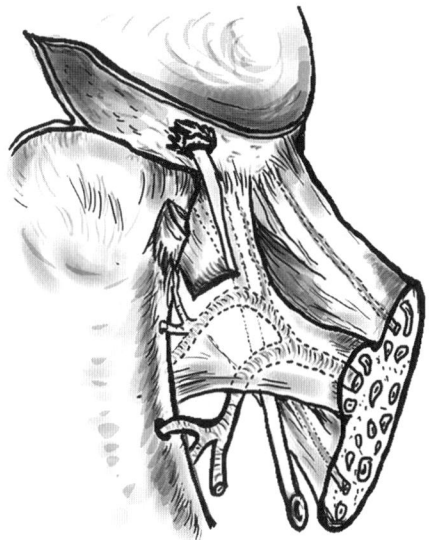

图 3-1-24 输尿管膀胱部

(二)临床表现

1. 术中表现 术野内出现多量淡红色或清亮液体,仔细探查输尿管走行可发现无出血的管状断端并有液体流出。

2. 术后表现

(1)漏尿:是输尿管损伤的主要临床表现,若为全子宫切除,一般表现为阴道残端漏尿(见文末彩图 3-1-25)。如单侧输尿管完全被结扎,可能有腰胀,亦可能无症状。不同原因引起的输尿管损伤,手术后漏尿发生的时间不同。直接损伤输尿管者漏尿症状出现早,常在手术后数小时;而因热损伤、组织缺血坏死引起的输尿管损伤,漏尿通常出现于术后 7 天~2 周,甚至是 3 周以后。

(2)无尿:若双侧输尿管被结扎,则表现为无尿。

(3)发热和腹痛:若有尿液外渗,则常伴有发热、腹痛,因尿液外渗常发生于腹膜外,除发热外,体征不明显,亦有少数患者尿液渗入腹腔,可形成尿液腹水和尿液性腹膜炎。腹膜直接受尿液刺激出现腹痛;肠道受尿液刺激,肠蠕动受抑制,出现肠胀气甚至肠梗阻而导致腹胀。如患者术后排气后再发生肠胀气,应警惕输尿管盆腔漏;尿液渗入盆腹腔,腹膜刺激或继发感染可出现发热;尿液刺激局部炎性增生,组织包裹、粘连,形成盆腔包块。

(三)诊断

1. 术中诊断 若术中见创面、输尿管走行区有渗液,提示输尿管被切断;输尿管增粗、蠕动增强,提示为误扎;输尿管扩张、张力低、蠕动无力,多为误伤输尿管的营养血管和神经。如病变关系复杂或解剖关系不清,可在膀胱镜下插入输尿管导管注入5ml靛胭脂或亚甲蓝,术野有着色表明输尿管损伤(图3-1-26)。

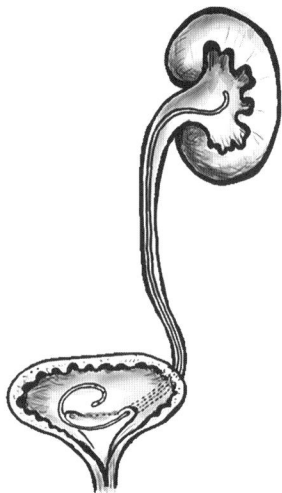

图 3-1-26　输尿管导管置入

2. 术后诊断　如术后出现腹胀、排气延迟、腹痛、腰痛、不明原因发热、少尿、腹腔积液或伤口渗液,甚至B超提示有肾盂积水等异常时,应考虑输尿管损伤的可能。确定输尿管损伤的方法有以下几种。

(1)亚甲蓝试验:出现阴道漏尿时,可以通过亚甲蓝试验区别输尿管阴道瘘和膀胱阴道瘘。

(2)膀胱镜检查:患侧输尿管开口无喷尿现象,插入输尿管导管不通畅。

(3)静脉肾盂输尿管造影:表现为输尿管完全梗阻、输尿管扭曲或成角;输尿管断裂、穿孔,则表现为造影剂外渗;部分患者表现为病变上方肾盂输尿管扩张。95%以上的输尿管损伤都能因此而确诊。

(4)逆行输尿管造影:在诊断输尿管损伤中的准确率几乎达100%,它能够显示输尿管损伤的梗阻部位,明确瘘管形成。

(四)治疗

输尿管损伤治疗的目的是恢复输尿管正常排尿功能和保护患侧肾功能,治疗方法由发现的时间决定,分以下两种情况。

1. 术中治疗

(1)输尿管钳夹或缝扎损伤:如果确认输尿管被钳夹或缝扎,应立刻解除,并仔细观察。若钳夹或缝

扎时间短且损伤不明显时,可以将输尿管放置一段时间,观察输尿管蠕动情况。如果输尿管蠕动良好,可不处理。如果损伤明显且丧失蠕动功能,应酌情加以处理。轻者可以放置双J管,上端放至肾盂,下端置于膀胱内,术后2周通过膀胱镜取出导管。

如损伤超过输尿管管径2/3或已被切断,须行输尿管端-端吻合术(图3-1-27A),同时放置双J管(图3-1-27B),于吻合处旁放置引流管。具体操作步骤:①辨认损伤部位,上、下游离输尿管;②使用4-0可吸收线于损伤处两端的输尿管壁上各缝1针作为牵引线;③切除炎症、瘢痕和其他病变组织,纵行切开两端输尿管壁约0.5cm,以扩大吻合口;④打开膀胱前间隙,电刀横行切开膀胱顶部约6cm,经导丝将单或双J管自输尿管开口插入输尿管,支架穿过输尿管远侧端;⑤使用4-0可吸收线全层周圈缝合输尿管壁5~6针,完成吻合;⑥放置负压引流管于损伤修补区,并自腹壁戳口引出,不能将引流管直接接触吻合部位。

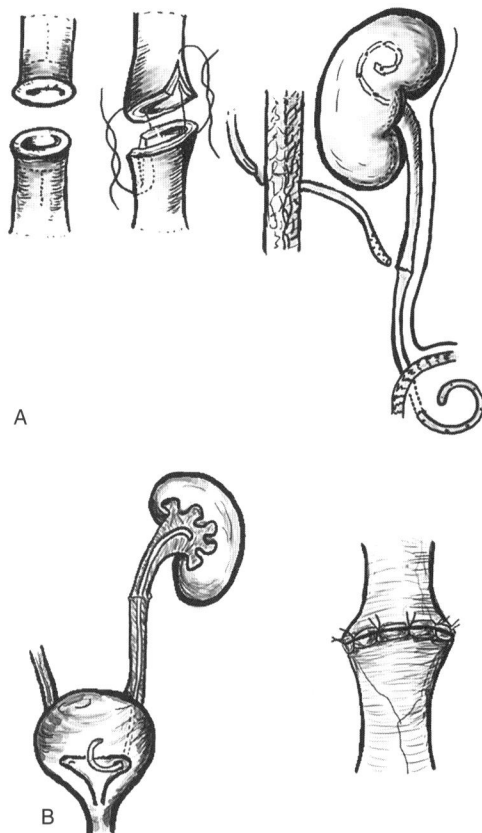

图 3-1-27　输尿管端-端吻合术中放置双J管

如果为输尿管近膀胱处损伤,需要行输尿管膀胱吻合术,基本操作步骤如下:①用电刀或剪刀打开输尿管上或输尿管旁的侧腹膜,分离输尿管至

损伤处,避开炎症、纤维化及狭窄部位切断输尿管;②使用 2-0 丝线结扎输尿管损伤部位;③打开膀胱前间隙,于膀胱顶部做一长约 6cm 的横切口;④游离输尿管 8~10cm,于输尿管切缘全层缝合 1 针做牵引;⑤在邻近输尿管断端处的膀胱壁打一 1cm 长的隧道,隧道口距输尿管开口至少 2cm(图 3-1-28A);⑥将输尿管背侧壁切开约 1cm(图 3-1-28B),牵引输尿管进入膀胱切口;⑦用 4-0 可吸收线间断缝合输尿管与膀胱壁 5~6 针(图 3-1-28C),缝合时应包括膀胱壁黏膜、少部分膀胱肌层及输尿管壁全层;⑧经软导丝将双 J 型支架插入肾盂;⑨于膀胱上动脉与髂外血管之间打开损伤侧的膀胱侧间隙,将游离的膀胱角部固定于腰大肌上;⑩留置耻骨上导尿管,使用 3-0 可吸收线连续缝合膀胱切口全层,第 1 层为全层缝合,然后包埋第 1 层;⑪术后腰部放置腹膜后引流管。

术中注意:①避免各层缝线的张力,保证吻合口无张力,必须用导尿管充分引流膀胱;②每小时 1 次尿量记录及膀胱冲洗,可预防导尿管梗阻导致的膀胱过度胀满;必须在接近炎症或瘢痕处切断输尿管,纵行切开以扩大与膀胱的吻合口。不要用血管钳或镊子提拉输尿管,以免损伤输尿管影响吻合口的愈合。在远端输尿管壁上用 4-0 可吸收线穿透缝 1 针做牵引。充分游离损伤侧的输尿管和膀胱角部,保证吻合口无张力。

术后注意:①术后患者会出现短期血尿,因此要保证患者足够的液体摄入量,产生大量的尿液可以充分冲洗膀胱,并避免输尿管被血块阻塞。②术后留置导尿管,注意对于手术损伤引起的尿瘘,术后留置导尿管 10~14 日,保持导尿引流通畅;放置输尿管导管者,术后留置至少 1 个月;拔除尿管之前,都必须进行染料试验,当可疑瘘孔没有完全愈合时,应该保留导尿管至术后 6 周,以利于组织愈合;导尿管要保持引流通畅,必要时可以放置耻骨上膀胱造瘘,以利于膀胱通畅引流。③术后雌激素应用,绝经患者术后继续服用雌激素 1 个月。④术后常规应用广谱抗菌药物预防感染。⑤术后营养,保证患者营养和蛋白的摄入,以利于组织生长和创面愈合。⑥术后性生活,注意术后 3 个月内禁止性生活;再次妊娠者原则上行剖宫产结束分娩。

(2)输尿管横断损伤:根据损伤部位与膀胱的距离决定手术方式。损伤位置在输尿管膀胱连接处 5cm 以上时,行输尿管端 - 端吻合术,位置在 5cm 以下时,应行输尿管膀胱吻合术。吻合时需注意输尿管断端要使用无创镊子,吻合的断端要修剪新鲜,避免不必要的切除,吻合口张力适度,需要用双 J 管作内支架引流。当输尿管缺损>4cm 时也可行 Boari 膀胱瓣成形术。主要有以下步骤:①切开膀胱前首先在其切口上方形成 "U" 形膀胱瓣,使膀胱肌瓣基底有足够的宽度保证手术后的血液供应(图 3-1-29A);②输尿管断端黏膜和膀胱黏膜连接处用 5-0 可吸收缝线等距间断缝合 5~6 针(图 3-1-29B);③修整缝合膀胱肌瓣(图 3-1-29C);④最后用 3-0 可吸收缝线缝合膀胱切口(图 3-1-29D)。

2. 术后治疗

(1)术后 3 日内确诊:立即手术修补输尿管阴道瘘或膀胱镜下置入输尿管支架,因此时局部充血水肿尚不明显。

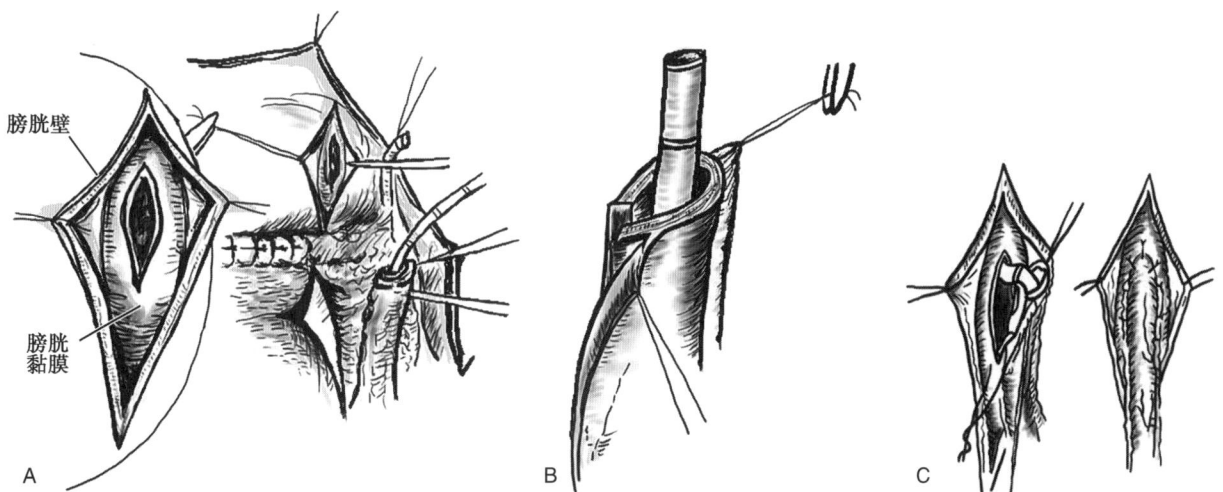

图 3-1-28　输尿管膀胱吻合术中缝合输尿管与膀胱壁

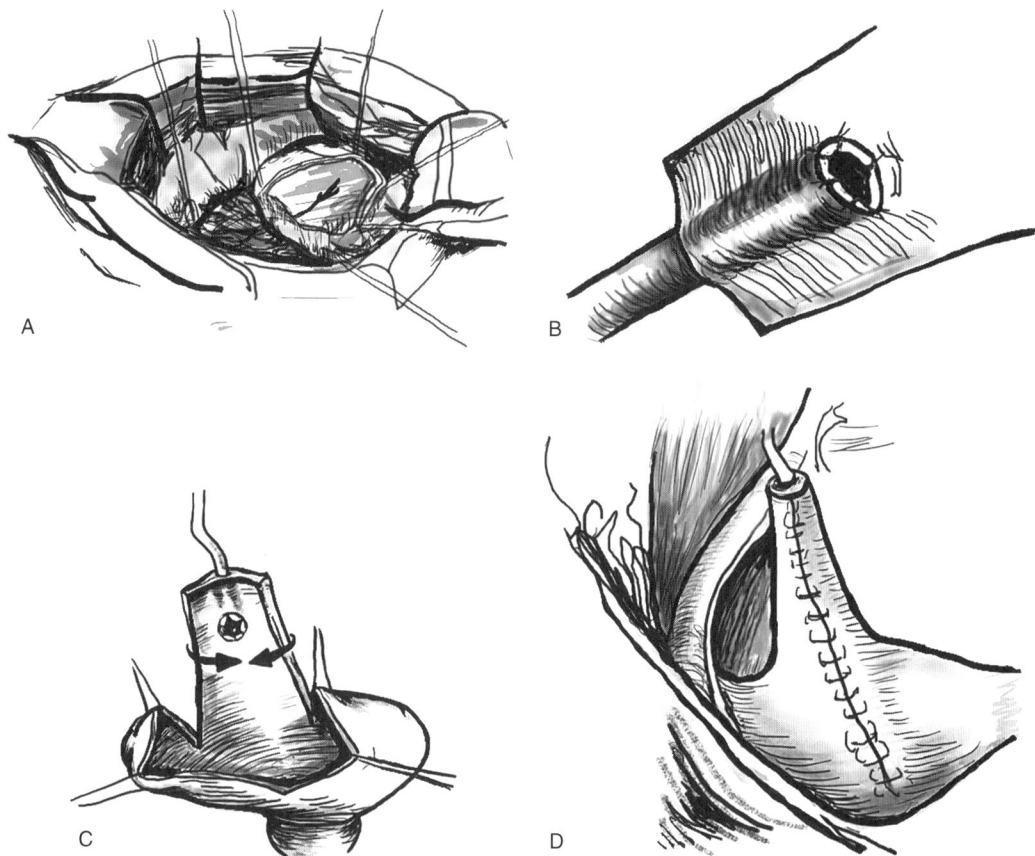

图 3-1-29　Boari 膀胱瓣成形术
A."U"形膀胱瓣;B.间端缝合输尿管断端黏膜和膀胱黏膜;C.修整缝合膀胱肌瓣;D.缝合膀胱切口。

（2）术后 3 日后确诊:保证输尿管损伤处的局部引流最为重要。如输尿管阴道瘘引流好,无感染存在,10~15 日后水肿消退,缝线松弛或吸收,可再次试行膀胱镜下置入输尿管支架。这样有可能避免再次开腹手术。一般情况下需要保证局部引流通畅,期待至 3 个月后开腹手术修补缺损。

但如出现肾盂输尿管扩张、引流不畅或上尿路感染,则需采取紧急手术解除梗阻,通畅引流,保护肾功能。术后 3 个月,待瘢痕形成期过后再行手术修补。

（五）预防

绝大多数的输尿管损伤在技术上是可以防范的。要求手术者必须熟悉输尿管的解剖位置和容易发生损伤的部位,充分掌握所施行手术的技术操作要点,术中能细心分离粘连,操作谨慎。根据输尿管损伤的常见原因,正确掌握以下有关技巧。

1. 与盆壁有紧密粘连的子宫内膜异位症、生殖器结核病灶及较大的炎性囊肿,有可能使输尿管移位或与肿块壁粘连。此时,首先应恢复子宫及两

侧附件的解剖位置,然后进行手术。

2. 手术中在处理输尿管与子宫动静脉交叉处、盆底静脉丛的术中出血时要特别谨慎,一般先用纱布加压止血,时间宜稍长。如为静脉丛出血,加压 10 分钟后一般能止血;如仍有活跃性出血,先用纱布压迫止血,然后边抽去纱布,边用吸引器吸血,看清出血点后,再用止血钳止血,切勿盲目大块组织钳夹止血。

3. 对于子宫颈、子宫峡部或阔韧带内的肌瘤,应先挖出肌瘤再做子宫全切术。对于嵌顿于子宫颈管内的黏膜下肌瘤,应切开子宫峡部,切断肌瘤蒂,将肌瘤送向阴道较低部,再做子宫切除。

4. 钳夹主韧带时,要紧贴子宫颈旁,在扩大子宫切除术中,做广泛性子宫切除时,游离下段输尿管 4cm 即可,无须游离过多,以免破坏输尿管血供。

5. 手术复杂或疑有严重粘连时,术前行静脉肾盂造影,了解输尿管形态、结构,必要时逆行插尿管导管作为术中标志,既可避免损伤,亦可便于术中发现损伤和作为修复支架;术中操作困难时应考虑到其粘连、移位,应以钝性分离为主。

6. 在难度大的妇科手术关腹前，常规检查两侧上段输尿管是否增粗及蠕动情况。如有疑问，立即进一步探查，经膀胱镜输尿管导管插管或腹腔段输尿管做纵行小切口插入输尿管导管后，证实有输尿管损伤者，立即给予手术处理。

7. 术前估计手术难度较大时，可考虑术前留置输尿管导管作为标志以增加手术中的安全性。

8. 手术中疑有输尿管损伤者及时请专科医生会诊，协助处理损伤，可减少手术后并发症的发生。

9. 手术结束时，如果发现输尿管血供不好，出现缺血表现（颜色发紫或黑），或输尿管外鞘出现损伤，均需要术中放置双J管，术后留置3~6个月，绝大多数输尿管损伤仍然可以自行愈合。

三、膀胱损伤

因膀胱与女性生殖器官相邻，妇科手术中造成膀胱损伤的情况并不少见。据文献报道，膀胱损伤率为0.2%~19.5%。妇产科医生应掌握如何避免膀胱损伤和正确处理膀胱损伤的相关知识，从而减少相关并发症的发生。

膀胱位于盆腔前部，耻骨联合后方，为腹膜间位器官，其大小、形状、位置等随膀胱充盈程度而变化。膀胱空虚时呈锥体状，其尖端为膀胱顶，后下部为膀胱底，顶、底之间为膀胱体（图3-1-30）。当膀胱充盈时可呈球形，位置上升，达耻骨联合上缘以上。膀胱与子宫、阴道前壁相邻；膀胱顶部有腹膜覆盖，并向后移行达子宫前壁，二者之间形成膀胱子宫陷凹。靠近子宫峡部处，腹膜与子宫之间有疏松结缔组织，子宫切除时，打开膀胱子宫反折腹膜，下推膀胱应在此间隙进行，如分离层次不正确，分离过浅或过深，均可造成出血，甚至损伤膀胱。

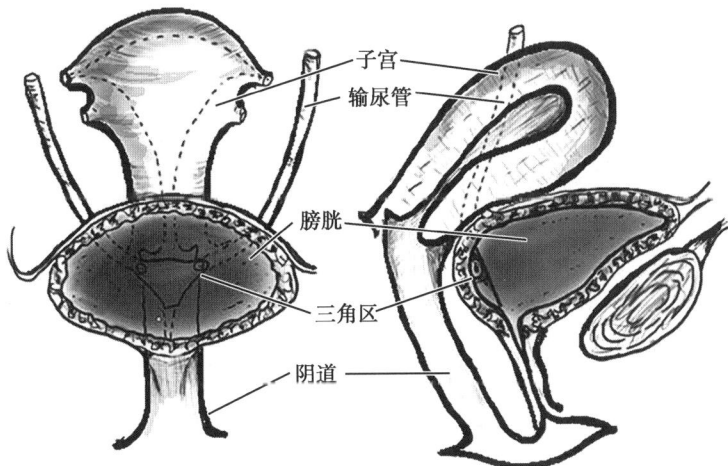

图3-1-30　膀胱解剖示意图

（一）原因

1. 既往有腹腔手术史，尤其是剖宫产手术史者，膀胱与腹膜广泛粘连，打开腹膜时伤及膀胱（图3-1-31）。

2. 宫颈锥切、剖宫产等术后，膀胱与子宫下段、宫颈粘连致密，锐性分离膀胱时造成膀胱肌层撕伤（图3-1-32）。

3. 宫颈肌瘤、阔韧带肌瘤等盆腔包块将膀胱上推移位，开腹时造成损伤（图3-1-33）。

4. 膀胱子宫返折腹膜处子宫内膜异位症病灶，常使膀胱与子宫颈或子宫体前壁致密粘连，手术分离时极易损伤膀胱。

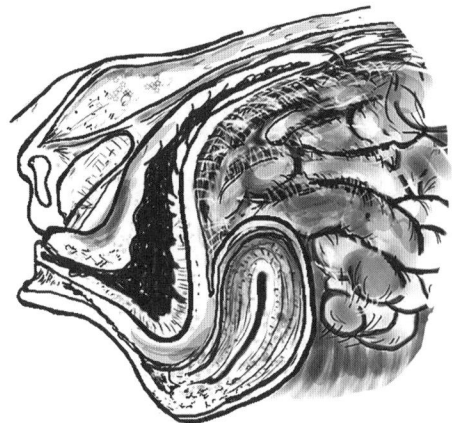

图3-1-31　膀胱腹膜粘连

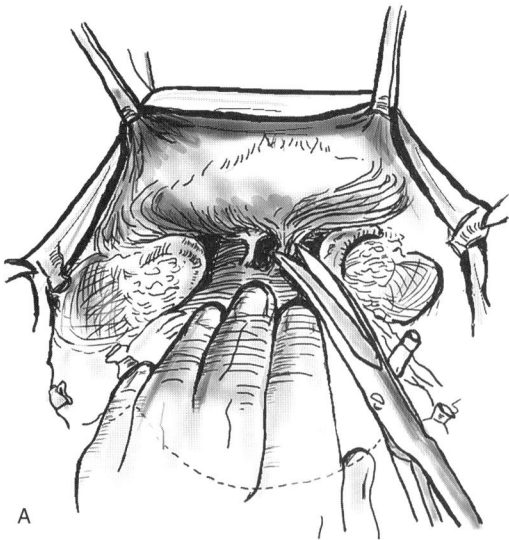

A

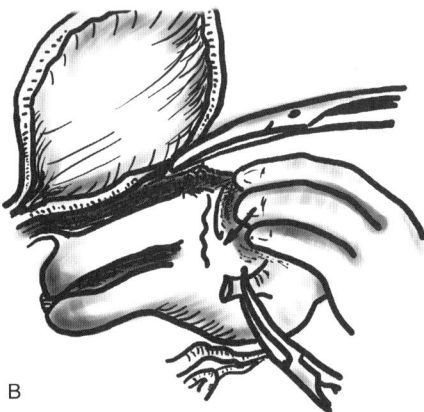

B

图 3-1-32　膀胱与子宫粘连

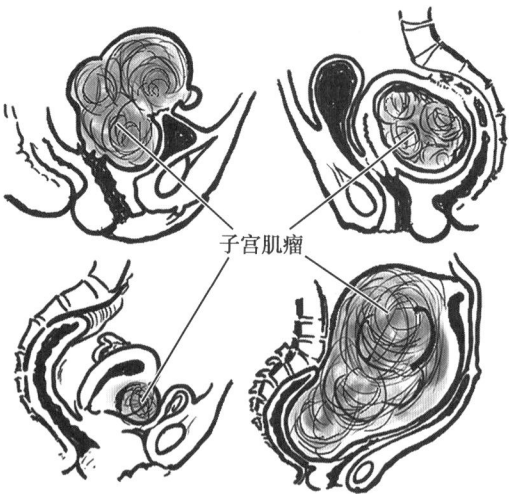

子宫肌瘤

图 3-1-33　子宫肌瘤导致膀胱位置改变

5. 行子宫全切术时下推膀胱不够,切开阴道前穹窿时伤及膀胱(图 3-1-34)。

6. 术后阴道断端或膀胱阴道间隙血肿形成,感染致脓肿、坏死形成膀胱瘘。

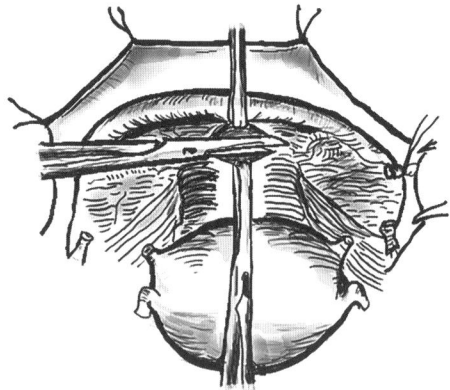

图 3-1-34　切开阴道前穹窿时伤及膀胱

7. 缝合阴道残端子宫下段切口时,缝线穿透膀胱壁(图 3-1-35)。

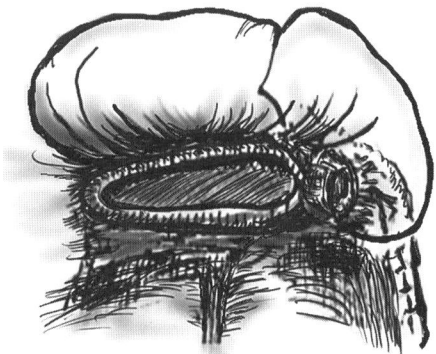

图 3-1-35　缝线穿透膀胱壁

8. 晚期盆腔肿瘤侵犯膀胱区域腹膜,致膀胱变位或肿瘤浸润;有手术前放射治疗史者,术中切除病灶或分离子宫膀胱间隙时易损伤膀胱顶部及底部。

(二)临床表现

1. 术中表现　术野内出现多量淡红色或清亮液体,裂口较大者,可见导尿管从裂口处露出。

2. 术后表现　部分膀胱损伤在术中未被及时发现,多因在麻醉状态下,导尿管的留置,尤其是破口较小者;故术后或几天以后,才出现尿外渗,导致下腹部、会阴部疼痛或坠胀,血尿、排不出尿,腹部胀满,有腹水征和腹膜刺激症状等。

(三)诊断

1. 术中诊断

(1)膀胱损伤累及膀胱全层者(即黏膜有裂口)则立刻有尿液流出,表现为手术区渗液或清亮液体流出。裂口较大者,可见导尿管从裂口处露出。

(2)亚甲蓝试验:术中怀疑膀胱损伤可经导尿管灌注亚甲蓝,观察手术创面是否有蓝色液体渗出。

（3）膀胱镜检查：手术中膀胱镜检查可直接发现损伤部位。

2. 术后诊断

（1）膀胱阴道瘘患者经阴道检查时可见到阴道顶端或前壁有尿液流出，甚至可见到瘘孔（图3-1-36）。缝线穿透膀胱壁引起的膀胱阴道瘘多发生在术后10天左右。

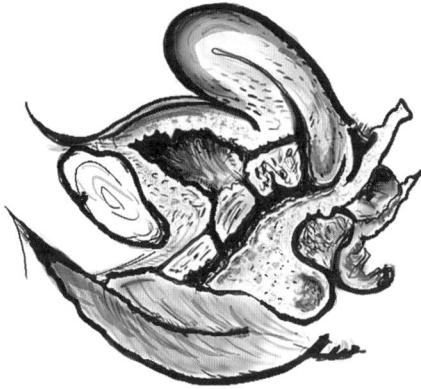

图3-1-36　膀胱阴道瘘

（2）亚甲蓝试验：膀胱注入用生理盐水溶液稀释至0.5%的亚甲蓝溶液200~300ml，如果阴道内有蓝色液体流出即可确诊。

（3）膀胱镜检查：手术后可观察瘘口的大小和位置，当瘘口较大时，影响膀胱充盈，不易观察到膀胱内壁的全部情况。

（4）逆行膀胱造影：造影剂可显示膀胱损伤的破口、尿外渗的部位。有时甚至可发现导尿管已通过膀胱裂口进入腹腔，从而明确诊断。膀胱造影对诊断膀胱损伤有重要价值。

（四）治疗

1. 术中治疗　术中发现膀胱损伤应立即进行修补，仅肌层损伤，可用2-0可吸收合成线间断缝合，如果为全层损伤，可用2-0可吸收线全层连续缝合（图3-1-37）。如果破口位于膀胱三角区附近，缝合时需特别注意，切勿伤及输尿管开口。术后留置导尿管7~10天，保持尿管通畅。膀胱伤口较大者应放置耻骨上膀胱造瘘管，充分引流尿液。

2. 术后治疗

（1）术后48小时内发现的膀胱损伤，此时组织炎症反应轻微、血供丰富，应立即探查并行修补术，并注意彻底引流外渗的尿液，合理应用抗生素预防感染，术后保留尿管10~14天。

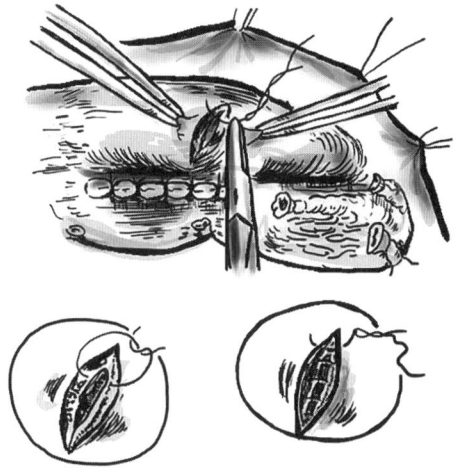

图3-1-37　全层连续缝合膀胱损伤

（2）术后48小时以上发现因尿液外渗而形成的炎性肿块，应在使用抗生素预防感染的同时通畅引流。一般以术后3个月后行修补为宜。

（3）对膀胱阴道瘘的患者，应在术后3个月后行膀胱阴道瘘修补术。膀胱阴道瘘的处理方式，根据瘘孔部位、大小、周围组织情况和术者熟练程度选择。瘘孔位置较低、瘘孔较小、组织较软时，宜行经阴道膀胱阴道瘘修补术；瘘孔位置较高、瘘孔偏大时，宜行经腹或腹腔镜膀胱阴道瘘修补术；对于损伤部位周围组织关系复杂、粘连紧密，分离困难时，宜由泌尿外科医生经腹部切口行经膀胱的修补术。

1）经阴道修补膀胱阴道瘘：经典的阴道手术方法是通过分层缝合来修补瘘孔。主要步骤：切除瘘孔周围的瘢痕组织，形成新鲜创面；游离瘘孔周围的阴道壁与膀胱或尿道壁组织；分层、间断缝合膀胱或尿道黏膜、膀胱或尿道肌层及阴道壁，注意彻底止血和消灭死腔；通过分层缝合封闭瘘孔，并进一步加强膀胱和阴道壁的支持作用。据报道，大约80%的瘘可经阴道修补。采用固定缝合瘘孔边缘或将儿童用Foley导管通过瘘孔放入膀胱，均有助于瘘孔边缘外翻，利于分离。

Ⅰ. 对于极小的瘘孔，可用泪管探针和小号扩张探针轻柔地进行扩张，使尿管能通过瘘孔放入。用生理盐水或稀释的肾上腺素（1∶200 000）注入组织，以利于分离和减少渗出。也有观点认为阴道手术中应用肾上腺素会增加感染机会，也可只用生理盐水。

Ⅱ. 对于较大的或界线模糊的膀胱阴道瘘，首先在麻醉下检查，确定组织边缘，进一步制订手术计划是必要的。如果瘘孔侵蚀到一侧或两侧输尿管开口，在手术开始时应将导管插入输尿管。

Ⅲ. 靠近阴道穹窿的单纯膀胱阴道瘘可采用Latzko技术修补。据报道，经此手术1次的治愈率为93%~100%。具体方法：在阴道壁固定缝线以暴露瘘孔，首先围绕瘘孔环形切开；向各个方向锐性分离阴道黏膜达2.5cm；采用延迟可吸收缝线缝合瘘孔边缘的阴道黏膜。注意不要切开瘘孔或翻新瘘孔边缘，如果可能，将第二层的耻骨宫颈筋膜缝合在第一层上；最后缝合阴道黏膜，完成修补。

Ⅳ. 对于复杂的或大的瘘孔，最好采用经典术式。该术式要环形切开瘘孔区域的阴道黏膜，暴露瘘孔，完全切除瘘管（小瘘孔）或切除瘢痕化边缘直到暴露出新鲜组织（大瘘孔）；向各个方向广泛游离阴道黏膜，分层关闭瘘孔，第一层采用4-0延迟可吸收线外翻缝合膀胱边缘内，第二层缝合膀胱壁的肌层部分，重叠到第一层；最后关闭阴道黏膜，完成修补。注意：①分离要充分，达到无张力关闭组织；②如瘘孔大并已纤维化，应翻新瘘孔边缘，过度切除瘘孔边缘会扩大缺损，增加来自膀胱边缘出血的术后危险，可能会引起尿管堵塞、膀胱膨胀和修补失败；③如果分离困难，在距瘘孔一定距离采取规律的环形阴道松解切开，有助于分离和无张力关闭；④切除瘘管或瘘孔边缘，翻转为新鲜健康组织和健康血供后，进行分层关闭；⑤缝合第二层后建议向膀胱灌入亚甲蓝或无菌牛奶检查修补的完整性，不可过度膨胀，确保所有瘘孔被恰当地缝合；⑥关闭阴道上皮采用2-0延迟可吸收缝线；⑦术后通常阴道填塞纱布压迫24小时，用Foley尿管膀胱持续引流1~2周；⑧位于三角区的膀胱，关闭时应横向进行，垂直缝合会引起输尿管开口朝向中线而导致堵塞；⑨如果瘘孔复发或累及膀胱颈和输尿管，可经皮下隧道将直肠瓣或股薄肌瓣或网膜瓣固定在膀胱或阴道壁上。另外，可使用Martius技术的移植物，利用该移植物的功能可带入新的血供、分开膀胱与阴道缝合层、提供支持和闭合无效腔。

2）经腹修补膀胱阴道瘘：包括腹膜外经膀胱手术和经腹腔手术。腹膜外经膀胱手术可以不进入腹腔，切开膀胱后，直接寻找瘘孔，进行修补，修补方法也同样为分层缝合。该路径的优点是在膀胱内可以清楚地识别瘘孔与膀胱三角的关系，在直视下修补瘘孔，同时还可以放置输尿管导管。①适用于瘘孔位置较高、多处瘘孔、累及子宫或肠道、需

要输尿管重新植入；②切口选择：可选下腹正中切口或横切口；③开腹后，排垫肠管，暴露出膀胱，高位经腹膜外切开膀胱，从膀胱内找到瘘孔，如果靠近输尿管开口处，需要放置输尿管支架，可于切开前经膀胱镜放置或术中经膀胱放置。沿膀胱背面向下达瘘孔，完全切除瘘管，将阴道从膀胱背面锐性分离出来，分离要超过瘘孔周围的瘢痕组织，用2-0可吸收线间断缝合阴道，最好缝两层。用3-0可吸收线连续或间断缝合膀胱，以双层缝合为佳。也可将游离的网膜片向下拉盖住瘘孔，将网膜缝合到阴道前壁或膀胱后壁，可提供额外的血供，并在两层组织之间形成屏障。根据修补情况，放置经尿道或耻骨上尿管，可同时引流。

（4）膀胱宫颈瘘的修补：膀胱宫颈瘘可以经阴道修补。将膀胱自宫颈前唇游离，然后分别修补膀胱和宫颈。修补时注意辨别瘘孔与膀胱三角的关系，通常横向缝合膀胱黏膜和肌层，这样可以加强膀胱三角并避免损伤输尿管开口。

（5）尿道阴道瘘的修补和尿道重建

1）远端的尿道阴道瘘无症状时，无须修补。

2）尿道阴道瘘导致尿失禁时需手术修补。具体方法：放置Foley尿管，于阴道前壁的中线切开，延伸到尿道缺损的两侧，用Allis钳钳夹阴道边缘，锐性分离阴道和下面的耻骨宫颈筋膜，分离向两侧达耻骨后降支，使尿道被完全游离，达到无张力闭合。采用细的延迟可吸收缝线间断缝合尿道壁的边缘，采取外翻缝合，第一层缝线要反过来缝合第二层，与耻骨宫颈筋膜融合在一起。用2-0延迟可吸收线缝合阴道切口。注意：①分层充分，要求无张力关闭瘘孔；如果周围组织无血供或复发瘘，最好在尿道和阴道间插入阴唇脂肪垫。②如果瘘孔在尿道近端或膀胱颈，尿控机制往往受到损害，应在修补瘘孔的同时进行抗尿失禁手术，最常用尿道下悬吊术，此时阴唇脂肪垫应放置在修补的尿道和阴道之间。③术后放置Foley或耻骨上尿管7~10天。

3）损伤尿道的修补类似于膀胱阴道瘘修补，放置Foley尿管，在邻近瘘孔边缘切开阴道前壁，充分游离阴道壁到达两侧的耻骨支，双侧耻骨后间隙分离后，松解尿道。采用4-0延迟可吸收线间断外翻缝合黏膜，第一层缝合后紧接着第二层缝合尿道旁组织，以协助和支持第一层，如果有可能则可游离第三层组织，将耻骨宫颈筋膜阴道壁的内面分离出来。保持尿道的尿控机制。

4）伴有大面积尿道缺损的尿瘘：如果有大的阴道前壁缺损，需要采用阴唇皮瓣填充。将部分阴道前壁游离后，包裹导尿管形成管腔代替尿道，另外还需移植部分外阴的脂肪和肌肉组织来填补死腔并加强膀胱颈。一方面可以减少局部瘢痕组织形成，另一方面也可以避免术后出现尿失禁。

（五）预防

1. 术前排空膀胱（保留导尿管者，应注意检查导尿管是否通畅）。

2. 术前充分估计患者腹壁的厚度，特别是肥胖患者不过分追求小切口，术中注意观察膀胱和腹膜各自的特点。

3. 在分离膀胱后下壁时，即在膀胱子宫陷凹下方和阴道子宫紧密结合处，要注意保护膀胱组织。

4. 对于宫颈肌瘤，可先剔除鞘内肌瘤再做子宫切除，减少损伤膀胱的可能。

5. 行子宫切除术时，推离膀胱应超过子宫颈外口，缝合阴道残端时要保证缝针不穿透膀胱壁，不要盲目缝扎膀胱后壁组织。

6. 对于妇科恶性肿瘤，疑有病变累及膀胱者，术前应行膀胱镜和 MRI 检查，以了解膀胱有无受累及受累的部位与范围。

（王 伟）

第二节　血管损伤

妇科手术范围主要在盆腔，血管分布广泛且密集，手术操作空间有限，容易损伤较大的血管和静脉丛。妇科恶性肿瘤手术在切除盆腔淋巴结尤其是主动脉旁淋巴结时必须打开腹膜后间隙，沿大血管周围切除淋巴结、阔韧带内肿瘤以及宫颈部的大肿瘤等时，术中稍有不慎，就可能损伤血管造成大出血。女性内外生殖器官、盆腔及会阴部血液供给主要来自卵巢动脉、子宫动脉、阴道动脉及阴部内动脉（图 3-2-1）。各部位的静脉与之同名动脉伴行，在数量上多于动脉，并在相应器官及周围形成静脉丛，相互沟通，以保障器官、系统的正常生理功能和应急需要。

盆腔血管有以下几大特征。

（1）髂内血管的分支存在显著的个体差异，血管所发生的次级分支没有固定顺序。例如，有从主干分支的，也有从支干分出的；甚有某一分支从另一异名血管引出，如阴部内动脉可从髂内动脉前干分支，也有以单干在髂内动脉分支的，极少数情况下可与臀上动脉共干起始于髂内动脉；双侧血流模式可互不对称；不同个体间不同血管的吻合支所供养的盆腔脏器也存在差异。

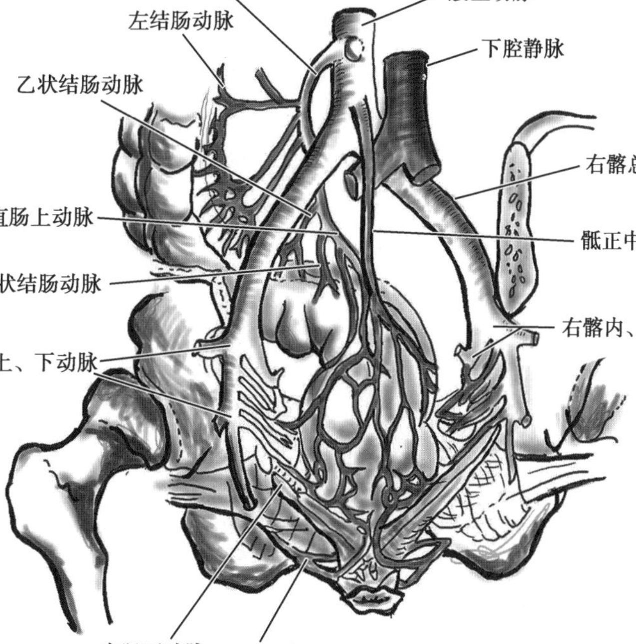

图 3-2-1　女性盆腔动脉

肠系膜下动脉
左结肠动脉
乙状结肠动脉
直肠上动脉
乙状结肠动脉
肾上、下动脉
腹主动脉
下腔静脉
右髂总动脉
骶正中动脉
右髂内、外动脉
直肠下动脉　肛动脉

（2）盆腔静脉血管管壁较薄，且缺少静脉瓣，手术中易损伤，止血较为困难。盆腔存在丰富的静脉丛，多位于较大的脏器周围的疏松结缔组织中，静脉丛的血管壁很薄，面积为动脉的 10~15 倍，彼此吻合的静脉丛似篮网样围绕在各脏器周围。因此，损伤后的压迫止血是重要手段。盆腔主要的静脉丛有膀胱静脉丛、直肠静脉丛、子宫静脉丛、阴道静脉丛和最为重要的骶前静脉丛。

骶前静脉丛位于骶前筋膜前方与直肠固有筋膜之间的直肠后间隙内，由骶前静脉横干、骶正中静脉、骶外侧静脉、骶椎旁静脉、骶椎椎前穿通静脉及其属支共同组成。骶前静脉丛紧贴骨面，血管壁薄，大多数无静脉瓣膜，弹性差，故损伤后难以止血。

（3）盆腔血液系统是一个大容量、高流量分支系统，在生育期有巨大的扩张能力。妊娠后期，子宫动脉血流量可增加至 500ml/min；非妊娠期妇女，某些情况下，如有子宫肌瘤、恶性肿瘤时，可有血管增生，产生大量新生血管及其网络，也可使盆腔器官血流增加，产生血管容量及流量的变化。

（4）盆腔血管系统具有广泛侧支循环网，在不同大血管系统间存在丰富的交通支，促成充盈的血供及储存，保障在遭受较大创伤或血管受累时，器官得到足够营养。如髂内动脉结扎术、子宫动脉结扎或栓塞术、卵巢动脉结扎术等，均可大大降低盆腔血压，同时侧支循环为盆腔脏器提供血供。盆腔丰富的血管网络及血管丛可为止血和挽救生命赢得时间。

一、血管损伤、出血及血肿的原因

（一）术中发生血管损伤和出血的原因

1. 良性妇科疾病如体积较大的良性肿瘤、复杂的子宫内膜异位囊肿及慢性盆腔炎症性粘连，由于局部暴露困难，血管受压，解剖变异，容易损伤血管。

2. 与妊娠相关的疾病如妊娠合并卵巢肿瘤、妊娠合并滋养细胞肿瘤。由于增大的子宫影响手术暴露，易损伤血管，妊娠期盆腔局部血流增加、血管扩张也极易引起创面出血。

3. 妇科恶性肿瘤尤其是中晚期恶性肿瘤，肿瘤血管增生，局部血流丰富，且浸润周围组织，手术中极易损伤血管导致出血。如果在手术前已给予先期放疗或化疗，治疗后 4~6 周再行手术时，组织充血、水肿，手术中易发生创面渗血。

4. 病灶特殊的疾病如肿瘤位于腹膜后方，尤其是靠近盆腔底部近骶骨前方，由于静脉丛较为丰富且暴露受到限制，容易发生出血。

5. 有多次手术病史者由于手术后的粘连和解剖位置异常，使原有血管位置异常导致出血发生。

6. 术者对术野解剖关系的熟悉程度、临床经验及手术技巧与术中血管损伤和出血也有关系。术中操作粗糙、强力撕扯均增加血管损伤的概率。

（二）术后创面出血和血肿的原因

1. 手术操作中止血不彻底，特别是电凝止血效果不佳的手术部位。

2. 缝线或结痂脱落，导致创面再次出血。

3. 术前合并使用抗凝药物，可能会增加术后出血的风险。

（三）术后阴道残端出血和血肿的原因

1. 阴道残端出血发生在术后 48 小时内且色泽鲜红，绝大部分是由于阴道断端止血不彻底引起的，一般出血量不多。

2. 如阴道残端出血量较大，色暗红且出血时间持续较长，尤其是出现直肠、膀胱刺激症状，应考虑是否存在残端血肿或腹腔内活动性出血，需进行超声检查迅速明确诊断后，再行相应处理。

3. 术后 7~10 天出现的阴道残端出血，最常见的原因是残端感染。

4. 术后 1 个月性接触或排便后出血，多由阴道残端息肉所致，以血性分泌物多见。

二、血管损伤、出血及血肿的处理

（一）术中血管损伤和出血的处理

术中发生血管损伤、出血时，术者必须沉着、冷静，不可慌乱，应迅速决定止血措施，术中人员密切配合。若术者由于过分紧张，慌乱中盲目钳夹，不仅不能有效止血，还可能造成更严重的损伤或出血。

1. 出血来自大静脉损伤的破口或分支回缩形成的小孔，需用无损伤血管钳（satinsky 钳）仔细、准确钳夹破口，再用 5-0 或 6-0 无损伤缝线行间断"8"字缝合止血（图 3-2-2）。如为下腔或髂总静脉破口则需按上法用无损伤血管钳在破口上下端钳夹后修补，也可及时用手指将上下端按捏住再修补。

2. 如出现大血管的严重损伤，应请血管外科专家采用血管补片修补或人工血管植入。

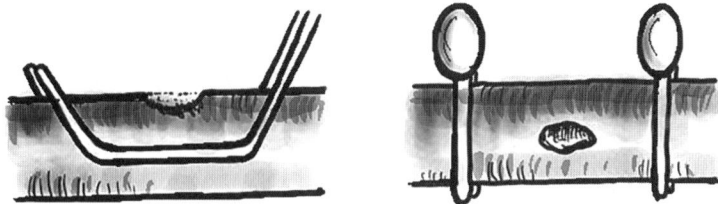

图 3-2-2　血管钳钳夹破损的血管

3. 如术中发现出血点明确,可及时准确钳夹,然后以 5-0 或 6-0 可吸收缝线行"8"字缝合止血。如钳夹缝合不能止血或出血点不清楚时,不可反复钳夹、缝扎,以免造成更大破口和更多出血,并且浪费时间。此时可用热盐水纱布压迫出血区,手指加压,再经纱布向出血区多点注射血凝酶 2~3kU,继续压迫 15~20 分钟,多数出血可以停止或明显减少。

4. 对难以判明出血部位的盆腔血管丛出血,可在压迫出血区时,迅速找到髂内、外动脉分叉处,行髂内动脉结扎术。手术操作:以直角钳紧贴髂内动脉,分离髂内动脉前支,并牵引 7 号丝线 2 根,分别结扎髂内动脉 2 次,远心端紧紧结扎,近心端稍松结扎。不须切断动脉,避免以后发生动脉瘤(图 3-2-3)。

必须注意结扎两侧髂内动脉,结扎后只减少50% 的盆腔血流量。少数紧急情况下,可暂时性阻断腹主动脉下段,使盆腔血量立即减少,看准出血部位,认准血管小心缝扎止血。阻断时需准备长 20cm、宽 1cm 的棉带和直径 1cm、长 7cm 的硬橡胶管各一根,于腹主动脉下段(相当于第 4~5 腰椎处)游离 2cm,棉带绕过动脉后,将其两端同时穿过橡胶管,抽紧棉带,使橡胶管一端压迫腹主动脉阻断血流,要求阻断 20 分钟后,放松 1 次(放松时间据

出血情况、手术进展及止血效果而定),以免远端组织、器官缺血性坏死(图 3-2-4)。

5. 盆底静脉丛出血的处理　盆底静脉丛血管壁薄、迂曲,视野隐蔽且分布广泛,处理起来相当困难。盆底静脉丛位置较深,术野暴露困难,经常看不清出血点,血流丰富,一般压迫难以奏效。有时由于出血猛烈,瞬间血液即充满术野,此时绝不能盲目钳夹,可用纱布压迫出血区,并局部注射血凝酶。如仍不能止血,可用左手中、示指压住出血破口,吸净血液暴露术野后,用 5-0 或 6-0 可吸收缝线,以左手指为中心行间断"8"字缝合 4~5 针。否则应局部应用凝血剂,并局部长时间用纱布填塞、自体组织加压或球囊加压等压迫止血,如条件允许,可以在术中进行股动脉穿刺放置导管,进行栓塞止血,效果较好。

6. 骶前静脉丛出血的处理　骶前静脉丛出血主要见于骶前肿瘤切除时。传统止血方法有压迫法和纱布填塞法,当无效时可用图钉钉在出血部位的骶骨上压迫,以达到止血目的。结扎法虽是常规止血方法,但由于骶前出血部位深,打结困难,且易撕裂组织,有时反而弄巧成拙,建议处理骶前出血时不宜盲目结扎和缝扎。另外,术中也可用双极电凝止血,有较好的止血作用。

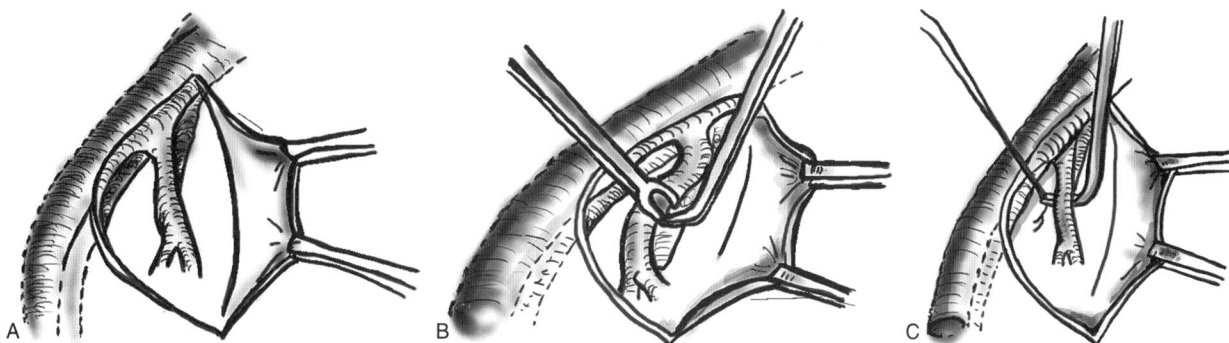

图 3-2-3　髂内动脉结扎术
A. 髂内动脉前支;B. 直角钳分离髂内动脉前支;C. 7 号丝线分别结扎髂内动脉两侧。

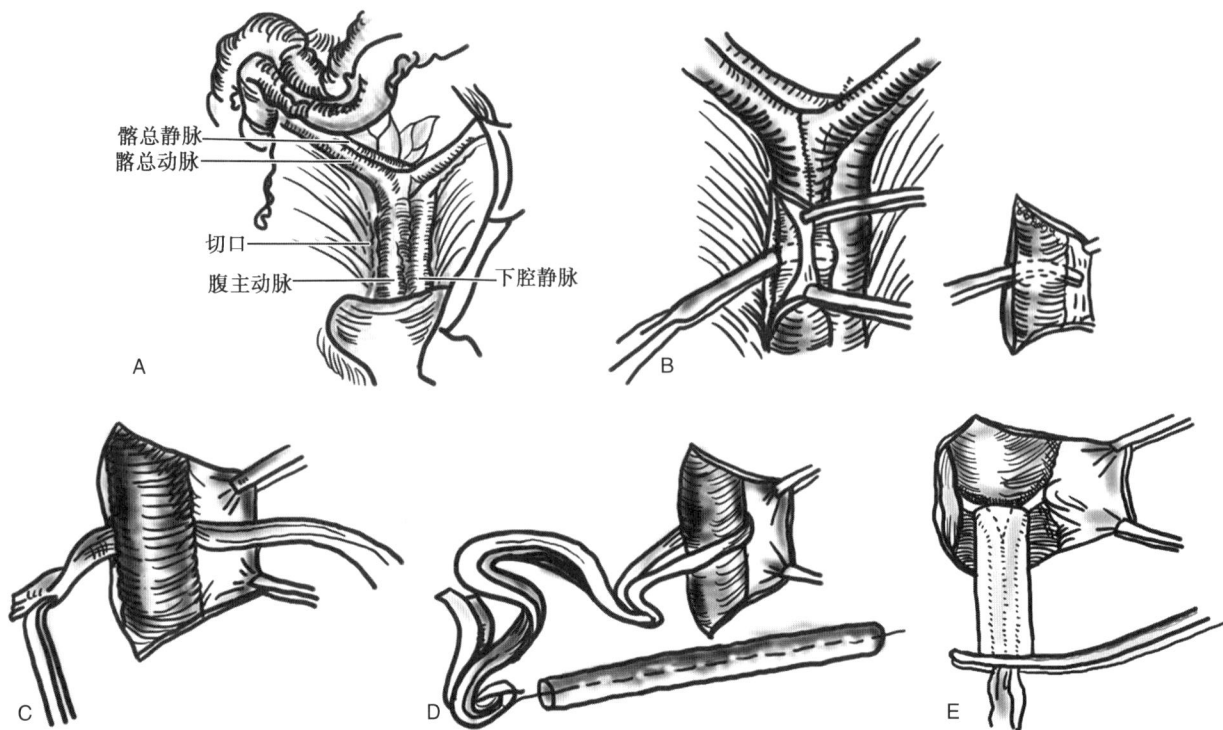

图 3-2-4 阻断腹主动脉下段

A. 腹主动脉示意图；B. 游离腹主动脉下段；C. 棉带绕过腹主动脉；D. 棉带穿过橡胶管；E. 抽紧棉带压迫腹主动脉。

7. 对于广泛的创面渗血，最好用纱布蘸上止血药物（如血凝酶），有条件的直接使用可吸收的止血纱布或止血海绵，局部纱布压迫15~30分钟。估计易出血患者应于手术前应用止血药物。

（二）术后创面出血和血肿的处理

1. 术后发现创面出血，出血量不多时，可以严密观察；出血量较多时，在积极输液、输血的同时，应剖腹探查、清除积血，查找出血点，缝扎止血。

2. 术后盆腔内或腹膜后血肿，如果血肿小又无继续增大的倾向，可以给予物理治疗（超短波、远红外线等）和中药治疗，以促进血肿吸收，同时给予抗生素预防感染；如果血肿持续增大，必要时清除血肿，彻底止血，然后再局部加压。

（三）术后阴道残端出血和血肿的处理

1. 如为轻度出血，在残端表面涂止血药，或阴道内填塞碘仿纱布以压迫止血及抗感染，效果显著。

2. 如系炎症引起的明显出血，可消毒后清除炎性坏死组织，再用止血海绵加云南白药压迫止血，适当应用抗生素。

3. 阴道残端缝线外露时，必须剪除，因为异物的刺激会产生炎症反应，导致感染、息肉的形成。一般情况下，阴道内有露出的缝线时，大部分都伴有息肉，在剪除缝线的同时可以切除息肉。如果出血，可用碘仿粉或碘仿纱布压迫止血，也可用10%硝酸银烧灼止血。

4. 术后盆腔血肿是严重并发症，特别是较大的血肿易发生感染。血肿朝向阴道穹窿上方，沿盆壁、直肠周围间隙、腹壁、坐骨直肠窝和外阴发展。坐骨直肠窝和外阴血肿，患者常有局部不适，容易发现。如果血肿在坐骨肌下、阴道壁内发展，则不进入盆腔，但会波及会阴和臀部。当患者术后不适，异常贫血，体温进行性升高，术后腹胀消退缓慢，要考虑盆腔血肿的可能。对于行抗凝疗法的患者，即使轻微咳嗽亦可自发性出血，引起术后盆腔血肿。盆腔血肿一旦发生，易于并发感染。感染的盆腔血肿早期不可能触及，但可用超声检查确诊。反复的体温升高是此类感染的主要表现。患者少有症状，检查常不可靠。若血细胞压积低于预计值则应怀疑本病，常与其他盆腔感染同时发病。超声检查有助于判断包块的大小和部位。

三、血管损伤和出血的预防

（一）术前充分评估病情

术前要根据患者的病情充分评估术中出血的可能，如有无粘连及粘连程度，肿瘤患者的临床期别，肿瘤扩散的范围，是否采用过化疗或放疗，特别是对有出血倾向和妊娠期的患者,术前应做好充分准备和相应的措施。因此,术前血常规、血小板功能、血凝系统指标的检测与分析必不可少,对于贫血和有凝血功能障碍者应在术前予以纠正。

（二）熟练掌握盆、腹腔的解剖关系

特别是中、晚期卵巢癌肿瘤细胞减灭术和根治性子宫切除术,这类手术切除范围大,涉及的盆、腹腔解剖关系复杂,解剖层次稍有不清楚就可能因血管损伤导致大出血。腹膜后巨大肿瘤切除时稍有不慎可导致致命的广泛渗血,盆腔广泛粘连时由于剥离面广泛而渗血。手术中应明确手术相关解剖关系,明确主要或变异血管的走行、粘连,先易后难,自浅至深,逐渐显出层次,分离出肿瘤,可达到减少出血的目的。

（三）充分暴露手术野

良好的麻醉可使腹肌松弛,对于肥胖妇女,切口应足够大,肠道的垫压和保护可扩大视野,助手与主刀医生的默契配合也是成功因素之一。

（四）掌握常见的出血部位、手术方式及手术技巧

1. 对于常见的手术出血部位,操作时要提高警惕,特别是盆底或骶前的操作。盆底静脉丛出血的概率虽不大,却最为严重,出血量大且迅速,因部位深很难止血,处理不及时可危及患者生命。下推膀胱和输尿管时要找到正确的组织间隙,锐性或钝性分离,不可盲目下推,否则血管丛破裂后可出现创面大量渗血,止血过程中易造成周围组织损伤。

2. 首先,卵巢癌患者的肿瘤细胞减灭术,瘤灶切除后留下巨大剥离创面,这种创面出血虽不猛烈,但广泛渗血的总量会很多。其次是宫颈癌和内膜癌的广泛性或次广泛性子宫切除,由于盆底各韧带附近都有丰富的血管,在处理主骶韧带时组织要分离清楚,否则易损伤其中的大静脉,如损伤子宫深静脉而导致猛烈出血。同时缝扎要牢靠,否则血管回缩后很难止血,韧带断端不少于5mm是避免缝线滑脱的要点。

3. 淋巴切除是将大血管鞘打开,将血管周围含淋巴管和淋巴结的脂肪组织全部剥离,整块切除。在打开血管鞘时,除要避免损伤血管壁外,更重要的是要避免损伤这些血管的营养分支。有时这些分支看来很细小,似可不予以结扎,但常可发生较多的出血,而且其断裂后可缩回大血管,形成一小圆洞,出血将更多。因此,这些血管的营养分支应分别仔细结扎。淋巴结切除时容易出血的部位是闭孔区,该区有"狼窝"之称。由于闭孔区淋巴位置较深,沿闭孔神经直至盆壁闭孔。故在浅、深组闭孔淋巴结游离时,采用锐性或钝性分离均可,重要的是要沿闭孔神经的走向,向盆侧壁闭孔处分离。在分离髂内淋巴组织时要沿血管由近心端向远端操作,避免反向用力撕拉,否则易撕裂髂内、外静脉分叉。切除腹主动脉旁淋巴组织时操作更要轻柔,对于血管分支要仔细结扎,特别是动静脉间隙血管丰富,血管断裂后回缩出血量大且不易止血。

4. 完善手术技巧,要求术者熟悉盆、腹腔解剖,特别是腹膜后各大血管的走行及其分支间的关系,各韧带的走向,与膀胱、直肠的关系,以及各组织间的正常解剖间隙。并在病变破坏了正常解剖关系的情况下,也能分辨重要的解剖变化,这样才能避免术中发生较多出血。故术者应具有熟练的手术技巧,包括掌握各种深部的手术操作、缝合、打结方法以及各种止血方法和措施。有时盆腔出血猛烈而突然,必须及时做出反应,迅速采取有效的止血措施,否则稍有迟疑便可发生严重后果。

（王 伟）

第三节 盆腔神经损伤

女性盆腔神经由分布到盆腔脏器的自主神经和分布到盆壁的躯体神经两部分组成,支配盆部的感觉与运动,具有调节盆腔脏器的功能。如果术中损伤神经,术后神经所支配器官会发生功能障碍。

一、盆腔自主神经损伤

（一）盆腔自主神经生理

盆腔自主神经包括交感神经和副交感神经两部分。交感神经使膀胱逼尿肌松弛,内括约肌收缩,抑制排尿;副交感神经则使逼尿肌收缩,促进排尿。交感神经损伤导致顺应性降低,充盈障碍,膀胱颈功能不全,尿失禁等;副交感神经损伤可导致膀胱收缩功能障碍,敏感性下降,致膀胱尿潴留。支配直肠的自主神经损伤导致结直肠运动紊乱。盆腔自主神经损伤的同时可导致血管舒缩功能改变,阴道润滑作用降低,影响性功能。

（二）盆腔自主神经解剖

盆腔自主神经系统,又称内脏神经,由腹下神

经上丛(骶前神经)、腹下神经、盆内脏神经及腹下神经下丛(盆腔神经丛,简称盆丛)组成。自第5腰椎前方至骶岬表面为腹下神经上丛(骶前神经),其从骶岬表面分两侧走行,形成双侧腹下神经,距输尿管盆腔中段背侧2cm左右与之平行向下进入骨盆,然后与第2骶椎和第4骶椎表面发出的盆内脏神经(副交感神经)相融合,一起构成两侧的腹下神经下丛(盆丛)。从矢状面看,腹下神经下丛呈三角形,其沿直肠前外侧向前、向下走行,通过宫颈及阴道穹窿的外侧面,延伸至阴道壁外侧、膀胱底部及直肠。盆腔自主神经呈网状分布,分支多,分布广且交错纵横(图3-3-1)。

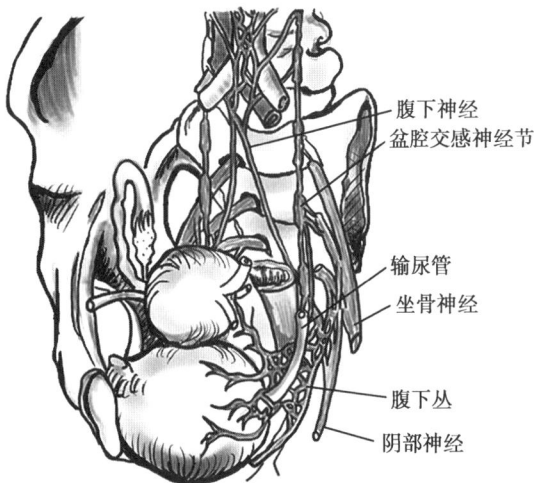

图 3-3-1　盆腔自主神经解剖

1. 腹下神经上丛　又称骶前神经或上腹下丛,位于第5腰椎椎体前方,两侧髂总动脉之间,为宽约5mm、长约5cm的条索状神经结构。自主动脉分叉至骶岬水平,紧贴肠系膜血管的后方,其右侧有右侧输尿管、右髂总血管,左侧有乙状结肠、肠系膜下血管及左侧输尿管。骶前神经不是单一的神经,而是一神经束。

2. 腹下神经　自骶岬表面水平由腹下神经上丛延续而来,位于直肠旁间隙,沿直肠系膜向下走行至盆腔,宽约4mm,主要成分是双侧对称的交感神经纤维,在骨盆入口处位于输尿管内侧约1.6cm,并与之平行,在此平面以下位于输尿管的内侧、背侧,沿盆侧壁向尾侧下行参与盆丛的构成。

3. 盆内脏神经　由脊髓骶副交感神经核发出,为节前纤维,随第2~4骶神经的前支出骶前孔后,离开骶神经构成盆内脏神经,向前向下汇入腹下神经共同形成盆丛,行程约25~30mm,随盆丛分

支分布到所支配的脏器附近或脏器壁内交换神经元。节后纤维分布于结肠左曲以下的消化道、宫颈和膀胱等盆内脏器。盆内脏神经有少数纤维加入阴部神经,并随之分布到阴蒂中的勃起组织,为阴蒂勃起的主要神经,故盆内脏神经又名勃起神经。

4. 腹下神经下丛　又称盆腔神经丛(盆丛),在腹膜外壁层筋膜内,位于骶骨前面和直肠两侧,与子宫血管和子宫旁结缔组织共同组成主韧带,与子宫静脉、阴道静脉、膀胱静脉关系密切。盆丛神经分支细小而密集,其主要成分为交感神经和副交感神经纤维,其交感神经纤维来自骶交感干的节后纤维,而副交感神经纤维来自盆内脏神经。盆丛的纤维伴随髂内动脉的分支到达盆内脏器的周围,形成直肠丛、膀胱丛、子宫阴道丛等,并支配相应器官。盆丛分布呈网状四角形结构,有上、下、前、后4个角,4个角不在同一个平面内,呈凸面向外的曲面,头尾侧方向长约3.5cm,腹背侧方向长约2.5cm,厚约2.0mm,其腹侧缘距正中线的距离较背侧缘短,大部分位于子宫动静脉的下方。

(三)盆腔自主神经损伤的原因

1. 在广泛性子宫全切术(Ⅲ型)中,靠近盆壁后侧切除子宫骶韧带时,容易损伤腹下神经(图3-3-2)。

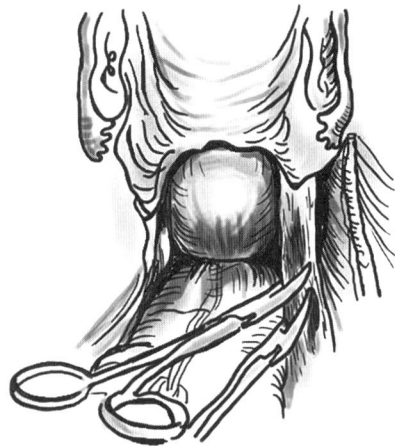

图 3-3-2　切除子宫骶韧带

2. 在广泛性子宫全切术(Ⅲ型)中,切除髂内静脉中部和子宫深静脉周围的淋巴组织及切除主韧带时容易损伤盆内脏神经(图3-3-3)。

3. 在广泛性子宫全切术(Ⅲ型)中,处理膀胱宫颈韧带时容易损伤盆腔神经丛膀胱分支;切除主韧带、子宫骶韧带和阴道时,容易损伤盆腔神经丛的主要分支,导致相应的器官功能障碍(图3-3-4)。

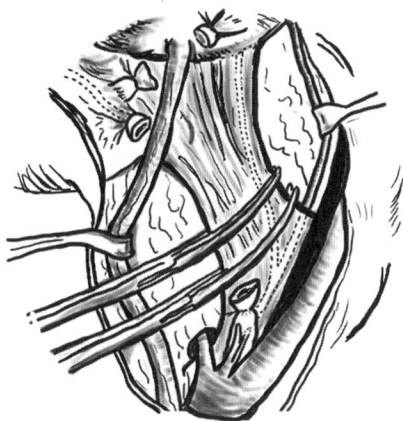

图 3-3-3　切除主韧带

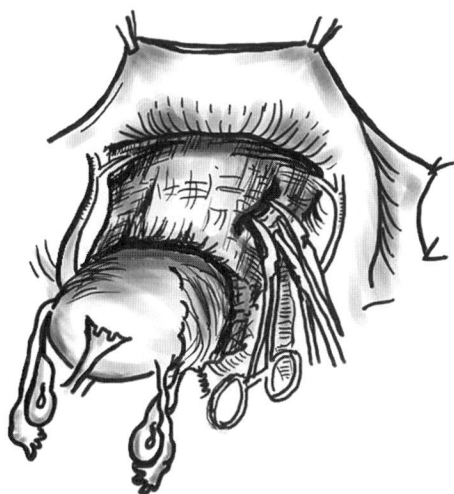

图 3-3-4　切除膀胱宫颈韧带

4. 阴道骶骨固定术中分离骶前区时可能损伤腹下神经(图 3-3-5)。

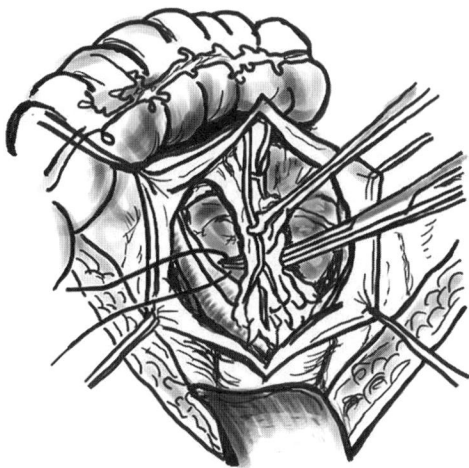

图 3-3-5　阴道骶骨固定术分离骶前区

5. 深部浸润型子宫内膜异位症行部分子宫骶韧带切除术时,可能损伤腹下神经。

(四)盆腔自主神经损伤后的临床表现

盆腔自主神经受损后可出现不同程度的近远期并发症,如膀胱功能障碍、下尿道功能障碍、肛门和 / 或直肠功能障碍、性功能障碍等,严重影响患者的生存质量。

1. 膀胱 / 下尿道功能障碍主要表现为感觉丧失、储尿功能失调、排尿功能失调、尿失禁、膀胱内压力不稳定等。

2. 肛门和 / 或直肠功能障碍主要表现为血便、便意减退或排便功能减退等。

3. 性功能障碍主要表现为性欲低下、性唤起障碍、性高潮障碍和性交疼痛。

(五)盆腔自主神经损伤后的处理

1. 膀胱 / 下尿道功能障碍

(1)去除导尿管后尿失禁者:可嘱患者每日高锰酸钾粉(浓度 1 : 5 000)坐浴、肛提肌锻炼。老年患者适当补充局部使用雌激素,促使早日恢复尿道括约肌功能。

(2)去除导尿管后尿潴留者:目前认为残余尿<100ml,则膀胱功能已基本恢复,不必再保留尿管;如剩余尿>120ml,需继续保留尿管,并可做下腹热敷、耻骨上封闭、针灸、超声、理疗等促进膀胱功能恢复。对顽固性尿潴留,膀胱括约肌扩张被认为是有效的治疗方法。在术后管理中,尤其是存在膀胱麻痹残尿量增加并出现菌尿症时,应在细菌培养加药敏试验下选择有效的抗生素治疗。此时,宜应用低压膀胱潮式引流,即每日用 1 : 5 000 的高锰酸钾溶液和 1 : 5 000 呋喃西林溶液各 1 500ml 冲洗膀胱至导尿管取出为止。膀胱功能一般可在 2~6 个月内恢复。

2. 肛门和 / 或直肠功能障碍 一般容易治愈。嘱患者锻炼肛提肌功能,使大便变软不硬结易排出。必要时可配合使用缓泻剂。

3. 性功能障碍 如性交困难、干燥或疼痛,可用润滑剂。年轻患者伴有绝经症状者,可用雌激素补充治疗,以保持阴道的弹性。同时给予一定程度上的心理指导和性生活指导。

(六)盆腔自主神经损伤的预防

在妇科手术中,广泛性子宫全切术需要切除一定范围的宫旁组织以实现肿瘤切除的彻底性。在宫旁组织中分布着大量盆腔神经,手术势必会破坏这些神经组织,导致患者术后发生膀胱、直肠及性功能障碍,其中膀胱功能障碍最为常见,如排尿困难、压力性尿失禁、急迫性尿失禁、尿频和尿急等,严重破坏了患者的生活质量。保留神经的广泛性子宫切除术(nerve-sparing radical hysterectomy,NSRH)通过保留支配膀胱的自主神经以降低患者膀胱功能障碍的发生率,NSRH 在 Querleu-Morrow 分型(QM 分型)中归为 QM-C1 型,已成为宫颈癌治疗的标准术式之一。其关键步骤如下。

1. 在主动脉分叉处下方寻找上腹上丛及两侧直肠旁间隙与直肠平行的腹下神经。

2. 分离直肠侧窝和膀胱侧窝宫旁结缔组织,钳夹、切断、结扎子宫静脉。在子宫深静脉下方可找到盆腔内脏神经的一个分支,沿分支游离其周围结缔组织直至下腹下丛水平。

3. 钝性分离切断子宫骶韧带,保留外侧神经部分(腹下神经和下腹下丛起始部)。同法切断主韧带,保留其背内侧神经部分(副交感神经)。

4. 打通输尿管隧道,打开子宫膀胱反折腹膜,下推膀胱宫颈间隙,切断膀胱子宫韧带前叶。仔细分离膀胱子宫韧带后叶,钳夹、切断、结扎膀胱中静脉和膀胱下静脉。保留膀胱下静脉下方由下腹下丛发出的膀胱支。

5. 游离阴道穹窿侧壁下腹下丛分支至阴道切除水平。

二、盆腔躯体神经损伤

(一)盆腔躯体神经生理

盆腔躯体神经分布于盆腔体表的皮肤、黏膜,以及骨、关节、骨骼肌,将盆腔皮肤的浅感觉(痛、温、触、压觉)和肌腱、关节的深部(本体)感觉冲动传入中枢,同时支配盆部骨骼肌的运动。

(二)盆腔躯体神经解剖

盆腔的躯体神经为腰丛的分支和骶丛。

1. 闭孔神经 由腰丛(L_2、L_3、L_4)发出,在髂总动、静脉的后方,腰大肌内侧下行至真骨盆侧壁,沿髂内动、静脉的外侧缘,与闭孔血管伴行,穿经闭膜管至股内侧部。支配区域:感觉——大腿内侧和小腿,髋、膝关节运动——大腿内收肌群(图 3-3-6)。

闭孔淋巴结位于盆侧壁的闭孔窝内,主要分布于髂内血管前方的闭孔神经血管周围和闭膜管内口处,与闭孔血管毗邻,关系较密切。闭孔神经和髂外静脉之间有髂外淋巴结,前下方的淋巴结位于弓状线的上外方,后上方的淋巴结位于盆侧壁的内侧。

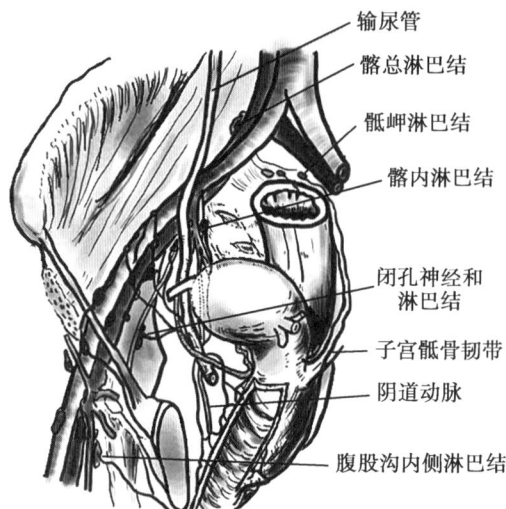

图 3-3-6 闭孔神经解剖

2. 生殖股神经 由第 1 腰神经前支小部分纤维和第 2 腰神经前支大部组成。穿腰大肌在其前面下行,沿髂总动脉外侧,在输尿管的后方分为股支与生殖支。后支与圆韧带伴行,穿过腹股沟管,分支至大阴唇。

3. 骶丛 由腰骶干和骶、尾神经的前支组成。腰骶干在骶髂关节前方由第 4 腰神经前支的一部分和第 5 腰神经前支组成,在腰大肌内侧深面下降进入盆部,与骶尾神经前支组成骶丛。骶丛位于髂内动脉的后面,盆腔后壁、骶骨和梨状肌的前方,除了发出细小的肌支支配骨盆各肌外,还发出臀上神经、臀下神经、闭孔内肌神经、梨状肌神经、肛提肌神经、尾骨肌神经、肛门括约肌神经、盆内脏神经、股后皮神经、坐骨神经和阴部神经(又分出会阴神经、阴蒂背神经、肛门神经),分别经梨状肌上、下孔出盆,分布于会阴、臀部、股后部、小腿和足部。其中坐骨神经始于第 4 腰椎至第 3 骶椎的神经根,经坐骨大孔在臀大肌深面的梨状肌下孔出骨盆腔,经股骨大转子和坐骨结节之间降至大腿后面,走行至腘窝上方分成胫神经和腓总神经。损伤骶丛将出现其神经支所支配部位的感觉和运动功能障碍。但在妇科手术时,一般不易损伤骶丛神经。

(三)盆腔躯体神经损伤的原因

1. 妇科恶性肿瘤手术在行闭孔淋巴结切除时,闭孔窝淋巴、脂肪组织暴露不清,易钳夹或切断闭孔神经(图 3-3-7)。

2. 在切除闭孔深处的淋巴结时,遇到闭孔动、静脉出血时,盲目电凝会损伤坐骨神经。

3. 切除髂外淋巴结时,注意勿损伤生殖股神经。

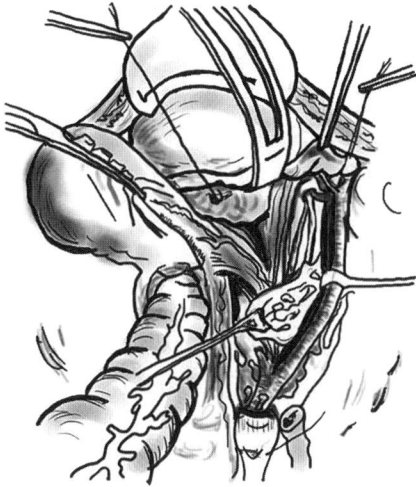

图 3-3-7 切除闭孔淋巴结

(四)盆腔躯体神经损伤的临床表现

1. 闭孔神经损伤后可见到同侧下肢抽动,术后患侧下肢内收、内旋障碍,并出现股内侧皮肤感觉障碍。

2. 坐骨神经损伤后主要表现为下肢不同区域的肌力下降或感觉减弱,如完全断裂,患者可表现为下肢特别是小腿以下的感觉和运动完全性丧失。

3. 生殖股神经损伤后主要表现为所支配部位各种感觉和反射迟钝,其次是持续性神经痛。

(五)盆腔躯体神经损伤的处理

1. 闭孔神经损伤的处理 妇科手术损伤闭孔神经的情况并不多见。一般的钳伤或部分剪伤,无须处理,但完全切断该神经时,则应立即进行端-端缝合法修复。闭孔神经修复用 6-0 可吸收缝线仅做神经鞘膜的间断缝合。术后可辅助药物和功能锻炼综合治疗,目前的治疗方法如下。

(1)神经营养药:主要应用维生素类药物,通过加速神经纤维合成所需的蛋白质、磷脂等的合成,从而有益于神经纤维的合成,以促进神经再生。临床常将维生素 B_1、维生素 B_6、地巴唑 3 种药合用。具体用法:维生素 B_1 10~30mg/ 次,3 次 /d;维生素 B_6 10~30mg/ 次,3 次 /d;地巴唑 10mg/ 次,3 次 /d;持续治疗 3~6 个月。常用的药物还有维生素 B_{12},0.025~0.1mg/d,肌内注射;甲钴胺,每次 0.5mg(含 500μg 钴宾酰胺),3 次 /d,口服。

(2)外源性神经营养因子:目前已有神经生长因子、睫状神经节营养因子、脑源性营养因子、碱性成纤维细胞生长因子等 20 余种。

(3)神经节苷脂:神经节苷脂在神经再生早期可促进轴突发芽,后期可促进神经纤维发育成熟。

目前神经节苷脂注射液已应用于临床,用于各种神经损伤、神经吻合术后及多发性神经炎等周围神经病变。具体用法:肌内注射 10~20mg,疗程一般为 20~30 天。

(4)中药:单味中药如人参、黄芪、当归、丹参、红花、银杏叶等均有神经保护作用。

2. 坐骨神经损伤的处理 可疑坐骨神经损伤,应该积极进行神经探查手术,在手术中观察局部坐骨神经是否发生了断裂、不全断裂或单纯损伤。如果发生了部分断裂,应该进行神经外膜和神经膜的缝合术,对神经进行吻合手术,有利于神经早期恢复。如果是单纯损伤,只是局部发生血肿,应该切开神经外膜,对神经进行减压,这样也有利于神经的康复,也可以口服神经营养药物,促进神经恢复。

3. 生殖股神经损伤的处理 因生殖股神经对患者生理功能影响小,只引起大腿内侧 1/3 皮肤感觉障碍。术中尽量保留,切断也无妨。手术后通常对症处理,可应用神经营养药物、进行局部封闭等。

(六)盆腔躯体神经损伤的预防

1. 闭孔神经损伤的预防 闭孔神经的误伤常由暴露不清所致。首先,在盆腔淋巴结切除时,沿髂外动、静脉外侧与盆侧壁间隙间,垂直进入闭孔窝,在脂肪淋巴组织中,较易找到闭孔神经。其次,推荐寻找闭孔神经的方法为沿髂外血管与腰大肌之间向闭孔间隙深处分离寻找闭孔神经,比较容易暴露出闭孔神经近心端。也有学者认为,可经子宫颈注射叶绿素(叶绿素是一种显示淋巴结的理想物质,叶绿素对淋巴结无毒性作用;除被巨噬细胞吞噬的叶绿素外,淋巴结内的叶绿素最终进入血液被身体利用和排泄;子宫颈缺乏躯体感觉神经末梢,该处的淋巴注入闭孔淋巴结,故子宫颈是注射叶绿素的最佳部位),该法操作简单,能充分显示闭孔淋巴结及其相连的淋巴管。闭孔淋巴结染色可有效地提高闭孔淋巴结的清除率,避免手术中闭孔神经的损伤。

2. 坐骨神经损伤的预防 要熟悉坐骨神经的解剖结构。在遇到髂腰血管出血时,拨开闭孔神经后先用吸引器打扫术区,看清楚下方的坐骨神经后再进行止血处理,避免盲目电凝,或以缝扎止血为主。

3. 生殖股神经损伤的预防 手术中切除髂外淋巴结时,需要仔细辨认生殖股神经,此神经较细,常与髂外淋巴组织伴行,需在此神经上切除髂外淋巴结,故在切除此部位的淋巴结时需仔细、小心、直视下操作,可避免损伤该神经。

(王 伟)

第四节　腹壁切口并发症

开腹手术是妇科手术的基础,但因多种因素可导致切口愈合过程中出现并发症,常见的切口并发症有感染、裂开、脂肪液化、血肿等。

一、腹壁切口并发症的发生原因

(一)患者自身因素

1. 肥胖　肥胖患者的切口并发症发生率高达 3%~40%,其感染率最高可达 13.5%。Pitkin 报道体重在 90kg 以上的患者,感染率为 5.7%,而在90kg 以下者,仅为 0.7%。肥胖者一般有脂肪代谢障碍,脂肪组织血流量较差,抗感染能力低下,并且手术切开皮下脂肪组织可使局部血运破坏,如缝合不当易造成死腔,导致脂肪液化、坏死、血肿、液体积聚。另外,肥胖患者易致腹内压力增高,且其肌肉欠发达、筋膜薄弱、腹壁强度降低,故容易发生腹壁切口疝。

2. 年龄　年龄对切口并发症有一定影响。组织的再生能力随年龄的增长而减退,若合并血管硬化会使局部血液供应减少;成纤维细胞的分裂增殖周期也随年龄增长逐渐延长,皮肤和肌肉组织都失去紧张性和弹性,致使切口愈合过程延迟,甚至不愈合。据报道,60 岁以上患者的开腹手术术后切口并发症发生率为 5%,为年轻患者的 3~6 倍。腹壁切口发生脂肪液化的患者中,65 岁以上者占40%,且其发生腹壁切口疝者也多于老年患者,这是因为老年人血清中蛋白酶与抗蛋白酶比率失衡,组织发生退行性变,导致腹壁肌肉、筋膜和结缔组织薄弱,愈合能力和抵抗腹内压的能力低下。

3. 患者全身状况差　切口的愈合情况与患者的全身状况有关。营养状况的好坏将直接或间接地影响切口的愈合。营养不良,如贫血、低蛋白血症、维生素缺乏等,可导致切口愈合过程中渗出清除期延长、局部组织水肿、缺氧、前胶原合成不足、纤维组织增生和张力强度减退,使切口或筋膜不愈合而造成切口感染、切口裂开或切口疝。Shukla等,通过对血清清蛋白、绝对淋巴细胞计数、迟发性

皮肤过敏试验等测定,发现营养不良的患者切口感染率为 17%,而无营养不良者为 8.3%。如果患者脱水,全身体液脱失,随之发生的电解质平衡失调必将会影响到心肾功能、细胞代谢、血液的氧合作用及激素功能等,进而影响患者手术的恢复和切口并发症的发生。患者自身的免疫应答降低,如感染人类免疫缺陷病毒(human immunodeficiency virus,HIV)、近期进行过化疗或长期使用大剂量类固醇治疗,易发生切口感染。

4. 原发病或伴发病的影响　妇科恶性肿瘤患者常伴有腹水和肠动力障碍,可致腹内压增加,腹部切口处于不稳定状态;手术前后化疗、恶病质等,使患者免疫力受损,组织修复能力下降,影响切口愈合,易造成脂肪液化、切口感染和切口裂开等并发症。

当患者合并有糖尿病、高血压、冠心病及使用免疫抑制剂等时,组织抵抗力和愈合能力下降,局部血液供应障碍,均是切口脂肪液化、感染、裂开、切口疝等并发症发生的高危因素。患者合并疾病时所服的药物,如非特异性消炎药物(阿司匹林、吲哚美辛等),因能阻断前列腺素的合成,而抑制切口愈合过程的炎症反应,使切口愈合缓慢;细胞毒性药物能抑制细胞的分裂增殖,从而对切口愈合产生严重的影响;类固醇类药物能通过抑制免疫反应、阻止成纤维细胞的分裂与增殖而延缓切口的愈合,当患者蛋白质营养不良时更为明显。

对术前使用贝伐珠单抗的妇科肿瘤患者,需要术前 6 周停用。因为切口愈合的一个重要过程是新生血管形成,新生血管可为损伤部位尤其是受损的内皮细胞提供足够的氧气、营养物质等,并在生长因子的作用下生出毛细血管分支。血管内皮生长因子-A(vascular endothelial growth factor-A,VEGF-A)在血管生成中起关键作用,可调节正常和病理的血管生成。贝伐珠单抗通过中和VEGF-A 阻断其与受体的结合,从而抑制新生血管形成,贝伐珠单抗相关伤口愈合延迟的发生与临床使用时间密切相关,其在体内的消除半衰期为 20天左右。因此,择期手术患者应至少在贝伐珠单抗停止治疗两个半衰期(约 6 周)后才能进行手术,否则将增加伤口愈合不良的风险。

免疫抑制剂可降低白细胞的活性,易致切口感染、液化、裂开。患者如感染 HIV、近期进行过化疗或长期使用大剂量类固醇类药物,都易发生切口感染。特殊的缝合材料易引起自身免疫增强者的变

态反应,造成切口瘢痕疙瘩等。

5. 腹内压增高 所有腹腔内手术后,腹内压力均有不同程度的增加,加上术后患者易呕吐、呃逆、剧烈咳嗽和打喷嚏,使腹压突然增加,可使切口内层撕裂而发生切口裂开和切口疝。

6. 术后活动少 可增加腹部切口与大网膜粘连的发生率,尤其是术后早期,为炎性渗出阶段,创口内各层组织炎性水肿,但易分离,如果缺乏活动,可增加大网膜或腹腔内容物粘连于切口处的概率;长期卧床,肺活量减少,肺部并发症发生率增加,且肠道蠕动和膀胱收缩功能恢复减慢,均易致术后腹内压增高,使切口裂开、切口疝的发生率增加。

7. 心理状态异常 Pediani 等的研究发现,患者心理压抑、紧张、焦虑,会使机体的免疫系统功能受损,从而间接地影响切口的愈合,导致切口并发症的发生。

(二)其他因素

1. 手术前住院时间 切口感染率随住院天数延长而增加,术前住院时间越长,院内交叉感染机会越多。Cruse 等发现患者住院 0~1 日清洁切口感染率为 1.1%,1 周感染率为 2.0%,而住院时间超过 2 周感染率为 4.3%。

2. 手术时间 手术时间的增加可增加切口相关并发症如切口感染、脂肪液化等的发生率。研究表明,手术时间超过 165 分钟或每延长 1 小时,其感染率增加约 1 倍。这是由于随着手术时间延长:①空气中细菌可超标,使手术野受空气尘埃粒子污染的概率增加;②手术野组织的细胞局部抵抗力降低,且切口附近毛囊内细菌随汗腺排出增多,造成切口感染;③脂肪组织脱水分解、变性、坏死而发生脂肪液化。所以在争取彻底清除病灶的前提下,减少无关动作,尽量缩短手术时间非常重要。

3. 急诊与再次手术 急诊手术多因术前准备时间受限,患者一般情况差、潜在危险因素较多,导致其切口感染率高于择期手术。有作者报道急诊手术切口感染率为 5.1%,而择期手术为 2.9%。再次手术者因切口瘢痕、局部组织血液供应改变等,影响切口修复,可致切口感染、切口疝的发生率增加。

4. 切口用电刀 电刀对组织的破坏损伤大,电凝止血可使切口感染率增加 1 倍。且电刀产生的高温可造成皮下脂肪组织的浅表性烧伤,以及部分脂肪细胞因热损伤发生变性;同时,其内的毛细血管由于热凝固作用而发生栓塞,使本身血运较差的肥厚脂肪组织血液供应发生障碍,导致脂肪组织

发生无菌坏死,形成脂肪液化。

5. 切口位置、大小不当 切口裂开和切口疝几乎皆发生于腹部纵切口,横切口则较少发生。这是由于腹壁各层肌肉、腱膜和筋膜的纤维和神经均为横行走向,纵切口需切断除腹直肌外的上述各层组织,可致腹壁肌肉萎缩、腹壁变薄弱而出现并发症。而横形切口则较少切断上述组织,故较少发生切口疝。

下腹部较上腹部切口更易发生切口疝。有学者认为,其原因可能是下腹部切口因腹直肌后鞘不完整、承受的腹内压力相对较高等。

过于追求小切口,易致切口脂肪液化等并发症。因为切口小,为暴露良好,需来回移动拉钩,而牵拉挤压局部脂肪组织,使之缺血、坏死。

6. 切口缝合及选用缝线不当 缝合的方法直接影响着切口的愈合,缝合不当是造成切口相关并发症的一个重要原因。如手术中切口缝合过紧影响血运,缝合过松、缝合过浅使切口没有完全闭合容易留下死腔、形成血肿等都可以导致切口脂肪液化;缝合过深,则皮肤内陷,使切口难以愈合而发生感染;缝合过浅、过松或过于稀疏、缝合层次错位,易使腹腔内容物突出,造成切口疝;缝合过紧,手术操作粗暴,强行拉拢创缘、缝线撕裂筋膜,易造成切口裂开。

影响切口愈合最常见的原因为切口内异物,如缝线、坏死组织碎片等,其中缝线是引起切口感染的重要因素。缝合材料作为异物可引起组织炎症反应,致切口感染。

7. 不能严格执行手术操作的基本要求 术中无菌技术不严格、操作粗暴组织损伤多、止血不彻底、缝合不佳致脂肪层与肌鞘层过度分离,均可导致切口感染、血肿、脂肪液化、切口裂开和切口疝的发生。手术操作不慎、切口保护不当或冲洗不彻底,有造成切口部位子宫内膜异位症或腹壁肿瘤种植转移的可能。

8. 手术室环境 手术室空气消毒质量的高低直接影响切口感染率的高低。手术室内的细菌多附着于通气管道、唾液、黏液、痰沫及尘埃上形成微粒,这种微粒可能通过各种途径直接或间接地污染切口,如咳嗽、谈话、频繁走动、过多人员进出手术室等。

9. 预防感染用药不当 有较多的资料证明手术前全身性预防性使用抗生素,能降低手术后的感染率和与感染有关的并发症的发生率。但必须强调合理使用预防性抗生素。预防性抗生素使用时

间过长,会产生耐药菌株,也是切口感染的常见原因之一。清洁手术预防用药要求在术前 0.5 小时内或麻醉开始时使用,这样手术切口暴露时,局部组织已达到足以杀死手术过程中入侵切口细菌的药物浓度。

10. 切口的温度和湿度 研究证明,在湿性环境下切口愈合速度要比在干性环境下快 1 倍,且保持切口局部温度接近或恒定在 37℃ 时,细胞的有丝分裂速度增加 108%。如果切口护理时,频繁更换辅料和使用冷溶液冲洗切口,常使切口局部温度比正常体温低 2~5℃,容易导致切口愈合不良。

二、腹壁切口并发症的预防措施

(一) 熟悉切口分类、愈合机制及愈合类型

1. 外科手术切口分类 外科手术切口按受污染程度分为清洁、清洁 - 污染、污染、污秽 - 感染四类(表 3-4-1)。

表 3-4-1 外科手术切口分类

类型	判定标准
清洁切口	手术未进入炎症区,未进入呼吸道、消化道、泌尿生殖道,以及闭合性创伤手术符合上述条件者
清洁 - 污染切口	手术进入呼吸道、消化道或泌尿生殖道但无明显污染,如无感染且顺利完成的胆道、胃肠道、阴道、口咽部手术
污染切口	新鲜开放性创伤手术;手术进入急性炎症但未化脓的区域;胃肠道内容物有明显溢出污染;术中无菌技术有明显缺陷(如开胸心脏按压)者
污秽 - 感染切口	有失活组织的延迟创伤手术;已有临床感染或脏器穿孔的手术

2. 切口愈合机制 切口愈合是指由于致伤因子的作用造成组织损伤后,局部组织通过再生、修复、重建,进行修补的一系列病理生理过程。受损组织中细胞的修复可以是原来组织细胞的“完全复原”,即“再生”,也可以是由非特异性的结缔组织增生来替代原有的组织细胞,形成“不完全复原”,即“修复”。切口愈合过程可分为Ⅰ期、Ⅱ期、Ⅲ期。

(1) Ⅰ期(炎症期):切口形成后立即开始,通常持续 3~5 日。切口形成后机体自身止血机制启动,切口周围小血管、毛细血管等反应性收缩使局部血流量减少,导致局部组织缺血,引起组胺和其他血管活性物质释放,导致切口局部血管扩张,损伤区血供量增加;同时,因切口致局部组织损伤坏死和可能致病微生物的存在,引起机体炎症反应,导致组织液外渗,炎症细胞(粒细胞、巨噬细胞等)和纤维母细胞向切口移动和聚集,吞噬并溶解入侵的细菌和坏死的组织细胞碎片,同时刺激成纤维细胞的分化。

(2) Ⅱ期(修复期):此期分为 2 个阶段。①肉芽组织形成:切口局部聚集的巨噬细胞吞噬坏死组织的同时释放各种生长因子促进新生血管形成,纤维母细胞开始合成胶原纤维,形成肉芽组织,填充切口的缺损部分,胶原纤维的形成决定了切口愈合过程中抗张强度和柔韧性的恢复;②上皮细胞再生:切口被肉芽组织填充后,切口周缘正常的上皮基底细胞开始增生,并由切口周缘向中心部位移行,同时刺激切口基底部的毛细血管和结缔组织的反应性增生。

(3) Ⅲ期(成熟期):新生的上皮细胞不断分裂,由边缘向中心移动,并消除创面,恢复组织完整性;切口内肉芽组织内部转型,使原有的无序胶原纤维重新排列,使新生的结缔组织力量增加,能够逐渐耐受正常压力;毛细血管数目减少,使切口局部颜色减退,色素细胞逐渐恢复。此阶段的长短随受损组织的类型和该期切口所负压力或张力的不同而有所差异。

3. 切口愈合类型 切口愈合类型主要取决于切口损伤程度、患者全身情况及切口局部情况,根据切口的特点,切口愈合类型分为 2 种。

(1) Ⅰ期愈合:为最简单的切口愈合方式。常见于组织损伤少、切口边缘整齐、无感染和异物,且皮肤组织层能严密对合的切口。愈合方式为切口两侧上皮基底细胞发生反应性分裂与增殖,并向切口中心移行(图 3-4-1A);同时,上皮基底细胞的增生刺激肉芽组织的生成,并迅速填满切口,一般术后 5~6 日新的胶原纤维形成,即可拆线(图 3-4-1B),但切口完全愈合需要 2~3 周。

(2) Ⅱ期愈合:指切口过大,或伴有感染、坏死组织较多,炎症反应重(图 3-4-2A),新生的基底细胞不能迅速覆盖切口,需要由肉芽组织填充后再行覆盖(图 3-4-2B)。愈合特点:①表皮再生的时间延迟,原因是切口局部感染或坏死组织的阻碍,只有当感染被控制和坏死组织被彻底清除时,表皮细胞才能开始分裂增殖,启动切口的愈合过程;②肉芽组织形成多,切口愈合后遗留的瘢痕较大,有时还会伴有正常功能的丧失;③愈合时间长,而且过程会反复。

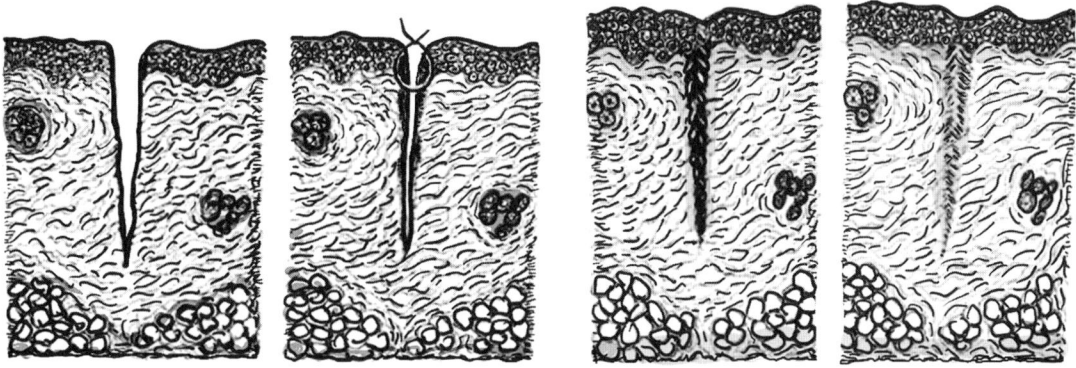

A 创缘整齐，组织破坏少   经缝合，创缘对合炎症反应轻   B 表皮再生少量肉芽组织   愈合后少量瘢痕形成

图 3-4-1 切口 I 期愈合

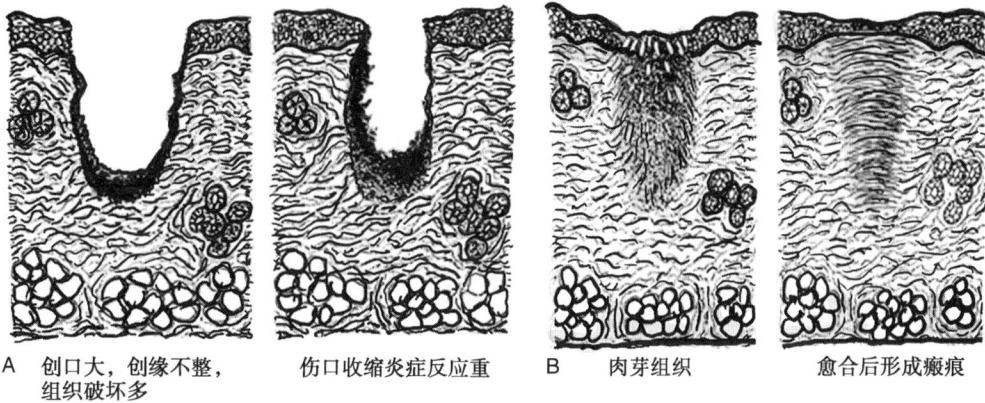

A 创口大，创缘不整，组织破坏多   伤口收缩炎症反应重   B 肉芽组织   愈合后形成瘢痕

图 3-4-2 切口 II 期愈合

（二）严格遵循腹部切口部位选择原则

1. 根据腹壁解剖层次（图 3-4-3）最容易到达病灶所在位置，并能允分显露手术操作部位。

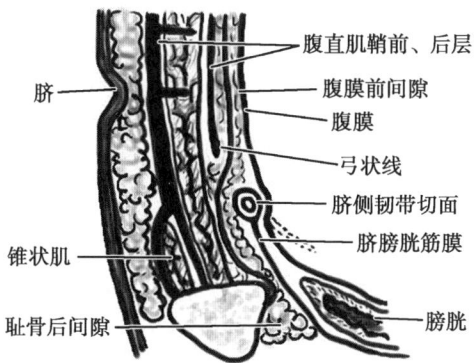

图 3-4-3 腹壁解剖

2. 如需延长或扩大切口，切口能向相应一致的方向或其他方向延长，并能最大限度减少腹壁（如神经、肌肉、血管等）的损伤。

3. 缝合后腹壁张力不大，具有足够强度，有利于牢固愈合。

4. 切口大小宜适度，切勿太小而影响手术操作。

5. 再次手术时一般选择前次手术切口，但严重粘连、瘢痕增生者切口最好能避开切口下粘连。

6. 暴露部位的切口应尽量选择在隐蔽处，以免影响美观。

（三）掌握常用腹部切口类型及其特点

1. **纵行切口** 是最常用的切口类型。包括正中切口、旁正中切口和经腹直肌切口三种（图 3-4-4）。

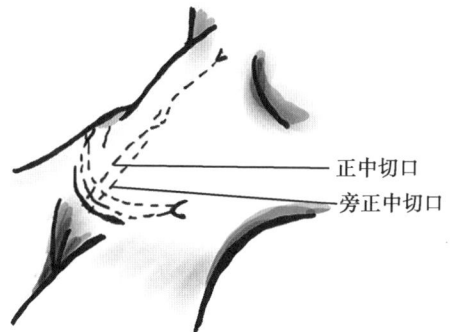

图 3-4-4 常用腹部切口

（1）旁正中切口：是妇科常用的手术切口，尤以左旁正中切口最为多见，切口距中线2cm，可在上腹或下腹部，正中线的左侧或右侧。进腹层次为纵行切开皮肤、皮下组织、腹直肌前鞘，剥离腹直肌与内侧的前鞘后向外侧牵拉腹直肌，腹白线旁纵行切开腹直肌后鞘、腹横筋膜、腹膜外脂肪和腹膜（图3-4-5）。

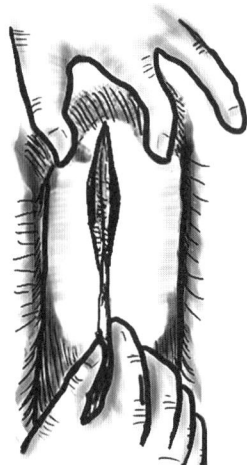

图3-4-5　旁正中切口

优点：①不损伤肌肉；②缝合后腹直肌介于前后鞘之间，能更好承受腹内压。

缺点：一侧的旁正中切口暴露对侧术野较正中切口差。

（2）正中切口：切口在正中线上，上腹部为自剑突尖至脐，下腹部为自脐至耻骨联合上方中点，中部为脐上和脐下各半，向左或向右绕脐。进腹层次为皮肤、皮下组织、腹白线、腹横筋膜、腹膜外脂肪和腹膜。

优点：①选择腹白线进腹，其进腹快，关腹也快；②因腹白线内无神经和血管，故损伤轻、出血少、操作容易；③从此切口探查腹腔，范围大，暴露良好，故术前病变位置不能确定时，多选择此类切口。

缺点：①腹白线血运较差，愈合后的瘢痕较薄弱；②切口垂直切断了腹外侧肌群的腱膜，当腹外侧肌收缩时，侧向拉力大，形成的薄弱瘢痕不能承受大的张力，易发生切口疝，且以下腹部为重。

（3）经腹直肌切口：切口距中线4cm，可在上腹或下腹部，正中线的左侧或右侧。进腹层次：纵行切开皮肤、皮下组织、腹直肌前鞘，于内1/3处或内1/6处纵行分开腹直肌，切开后鞘（下腹部半

环线以下无后鞘）、腹横筋膜、腹膜外脂肪和腹膜（图3-4-6）。

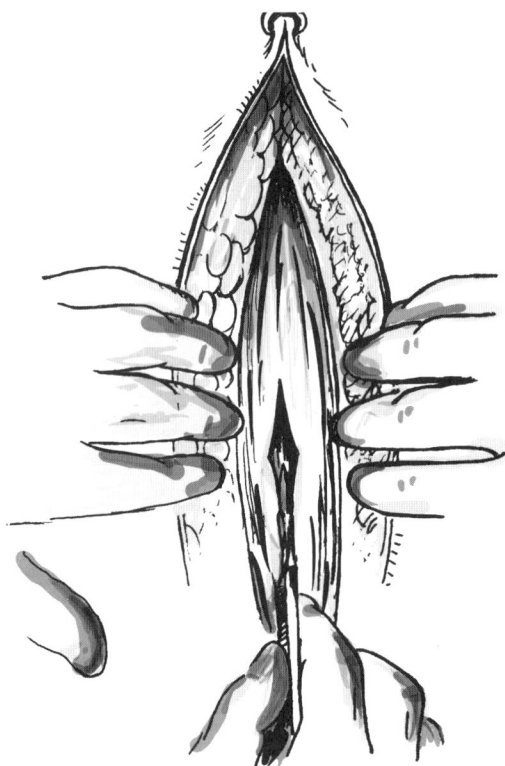

图3-4-6　经腹直肌切口

缺点：①同一水平线切开腹直肌及前后鞘，承受腹内压能力差，易发生切口疝；②切口损伤肌肉神经，易造成内侧腹直肌瘫痪，增加切口疝危险。

2. 横切口　妇科常用下腹部横切口。最常用为沿髂前上棘间皮纹弧形切口，中点在耻骨联合上约3~5cm。进腹层次为皮肤、皮下组织、腹直肌前鞘、腹直肌、腹横筋膜、腹膜外脂肪、腹膜（见文末彩图3-4-7）。

优点：①切断的肋间神经及相伴行的肋间血管较纵切口少，对腹壁功能影响小；②切口方向与腹壁力线垂直，承受的张力小，切口裂开、切口疝的发生概率小；③显露良好，有利于同时使用牵开器械；④对经腹呼吸干扰较小，肺部并发症少；⑤切口方向与皮纹方向一致，皮肤瘢痕纤细；⑥不切断腹直肌前鞘、腹直肌、筋膜，不破坏腹壁完整性。

缺点：①切开及缝合较费时；②病变位置不确定时，不能良好地暴露和探查。

（四）重视腹壁各层的切开注意事项

1. 切开皮肤　用左手将腹部皮肤固定，拇指在切口线右侧，其余四指在其左侧，或术者与第一

助手各以手分置于切口线两侧,将皮肤绷紧固定,用力均匀适度、干净利落地切开皮肤;选择原手术瘢痕进腹时,在瘢痕两侧切开皮肤,两切口应向内斜,呈楔形,切除筋膜上的瘢痕皮肤及其皮下脂肪(图3-4-8)。

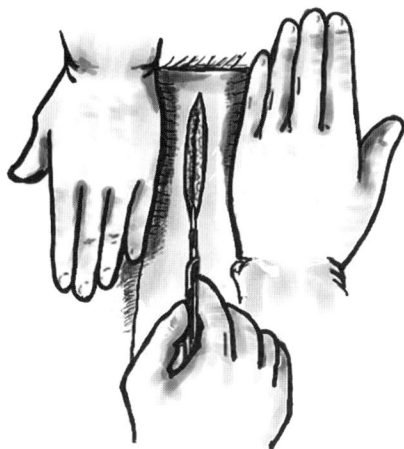

图 3-4-8 切开皮肤

2. 切开皮下脂肪层 切口两侧组织应对称,避免偏斜,增加缝合难度;脂肪层应锐性切开,尽量避免钝性多次切割。

3. 切开筋膜

(1)纵切口:先在切口中段将筋膜切一小口,露出下方肌肉后,用钝头弯剪刀由筋膜小切口进入,将筋膜与其下方的肌肉分离,边分离边将筋膜剪开,长度与切口长度一致(图3-4-9)。

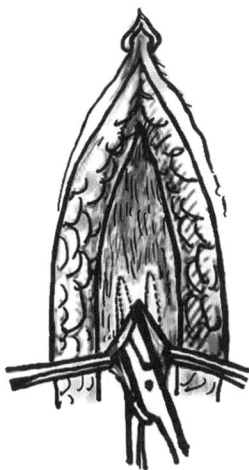

图 3-4-9 纵切口切开筋膜

(2)横切口:横切时使筋膜与皮肤切口同样大小,切开后露出下面的腹直肌,腹白线与筋膜相连处用剪刀剪开;纵切时按手术野需要向上、下方向

将皮下脂肪与其下的筋膜充分分离后,同纵切口筋膜切开法。

4. 分离腹直肌肌肉 需钝性分离,且不可横断,分离肌束时不要向肌肉两侧深面剥离,避免损伤肌肉下方深处的血管支而引起出血,此处出血如未及时发现,术后会造成切口深部血肿(图3-4-10)。

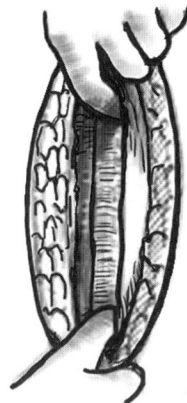

图 3-4-10 分离腹直肌

5. 切开腹膜 在切开之前,切口两侧放置治疗巾,使皮肤与创面隔离,避免污染;在切口上段找到腹膜较薄处,分别用两把止血钳(相距1cm)将腹膜提起并拉紧切开(图3-4-11);切开腹膜前先用两手检查两层腹膜内确未夹有肠管、大网膜及其他组织(图3-4-12);用刀切开小孔进入腹腔,中指、示指进入腹腔,将腹膜撑开后,沿中线剪开腹膜,防止损伤下面的肠管、大网膜及膀胱(图3-4-13),术者和助手配合将腹膜撑开后剪开腹膜(图3-4-14);行二次手术、腹腔内炎症、结核、晚期癌腹腔转移等不易找到腹膜时,应仔细辨认或用手指触摸(图3-4-15),选择较薄处实行分离切开,避免损伤肠管、膀胱等。

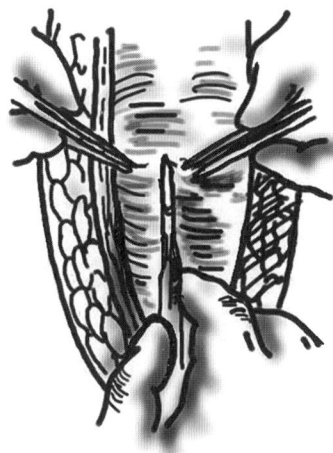

图 3-4-11 提拉腹膜

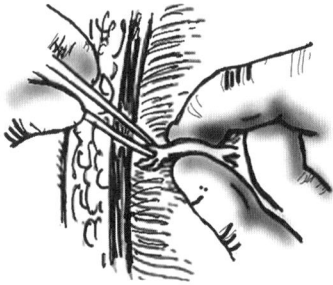

图 3-4-12 检查腹膜内有无其他组织

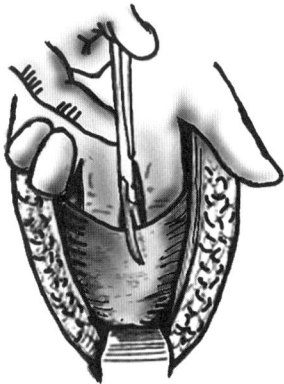

图 3-4-13 切开腹膜

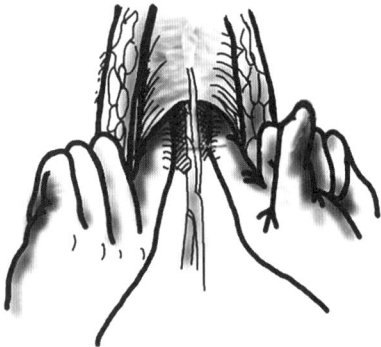

图 3-4-14 剪开腹膜

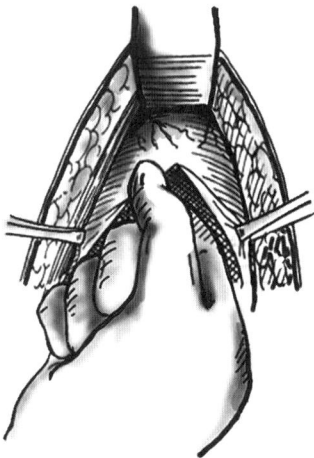

图 3-4-15 检查切开的腹膜是否有误

（五）掌握切口各种止血方法

常用的止血方法有压迫止血法、结扎止血法、热凝止血法、药物止血法。

1. 压迫止血法 适用于切口毛细血管的渗血和微小血管的出血。其止血原理为压迫出血创面后,靠自身凝血作用达到止血目的。对于较大血管的出血,只能暂时压迫,以减少失血量,而不能作为主要的止血方法。

2. 结扎止血法 是最可靠的止血方法,分单纯结扎法和贯穿缝合结扎法两种。注意事项如下。

(1) 单纯结扎法:对小动脉和中等静脉切断的出血,应先分离出一小段血管,在中间切断,分别结扎,所留的血管断端长度应为该血管管径的 2 倍。

(2) 对中等以上的动脉近端,应做双重结扎或贯穿缝合结扎法。

(3) 钳夹出血点时,应准确夹住血管断端,不可盲目乱夹,也不可夹住过多周围组织,结扎时要扎住全部钳夹的组织。

(4) 剪线应在近线结处剪断,一般线尾长约2mm,结扎大血管、大块肌肉束后,为防止结扎线滑脱可将线尾留长,为 3~4mm。

(5) 在较深创腔内结扎时,应以手指深入创腔内进行操作或打器械结,切忌将被结扎的组织向创腔外提拉,以免拽断被结扎的血管。

3. 热凝止血法

(1) 电凝止血法:适用于小出血点的止血。利用高频感应电流,通过电极棒接触出血点,灼伤组织,使蛋白凝固而使出血血管封闭止血。其特点为:①操作简单、迅速,手术创口内不遗留结扎线结;②止血效果不完全可靠,对较大血管出血无封闭、止血作用;③凝血组织易脱落而再次出血。

(2) 激光止血法:激光比电凝止血的效果更显著,可以用于瘢痕切除植皮术等。其特点为:使术中出血量显著减少,但对直径 0.5mm 以上的血管出血则无封闭、止血作用。

4. 局部药物止血法 手术中在伤口内可应用某些药物达到止血目的,这些药物应具有可吸收性,在体内不会导致严重的异物反应。

(1) 肾上腺素:用 1:1 000 肾上腺素溶于局部麻醉药或生理盐水中(每 10ml 加 1 滴),行局部注射或浸在纱布上压迫创面,可使小血管收缩而起到止血作用。适用于皮瓣分离。应注意,药效消失后,因血管扩张可发生再度出血,偶有心率加快等副作用。

(2)明胶海绵：放置前应将渗血创面局部的积血吸净，使明胶海绵紧贴于渗血部位，稍加压片刻，即可止血。

(3)凝血酶：具有促进纤维蛋白原转化为纤维蛋白，加速血液凝固的作用。使用时必须与创面接触，才能起止血作用；可用干燥粉末或临用前将凝血酶溶于灭菌生理盐水中，使其成为每毫升中含250U凝血酶的药液，喷雾到渗血创面。

(4)巴曲酶：是从巴西蝮蛇的毒液中分离、提纯而得的制剂，具有类似凝血酶和凝血激酶的作用，促进出血部位的血小板聚集，形成血栓，产生止血效果。可全身或局部应用，局部应用时是将药液浸湿纱布后压在创面，临床上全身应用较多。

(5)纤维蛋白黏合剂：是由黏合蛋白、凝血酶、抑肽酶等组成的复合物，有较强的止血作用。适用于创面、肝断面和小血管吻合口渗血等的止血。应用前创面必须拭干，对于活动性出血，仅用纤维蛋白黏合剂效果不佳，因为在纤维蛋白血栓尚未聚合前，已被血流冲走，失去凝固止血的作用，需用纤维蛋白黏合剂加胶原纤维网的混合止血剂止血。

（六）熟悉切口缝合材料的类型和特点

1. 单股纤维缝线 由一股材料制成，结构简单，穿过组织时遇到的阻力比多股纤维缝线小，避免可能引起切口感染的细菌在缝线上附着，易于打结，但折叠或卷曲都易造成缝线缺口或薄弱点，导致缝线断裂。

2. 多股纤维缝线 由数条或数股纤维丝捻绞或编织而成，比单股纤维缝线具有更大的抗张强度、柔韧性和弹性。

3. 可吸收缝线 由健康哺乳动物的胶原或人工合成的聚合物制备而成，分为天然可吸收缝线和合成可吸收缝线两种。前者通过机体内的酶类进行消化，这些酶类能侵蚀并分解缝合线；后者则通过水解作用（水分逐渐渗透到缝合丝线内，引起缝线聚合物链分解）而消除。其中合成可吸收缝线的水解作用较天然可吸收缝线的酶解作用引起的组织反应小。

影响可吸收缝线吸收速度的因素：①如果患者发热、感染或清蛋白缺乏，可吸收缝线的吸收过程就会加强，导致张力强度下降过快；②缝线位于潮湿或充满体液的环境，吸收过程加速；③植入前缝线受潮，吸收过程则可提前。上述各种情况均不能在组织充分愈合以前保持适当的强度以承受张力，易发生切口并发症。

4. 不可吸收缝线 由金属的、人工合成的或有机纤维通过旋转、捻搓或编织等方法制成的单股或多股纤维细丝所组成，其不被机体的酶类所消化或在机体组织内也不能被水解。

5. 皮肤黏合剂 主要成分为2-氰基丙烯酸辛基酯，其在组织基质存在的情况下，通过放热反应聚合形成牢固的结合，将组织与组织进行黏合，达到保护创面、防止感染的作用。其形成的胶膜具有很好的可塑性，使用便捷，皮肤层无须缝合、拆线。

6. 免缝胶带 利用黏合剂将切开两侧的皮肤拉合在一起，免除表皮的缝合和在表皮上残留针眼，可降低肉芽生长程度，使伤口柔顺美观。

（七）掌握手术切口缝合技术

1. 缝合技术

(1)腹膜层：腹膜愈合迅速，纵切口中，腹膜与腹直肌后鞘被看作一个层次一起缝合，缝合可采用连续缝合或间断缝合。

1)连续缝合：多选用1-0人工合成可吸收缝线，一般采用单纯连续缝合，用血管钳或组织钳钳夹切口两侧的腹膜层，缝合先从切口的一端开始，平行或越过切口端点的腹膜缝第1针，由外向里垂直腹膜进针，助手牵引两侧血管钳使腹膜适当对拢，并在腹膜下放置压肠板，避免内脏或其他结构进入缝合区域。每缝合1针后，都拉紧缝线，并在缝合过程中始终保持提拉缝线的力量均匀、适中，由于可吸收缝线都是与针嵌在一起的，所以最后1针进针后先不将线榍拉起，而是将进针前的线段榍拉双股与出针后的单股线打结，至少打6个结。如果张力较大时，可每3~5个针距用1-0或2-0人工合成多股编织可吸收缝线间断缝合1针加固（见文末彩图3-4-16）。

2)间断缝合：很少用。可选用1-0或2-0人工合成多股编织可吸收缝线，从切口一端开始，于切口一侧腹膜层垂直进针，由外向内进针，再从切口对侧相应位置由内向外出针，打结后如此间断缝合至切口另一端，针距1.0cm，边距0.5cm（图3-4-17）。切口张力大时，应在全部缝线缝好后一起交叉拉紧，逐一打结。

(2)腹直肌：一般不能耐受缝合，肌肉缝合可能导致肌肉被切断、分离、缩卷、坏死，需要缝合的是腹直肌的筋膜层而不是腹直肌。

(3)腹直肌前鞘层：因腹直肌前鞘层承受较大的切口张力，最好采用间断缝合，以保证切口对合牢固，张力较大时，应在全部缝线缝好后一起交叉

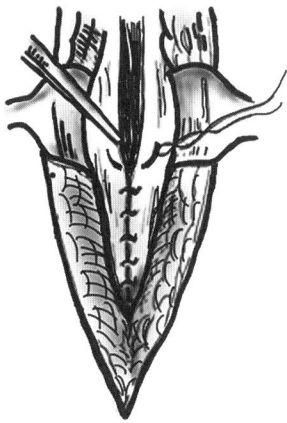

图 3-4-17　间断缝合腹膜

拉紧打结；如用连续缝合，则有必要用间断缝合加强。术后 2 个月时筋膜强度为原来强度的 40%，获得最大强度则需要 1 年以上的时间，且不会完全恢复到原来的强度。

（4）皮下组织：一般选用 3-0 或 4-0 的人工合成多股编织可吸收缝线做间断缝合。从切口远端真皮层与皮下层交界处进针，从皮下层最底部出针，再从近侧皮下层最底部进针，紧贴真皮层出针，缝线打结在皮下层的外表面（亦可用相反顺序），保证表皮的平整，对于皮下脂肪层较厚的切口，可以分层缝合皮下层；皮下层<0.5cm 时，也可不缝合。切口愈合后更美观，皮下组织并发症少。应注意，切口两侧缝合的量要相当，否则缝合量多的一侧皮肤将高于缝合量少的一侧，影响皮肤缝合和愈合后的美观。

（5）皮肤：皮肤缝合可选用间断缝合、皮肤钉合器钉合和皮内缝合，其中皮肤钉合器快速且组织反应小；皮内缝合仅有切口瘢痕，无缝合针眼瘢痕，有一定美容效果。

1）间断缝合：一般选用三角针、3-0 或 4-0 丝线或人工合成单股编织不可吸收缝线。先从远端皮肤垂直进针，经皮肤进入皮下层水平出针，再水平向近侧对应处皮下进针，在与远侧进针位置对称处垂直出针，保证切口两侧组织量相等，边距 0.5cm。打结时将线结打在切口的一侧针眼处，打结力度以刚好使皮缘对合为度。过紧会使皮肤皱缩，影响皮缘血供，增加瘢痕形成，缝合针距 1cm 缝合完成后，用纱布从切口一端开始挤压切口，挤出其内积血、积液，并用有齿镊仔细对合两侧皮肤缘，使其保持轻微外翻。

2）皮肤钉合器缝合：用镊子对拢皮缘，并使皮

肤略外翻隆起，将皮肤钉合器内的皮钉与切口垂直放置，向切口方向施以一定压力后，压下皮肤钉合器手柄，坚持约 1 秒后松开，皮钉即钉合在切口皮肤上，如此反复将皮肤切口钉合。

3）皮内缝合：多选用 4-0 或 5-0 的人工合成单股可吸收缝线，从切口一端皮肤进针，然后交替经过两侧切口边缘的皮内穿过。另外，也可使用单股尼龙扣线做皮内缝合，皮肤愈合后抽取尼龙线可避免异物反应（图 3-4-18）。

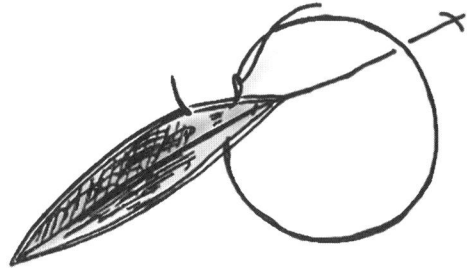

图 3-4-18　皮内缝合皮肤

4）减张缝合法：一般采用单纯间断缝合或水平褥式间断缝合，进针边距 3~4cm，筋膜层缝合距离应较皮肤进针距离更宽，以消灭切口内的死腔，打结前应于外露缝线上套塑料胶管，以达到减轻局部压强、防止缺血坏死的目的。减张线打结应避免过紧并采用多重结，术后 14 日根据情况拆除减张线。有报道，对 60 岁以上的老年患者以及有肥胖、低蛋白血症、糖尿病、慢性支气管炎、腹水、晚期肿瘤等可能导致切口裂开因素的患者，都进行了预防性的减张缝合，效果明显（图 3-4-19）。

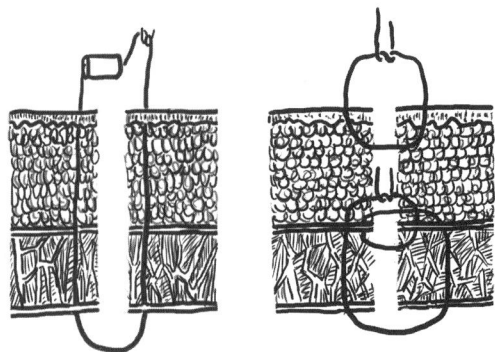

图 3-4-19　减张缝合法

2. 打结技术

（1）打结原则：①打好的线结必须牢固，不能滑脱，在所用缝合材料规格与特性适应范围内，最简

单的结是最理想的结;②收紧时要求两手用力点与结扎点成一直线,避免将线向上提成一角度,使结扎点容易撕脱或结扎松脱;③以均衡的速度和张力向各自相反的方向牵拉缝线的两端打结,线结较牢固;④在第1个线结打好以后应牵拉住缝线的一端以避免松懈;⑤结扎时最好使用较细规格的缝线;⑥尽可能打小线结,并使残留短;⑦避免缝线间来回摩擦,削弱缝线完整性;⑧使用器械打结时避免损害缝合材料;⑨避免用过多的张力拉断缝线,割断组织;⑩避免将对合组织的缝线结扎太紧。⑪最后一次牵拉缝线时应尽可能接近水平面;⑫过多的结并不能增加合适线结的强度,相反,只能使线结变大。

(2)结型和特点

1)单结:为各种结的基本组成部分。

特点:易松开,不牢固,仅用于暂时性阻断,永久结扎时不能单独使用。

2)方结:由方向相反的两个单结组成,是外科手术中主要和最常用的结扎方法。

特点:最为便利,结扎线来回交叉,不易松开或脱落,较单结牢固可靠;打结时缝线错误交叉就可能形成假结,张力增加时假结会滑脱。

3)三重结或多重结:在方结基础上再重复第1个结,且第3个结与第2个结方向相反(图3-4-20)。

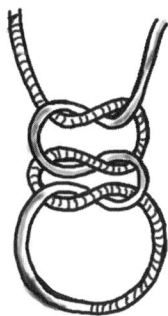

图 3-4-20　三重结

特点:线间摩擦力大,结不易松散滑脱,较方结牢固可靠;此结组织内的线头较大,使较大异物遗留在组织中。

4)外科结:打第1个结扣时缝线穿绕2次而成。

特点:缝线间摩擦系数及摩擦面增大,结不易松散滑脱,比较牢固,但麻烦、费时。

5)器械结:用血管钳或持针器打结。

特点:缝合材料一端或两端线头剩余太短、深

部组织、术野狭小时均可使用,节省缝线、可节约穿线时间及不妨碍操作视野,但应避免器械碾压缝合材料,降低缝线张力。

三、腹壁切口感染

(一)腹壁切口感染的临床表现

腹壁切口感染指手术切口内细菌生长和繁殖引起的急性炎症、坏死、化脓等改变,是手术后切口并发症中最常见的一种,应该引起重视(见文末彩图3-4-21)。清洁切口的感染率为1%~2%,清洁-污染切口的感染率为10%,污染切口的感染率为20%,污秽-感染切口感染率可高达50%。Kirkland等的研究显示,与未感染切口相比,当切口感染时,病死率可由3.5%增加到7.8%,平均住院时间增加1倍,平均住院费用增加1倍,再次入院的概率增加近6倍。在非腹部手术中,外科手术部位感染(surgical site infection,SSI)的发生率为2%~5%,在腹部手术中可高达20%。

1. SSI的分类

(1)切口浅层组织的SSI:感染发生在手术后30日以内,仅涉及切口的皮肤或皮下组织,并符合下列条件之一:①切口浅层组织有脓性液体;②从切口浅层组织的液体或组织中培养出病原体;③至少有疼痛或触痛、局部肿胀、发红或发热的感染症状或体征之一。

(2)切口深部组织的SSI:感染发生在手术后30日以内(无植入物)或1年以内(有植入物),感染与外科手术有关,以及感染涉及切口的深部软组织(如筋膜和肌层),并符合下列条件之一:①来自切口深部组织的脓性引流液,而不是来自手术部位的器官/腔隙部分。②切口深部组织自然开裂或因故由外科医生打开。同时患者具有发热(>38℃)、局部疼痛或肿胀之一。③经直接检查、再次手术、组织病理学或放射学检查发现切口深部组织脓肿或其他感染证据。

(3)器官/腔隙的SSI:感染发生在手术30日内(无植入物)或在1年内(有植入物),且感染与手术有关,感染涉及除手术过程中的切口、打开过或操作过的部位以外的任何解剖学部位。此外,符合下列条件之一:①经切口植入器官/腔隙的引流管中有脓性引流液;②从器官/腔隙的分泌物或组织中培养、分离出病原体;③经直接检查,再度手术、组织病理学或放射检查,发现有脓肿或感染的其他证据。

2. 注意事项 同时涉及切口浅层和深层组织的感染称为切口深部组织的SSI。

（二）腹壁切口感染的处理

1. 早期感染

（1）仅有针眼发红者，消毒后换纱布，局部热敷。

（2）局部有小硬结、红肿触痛者，如青霉素不过敏，可用青霉素局部封闭加热敷。

（3）有脓性分泌物时表示已有感染，应将这部分缝线拆除，局部热敷和应用抗生素。

2. 已形成脓肿者

（1）一旦确诊，应及早拆除缝线，并适当扩大创口，创口应外大底小，避免呈烧瓶口样，以利脓液充分引流。

（2）切口内的所有异物、线头（可吸收缝线、不可吸收缝线）拆除干净后，用生理盐水、双氧水或甲硝唑注射液冲洗，创口清洁后，将适量的白砂糖均匀撒在切口上，并将普通胰岛素（40U/ml）按照0.5ml/cm^{2}滴遍切口，然后用无菌纱布覆盖。机制：白砂糖为高渗晶体，溶于水后即可形成高渗环境，使细菌或蛋白质脱水死亡，不利细菌的生长繁殖，并可减轻肉芽组织水肿；胰岛素能刺激血管壁胆固醇合成的低密度脂蛋白胆固醇（low density lipoprotein-C，LDL-C）与动脉平滑肌细胞的结合，促进吞噬细胞的作用，在早期可以改善白细胞的功能，局部应用能促进组织对糖的利用，能促进氨基酸通过细胞膜进入细胞内，并促进其活性，使蛋白质合成增加，加速组织修复和创面愈合。

（3）换药后切口应填塞凡士林纱布，以防切口表层愈合。

（4）如果扩创切口较大，可于中间部位加蝶形胶布牵拉，有利于切口愈合而又不影响每次换药。

（5）换药次数应根据脓液多少而定，每日换药1~2次或增加次数。

（6）对较大的切口脓肿，经开放清创换药后，如切口基底部已出现清洁的肉芽组织时，在局麻下用1号单股不吸收缝线缝合切口；缝线距皮缘2~3cm做全层缝合（即穿过切口底部的筋膜层从另一侧环绕切口穿出）或垂直褥式缝合，可达到良好的愈合效果。

（7）化脓性切口清创后，可使用银离子涂层/吸收敷料，因为银离子可抑制革兰氏阴性及阳性菌的活性，具有广谱抑菌特性，且不易产生耐药性。亦可清创后局部应用碱性成纤维细胞生长因子（basic fibroblast growth factor，bFGF）局部喷雾治疗，bFGF是强有力的促毛细血管生长因子，还可作为丝裂原和趋化因子作用于成纤维细胞和内皮细胞，促进其增殖、分化、聚集，其能诱导炎症细胞、成纤维细胞、血管内皮细胞向创面部位移动，激活巨噬细胞功能，提高机体的免疫活性，促进创面的肉芽组织增生，填充创面。同时，bFGF能刺激胶原酶的表达，能够有效抑制胶原的大量合成和过度沉淀而产生的病理性瘢痕，联合局部或全身抗生素的使用，对促进感染切口的愈合有显著疗效。

3. 切口延期缝合用于具有潜在感染的切口，尤其是Ⅳ类切口，即在7号慕丝线间断连续缝合腹膜与筋膜后，再用丝线间断穿过皮肤和脂肪层，但不打结。用纱布敷在筋膜上，保持切口清洁。然后在术后的第3日或第4日取出纱布，将皮肤缝线结扎。优点：如切口有渗出物、血块及碎屑组织将随纱布去除，细菌不至于蓄积在皮下组织。

（三）腹壁切口感染的预防

1. 术前处理

（1）鼓励戒烟：指导患者在选择性手术前至少戒烟30日。

（2）除非病情需要，应尽量减少住院时间：切口感染率随住院天数延长而增加。住院时间长者易感染毒力较强的菌种，从而对抗生素产生耐药性。

（3）控制感染：择期手术前，如果存在手术部位以外的感染，应尽可能待此感染治愈后，再行择期手术。

（4）控制血糖：糖尿病患者术前1周需将血糖水平控制在7~9mmol/L。

（5）加强营养：尽量纠正营养不良，并适当应用精氨酸、谷氨酰胺、嘌呤核苷酸、脂肪酸等增强患者的免疫力。

（6）皮肤准备：除病情危重者外，术前要求患者洗澡，用防腐皂淋浴，认真做好手术区皮肤准备。尤其是洗净手术区皮肤，不要去除毛发，除非毛发在手术切口部位或其周围，对手术有干扰，如果需要去除毛发，应于手术当日去除，最好使用电动发剪和脱毛剂。

（7）肠道准备：大部分妇科肿瘤手术有损伤肠道可能，如卵巢癌等，术前1日需无渣饮食，用泻药或灌肠剂；术前3日每日口服非吸收性抗生素，杀灭肠道内产生内毒素的潜在致病菌，抑制血浆内毒素、肿瘤坏死因子（tumor necrosis factor，TNF）、白细胞介素（interleukin-6，IL-6）的聚集，降低术后感染率。

（8）术前用药：厌氧菌是腹部手术切口感染常见的致病菌，术前0.5~2.0小时以内或麻醉诱导开始时，选用甲硝唑、头孢菌素等抗生素静脉滴注，使术中血液和组织中的药物浓度高于常见致病菌的最低抑菌浓度。手术过程中和手术结束后数小时，应保持血液和组织中抗感染药物的有效浓度。应尽量使用半衰期长的抗感染药物。手术时间长于药物半衰期者，还应在术中加用1次药物。

（9）切口皮肤消毒：以切口为中心，消毒区域应足够大，以备延长切口、做新切口或放置引流管。

2. 术中处理

（1）手术室环境要求：①尽量保持手术室门呈关闭状态；②限制手术室工作人员数量（不超过10人）；③进入手术间的人员必须戴口罩（需盖住口和鼻）、帽子（需能够盖住头部和面部毛发）；④一个手术间只能摆放一个手术台，不宜一室内同时进行多台手术；⑤同一手术室有多台手术时，应先做无菌手术，后做有感染手术，两次手术之间应清洁手术室，传染性疾病者（如肝炎病毒、HIV、梅毒螺旋体阳性者）的手术应安排在非传染性疾病者后面，并应用一次性敷料和手术衣，用后专门销毁；⑥在铜绿假单胞杆菌感染、破伤风、气性坏疽手术后，手术室先用过氧乙酸（1g/m³）进行封闭式消毒24~48小时，然后用0.5%过氧乙酸溶液或含有效氯消毒液擦洗室内物品后，开窗通风1小时；⑦手术室地面、墙面、仪表表面被血或其他液体污染物时，下次手术前用乙醇清洁受影响的区域；⑧每日手术结束后，应对墙面、物体表面（包括脚踏凳）和地面彻底清洁刷洗，清除污液、敷料和杂物。

（2）手术室消毒要求：①广泛使用层流空气洁净过滤器空气消毒法：要求手术室内保持正压通气、正压气流（+23~+25Pa），使气流从洁净度高的手术区域流向洁净度低的区域，采用细小、薄层的气流，以均匀的流速向同一方向输送，并带走和排出气流中的尘埃颗粒和细菌。无菌手术间要求达到空气中细菌总数 ≤10CFU/m³，无致病菌生长；普通手术间要求空气中的细菌总数 ≤200CFU/m³；保持最少每小时15次空气交换，至少3次是新鲜空气，并尽可能通过适当的滤器过滤所有空气。②无条件者可采用过氧乙酸消毒、紫外线消毒和安装除菌消毒空气洁净器等方法。

过氧乙酸消毒：过氧乙酸 1g/m³，加热，封闭熏蒸2小时。

紫外线消毒：要求环境温度在 20~22℃，湿度 60%，紫外线波长为 253.7nm，辐射强度>70μW/cm²，照射 30~60 分钟，照射距离 <2m。

安装除菌消毒空气洁净器：最好保持24小时开机。

（3）所用器械、敷料必须绝对灭菌消毒并保证使用时不被污染，手术者术前的消毒和外科穿衣、铺单，必须严格遵循无菌操作。

（4）诊断不清或较复杂的手术，以腹直肌切口为主。

（5）切口的皮肤和皮下要切整齐，用力均匀，干净利落，脂肪层要锐性分离，避免钝性分离，肌层用钝性分离，切开腹壁时勿过度分离各层组织，尽可能减少失活组织和异物（如缝线、焦化组织、坏死碎屑），并严格保护切口。

（6）开始手术前，用贴膜覆盖切口创面、内侧腹膜、外侧皮肤，使切口与腹腔内外完全隔离，将空气中、汗腺及腹腔来源的细菌与切口彻底地隔离开来，使Ⅱ、Ⅲ类切口变成Ⅰ类切口。

（7）对术野出血点尤其是皮下层，凡能用钳夹达到止血目的的，就不结扎；如需结扎，用0号细线，结扎组织不能过多，防止残留异物，如可电凝，效果更佳。

（8）切开腹膜前，准备好吸引器，边延长腹膜切口边吸引渗出液及脓液，尽量减少切口感染。

（9）从远离手术切口的另外部位戳口放置引流，并尽早拔除引流管，禁止在切口中放置引流条、引流管等物。

（10）凡接触脓性分泌物的纱布、器械，关腹时一律不再使用，对腹腔内各种感染组织应缓慢取出，避免接触切口；一旦切口被脓液污染，不仅要用生理盐水冲洗，缝合前最好将切口表皮切除。

（11）缝合要点：①腹膜的缝合要严密，以防腹腔感染液通过腹膜切口渗入到切口组织间隙。②对皮下组织较薄的患者（脂肪层低于0.5cm）可不缝合皮下组织，与皮肤一层缝合，减少异物反应，以防切口感染。③分层缝合不留死腔。④切口缝合的松紧度要适当，以两侧皮肤对合后不出现皱褶为宜，过紧影响血运，过松切口间易存渗血。⑤缝合切口尽量选择细线，尽可能使用可吸收缝线缝闭皮下组织各层，皮肤切口使用单股不可吸收缝线缝闭或使用医用免缝胶带。⑥对清洁 - 污染、污秽 - 感染切口，最好使用单股可吸收缝线或惰性不可吸收缝线缝闭切口。⑦污染和污秽 - 感染切口，可延期缝合皮肤(间断缝合腹膜和筋膜后,再用不可吸收缝线间断穿过皮肤和皮下层,但不打结,用无菌敷料覆盖切口,保持切口清洁,术后第3或4日取出敷料,将皮缝线打结)或敞开切口待二期缝合。

(12)术毕,切口用碘伏无菌敷料覆盖,外加干敷料包扎保护切口24~48小时,根据病情适当选用抗生素。

(13)子宫全切术前,用碘伏棉球消毒阴道。

(14)尽量缩短手术时间。

(15)关于切口局部冲洗是否可预防切口感染的问题,一般认为清洁切口不必清洗,因为正常切口渗出液内含有抗菌活性物质,且冲洗后如果未能将液体拭净,有增加感染的可能;对于有感染病变的手术,提倡切口和病灶周围用纱布垫保护,如果切口保护较好,可不必冲洗;如果怀疑污染,则用生理盐水冲洗,同时给予广谱抗生素抗感染治疗,并取分泌物行细菌培养和药敏试验,等待结果回报后选择敏感抗生素抗感染治疗。

3. 术后处理

(1)嘱患者尽早下床活动,增强体质。

(2)排气前适当补液,满足生理需要量,维持水、电解质平衡。

(3)密切观察切口是否有流出物及流出物的性质,常规术后3日检查切口,更换敷料,如有异常及时处理。

四、腹壁切口裂开

(一)临床表现与诊断

腹壁切口裂开可分为不完全性切口裂开(仅包括皮肤和皮下组织裂开)和完全性切口裂开(包括筋膜在内的切口全层裂开,且常伴有内脏脱出)两种,通常发生于术后4~10日,一般出现在拆线之后。发生率约为0.3%,但死亡率可高达10%~40%,是严重的切口并发症之一。

腹部切口裂开的患者,术后早期常表现为切口反复多量血性渗液。部分患者可无明显先兆症状。剧烈咳嗽等导致腹压骤然增加是切口裂开的诱因。切口裂开范围大者可导致肠管、网膜的膨出,此时多伴有低血容量、代谢紊乱,可能发生血压下降,甚至休克。

(二)治疗

1. 不完全性切口裂开

(1)切口表浅裂开而无感染者,应及时缝合(6小时内)。

(2)如有脓性分泌物,则应取脓液培养加药敏试验,用3%过氧化氢、生理盐水冲洗切口,拭干后用10%氯化钠20ml浸湿纱布后,用该纱布疏松地填塞切口并湿敷之,外用干纱布覆盖,用凡士林纱布条引流,每日换药,用腹带或蝶形胶包扎,收紧、闭合切口或待切口好转后尽早行二期缝合。

2. 完全性切口裂开

(1)对全层裂开伴肠管、大网膜脱出者,应立即在全麻下缝合切口。

(2)仔细检查切口的裂开程度,将切口中的缝线、血块、坏死组织清除干净,找出筋膜边缘,根据切口情况,选择缝合方法。

1)如切口清洁、无明显感染,可用7号慕丝线间断 连续缝合腹膜与筋膜,前鞘下方用10号丝线减张缝合,1号丝线缝合皮肤与皮下脂肪层(图3-4-22)。

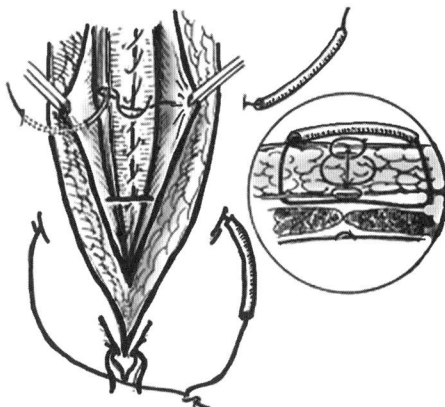

图3-4-22 清洁切口缝合

2)如系感染所致或可疑感染,可用10号丝线间断全层缝合,用丝线者皮肤需加一段橡胶管,避免丝线切割组合。缝合需做到层次缝合、对合紧密、无张力、不留死腔,达到解剖愈合。

3)如筋膜边缘无法缝合或组织脆弱无法合拢,可用聚丙烯网片修补或加强薄弱的筋膜,然后包裹切口,延迟缝合。

(3)再次缝合的切口一般可愈合。拆线一般在再次缝合10日后,减张缝合线一般半月后拆除。

(三)预防

1. 术前处理

(1)术前应戒烟,并积极防治呼吸道并发症,避免术后咳嗽增加腹压。

(2)非急症手术,应尽量改善患者的贫血、低蛋白血症,使血红蛋白>80g/L,血浆白蛋白测定值在

30~35g/L。

（3）腹部放射治疗者，手术需推迟 6~8 周后进行。

2. 术中处理

（1）如果手术允许，尽量选择横切口，选择手术入路不损伤腹直肌的切口部位，再次手术切口选择原切口入路，应将原切口瘢痕切除（图 3-4-23）。

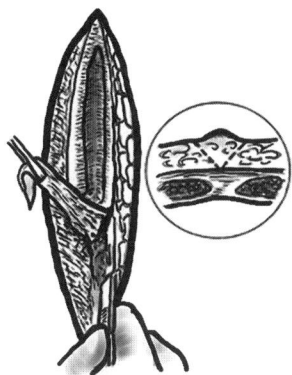

图 3-4-23　切除原切口瘢痕

（2）重视术中缝合技巧：①根据切口情况选择适宜缝线；②缝针缝合间距要适当，缝线不可过密或过紧，否则影响血运而影响切口修复；③腹腔有明显感染灶或估计有可能影响切口愈合时，则按有感染的切口缝合处理（如延期缝合等）；④按层次关腹；⑤如缝合困难，一定要在麻醉配合下，待腹肌松弛后再缝合；⑥必要时预防性行减张缝合。

3. 术后处理

（1）术后常规用腹带保护切口，协助患者勤翻身，可活动者早下地活动，以防卧床影响肠蠕动，发生消化系统、呼吸系统并发症而增加腹压。

（2）对咳嗽的患者，在欲咳之前，陪护人员将两手平放在切口两侧稍加压力，压好后嘱患者稍用力将痰咳出，以减轻切口的张力，避免咳嗽时腹部切口震动和腹压增加。有利于预防呼吸道感染，同时防止因咳嗽引起腹压增加致切口裂开。

（3）腹胀明显的患者，应留置胃管行胃肠减压，并持续保持胃管通畅，也可适当灌肠以促进肠蠕动的恢复。

（4）术后第 2 日如病情允许可取半坐位，对腹部切口有保护作用。

（5）术后用止痛药或静脉用甲硝唑、替硝唑等，可能引起恶心、呕吐，在给药的同时可预防性加用止吐药，如维生素 B$_6$、甲氧氯普胺等。

（6）术后根据患者情况给予维生素 B$_1$、维生素 B$_6$、维生素 C 或维生素 A 等，以促进切口愈合。

（7）术后切口应定期检查：①如患者切口处触摸无异常，则术后 48 小时内不宜打开无菌包扎的切口，以防外部细菌侵袭而影响切口愈合生长；②触摸有硬结者，可稍加挤压，看有无渗血、渗液溢出，切口包扎粘贴敷料以纱布为佳；③如检查有硬结，可局部热敷；④如有渗液、渗血，经挤压不再渗出，有可能痊愈；⑤如为脓性分泌物，应将所在部位缝线拆除以利引流，避免切口感染范围扩大。

五、腹壁切口液化

（一）临床表现与诊断

腹壁切口液化即切口脂肪细胞坏死、液化，细胞内脂质溢出，造成皮下积液，内含有脂肪滴，伴有巨细胞反应。多于术后 4~7 日发现，患者有不同程度的切口疼痛，但体温和局部皮温正常；切口外观无炎症表现；挤压时于针眼或切缘有淡黄色含脂肪滴的液体溢出；形成积液时皮下触诊有游离感、波动感；血常规显示白细胞正常，渗出液镜检见大量脂肪滴，连续培养 3 次无细菌生长。

（二）治疗

根据切口愈合情况和渗液多少采用不同的治疗方法。

1. 切口有少量渗液，表皮未裂开，液化范围小、浅者一般不用拆除缝线。可由两边向中央挤压切口，将皮下渗液尽可能排出后，外敷聚维酮碘纱布，每日换药 1 次。多数患者经 2~3 次换药后可按期拆线。

2. 切口渗液较多、愈合不良者根据情况将液化明显处拆除 1~2 针缝线，高渗盐水冲洗创面，换用干纱条引流，及时更换敷料。无渗液后，用蝶形胶布固定对合创口，消灭死腔。3~5 日后换药，一般可愈合。

3. 切口皮下分离、全层裂开者拆除缝线，充分引流清创，放置高渗盐水纱条引流。敷料渗透后及时更换。待肉芽组织新鲜、水肿消退后行二期缝合。可酌情口服或静脉使用抗生素预防感染。同时辅以频谱、微波治疗，照射功率为 35~40W 的微波照射仪探头直接照射切口，探头离切口 10cm，来回移动探头，以患者感觉温热为宜，每次 15~20 分钟，每日 1~2 次；或用水滤红外线 A（wIRA）局部照射，每次 20 分钟，每日 2 次，直至切口愈合。

也可以应用一些新型的生物提取物（如多元醇类化合物等）湿敷脂肪液化的切口，其内含有多元醇类、表皮生长因子、黏氨酸、黏糖氨酸及多种氨基酸等活性物质，可以促进细胞增殖和肉芽组织生长，加速病损组织修复，加快坏死组织脱落，有效改善微循环、缓解疼痛，并有提高机体免疫功能等作用。

需要指出，术后一旦切口出现脂肪液化征象，不必等到切口出现波动感或有液化的脂肪组织溢出时才做处理，而应立即检查切口，做到早发现、早引流，引流通畅、彻底。

（三）预防

1. 术前处理　对糖尿病、高血压、冠心病、贫血、低蛋白血症及肥胖等高危患者，术前应做好各项检查，结合全身状况予以评估，决定手术时机。

（1）糖尿病患者：应控制血糖在 7~9mmol/L，1 周后手术为宜。

（2）高血压病患者：如血压在 160/100mmHg 以下可不做特殊处理，过高则需要口服降压药物。对于高血压、冠心病患者，在控制血压、纠正心肌缺血时有必要加用改善微循环的药物，以增加组织的抵抗力。

（3）低蛋白血症患者：血清白蛋白测定值在 30~35g/L，应补充富含蛋白的饮食，如果低于 30g/L 则需要输入血浆、人血清白蛋白制剂予以纠正。

（4）贫血患者：也应在术前使血红蛋白保持在 80g/L 以上。

（5）营养不良患者：尤其需补充维生素 C，使纤维细胞内脯氨酸能羟基化，促进胶原纤维合成，使切口细胞再生愈合。

（6）术前服用类固醇激素的患者：应酌情减量，因为大剂量使用类固醇药物可抑制毛细血管生成，减少成纤维细胞增生，影响切口愈合。

2. 术中处理

（1）切开腹壁时尽量一次性切开皮下脂肪层，避免反复多次切割。

（2）严格控制电刀的使用，需用电刀时应将电刀的强度调到以恰好能切割组织为佳，切勿以高强度电流切割组织，应尽量缩短电刀与脂肪组织接触的时间，并避免反复切割组织。脂肪层止血时避免过度电凝，以免造成大量脂肪组织破坏，在皮下组织层最好仅使用普通手术刀及丝线结扎止血。

（3）术中注意用盐水纱布保护脂肪层，防止干燥，拉钩动作要轻柔，避免使用暴力和反复移动拉钩，尽量减少对组织的压榨伤。

（4）关腹时用生理盐水冲洗切口，以及用纱布擦拭、清除游离脂肪，若有出血则严密止血，避免皮下积血。

（5）缝合脂肪层时应对合良好，不留死腔。

（6）打结动作要轻柔以减少脂肪组织的割伤，打结松紧以切口对拢为原则，过松时皮下容易积液，过紧影响血运。

（7）对于腹型肥胖患者，于脂肪底层放置剪有侧孔的 F12 号细硅胶管，另一端于切口下方戳孔引出，接负压引流器，再以细丝线疏松缝合脂肪层 3~5 针，于术后无引流液引出时即可拔出引流管，按期拆线。

（8）尽量缩短切口暴露时间，即手术时间。

3. 术后处理

（1）对高危切口，如为感染切口，术后可用红外线照射，密切观察，及时处理，以免延缓切口愈合。

（2）若皮下脂肪组织过厚，估计有脂肪液化的可能，应置橡皮条于皮下引流坏死物和渗液，24~48 小时后拔除。

六、腹壁切口窦道

（一）临床表现与诊断

腹壁窦道为腹部切口化脓长久换药未能愈合的结果。窦道形态复杂多样如鼠洞，碘油造影可见沿窦道走行的高回声影，即可明确窦道的行径、深浅、分支等。为继发于切口感染的并发症。

（二）治疗

1. 保守治疗　经换药查明窦道不深，无其他瘘管者，在局麻下用刮匙搔刮窦道，清除肉芽、腐烂组织及全部线头（无论是永久性线头还是可吸收缝线头），使窦道创面干净、新鲜，可使用双氧水冲洗窦道，每日换药。每次换药时都应注意有无线头或其他异物存在。深的窦道每次换药后，在切口应放置凡士林纱条，以防窦口过早假性闭合，应使窦道由底部逐渐变浅而痊愈。

2. 手术切除窦道　经换药 1~2 个月不愈，或反复扩创不能治愈的窦道或有器官瘘者，宜施行手术切除。力求一次手术切净、缝合而痊愈。对复发的困难窦道，应由有经验医师施行手术。

手术切除窦道的要点如下。

（1）术前以 40% 碘化油或 76% 泛影葡胺 5~10ml 注入窦道、摄片，以明确窦道走行、深度、分支、基底大小及与其他部位的关系。以此为依据评估窦道手术的难易和制订手术方案、麻醉选择。

（2）常规碘伏消毒皮肤后，向窦道内注入适量亚甲蓝溶液使窦道部位全部染色,以防分支处漏切。

(3)在腹壁窦道范围外皮肤斜向基底部作梭形切口,逐渐切至窦道基底部,将整块腹壁窦道切除。切近窦道处组织呈瘢痕样,硬韧难切,故应避免切开瘘管。

(4)如果窦道与膀胱粘连,则必须将粘连处的膀胱组织一并切除,否则残留感染灶将使窦道再发。膀胱切口进行修补易于愈合。

(5)窦道达腹膜者,在切除腹膜时务必避免损伤粘连的肠管。此时,应从无粘连处开腹,分出窦道而切除。

(6)如已形成肠瘘,开腹后应仔细检查肠瘘与其他脏器的关系。①如果肠瘘与肠管游离,则切除该段肠管行断端吻合术;②如果肠瘘与肠管粘连不能游离,则可将瘘管切除后行肠修补术,注意勿使肠腔狭窄。

(7)腹壁切口的缝合,开腹者均用可吸收缝线做腹膜、筋膜、脂肪和皮肤三层间断缝合;未开腹者只做筋膜、脂肪和皮肤两层缝合。

(8)如切除过程中切开窦道或分离窦道组织创面大,渗血、渗液多,宜放置橡皮片或细硅胶管引流,力求缝合痊愈。

(9)如果缝合后再感染,需重新及早打开切口,拆净缝线、换药,避免脓肿形成。

3. 难愈合的窦道 消除切口窦道内局部腐烂坏死的组织后,将 bFGF 喷涂于创面,每日或隔日换药 1 次,直至窦道愈合为止;亦可应用含有吸收渗液成分(羟甲基纤维素钠、藻皂酸钙等)的水凝胶敷料,使切口湿润,软化坏死、腐肉组织及组织碎片,促进自溶性清创,从而加速肉芽组织生长,促进窦道愈合。

(三)预防

1. 术前处理 妇科恶性肿瘤可疑肠管转移,术前应做好肠道手术准备,一旦需要肠管转移瘤切除及肠吻合,也不必担心在无准备的情况下匆匆手术而引起肠瘘的严重后果。

2. 术中处理

(1)腹壁窦道是切口感染化脓久治不愈的后果,预防腹壁窦道主要是防治切口感染。

(2)手术结束关腹前,应将器械、敷料(包括纱布、纱垫、棉球等)清点无误。避免遗留血管钳致肠管腹壁瘘,以及遗留压肠板、纱布及肠垫于腹腔等情况。

3. 术后处理

(1)增加营养,增强患者的抗病能力。

(2)术后注意观察,如有异常,尽早处理。

七、腹壁切口疝

(一)临床表现与诊断

腹壁切口疝指腹内脏器自腹壁切口脱出,切口表面愈合,但站立行走或屏气用力时,切口部位有肿物突出,大小依筋膜缺陷大小而定,是腹壁切口的远期并发症。下腹中线切口发生率为0.5%~1.0%;继发感染后形成者约为 10%;切口裂开重新缝合后的发生率约为 25%。突出物为小肠或大网膜,脂肪层薄时可见肠蠕动;如果疝口小,突出物多易嵌顿,形成绞窄,引起疼痛。平卧时,突出物可消失(图 3-4-24)。

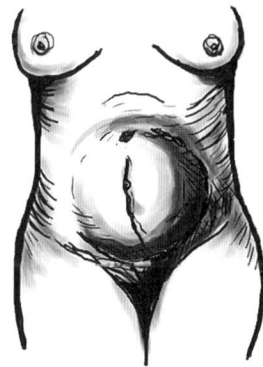

图 3-4-24 腹壁切口疝

(二)治疗

1. 保守治疗 疝口不大或年迈不适宜手术者,可使用弹力绷带。

2. 手术治疗 具体手术步骤如下。

(1)游离疝囊:切除原切口瘢痕,锐性分离疝囊脂肪层(图 3-4-25A),显露筋膜边缘,并从腹直肌前鞘前方去除 3~4cm 皮下脂肪。一侧分离后再分对侧。剥离筋膜以牵拉两侧筋膜能适应合拢即可(图 3-4-25B)。尽量不过宽剥离(宽则组织损伤渗血多),也不应剥离不足(使筋膜难以拉在一起缝合)。

(2)切除疝囊:即打开疝囊处腹膜,切除过多的腹膜后缝合疝囊(图 3-4-25C)。疝囊有时与大网膜、肠管粘连,打开腹膜或行分离时,注意勿发生新损伤。粘连重使操作困难时,宁可使疝囊分割数处,也要避免损伤肠管。

(3)缝合腹壁:用 2-0 肠线或可吸收缝线或 1号丝线缝合腹膜,用 7 号丝线或永久不吸收缝线行"8"字间断缝合筋膜(图 3-4-25D)。对筋膜薄弱者,可重叠缝合,即一侧腹直肌前鞘距边缘 2~3cm 处,以 1-0 可吸收缝线或 7 号丝线与对侧筋膜边缘褥式缝合,其游离缘缝合于对侧筋膜上。筋膜缝毕后,于筋膜前、脂肪层下放置两条多孔硅胶引流管达切口上端,经下端切口旁侧正常皮肤处引出。连接负压引流装置,术后 5~6 日无渗液后去除。1 号丝线缝合皮下脂肪与皮肤。

(三)预防

1. 术前准备 根据患者的具体状况,改善营养,纠正贫血和低蛋白血症,解除尿路梗阻,防治肺部感染和慢性咳嗽等导致腹压增加的因素。

2. 术中处理

(1)选择合适的腹壁切口部位及大小:虽然腹部任何类型和部位的手术切口都有可能发生切口疝,但据文献资料统计,腹部直切口疝的发生率明显高于横切口疝。其中以上腹经腹直肌切口疝最为多见;切口长度也与切口疝相关,上腹切口疝多发生于切口长 10cm 以上的病例。

(2)选择合适的缝合材料和缝合技术:采用可吸收缝线关腹,连续缝合腹膜、腹直肌后鞘或内层筋膜时加几针丝线间断缝合可以增强牢靠性。缝线与筋膜边缘的距离不要少于 1cm,避免缝线切割裂开。对切口有张力或认为有切口裂开可能的患者可预防性行减张缝合。

3. 术后处理 术后适当应用抗生素防止感染,及时采取有效措施,早期恢复胃肠动力功能,减少腹内压增加的因素,如慢性咳嗽或便秘。

八、腹壁切口其他并发症

(一)腹壁切口血肿

1. 临床表现与诊断 腹壁切口血肿是指血液在切口内积聚。患者可有局部压痛、胀痛、低热、术后吸收热持续时间延长等症状。原因不明的发热、贫血,尤其是术后 7~10 日者,首先考虑血肿的发生。局部可扪及疱状隆起、软、压痛并有波动感,多数位于切口下方,浅表的血肿可呈棕色或紫红色。一般如不继发感染,则预后良好。

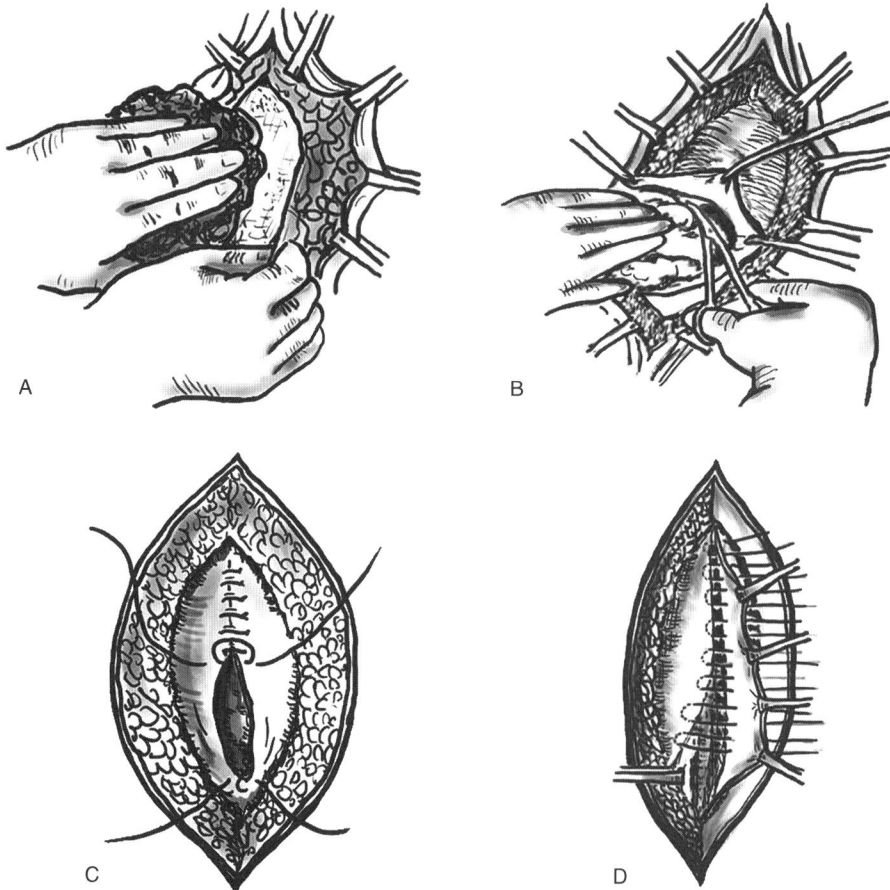

图 3-4-25　手术治疗切口疝
A.锐性分离疝囊脂肪层;B.剥离筋膜;C.缝合疝囊;D.缝合筋膜。

2. 治疗

(1) 筋膜上的小型血肿,经每日切口检查、挤压排出,有可能自行吸收而不必干预。

(2) 如果血肿部位较深,可经穿刺针抽吸,或在此部位拆除1~2针缝线,探查清创切口并予以引流,无感染切口应立即再缝合;有感染血肿,应开放局部切口,每日换药至痊愈,但切口缝线拆除较多者可用1~2个蝶形胶布拉紧。

(3) 切口有活动性出血者,应拆除切口缝线、结扎出血点。

3. 预防

(1) 术前准备:积极防治合并肝病、胆汁淤积症等切口血肿的高危因素,对于肝功能异常者术前补充维生素 K。

(2) 术中处理:术中彻底止血,必要时放置皮片引流。

(二) 腹壁切口炎性假瘤

1. 临床表现与诊断 腹壁切口炎性假瘤又名 Schloffer 瘤,为腹壁切口瘢痕深处丝线异物长期刺激引起结缔组织增生,形成质硬、较固定、轻微压痛、位于腹膜外、与周围组织粘连的实性块状物。

2. 治疗 如腹壁切口炎性假瘤增大引起不适,可沿假瘤壁与周围组织分离,将肿物剥出。修整切除原切口的皮肤瘢痕,彻底止血后分层缝合腹壁。为避免再发生相同的反应,缝线宜采用可吸收缝线。切除肿物常规送检。

3. 预防 术后充分冲洗切口,采用可吸收缝线避免丝线残留,预防性使用抗生素。

(三) 坏死性筋膜炎

1. 临床表现与诊断 坏死性筋膜炎是少见的坏死性软组织感染,临床上以皮肤、皮下组织及浅深筋膜的进行性坏疽为特征。起病凶险,如不及时诊断与处理,患者往往死于败血症、毒血症、呼吸衰竭、肾衰竭及多器官衰竭,死亡率达38%。因此,提高对本症的认识有重要意义。

临床表现为早期局部红肿、疼痛,伴寒战、高热。继而局部病变迅速发展,累及皮肤、皮下组织、浅深筋膜组织(通常不累及肌肉组织),出现广泛坏死,表现为局部皮肤发黑或青紫,皮肤出现水疱或血疱,皮下捻发音。多为细菌混合感染,包括肠球菌、铜绿假单胞菌、变形杆菌、枸橼酸杆菌、产气杆菌、大肠埃希菌等。

2. 治疗 充分地手术切开、清创引流,清除坏死组织及脓液,切口用大量双氧水冲洗。术后反复

切口清创换药,皮肤缺损多者宜行植皮术,直至切口愈合。同时应给予全身支持治疗,纠正低蛋白血症和水电解质紊乱。术中、术后静脉给予大剂量广谱抗生素治疗,并根据细菌培养结果调整敏感的抗生素,直至炎症控制。

3. 预防 密切观察切口情况,及早发现,早期处理。

(四) 腹壁切口大网膜粘连

1. 临床表现与诊断 手术中将大网膜缝合在腹壁切口中或术后大网膜粘连于腹壁切口。症状缺乏特异性。部分患者无临床症状;部分患者可有疼痛不适感;部分患者的大网膜与腹部切口粘连后,网膜纤维化和缩短,牵拉横结肠向下移位,同时牵拉腹膜,引起一系列症状(如胃肠道功能紊乱、横结肠梗阻症状、腹膜牵拉症状、按压瘢痕上缘向下牵拉引起疼痛不适等)。

2. 治疗

(1) 保守治疗:症状轻微,可局部理疗并配合中药治疗,减轻网膜水肿、粘连,缓解症状或使症状消失。

(2) 手术治疗:症状明显、病程长,影响日常工作和生活时,可手术切除部分大网膜,解除对横结肠的压迫和牵拉。手术时注意防止保留端与原粘连处愈着,多可获满意效果。个别患者手术后仍有症状,但再次手术必须十分慎重。

3. 预防

(1) 术中处理:手术关腹时与麻醉师密切配合,保证麻醉效果。缝合腹壁切口应仔细、认真,防止将大网膜缝合于腹膜中。

(2) 术后处理:手术后要鼓励患者及时活动,以促进胃肠蠕动,减少粘连的发生机会。

(五) 腹壁切口肿瘤种植转移

1. 临床表现与诊断 腹壁切口肿瘤种植转移为原发于盆腔的肿瘤术后种植于切口并生长,是少见的腹壁切口并发症,种植转移造成的可能性大。初期无疼痛不适,常被误诊为切口瘢痕组织增生或炎性假瘤,未引起注意,随后硬结迅速增大,质硬、固定不活动、有压痛或瘙痒,肿物表面凹凸不平如菜花,有的可出现溃烂、出血。

2. 治疗 切口肿瘤种植转移的处理需依据原盆腔肿瘤的性质来选择敏感的治疗方法,可用放疗、手术或化疗。

3. 预防

(1) 术前处理:对于容易破碎脱落的肿瘤,术前

可先行放疗。

（2）术中处理：手术操作时动作要轻、稳、准。瘤壁损伤，肿瘤内容物溢入腹腔和盆腔者，首先是想尽办法吸净溢出物；手术结束时，用无菌注射用水彻底冲洗盆腔和切口。恶性肿瘤患者通常待术后肠蠕动恢复后行全身化疗。

（3）术后处理：高危患者切口出现硬结应警惕，必要时切除硬结送病理检查确诊。

（六）腹壁切口瘢痕疙瘩

1. 临床表现与诊断 瘢痕疙瘩是进行性高度生长的瘢痕组织。瘢痕疙瘩发展缓慢，但持续增大，与身体特异质有关。患者瘢痕疙瘩处奇痒难忍或出现疼痛，伴有烧灼感、痛感敏锐。

2. 治疗 无症状者一般不须处理，有症状者治疗方法有多种。但必须注意，所有这些治疗，复发率均较高。

（1）切除（切除后植皮或不植皮）或部分切除。

（2）放射治疗后行瘢痕切除术。

（3）局部注射皮质激素治疗。

3. 预防

（1）术前准备：术前询问病史，了解患者是否为瘢痕体质，指导术中选用缝合材料。

（2）术中处理：术中尽量少用不可吸收缝线，以避免异物长期刺激，引起组织增生；缝合皮肤时可用医用免缝胶带，减少瘢痕形成。

（七）腹壁切口瘢痕骨化

1. 临床表现与诊断 瘢痕骨化是腹壁切口少见的并发症，迄今病因未明。可能与原始细胞受损伤刺激后，分化形成骨细胞有关。多发生于腹部纵行切口，常见于术后 1 年，可见瘢痕局部隆起、变硬、出现结节感或条索感，部分患者无特殊不适症状，部分患者活动时瘢痕局部出现压痛。

2. 治疗 无临床症状者一般不须治疗，有症状者可选择局麻下手术切除，手术中一定要将骨组织完整切除，不要试图将其剥离，以免日后复发。切口应一期缝合，有腹壁缺损时可用自体组织或人工材料修补，切除后多不再复发。复发后可再次手术切除。

3. 预防 病因未明，尚无有效的预防措施。

（八）腹壁切口纱布、棉球遗留

1. 临床表现与诊断 手术中或深部感染切口换药时将敷料遗留于切口中，早期患者无明显不适主诉，随后出现切口感染症状。

2. 治疗 拆除缝线，打开切口，清除异物后，

常规缝合切口。

3. 预防

（1）术中处理：手术结束前和缝合后，术者应和器械护士严格执行手术用物清点制度，尤其在腹膜缝合后和腹直肌前鞘缝合结束后，应再次清点器械和敷料。

（2）术后处理：换药时操作人员应集中注意力，清创纱布或棉球用完后应及时取出。

（张 娜 郝 敏）

第五节 术后盆腔感染

感染是术后常见的并发症，可发生在呼吸、泌尿系统和手术部位。其中手术部位感染是第三大最常见的院内感染。妇科手术主要位于盆腔，据文献报道术后盆腔感染的发生率为 9%～50%，盆腔感染中约 25% 为术后患者，主要表现为盆腔炎症和盆腔脓肿。手术后盆腔感染会延长住院天数，增加医疗费用，也是死亡的主要病因。有报道，清洁的腹部开放手术发生手术部位感染的概率是 2%～5%，而腹腔内手术的手术部位感染发生率高达 20%。美国疾病预防控制中心（U. S. Center for Disease Control and Prevention，CDC）估计每年大约发生 500 000 例手术部位感染。盆腔感染可术后立即发生，也有约 50% 的患者出院后才发生，因此影响了发生率的统计。芬兰的一项大样本研究对 10 110 例子宫切除术的研究证实，感染是各种类型（经腹、经阴道和经腹腔镜）子宫切除术最常见的并发症。腹腔镜手术的感染率是 9%，经腹手术是 10.5%，经阴道手术是 13%。腹腔镜手术后伤口和尿路感染发生率低于经腹手术，但腹腔镜术后的腹内和阴道感染的发生率要高于经腹手术。但总体认为三种术式的感染率无明显差异。

女性术后盆腔感染最常见的致病菌源自阴道。已知正常阴道菌群种类繁多，数量巨大，彼此间维持着平衡关系。它们主要栖居于阴道四周的侧壁黏膜皱褶中，其次是穹窿，部分在宫颈。包括革兰氏阳性需氧菌，如乳杆菌、棒状杆菌、非溶血性链球菌、肠球菌及表皮葡萄球菌；革兰氏阴性需氧菌有大肠埃希菌、加德纳菌。厌氧菌包括梭状芽孢杆菌、消化链球菌、类杆菌及梭形杆菌等。正常状态下，阴道内厌氧菌与需氧菌的比例为 5:1，二者处

于动态平衡状态。此外,还有一些病原体,如动弯杆菌(mobiluncus)、支原体及念珠菌等。随着年龄、妊娠等的变化,发生着不同微生物种群相续演替过程。各种病原体通过黏附机制生长于阴道壁黏膜。

正常阴道菌群中,乳杆菌占优势。乳杆菌为革兰氏阳性大杆菌,无芽孢,细长弯曲,呈球杆状、杆状,单个、成双或链状,无动力,微需氧或兼性厌氧,但在厌氧环境下生长更好,最适生长温度为35~38℃,每克阴道分泌物含有数量级 10^7~10^8CFU乳杆菌。阴道内正常存在的乳杆菌对维持阴道正常菌群起着关键作用。阴道鳞状上皮细胞内的糖原经乳杆菌的作用,分解成乳酸,使阴道的局部为弱酸性环境(pH 值≤4.5,多在 3.8~4.4),可以抑制其他寄生菌的过度生长。此外,乳杆菌通过替代、竞争排斥机制阻止致病微生物黏附于阴道上皮细胞;同时,分泌过氧化氢、细菌素、类细菌素和生物表面活性剂等抑制致病微生物生长,从而维持阴道微生态环境的平衡。

开腹妇科手术本身会减少阴道和宫颈细菌的种类和数量,据报道,经腹的子宫切除术后,乳杆菌数量明显减少,而革兰氏阴性兼性杆菌、脆弱拟杆菌及肠球菌数量增多。子宫切除术后阴道穹窿顶部含有结扎的失去活力的组织,且术后子宫旁疏松结缔组织常有渗血,这些为寄居在阴道内的大量细菌提供了一个理想的环境,并可在手术中被接种在手术野。许多妇科肿瘤患者术后盆腔感染灶可以培养出与阴道菌群相同的微生物。

综合文献报道,下列高危因素可能增加术后盆腔感染的发生率。机体免疫功能低下是术后盆腔感染发生的最根本原因,任何能降低机体免疫功能的因素都会导致感染率的增加。其他因素如下。

1. 患者相关因素 ①绝经前期;②肥胖:可能与营养不合理、易患糖尿病、延长手术时间有关;③社会经济状况较差:多导致营养不良和卫生条件差;④术前存在阴道炎,如滴虫性阴道炎、细菌性阴道病、外阴阴道假丝酵母菌病等,如未纠正可导致术后阴道残端感染,上行至被保留附件引起感染。文献报道,细菌性阴道病的发病率为 10%~45%,与妇科肿瘤术后盆腔感染密切相关。

2. 手术相关因素 ①术前住院时间延长:妇科手术前住院亦会改变阴道菌群,使毒性更大的细菌增加。②手术时间延长:可能反映出操作者的经验、病例的复杂程度或术中止血效果不好。如果手术持续时间超过 3 小时需要增加抗生素的使用量。

③术中止血不充分:会导致血肿,血肿是污染细菌很好的培养基,会提高感染的危险性。术前、术后的低血红蛋白、低红细胞压积被认为是术后感染增加的高危因素。如术中失血超过 1 500ml 需要增加抗生素的使用量。④大量坏死组织残留体内,如血管蒂等,可能会增加感染的危险。⑤感染性子宫附件手术:因脓液溢入腹腔或手术时并发脏器损伤(如肠管破裂和子宫穿孔)未被及时发现或处理不当;术后应用抗生素剂量不足;以及盆腹腔渗血、渗液而继发感染等。⑥妇科肿瘤手术,尤其是宫颈癌手术,需要切除部分阴道,术中打开阴道有可能使其中的致病菌进入盆腔,当致病菌达到一定数量或患者免疫应答低下时就会引起感染。⑦盆腔淋巴结切除术后引流不畅,腹膜后积血、积液亦可导致感染。⑧未合理预防性使用抗生素。

3. 病原学相关因素 包括细菌毒力、致病性和侵袭性。妇科手术后盆腔感染常见的需氧菌包括大肠埃希菌、链球菌、葡萄球菌和肠球菌,常见的厌氧菌包括类杆菌属、消化链球菌属,同时伴有某些梭菌属。此外,卵巢癌易发生腹腔种植转移,最常见的肠道转移部位是末端回肠、盲肠和横结肠。为切除所有病灶,有时可能需要切除一段或多段肠道,若术前肠道准备不足或术中操作不慎或术后吻合口瘘,极易造成肠道细菌在盆腔内扩散。

一、盆腔炎性疾病

(一)临床表现

手术 24 小时后,患者 2 次或以上(间隔至少 6 小时)体温大于 38℃,应注意术后发生盆腔炎性疾病的可能。常见的妇科手术后盆腔炎性疾病有残端蜂窝织炎、盆腔蜂窝织炎、输卵管卵巢炎、感染性血栓性盆腔静脉炎(septicpelvic thrombophlebitis, SPT)、耻骨骨髓炎及菌血症。

1. 残端蜂窝织炎 是一种子宫切除术后,在阴道残端手术切缘发生的感染。患者术后短期状况良好,多发生于住院后期和出院后。革兰氏阳性需氧菌、兼性革兰氏阴性菌和厌氧菌均会引起此感染。

(1)症状:开始表现为阴道流血或血性分泌物,约 7~10 天后变成脓性分泌物,有臭味,伴下腹坠痛或腰骶痛,发热通常发生在术后早期。

(2)体征:表现为子宫全切术后 2 天内,阴道的手术残端(阴道穹窿)充血水肿,伴有脓性或浆液脓性渗出液。检查时,大多数正在愈合的伤口可见局部变硬、压痛。体检时发现阴道残端充血,有硬结和触痛,有时有脓性分泌物。

2. 盆腔蜂窝织炎 当宿主的防御机制不足以对抗细菌种植,感染可经淋巴扩散至邻近组织导致盆腔蜂窝织炎。

(1)症状:患者主诉下腹部、盆腔或背部压迫感、疼痛,伴有发热。如出现进行性发热、腹痛和盆腔痛时,可能发生了盆腔脓肿,最常见的部位是卵巢脓肿。

(2)体征:下腹部压痛,盆腔检查可触及子宫和宫旁区域有触痛的硬结。

3. 输卵管卵巢炎 阴道残端和盆腔蜂窝织炎经淋巴道扩散到附件导致输卵管卵巢炎。

(1)症状:可出现发热、腹部疼痛。

(2)体征:盆腔检查可触及附件区增厚伴触痛。

4. 感染性血栓性盆腔静脉炎(SPT) 严重的盆腔细菌感染损伤静脉壁,在血液高凝状态下,形成感染性血栓所致,是一种严重的盆腔感染类型,妇科手术后较少见,但极为凶险,发生率为0.1%~0.5%。常见于盆腔恶性肿瘤手术后,也可见于输卵管卵巢脓肿。SPT除盆腔感染的表现外,还可以有严重的高热和中毒症状,如果感染的血栓脱落,可以引起肺脓肿和全身其他部位的脓肿。SPT常累及的静脉包括阴道静脉、卵巢静脉、子宫静脉、髂内静脉、髂总静脉和下腔静脉,其中以右侧卵巢静脉最为多见,因右侧卵巢静脉直接进入下腔静脉,故其内血栓可以延伸至下腔静脉。一旦术后发热患者使用广谱抗生素48~72小时后仍未好转应考虑该诊断。可以加重SPT病情发展的情况有静脉淤血(如肥胖、糖尿病)、血管损伤、细菌污染盆腔血管。

(1)症状:SPT分为典型和不典型两种。①典型SPT:与腹部手术有密切关系,发生在术后2~4天,特点为稽留热、弛张热、心动过速、胃肠道不适、单侧或双侧下腹痛、腰肋部疼痛,疼痛为绞痛,可向腰骶部和大腿放射。如果髂静脉血栓形成可同时伴有大腿部和腹部的持续性疼痛和水肿。②不典型SPT:通常发生于阴道分娩和盆腔手术6天后,盆腔微静脉中形成广泛的血栓。特点是持续潮热,峰值为39.0~40.5℃,伴昼夜变化,使用抗生素后临床症状改善,但体温不变,伴有心动过速。

此外,SPT并发肺动脉栓塞者表现为阵发性胸闷、咳嗽、咯血和呼吸困难。

(2)体征:无论是典型SPT还是不典型SPT,除了轻微触痛(右侧多见)外,盆腔征象通常不明显。可能发现的体征有局部皮肤颜色改变,皮温略低,阴道检查时触及条索样或腊肠样压痛肿块,多由急性血栓形成引起。

5. 耻骨骨髓炎 发生于手术范围与耻骨联合很接近的手术,如耻骨后尿道悬吊术、外阴根治术、盆腔脏器去除术。盆腔来源的细菌侵犯骨膜或邻近部位,其结果是在手术后6~8周发生迟发感染。

(1)症状:患者多主诉耻骨部疼痛,可向双侧股内侧放射,可以首先表现出髋部疼痛,髋部活动时疼痛,行走时疼痛明显,感染发生常距局部手术时间较久,可在局部手术后1年发生。

(2)体征:体温略高,心率可以较快。常有自主行走困难,妇科检查正常,耻骨部压痛,针刺局部可获得脓液,有助于诊断。

6. 菌血症 可伴发于所有种类的盆腔感染,但常常与脓肿、腹膜炎和SPT有密切关系。

(二)诊断

1. 病史 术后感染起病的时间极为重要。手术后的早期发热多由非感染性原因引起,包括肺不张,对抗生素和麻醉剂的过敏反应,组织创伤和血肿形成的致热反应。

早期手术后盆腔感染的病因包括A组β溶血性链球菌切口感染,感染部位的手术,宫腔操作后感染和发生早期败血症,存在危险因素,抗生素的预防性使用,以及合并其他相关疾病。

2. 体格检查 详细进行全身体格检查,除外呼吸系统、泌尿系统、消化系统等的疾病引起的发热,尤其应注重对盆腔的检查,包括手术切口部位和盆腔检查,后者应注意查看阴道残端有无分泌物、黏膜充血、硬结、触痛和包块,在触诊前行分泌物、渗出物细菌培养和药敏试验。

3. 实验室检查

(1)对于所有可疑手术后盆腔感染的患者,都要进行以下基本的实验室检查,包括全血细胞计数和分类,尿液分析和尿沉渣镜检,尿液、血液和手术部位的细菌培养,以及全面的生化检查了解肝肾功能。其中,血常规检查表现为白细胞和中性粒细胞增多;尿常规和镜检通常无异常。

(2)取培养标本时,应注意以下方面。

1)血培养:在寒战与发热之间取血;应从静脉取血(不宜从静脉导管或静脉留置口取血);不推荐静脉血直接入血培养瓶;不主张换针头入瓶;有血的培养瓶不可放入冰箱和冻箱保存,应在常温保存。

2）尿培养：应在更换导尿管时进行。

3）取材后应快速送到实验室，并立即进行接种。这是因为盆腔感染多为多源细菌感染，暴露于氧气中可能会抑制厌氧菌的生长。

4）从不同部位采集手术后培养标本时，应采用以下方法：①体液：吸取；②尿液：导尿；③脓肿：脓液抽吸；④切口：组织活检或吸取；⑤阴道残端：抽取液体或用直径为2~3cm的拭子；⑥血液：间隔数小时取2次标本。应快速送至实验室，避免使用营养培养基，应使用厌氧转送培养基。

（3）对疑为SPT的患者应检查血清D-二聚体含量，它能反映早期激活的凝血反应的第2次纤溶程度，是凝血、纤溶系统激活的特异性标志物，定期检查D-二聚体含量可以作为早期排除血栓性疾病的重要方法。有文献报道，以D-二聚体>500μg/L作为诊断标准，其灵敏度达96.8%，特异度仅为35.2%，故该法不能用来诊断血栓病，只能除外该类疾病。

4. 影像学检查

（1）超声检查：能为盆腔炎性疾病提供一定的诊断线索。超声典型表现：①厚壁的输卵管伴或不伴周围积液；②输卵管、卵巢或盆腔脓肿；③盆腔脂肪条索状；④盆腔游离液体；⑤彩色多普勒示输卵管、卵巢、附件充血。

超声检查对SPT的诊断准确率可接近血管造影。超声检查可见深静脉增粗，内部充满中、低回声；彩色多普勒超声检查可提示静脉管腔内无血管信号和频谱信号。超声显像检查可显示盆腔静脉血栓，超声检查阴性并不能除外深静脉血栓，彩色多普勒超声血流显像是检查静脉血栓形成的新方法，诊断准确率可接近静脉血管造影。超声对SPT的诊断率仅为CT和MRI的50%，但其方便、经济，且可作为非常有效的观察治疗效果的影像学技术。超声对有骨骼变化的骨髓炎及其周围软组织感染的判断意义不大。

（2）X线检查：对于耻骨骨髓炎，X线检查早期常无明显骨质破坏，直到感染后10~12天才能见到骨质破坏，但早期X线可排除其他病变的存在，急性期过后可出现骨皮质破坏、骨密度降低、骨边缘不规则，后期可出现骨密度升高，且上述表现可长期存在。

（3）CT和MRI：①如需了解完整的盆腔和腹部情况，亦可选择CT和MRI检查。还可在CT辅助下行经皮肤或经阴道感染性血肿或脓肿的穿刺引流治疗。②SPT：据报道，CT和MRI是诊断SPT的最佳技术。受累静脉主要表现为静脉增粗或迂曲，静脉管腔内低密度影，增强CT下静脉壁清晰，静脉周围水肿。MRI检查在急性静脉血栓形成时，其舒张期T_1和T_2信号均明显减弱，可以对静脉造影术不能确诊的小腿和膝部静脉血栓检查诊断。此外，与CT相比，MRI检查无须静脉增强造影。③耻骨骨髓炎：CT扫描早期常无阳性发现，继而可见到髓腔内密度增加，较平片更容易发现周围软组织肿胀。MRI检查对早期诊断和治疗效果的判断更加灵敏，可以更加清晰地判断骨髓腔的变化、骨皮质的变化及周围软组织的变化，包括脓肿的存在。

（4）静脉造影：是诊断静脉血栓的金标准，静脉造影可见扩张的侧支静脉，被阻塞的静脉不能显影。因此，可以诊断病变的范围。其灵敏度和特异度高，是确诊静脉血栓及其累及范围的最准确方法，但因系创伤性检查、可引起过敏反应，不作为首选，只在手术前应用。

（5）同位素扫描：对于临床高度怀疑但超声检查阴性的患者可以考虑同位素检查帮助诊断，如同位素ETC扫描，且应用ETC扫描诊断耻骨骨髓炎的灵敏度较高，90%~95%的患者可在骨髓炎发病的24~48小时确定诊断。由于具有放射活性的纤维蛋白原可存在于形成的血块中，故^{125}I标记纤维蛋白原后，做γ照相机摄像可明确最初的血栓形成，该方法主要用于高危患者的预防筛查和深静脉血栓形成早期阶段的检测。肺通气灌注核素显像是确诊SPT并发肺动脉栓塞最常用的方法。

（三）治疗

妇科手术后盆腔感染的治疗目的是消除症状和体征，防止后遗症的发生；治疗原则为以抗感染药物治疗为主，辅以个体化治疗。

1. 一般治疗

（1）休息，一般取半卧位。

（2）纠正水、电解质代谢和酸碱平衡紊乱。

（3）加强营养支持。

（4）高热的对症处理。

（5）有严重且持久感染的患者少量多次输注新鲜血。

（6）必要时定期多次补充封闭抗体的丙种球蛋白。

（7）严重感染时应慎重应用肾上腺皮质激素。

(8) 积极治疗导致机体免疫力低下的合并症。

(9) 适当的局部理疗、热敷及软膏外用。

2. 抗感染药物治疗

(1) 治疗原则：手术后感染治疗时，抗生素选择应考虑以下因素：①盆腔感染是多源病原体混合感染。②最常见的病原菌是需氧菌，如革兰氏阳性球菌（链球菌、表皮葡萄球菌、金黄色葡萄球菌）、兼性革兰氏阴性杆菌（大肠埃希菌、粪肠球菌和克雷伯氏菌属），厌氧球菌（消化链球菌），厌氧杆菌（普雷沃菌属、类杆菌属、脆弱拟杆菌）。③肠球菌属偶尔可能引起败血症，可能是分离出来的唯一一致病菌，但大多数情况下与其他细菌一起致病，肠球菌属不是主要病原体。④细菌培养结果出来前常以临床经验选择抗生素治疗。⑤感染发生的时间常可表明致病菌的种类。发生在手术后 24 小时内的感染常由革兰氏阳性球菌引起，偶尔由兼性革兰氏阴性杆菌引起。而发生在手术后 48 小时之后的感染则多由厌氧菌所致。⑥对常用抗生素的耐药性增加。⑦在治疗术后感染时，一种药物可能和合用多种药物同样有效。

(2) 抗菌药物的具体选择：①针对需氧菌（淋病奈瑟菌等）、厌氧菌，可选择广谱青霉素类（哌拉西林、阿莫西林或替卡西林），头孢菌素类（头孢曲松、大观霉素），氨基糖苷类［庆大霉素；喹诺酮类：环丙沙星、氧氟沙星、左氧氟沙星（此三者对厌氧菌疗效差）、莫西沙星等］；②针对厌氧菌，可选择硝基咪唑类（甲硝唑、替硝唑、奥硝唑）；③针对沙眼衣原体、支原体，可选择四环素类（多西环素），大环内酯类（红霉素、阿奇霉素），喹诺酮类（莫西沙星）。

(3) 抗菌药物治疗方案：根据中华医学会妇产科学分会感染性疾病协作组 2019 年制定的《盆腔炎症性疾病诊治规范》，推荐以下有循证医学证据的用药方案。

1）静脉药物治疗：①静脉给药 A 方案：以 β- 内酰胺类抗菌药物为主，包括第二代或第三代头孢菌素类、头霉素类、氧头孢烯类，静脉滴注，根据具体药物的半衰期决定给药间隔时间。如头孢替坦 2g，静脉滴注，1 次 /12h；或头孢西丁 2g，静脉滴注，1 次 /6h；或头孢曲松 1g，静脉滴注，1 次 /24h。如所选药物不覆盖厌氧菌，需加用硝基咪唑类药物，如甲硝唑 0.5g，静脉滴注，1 次 /12h。为覆盖非典型病原微生物，需加用多西环素 0.1g，口服，1 次 /12h；或米诺环素 0.1g，口服，1 次 /12h；或阿奇霉素 0.5g，静脉滴注或口服，1 次 /d，静脉滴注 1~2 天后

改为口服 0.25g，1 次 /d，5~7 天。②静脉给药 B 方案：以喹诺酮类抗菌药物为主。氧氟沙星 0.4g，静脉滴注，1 次 /12h；或左氧氟沙星 0.5g，静脉滴注，1 次 /d。为覆盖厌氧菌，需加用硝基咪唑类药物，如甲硝唑 0.5g，静脉滴注，1 次 /12h。③静脉给药 C 方案：以 β- 内酰胺类 + 酶抑制剂类联合抗菌药物为主。氨苄西林 - 舒巴坦 3g，静脉滴注，1 次 /6h；或阿莫西林 - 克拉维酸 1.2g，静脉滴注，1 次 /(6~8)h；哌拉西林 - 他唑巴坦 4.5g，静脉滴注，1 次 /8h。为覆盖厌氧菌，需加用硝基咪唑类药物，如甲硝唑 0.5g，静脉滴注，1 次 /12h。为覆盖非典型病原微生物，需加用多西环素 0.1g，口服，1 次 /12h，至少 14 天；或米诺环素 0.1g，口服，1 次 /12h，至少 14 天；或阿奇霉素 0.5g，静脉滴注或口服，1 次 /d，1~2 天后改为口服 0.25g，1 次 /d，5~7 天。④静脉给药 D 方案：克林霉素 0.9g，静脉滴注，1 次 /8h，加用庆大霉素，首次负荷剂量 2mg/kg，静脉滴注或肌内注射，维持剂量 1.5mg/kg，1 次 /8h。使用该方案时应密切注意药物的耳毒性、肾毒性。此外，有报道克林霉素和庆大霉素联用偶出现严重的神经系统不良事件。

2）非静脉药物治疗：对于症状轻、能耐受口服抗生素并有随访条件者，可在门诊给予非静脉抗生素治疗。但用药后 72 小时无明显改善者应重新评估，明确诊断并调整治疗方案。①非静脉给药 A 方案：β- 内酰胺类抗菌药物，头孢曲松 250mg，肌内注射，单次给药；或头孢西丁 2g，肌内注射，单次给药。之后，改为其他第二代或第三代头孢菌素类药物，如头孢唑肟、头孢噻肟等，口服给药，至少 14 天。如所选药物不覆盖厌氧菌，需加用硝基咪唑类药物，如甲硝唑 0.4g，口服，1 次 /12h。为治疗非典型病原微生物，需加用多西环素 0.1g，口服，1 次 /12h，至少 14 天；或米诺环素 0.1g，口服，1 次 /12h，至少 14 天；或阿奇霉素 0.5g，口服，1 次 /d，1~2 天后改为 0.25g，1 次 /d，共 5~7 天。②非静脉给药 B 方案：氧氟沙星 0.4g，口服，2 次 /d，或左氧氟沙星 0.5g，口服，1 次 /d，加用甲硝唑 0.4g，口服，2 次 /d；或者莫西沙星 0.4g，口服，1 次 /d。

(4) 使用抗生素后的二重感染：二重感染也称菌群交替症，是在应用抗生素的过程中发生的新感染。可发生在原来的感染处或身体的其他部位，发生率为 2%~3%，一般出现在大手术后患者使用抗生素期间或停药后 10~20 天内。在二重感染的患者中，发病前单用一种抗生素者约占 10%，联合应

用两种或三种抗生素者约占 35% 和 50%,提示多种抗生素联合应用容易引起二重感染。临床上常见的二重感染有以下两种。

1)伪膜性肠炎:一般在手术后的最初几天内患者无肠道症状,但随后突然出现发热、呕吐、腹泻、肠穿孔、腹膜炎、休克。主要致病菌为难辨梭状芽孢杆菌的毒性株。内镜下特征性表现:坏死的肠黏膜表面覆盖有黄白或灰白斑块或大片伪膜,伪膜的组成为纤维蛋白、中性粒细胞、巨噬细胞和坏死的黏膜上皮。伪膜可出现于任何肠段,因而有伪膜性小肠炎、结肠炎或小肠结肠炎的诊断,当怀疑有本病时应立即停用抗生素。难辨梭状杆菌对万古霉素敏感,据报道万古霉素 500mg,口服,每日 4 次,疗程 10 天以上,效果良好,其次甲硝唑也有一定疗效。近年,有学者主张停用抗生素后使用生态制剂如乳酸杆菌制剂或双歧杆菌制剂口服或灌肠以调整菌群,效果良好。

2)播散性真菌感染:易引起真菌生长繁殖的抗生素有四环素类、甲硝唑、头孢菌素类、青霉素、氯霉素等,大量联合应用时尤易引起。最常见的致病菌为白念珠菌,消化道症状对诊断真菌感染价值较大,多数有口腔黏膜真菌斑、舌炎、食管炎、言词不清、吞咽困难,一般情况极差。主要依靠定期连续监测血、痰、尿液镜检及真菌培养结果进行诊断。真菌治疗药物一般毒性反应大,治疗方案的选择往往较为困难,疗效也差,所以尽可能预防导致真菌感染的因素比任何治疗都更显重要。

3. SPT 的治疗 目前对 SPT 的治疗多采用以抗生素和肝素为主的抗凝治疗,效果满意。

(1)广谱抗生素:SPT 是一种特殊类型的感染性疾病,多为混合性感染,诊断时患者多已经接受 7 天各种方案的抗生素治疗。所以一旦临床怀疑或已经确诊 SPT,应该继续应用抗生素治疗,而且应该注意如下原则:①广谱、联合和足量;②抗生素方案中必须有针对厌氧菌的药物;③及时辅助使用肝素;④一般要使用 7~10 天,病情好转后及时停药。

(2)肝素抗凝治疗

1)用法和用量:对于明确诊断或高度可疑 SPT 的患者,需要及时使用肝素治疗。首先静脉注射肝素 5kU 作为冲击量,然后以 1kU/h 的速度作为维持量,大约 15~20U/(kg·h),每天总剂量约 30kU 以内。可以计算出用于维持量的肝素总量,然后溶于 1 000ml 液体,通过静脉泵持续滴入;也

可以将 24 小时的总量分 4 次或 6 次静脉注射或皮下注射。目前低分子量肝素的临床应用已普及,与标准肝素相比,其半衰期长,为标准肝素的 2~4 倍,所以最常见的使用方法是皮下注射。一般 1 次 1mg/kg,皮下注射,1 次 /12h。

2)使用注意事项:使用肝素的过程中,要监测活化部分凝血活酶时间(activated partial thromboplastin time,APTT),当 APTT 为正常值的 1.5~2.0 倍时,既不容易发生出血并发症,又有很好的治疗效果。通常在使用肝素的初期每 4~6 小时监测 1 次 APTT,按照规定的使用方案,24 小时后 APTT 可以达到理想的水平,此后可以每天监测 1 次。标准肝素活性相对稳定,通常 1mg 相当于 100U。目前多数学者认为使用肝素 5 天左右,病情方可好转。一般患者需要使用肝素 7~10 天,通常在病情好转后 48 小时可以停止使用。使用低分子量肝素期间,一般不需要监测 APTT。

3)副作用:包括出血、血小板减少和骨质疏松。治疗过程中需要常规监测 APTT 并严密观察有无出血发生或血肿形成。肝素引起血小板减少与免疫机制有关,初次使用肝素通常 1 周以后才会发生血小板减少,再次使用的患者可能用药后 24 小时就发生血小板减少。

4)疗效评估:SPT 存在明显的感染性静脉炎和静脉周围炎,血栓与静脉壁结合紧密,不容易脱落,这种血栓与单纯的盆腔静脉血栓形成的血栓有区别,因此肝素的治疗也应该有区别。多数学者的研究发现,SPT 诊断后恰当使用抗生素或 / 和肝素治疗,一般需要 5 天体温可以得到控制,7~10 天可以停止使用抗生素和肝素,临床预后较好,很少发生严重肺栓塞和其他并发症。

(3)手术治疗:指于受累静脉近心端结扎或下腔静脉内安置滤器,避免血栓进入肺循环。手术治疗仅用于非手术治疗病情无好转或急腹症患者。亦可考虑采用多种术式,如双侧卵巢静脉结扎术、单侧卵巢静脉结扎术或不结扎对侧静脉或腔静脉。

4. 中药治疗

(1)盆腔炎性疾病以湿热型居多,治则以温热利湿、活血化瘀为主。方药用丹参 18g、赤芍 15g、木香 12g、桃仁 9g、金银花 30g、蒲公英 30g、茯苓 12g、丹皮 9g、生地 9g。疼痛较重者加用延胡索 9g。

(2)有些患者属寒凝气滞型,治则为温经散寒、行气活血、化瘀止痛、益气扶正,可用少腹逐瘀汤,

当归 9g、川芎 9g、赤芍 9g、生蒲黄 9g、五灵脂 9g、元胡索 9g、芍药 6~9g、肉桂 9g、干姜 3g、小茴香 3~6g。该方专治淤血内阻,病在下焦。

(3) 大黄牡丹皮汤合银翘红酱解毒汤加减:大黄 10g,丹皮 12g,桃仁 10g,山栀 10g,赤芍 12g,银花 15g,连翘 15g,红藤 20g,败酱草 20g,薏苡仁 20g,元胡 10g,川楝子 10g。该方有泻热解毒、凉血祛瘀之功效。

(4) 安宫牛黄丸(散):大丸重 3g,小丸重 1.5g,散剂每瓶 1.6g,口服大丸每次 1 丸,小丸每次 2 丸,病重者 2~3 次/d;散剂每次 1.6g,2~3 次/d。

(5) 龙胆泻肝丸:每 100 粒重 6g,口服 6~9g,3 次/d。

(四)预防

1. 术前处理

(1) 抗生素的预防性使用:大多数妇产科手术在术前都常规使用抗生素预防感染。根据 1990 年 Sweet 和 Gibbs 报道,如果没有此项措施,经腹子宫全切术并发感染达 14%,经阴道子宫全切术达 38%,由此将增加发病率、延长患者的住院时间、增加抗生素处方量并导致严重的经济负担。研究表明,未预防性使用抗生素的子宫切除术中,21.2% 的患者发生严重的感染,而使用组中发生率仅为 9%。目前的共识是接近 50% 的感染可以通过预防性使用抗生素而被预防。

1) 预防用药时机:①赶在污染发生之前,"严阵以待";②过早给药无益,属无的放矢;③应在手术开始前 30~60 分钟开始给药(万古霉素、克林霉素为 2 小时),保证在发生污染前血清和组织中药物已达到有效浓度;④在手术室给药而不是在病房应召时给药;⑤涉及结直肠的手术前用抗菌药物准备肠道,应在手术前 1 天给,不宜连用 3 天。

2) 用药方法:①静脉给药:要求 30 分钟内滴完,由于不能保证血液和组织中的药物浓度,不宜采用肌内注射、口服的方法;②要确保整个手术期间足够的血抗生素浓度。如常用的 β- 内酰胺类抗生素半衰期为 1~2 小时,若手术超过 3 小时,应给第 2 个剂量,必要时还可用第 3 次;③使用半衰期长的抗生素(如头孢曲松半衰期为 8.5 小时)则无须补充给药。

3) 用药种类:对于大多数妇科手术来说,窄谱抗生素与广谱抗生素一样有效,单次使用与多次使用效果相同。美国妇产科医师协会推荐使用的预防性抗生素包括青霉素类、头孢菌素类和克

林霉素。英国国家医疗服务体系(National Health Service,NHS)指南推荐使用头孢呋辛 + 甲硝唑,青霉素过敏者可使用庆大霉素 + 甲硝唑或克林霉素。文献报道,头孢唑林、甲硝唑、替硝唑预防性使用后,术后感染的发生率分别为 11.4%、6.3%、5.0%。目前对于经阴道和经腹部的子宫切除术的预防性抗生素选择包括第一代头孢菌素,如头孢唑林;第二代头孢菌素,如头孢西丁。对青霉素和头孢菌素过敏者,预防性抗生素可选克林霉素、多西环素、甲硝唑,甚至万古霉素。

4) 持续时间:①择期手术后一般无须继续使用抗生素,如使用也不应超过 24 小时。②手术后连续用药数次或数天并不能进一步提高预防效果。Kager 等比较了结直肠手术预防性应用 1 次和 3 次拉氧头孢的结果,证实并无差异;用 3 次者,肠道假单胞菌和真菌有增殖过多的趋势。③若患者有明显感染高危因素或使用人工植入物,可再用 1 次或数次到 24 小时,特殊情况到 48 小时。④器官移植患者,术后需用药数天(3~5 天)。⑤严重污染或已有感染或脏器穿孔者(Ⅳ类切口),手术后应继续以治疗为目使用抗生素,不作为预防用药。

5) 短时间预防性应用抗生素的优点:①减少毒副作用;②不易诱导产生耐药菌株;③不易引起肠道菌群紊乱;④减少昂贵的治疗性抗生素的使用,缩短住院时间,减轻患者经济负担;⑤可以选用单价较高但效果较好的抗生素;⑥减少护理工作量。

6) 预防性应用抗生素的不良反应:无论经阴道子宫切除术,还是经腹部子宫切除术的患者,接受预防性头孢菌素都可导致耐药菌群的产生,甚至短期使用也可出现,但这种菌群改变和使用安慰剂相似。其他不良反应包括少数报道的皮疹、血生化或血液学结果异常。

(2) 规范手卫生:皮肤表面布满菌群,一些是暂时存在并且只在表皮上停留很短时间,而有的是长期持续存在。常规用肥皂洗手可以有效去除暂时性微生物,对常驻菌群则需要用抗菌制剂来阻止其生长或将其杀灭。不仅仅是手术医师,护理人员也会是细菌的传播媒介,故正确去除手部细菌是防止感染传播的一个主要方法。医护人员应严格按照国家卫生健康委员会发布的 2020 年 6 月 1 日起实施的《医务人员手卫生规范》进行洗手和卫生手消毒。

(3) 术前应明确治疗所有手术部位以外的感

染,包括筛查并积极治疗阴道炎,术前置入抗生素阴道乳膏或栓剂,特别是有宫颈炎、细菌性阴道炎或外阴阴道炎时。

(4)术前住院日应尽可能缩短,最好于手术当天入院,控制感染的同时可有效降低住院费用。

(5)皮肤准备:除非手术部位毛发浓密,否则没有必要剃毛。备皮的时机应在术前而不是隔夜,备皮时应使用电动理发推子,不能用刀片刮除,且叮嘱患者不要入院前在家中自行剃去毛发。此外,应使用合适的抗菌剂做皮肤准备,如聚维酮碘、含乙醇的制品等。

(6)阴道准备:切除子宫者均应做阴道准备。消毒溶液推荐 0.125% 碘伏溶液或碘伏凝胶;碘过敏者可根据术者的经验选用适当的消毒剂。

(7)肠道准备:凡手术可能涉及肠道者,应行术前行肠道准备。Codon 所推荐的肠道准备方法包括术前 1 天使用适量泻药及 1 天 3 次口服新霉素和红霉素。

(8)术前评估下肢血栓性静脉炎的高危因素:术前应评估增加血栓栓塞疾病风险的因素,如存在高危因素(包括恶性疾病、放疗史、肥胖、严重的静脉曲张、盆腔炎性疾病、下肢水肿、术前使用口服避孕药、有血栓栓塞史、高凝家族史以及估计术中出血过多、麻醉时间长等),应加以措施预防下肢血栓性静脉炎的发生,对患者的预防性治疗应从术前开始,并一直持续到术后可以完全活动为止(详见第八章第·节)。

2. 术中处理

(1)严格执行无菌操作:是预防盆腔感染的关键,除确切结扎或电凝血管和淋巴管外,当切开阴道时应避免阴道分泌物反流入盆腔,及时吸引并用稀碘伏液浸湿纱布填塞消毒阴道,关闭阴道后应及时用稀释碘伏液冲洗盆腔,如有明显出血、渗出及有盆腔污染如肠切除等须放置盆腔经腹部负压引流管,但不要将引流管或引流卷从阴道残端引出。盆腔淋巴结切除术后,不要关闭后腹膜以免形成淋巴结囊肿。宫颈锥切术后再次行子宫切除术,应尽可能推迟至锥切术后 6 周进行。

(2)重视手术技巧:①尽可能完好地止血,尽量减少死腔,去除大面积坏死组织,血管蒂要尽量短。②阴道残端止血:是预防术后感染的重要因素。在离断阴道穹隆时一般都会有少量出血,如出血不明显,尽量避免电凝止血,应快速缝合阴道残端。缝合残端前,必须检查阴道黏膜是否有损伤,发现损

伤一定要及时修补。注意第 1 针缝线必须在撕裂的顶端进针,然后连续锁扣式缝合,直到阴道切缘。③缝合阴道残端:必须把双侧阴道穹隆黏膜层缝上,防止阴道内组织裸露;组织缝合不能过紧,达到止血及封闭残端即可,防止因血运障碍导致组织坏死;缝合的间距不能过密,最好是 1.5~2.0cm,一般缝合不要超过 4 针;缝合的边缘应在正常组织下约 0.5cm;采用 0-1 号可吸收线。

3. 术后处理

(1)改善全身营养状况。

(2)引流切口:对于术野创面大如广泛性子宫全切术加盆腔淋巴结切除术后,或估计出、渗血比较多的手术如盆腔子宫内膜异位症术后,应放置引流管,以防止盆腔积液、积血,增加术后感染,应选用闭式负压引流,而不是重力引流。此外,皮下间隙引流可以帮助肥胖患者去除浆液性和血液性体液。

(3)合理放置导尿管:术后导尿管的置放和保留增加了尿路感染的机会。故为了防止尿路感染,正确地置放和保留导尿管极为重要。医务人员应正确无菌地放置导尿管,保持密闭的引流系统,不要有牵拉的张力。有必要时才留置导尿管,而且要尽可能早日拔除。

二、盆腔脓肿

盆腔脓肿形成是盆腔炎症局限后的一种转归,炎症局限是病变得到控制的标志和治愈的基础。感染发生后,机体的免疫防御机制首先表现为炎症反应,以抵御感染,使其局限化,其结果是形成盆腔脓肿(图 3-5-1)。由于半卧位时盆腔是腹腔的最低部位,尤其是直肠子宫陷凹,因此妇科手术后腹腔或盆腔内渗液或脓液易积聚于此,形成脓肿(图 3-5-2)。

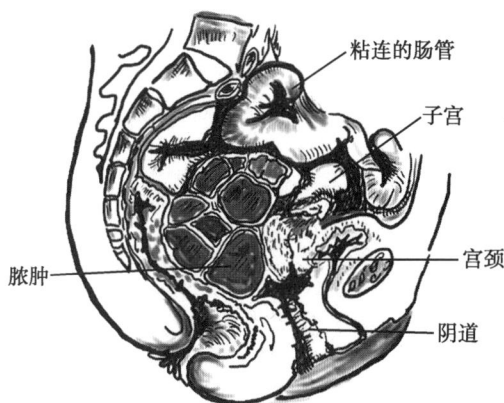

图 3-5-1　盆腔脓肿

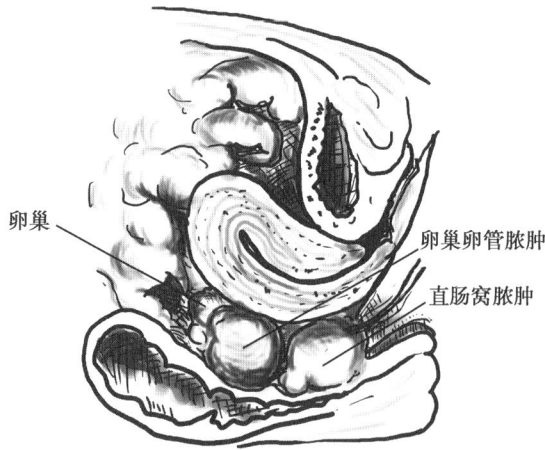

图 3-5-2　直肠子宫陷凹脓肿

（一）临床表现

根据脓肿发生的部位，临床表现各有不同。

1. 阴道残端脓肿　发热通常发生在术后早期，其他包括高热、寒战、盆腔痛、直肠压迫症状。临床上有体温升高，下腹部和阴道残端触痛，在残端附近有触痛性、有波动感的肿块，有时可见脓性分泌物从残端排出。

2. 输卵管卵巢脓肿（tubo-ovarian abscess，TOA）　超过 90% 的 TOA 患者主诉盆腔痛。Landers 和 Sweet 报道的 232 例 TOA 患者中，50% 诉发热、寒战，28% 诉阴道排液，26% 诉恶心，21% 诉阴道不正常流血。其中，60%~80% 的患者体温在 38.2℃ 以上。但无发热或白细胞升高的患者亦不可轻易排除 TOA 的诊断。

（二）诊断

1. 症状　手术后 3~5 天体温仍不退，或下降后又上升，同时感到下腹部坠胀不适。盆腔脓肿刺激直肠和膀胱，可出现排便次数增多、里急后重、黏液便、尿频及排尿困难等。

2. 肛门指诊　可见肛门括约肌松弛，肛门口沾染黏液，在子宫颈上方扪及肿块，肿块向后突出，光滑，有一定硬度，轻触痛，成熟后有波动感。脓肿位置较高或巨大时，甚至可在耻骨联合上方扪及有压痛的肿块。

3. 超声　可协助诊断深部盆腔脓肿，其检测盆腔脓肿的灵敏度为 90% 左右。

（1）盆腔脓肿：在直肠子宫陷凹或盆腔其他部位可探及一个或多个边界模糊的低回声区。脓肿液化时边界较清，有时可见厚壁形成，内部为混浊液体，可有分隔；液化不全时可见团块状实性回声。

（2）卵巢脓肿：常为圆形或椭圆形，囊壁较厚，其边缘隐约可见少许卵巢结构，但常失去正常回声影像。

（3）输卵管脓肿：为长形、腊肠状或管道状弯曲，囊壁厚度较均匀，脓肿内部因含较多的脱落细胞和脓细胞，常为不均质低回声或云雾状回声。

4. CT　在诊断和治疗盆腔脓肿中已广泛应用。对于盆腔脓肿的诊断，CT 要优于超声。CT 的灵敏度为 78%~100%。Moir 和 Robins 比较了超声和 CT 在诊断盆腔脓肿中的扫描结果，其灵敏度分别为 82% 和 100%，特异度分别为 91% 和 100%。CT 扫描可见形状不规则的结构状物，壁厚，其内为水样密度，有脓液或出血时密度可增高。

5. MRI　亦可用于诊断盆腔感染，在理论上，MRI 区分盆腔肿块的精确性、增加的花费是否与增加的诊断精确性相适应取决于医师的临床经验。T_2WI 上见管状结构呈高信号，不伴脓液或出血时 T_1WI 呈低信号或等信号，伴有脓液或出血时呈高或中等信号；增强扫描时增厚的管壁强化。

（三）治疗

妇科手术后盆腔脓肿的治疗原则以抗感染药物治疗为主，辅以中医药治疗，必要时手术治疗。

1. 抗感染治疗　术后盆腔炎性疾病多数可以治愈，脓肿可以吸收，少数病例脓肿可向阴道或直肠穿破而自愈，另有少数患者因脓肿向腹腔内穿破而引起弥漫性腹膜炎。因此，应重视使用敏感有效的抗生素静脉滴注。具体方案同盆腔炎性疾病的抗感染药物治疗方案，总治疗时间至少持续 14 天。治疗期间应密切观察局部情况，如病变进展，必要时手术治疗。

2. 中医药治疗　中医学认为，盆腔脓肿多由湿热内蕴、气滞血瘀引起，故对于盆腔脓肿，在强有效的抗感染治疗的基础上，可以辅以中医药治疗，提高治疗效果。中药治疗多为清热解毒祛湿、行气活血排脓。可以采用中药灌肠、外敷或口服 3 种方法。

（1）中药灌肠：直肠给药与口服给药的吸收总量的比值是 1∶5。直肠给药的生物利用度较口服增加 100%，能缩短起效时间，提高疗效。灌肠的优点：①将辨证所选方药注入直肠，直达病灶或经吸收后再散布于全身，以发挥整体和局部治疗作用；②有利于保持药物性能和提高疗效，药物吸收不通过肝脏而直接进入血液体循环，防止少数药物在肝脏中发生化学变化而改变药物性能，同时也可以减少药物对肝脏的毒性和副作用；③弥补了口服给药的不足，解决了因药物抗拒、昏厥、吞咽困难、暴吐等不能下咽的劣势；④药液高位灌肠，不仅有效成分不易被消化液破坏，且有利于肠黏膜的吸收，并可避免患者的呕吐反应；⑤比口服药物吸收更快，吸收更有规律，治疗作用维持时间更长，疗效也更可靠；⑥简便易行，无并发症，有利于条件有限的单位尤其是基层医疗单位开展。

常用方剂：红藤30g，败酱草30g，蒲公英30g，紫花地丁30g，鸭跖草30g，延胡索12g，香附12g，三棱6g，莪术6g，桃仁12g。气虚者加黄芪15g，党参12g；包块难消者加量至三棱15g，莪术15g；寒象重者加肉桂3g，乌药6g；瘀血重者加桃仁9g，红花9g；疼痛明显者加乳香9g，没药9g。水煎取汁200~300ml，保留灌肠30分钟以上，每日1剂，上下午各灌肠1次。方中红藤、败酱草败毒消痈，蒲公英、紫花地丁清热解毒、消肿排脓，鸭跖草清热利湿，延胡索、香附理气止痛，三棱、莪术、桃仁活血祛瘀，消肿溃坚排脓。

(2)中药外敷：中药外敷治疗，使药物通过下腹部皮肤直达病灶部位，局部温热的良性刺激可促进盆腹腔局部的血液循环，具有活血化瘀、改善微循环、促进炎症吸收和消退、防止粘连的功效，临床上有一定的辅助作用，且简单易学，患者易接受。

常用方剂：①艾叶、防风、吴茱萸、鸡血藤、五加皮、红花、羌活、独活、追地风、伸筋草、透骨草，各10g。中药温盐水拌潮后装袋，隔水蒸30~40分钟，热敷小腹部位，每日1次，每次40分钟，共12天。热敷时腹部皮肤上垫以毛巾，避免皮肤烫伤。②五加皮12g，千年健6g，防风12g，透骨草30g，赤芍12g，独活9g，艾叶12g，桑寄生12g，乳香6g，红花3g，血竭6g。以上15味中药用2层纱布封包，热蒸15分钟，外敷下腹部，持续15分钟，冬天可外加热水袋以保温，每天1次，1包药可连用15天。

(3)中药口服：有助于缓解症状，减轻患者疼痛。①止痛化癥胶囊：每粒0.3g，4~6粒口服，2~3次/d。②金鸡冲服剂(片)：每袋6g，1袋口服，2次/d；糖衣片，6片口服，3次/d。③少腹逐瘀丸：每丸6g，1丸口服，2次/d。④金刚藤糖浆：每瓶150ml，15ml口服，3次/d。⑤盆炎净颗粒：每袋10g，10g冲服，3次/d，8天为1个疗程。⑥妇炎康丸剂：每丸10g，3次/d，1个月为1个疗程。⑦妇科千金片：每片0.32g，1.92g(6片)口服，3次/d，1个月为1个疗程。

3. 手术治疗

(1)手术时机

1)紧急手术：①药物治疗无效：经药物治疗48~72小时，体温持续不下降，感染中毒症状未改善或包块增大者，应及时手术，以免发生脓肿破裂；②脓肿破裂：腹痛突然加剧，寒战、高热、恶心、呕吐、腹胀、腹部拒按或有脓毒症休克表现，应怀疑脓肿破裂。一旦发生，需立即在抗生素治疗的同时行手术探查。

2)择期手术：经药物治疗2周以上，包块持续存在或增大，可择期手术治疗。

(2)手术方式：可根据情况选择经腹手术或腹腔镜手术。手术范围应根据病变范围、患者年龄、一般状态等全面考虑。原则是以切除病灶为主。年轻妇女应尽量保留卵巢功能，以保守性手术为主；对年龄大、双侧附件受累或附件脓肿屡次发作者，应行子宫全切术及双侧附件切除术；极度衰弱的危重患者的手术范围，须根据具体情况决定。若盆腔脓肿位置低、突向阴道后穹窿时，可经阴道切开排脓，同时注入抗生素。具体注意事项如下。

1)盆腹腔手术后感染导致脓液局部积聚形成的脓肿，经过抗感染保守治疗，如果盆腔包块缩小明显可考虑继续保守治疗，若包块缩小不明显或虽有缩小、但过一段时间后又明显增大者，及时行外科手术切开引流是最重要的治疗手段。

2)脓肿被切开后，可以防止炎症扩散或细菌入血，减轻周身症状，促进炎症消退。手术切开引流可去除大量的局部细菌、死亡的白细胞和坏死组织，有助于新的吞噬细胞、抗生素和血清调理素到达局部消灭残留的感染细菌，并防止感染向深部组织扩散。

3)若盆腔脓肿破裂，应及时行剖腹探查术，去除感染源、坏死组织和进行脓肿引流。

(3)盆腔脓肿引流术

1)适应证：①经非手术治疗48~72小时，症状不缓解或脓肿继续扩大者；②临床症状严重、持续高热或合并弥漫性腹膜炎者；③脓肿较大(直径>8cm)、有膀胱直肠刺激症状或发生破溃者；④患者一般情况差或合并糖尿病者。

2)禁忌证：①脓肿较小或脓肿形成以前；②严重的心、肝、肺功能不全或全身衰竭无法耐受手术者。

3)术前特殊准备：①应用抗生素控制感染，纠正水电解质紊乱、酸碱平衡失调，对症支持治疗；②术前常规行直肠和阴道(已婚女性)指诊，结合超声和CT确定手术途径；③术前排空膀胱或予以常规留置导尿管；④经直肠脓肿引流者术前常规行肠道准备,口服肠道抗生素,手术前夜灌肠通便,术晨清洁灌肠。

4)麻醉方法和体位:全身麻醉、蛛网膜下腔阻滞麻醉局部麻醉,取膀胱截石位。

5)手术途径选择:①对于位置表浅的高位盆腔脓肿,在耻骨上可以触到而直肠指诊不易确定脓肿位置,或腹腔病变同时需要手术探查者,选择经腹部切开引流术。②对于脓肿位置较低,直肠指诊可以触及波动或包块者,选择经直肠切开引流术。但脓肿和直肠壁间有肠管存在时,禁用此术,以免引起肠瘘。③对于直肠指诊包块不明显而阴道后穹隆突出明显的已婚女性,可选择经阴道切开引流术(图3-5-3)。

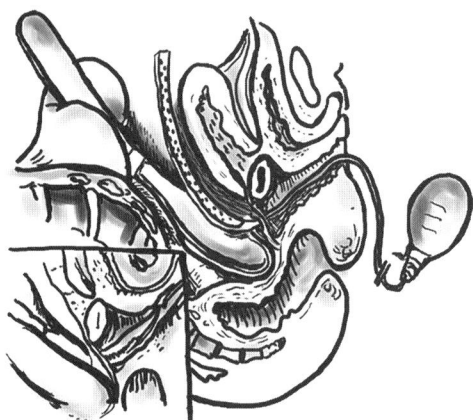

图 3-5-3　阴道切开引流术

6)手术关键步骤

Ⅰ.经腹部切开引流术:腹部常规消毒铺单后,取下腹部正中探查切口。沿直肠的前壁向下顺行至直肠膀胱陷凹,以血管钳分开脓腔壁,即有脓液流出,吸尽脓液,手指分开脓腔分隔后,放置1~2根多孔橡胶引流管至脓腔底部,另戳孔引出,后逐层缝合切口(图3-5-4)。

Ⅱ.经直肠切开引流术:常规会阴、直肠消毒后,直肠指诊确定脓肿部位和范围,扩肛使括约肌松弛,留置导尿管。①穿刺:放入肛门镜,显露脓肿在直肠前壁上的隆起部位,用长穿刺针在隆起部位穿刺抽得脓液后,将其留于脓腔内作引导,有槽探针顺穿刺针插入脓腔,然后拔出针头。②切开引流:用尖刃刀沿有槽探针切开直肠前壁,排出脓液;再用弯止血钳扩大切口,伸入手指分开脓液内的纤维隔,并嘱患者增加腹压或压迫其下腹部,以便排尽脓液。排尽脓液后,于脓腔内放入1~2根多孔橡胶引流管,经肛门引出并固定。

Ⅲ.经阴道切开引流术:常规会阴部消毒,充分冲洗阴道,留置导尿管。①穿刺:用阴道扩张器扩开阴道,暴露阴道后穹隆,后用长针头穿刺,抽出脓液后,将有槽探针沿穿刺针插入脓腔,然后拔出针头。②切开引流:用尖刃刀沿有槽探针切开脓腔,用血管钳或手指探入切口内扩大伤口,分开纤维隔,排尽脓液,于脓腔内放入1~2根多孔橡胶引流管经阴道引出固定。

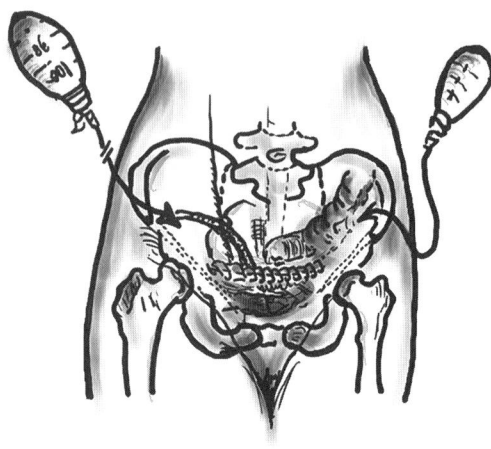

图 3-5-4　经腹切开引流术

7)注意事项:①经腹部切开引流术:开腹后,如有小肠与脓肿壁粘连,应小心仔细分离,以免损伤肠管。切开脓肿前应先用盐水纱布垫保护脓肿周围,防止感染扩散。脓肿切开后,手指探入脓腔,分离纤维隔,吸尽脓液,充分引流,不必冲洗脓腔,以免污染腹腔。若已有弥漫性腹膜炎,应用生理盐水和甲硝唑充分冲洗污染区。②经直肠或阴道切开引流术:明确脓液与小肠液的区别,前者一般有臭味、均匀、黄色,镜检含脓细胞;后者一般无臭味、不均匀、有块状物、颜色不一,镜检无脓细胞。穿刺物如为肠内容物时,禁用此法,应改行经腹部切开引流术。切开方向应尽可能向上前方,不可完全向前,避免行横切口。引流位置要低,切口应足够大,以便引流通畅。探入脓腔时应轻柔,血管钳插入方向应基本上与壁平行,探入不宜过深,以免脓腔壁向腹内破裂而引起感染扩散。③术中常规吸取脓液送细菌培养和药敏试验。

8)术后处理:①根据术后脓液的细菌培养和药敏试验结果选择敏感抗生素。②术后半卧位,以利引流。③术后注意保持引流管通畅。④经腹部引流时,引流管不宜过早拔除,待脓液减少,超声或引流管造影确定脓腔基本闭合时,再拔除。⑤经直肠引流术后 3~4 天,引流管常因排便而脱落,此时可不必重新放置引流管。但若 24 小时内脱管,须扩大切口,重新置管。

(4) 盆腔脓肿破裂的治疗:盆腔脓肿破裂后,随着时间的推移化脓性腹膜炎变得越来越严重。细菌和内毒素吸收增多,炎性腹膜表面渗出的大量液体进入腹腔,将会导致脓毒症休克。故盆腔脓肿破裂立即诊断、治疗,可以最大限度地降低弥漫性腹膜炎的死亡率。

1) 术前准备:①备血;②建立静脉通路,快速补液,抗休克治疗,纠正水电解质紊乱、酸碱平衡失调;③静脉给予强效广谱抗生素;④留置导尿管,记录每小时的尿量,评估液体入量;⑤持续胃肠减压,减轻肠胀气;⑥对于动脉血气提示低氧血症者,应给予吸氧和辅助呼吸。

2) 麻醉方式和体位:多采用全身麻醉,使患者处于头低脚高位(trendelenburg position),阻止脓液扩散到上腹部。

3) 手术关键步骤:①选择下腹部正中切口,如有必要可很快延长切口至脐上。②迅速进入腹腔,应注意出现的气味,如有难闻的臭味则提示有厌氧菌感染。收集脓液立即送到实验室行需氧和厌氧培养、革兰氏染色及药敏试验。③对于年轻患者,如为单侧输卵管、卵巢脓肿破裂,对侧附件相对正常,可行患侧输卵管卵巢切除术。如果累及双侧附件,年龄较大(≥45 岁),通常需行子宫和双侧附件切除术。④关闭切口之前用大量的无菌生理盐水冲洗腹腔去除残留的细菌和坏死组织的碎屑,留置引流管引流腹腔渗液。

4) 注意事项:①获得厌氧菌培养的最简单方法是收集标本时用一个密封的试管,同时取下一小片脓肿壁置于一密封容器中。②若疾病的范围较大、粘连紧密、组织水肿、硬化及解剖结构发生变异时,圆韧带是最简单、最易被发现及最易鉴别的一个解剖标志,沿着圆韧带可以找到子宫体。后腹膜的分解便于识别子宫并切除附件的炎性肿块,否则可能残留卵巢组织,导致卵巢残余综合征的发生。③根据术中粘连的性质决定分解的方法,新鲜的、质软的粘连能用手指轻轻地分解开来,而紧密的已纤维化的粘连必须仔细锐性分离,如用剪刀剪开。

5) 术后处理:①半卧位,以利引流;②持续胃肠减压,手术后动力性肠梗阻持续存在的时间长短不一,对肠管的治疗最好到有肠蠕动的证据及肛门

排气为止;③通过连续、积极地静脉给予广谱抗生素控制感染,当手术中所取的标本行药敏试验的结果出来之后,应更换为敏感抗生素静脉治疗,在临床症状改善后继续静脉给药至少 24 小时,然后转为口服药物治疗,总治疗时间至少持续 14 天;④密切注意体液平衡和血液生化结果。

(四) 预防

盆腔脓肿主要是盆腔手术后盆腔渗液继发感染或残余感染进展所致。在盆腹腔手术时应防止空腔脏器内容物外溢污染腹腔,实质性脏器手术时应避免大块结扎致组织坏死,注意彻底止血,勿使血液积聚。对于手术后渗液较多者,应彻底冲洗盆腹腔,吸尽残液并防止橡胶管引流或负压管吸引。术后病情一旦许可,应尽早采取半卧位或下床活动,使腹腔内渗液在重力的作用下引流到盆腔,同时应用抗生素,术后如能及时大剂量应用抗生素,即使发生盆腔感染,大部分患者仍有望避免盆腔脓肿的形成。

三、肠袢脓肿

手术后腹腔内渗液或脓液被肠管、肠系膜及大网膜包裹,形成单个或多个大小不等的脓肿,即肠袢脓肿(interintestinal abscess)。

(一) 临床表现

1. 发热 与盆腔脓肿相似,可有体温不降或降而复升,脉搏增快。

2. 腹痛 表现为持续性隐痛或伴阵发性加重。

3. 肠梗阻症状 局部可因脓肿所致肠粘连引起局限性或节段性肠麻痹,出现不同程度的不完全性肠梗阻或完全性肠梗阻,症状包括腹胀、腹痛、恶心、呕吐等。

4. 扪及包块 有时腹部可触及有压痛的肿块。

5. 腹部查体异常 腹部有压痛但无固定点,压痛部位多为脓肿所在部位,脓肿浅表面腹壁较薄时,炎症可致局部腹壁红肿。多无肌紧张,肠鸣音亢进或减弱。

(二) 诊断

患者近期有腹部手术史,除腹膜炎体征外,尚有不完全肠梗阻症状,同时于腹部触及压痛性包块时应警惕肠袢脓肿的形成,下列辅助检查可协助诊断。

1. 血常规 白细胞总数和中性粒细胞计数增多。对于病程较久或衰弱者可有红细胞和血红蛋白降低。

2. X线检查 可见肠袢间距离增加,局部肠曲积气扩张,出现梗阻时可有多个或孤立的气液平面。

3. B超 可判断脓肿的部位、大小和距离腹壁的距离,但应与肠腔内积气相鉴别。

4. CT 腹部可探到多个大小不等的脓肿。

(三)治疗

1. 非手术治疗

(1)根据感染情况给予足量的广谱抗生素治疗促进脓肿吸收。

(2)给予全静脉营养维持水电解质平衡。

(3)对于多发的脓肿直径<5cm者可加强辅助疗法(包括腹部热敷、理疗等),多数可以自行吸收。

2. 手术治疗

(1)穿刺引流:适用于单发性脓肿或消瘦患者,可先行定位检查,然后穿刺,见脓液后予以抽吸或置管引流。

(2)剖腹探查引流术

1)适应证:有下列情形之一者应行剖腹探查术:①脓肿直径>5cm,全身情况差,体温高达39℃以上,白细胞计数>20.0×10⁹/L持续时间长久者;②合并粘连性肠梗阻者;③合并肠坏死、穿孔,或脓肿破溃者;④单发性巨大脓肿引流无效者。

2)禁忌证:①腹腔多发小脓肿,无合并症者;②严重的心、肝、肺功能不全或全身衰竭无法耐受手术者;③位置表浅且表面无肠管覆盖的脓肿(多可在超声或CT引导下穿刺、引流)。

3)术前处理:①应用抗生素,纠正水、电解质紊乱,酸碱平衡失调,支持治疗;②术前超声、CT检查明确脓肿的大小、部位;③注意有无原发病变;④若合并肠梗阻可留置胃肠减压管。

4)手术关键步骤:选择离脓肿近且利于手术探查的左或右侧经腹直肌切口,后逐层打开进腹。找到炎性包块,小心分离肠管的粘连,用手指钝性分离进入脓腔,并分开纤维隔。吸尽脓液后,脓腔内放置1~2条引流管。

5)手术注意事项:①手术探查切开引流,也可在脓块波动、红肿和突出最明显处穿刺,证实有脓液后切开。如在切开时已进入游离腹腔,则可经此切开探查腹腔。②脓肿和腹壁紧密粘连处为最合适的引流部位;如进腹腔后发现脓肿和腹壁无粘连,则可推开肠袢,脓肿周围以盐水纱布隔离,穿刺证实有脓后,以血管钳沿穿刺点刺入脓腔并撑开,吸尽脓液,注意勿使其外溢、污染腹腔,然后以手指探查脓腔,分离纤维间隔后,放软橡胶管引流。

③切开脓肿时,注意保护切口和腹腔,防止污染扩散。一般不冲洗腹腔,脓液外流严重污染腹腔时,应用大量生理盐水和甲硝唑冲洗。④分离脓肿时,动作小心轻柔,避免损伤肠管造成肠瘘。一旦损伤,应及时修补,不应遗漏,否则后果严重。⑤术中应同时探查有无肠瘘及肠粘连等情况,并进行相应处理。⑥脓液常规送细菌培养和药敏试验。

6)术后处理:①术后继续应用敏感抗生素;②保持引流管通畅,接负压吸引盒,如有必要可用抗生素生理盐水冲洗脓腔,待引流减少后逐步拔除引流管。

(3)并发肠梗阻者,应给予胃肠减压,维持水、电解质平衡,待脓肿吸收或引流后,梗阻症状多能缓解。

(四)预防

详见本节二、盆腔脓肿。

四、异物脓肿

盆腔内异物残留时,80%的异物为纱布、纱布垫及棉球等,偶尔可有血管钳、缝针等金属器械和肿瘤内容物遗留。棉纱遗留盆腔后主要引起腹膜无菌性纤维反应,表现为粘连、包裹、肉芽肿形成,最终可形成纱布团块瘤,病程可长达20年而无感染;一旦出现细菌性炎症,则形成盆腔异物脓肿。

(一)异物脓肿形成的原因

1. 麻醉不当,如麻醉深度不够,以致腹内压增高,腹腔内脏器涌出切口,术者用纱布帮助回纳脏器时,可将纱布遗留在盆腔内。

2. 切口太小或选择不当致手术野暴露不够理想,以致术中发生出血、脏器损伤等意外而匆忙补救时,容易遗留纱布。

3. 手术医师未能养成良好的习惯,将大量器械或敷料放在切口附近,或置入盆腔内。

4. 术前和术后未能严格执行清点制度,仅凭常规估计敷料和器械的数目。

5. 术后切口感染严重致盆腔窦道形成,换药时未注意可导致纱布或棉球遗留在盆腔内。

6. 阴道硬性异物导致子宫颈和阴道穹窿炎性损伤,穿透阴道上行至盆腔,形成盆腔异物脓肿。

7. 宫内节育器游离至盆腔内,刺激腹膜产生炎症反应,包裹、感染后形成。

8. 腹腔镜卵巢畸胎瘤剥除术时,囊液外溢,囊液内的有形物质(如毛发、牙齿等)掉入盆腔,未能及时发现而遗留。

(二)临床表现

盆腔内异物残留的症状,因异物性质和遗留部位的不同而不同。一般术后即出现腹部不适、腹痛、腹胀、持续或间断发热,呈中度发热,查体多有压痛、反跳痛,感染明显而形成脓肿时,盆腔可触及有压痛的包块。部分患者可表现为切口感染和窦道形成,窦道底部多为异物残留所致的脓腔,窦道可经久不愈,只有在引流脓腔、去除异物后窦道才能愈合。

(三)诊断

盆腔内异物遗留的诊断有时比较困难,甚至于再次手术时偶然发现。结合前次手术情况,盆腔内持续存在感染灶,切口感染后窦道经久不愈或反复发作慢性肠梗阻时,需排除本病的可能。

1. B 超检查 可见混合性包块。

2. X 线检查 若为金属异物,可见相应异物的形状。

3. 盆腔 CT 检查 可显示盆腔内囊实性包块,边界清晰,包膜厚,内有不规则分隔,病灶边缘、分隔及实性部分有强化,病灶内未见钙化、脂肪组织等。

(四)治疗

疑为异物脓肿时应立即给予剖腹探查或腹腔镜检查,行病灶清除术。

(五)预防

1. 关键在于严格执行敷料和器械的清点制度,术前,缝合腹膜之前及缝合结束后均要清点,遇有敷料和器械的数量不符时,务必再次探查腹腔。

2. 养成良好的手术习惯,如术时纱布垫置入盆腔内,宜将缝有布带的一端或布带置于切口外,避免将多块纱布垫盲目地带入盆腔,尽量不将小纱布和棉球留置在盆腔内。

3. 术中使用的纱布垫最好要有不透 X 线的标记物,便于清点有误时探查排除。

4. 腹腔镜卵巢畸胎瘤术中,如发生囊液外溢时,应仔细寻找溢出物,术后反复盆腔冲洗,避免有形物质遗留。

(赵卫红)

第六节　术后慢性盆腔痛

慢性盆腔痛(chronic pelvic pain,CPP)指非周期性,持续达 6 个月以上的各种功能性和 / 或器质性原因引起的以骨盆及其周围组织疼痛为主要症状的一组疾病或综合征。CPP 是涉及妇产科、泌尿外科、骨科、肛肠科等多学科的重要问题,不仅是盆腔及其周围器官功能障碍的表现和结果,亦可直接导致其他许多器官的功能障碍,并可引起患者社会行为、家庭生活的障碍。CPP 是困扰妇科医生的术后常见并发症,发生率为 20%~40%。其常见原因为盆腔炎性疾病、盆腔粘连、盆腔静脉淤血综合征、子宫内膜异位症、阴道顶端病变、卵巢残余及其他因素。

一、盆腔炎性疾病

盆腔炎性疾病(pelvic inflammatory disease,PID)是由女性上生殖道炎症引起的一组疾病,包括子宫内膜炎、输卵管炎、输卵管卵巢脓肿和盆腔腹膜炎。炎症可局限于一个部位,也可同时累及几个部位,以输卵管炎、输卵管卵巢炎最常见。其中,约 20% 急性盆腔炎发作后遗留慢性盆腔痛。PID 是盆腔手术后最常见的感染类型,也是妇科手术后引起持续性慢性盆腔痛的主要原因(见文末彩图 3-6-1)。

(一)原因

妇科手术后机体免疫功能低下是术后 PID 发生的最根本原因。任何能降低机体免疫功能的因素都会导致感染率的增加,包括患有各种免疫系统疾病、贫血、高血压、糖尿病或长期营养不良等降低免疫力的疾病史,绝经前期,过度肥胖,术前住院时间超过 72 小时,术前应用抗生素不当(包括抗生素的应用时机和种类不当),手术操作技术不熟练导致手术时间过长(超过 3 小时),术中出血过多(超过 1 500ml)或术后盆腔积血、积液过多等因素,均可不同程度降低机体免疫力,同时合并阴道菌群平衡失调时,则更易发生 PID。

慢性盆腔痛常发生在 PID 急性发作后的 4~8 周。盆腔炎发作 1 次,慢性盆腔痛发生率为 12%,而发作 3 次以上则为 67%。George 等报道,经腹子宫切除术后有 35% 的患者出现发热。开腹子宫肌瘤剔除术后患病率为 35.7%~45%。PID 的主要感染途径如图 3-6-2 所示。

(二)临床表现

1. 主要症状

(1)下腹痛:发生率约为 94%,疼痛位于下腹部或盆腔,为持续性隐痛,多为双侧,活动或性交后加

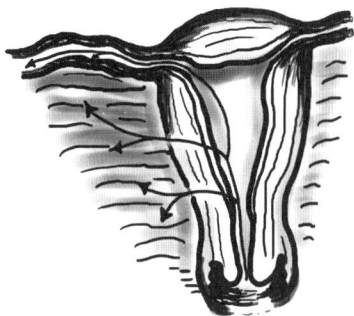

图 3-6-2　盆腔炎性疾病感染途径

重,呈亚急性发展超过 48~72 小时。目前临床上最常用视觉模拟评分法(visual analogue scale,VAS)。VAS 具体操作时使用一长约 10cm 的游动标尺,标尺左端为 0 分,表示没有疼痛,标尺右端为 10 分,表示无法忍受的最剧烈的疼痛。让患者在标尺上标出能代表自己疼痛程度的位置,医生根据患者标出的位置对其作出评分。VAS 评分 1~3 分为轻度疼痛,4~6 分为中度疼痛,7~10 分为重度疼痛。

(2)阴道分泌物增多:发生率约为 55%,可表现为黏液脓性分泌物。

(3)发热或寒战:发生率约为 40%,急性子宫内膜炎患者可表现为轻度发热。若病情严重可有寒战、高热、头痛、恶心、呕吐。

2. 次要症状

(1)腰骶部胀痛和坠痛。

(2)腹膜炎时,出现消化系统症状如食欲缺乏、恶心、呕吐、腹胀、腹泻等。

(3)脓肿形成,可有下腹包块和局部压迫刺激症状;包块位于子宫后方可有直肠刺激症状;若在腹膜外可致腹泻、里急后重感和排便困难。

(4)包块位于子宫前方可出现膀胱刺激症状,如排尿困难、尿频,若引起膀胱肌炎还可有尿痛等。

(5)若有输卵管炎的症状和体征,同时有右上腹疼痛者,应怀疑有肝周围炎。

(6)不孕:由于输卵管炎症可使输卵管阻塞而造成不孕,多为继发不孕。

3. 体征

(1)全身检查:主要表现为发热,发生子宫或盆腔感染时,发热前常有寒战,体温可呈持续高温不退,也可以呈弛张热型。

(2)腹部检查:下腹部有压痛、反跳痛及肌紧张,叩诊鼓音明显,肠鸣音减弱或消失。

(3)妇科检查:阴道内可见脓性臭味分泌物;宫颈充血、水肿,将宫颈表面分泌物拭净,若见脓性分

泌物从宫颈门流出,说明宫颈管黏膜或宫腔有急性炎症。阴道后穹窿触痛明显,需注意是否饱满;宫颈举痛;宫体稍大,有压痛,活动受限;子宫多为后倾,活动性受限,甚至完全固定;子宫两侧压痛明显,若为单纯输卵管炎,可触及增粗的输卵管,压痛明显;若为输卵管积脓或输卵管卵巢脓肿,可触及包块且压痛明显,不活动;如合并盆腔结缔组织炎则可扪及宫旁一侧或两侧片状增厚,或两侧子宫骶韧带增厚、压痛明显。

此外,应注意妇科检查发现宫颈有炎症表现,同时伴有黏液脓性分泌物,支持 PID 的诊断,但没有这些表现也不能除外 PID。检查宫颈摇摆痛动作要轻柔,对于没有 PID 的女性,过分或过快地侧向移动宫颈同样可以引起疼痛,而 PID 患者则是由于发炎的盆腔结构受到牵拉的结果,包括输卵管、阔韧带及其包含组织,轻柔而局限地侧向移动宫颈(2~3cm)足以引起宫颈摇摆痛。附件区压痛时可以影响对附件的完整检查,如果因为压痛使检查不满意或检查时触及包块,应该进行盆腔超声检查。

(三)诊断

对于妇科手术后出现发热的患者,应首先除外盆腔炎性疾病存在的可能性,进行下列检查以明确诊断。

1. 宫颈或阴道分泌物培养　应常规行淋病奈瑟菌和沙眼衣原体培养。

2. 宫颈或阴道分泌物涂片　生理盐水涂片可见大量白细胞。

3. 实验室检查　白细胞总数(20~25)×10⁹/L,中性粒细胞百分比 0.8~0.85,核左移,提示炎性病灶没有完全被包围隔离或有毒素被吸收,有脓性或其他炎性液体存在;白细胞总数继续升高则为化脓、脓肿形成;如白细胞总数降至(10~15)×10⁹/L,一般无脓肿形成,即使有脓肿也缺乏活力。红细胞沉降率(erythrocyte sedimentation rate,ESR)加快,常>30~40mm/h(正常成年女性为 0~20mm/h);C 反应蛋白升高(正常值≤8mg/L);降钙素原升高(参考区间 0~20ng/ml)。

4. 病变部位穿刺液或引流液细菌培养　对于妇科手术后盆腔感染患者,应寻找病原体,确定感染部位,可行多次血培养及病变部位细菌培养,但应注意脓液多为脓细胞、坏死组织,故细菌培养多为阴性,临床标本取样应在病变部位去除脓液后,以生理盐水擦洗局部,选取新鲜组织附近的脓液或组织送检进行培养。

5. 超声检查

(1)子宫体炎:子宫均匀增大、肥厚,肌层回声普遍减低,浆膜面界限模糊;若宫腔线分离,内见无回声或低回声结构,则提示有宫腔积液或积脓存在;有肌壁间脓肿形成时,肌壁回声不均,出现散在的低回声区。彩超显示子宫肌层内血流丰富,程度不一,可呈弥漫性充血或局灶性血流丰富区,频谱多普勒可记录到较高阻力型动脉频谱。

(2)输卵管卵巢炎:早期仅见输卵管轻度增粗、肿大,卵巢饱满,回声衰减。出现输卵管积水时,可在宫角一侧或双侧显示腊肠形或椭圆形无回声区,壁较厚;出现输卵管积脓或输卵管卵巢脓肿时,可见厚壁、多分隔的包块,液性区下部有分层的沉积物或碎屑。卵巢脓肿常为圆形或椭圆形,囊壁较厚,其边缘隐约可见少许卵巢结构,但常失去正常回声影像;输卵管脓肿则为长形、腊肠状或管道状弯曲,囊壁厚度较均匀,脓肿内部因含较多的脱落细胞和脓细胞,回声常为不均质低回声或云雾状回声。

(3)盆腔内脓肿形成或盆腔积脓:渗出的脓液积聚在宫旁或直肠窝,子宫卵巢边界不清,子宫浆膜面增厚,回声减低,宫旁或直肠窝出现形态不规则的低回声区,内为密度不均的云雾状回声,因粘连严重,脓肿局限时可探及包膜或分隔,呈分房状,与输卵管卵巢积脓不易区别,需经阴道探头仔细扫查,若在低回声区内可辨认出卵巢结构则对诊断有帮助。脓肿广泛时无包膜回声,弥漫分布于盆腔甚至腹腔内,呈不规则形或多角形,包绕子宫附件。

(4)输卵管积水:表现为子宫一侧或后方的囊性肿块,呈腊肠状或弯曲的肠管状,边界清,内为液性暗区,暗区内调大增益后有时可见稀疏光点,肿块一侧常可见到正常卵巢声像。彩超提示肿块内部无血流,周边偶见点状血流信号。

(5)盆腔积液:液体积聚在直肠子宫陷凹,也可在一侧宫旁,表现为宫旁或子宫后方液性暗区呈不规则形或多角形,液性暗区包绕卵巢,有时可见输卵管漂浮在暗区内。彩超多无异常,可见盆腔血管扩张。

6. CT 和 MRI 表现

(1)子宫体炎:CT 诊断无特异性,仅表现为子宫增大。MRI 的 T_2WI 上子宫增大,肌层组织水肿而呈高信号,子宫各层结构模糊不清;子宫内膜不清晰或消失,子宫本身的组织炎症与子宫周围组织炎症融合成一片,无法分辨界限。

(2)输卵管炎症:CT 提示管状结构,壁厚,管内水样密度,有脓液或出血时密度可增高。MRI 的 T_2WI 上见管状结构呈高信号,不伴脓液或出血时 T_1WI 呈低或等信号,伴有脓液或出血时,呈高或中等信号;增强扫描时增厚的管壁强化,且管样结构与子宫角相连。

(3)盆腔感染性病灶因炎症、水肿改变,在 T_2WI 上呈稍高信号,因与周围脂肪组织混杂,病变不易显示清楚,此时采用脂肪抑制法,病变周围脂肪被抑制,病变可清楚地显示出来;增强造影示子宫肌层及盆腔壁广泛增强。

7. 腹腔镜检查 是进行形态学诊断的一种安全方法,可直接从输卵管、直肠子宫陷凹和腹腔内取标本进行细菌培养和药敏试验,迄今被认为是诊断 PID 的"金标准"(见文末彩图 3-6-3)。腹腔镜常用于诊断病情不明确的患者,特别是考虑需要手术干预的患者。

8. 子宫内膜活检 组织病理学证实子宫内膜炎。此法既有高灵敏度(70%~89%),又有高特异度(67%~89%),提示其可作为一种能代替腹腔镜的、创伤更小的方法来明确 PID 的临床诊断。缺点是发病 2~3 日内不能检出结果,因此临床应用价值受限。

(四)治疗

PID 治疗的目的是消除 PID 的症状和体征,防止后遗症的发生。妇科手术后发生的盆腔感染应以抗感染药物治疗为主,必要时手术治疗(详见本章第五节)。

(五)预防

详见本章第五节。

二、盆腔粘连

(一)原因

针对 CPP 所做的腹腔镜检查中,盆腔粘连是最常见的器质性病变。盆腔手术后 50%~80% 的女性发生盆腔粘连(见文末彩图 3-6-4)。开腹子宫切除术是引起盆腔粘连的最常见术式。妇产科手术占手术后粘连性肠梗阻的 30.3%。远期后遗症包括性生活不适、慢性盆腔疼痛和不孕。

粘连可发生在腹腔内的任何部位。粘连可分为薄膜样(薄,无血管)、血管样(薄,但有血管经过)和浓厚的(厚、纤维性,通常有血管,但不易看到)。疼痛和触痛的部位与粘连的部位相关。粘连限制器官移动的程度亦应评估。应注意,不是所有的粘连都是造成 CPP 的元凶,一般而言,膜性粘连与 CPP 无关,而致密的粘连造成解剖扭曲和脏器功能破坏,则极可能是盆腔疼痛的原因。

盆腔粘连是导致 CPP 的重要原因。据报道,在 100 个 CPP 女性中有 50 个曾做过绝育手术。在 CPP 女性患者中有 38% 存在因生殖器官疾病所致的盆腔粘连,而无症状人群中则有 15% 存在粘连。此外,13% 的 CPP 女性有肠或肝粘连,而在无疼痛的女性中仅有 2% 存在粘连。这些数据证明,粘连和疼痛有关。盆腔粘连引起疼痛的机制很多,如粘连形成的瘢痕挛缩和纤维化使组织之间形成束带,在运动、站立和排便时对组织和器官的牵拉或扭转而导致疼痛;极度后屈、固定的子宫和卵巢束带状粘连,子宫骶韧带瘢痕粘连可致性交痛;由于粘连的形成和瘢痕的挛缩可使肠管被固定,当排便或便秘时由于牵拉作用而导致疼痛;粘连牵拉固定的直肠引起腹部的绞痛等。

(二)临床表现

1. 下腹疼痛 多于术后 3~6 个月发生,与活动有关,如跑步、翻身、性交及肠蠕动功能增强时出现腹部牵拉样痛或撕扯样疼痛,当活动停止后疼痛可随之慢慢缓解。

2. 性交痛 阴道残端与周围组织粘连时可有性交不适。

3. 抑郁状态 由于患者长期感受疼痛,精神压抑,对周围事物淡漠、悲观失望、失眠倦怠。

4. 肠梗阻 因粘连引起的急腹症很少见,但在妇产科的各类手术中,0.3% 附件良性病变术后、2%~3% 子宫切除术后、5% 广泛性子宫切除术后患者会出现肠梗阻。

5. 不孕 输卵管伞端粘连、梗阻可致不孕。

(三)诊断

目前,非手术方法诊断粘连在很大程度上是不成功的。Stovall 等研究了 273 名因盆腔疼痛及其他原因而行腹腔镜检查的患者,发现用物理检查来诊断粘连并定位是很困难的。Marouli 等通过研究在 28 个无生育力患者和 10 个 CPP 患者的子宫和输卵管滴渗生理盐水后进行生殖系统造影,发现此方法对探明低位骨盆内的粘连的灵敏度达 100%,但没有精确预测卵巢周围粘连。此外,标准阴道超声检查中,如发现卵巢相对于周围结构的可动性就意味着不存在卵巢周围粘连。Steege 在一项研究中尝试对比标准阴道超声、微型腹腔镜检查以及与低位盆腔内有 150ml 液体的经阴道超声检查,发现

有或无液体媒介对照物的阴道超声的价值均低于微型腹腔镜或标准腹腔镜检查。因此,发现粘连的最好方法是手术探查,通常用腹腔镜检查。而开腹手术可能导致更大危险的粘连再形成。目前,非手术方法诊断主要依靠手术史、症状、体征、阴道超声检查及生殖系统造影。盆腔粘连诊断的最好方法是手术探查,通常用腹腔镜检查,必要时剖腹探查。但剖腹探查术可能导致再次形成更多的粘连。腹腔镜作为微创的直视诊断工具,被妇科学家视为用于评估 CPP 不可或缺的重要手段。

如果粘连造成正常解剖结构扭曲或特别致密,MRI 可以识别。注射钆(gadolinium)后,这些粘连表现为腹膜的不规则区域性强化。T_2WI 上由于存在小范围低信号的纤维化区域,使子宫和直肠子宫陷凹的相对面变得模糊不清。在进行腹腔镜检查前,患者应做妊娠、感染和出血性疾病的评估。术前描绘出疼痛的部位,有助于在检查中发现这些部位和定位粘连。

检查中患者的体位取决于诊断目的和解剖结构。女性最常用的体位是膀胱截石位,髋关节外展但不用屈曲。开始时,将患者置于水平位进行腹腔镜检查,包括腹膜腔壁、横膈表面、肝脏、胃、胆囊、大肠、阑尾和小肠。然后,置于头低脚高位(Trendelenburg position),肠向头侧移动,然后检查盆腔组织。

粘连可发生在腹腔内的任何部位。粘连的评估包括肝周 - 膈下区、网膜、结肠旁沟、直肠、乙状结肠、附件和子宫表面等。腹腔镜下还可以对输卵管、卵巢的粘连情况进行定量分级,从而为患者术后妊娠的预后及治疗提供依据。

目前有多种盆腔粘连的评分方法,但均不全面。

1. 1994 年加拿大粘连评分组(Adhesion Scoring Group)提出的一套较为准确的盆腹腔粘连评分系统,将 23 个独立的腹腔位点和 13 个盆腔位点的粘连情况纳入评分系统中,将粘连的程度分为:①无粘连;②疏松粘连和 / 或无血管性粘连;③致密和 / 或血管性粘连;④非常致密、无组织界面的粘连。粘连范围分为:①无粘连;②粘连面积>0~25%;③粘连面积>25%~50%;④粘连面积>50%。输卵管最低功能评分系统(least function scoring system,LF)则反映的是输卵管的功能状态,主要评分指标为输卵管伞端结构、输卵管活动度、输卵管粘连程度和通畅程度,评分标准(单侧):①功能正常:输

卵管活动不受限、无粘连，伞端结构正常、输卵管通畅（4分）；②轻度功能受损：指伞端结构正常，轻微、可分离的粘连，输卵管通畅或加压后通畅（3分）；③中度功能受损：指分离粘连后可见正常结构的伞端，粘连重，可分离，输卵管通畅或加压后通畅（2分）；④重度功能受损：指伞端结构消失，粘连重，输卵管不通但成形术或造口术后通畅（1分）；⑤功能丧失：指输卵管不通（0分）。

2. 2007年北京协和医院孙爱军等根据术中检查盆腔的粘连致密程度、范围、有无直肠子宫陷凹封闭、双侧卵巢输卵管是否与周围组织粘连、输卵管是否闭锁等进行详细描述并评分量化，根据评分分组致密程度：①疏松粘连为1分，中度为2分，重度为3分；②粘连范围2~6cm为1分，6~10cm为2分，>10cm为3分；③直肠子宫陷凹无封闭为0分，部分封闭为1分，完全封闭为2分；④卵巢无粘连为0分，单侧粘连为1分，双侧粘连为2分；⑤输卵管无粘连为0分，单侧粘连为1分，双侧粘连为2分；⑥输卵管无闭锁为0分，单侧闭锁为1分，双侧闭锁为2分。各项指标评分相加，总分2~5分为轻度粘连组，6~9分为中度粘连组，10~14分为重度粘连组。

3. 2009年山西医科大学第二医院郝敏等结合上述两种评分标准，根据术中检查盆腔的粘连范围、粘连程度、直肠子宫陷凹封闭情况、双侧输卵管或卵巢与周围组织的粘连情况以及输卵管是否闭锁等进行详细描述并评分量化。①粘连范围：粘连面积<25%为1分；粘连面积25%~50%为2分；粘连面积>50%为3分。②粘连程度：疏松粘连和/或无血管性粘连为1分；致密和/或血管性粘连为2分；非常致密、无组织界面的粘连为3分。③直肠子宫陷凹封闭情况：无封闭为0分；部分封闭为1分；完全封闭为2分。④卵巢粘连：无粘连为0分；单侧粘连为1分；双侧粘连为2分。⑤输卵管粘连：无粘连为0分；单侧粘连为1分；双侧粘连为2分。⑥输卵管闭锁：无闭锁为0分；单侧闭锁为1分；双侧闭锁为2分。各项指标评分相加，总分0~1分为无粘连，总分2~5分为轻度粘连，6~9分为中度粘连，10~14分为重度粘连。

（四）治疗

1. 非手术治疗

（1）镇静：镇静药可减轻患者神经系统对刺激信号的敏感性，降低疼痛程度。常用药物：地西泮2.5mg/次，口服，每日3次。

（2）镇痛：可使疼痛暂时缓解。①盐酸曲马多：口服或肌内注射每次50~100mg，8小时后可重复使用，每天最高剂量不超过400mg。盐酸曲马多作用时间长，不良反应小，在肝脏代谢，由肾脏排泄，肝肾功能不全者慎用。②双氯芬酸钾：具有止痛、抗炎作用。起效快、镇痛快，能迅速缓解自发性疼痛即运动性疼痛，并能减轻炎性水肿和创伤性水肿，不良反应有恶心、呕吐、头晕、皮疹和转氨酶升高等。双氯芬酸钾每次25~50mg，口服，每日3~4次。

2. 手术治疗 粘连松解术是治疗慢性盆腔痛的一种有效方法，可在直视下用电凝、电切、激光及氩气等方法分离粘连，绝大多数粘连能成功分离。但该手术的治疗效果仍有争议。Steege报道，轻、中度粘连分离后对慢性盆腔痛的缓解不明显，只有某些重度粘连尤其是肠管粘连分离后疼痛缓解明显。Schietroma报道了41例盆腔粘连松解术后病例，有59.4%腹痛消失，24.3%明显缓解，16.2%症状无改善，说明腹腔镜粘连松解术能使80%以上的慢性盆腔痛症状消失或缓解。

腹腔镜分离粘连时应注意：①腹腔镜穿刺点应尽量避免可疑粘连部位，对有多次手术史或疑有广泛粘连的患者可行开放式腹腔镜检查和手术。②粘连松解的过程要从易到难，最好首先切除中线的粘连组织。③夹取的组织应最少。理论上夹取的组织应限定在粘连组织或要切除的组织。④薄的粘连组织可用钝性分离，但也可用电刀、激光或可调的手术刀行锐性分离。可用锋利的保险刀片解剖薄的粘连组织，特别是卵巢表面、输卵管和肠管，这样可尽量减少组织损伤，并且比电刀和二氧化碳激光更少引起组织反应。⑤致密的粘连分离时一定要注意周围的解剖关系，如血管和重要脏器的走行、变异等，最好分层分离，避免损伤、出血。⑥广泛性盆腹腔粘连分离术后，宜采取预防再粘连的措施。⑦将卵巢从盆壁上解剖下来时，不能遗留卵巢组织，以避免发生卵巢残留并发症。当粘连严重并且卵巢与腹膜层面消失时，应考虑腹膜后解剖。卵巢应与相连的腹膜一起移出盆腔，随后将腹膜从卵巢表面移走。⑧从侧壁进行直肠、乙状结肠的粘连松解，需要确定腹膜侧壁与乙状结肠浆膜的连接部。直肠、乙状结肠可以被牵引，通常将粘连从头到尾充分地松解。

（五）预防

预防粘连形成的原则是干扰或阻断粘连形成

的环节,防止过多的纤维蛋白沉积,促进纤维蛋白溶解。

1. 了解盆腔粘连形成的机制 盆腔粘连的形成与腹膜纤维蛋白沉积和纤维蛋白溶解能力之间的不平衡有关。在手术过程中,腹膜对热、电、激光、缺氧及挤压等刺激十分敏感而发生炎症反应,多形核细胞、淋巴细胞、单核巨噬细胞等趋化至炎症部位,在基质中产生前列腺素、花生四烯酸、组织因子、黏附分子等,从而提高血管通透性,形成富含纤维蛋白的渗液,同时募集更多的巨噬细胞、成纤维细胞至炎症部位。一般情况下,当纤维蛋白沉着后,纤维蛋白溶酶可使纤维蛋白溶解,损伤愈合,不形成粘连。当局部缺血、组织损伤抑制局部纤溶系统时,巨噬细胞和间皮细胞合成纤溶酶原激活抑制剂增多,间接导致纤溶活性下降,纤维蛋白沉积物的去除减少。因此,纤维蛋白过度沉积超过了巨噬细胞的清除能力,且伴随血管肉芽组织增生,使胶原蛋白和弹性蛋白沉积于损伤部位的纤维粘连蛋白聚糖网架中,导致粘连形成。

在手术过程中,盆腔脏器的创面接触手术帽、手术衣、纱布或口罩上脱落的纤维或手套上附着的滑石粉,会引起异物和炎症反应,造成过多的纤维蛋白沉积。另外,手术缝线也能引起不同程度的异物反应。此外,手术过程中腹膜的剥离、缝合等多种操作所引起的机械性和热损伤均能导致组织缺血,从而抑制纤维蛋白溶解酶原激活剂的活性,使纤维蛋白溶解能力降低,亦能引起粘连的形成。

2. 正确的手术技巧

(1)在进行经腹手术时,应注意动作轻柔,尽量减少创伤,减少出血,避免器官与血液的过多接触。

(2)术野保持湿润,在手术过程中不要使用干纱布,以避免浆膜剥脱。应保持腹腔内脏器的湿润,及时去除积血。如电灼尚不足以止血,应采用传统的缝合止血,及时止血。

(3)术中尽量应用可吸收缝线,减少异物残留。

(4)对于有生育要求的女性,进行盆腔手术时要应用显微外科术,以减少术后的粘连形成。

(5)彻底切除全部病变组织,特别是子宫内膜异位组织;必须切除广泛增厚的粘连组织。

(6)术毕彻底冲洗盆腹腔积血和残存组织。

(7)尽量缩短手术时间。

(8)始终执行微创理念:由于腹腔镜手术较开腹手术有减少手术创伤的优势,如更轻柔处理组织、精细止血、持续冲洗、显微操作、术野清晰等,建议子宫切除术尽量以腹腔镜或经阴道手术取代开腹手术。

3. 药物预防粘连 药物辅助治疗的目的是干预粘连形成的一个或多个环节,其作用在于减少纤维蛋白的渗出,促进纤维蛋白的溶解,限制局部的炎症反应,抑制成纤维细胞的增殖,或在愈合过程中防止损伤部位生理性黏合。包括抑制渗出和降低炎症反应的药物如甾体抗炎药(如类固醇)、非甾体抗炎药(如布洛芬等),促进纤溶活性的药物如重组的组织型纤溶酶原激活剂、链激酶等,以及抑制纤维蛋白凝固的药物如肝素钠等。

(1)甾体抗炎药:最早使用的药物是用于全身或腹膜内的类固醇,能降低血管通透性,减少细胞因子和趋化因子的释放,从而减轻炎症反应和粘连的形成。然而,其在防止粘连形成的同时使伤口抵抗力降低,妨碍伤口生理愈合过程,这是因为愈合过程与粘连形成过程十分相似,后者多为前者的一种"夸大"和"不平衡"的形式。Metwally 等的系统评价认为,目前尚无足够证据证明类固醇能有效改善术后粘连的形成。

(2)非甾体抗炎药:通过抑制前列腺素的合成,非甾体抗炎药能降低血管通透性、减少纤维蛋白溶酶抑制剂的产生以及阻止血小板的过度凝集。长期使用这类药物如羟保泰松等,有助于预防粘连。Montz 等证实了在猪的剖腹术模型中,一个非常有效的预防粘连方法,即在切开前 45 分钟使用酮咯酸氨丁三醇 4mg/kg,并且在术后每 8 小时肌内注射 1 次,2mg/kg,共 3 天。同样,在兔模型中发现,秋水仙素防止术后粘连比抗生素更有效。Golan 等发现,在鼠类模型中腹膜内滴注前列腺素 E 会增加粘连,而预防性使用阿司匹林能减少粘连形成。

(3)抗凝剂:肝素能通过加强巨噬细胞活性,促进纤维蛋白溶解作用,促进从纤溶酶原和组织纤溶酶原催化剂到纤溶酶的转化。将用肝素钠浸泡的氧化纤维素用到手术损伤的子宫角部,在此之前使用或不使用凝血酶原。研究表明,出血将使氧化纤维素失去屏障作用,提前使用凝血酶原获得了良好的止血效果,从而保护了氧化纤维素的有效作用,防止粘连的形成。此外,使用大剂量肝素灌洗腹腔,能减少腹腔内粘连形成,但也可能造成伤口愈合延缓和出血。链激酶和尿激酶等纤溶剂可减少纤维蛋白的沉积而防止粘连的形成,但可能引起出血。

4. 屏障方法 应用屏障制剂的目的在于构

建无反应性和易于吸收的生理性屏障，并抑制成纤维细胞生长，减少胶原纤维的合成，促进间皮细胞生长，促进伤口愈合，从而防止炎性组织的黏合和粘连的形成。屏障制剂包括固体屏障制剂和液体屏障制剂，前者如氧化再生纤维素（oxidized regenerated cellulose，ORC）、多聚四氟乙烯（polytetrafluroethylene，PTFE）等；后者如透明质酸钠凝胶、几丁糖凝胶等。

（1）固体屏障制剂

1）ORC膜：手术中将其切成所需的形状并且用几毫升晶体液浸湿后，置于组织上以促进附着，不需要缝合；应用于腹膜创口表面时，8小时内可变成胶状物，于组织表面形成一道屏障。多项试验表明，ORC能降低术后盆腔粘连的发生率、粘连的范围及其严重程度。

ORC膜作为一种可吸收材料具有一定优势，并且在是否将其放到了适当位置或去除的问题上不需要特殊考虑。但当活化的巨噬细胞吸收ORC膜时，ORC膜可以减少严重类型的粘连，但是ORC膜再吸收所引起的炎症反应可能造成吸收部位的轻度粘连。

本品可留置体内，2~7日内逐渐被组织吸收，约6周可全部被吸收。一般情况下，纤维素从体腔部位吸收时并不发生细胞反应或纤维变性。

本品虽未证实对胎儿有致畸的潜在危险，但孕妇仍应慎用。用前检查是否干燥，受潮会影响止血效果。本品不能与凝血酶合用，因其酸性会使凝血酶失活。亦不应于使用本品前，用硝酸银或其他腐蚀性化学制剂。

2）PTFE膜：是0.1mm厚的组织类似结构，小孔隙（≤1μm）能阻止细胞渗入，无异物反应性、无毒性的合成纤维，能抑制细胞的迁移和组织的黏附、抗血栓形成。动物和临床研究证实，PTFE膜能显著减少粘连的形成和再形成，防粘连作用比氧化-再生性纤维素优越。

其主要缺陷是需附着在腹膜表面且不能被吸收，需永久放置或行手术取出。应至少将其边缘1cm用至少一个不可吸收线固定或用几个额外稳固的缝合来覆盖所需要的区域。PTFE膜一般需要在二次腹腔镜检查中去除，能否永久植入且是否放置到正常部位上尚不确定。应注意PTFE膜不能在感染或污染条件下使用。

（2）液体屏障制剂

1）透明质酸（hyaluronic acid，HA）：是一种组成细胞外矩阵蛋白、黏性体液和关节滑液的天然成分，可形成水溶液覆盖于腹膜表面形成屏障。HA能调节巨噬细胞、淋巴细胞、多形核白细胞及中性粒细胞功能，并且可与羧甲基纤维素（carboxymethyl cellulose，CMC）结合形成防粘连薄膜，进而增强其抗粘连作用。

2）几丁糖凝胶：化学名称为N-乙酰氨基葡萄糖多聚体，其防粘连机制有：①作为机械屏障覆盖在受损伤的腹膜表面，有润滑和生物屏障作用；②广谱的抑菌作用，对金黄色葡萄球菌、皮表葡萄球菌、大肠埃希菌、铜绿假单胞菌、白念珠菌等均有抑制作用，特别对革兰氏阳性菌效果显著；③选择性抑制成纤维细胞的生长，促进人表皮角化细胞和血管内皮细胞的再生，从而促进组织生理性修复，抑制瘢痕形成；④有局部止血作用，抑制血纤维蛋白束形成，从而减少因血肿机化而造成的组织粘连等，达到防粘连作用。使用方法为术中创面涂布。其生理相容性好，几乎无副作用。

5. 中药治疗　动物实验表明，术后服用赤芍、丹皮和当归合剂的大鼠，无论粘连构成比、粘连范围、粘连程度、粘连部位的减少均优于对照组。章建朝等通过临床对照研究发现，在腹腔镜复孕术后辅以中药灌肠治疗，治疗组术后复孕率较对照组升高，差异具有统计学意义；而张巧玉等通过病例回顾分析认为，在腹腔镜术后辅以中药外敷，术后妊娠率仍低，但对缓解或消除盆腔炎性疾病的症状是安全、有效的。但术者均未对术后再次粘连形成情况作出评价。

6. 盆腔理疗　盆腔理疗通过温热或内生热效应进入盆腔组织，促进局部血液循环，改善局部新陈代谢，提高组织再生能力，增加吞噬细胞的吞噬作用，以利炎症的吸收和消退。包括激光、超短波、音频、微波等。国内有较多文献报道，对术后患者采用超短波并辅以音频或中频、微波等治疗，能有效缓解患者腹痛、腰骶酸痛、月经失调、子宫和附件增厚、压痛等症状和体征。

三、术后子宫内膜异位症复发

子宫内膜异位症（endometriosis，EMT）是中青年女性的常见病、多发病，近年来发病率上升。虽然EMT是良性疾病，但因其病变广泛、形态多样、极具侵袭和复发性，具有恶变潜能，使临床诊疗时常陷入困顿，成为难治之症，严重影响女性的健康和生活质量。复发性盆腔子宫内膜异位症

（recurrent pelvic endometriosis，RPEM）是指盆腔子宫内膜异位症患者经成功的手术或规范的药物治疗后，症状缓解、体征消失，但经历一段时间（约3个月后），再次出现临床症状，其程度达到治疗前水平或加重；或再次出现EMT病灶，大多为残留病灶重新生长，也可能为新发病灶。EMT复发可以是体征的复发，如卵巢子宫内膜异位囊肿复发、深部EMT病灶的再次出现或疼痛的复发。EMT年复发率约为5%~20%，5年累计复发率可高达40%，术后2年的疼痛复发率可达75%。重新出现的慢性和周期性腹痛、性交痛的女性中，约89.7%腹腔镜下可见异位灶证据。

（一）原因

EMT是雌激素依赖性疾病，复发与血清雌激素水平增加呈正相关。通过动物实验，子宫内膜细胞可以在其种植部位继续存活，甚至在形态学上完全消退后依然存活。卵巢激素是导致内膜异位种植再生长的主要因素，但并非唯一因素。手术的彻底性对于EMT的复发至关重要。开腹手术只能去除肉眼能辨认的病灶，对腹膜后、镜下微小病灶、无色素改变、侵袭较深的病灶无法切除。

EMT复发与以下因素有关。

1. 卵巢子宫内膜异位囊肿　EMT手术成功的关键在于手术的彻底性，术中的残存病灶是复发的潜在危险因素，囊肿直径越大，手术完全剥离的概率就越低，卵巢内残存病灶的可能性就越大，因而复发的概率也就越高。

2. 后穹窿结节　后穹窿有触痛结节为直肠阴道隔型，手术清除难度增加，手术操作困难，尤其是直肠表面病灶，复发率高。

3. 既往有EMT手术史　术后复发的风险将增加，提示在临床工作中要慎重选择术后复发病例的再治疗方法。有生育要求的年轻女性应避免再次手术，但年龄较大或病情严重的复发患者，为防止复发，行全子宫加双侧附件切除是值得考虑的。

4. EMT病变位置　有研究认为，左侧卵巢发生病变者多于右侧，治疗后也易复发，妊娠率也较低，可能与双侧盆腔血管结构不同和左侧盆腔有乙状结肠，因而更易发生组织粘连有关。同时，由于双侧盆腔存在上述不同，使得自左侧输卵管逆流入腹腔的内膜碎片不易随腹腔液进行循环而分散，容易聚集在局部而引起病变。有研究发现，双侧卵巢病变也易复发，这可由双侧盆腔发生病变引起，多表明病变发生了进展，已由一侧发展到双侧；也可

能因双侧病变多为直肠阴道隔型，而该型病变切除不易彻底，手术有一定困难。当然，也不排除直肠阴道隔型病变易被盆腔检查发现，因而更易被诊断为复发。

5. 术后枸橼酸氯米芬治疗　EMT为雌激素依赖性疾病，而枸橼酸氯米芬为抗雌激素药物。但李华军的研究结果发现，术后应用枸橼酸氯米芬促排卵治疗2个疗程以上，可促使EMT复发，其原因不详。现在对有生育要求的EMT患者多主张术后积极促排卵助孕，循证医学证据也支持枸橼酸氯米芬的应用。但治疗过程中，应密切观察EMT的复发情况。

6. 术后r-AFS评分　术后r-AFS评分反映手术的彻底性，不彻底的手术必然留下更多的活性病灶和更多的致病因子，使机体不容易将残留的病灶清除，因而更易复发。因此，对EMT的保守性手术，在不损伤正常脏器的前提下，应该更彻底地清除病灶，而不要过多地依靠术后辅助性药物治疗，因为术后药物治疗对复发的预防作用目前尚不确定。

7. 癌抗原12-5（cancer antigen 12-5，CA12-5）值　Ozaksit等随访了66例经腹腔镜证实为EMT患者的血清CA12-5水平，认为CA12-5作为治疗过程中的监测指标是有价值的，但作为复发的预测指标则临床价值较低。

（二）临床表现

1. 症状

（1）下腹痛和痛经：疼痛是EMT（包括EMT复发）患者的主要症状，原因是异位病灶受周期性卵巢激素影响而出现类似月经期的变化，特点是痛经。继发性、进行性加重的痛经是EMT的典型症状。疼痛多位于下腹、腰骶部及盆腔中部，有时可放射至会阴部、肛门及大腿，常于月经来潮时出现，并持续整个经期。疼痛的有无和严重程度，一般不取决于病灶大小，而与病灶的部位有一定关系。

（2）性交痛：位于直肠子宫陷凹、阴道后穹窿或会阴侧切伤口的异位病灶均可引起性交不适或性交痛，以致患者拒绝性生活。性交痛常于经期前较为明显，多位于阴道深部。触动子宫颈使其移动，可刺激充血的盆腔腹膜是引起性交痛的主要原因。病灶位于子宫骶韧带的EMT患者，由于子宫骶韧带处有骶神经通过，故性交痛极为剧烈。

（3）排便痛：与上述原因相同，EMT病灶常在盆底、直肠子宫陷凹，直肠和乙状结肠也常受累，且

有粘连,排便时引起腹膜牵拉,故出现排便痛,久而久之,患者出现大便干结、便秘,也可出现便血现象。

(4)月经失调:常表现为经量增多或经期延长,少数为经前点滴出血。月经失调可能与卵巢组织被异位内膜组织破坏,盆腔局部粘连严重导致卵巢功能紊乱、无排卵,黄体功能不足有关。也可能与同时合并子宫腺肌病或子宫肌瘤有关。

(5)不孕:约有1/3不明原因的不孕患者经腹腔镜检查发现异位病灶,EMT患者不孕率高达40%左右,较正常女性15%的不孕率显著升高。

(6)其他特殊症状:盆腔外任何部位有异位内膜种植生长时均可在局部出现周期性疼痛、出血和肿块,并出现相应症状。

1)消化道EMT:盆腔外子宫内膜异位症最常见的部位是消化道,约占5%~15%。最常见于直肠和乙状结肠,根据病变浸润肠壁的深浅不同,临床表现也不同。位于肠道浆膜上的EMT,如病灶不大,几乎无肠道症状;大部分侵入肠道肌层,沿肌层上下蔓延,从数厘米到十几厘米不等,但多不穿破肠黏膜,常有肛门坠胀、下腹绞痛、腹泻、便秘等;少数侵犯肠腔者,则引起里急后重、便血;如病灶为较大包块,可发生肠梗阻,出现腹痛、恶心、呕吐、腹胀、便秘、腹泻、便血等临床表现。肠梗阻多为不完全性,完全性肠梗阻很少。

2)泌尿道EMT:泌尿系统发生EMT占盆腔外EMT的1%~2%,多累及膀胱,其次为输尿管。症状多不典型,常在经期出现尿痛和尿频;异位病灶侵及和/或压迫输尿管时,引起输尿管狭窄、阻塞,出现腰痛和血尿,甚至形成肾盂积水和继发性肾萎缩。

3)胸腔EMT:目前仅有100多例报道。常表现为与月经周期相关的气胸,少部分患者会出现胸痛、血胸及周期性咯血,咯血多是由于异位内膜由肺实质侵入支气管树引起,咯血于月经来潮时出现,持续时间长短不一,月经结束后消失。异位病灶的大小随月经周期的不同阶段而变化。发生于近胸膜部位的肺EMT累及胸膜时,会出现胸腔积液,从而引起胸闷、憋气、胸痛等症状及胸腔积液征。

4)手术瘢痕EMT:常在剖宫产或会阴侧切术后数月至数年出现周期性瘢痕处疼痛,在瘢痕深部扪及剧痛包块,随时间延长,包块逐渐增大,疼痛加剧。

2. 体征

(1)巨大的卵巢子宫内膜异位囊肿患者可在腹部扪及囊块,囊肿破裂出血可出现腹部压痛、反跳痛等腹膜刺激征。

(2)EMT病变发生在腹壁切口、脐部、宫颈、阴道后穹窿等表浅部位时,窥诊可在局部看到紫蓝色结节。体检可触及包块和触痛。

(3)盆腔EMT双合诊检查时可发现子宫后倾固定,直肠子宫陷凹、子宫骶韧带或子宫后壁下方可扪及触痛性结节,结节一般不大,小的如米粒,大的很少超过2cm,单发或多发,有时数个结节融合成团。一侧或双侧附件处触及囊实性包块,活动度差。

3. 辅助检查

(1)超声检查:超声检查为EMT复发常用的诊断手段,可发现盆腔检查未能扪及的包块。其声像学特征与初次EMT相同,表现为:①囊内均质光点,完全囊性,张力大,内含密集细弱光点;②单纯囊肿型,囊性、壁厚,与子宫粘连,囊内液清亮,仅见少许光点;③多囊型,囊性、壁厚,囊内见粗糙分隔带,内含密集或少量光点;④混合型,密集光点似实性,囊壁厚,无血流,囊实混杂,界限不清(见文末彩图3-6-5);⑤囊液分层型,混合性肿块,壁厚,囊内可见液平面,下方密集光点,上方清亮液体;⑥实性团块型:囊壁很厚,囊内密集点状回声似实性,彩超无血流信号。

需要注意的是,术后早期,卵巢处于康复阶段,约10%的患者超声可见暂时卵巢囊肿,故超声检查可疑有复发至少应观察3~6个月再予以治疗。EMT术后容易发生盆腔包裹性积液,或伴随包裹性积液,尤其是开腹手术更容易出现,经验不足时可能误诊为EMT复发。肛门直肠内镜超声检查(endoscopic ultrasonography examination,EUS)对直肠阴道隔EMT的诊断率达88%,对侵入消化道的EMT灵敏度和特异度达100%。因此,EUS对侵入消化道的EMT是最好的诊断技术手段。

(2)CT:可作为常规诊断的补充。子宫内膜异位囊肿CT检查可表现以下图像:①与子宫及邻近器官组织紧密相连的囊性病变,CT值在30~50HU,囊壁增强后有轻-中度强化;②特征性征象("卫星囊"征象),由于囊内反复出血,压力升高,囊壁出现裂隙,内容物渗出后再包裹,大囊外再形成子囊而形成"卫星囊"征象。囊内局灶性高密度灶,代表血凝块,液性部分不强化。

（3）MRI：对 EMT 诊断的准确度和特异度均较高，尤其对腹膜外病变，粘连下方和脏器的病变，如与腹腔镜联用，有互补作用。子宫内膜异位囊肿的 MRI 表现为：① T_1WI、T_2WI 均为高信号，反复出血，以红细胞为主要成分，血红蛋白使之产生高信号；② T_1WI、T_2WI 均为低信号，主要因囊肿血液凝固成血块所致；③ T_1WI 为高信号，T_2WI 为低信号，主要由囊内容物沉着部位不一致产生。

（4）CA12-5：是公认的辅助诊断 EMT 的非创伤性检查，然而在判断 EMT 复发方面的价值尚有争议，其灵敏度较差，仅为 14.8%。但有报道血清 CA12-5 值下降后又升高，CA12-5>35kU/L，可作为 EMT 复发的预测指标，但需除外恶变等其他疾病影响，CA12-5 测定可作为监测 EMT 疗效和诊断复发的标志物。

（5）腹腔镜检查：属于一种创伤性诊断方法，是诊断盆腔 EMT 和 EMT 复发的"金标准"，对一些微小结构及轻型无症状者也是唯一可靠的方法。

（三）诊断

EMT 复发的诊断标准：①术后症状缓解 3 个月后病变复发并加重；②术后盆腔阳性体征消失后又出现或加重至术前水平；③术后超声检查发现新的子宫内膜异位症病灶；④血清 CA12-5 下降后又升高，且除外其他疾病。符合上述②、③、④三项标准之一且伴或不伴有第①项标准者诊断为复发。20%~40% EMT 复发患者的症状和体征与初次诊断一致，27% EMT 复发患者无症状，可通过临床随诊和超声发现，必要时腹腔镜检查确诊。

（四）治疗

RPEM 的治疗原则与初治基本相同，治疗目的仍是清除种植病灶，延缓疾病的进展或复发，对希望妊娠者提高生育能力。治疗应根据患者的年龄、此次症状的严重程度、病变的范围、对生育有无要求和初次治疗情况而定，方案应个体化。疾病复发的再次治疗会影响患者生活质量，应考虑在内。

治疗方法包括手术和药物治疗。手术是清除 EMT 病灶的最好手段，但小病灶尤其是显微病灶常被遗漏。此外，腹膜后、深部病变、阴道穹窿病灶也易被遗漏。药物治疗不能消灭 EMT，只能抑制。有报道 EMT 短期激素治疗后，一些子宫内膜异位种植细胞仍保持其正常的超微结构而无退变现象。因此，鉴于 EMT 不容易治愈的特征，对于复发病例常需手术和药物联合治疗。

1. 药物治疗 EMT 复发最常见的是疼痛症状复发，对疼痛的治疗也是评价 EMT 复发最常用的终点指标。单纯药物治疗可减轻疼痛，对病情较轻且无生育要求者，有暂缓手术的功效；术前用药抑制卵巢功能，可减轻炎症反应和盆腔充血并软化粘连，提高手术的安全性和成功率。术后用药抑制卵巢功能，可阻止或减少异位内膜细胞的播种，延缓复发，预防残余病灶癌变。

EMT 疼痛的常用治疗药物包括：①一线用药：非甾体抗炎药或口服避孕药（oral contraceptive，OC）。OC 可周期或连续用药。②二线用药：孕激素、雄激素衍生物及促性腺激素释放激素激动剂（gonado-tropin-releasing hormone agonist，GnRHa），其中 GnRHa 加反向添加（add-back）治疗方案为首选，可有效控制长期用药的不良反应。如二线用药无效，应该考虑手术治疗。

2. 手术治疗 手术治疗为 EMT 的主要治疗方法，对于药物治疗无效、慢性盆腔痛未能缓解的 RPEM 患者，应采取手术治疗。可以单独手术治疗或手术联合药物治疗。在针对 EMT 引起的慢性盆腔痛进行腹腔镜手术的随机临床研究中发现，疼痛缓解率达 66%~80%。

（1）保守性手术：适用于年轻或需要保留生育功能者，手术范围为尽量去除肉眼可见的病灶和卵巢内囊肿，分离盆腔粘连，保留子宫和卵巢（双侧、一侧或部分卵巢），此方法可以保留生育功能，但术后 EMT 复发率高，且各种保守性手术的复发率不尽相同。手术方式包括切除腹膜病灶、切除深部浸润结节病灶、剔除卵巢异位囊肿以及分离粘连等。

（2）半根治性手术：适用于无生育要求但希望保留卵巢内分泌功能者，手术范围包括尽可能切除肉眼所见病灶，同时行子宫全切术，保留部分卵巢。子宫切除术后疼痛缓解达 80%，症状复发率为15%~30%，再次手术风险 5%~10%。

（3）根治性手术：适用于年龄较大、无生育要求、疼痛症状重、多种治疗无效的患者，手术范围包括全子宫切除＋双附件＋肉眼可见病灶清除术，复发率低，仅为 10%。双侧附件切除后一般可使患者的疼痛得到缓解，如术后未缓解说明双侧卵巢未完全彻底切除或残留病灶，但完全的双侧附件切除术后仍有 2%~5% 患者的疼痛症状复发。

（4）辅助性手术：适用于中线部位疼痛，药物治疗效果差，且希望保留生育能力者。神经阻断术包括腹腔镜下骶神经切除术（laparoscopic uterosacral nerve ablation，LUNA）和腹腔镜下骶前神经切除术

（laparoscopic presacral neurectomy, LPSN）。LUNA 和 LPSN 是改良的 Doyle 手术，对因附件病变引起的疼痛或因胃肠道、泌尿道病变所致的疼痛无效。盆腔有粘连、解剖关系异常者为此手术的禁忌证。

1）腹腔镜下骶神经切除术（LUNA）：由于子宫同时受交感神经和副交感神经的双重支配，而这些神经纤维通过子宫骶韧带进入宫旁，在宫颈的后侧方形成 Frabkenhanser 神经丛，故在理论上切除子宫骶韧带有助于缓解 EMT 引起的疼痛。一般于距宫颈端 1.5~2.0cm 处切除子宫骶韧带 1~2cm，同时切开两侧骶韧带之间的阴道后穹窿腹膜。LUNA 可明显减轻盆腔正中部位疼痛，缓解率可达 75%。

2）腹腔镜下骶前神经切除术（LPSN）：适用于严重盆腔正中疼痛的 EMT 患者，可以消除痛经，但不能促进生育或减少月经过多。可配合其他治疗盆腔正中疼痛的保守性手术。骶前神经为上腹下神经丛，是内脏刺激的传出纤维，进入中间下腹神经丛，经过腹主动脉的分支到骶骨岬前，然后分为左右两支进入下腹下神经。多数骶前神经切除术在 EMT 晚期剖腹手术时进行，但也可经腹腔镜施行。腹腔镜下施行此手术需要较高的手术技巧，并要求术者有腹膜后手术的经验，小心分离骶骨前间隙，避免损伤骶前静脉和输尿管。国外的循证医学研究表明，对盆腔正中疼痛者行骶前神经切除术疗效明显。

3. 手术联合药物治疗

（1）术前用药：对病变较重，估计手术难以彻底切除或手术有可能损伤重要器官者，术前可短暂用药 3 个月，以降低手术难度。

（2）术后用药：盆腔病变严重或不能彻底切除病灶时应术后追加药物治疗，具体用药疗程，可视症状程度应用 3~6 个月。目前的资料显示，单纯手术治疗后疼痛复发时间约为 1 年；术后仅使用 3 个月 GnRHa 并不能延缓 EMT 复发，术后使用 6 个月 GnRHa 能有效地推迟复发、缓解疼痛，并能降低再次进行手术的概率。

4. 其他治疗 EMT 是一种慢性复发性终身性疾病，需要进行长期综合治疗。

（1）要与患者沟通，让患者树立信心，保持乐观的情绪，调整饮食习惯，戒烟、戒酒，多吃维生素类，如维生素 E、维生素 B$_{12}$、樱草油和鱼油等，同时还需要体育锻炼以提高免疫功能。

（2）研究发现，治疗难治性盆腔会阴疼痛的下腹下神经、宫颈旁神经、阴部神经阻滞和经皮神经

刺激调节器，对缓解 EMT 疼痛也有一定疗效。

（3）心理社会支持治疗。

（五）预防

1. 初次手术的彻底性是减少 EMT 复发的关键。初次手术术中病灶切除不彻底是复发的主要原因，药物治疗不能补充或代替不满意的病灶切除术。

2. 初次手术术中应避免异位病灶种植。尽量减少子宫内膜异位囊肿破裂对腹盆腔的污染，要及时认真冲洗干净，并保护周围脏器。以免造成新的异位病灶。标本取出时要放置在标本袋中或经转换器取出，避免直接从穿刺孔中取出，否则会造成腹壁种植、穿刺孔种植。

3. 初次手术术中用药。张庆悦于术中应用无水乙醇处理创面，在预防复发方面取得了良好的效果。无水乙醇处理卵巢内膜异位囊肿剥出后的腔隙，可使细胞干枯萎缩，起固定作用，从而减少 EMT 的复发。此外，目前临床上已普遍采用的"抗黏附治疗"，是基于内膜细胞随经血逆流种植的理论采取的一种预防复发的有效方法。Beliard 等将有规律月经周期、无 EMT 女性的子宫内膜细胞与鼠的腹膜共同培养，其中一组加入 IL-6、TNF 等黏附因子，黏附性明显提高；另一组加入硫酸乙酰甘素（含高铁透明质酸盐，具有抗黏附作用）后，黏附减轻。

4. 术后规范化用药。对 EMT 合并广泛粘连、病灶较大、考虑未能彻底清除微小病灶者，术后用药物巩固治疗，可减灭残余病灶，推迟 EMT 复发。循证医学资料表明，保守性手术后用药疗程以 6 个月为宜，比 3 个月更能降低疼痛复发率。此外，所有治疗子宫内膜异位病灶的药物均有不同程度的副作用，因此，在术后症状缓解后，患者由于恐惧副作用而停止用药或不规范的用药均可造成复发。

5. 对无生育要求、盆腔粘连广泛、年龄>45 岁、疼痛症状严重者，可行根治性手术，术后可行激素替代治疗。单纯雌激素治疗 EMT 的复发率为 3.5%~8%，而雌激素和孕激素联合治疗几乎无复发。

6. 依据"经血逆流学说"和"在位内膜决定论"，可于腹腔镜治疗盆腔 EMT 的同时行子宫内膜切除术，可阻止脱落的内膜碎片和子宫内膜细胞种植于腹腔，从而预防 EMT 复发。有报道，腹腔镜手术同时行内膜切除，随访 2 年未见复发。

四、阴道顶端病变

(一) 原因

对于子宫切除术后一段时间出现阴道顶端触痛的患者,以下为常见情况及其原因。

1. 阴道包涵体囊肿 可能与子宫切除术后关闭阴道残端时不仔细,阴道黏膜切缘卷曲包埋在自身组织内形成结节有关。其组成成分混乱,上皮细胞呈螺环状,有时含有慢性炎性渗出液。

2. 慢性缝线脓肿 阴道残端缝合线目前多采用可吸收缝线,以防缝线反应,多数情况下术后7~14天可吸收缝线溶解吸收,少部分可于术后多年形成缝线脓肿。

3. 阴道顶端 EMT 复发 可能是术前就已存在的病变,在手术中因病灶不明显被遗漏或小的子宫内膜碎片遗留在阴道顶端的组织内,而种植新生的结果。

4. 阴道顶端卵巢粘连 可能由于子宫切除术后,卵巢失去了正常的支撑而随自身重力下垂,与阴道顶端粘连。

(二) 临床表现

阴道顶端病变引起的疼痛多表现为术后数月至数年在深部性交时阴道顶端出现锐痛或刺痛。阴道顶端永久性硬结缺乏正常的弹性,性交时阴道顶端受到碰撞产生疼痛。如术前性生活就不适应者就更容易造成术后的性交困难。阴道触诊时各壁都是柔软的,但某些情况下,病灶明显时可触及阴道顶端隆起的硬结、包涵囊肿或缝线脓肿。

阴道顶端 EMT 患者常有性交困难、性交疼痛、性交后出血等症状,若影响直肠,也可有排便不畅等症状。子宫全切而保留卵巢者,阴道顶端伤口的 EMT 可引起无子宫的假月经。检查时可见紫蓝色结节突出阴道后穹窿,有触痛,有时见表面上皮破溃,呈糜烂状,发生继发感染。有时可有大出血,经压迫或缝合仅有数日好转,日后又有大出血,可反复数次。

(三) 诊断

一般根据病史、症状、妇科检查和阴道超声进行诊断。超声多表现为阴道残端肿物,对于复合性的包涵囊肿和巨大囊肿需要行 CT 或 MRI 定位检查,有助于手术的实施。最终诊断有赖于病理检查。

(四) 治疗

1. 局部治疗

(1)局部封闭:局部麻醉剂加用类固醇给予阴道顶端病灶局部封闭,可以完全消除疼痛。常用方法:0.5% 利多卡因 10ml + 泼尼松龙 6mg,阴道顶端封闭。局部封闭时也可以加用抗生素,利于炎症消退。

(2)局部涂药:在性交前将 2% 或 5% 利多卡因表面麻醉膏涂于阴道顶端,以消除阴道顶端的不适感,但使用时需要特别仔细地使用消除阴道顶端不适的最低用量,以免给患者及其配偶使用过量的麻醉剂。

2. 抗生素治疗 对子宫切除术后阴道顶端病变引起疼痛的患者,必要时可使用抗生素。但抗生素的选择,应根据阴道分泌物、阴道顶端病变的细菌培养加药敏试验结果来选择对细菌敏感的药物。

3. 手术治疗 局部药物治疗无效时,可行阴道顶端切除。腹腔放置一个 5mm 光滑型腹腔镜。在阴道内放置一个冷光源,透照阴道顶端,以剪影的形式揭示病灶,阴道内再放置一个 2~3cm 的光滑型阴道印模,撑展阴道顶端,使腹腔镜更容易操作,分离粘连或修剪阴道顶端。首先剪开腹膜,推下膀胱,识别阴道顶端病灶,用电烙剪、激光或任何其他腹腔镜能源切除病灶,然后使用腹腔镜缝合技术再关闭阴道顶端。也可以在腹腔镜切除阴道顶端病灶后,选择经阴道缝合关闭阴道顶端。

(五) 预防

根据阴道顶端病变的不同原因进行相应的预防,主要包括下列几个方面。

1. 缝合阴道残端时应避免暴露缝合线,对于明显暴露的缝线应予以剪除。

2. 子宫内膜异位症术中应注意冲洗盆腹腔,避免有活性的异位内膜残留、种植。

3. 对于子宫切除术保留卵巢的患者,可行卵巢固定术,避免不必要的卵巢感染和粘连。

五、卵巢残余

(一) 残留卵巢综合征

子宫全或次全切除患者,术中保留双侧或一侧卵巢,日后出现持续性卵巢增大、慢性下腹痛和/或性交痛,称为残留卵巢综合征(residual ovary syndrome,ROS)。文献报道,ROS 的发生率为 0.88%~8%,子宫切除术同时切除输卵管或切除一侧卵巢者发生率更高,据文献报道,有超过 60% 的子宫切除术患者在术后 5 年内有 ROS 症状。

1. 原因 ROS 主要发生于切除子宫并保留卵巢的患者。

（1）盆腔粘连：多数在术前曾有盆腔炎或盆腔手术史。卵巢周围炎症与粘连干扰了保留卵巢的正常生理功能，发生多发性卵巢滤泡囊肿、卵巢黄体囊肿、卵泡闭锁或出血性囊肿等改变。致使卵泡发育障碍或不排卵，这可能是导致发生 ROS 的主要原因（见文末彩图 3-6-6）。同时，卵巢分泌的液体吸收受阻而形成的囊性肿块。

（2）术后残留卵巢血供减少：导致卵巢发生水肿、囊性变，形成盆腔包块。ROS 的卵巢组织学检查主要为滤泡囊肿、闭锁卵泡、出血性囊肿或黄体囊肿，并伴有卵巢周围炎。

（3）术前已存在卵巢功能失调：部分因子宫肌瘤或月经过多而行子宫切除者，术前已存在卵巢功能失调，切除子宫后虽不再有月经，但卵巢功能并无改善，故术后仍可出现卵泡囊肿、出血性囊肿或下腹胀痛。

（4）炎症介质作用：如卵巢功能受到抑制或在类固醇激素的作用下，可能使炎症介质（如前列腺素、细胞毒素等）活性发生改变而导致疼痛。

2. 临床表现

（1）下腹痛：ROS 患者最常见的症状为慢性持续性或间歇性下腹痛（71%~77%），最常发生于术后5年内。疼痛程度不一，可从轻微不适、下腹胀痛到难以忍受的痉挛性痛。部分患者的疼痛可向腰、腿部放射。

（2）性交痛：常与下腹痛伴随出现，也可成为患者唯一的主诉。

（3）盆腔包块：绝大多数患者在妇科检查时可扪及盆腔包块，直径一般<10cm，多呈囊性，有压痛。少数表现为无症状的盆腔肿块（14%~25%），虽有盆腔包块，但无其他症状，包块也无压痛，此时应与卵巢肿瘤相鉴别。

（4）其他症状：由于患者长期感受疼痛，精神压抑，对周围事物淡漠、悲观失望及失眠倦怠。有的患者还可能出现尿急、尿频、尿痛等症状。

（5）妇科检查：阴道顶部常可触及稍增大的囊性卵巢，并有明显触痛，活动差。推测可能因子宫切除后盆腔解剖关系改变，致使卵巢脱垂至直肠子宫陷凹深部；或因术中缝合盆腔腹膜时，缝线过紧，将卵巢牵扯、靠近阴道断端，致术后继发感染、粘连。

3. 诊断 ROS 患者的诊断较困难，如患者行子宫切除术后出现盆腔肿块、盆腔疼痛、性交痛，以及妇科检查时在阴道残端扪及囊性的包块，应考虑此病，可借助下列辅助检查诊断。

（1）超声检查：阴道 B 超可清楚显示残余卵巢的轮廓。

（2）枸橼酸氯米芬试验：通过检查或超声不易发现时，可使用枸橼酸氯米芬口服刺激卵巢出现卵泡发育进而检查确诊。

（3）试验性治疗：口服避孕药干扰下丘脑-垂体-卵巢轴的功能，抑制卵巢排卵后，患者症状消失、肿块缩小，ROS 可能性大。注射促性腺激素释放激素激动剂（GnRHa）通过抑制下丘脑-垂体-卵巢轴的功能并使炎症介质发生改变可减轻疼痛，用于试验性诊断。

（4）腹腔镜检查：常可见到卵巢因周围粘连而固定，有的卵巢下垂于后穹窿或附着于阴道残端，有的因血运改变而发生囊性退变。

4. 治疗

（1）药物治疗：①口服避孕药：对症状轻或无任何不适的 ROS 患者，可采用口服短效避孕药治疗，连续服药 4~6 周后，大多数患者的卵巢包块可明显缩小，甚至消失。若包块无明显改变或反而增大，提示器质性或赘生性囊肿可能性大。②孕激素：大剂量的孕激素通过抑制卵巢排卵功能可缓解 ROS 患者的症状。Hauser 报道，62 例采用长效甲羟孕酮治疗的 ROS 患者，71% 的盆腔包块消失，包块缩小占 21%，症状缓解及减轻占 80%。③甲基睾丸素：通过对抗雌激素以减少盆腔充血，使疼痛减轻。通常每日舌下含甲基睾丸素 5mg，连续 1 个月，如症状减轻，可再用药 1~2 个月。④ GnRHa：为人工合成的 9 肽类化合物，其作用与促性腺激素释放激素（GnRH）相同，能促进垂体细胞释放卵泡刺激素（follicle stimulating hormon，FSH）和黄体生成素（luteinizing hormone，LH）。若长期连用 GnRHa，垂体 GnRH 受体被此激素占满和耗尽后，将对垂体产生抑制作用，使垂体分泌的促性腺激素减少，从而导致卵巢组织失活、萎缩，起到了药物切除卵巢的作用，对残余卵巢的治疗非常有效。每次注射 3.60~3.75mg，给予 3~5 次治疗后，大多数症状可明显缓解。⑤中药治疗：可选择活血、化瘀、消炎的中成药物治疗。

（2）物理治疗：附件增厚明显，伴有轻微压痛，而又无急性炎症者，可进行物理治疗。可以通过红外线或微波治疗减轻盆腔充血和炎症渗出，达到缩小盆腔肿块大小、缓解疼痛的作用。

（3）手术治疗：当子宫切除术后卵巢疼痛很难

用药物控制者,可进行手术切除卵巢。手术方式可以选择剖腹或腹腔镜下卵巢切除,但大多数患者可通过腹腔镜来完成手术。手术时应注意:①由于患者至少已接受过1次盆腔手术,患者多有盆腔粘连,少数粘连严重,加之盆腔正常解剖关系已被破坏,手术有一定困难。应当小心仔细找出输尿管,以免损伤,因输尿管在卵巢下方,子宫切除后更接近卵巢。②切除残留的一侧或双侧卵巢,以免术后再度发生ROS,并注意不要残留卵巢组织,否则可能并发卵巢残余物综合征,使处理更加困难。③若患者较年轻,有一侧卵巢外观正常,且粘连不严重,则尽可能将其保留,术后积极抗炎治疗(视频3-6-1)。

视频3-6-1　卵巢残余

5. 预防

(1) 为避免子宫切除后卵巢与阴道断端粘连、感染,术中可将保留的卵巢与盆腔侧壁腹膜缝合1~2针予以固定。盆腔腹膜不做连续缝合,仅间断缝合数针,以免缝线牵扯过紧;或不予以缝合,将盆腔前后腹膜自然靠拢,遮盖韧带、血管残端。

(2) 曾患盆腔炎或有盆腔手术史者,术中发现盆腔粘连,须按解剖层次仔细分离粘连,并妥善止血,术后用抗生素防治感染。Grogan认为轻微的卵巢周围炎也可导致保留的卵巢发生ROS,故建议有盆腔手术史者,因良性疾病需切除子宫时,应将双侧附件一并切除。但鉴于ROS发生率不高,且卵巢对维持女性身心健康十分重要,如卵巢无严重病损,应尽可能保留。

(3) 子宫次全切和部分改良的子宫切除术式可以降低子宫切除对卵巢功能的影响。改良子宫切除术是在子宫切除同时,将两侧子宫角做椭圆形切口,保留宫角全层卵巢固有韧带、输卵管及圆韧带。切除子宫后,将两侧宫角对合连续缝合,可使卵巢在盆腔内保持正常位置,有利于卵巢正常功能的维持和减少ROS的发生。

(4) 为预防术后感染,子宫全切术前3天,常规阴道消毒,围手术期(术前30分钟至术后24小时)常规给予抗生素。

(5) 因子宫内膜异位症行子宫切除时,应仔细处理保留的卵巢组织周围的病灶,术后给予抑制卵巢功能的药物治疗。

(6) 避免因不必要的输卵管切除而影响血供。

(7) 应严格掌握手术指征,操作中力求准确、轻柔、快捷,并注意保护卵巢血运。

(8) 重视术后复诊,定期复查超声,如发现盆腔肿块或压痛,及时处理。

(9) 正确处理子宫切除术中卵巢的去留问题:目前在保留卵巢的问题上主张综合考虑,必须个体化,即根据患者的年龄、个人和家族有无高危因素、术中卵巢情况和今后是否有条件进行激素替代治疗来决定,同时医生与患者必须达成一致意见。

(二)卵巢残余物综合征

卵巢残余物综合征(ovarian remnant syndrome)是发生于困难的双侧卵巢切除术后的少见并发症。由于手术困难,往往在手术者认为已完全切除卵巢后,却残留少许卵巢皮质,这些残余物尚有功能,甚至可形成囊肿,进一步使盆腔血供、解剖结构发生变化及术后盆腔粘连等,从而导致慢性盆腔疼痛等一系列症状,称卵巢残余物综合征。此综合征的实际发病情况可能较诊断出得更多,甚至有经验的临床医师也可能漏诊。以往认为这种综合征很少见,但近10年报道有上升趋势。

1. 原因　术后盆腔疼痛可能是卵巢残余物遗留在出血性组织后面,发展成粘连或残余物包在瘢痕组织中,变成有功能者,造成卵巢残余物综合征。其理论基础由Shenwell与Weed于1970年首先提出,他们将卵巢皮质种植在4只已切除卵巢的猫的腹腔内,以证实卵巢皮质在与其血供分离后仍能存活。种植4个月后观察到两只猫有发情期,9个月后另两只猫在第2次剖腹探查时有卵巢囊肿形成。

2. 临床表现

(1) 盆腔肿物:术后残余的卵巢皮质形成囊肿,为最常见的症状。文献报道,约50%以上的病例有盆腔肿块。

(2) 盆腔疼痛:多为慢性持续性钝痛,疼痛无放射,亦可有周期性疼痛,偶有锐性刺痛,少数病例为间歇性非周期性盆腔疼痛和性交疼痛。

(3) 胃肠道和泌尿道症状:卵巢残余物压迫输尿管造成尿路梗阻,故部分病例有单侧输尿管梗阻、小肠梗阻、结肠受压等症状。

3. 诊断　卵巢残余物综合征的临床诊断较困难。文献报道,此综合征患者接受手术次数有多达7~8次者,故对接受双侧卵巢切除术后有盆腔疼痛者,在鉴别诊断时应考虑到卵巢残余物综合征的可能,特别是那些具有高危因素的患者。卵巢残余物综合征往往发生于双侧卵巢切除术后数周至5年内的育龄女性。

(1)病史和临床表现:主要靠病史和体检,既往患有子宫内膜异位症、盆腔炎性疾病、感染性肠道疾病、子宫或卵巢肿瘤等,导致手术困难度增加;或有多次手术史,有慢性复发性盆腔疼痛,患者多主诉盆腔和腹部疼痛。凡出现上述病史和慢性盆腔疼痛者,应警惕卵巢残余物综合征。

多数病例由于盆腔有致密粘连,双合诊时往往不易查出盆腔肿块,应常规行三合诊检查,可发现盆腔子宫骶韧带、主韧带增厚处小的结节和盆腔肿块。

(2)辅助检查

1)超声检查:超声可提示盆腔肿块的存在,有助于盆腔探查和定位,超声表现为边界清晰的盆腔肿块回声,有少量液体围绕。

2)内分泌检查:FSH、LH及雌二醇(estradiol, E_2)检测对诊断有一定帮助,卵巢残余物综合征患者在无激素替代治疗时,其FSH、LH及E_2往往处于绝经前水平,手术切除后FSH、LH及E_2则相当于绝经后水平;有的病例阴道细胞学涂片证实有充分的内源性雌激素。

对有慢性盆腔痛而盆腔肿块不明确、疑为卵巢残余物综合征者,可用促性腺激素诱导卵泡形成,使卵巢残余物增大以协助诊断,如Scott等用GnRHa刺激试验证实有功能的卵巢组织存在,Kaminski等用枸橼酸氯米芬促卵泡生长和排卵,枸橼酸氯米芬剂量为100mg/d,共10日。

3)泌尿系检查:若双侧卵巢切除后仍有明显疼痛并频发泌尿系感染,需警惕卵巢残余物压迫输尿管造成的尿路梗阻,应进一步行静脉肾盂、输尿管造影以明确有无尿路梗阻存在。

(3)剖腹探查:可见盆腔致密粘连,在盆底、骨盆漏斗韧带及输尿管上有小结节或小、中等大小肿块粘连于盆壁和阴道顶端。盆腔两侧肠曲与腹膜广泛粘连,输尿管移位。

(4)病理学检查:多数切除的卵巢残余物组织切片显示在肿块或粘连增厚的组织中可见正常卵巢组织、单纯囊肿、囊状卵泡或卵泡囊肿、出血性黄体或多个退化程度不等的黄体,黄体外围绕黄素化颗粒细胞和卵泡内膜细胞,证实残余的卵巢组织有功能。Symmonds等报道,残余物可为囊腺纤

维瘤、卵巢门细胞残留和卵巢子宫内膜异位囊肿。Burke等曾报道1例卵巢残余物综合征,发生于卵巢黏液性类癌行全子宫及双侧附件切除术后1年,临床诊断为肿瘤复发,吸出物活检似恶性,免疫细胞化学提示为神经内分泌源性,手术切除物显示肿瘤为卵巢组织,有黄体和卵泡囊肿。故卵巢残余物综合征的组织学可显示良性卵巢的卵泡囊肿伴有非典型细胞。

4.治疗

(1)药物治疗:药物治疗往往仅能暂时性缓解症状,不能彻底治愈。药物治疗主要是针对抑制卵巢功能用药,口服避孕药、孕三烯酮等治疗均疗效甚微。较新的GnRHa及其类似物可能对卵巢残余物综合征更有效。多数有剧烈疼痛的病例,术后证实残余的卵巢组织中有黄体,提示疼痛的加剧系卵巢残余物逐渐增大所致,故抑制LH可有助于防止黄体形成及继之而来的疼痛。对药物治疗者需严密随访其症状和复发情况,FSH、LH、E_2水平的检测可用以判断疗效。

(2)手术治疗:当药物治疗无效时,手术切除卵巢残余物是主要的治疗方法。手术治疗时应注意:①术前应停止应用GnRHa,待肿块再次长大,容易被发现,疼痛又复发时,再行手术切除;②术中应仔细分离后腹膜,暴露输尿管和主要血管,以便完全切除残余的卵巢组织;③由于卵巢残余物综合征往往发生于困难手术或多次手术后,患者盆腔粘连显著,需广泛分离,故多选择剖腹探查,且手术时间较长,失血量较大,有文献报道失血量在200~1 000ml;④手术并发症亦较多,如输尿管和肠道的损伤,有的病例因致密粘连而行肠切除和肠吻合术,有的因输尿管损伤而行输尿管膀胱吻合术,有的行探查性膀胱切开术;⑤对有泌尿系统症状者,术中做膀胱镜和逆行肾盂造影术,并在探查卵巢残余物前置输尿管导管,以避免损伤输尿管;⑥文献报道,卵巢残存物去除后复发率为10%~20%,术后仍应坚持随访。

(3)放射治疗:放疗对卵巢功能的破坏极为显著。一般认为,<3Gy的放疗可导致11%的卵巢功能衰竭,3~5Gy的放疗可导致60%的卵巢功能衰竭,超过5Gy可导致100%的卵巢功能衰竭。Shemwell等用去势剂量的放射线照射盆腔,去除卵巢功能,缓解了盆腔疼痛症状。主要用于有严重内科合并症不能耐受手术者。

5.预防 最佳的预防方法是在初次手术时完

全切除卵巢和盆腔壁层腹膜,盆腔壁层腹膜可能隐藏有卵巢皮质组织。若卵巢周围与盆腔侧壁、直肠子宫陷凹粘连,则术时打开壁层腹膜,游离输尿管,将输尿管拉向侧方,以便切除直肠子宫陷凹或盆腔侧壁腹膜,避免遗留残余卵巢组织。

六、盆腔腹膜缝线紧张

子宫切除术后缝合盆底腹膜时,采用的缝线和缝合方式对术后盆腔疼痛有一定的影响。如很多手术医师习惯用一根4号丝线从盆腔的一侧连续缝合盆腔腹膜至对侧(呈一弧形"⌒"),缝线往往牵拉过紧,缝合后该盆底腹膜缝线呈绷紧的弦状,并且在经过阴道顶端时往往习惯与之缝挂3~4针以防止阴道顶端下垂。因此,术后因肠蠕动或性交时触碰到盆腔底部绷紧的弦状缝线时,即可引发盆腔疼痛。

最近的许多研究证明,切口愈合过程不需要对合切口边缘,且关闭腹膜后由于其紧张度增加,会延迟愈合,增加粘连的发生。因此,建议在子宫全切术中废除缝合盆腔腹膜的习惯,这不仅无害,且可明显缩短手术、麻醉时间,降低术后腹膜粘连和疼痛的发生概率。

(赵卫红)

第七节　远期并发症

一、盆底功能障碍

女性盆底功能障碍(pelvic floor dysfunction,PFD)是各种病因导致的盆底支持薄弱,进而盆腔脏器移位连锁引发其他盆腔器官的位置和功能异常。主要包括盆腔器官脱垂(pelvic organ prolapse,POP)和压力性尿失禁(stress incontinence)。

(一)原因

1. 低雌激素水平　绝经后盆底功能障碍性疾病发生率明显增高,说明低雌激素水平与其发生有关。子宫切除术后雌激素分泌减少,从而引起盆底功能障碍。

2. 诱发因素　包括长期腹压增加、肥胖、药物、雌激素缺乏、神经损害等。

3. 各种妇科手术操作后造成的结缔组织筋膜、肌肉和韧带等盆底支持结构异常,神经组织损伤,血管营养障碍等,均可能影响盆底功能,导致盆底功能障碍。

4. 大多数是由于术前未发现的盆底组织松弛和已潜在的子宫或阴道轻度脱垂,术中又未采用相应预防措施。

(二)临床表现

临床主要表现包括尿失禁、便秘和盆腔器官脱垂等,严重影响生活质量。

1. **阴道穹窿脱垂**　多数发生在术后2~13年。阴道前壁伴膀胱、尿道脱出;阴道后壁伴直肠、乙状结肠,甚至小肠部分脱垂。

2. **对排尿功能的影响**　膀胱麻痹、尿潴留、尿频及尿失禁等。

3. **对排便功能的影响**　便秘,排便时间延长。

(三)诊断

1. 主要根据典型病史、体格检查确诊。

2. 通常采用盆腔器官脱垂定量(pelvic organ prolapse quantitation,POP-Q)系统评分和Baden-Walker分级系统标准化评估脱垂程度。

3. 需要在手术前进行尿动力学检查、尿垫试验、排尿日记、残余尿检测、尿细菌培养等检查排除相关疾病。

4. 磁共振成像(MRI)能为确定膨出中发生的病理、生理情况提供直接而有用的信息。例如,存在阴道前壁膨出的女性,MRI可显示是阴道侧壁与侧盆壁间的连接出现缺失或消失,还是阴道中部的缺失,可以在临床上区分阴道旁缺陷还是阴道中部缺陷。目前对于有症状的盆底器官膨出女性,国外多推荐MRI检查,应用MRI描绘解剖异常,确定损伤性质,包括盆腔肌肉连续性破坏及相关的支持系统疾病。

(四)治疗

以手术治疗为主,应行阴道前后壁修补加经阴道骶棘韧带悬吊术或阴道骶骨固定术,老年者可行阴道闭合术(详见第六章)。

1. **适应证**

(1)压力性尿失禁。

(2)有症状的POP-Q Ⅱ度以上的盆腔器官脱垂。

2. **材料的选择**　人工合成的各种补片(mesh),具有良好相容性的条带(tape,sling),无炎症和过敏反应,不致癌、不吸收。

3. **手术方式**

(1)前盆腔缺陷:前盆腔缺陷分为中央型缺陷

和侧方缺陷。中央型缺陷可行传统的阴道前壁修补术;对于侧方缺陷,目前各种路径的阴道旁修补术证据不足,但是良好的顶端支持可以纠正大部分的侧方缺陷。前盆腔缺陷多伴有压力性尿失禁,可用经阴道无张力尿道悬吊术(tension-free vaginal tape procedure,TVT)或 Burch 手术(最好经腹腔镜进行,更符合微创原则),经闭孔尿道中段悬吊术(TVT-O)及 Burch 手术被认为是现今治疗压力性尿失禁的金标准手术(图 3-7-1)。

(2)中盆腔缺陷:主要针对阴道穹窿膨出,阴道骶骨固定术(sacrak colpopexy)可矫治阴道穹窿膨出,符合无张力的要求,是标准术式之一(见文末彩图 3-7-2)。手术可以开腹或在腹腔镜下完成。另外,骶棘韧带固定术和子宫骶韧带悬吊术也是可以选择的手术方式。

(3)后盆腔缺陷:阴道后壁膨出可以分为高位的穹窿膨出、肠疝以及中、低位的直肠膨出。手术可以选择经阴道、经肛门或经腹路径完成。手术方法分为传统的筋膜折叠术和特定部位修补术,也有植入合成网片手术和会阴体修补术。

(五)预防

1. 子宫全切术前应认真评价盆底支持组织功能,对合并存在盆底组织松弛者,术时应将切断的主韧带、子宫骶韧带等支持组织与阴道穹窿重新缝合,或加做骶韧带固定术等其他预防穹窿脱垂的手术。

2. 预防和避免手术失败及盆底组织神经的损伤,关键是强调手术适应证和术者经验。

3. 非手术治疗法如盆底肌肉训练在一定程度上也可以预防穹窿脱垂的发生。

二、输卵管脱垂

输卵管脱垂(fallopian tube prolapse,FTP)本质属于特殊类型的疝,目前报道发生率为 0.11%~1.30%,输卵管脱垂指输卵管脱入阴道残端,是子宫切除术后的一种少见并发症,并常常与阴道残端的肉芽组织相混淆。经阴道子宫切除手术容易发生。根据病程分为以下两种,在腹腔与阴道相通的情况下,于子宫切除后最初几个月内发生的,称早期脱垂;子宫全切术后多年发生的,称晚期脱垂。

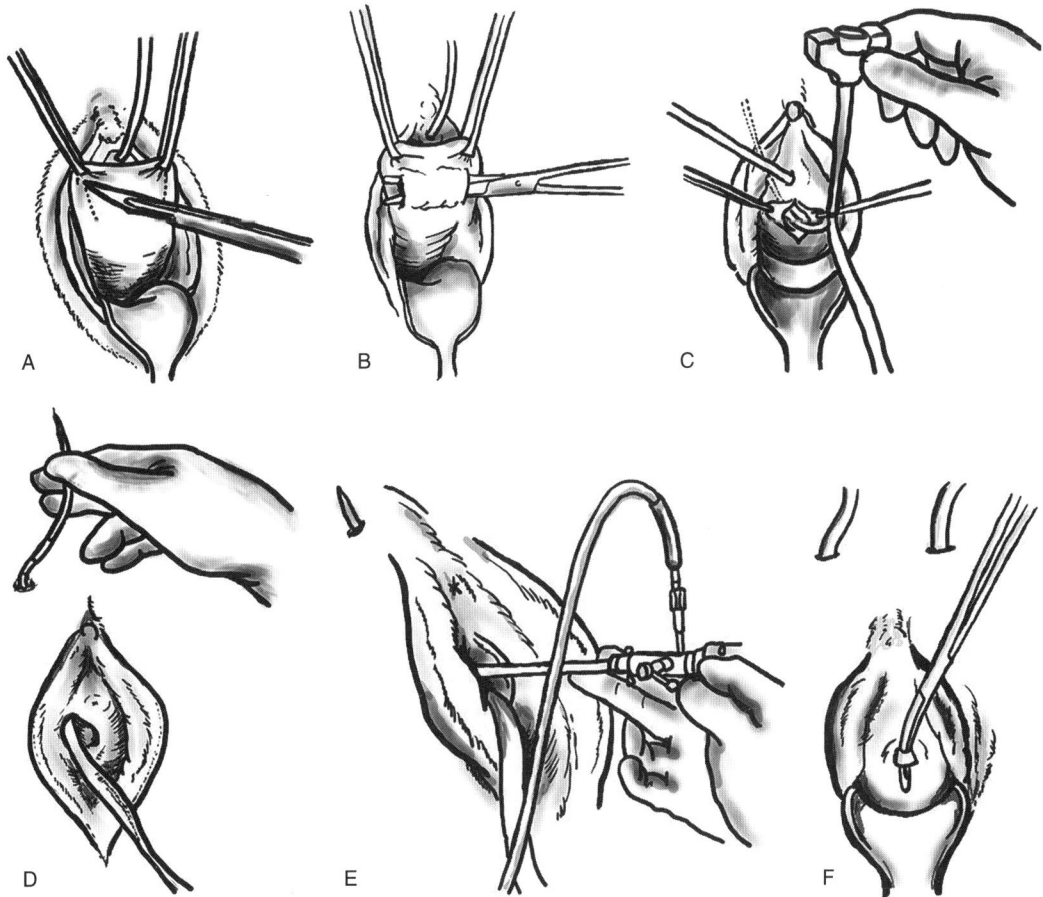

图 3-7-1　经阴道无张力尿道中段悬吊术

（一）原因

1. 手术阴道残端缝合不当导致阴道顶端切口裂开。

2. 术后阴道残端感染或过早性生活。阴道残端血肿或脓肿可增加输卵管脱垂的机会。

3. 经阴道留置引流管、引流条等盆腔引流。引起阴道残端感染、不愈合、裂开、输卵管粘连或伞部脱出；拔除引流管时，将伞端带出等。

4. 术后胀气、腹压增高。

5. 术后阴道断端愈合不良。手术中将附件残端、圆韧带残端一起缝合于阴道残端上，使输卵管更贴近阴道残端。围手术期存在影响阴道断端愈合的因素，如营养不良、严重的子宫内膜异位症、围手术期凝血功能异常、术后盆腔感染、阴道断端血肿导致愈合不良等。

6. 输卵管较长且活动度好，能到达阴道残端等。

（二）临床表现

1. **症状** 无诱因的下腹部或腰部不适或疼痛。术后阴道分泌物较多或减少后再次增多。阴道分泌物可为水样、血水样或黄色稠厚状。偶有性交痛、性交困难。

2. **体征**

(1) 阴道断端可见异常肿物，略大于炎性息肉，表面可光滑（输卵管壶腹部）或呈现类息肉样新生物（输卵管伞端）。

(2) 局部水肿，多有接触性出血，需与炎性息肉鉴别。

(3) 钳夹脱垂的输卵管时患者多诉下腹痛，根据该体征可鉴别息肉和输卵管脱垂。

（三）诊断

1. 仔细进行妇科检查。

2. 应强调询问病史，特别是询问手术后是否放置引流管，如果在阴道残端看见输卵管伞端，则可明确诊断。

3. 阴道镜检查能定位活检。检查中应区别是输卵管伞端还是肉芽组织。大约一半以上的经阴道子宫切除术后都会产生阴道残端肉芽组织。如果肉芽在烧灼后仍持续存在或在烧灼时感觉疼痛，则应怀疑输卵管脱垂。可在此处进行活检，可查出输卵管上皮细胞。

组织活检是输卵管组织的确诊依据。据有关文献报道，82%的患者根据阴道残端肿物活检组织的病理检查被证实，18%的患者根据阴道残端肿物切除标本的病理检查被证实。

（四）治疗

输卵管脱垂的处理原则是切除脱垂的输卵管。最初采用硝酸银烧灼和切除脱垂的输卵管局部，复发率较高。以往采用经阴道或开腹行输卵管全部切除，脱垂输卵管根部经烧灼后直接撕脱、切除的方法。目前常采用的方法是腹腔镜下手术切除输卵管，腹腔镜手术简便、安全、效果好。

1. **开腹手术** 打开阴道周围黏膜层及其下层，高位结扎输卵管并切除，然后关闭阴道黏膜。

2. **经阴道手术** 切除时应注意不能仅切除外露的输卵管，应将阴道断端重新打开并充分游离，将输卵管提出后，切除整个输卵管。

（五）预防

1. 术前需治疗阴道炎症，在子宫全切术中可将附件在较高处固定。

2. 术中行阴道残端缝合时要仔细对合反折腹膜，并以腹膜覆盖好直肠子宫陷凹，使阴道残端完全腹膜化，可预防输卵管脱垂。

3. 术后如放置阴道引流管，应将其放置于腹膜后与阴道残端间隙内。

4. 拔除阴道引流管时，应让患者抬高臀部，拔除阴道引流管休息1~2小时后，再下地活动，避免输卵管脱垂至腹膜外间隙。

5. 子宫切除术后发生阴道流液、出血，伴腰酸等感染症状，应仔细检查阴道残端，清除异物和炎性组织，用碘仿纱条贴敷创面，禁止阴道冲洗，并加用有效抗生素，促使伤口迅速愈合。术后发生残端感染处理欠妥也与输卵管脱垂有关。

三、卵巢脱垂

（一）原因

在行子宫全切或次全切保留卵巢手术时，没有固定保留下的卵巢，个别骨盆漏斗韧带长的便可出现脱垂或扭曲，引起疼痛或不适。

（二）临床表现

卵巢脱垂引起的疼痛症状一般较轻。疼痛为周期性或持续性，多数为钝痛，也可表现为非放射性的下腹或腰肋部疼痛。

（三）诊断

根据病史、体征及必要的辅助检查即可确诊。

（四）治疗

可以不处理或对症处理、理疗。症状严重者需要行卵巢切除术。

（五）预防

1. 熟悉盆腔解剖，在包埋断端的同时固定双侧卵巢，可避免卵巢脱垂或扭转的发生。

2. 关闭盆腔腹膜时，仅做间断缝合或不予缝合，以免缝线牵扯过紧造成保留卵巢的位置发生改变，这样可避免术后卵巢脱垂到直肠子宫陷凹或与阴道残端粘连。

四、卵巢功能衰竭

有学者观察子宫切除术后1年左右围绝经期症状的发生情况，同时行双侧卵巢切除者发生率为84.83%，单侧切除者为59.80%，未切除卵巢者为53.27%。行双侧卵巢切除者围绝经期症状发生率高于保留卵巢者，而保留单侧卵巢者和保留双侧卵巢者间的差异无显著性。

（一）原因

1. 功能下降 卵巢的血液供应来自卵巢动脉和子宫动脉的上行支。子宫全切术后，子宫动脉卵巢支的血供被切断，术中测定子宫切除后供应卵巢的血流减少50%，卵巢细胞凋亡加剧，从而影响甾体激素合成和卵泡发育，这可能是导致子宫切除术后卵巢功能逐渐缺失的原因。有资料显示，无论何种子宫手术方式，都会影响卵巢的血供，加速卵巢衰竭的进程，同时引起一定的远、近期并发症。

2. 卵细胞减少 子宫全切术后，部分卵巢颗粒细胞发生形态改变、细胞器结构受损，颗粒细胞出现一系列细胞凋亡表现。所保留卵巢组织中卵泡发育障碍，且卵巢组织发生一系列缺血缺氧改变。

3. 卵巢内分泌功能下降 子宫切除可影响卵巢的内分泌功能，且半年内即可发生，表现为雌激素水平显著下降，>40岁的患者表现更为明显。

4. 子宫内分泌功能的丧失 子宫切除术后子宫的内分泌功能不复存在，子宫与卵巢之间所形成的内分泌平衡被打破，在某种程度上影响了卵巢卵泡发育、颗粒细胞凋亡和卵巢功能的正常调节。

5. 术后粘连 术后粘连引起卵巢和卵巢悬韧带变形、扭曲，使卵巢血液供应进一步减少，进而促使卵巢内分泌功能下降和卵巢功能衰竭提前发生。

（二）临床表现

围绝经期症状包括潮热、多汗、烦躁、认知改变、骨质疏松症及假性心绞痛（即心前区压迫感和胸部不适感，伴心慌，硝酸甘油不能缓解）等。

Siddle等证明子宫切除女性的卵巢衰竭年龄将比自然绝经者早4年，而且34%的女性在术后2年内出现卵巢衰竭和围绝经期综合征。卵巢功能早衰、雌激素水平下降还会导致冠心病、骨质疏松的提早出现。

（三）诊断

根据病史、体征及性激素系列检查即可确诊。

（四）治疗

1. 雌激素替代治疗（estrogen replacement therapy, ERT）

（1）剂量：原则上遵循个体化的最低有效剂量，权衡缓解症状与发生或可能发生不良反应的利弊。根据不同患者的临床情况选择推荐剂量或推荐剂量的半量。

（2）常用药物：结合雌激素0.300~0.625mg/d或戊酸雌二醇片0.5~2.0mg/d或半水合雌二醇贴每7日1/2~1贴，连续应用。

2. 非激素治疗

（1）植物类药物：包括黑升麻异丙醇萃取物、升麻乙醇萃取物。

（2）植物雌激素：指植物中存在的非甾体雌激素类物质，主要为杂环多酚类，其雌激素作用较弱，长期持续服用可能降低心血管疾病风险、改善血脂水平、改善认知能力。

（3）中医药：包括中成药、针灸、耳穴贴压、按摩、理疗等，其辅助治疗作用仍有待临床证据证实。

3. 精神心理治疗 通过心理疏导、疾病知识的介绍使患者解除疑虑，树立战胜疾病的信心和勇气。必要时可选用适量的镇静药以助睡眠，如夜晚服用艾司唑仑2.5mg。谷维素有助于调节自主神经功能，口服20mg，每日3次。为预防骨质疏松，老年妇女应坚持体格锻炼，增加日晒时间，摄入足量蛋白质和含钙丰富的食物，并补充钙剂。

（五）预防

1. 应严格掌握手术指征，在子宫全切术中，尤其因良性病变行子宫切除时，卵巢的去留应根据患者年龄、病变、治疗目的和要求综合考虑。应尽可能保留卵巢，并注意保护卵巢血运。

2. 采取保留子宫动脉。筋膜内子宫切除术是保障女性身心健康、提高妇女的生活质量的一种比较理想的术式。

3. 中、青年女性应尽可能保留子宫组织。而子宫体中心切除术仅切除了子宫体中心部分及宫腔上段的内膜，保留下段的内膜，手术无须切断附件，保证了正常的卵巢血液循环，避免了传统子宫切除术断扎附件及子宫动脉,使卵巢血供减少而发生卵巢萎缩及功能衰退。保留子宫腔下段的内膜,术后可有少量月经,满足了年轻女性的心理需求。

4. 子宫切除术后应根据性激素水平酌情给予激素补充治疗,尤其是切除卵巢者,可改善围绝经期症状,提高患者术后生活质量。由于子宫已切除,患者仅需要补充雌激素即可。

5. 调节情绪。帮助子宫全切术后的女性建立多种兴趣爱好,保持心情舒畅和乐观,避免过于劳累和情绪激动,正确对待所面临的问题,建立良好的人际关系和社会支持,疏散来自各方面的压力。

五、输卵管积水

(一)原因

1. 输卵管伞端梗阻

(1)病原体感染引起输卵管炎症:由于子宫切除术后细菌感染、白细胞浸润导致内膜肿胀,间质水肿、渗出,输卵管黏膜上皮脱落,输卵管伞端因炎症而粘连闭锁。

(2)周围纤维组织增生包裹和肉芽组织机化使黏膜粘连或伞端粘连,导致输卵管不通、伞端梗阻。

2. 手术结扎峡部 手术时结扎、损伤输卵管峡部,输卵管管腔内的漏出液、渗出液逐渐积聚而成积水。

(二)临床表现与诊断

1. 下腹痛 输卵管炎症急性期时常有腹痛病史,一般为慢性下腹部一侧或两侧隐痛,与月经周期无明显关系。

2. 阴道排液 输卵管积水时,输卵管扩张部和未扩张部的管腔仍可相通,故患者常有间断性阴道排液。

3. 妇科检查 在子宫的一侧或两侧可扪及囊性肿块。输卵管积水多呈长圆形,输卵管卵巢囊肿多呈圆形,大多不活动,无压痛。

4. 超声检查 典型者多呈烧瓶状或腊肠形,囊壁薄而光滑,内含无回声区,可有分隔,输卵管卵巢囊肿可为多房性不规则囊性肿块,周围常见到粘连蠕动的肠管。子宫切除术后,输卵管近端与子宫已无任何关系,在输卵管积水张力较高的情况下,肿块的外形已不具有腊肠样或曲颈瓶样特征,而呈类球形,B超图像上酷似卵巢囊肿,容易混淆(见文末彩图 3-7-3)。

5. 输卵管造影 是目前确诊输卵管积水的最简便可靠的方法。X线显示输卵管全程显影并见伞端增粗扩张,20 分钟后延迟显影示双侧输卵管残留影,盆腔内无造影剂弥散。

6. 腹腔镜 可直接确诊输卵管积水,镜下可见伞端和周围的粘连情况以及判定输卵管的功能。可作为输卵管积水的诊断手段,同时予以治疗。

(三)治疗

1. 保守治疗 如果输卵管积液量比较少,可保守治疗。

(1)中医中药治疗:张素景等采用中药内服(自拟消水汤:丹参 15g、赤芍 15g、三棱 9g、莪术 9g、皂角刺 12g、云苓 12g、薏苡仁 15g、泽泻 12g、路路通 12g、香附 12g、延胡索 12g、桂枝 10g、党参 20g、白术 12g、毛冬青 12g,水煎服,每日 1 剂,7 天为 1 个疗程,观察 2~3 个疗程)+ 保留灌肠(上方水煎 2 遍,去渣,浓缩至 100ml,保留灌肠,每日 1 剂,7 天为 1 个疗程)治疗本病患者 130 例,治愈 90 例,好转 36 例,无效 4 例,总有效率为 96.9%。

(2)抗生素疗法:选择合适的抗生素治疗,详见本章第五节。

2. 介入治疗 在超声或腹腔镜等方式的引导下穿刺抽吸输卵管积水。

3. 物理治疗 可以促进血液循环,以利于炎症消散,常用超短波、透热电疗、红外线照射等。

4. 手术治疗 若输卵管积液量较大,或已形成较大的输卵管卵巢囊肿,一般保守治疗效果不好,应考虑输卵管切除术。

(四)预防

1. 术中 应尽量避免因输卵管伞端损伤导致粘连闭锁,对炎症、充血的输卵管尽量清除。

2. 术后 规范抗感染治疗,避免盆腔炎症的发生,可减少输卵管积水的发生。

六、残留卵巢综合征

详见本章第六节。

七、子宫切除术后综合征

子宫切除术后患者可能会出现性欲异常和性功能障碍,但通过术前解释和术后咨询可减少性欲障碍的出现,这种在子宫切除后出现的性欲障碍称为子宫切除术后综合征(post-hysterectomy syndrome)

(一)原因

心理因素占有重要地位,即心因性性功能障碍;有些也存在器质性因素或心理和器质性两种因素。

1. 心理因素

(1)对性生理学或解剖学不了解,误认为子宫是产生性感并保持女性特征的主要器官。

(2)对子宫切除缺乏正确的认识,误认为子宫切除术后会改变自身的形态,甚至男性化,影响性生活,从而丧失了作为女性角色的感觉。

(3)对子宫切除术产生紧张、忧虑和恐惧心理,主要担心术后性功能改变,影响夫妻生活。

(4)患者丈夫对妻子接受子宫切除术后心情沉闷,对以后性生活感到忧虑或自责。

这些心理问题必将影响术后的性生活,使性欲降低,性感缺乏,甚至终止性生活。

2. 器质性因素 子宫切除术后或子宫切除加双侧卵巢切除术后,患者内分泌功能下降,性反应机制受到影响,尤其是广泛性子宫切除术后,导致了阴道缩短、狭窄、萎缩、分泌不足引起的性交疼痛,阴道深度、宽度改变产生的性交困难,这些可导致大脑皮质性敏感区的输入也发生变化。

(二)临床表现

1. 术前高度紧张,坐立不安,无法入睡。

2. 术后有神经系统症状,易激动,可有恐惧、焦虑、疲乏、嗜睡、孤僻等。

3. 术后性交痛、性欲下降、性高潮缺失、性生活恐惧,甚至拒绝性生活。

4. 部分患者阴道缩短、狭窄、萎缩、阴道干涩。

(三)诊断

1. 病史 有子宫切除史。

2. 临床表现 根据子宫切除患者术前和术后的临床表现,以及术后出现的一系列性功能障碍,可初步诊断为子宫切除术后综合征。

3. 辅助检查 可进行性激素检查,根据患者术后体内的性激素水平来判断性功能障碍发生的原因。

(四)治疗

1. 基础知识教育 用简明、通俗易懂的语言,以图表说明生殖器官尤其是子宫、卵巢的解剖、生理知识,着重阐明子宫全切不等于卵巢切除,它对患者的内分泌影响很小,不会使其女性魅力降低,更不会发生男性化、衰老加快等。

2. 性健康教育

(1)劝解患者努力消除心理障碍,保持正常的性生活。

(2)讲解性生理、性心理的基本知识。

(3)鼓励夫妻间交流性感受、爱抚与刺激的方式。

(4)指导他们探索和尝试更为有效的性生活技巧。

3. 家庭和社会支持 性心理治疗针对配偶(主要)、父母进行,每次30分钟,术前、术后、出院前各进行1次。丈夫对妻子行子宫切除的态度是关系到日后性生活质量的重要因素,丈夫对妻子的理解和支持,本身就是一种最大的安慰,对减轻患者的思想压力起着至关重要的作用。

(五)预防

1. 子宫全切术本身对女性的性行为影响不明显,主要是社会心理因素,但应引起手术医生的重视。

2. 手术后第一次性生活时,往往会因为精神紧张而导致外阴、阴道润滑不足,造成性交困难。此时,若使用润滑剂,可收到较好的效果。术后前几次性生活,动作应轻柔、缓慢,以免出现意外。

3. 丈夫的态度是决定日后性生活质量的一个主要因素,因而手术前后对夫妻双方进行必要的解释和指导,对女性性功能的保护尤为重要。

4. 对手术造成生理功能不全者,要尊重患者人格,指导其加强功能锻炼,或提出药物补救措施,尽快建立代偿功能,进行必要的性生活教育指导,使患者树立信心,做好自我心理调整。

5. 对年轻的宫颈癌患者,可在广泛性子宫切除术的同时行阴道延长术,以解决阴道短缩、术后性生活困难的问题。

八、异位妊娠

子宫切除后的异位妊娠比较罕见,以经阴道子宫切除术后相对多见,与经阴道腹膜缝合有关。受精卵可以种植在输卵管、阔韧带、膀胱阴道间隙或腹腔内。它可以发生在:①子宫次全切术后;②子宫全切术前早已妊娠;③子宫全切术后。

(一)原因

1. 子宫次全切术或子宫全切术后,若宫颈或阴道残端包裹的腹膜有空隙,精子能穿透,可导致异位妊娠的发生。

2. 经阴道子宫切除术后异位妊娠与经阴道腹膜缝合有关,表明输卵管通畅和阴道有瘘孔相通或经盆腔相通。

3. 子宫全切术后妊娠的病例,常由于手术后阴道顶、输卵管与腹腔有窦道沟通。

4. 发生在子宫次全切术后,常是由于手术时将输卵管缝合在子宫颈残端,宫颈残端上留有足够的宫体组织可以允许胚囊生长发育。

5. 在子宫全切术前早已妊娠的病例,都是在月经第16~19天行手术,而在手术前数天曾有性生活。输卵管被结扎,使受精卵被阻断,导致其在输卵管内着床形成异位妊娠,且易造成误诊。病理检查子宫内膜为高度分泌期或蜕膜息肉,常误诊为手术后血肿,妊娠试验有时可以协助诊断。

(二)临床表现

1. 患者有子宫切除病史。

2. 典型病例表现为突发下腹痛和附件区肿块。

3. 腹腔内出血的急腹症表现,可能会出现下腹部压痛、反跳痛和或肌紧张,出血多者可以出现移动性浊音或腹水征,后者可能合并失血性休克体征。

(三)诊断

1. 子宫切除术后异位妊娠可见于以下情况。

(1)子宫次全切时,宫外或宫颈已妊娠。

(2)子宫全切后仍可发生宫腔以外的妊娠。

(3)非常少见的是由于阴道顶端尚未愈合,精子仍可穿过腹腔发生异位妊娠。

2. 典型的临床表现。

3. 腹腔内出血的急腹症表现。

4. 后穹窿穿刺术抽出暗红色不凝血。

5. 血和尿 β- 人绒毛膜促性腺激素(β-human chorionic gonadotropin,β-hCG)水平异常。

(四)治疗

1. 未破裂的术式

(1)腹腔镜吸取或开腹手术去除妊娠囊。

(2)输卵管切开或切除术。

(3)附件切除术。

2. 已破裂的术式

(1)输卵管切除术。

(2)发生在未成功的绝育术后,需行双侧输卵管切除术。

(五)预防

1. 子宫切除术前应确定经后无性生活史,手术时间最好在月经净后 3~7 天,如在月经周期的中后期手术,术前应查 β-hCG、B 超,详细询问性生活史,以尽量排除妊娠的可能。

2. 一般情况下双侧附件正常,子宫切除术不必常规切除输卵管,然而保留输卵管残端部有再发壶腹部或伞端妊娠的可能,但为数极少。子宫全切术后,近期出现急腹症,如术前有性生活史,尽管子宫已切除,仍要考虑到有异位妊娠的可能。

(张利利)

参 考 文 献

[1] LIANG C, LIU P, CUI Z, et al. Effect of laparoscopic versus abdominal radical hysterectomy on major surgical complications in women with stage Ⅰ A-Ⅱ B cervical cancer in China, 2004—2015. Gynecol Oncol, 2020, 156 (1): 115-123.

[2] 刘开江. 子宫颈癌手术并发症的防治. 中国实用妇科与产科杂志, 2021, 37 (1): 63-66.

[3] 宋磊. 局部晚期宫颈癌手术所致泌尿系统损伤的处理. 中国实用妇科与产科杂志, 2018, 34 (11): 1220-1226.

[4] 孟元光, 叶明侠. 卵巢癌肿瘤细胞减灭术的并发症及防治. 中国实用妇科与产科杂志, 2021, 37 (6): 627-630.

[5] XU Z, BECERRA A Z, JUSTINIANO C F, et al. Complications and survivorship trends after primary debulking surgery for ovarian cancer. J Surg Res, 2020, 246: 34-41.

[6] 黄晓天, 纪妹, 赵曌, 等. 1 000 例机器人系统妇科手术的手术并发症及其影响因素分析. 中华妇产科杂志, 2021, 56 (5): 341-348.

[7] HAZRA A, COLLISON M W, DAVIS A M. CDC sexually transmitted infections treatment guidelines, 2021. JAMA, 2022, 327 (9): 870-871.

[8] WORKOWSKI K A, BACHMANN L H, CHAN P A, et al. Sexually transmitted infections treatment guidelines, 2021. MMWR Recomm Rep, 2021, 70 (4): 181-187.

[9] CURRY A, WILLIAMS T, PENNY M L. Pelvic inflammatory disease: diagnosis, management, and prevention. Am Fam Physician, 2019, 100 (6): 357-364.

[10] 中华医学会妇产科学分会感染性疾病协作组. 盆腔炎症性疾病诊治规范 (2019 修订版). 中华妇产科杂志, 2019, 54 (7): 433-437.

[11]《中成药治疗优势病种临床应用指南》标准化项目组. 中成药治疗盆腔炎性疾病后遗症临床应用指南 (2020 年). 中国中西医结合杂志, 2021, 41 (3): 286-299.

[12] OBIANUJU S M, AMRO E, AYMAN A H. What we know about the long-term risks of hysterectomy for benign indication—a systematic review. J Clin Med, 2021, 10 (22): 5335.

［13］MELISSA H, THOMAS C. Biofeedback for pelvic floor disorders. Clin Colon Rectal Surg, 2021, 34 (1): 56-61.

［14］FARIDEH K, ZAINAB A, SAMIRA T. Effect of hysterectomy due to benign diseases on female sexual function: a systematic review and meta-analysis. J Minim Invasive Gynecol, 2022, 29 (4): 476-488.

［15］罗莉, 温情. Ⅰ水平重建防治腹腔镜全子宫切除术后盆底功能障碍的临床价值. 腹腔镜外科杂志, 2022, 27 (3): 215-219.

［16］刘俊, 庄华, 孔令玲. 思维导图在全子宫切除术后预防盆底功能障碍康复指导中的应用. 中国计划生育和妇产科, 2019, 11 (2): 93-96.

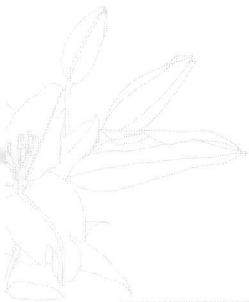

第四章
经阴道手术并发症

经阴道妇科手术是利用阴道自然腔道施行治疗,因其具有手术时间短、创伤小、腹腔脏器干扰小、术后疼痛轻、康复快、住院时间短、腹部不留瘢痕、医疗费用低等优点,近20多年来,已在国内外广泛应用。但同时,经阴道手术有以下缺点,如视野小、暴露差、操作困难、技术操作要求高,尤其当子宫增大、形态不规则、活动度差、盆腔有粘连时,易手术失败和增加并发症。其并发症主要包括脏器损伤(常见膀胱、直肠、输尿管损伤)、出血、感染等。

经阴道子宫切除术(transvaginal hysterectomy,TVH)并发症的发生率各文献报道不一,相比之下,TVH术中并发症较腹腔镜子宫切除术(laparoscopic hysterectomy,LH)和经腹子宫切除术(transabdominal hysterectomy,TAH)低。据报道,TVH的输尿管和膀胱损伤发生率分别为0.2%和0.2%~1.6%,低于LH和TAH。

第一节　周围脏器损伤

一、膀胱损伤

(一)原因

膀胱损伤是经阴道手术最常见的脏器损伤。多发生于分离膀胱宫颈间隙时,主要与以下因素有关。

1. 术中操作

(1)宫颈前壁阴道黏膜横切口的位置和深度不当。切口过高,尤其是膀胱膨出明显或膀胱附着宫颈部位较低者,容易切破膀胱;过低时不易找准层次;切口过浅,不易进入膀胱子宫间隙,上推膀胱困难,易进入膀胱;过深时,则进入宫颈肌层,出血多,不利于手术操作(图4-1-1)。

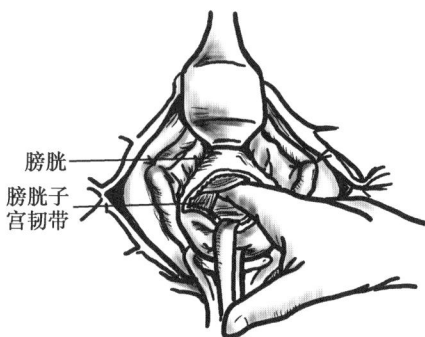

图4-1-1　宫颈前壁阴道黏膜横切口

(2)阴道黏膜切口过小或未切开切口两侧的膀胱宫颈韧带,难以将膀胱向上推,膀胱子宫间隙分离不充分,腹膜反折处辨认不清,打开腹膜反折时损伤膀胱,或钳夹主韧带时损伤膀胱。

(3)分离膀胱宫颈间隙时,需向下牵引宫颈,此时膀胱可向上缩,同时给分离剪一个反作用力,有利于分离此间隙,若这一步骤未牵引拉紧宫颈,膀胱损伤的概率将增加(图4-1-2)。

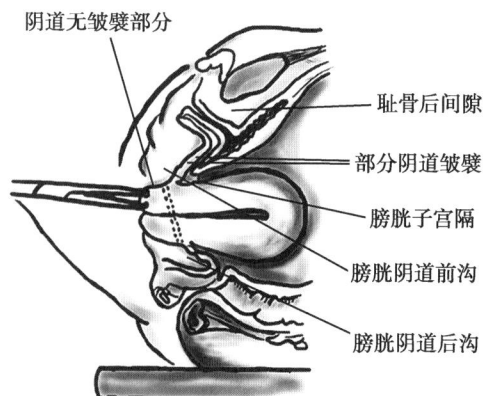

图4-1-2　牵引宫颈

(4)手术操作过程中阴道上叶拉钩上提过深及用力不当可导致拉钩进入膀胱造成膀胱损伤(图4-1-3)。

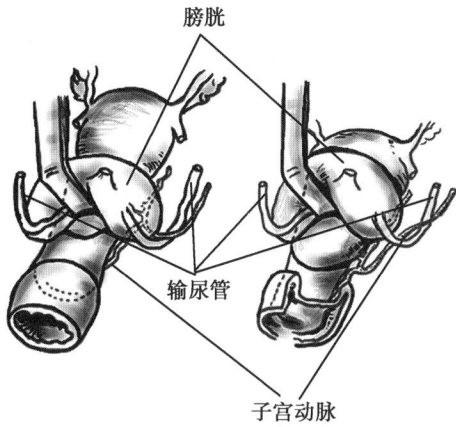

图 4-1-3　上叶拉钩损伤膀胱

（5）缝合阴道黏膜切缘时，进针位置太高，缝线进入膀胱，术后半月左右形成膀胱瘘（图 4-1-4）。

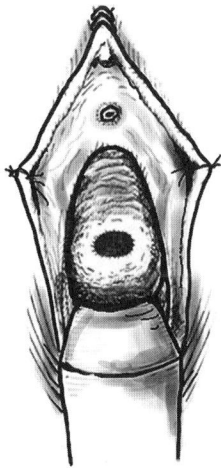

图 4-1-4　缝合阴道黏膜切缘位置过高

2. 解剖关系　子宫与膀胱关系紧密或患者自身膀胱腹膜反折过高，手术中易发生膀胱损伤。

3. 前次手术史如剖宫产等，导致膀胱与子宫下段粘连。

4. 膀胱充盈状态下实施手术。

（二）临床表现

1. 术中　表现为膀胱破损，可见膀胱黏膜外露。膀胱全层裂伤时，甚至可在破口中探及膀胱中的导尿管。术野有淡红色血水样或清亮液体不断溢出，导尿管引出血性尿液，应考虑膀胱损伤。

2. 术后　表现阴道分泌物水样、量多或导尿管无尿、尿少。因血液循环障碍而发生的坏死性瘘，多在术后 1~2 周发现漏尿。

（三）诊断

1. 术中诊断　如出现以上术中临床表现，应

将膀胱内 Folly 尿管的小泡向各个方向托起，检查膀胱壁的完整性。术中膀胱注入生理盐水溶液稀释至 0.5% 的亚甲蓝溶液 200~300ml，如阴道内有亚甲蓝溢出即可确诊，或应用膀胱镜 + 静脉靛胭脂检查，可以发现超过 85% 的隐形膀胱损伤，并明确损伤的部位和范围。

2. 术后诊断　若术中未能及时发现，术后出现漏尿时，可通过膀胱镜检查和膀胱造影帮助诊断。膀胱镜检查可直接观察瘘口的大小和位置，当瘘口较大时，影响膀胱充盈，故不易观察到膀胱内壁的全部情况。膀胱造影对诊断膀胱损伤有重要价值，充满造影剂后膀胱外侧收缩呈"滴泪状"，或上升到骨盆似悬在天空，也表示膀胱周围出血，但并不表示膀胱完整性已被破坏。腹膜外损伤见造影剂溢出到耻骨联合附近，但膀胱底部受未破的腹膜限制，造影剂无外溢。腹膜内外渗，从膀胱圆顶产生出一种"太阳光破云射出"的现象。外渗的造影剂集中在结肠旁呈现出肠袢轮廓，可在肝下、脾下、聚积。膀胱挫伤可合并膀胱周围血肿和肉眼血尿，但无外渗。

（四）治疗

1. 术中发现膀胱损伤的治疗

（1）术中一旦发现膀胱破损，应立即使用 2-0 可吸收线连续修补，力争使新鲜损伤一期愈合，以免术后发生膀胱瘘。

修补要点：①修补时注意分清层次，全层破裂者，第一层用可吸收缝线连续内翻缝合或间断缝合膀胱全层，第二层间断缝合肌层，包埋第一层；②缝合时不能太靠近两侧输尿管开口，以免术后伤口水肿造成输尿管出口梗阻；更不能缝合输尿管开口，必要时可置入输尿管导管；③如发现伤及输尿管开口，则应做输尿管膀胱移植术，此时，应经腹进行手术；④膀胱伤口浸泡于尿液中，缝合必须严密，止血充分。

（2）术后留置导尿管 1~2 周，持续开放。

（3）注意会阴部清洁，外阴擦洗每日 1 次。

（4）合理应用广谱抗生素预防感染。术中发生膀胱损伤者，术后使用的抗菌药物应具有杀菌力强，抗菌谱广，有高度的组织渗透力，有效时间长，不良反应小。头孢菌素类、青霉素类及硝基咪唑类是最为理想的选择。其中，由于头孢菌素类药物具有抗菌谱广、毒性小、高效、耐受性好等优点，而被国内外广泛采用。推荐使用头孢唑林 + 甲硝唑或头孢呋辛。用药时间可延长到 48 小时。膀胱穿孔者（Ⅳ类切口）手术后应以治疗为目的使用抗生素，

不作为预防用药。

2. 术后发现膀胱损伤的治疗

（1）术后发现需保守治疗 3 个月，待瘘口局部形成，炎症反应基本消失后行膀胱损伤修补术。保守治疗包括留置导尿管长期开放、预防性应用抗生素等。

（2）实施膀胱损伤修补术

1）术前准备：术前检查包括确定瘘口的位置，若直视下可找到瘘口，应注意瘘口与周围组织的解剖关系，尤其注意与尿道、输尿管开口的毗邻关系，防止术中副损伤。如直视观察不能确诊，可经导尿管向膀胱注入 100~200ml 0.5% 亚甲蓝生理盐水溶液确定是否存在瘘口。对于瘘口位置较高者，可使用膀胱镜检查确诊，并明确瘘口与输尿管开口的关系。术前常规放置导尿管。

2）术中操作要点：①手术途径的选择：膀胱损伤修补术的手术可采用经腹或经阴道途径完成，由于膀胱位于阴道部，经腹途径操作属于深部盆腔操作，并无明显优势，故膀胱修补多采用经阴道手术，优点是简单、暴露直接、操作方便。手术体位多采取俯卧蛙泳位（图 4-1-5）。②手术方式的选择：传统采用的离心分离法成功率较低，采用向心分离法修补瘘口后，手术成功率明显升高。③手术关键步骤：采用向心分离法修补瘘口，周围组织需游离充分，充分游离后（图 4-1-6A），瘘口局部可自行靠拢，缝合时无张力；瘘口和分离后的阴道壁采用"十"字型交叉分别缝合（图 4-1-6B），必要时可加固缝合阴道筋膜，配合减张缝合阴道壁；缝合可采用 2-0 可吸收线连续缝合，保证吻合口组织健康、血运良好、吻合严密（图 4-1-6C）。

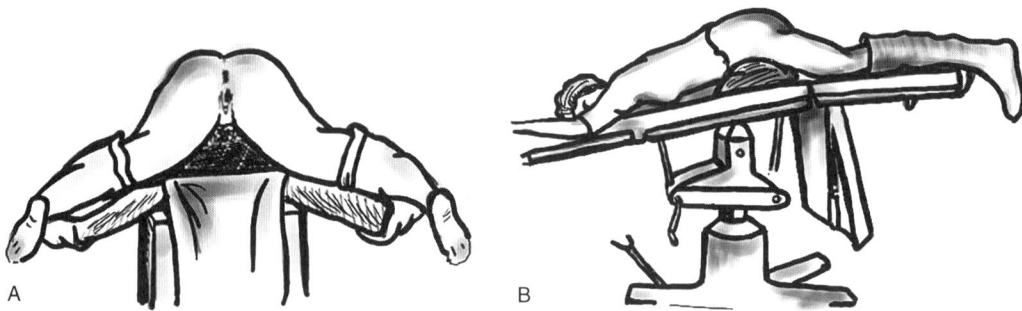

图 4-1-5　手术体位
A. 俯卧蛙泳位；B. 俯卧蛙泳位。

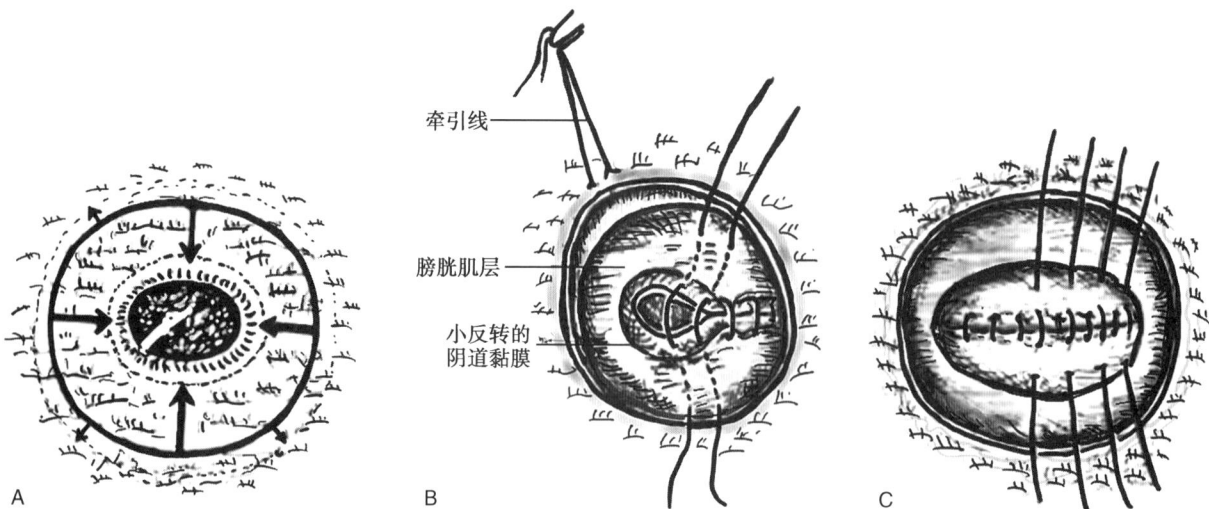

牵引线

膀胱肌层

小反转的
阴道黏膜

图 4-1-6　手术关键步骤
A. 充分游离瘘口周围组织；B. 十字交叉缝合；C. 减张缝合。

（五）预防

1. **正确选择宫颈前壁阴道黏膜切口的位置** 用宫颈钳钳夹宫颈后轻轻向上、下活动，观察前阴道壁与子宫颈部交界处，找到无移动性的宫颈前壁阴道黏膜分界线，即膀胱沟。无移动性阴道黏膜为覆盖在宫颈部的固定平滑部分，有移动性的阴道黏膜为覆盖在膀胱顶松弛活动部位的皱襞，在膀胱横沟上约0.2cm处切开阴道黏膜和筋膜。子宫重度脱垂的患者，宫颈伸长，阴道黏膜和黏膜下结缔组织充血。膀胱沟和膀胱皱襞经常不能识别，可将金属导尿管插入膀胱显示低位膀胱远端的位置，在其下0.5cm处切开。如用此法仍不能确定膀胱远端的位置，可在中线切开阴道黏膜显露膀胱。

2. **正确分离膀胱宫颈间隙** 向下拉紧宫颈，膀胱支柱拉直后，用手指将膀胱宫颈韧带从内侧向上外侧推移，钳夹、切断、缝扎，充分暴露膀胱宫颈间隙，进一步上推膀胱。如遇到分离困难，需辨清组织结构，可再用金属导尿管探测膀胱界线（图4-1-7）。

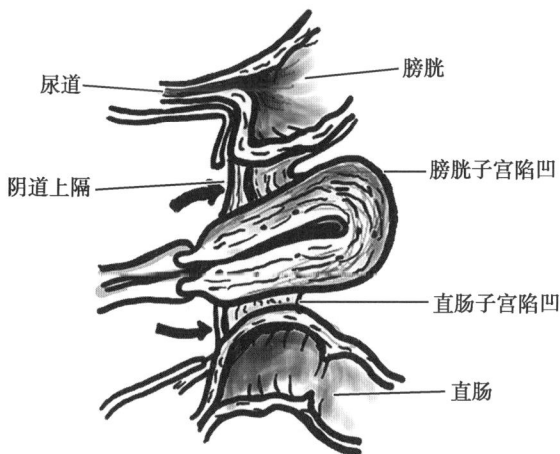

图 4-1-7　宫颈周围间隙

3. **正确进入膀胱腹膜反折** 膀胱腹膜反折呈白色、半圆形舌状、较薄、光滑，手指触摸有滑动感，用血管钳提起时有松动感，切开前仔细辨认；也可在切断、缝扎子宫旁组织和子宫血管之后再打开反折腹膜，这样做可使子宫下垂，使这一阶段的手术容易操作；如仍找不到反折腹膜，可用手术剪从子宫前壁剥离膀胱；或切开后穹窿后，手指进入腹腔越过子宫底达到前穹窿，由内向外顶起膀胱腹膜反折，在指示下剪开；若是行经阴道子宫切除术，也可从中线劈开子宫体或进行腹膜外子宫切除术。

4. 缝合阴道残端时，进针位置不能太高，以免缝线进入膀胱而形成膀胱阴道瘘。

5. 如有剖宫产史，发现膀胱后壁与子宫前壁粘连时，则应尽量靠近宫壁锐性分离，以避免损伤膀胱。

二、肠道损伤

（一）原因

1. 盆腔炎症或重度子宫内膜异位症使直肠粘连于子宫后壁，切开宫颈后壁或分离子宫直肠间隙时损伤直肠（图4-1-8）。

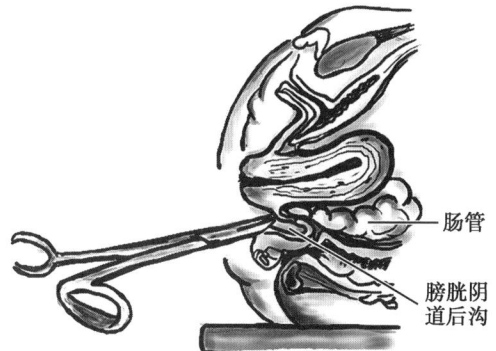

图 4-1-8　分离子宫直肠间隙

2. 手术操作过程中牵拉阴道后壁或分离直肠阴道隔过薄，影响局部血供，术后出现瘘管。

3. 电外科手术器械操作不当导致局部电烧伤，手术过程中电器械止血影响局部血供。

4. 宫颈后壁阴道黏膜切口过高，伤及直肠，这种情况比较少见；宫颈后壁切口过浅或过深，局部组织解剖层次不清。

5. 未认清直肠子宫陷凹膨出的腹膜，盲目钳夹、切开，损伤肠管，这种情况多见于经验不足，局部解剖、层次不清。

（二）临床表现

1. 术中表现

（1）直接诊断：手术中肉眼发现粪便样物经阴道后壁流出，直肠指诊发现直肠阴道隔菲薄或已不完整。

（2）间接诊断：手术中可疑肠管损伤，可通过肛门注射亚甲蓝溶液排除肠管损伤，能及时发现损伤部位，立即修补，可获得满意效果。

2. 术后表现 发生阴道排便和/或排气，经阴道检查可见直肠阴道瘘口。

（三）诊断

1. 术中诊断 根据术中临床表现，可明确诊断。

2. **术后诊断** 直肠阴道瘘症状较单纯而典型,故一般诊断较容易。

(1)大的瘘孔可在阴道扩张器暴露下直视或经阴道直肠指检时触及,从而明确瘘孔的部位及大小。

(2)瘘孔较小时不易清晰看到或仅见阴道后壁处有鲜红肉芽组织,经该处用探针探查,同时另一手手指伸入肛门,若手指与探针相遇,即可明确诊断。

(3)用一块无菌纱布填入阴道内,用导尿管自肛门内注入亚甲蓝溶液 10ml,几分钟后若纱布和瘘孔部位被蓝色所染,便可确诊。

(4)造影检查:从阴道内注入造影剂,然后摄正、侧位片,以显示瘘管,并提示瘘管的位置。

(5)直肠镜检:见瘘口可明确诊断。

(四)治疗

1. **术中治疗**

(1)轻度损伤未达黏膜:可用可吸收缝线沿肠管走行纵形缝合浆膜层或浆肌层即可。

(2)局限性小肠损伤:伤口整齐、清洁无污染,用碘伏充分消毒创口,先用可吸收缝线横向全层间断内翻缝合,再给予浆肌层间断内翻缝合包埋缝合处。如果属于挫伤或伤口较大,建议切除损伤部位肠管,直接吻合健康的肠段。

(3)结肠或直肠损伤:手术中若发现为结肠或直肠损伤,已做过充分肠道准备的患者,应立即修补。可先将裂口周围组织充分游离,使用 3-0 可吸收线间断缝合直肠黏膜下层,注意缝针不能穿过直肠黏膜层;然后使用 2-0 可吸收线间断褥式缝合浆肌层;最后使用 2-0 可吸收线间断缝合阴道壁黏膜。而对于手术前准备不足者,需要在修补肠管的同时行结肠造口术。需注意,如缝合粗糙,使直肠黏膜卷入阴道黏膜之中,术后便有形成瘘孔和裂开的危险。直肠比其他肠管管腔宽大,不易发生术后狭窄。

2. **术后治疗**

(1)保守治疗:直肠阴道瘘小瘘口可自然愈合,故手术修补前可保守治疗,观察 6~12 周。具体处理如下。

1)无渣饮食,口服 10~14 天广谱抗生素,局部护理、保持清洁,脓肿引流,一定要防止便秘发生,可适当服用缓泻剂。

2)纤维蛋白胶封堵法:①封堵时机:选择时机和封堵条件直接影响封堵的效果,原则上已形成牢固瘘管者,控制感染,全身情况稳定即可进行封

堵,但不宜操之过急,首先应尽可能改善患者的营养状况,纠正水、电解质及酸碱平衡,保持引流通畅。②封堵前准备:封堵当日禁食,应用生长抑素减少消化液分泌;冲洗引流管,尽可能保持瘘管干净;封堵前行瘘管造影,明确瘘管的形态及引流管与瘘口的位置。③封堵方法:瘘管短于 5cm 者,经皮肤外瘘口直接注入足量的纤维蛋白胶充填瘘管、封堵瘘口;瘘管长于 5cm 者,则根据瘘管走行置入小型导管直达肠瘘内口,边注射纤维蛋白胶边退出导管,以达到完全填塞瘘管、封堵瘘口的目的。胶的用量不多,每次均不超过 2ml 即能将瘘管堵塞,如一次堵塞不成功,可以反复多次应用。④封堵材料:医用纤维蛋白胶由 A、B 两部分组成,A 部分含有纤维蛋白原和XIII因子,B 部分含有凝血酶和氯化钙。当 A、B 两组成分相互接触,5 分钟可完全凝固,10 分钟内达到最大强度的 70%,2 小时达到最大强度。

(2)手术治疗:保守治疗无效者,可行手术治疗。

1)手术原则:充分游离瘘口周围组织;切除窦道;严密止血;无张力缝合全层;瘘口过大者,可将股薄肌、球海绵体肌覆盖瘘口。

2)术前准备:术前充分肠道准备,无渣饮食 7 天,用肠道消炎药 3 天,术前清洁灌肠。

3)手术方法:切除瘘管周围的瘢痕组织,充分游离直肠、阴道壁组织,在无张力情况下缝合瘘孔。

(五)预防

1. 术前详细询问病史,仔细进行妇科检查,若有严重子宫内膜异位症致子宫后壁紧密粘连或慢性盆腔炎症性疾病可疑盆腔粘连者,不应勉强行经阴道手术。

2. 正确选择阴道宫颈交界处的切口。向上方牵拉宫颈后唇,暴露后穹窿,于后穹窿黏膜皱襞外侧有滑动处剪开,直入腹腔;剪开后如未进腹腔,可用手指或刀柄紧靠子宫颈后壁向上分离,找到疏松的间隔,推开直肠达毫无阻力的腹膜腔;有时在两子宫骶韧带间可清楚触及滑动的直肠子宫陷凹处的腹膜反折,此处剪开即入腹腔。剥离中出血多,可能是偏向直肠一侧所致,应将切开部位改向子宫一侧。如找不到直肠子宫陷凹的腹膜反折时,应尽量紧贴宫颈后壁做锐性分离,将直肠游离,必要时用手指伸入肛门内,确定直肠所在的部位,引导分离直肠,避免损伤。

3. 直肠广泛粘连于子宫后壁不易分离者,可先横切断、缝扎子宫骶韧带,并切断、缝扎主韧带、

子宫动静脉,使固定的子宫松动;用手术剪纵向剪开子宫直达腹膜腔;为改善手术野的显露,可切断子宫颈,将宫底自前穹窿翻出,处理子宫附件后,从上往下在直视下将直肠与子宫后壁的粘连分离。

4. 如广泛致密粘连,解剖层次辨别不清,无法达腹腔,必要时应改行腹腔镜手术或者开腹手术。

三、输尿管损伤

在经阴道手术中,输尿管损伤不多见,发生率为0.2%,多为输尿管切断、撕裂、压挫、缺血坏死、折角、结扎、电烧伤、缝线穿透、感染。

(一)原因

1. 输尿管经过子宫血管下方进入主韧带段,紧贴主韧带外侧,分离组织不清时易损伤或结扎(图4-1-9)。

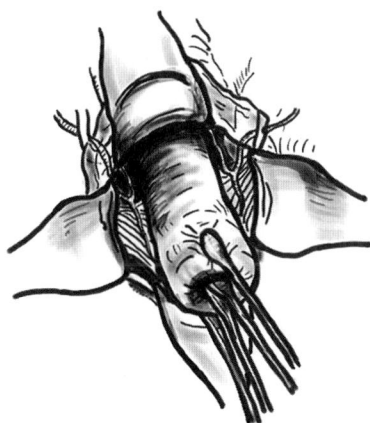

图 4-1-9　输尿管在宫颈旁解剖

2. 子宫动脉切断或缝扎时滑脱,再次钳取断端或缝扎组织过多时易损伤输尿管。

3. 如存在病变,包括阔韧带肿瘤、宫颈肌瘤、卵巢粘连、子宫内膜异位症、慢性盆腔炎、Ⅲ度子宫脱垂时,可改变解剖结构增加手术难度,切开膀胱宫颈韧带或结扎子宫动脉时容易造成输尿管损伤。

4. 经阴道广泛性子宫全切术和广泛性宫颈切除术,分离输尿管膝部时易损伤输尿管。

5. 输尿管先天发育异常如输尿管异位、输尿管膨出、输尿管分叉、双输尿管等,均可能导致术中输尿管损伤。

(二)常见损伤部位

1. **骨盆漏斗韧带处**　行子宫全切术、次广泛性或广泛性子宫切除术,结扎卵巢血管时,该处输尿管与髂血管有交叉,钳夹、缝扎或止血时易损伤输尿管。

2. **子宫动脉与输尿管交叉处**　膀胱子宫间隙两侧分离不充分,特别是膀胱宫颈韧带未充分剪断,膀胱底仍附着于宫颈上,钳夹子宫动脉止血时易损伤输尿管。

(三)临床表现

1. **术中表现**　输尿管壁锐性破损所致者可见术野内流出多量淡红色或基本清亮液体,仔细探查输尿管走行部位可发现无出血的管状断端并有液体溢出。

2. **术后表现**

(1)无尿:双侧输尿管被结扎时,术后立即无尿,血尿素氮和肌酐上升,出现尿毒症体征、背痛、双侧肋脊角触痛,甚至肾功能衰竭。

(2)疼痛:一侧输尿管被结扎,术后出现患侧背痛和肾区叩痛。

(3)输尿管瘘:由于输尿管壁受损、感染、缺血、继发坏死,可致输尿管瘘形成。输尿管瘘常于术后9~11天发生,临床表现取决于瘘口位置。输尿管瘘的症状主要表现为漏、痛、胀、热、块。

1)漏:包括内瘘和外瘘。内瘘瘘孔与阴道不通,尿液直接漏于盆腹腔,可致腹腔积液和尿液性腹膜炎,后果严重;外瘘瘘孔与阴道相通,尿液经阴道流出,形成输尿管阴道瘘。

2)痛:由腹膜直接受尿液刺激所致。

3)胀:尿液刺激肠管后,抑制肠蠕动,出现肠胀气,导致腹胀;术后排气后再发生肠胀气应警惕输尿管瘘的发生。

4)热:尿液渗入盆腹腔,腹膜刺激或继发感染可出现发热。

5)块:尿液刺激局部导致炎性增生,组织包裹、粘连,形成盆腔包块。

(四)诊断

1. **术中诊断**　如发现阴道溢液,可自尿道插入橡皮导尿管,向膀胱注入亚甲蓝溶液,漏出液并不被染为蓝色,再用靛胭脂5~10ml注入患者静脉或肌肉内,10分钟后漏出液为蓝色则可确诊。

2. **术后诊断**

(1)静脉肾盂造影:使用60%泛影葡胺注射液20ml静脉注射后,可观察输尿管损伤位置、损伤侧别及肾功能等。注意观察输尿管有无狭窄、扩张或梗阻存在。

(2)经尿道逆行膀胱输尿管造影:该方法适用于输尿管走行无明显改变时,当输尿管因损伤走行明显偏位时,可能无法进行该检查。

（五）治疗

1. 术中治疗 术中发现输尿管损伤者应立即由泌尿科医生协助进行修复。

（1）如输尿管误扎或误夹，应立即解除，时间短且无可见损伤时无须治疗。如果时间长或不能排除挫伤严重者，可放置输尿管支架 10~12 天，无须其他处理。

（2）输尿管已结扎切断，如果手术部位有良好的解剖条件，诊断明确，可经阴道给予修补。如果条件不佳，则切除损伤部位，开腹行输尿管端-端吻合术或输尿管膀胱吻合术，内置双 J 管支撑，上端插到肾盂，下端至膀胱内，吻合口应大而无张力，断端血供良好，黏膜对黏膜且无扭曲，以防止术后输尿管狭窄。术后常规应用广谱抗生素，推荐抗菌药物为头孢唑林 + 甲硝唑或头孢呋辛（也可加甲硝唑）。2~3 个月取出输尿管导管。其中输尿管膀胱吻合术成功率高，不易出现术后输尿管吻合狭窄。

2. 术后处理

（1）由于输尿管损伤后果严重，术后一旦发现，必须尽早处理。

（2）行膀胱镜检查和逆行造影，明确损伤侧别与漏口位置。

（3）经膀胱镜行患侧输尿管插管，放置输尿管支架。3~6 个月取出。

（4）若输尿管插管失败，应尽早行输尿管端-端吻合术或输尿管膀胱吻合手术，术后放置双 J 管，6 个月后取出。

（六）预防

1. 对于严重盆腔粘连、子宫内膜异位症致子宫旁紧密粘连的患者，术前可做静脉肾盂造影，了解输尿管的走行和扩张程度。必要时改行开腹手术。同时处理附件时不要勉强，以免过度牵拉、钳夹时将移位的输尿管损伤。

2. 在经阴道子宫全切术中，膀胱必须用两把阴道拉钩分别向两侧拉开，手术者的重要任务之一是帮助助手正确地放置阴道拉钩，以充分显露并正确处理子宫动脉。分离子宫膀胱间隙时，应将膀胱宫颈韧带向外上方充分分离，靠近宫颈钳夹、切断、缝扎，输尿管随之上移。

3. 子宫阔韧带肿瘤手术中必须注意由于肿瘤的压迫输尿管可能低于子宫动脉水平，如果肿瘤较大或可疑为恶性肿瘤宜改为开腹手术切除；如果肿瘤较小则要注意切除应严格限制在肿瘤的包膜内进行。

4. 在广泛性宫颈切除术中辨认和拉开子宫阔韧带下方的输尿管是最重要的步骤之一，应正确辨认输尿管的膝部以减少输尿管损伤的可能。处理子宫骶韧带时注意牵拉腹膜导致的输尿管移位。

5. 处理主韧带和子宫动脉时，可分次进行，不要一次钳夹组织过多，助手用阴道拉钩拉开膀胱，保护输尿管（图 4-1-10）。若手术中子宫动脉端有滑脱出血，不必惊慌，先压迫出血处，看清解剖关系后再进行钳夹。

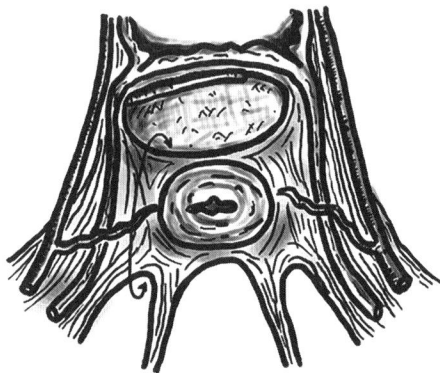

图 4-1-10 输尿管在子宫旁的解剖示意图

6. 剔除宫颈肌瘤时，应紧靠宫颈边缘或宫体边缘切开肌瘤包膜，在包膜内进行钝性分离，并注意观察包膜外的组织，避免损伤输尿管。

7. 若遇子宫后壁和宫旁有紧密粘连时，不可硬性钳夹，必要时转开腹手术。

（魏 芳）

第二节 出血和血肿

经阴道手术的出血与经腹手术的出血并无明显区别，相比较而言，经阴道手术的大血管损伤较少，只要熟悉解剖，沉着冷静，不要随意钳夹止血或盲目进针缝合，一般均可正确处理。

一、原因

1. 术前停抗凝药时间短或未停抗凝药，术中易致出血。

2. 术中血管漏缝或血管回缩，缝扎时打结不牢缝线脱落。

3. 术中牵拉子宫向下时骨盆漏斗韧带撕裂，损伤血管。

4. 经阴道手术在分离阴道壁与周围组织间隙时，由于组织解剖结构分离不清楚，造成创面过大，导致剥离面大面积渗血及血肿形成；患者曾行剖宫产等手术，子宫与周围组织有粘连；存在严重子宫内膜异位症，盆腔粘连明显；阴道断端缝合不严密；特殊患者如因心脏疾病换瓣者，术后长期服用抗凝药。

二、临床表现

1. **术中表现** 经阴道手术的血管损伤部位多为子宫动脉和骨盆漏斗韧带中的卵巢动、静脉。主要表现为：①血管破损后可见血管断端明显出血，可根据出血量判断是动脉还是静脉损伤；②术野有鲜红色血液，经仔细探查可找到出血点。

2. **术后表现** 术后持续有少量的断端渗血，有盆腔内或腹膜后出血的患者可发生下腹痛、里急后重感和/或生命体征不平稳。妇科检查可发现压痛明显的包块。

三、诊断

1. **手术中直视下确诊**

2. **血常规** 如出血量大，呈活动性，则出现血红蛋白进行性下降，有助于辅助诊断。

3. **B超检查** 若术后出血可结合B超检查，提示阴道断端有包块。如血肿大或观察期间继续增大，则考虑活动性出血。

四、治疗

（一）术中处理

1. **结扎不牢、松扣或牵拉脱扣** 血管损伤应沉着、冷静、小心处理，使患者体位适当、光线照射良好、显露良好，充分暴露出血区，用生理盐水冲洗并吸引干净，直视下仔细找到出血点并给予结扎或缝扎，注意出血点和输尿管的关系，避免缝扎止血时损伤输尿管（图4-2-1）。骨盆漏斗韧带损伤后，因位置较高，止血困难。需立即转开腹手术结扎出血的血管。

2. **剥离面渗血** 可在宫颈两旁注入催产素10U，使子宫呈收缩状态而减少出血；以1:1 000的肾上腺素液（3ml肾上腺素注射液加入500ml生理盐水）浸湿纱布，压迫渗血面，减少组织渗血。

3. **阴道壁切缘出血** 常用电灼止血或缝扎止血，如X缝合止血法是用可吸收缝线将阴道壁切缘、直肠阴道间隙疏松结缔组织和直肠子宫陷凹缝合在一起，同时缝合后侧方的腹膜，可以有效闭合腹膜血管（图4-2-2）。

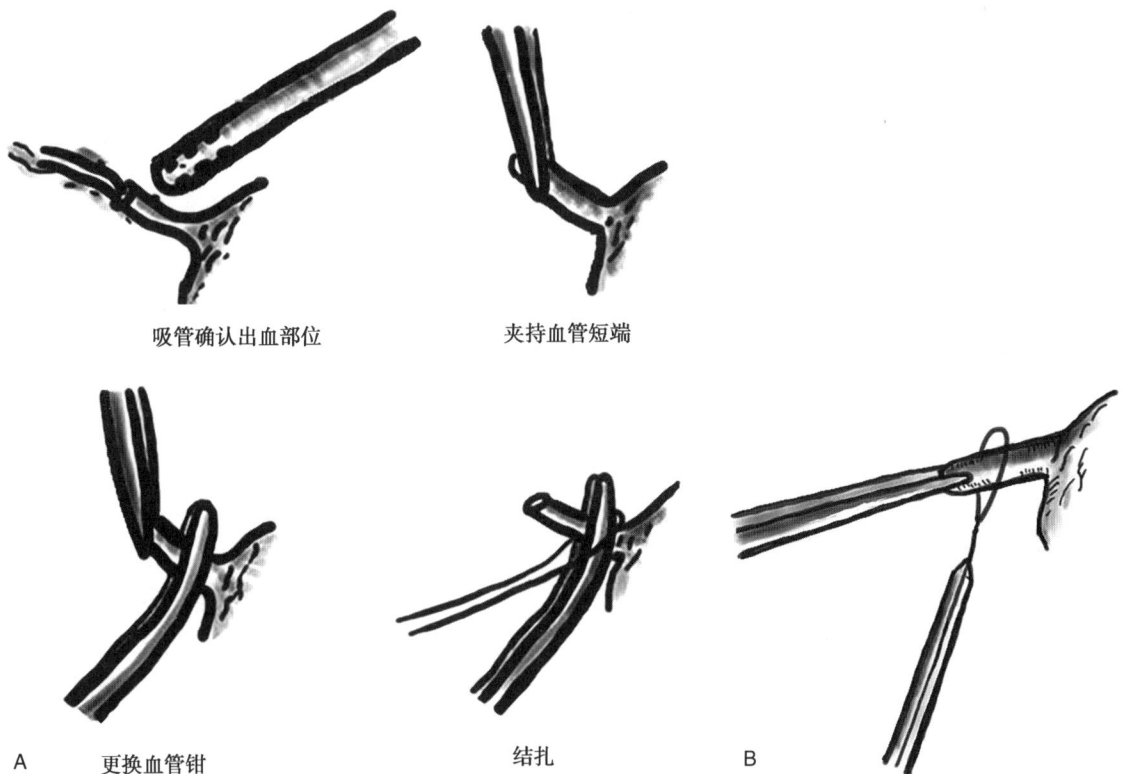

吸管确认出血部位　　　　夹持血管短端

A　　　更换血管钳　　　　　结扎　　　B

图4-2-1　结扎出血点

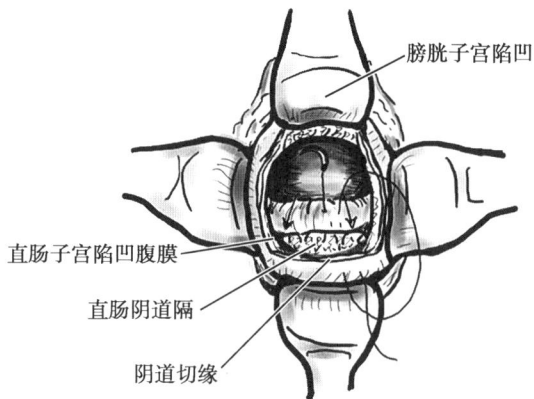

图 4-2-2　X 缝合止血法

膀胱子宫陷凹

直肠子宫陷凹腹膜

直肠阴道隔

阴道切缘

（二）术后处理

1. 术后发现出血者，大多数情况下可再次经阴道检查处理。在积极输液、输血的同时，拆开阴道残端缝线，清除积血或血肿，查找出血点，缝扎止血。对个别出血较多经阴道难以止血者，还须开腹或腹腔镜下止血，以免引起失血性休克。

2. 如盆腔内或腹膜后出血形成大血肿，或观察期间血肿继续增大者，应考虑开腹手术止血，并除去血肿；若血肿小且无继续增大的倾向，可采用支持疗法，并注意预防血肿感染。

五、预防

1. 术前必须严格掌握适应证，根据患者的具体情况及医师的手术经验，选择最合适患者的手术方式。对阴道手术风险较高的患者，不应勉强经阴道手术。

2. 术前应有周密的手术计划，长期服用抗凝药的患者，术前需经相关科室会诊后，于术前 7 天停抗凝药，待凝血功能恢复后再行手术。

3. 术中分离阴道周围间隙时，于阴道周围间隙注射 1∶2 000 肾上腺素氯化钠溶液，以减少渗血发生。高血压、冠心病患者可不用或降低肾上腺素浓度。

4. 术中每一个断端的钳夹、缝合、结扎都应确实可靠。

5. 仔细检查膀胱宫颈韧带和子宫两侧有无断裂的血管，单独缝扎。

6. 阴道黏膜两侧不可切得过深。

7. 缝合阴道断端时，需对合阴道前后壁及腹膜前后切缘共 4 层，将 4 层组织用 0 号可吸收线连续缝合，关闭腹膜与阴道壁的间隙。

8. 肌瘤剔除的患者切开阴道黏膜后，可用 7

号丝线于宫颈两侧缝扎子宫动脉上行支，以减少术中出血；切开肌瘤包膜前，常规宫壁注射缩宫素加强子宫收缩；缝合肌瘤残腔时不留死腔，活动性出血的小动脉应单独缝扎。

9. 常规缝合宫颈筋膜创面。

10. 手术结束时根据手术中情况可酌情考虑盆腔放置引流管，以便观察术后出血量。

11. 手术结束前详细检查各韧带残端及阴道壁有无活动性出血，彻底止血。

12. 术后必须严密观察生命体征、腹部情况及引流管引流液的多少，及时发现内出血。有时引流管被凝血块阻塞，引流出来的血液并不多，但腹腔内可大量积血，此时患者可出现面色苍白、血红蛋白下降、腹部膨隆胀大、移动性浊音等。只要认真仔细观察病情，动态监测血常规，注意腹部的检查，可及早发现内出血。

（魏　芳）

第三节　手术部位感染

一、原因

1. 术前阴道准备不够充分、术时阴道消毒不严格、手术较困难、手术时间较长、抵抗力下降或盆腔引流不畅积血引发感染。

2. 肌瘤剔除术缝合瘤腔时留有死腔形成血肿致感染。

3. 宫体翻到阴道被污染，又送回腹腔引起感染。

4. 术中渗血止血不彻底，局部血肿形成，继发感染。

5. 在月经前进行手术，盆腔充血，术中出血多、术后渗血多或术后近期有月经来潮，均是感染的诱因。

二、临床表现

常见表现为阴道断端硬结或明显感染，体温于术后 5~7 天出现再次升高，部分患者有下腹痛、里急后重感，部分患者形成脓肿后可有阴道脓性分泌物。盆腔炎或弥漫性腹膜炎并不常见。严重者可发生输卵管卵巢脓肿和卵巢静脉血栓形成，较少见。

三、诊断

1. 患者有经阴道手术史和典型的临床表现如发热、下腹痛和阴道排液等。

2. 血常规示 WBC>10×10⁹/L，中性粒细胞百分比（NE%）>70%，提示存在感染。

3. B 型超声提示阴道断端的正中纵切面可见阴道纵剖面，其前上方已无子宫影像，上方为充盈的膀胱，可见到阴道前后壁，阴道之间为一条反光强的气线。横切面应在阴道断端水平观察，为一长条扁平结构，阴道前后壁为衰减回声，中央一条亮线为阴道腔，其厚薄悬殊（0.7~3.0cm）。若提示阴道断端有局限性偏低回声包块，则支持该诊断。

四、治疗

术后出现血肿和脓肿，应及时在 B 超监测下经阴道穹窿切口进入血肿腔或脓腔进行引流，也可放置双腔引流管行持续脓腔引流。同时选用敏感抗生素抗感染治疗（详见第三章第五节）。

五、预防

1. 术前排除阴道的炎症。

2. 术中严格无菌操作。对于术中发现的可疑渗血，可放置"T"形引流管。待引流液基本消失时拔除。

3. 手术中严格执行无菌操作制度。经阴道肌瘤剔除后将子宫回纳腹腔时，用碘伏液消毒子宫体。

4. 缝合肌瘤腔隙不留死腔。

5. 术毕用 0.9% 氯化钠溶液冲洗子宫和阴道术野。

6. 减少术中、术后出血。

（魏 芳）

第四节　尿路感染

尿路感染包括菌尿、膀胱炎、急性肾盂肾炎和慢性肾盂肾炎，规范化定义如下。

1. **菌尿**　指尿液中有细菌存在。

2. **膀胱炎**　指膀胱的炎症。细菌性膀胱炎必须与非细菌性膀胱炎区分开，如放射性、间质性膀胱炎，即通常所指的下尿路感染。女性膀胱炎的主要表现是尿路刺激，即尿频、尿急、尿痛、白细胞尿，偶有血尿，甚至肉眼血尿，膀胱区可有不适。一般无明显的全身感染症状，但少数患者可有腰痛、低热（一般不超过 38℃），血白细胞计数常不增高。约 30% 以上的膀胱炎为自限性，可在 7~10 天内自愈。

3. **急性肾盂肾炎**　表现包括以下两组症状群。

（1）泌尿系统症状：包括尿频、尿急、尿痛等膀胱刺激征，腰痛和 / 或下腹部痛。

（2）全身感染症状：如寒战、发热、头痛、恶心、呕吐、食欲缺乏等等，常伴有血白细胞计数升高和血沉增快。一般无高血压和氮质血症。

4. **慢性肾盂肾炎**　病程经过很隐蔽。临床表现分为以下三类。

（1）尿路感染表现：仅少数患者可间歇发生症状性肾盂肾炎，但更为常见的表现为间歇性无症状细菌尿，和 / 或间歇性尿急、尿频等下尿路感染症状，腰腹不适和 / 或间歇性低热。

（2）慢性间质性肾炎表现：如高血压、多尿、夜尿增加，易发生脱水。

（3）慢性肾脏病的相关表现。

一、原因

1. **解剖因素**　由于女性尿道较短，且邻近肛门，感染尿路的菌群通常来自粪便菌群。至少 50% 的女性一生中经历过 1 次膀胱炎，而 5% 经常发生膀胱炎。在所有患者中约 2% 为医院获得性尿路感染。80% 的感染与器械操作或导尿有关。90% 的尿路感染是大肠埃希菌家族中的革兰氏阴性杆菌引起的。大肠埃希菌造成了大约 80%~90% 的尿路感染，其他的微生物包括克雷伯菌、变形杆菌等。铜绿假单胞菌感染几乎全是继发于经尿道的器械操作。表皮葡萄球菌主要在留置尿管的患者中查到。粪肠球菌约见于 15% 的院内尿路感染。而合并糖尿病的患者，术后也需注意乳链球菌致尿路感染。此外，白念珠菌和其他真菌也可以引起糖尿病患者和留置尿管患者下尿路感染。

2. **全身性因素**　大部分尿路感染为上行感染，粪便的菌群最初定植在阴道口，随后移至尿道周围的组织，并最终进入膀胱。尿路感染的发生发展与宿主的易感性和病原微生物的致病力密切相关。老龄、盆底松弛、糖尿病、大便失禁、留置尿管、住院、阴道内糖原减少均是尿路感染的易感因素。

3. **手术因素**　据报道，阴道前壁修补或经阴道的阴道旁修补后留置尿管出现尿路感染较常见，而出现盆腔或阴道脓肿很少见。耻骨后尿道中段悬吊术中主要并发症有尿路感染。妇科盆底手术后一般均留置导尿管，故易招致尿路感染。同时，接受盆底重建手术的老年妇女居多，部分合并糖尿病，患者抵抗力低下，更易出现尿路感染。全盆悬吊术后泌尿系统感染的发生率为 11.8%。骶棘韧带悬吊术后出现泌尿系统感染，多于术后 2~3 个月内逐渐缓解。

二、临床表现

1. 下尿路感染的临床表现 与膀胱炎相关的有尿痛、尿频、夜尿、耻骨上不适。偶有轻度尿失禁和血尿。

2. 上尿路感染的临床表现 经常伴有发热、寒战、全身不适，偶有恶心、呕吐。经常有侧腰部疼痛和脊肋角压痛。

三、诊断

1. 典型的经阴道手术史
2. 尿路感染的临床表现
3. 必要的检查项目

（1）尿液检查：①尿液显微镜检查：显微镜下检查尿液细菌、白细胞、红细胞等。一份随机尿标本通过血细胞计数，每毫升尿液中白细胞超过 10 个为脓尿。40%~60% 的急性膀胱炎病例发现有镜下血尿，对伴有尿痛的膀胱炎女性是特异性的。②尿培养：对于膀胱炎诊断可疑或怀疑有上尿路感染、反复感染或持续感染者可进行尿培养。传统上细菌生长超过 1×10^5 CFU/ml 被认为是阳性，但也有学者认为部分有症状的患者培养为假阴性。

（2）肾脏超声：有助于评价术后有无肾积水。

（3）放射学检查：腹部 X 线片有利于除外结石导致的感染。必要时选择静脉肾盂造影，当怀疑术中损伤输尿管，反复感染时可采用。当怀疑尿道下憩室是反复尿道感染的来源时，可进行排泄性膀胱尿道造影。

（4）尿道膀胱镜：当怀疑尿道下憩室是反复尿道感染的来源时，可进行尿道膀胱镜检查。尿道膀胱镜检查用于感染诊断的指征目前尚有争议。但对于患膀胱炎的老年女性进行膀胱镜检查可排除膀胱肿瘤。如术后出现肉眼血尿和细菌持续存在，应进行膀胱镜检查，可通过此项检查发现膀胱内有无缝线穿透、补片裸露、结石形成等。

（5）尿动力学检查：对于盆底手术后的患者，其尿路感染的原因可能是异常排尿所致，进行尿动力学检查是有价值的。

四、治疗

1. 休息、水化尿液
2. 处理感染

（1）急性膀胱炎：可选用半合成青霉素或头孢菌素类抗生素，任选一种连用 3 天。应用上述抗生素可同时口服碳酸氢钠片、碱化尿液、抑制细菌生长。衣原体感染患者要根据药敏试验结果，半合成四环素类、大环内酯类药物的使用要有明确指征，同时应充分权衡利弊，再决定是否采用。

（2）急性肾盂肾炎：建议使用抗生素治疗 14 天，对于轻症急性肾盂肾炎患者，使用高效抗生素疗程可缩短至 7 天。

1）对于轻症病例，可采用口服喹诺酮类药物治疗，如果致病菌对复方磺胺甲噁唑敏感，也可口服此药物治疗。如果致病菌是革兰氏阳性菌，可以单用阿莫西林或阿莫西林 / 克拉维酸钾治疗。

2）对于重症病例或不能口服药物者，静脉使用喹诺酮类药物或广谱的头孢类抗生素治疗。对于 β- 内酰胺类抗生素和喹诺酮类抗生素耐药者，可选用氨曲南治疗。如果致病菌是革兰氏阳性球菌，可使用氨苄西林 / 舒巴坦钠，必要时可联合用药治疗。若病情好转，可参考尿培养结果选用敏感的抗生素口服治疗。在用药期间的方案调整和随访很重要，应每 1~2 周做尿培养，以观察尿菌是否阴转。在疗程结束时和停药后第 2、6 周应分别做尿细菌定量培养，治愈后每个月复查 1 次，共 1 年。

（3）复杂性急性肾盂肾炎：由于存在各种基础疾病，复杂性急性肾盂肾炎易出现肾脏皮髓质脓肿、肾周脓肿及肾乳头坏死等严重并发症。首先，这类患者应及时有效控制糖尿病、尿路梗阻等基础疾病，必要时需要与泌尿外科等相关专业医生共同治疗，否则单纯使用抗生素治疗很难治愈本病。其次，根据经验静脉使用广谱抗生素治疗。在用药期间，应该及时根据病情变化和 / 或细菌药敏试验结果调整治疗方案，部分患者尚需要联合用药，疗程至少为 10 天。

（4）无症状性细菌尿：对于绝经前女性、非妊娠患者、糖尿病患者、老年人、脊髓损伤及留置导尿管的无症状性细菌尿患者不需要治疗。对于手术后住院患者应该根据细菌培养结果采取敏感抗生素治疗。

(5)导尿管相关的尿路感染：尿路相关性无症状性细菌尿不需要使用抗生素治疗；拔除导尿管后48小时仍有无症状性细菌尿的女性患者，则应该根据尿培养结果使用敏感抗生素治疗14天。

五、预防

1. 治疗术前已存在的尿路感染、阴道炎等。糖尿病患者术前调整血糖。贫血患者术前纠正贫血。低蛋白患者术前纠正低蛋白。因雌激素缺乏引起绝经后女性子宫萎缩，可能导致激惹性膀胱炎症状，术前可给予雌激素。盆底重建手术前进行阴道消毒和肠道准备可减少术后尿路感染的发生。

2. 手术中严格无菌操作，避免损伤泌尿系统，避免形成血肿。

3. 手术前和手术后合理使用抗生素。

4. 最重要的预防措施是术中导尿和术中、术后留置导尿管的过程严格无菌操作，手术后会阴和尿道口护理。

(魏 芳)

参 考 文 献

[1] 李辉, 马娟文. 3种不同子宫切除术式的临床效果分析. 甘肃科技, 2021, 37 (24): 171-174.

[2] 张利华, 申庆文. 不同手术方式的全子宫切除术治疗子宫肌瘤的疗效对比. 世界最新医学信息文摘, 2020, 20 (1): 120-121.

[3] 吴纯华, 李力, 刘娟. 妇科经自然腔道内镜手术并发症预防与处理. 中国实用妇科与产科杂志, 2019, 35 (12): 1326-1329.

[4] 林家豪, 宋鲁杰, 傅强. 2020 EAU 膀胱损伤诊断治疗指南 (附解读). 现代泌尿外科杂志, 2020, 25 (12): 1128-1130.

[5] KUMAR M, AGARWAL S, GOEL A, et al. Transvaginal repair of vesico vaginal fistula: a 10-year experience with analysis of factors affecting outcomes. Urol Int, 2019, 10: 1-5.

[6] STUPARICII M A, Lee T T M. Discoid resection of rectosigmoid endometriotic nodules. J Minim Invasive Gynecol, 2018, 25 (3): 388.

[7] 曹李, 田靖波, 董龙光. 腹腔镜技术在急诊直肠损伤诊疗中的应用. 中华普外科手术学杂志 (电子版), 2019, 13 (3): 252-255.

[8] 顾美皎. 妇科手术损伤输尿管的防治要点探讨. 中国实用妇科与产科杂志, 2019, 35 (1): 12-14.

[9] 王毅. 医源性输尿管损伤和继发狭窄的治疗进展. 临床泌尿外科杂志, 2020, 35 (9): 752-757.

[10] MATSUUR H, ARASE S, HORI Y. Ureteral stents for malignant extrinsic ureteral obstruction: outcomes and factors predicting stent failure. Int J Clin Oncol, 2019, 24 (3): 306-312.

[11] 张薇薇, 王燕芳, 王欢, 等. 腹腔镜全子宫切除术患者围术期并发症发生风险的影响因素分析. 中国妇幼保健, 2021, 36 (20): 4785-4788.

[12] 周春弟. 阴式子宫切除术后患者阴道残端感染的危险因素及防治措施. 中国妇幼保健, 2019, 34 (22): 5170-5172.

[13] 郑鑫, 陈熠, 邓跃毅. 中医药治疗女性反复性泌尿道感染研究进展. 中国中西医结合肾病杂志, 2019, 20 (10): 919-921.

[14] 李英. 行子宫全切术后阴道残端愈合不良的临床探讨. 大医生, 2017, 2 (3): 32-33.

[15] 王惠, 张艳霞, 王朝蓉, 等. 子宫切除后发生输卵管脱垂的危险因素分析. 临床和实验医学杂志, 2018, 17 (8): 856-858.

[16] ADEL S, ALONSO L, WAGNER S, et al. Fallopian tube prolapse through the internal cervical os: A rare complication of uterine perforation. Journal of minimally invasive gynecology, 2021, 28 (11): 1808-1809.

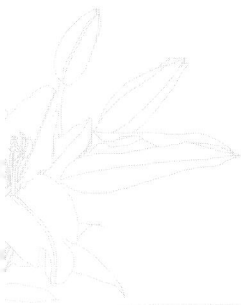

第五章
妇科内镜手术并发症

第一节　腹腔镜手术并发症

随着腹腔镜技术的成熟,腹腔镜已为越来越多的医生和患者所接受。然而,由于腹腔镜是在二维/三维影像下操作,且手术空间狭小,加之术中电器械的使用,即使有良好的腹腔镜手术技术也不能绝对地避免并发症的发生。随着腹腔镜手术的普及和复杂手术的开展,并发症问题也显得越发突出。根据国内外文献报道,各类腹腔镜手术并发症的发生率在 0.8%~6.7%,严重并发症包括大血管损伤、脏器损伤甚至死亡,改开腹手术率为 0.2%~0.72%。术中并发症多出现在难度较大的手术中。由此可见,临床医师不仅要设法提高手术技术,还要高度重视预防各种并发症的发生,保证患者的生命安全。

一、穿刺并发症

腹腔镜导致的最严重的并发症主要来自套管针和套管的进入,其次气腹针穿刺时也可能引起并发症。套管针首次穿刺是盲穿,所以穿刺风险较高,而其他穿刺多是在可视情况下进行的。

(一)腹壁血管损伤

腹壁血管包括腹壁浅动脉、腹壁上动静脉、腹壁下动静脉。辅助套管针穿刺有可能损伤这些血管(图 5-1-1)。

1. 原因

(1)局部解剖不熟悉、进针方法不正确、套管针穿刺过斜或过深、手术操作不够成熟,导致造第 2、3 穿刺孔时未辨清腹壁血管位置及走向,引起出血。

(2)气腹针穿刺腹壁造成腹膜外血肿(图 5-1-2)。

(3)肥胖患者在做侧腹壁穿刺时,不能清楚地看到走行于侧腹壁的血管而将其刺破。

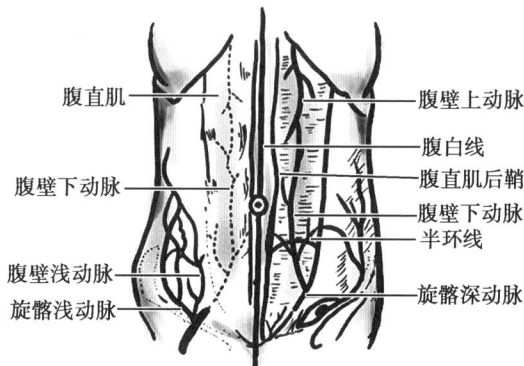

图 5-1-1　腹壁血管解剖

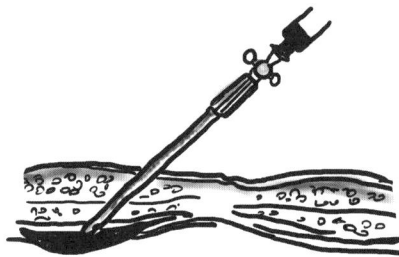

图 5-1-2　腹膜外血肿

2. 临床表现　穿刺的切口边缘有鲜血流出或滴到盆腔内,有时可见腹腔内弥散的血液,出现大小不同的腹壁血肿,尤其是出现大血肿时,应该考虑到腹壁深动脉损伤。

3. 诊断　术中直接看见穿刺孔处有新鲜血液沿着套管针管壁流下即可明确诊断,如术中未能及时发现,术后穿刺孔周围持续有新鲜血液向外渗出也可诊断;如穿刺孔血液向腹腔内渗出,则多表现为腹腔内穿刺孔周围积血,可借助超声诊断。少数病例术后诊断困难,且持续性出血危及患者生命时,需行剖腹探查明确出血部位。

4. 治疗

(1)较小的血管损伤可先拔除套管,寻找出血部位,局部电凝止血或腹壁全层缝合止血(图 5-1-3)。

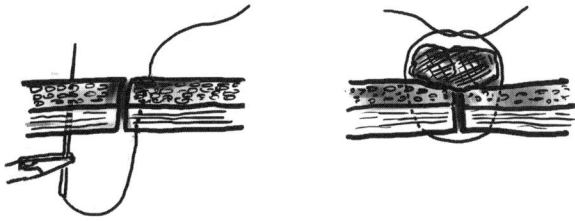

图 5-1-3　腹壁全层缝合止血

（2）对于腹壁血管撕裂，可采用腹壁全层缝合法止血。将切口延长约 2cm 以暴露腹直肌鞘，在腹腔镜监视下从前鞘到腹膜全层缝合，再从前鞘出针，打结于前鞘，缝合应包括套管针穿刺处上下 1~2cm。还可将套管保持原位，将 12 号 Foley 导尿管置入，注入 5~10ml 盐水后，把套管取出将气囊导尿管向上拉紧，紧贴腹壁以压迫止血。一般用于较小的静脉出血，压迫时间不能大于 12 小时（图 5-1-4）。

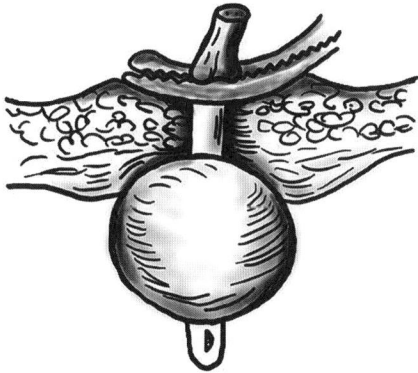

图 5-1-4　气囊导尿管压迫止血

（3）出血多或上述方法无效，需要扩大切口，找到出血的动脉结扎止血。

（4）术后切口出血和小血肿可行局部压迫止血，无效时切开去除血肿、止血，并应用抗生素预防血肿感染和脓肿形成。

5. 预防

（1）选择合适的穿刺部位

1）观察孔穿刺部位的选择：腹壁上脐孔处组织结构最为薄弱，血管稀少，其解剖层次由外到内依次为皮肤、菲薄的皮下组织、腹直肌腱划、后鞘和壁层腹膜。因此，脐孔是最适合进行观察孔的盲穿部位。但既往有腹部手术史且前次手术瘢痕越过脐孔者，盆腔包块上界超越脐孔水平者（如巨大卵巢囊肿、巨大子宫肌瘤等），以及妊娠期腹腔镜手术，为手术操作方便可选择剑突 - 脐孔间的部位做第一穿刺孔，并可依据瘢痕越过脐孔的距离或脏器

超越脐孔水平的距离在剑突和脐孔间酌情选择具体穿刺部位。剑突与脐孔之间的腹前壁组织层次厚，腹白线较坚韧，不易掌握穿刺力度，进行开放式第一穿刺难度明显增大，可先进行气腹针穿刺，后再做观察孔穿刺。

2）操作孔穿刺部位的选择：妇科手术为盆腔手术，因此第 2、3 操作孔以双侧髂前上棘连线中外 1/3 处的腹壁下动脉和旋髂深动脉之间为常用穿刺部位。必要时为便于操作可在腹壁任意一点穿刺。

（2）熟悉腹壁血管走行：腹壁下动脉起于髂外动脉，其体表投影位置在腹股沟韧带内、中 1/3 交点到脐连线，气腹使腹壁膨隆后与常规的操作孔穿刺点相邻，是操作孔穿刺时最易损伤的血管。腹壁浅动脉和旋髂浅动脉均起于股动脉，有同名静脉伴行，连同各自分支动脉的体表投影范围均在操作孔穿刺点选择范围之内。旋髂深动脉与腹壁下动脉在同一水平起于髂外动脉，向外上方行，其一直径约 1mm 的分支穿行于腹横肌与腹内斜肌之间，下腹部穿刺孔过低时容易损伤该分支。腹前壁的浅静脉丰富，彼此吻合成网。

（3）穿刺前保证足够的腹内压（妇科手术常设定腹腔内压力为 13~15mmHg），应用腹壁透光试验确认血管位置。辅助套管针穿刺是在腹腔镜的窥视下进行的，通过腹腔镜光源的照明可以清楚地观察到血管。为了避免损伤腹壁血管，选择切口时应该尽量避开血管，对于较瘦的患者尤应注意。

（4）穿刺位置不应太靠侧腹壁，因有可能伤及髂外血管。

（5）穿刺针垂直于腹壁，以最短距离穿刺进入盆腔。穿刺过程中，如果阻力大，不能一次进入腹腔，切勿强行旋转前进。可以先行后撤，然后间断发力逐步刺入，类似于血管钳钝性分离组织，最大限度避开组织弹性较大的血管和神经。

（6）关注患者的体重：Baggish 报道了 31 例腹腔镜手术中大血管损伤患者，发现大多数（71%）发生于超重或肥胖女性［体重指数（body mass index，BMI）>25kg/m²］，19% 发生于体瘦的患者（BMI<20kg/m²），仅有 10% 的患者体重正常。因此，妇科医生必须提高对肥胖患者的认识，这类患者解剖暴露困难；对于体瘦患者，穿刺时亦应特别小心，肥胖或体瘦均易发生后腹壁血管损伤。

（二）腹膜后大血管损伤

腹膜后大血管包括腹主动脉、腔静脉及髂血管。迄今，腹腔镜手术中腹膜后大血管损伤的发生

率始终徘徊在(5~10)/10万,迄今为止新器械的发明都没能使其降低。

1. 原因 主要见于气腹针穿刺操作不当或操作失控,造成穿刺针进入腹腔过深,到达后腹壁所致。消瘦的患者腹壁薄,穿刺针下方位于腹主动脉分叉处;肥胖患者腹壁厚,穿刺点正对腹主动脉主干,均易损伤。大血管损伤亦可见于套管针穿刺。

2. 临床表现 出血凶险而迅速。大静脉的微小破口常不会立即表现出明显的出血,尤其是在气腹所致的高腹压、头低脚高位导致低静脉压的情况下。然而,一旦手术结束后,腹压和静脉压恢复正常,出血再次开始,以致出现腹膜后血肿,甚至休克。

3. 诊断

(1)术中诊断:对有腹部手术史的患者穿刺时应特别注意,如怀疑出血,在穿刺针进入后可行抽吸试验(aspiration test)。正常情况下,应无任何液体抽出;如抽出血液,应考虑血管损伤(图5-1-5)。

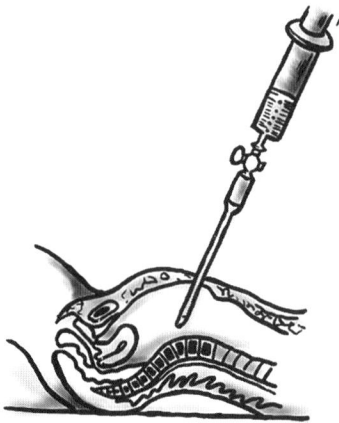

图5-1-5 抽吸试验

(2)术后诊断:术后可出现腹膜后血肿,甚至休克等,通过超声、CT等即可诊断。

4. 治疗

(1)立即开腹:如为门诊局部麻醉手术不必等待,改换麻醉,气腹针不要移动,添加局部麻醉后,即行开腹。留置气腹针既可作为指示,容易找到出血部位,又可避免扩大血管损伤,减少损伤处的出血。气腹压力对减少出血量亦有一定好处。腹部正中大切口层次少,进入快,最为恰当。根据不同体重指数患者脐孔对应的腹膜后大血管解剖特点,即右侧髂血管损伤发生率高的原理,首先沿右侧髂总动脉向腹主动脉方向探查血管有无破损,查到损伤部位,以一纱布垫压迫血管破口,再以手加

压止血,即使是主动脉破裂,刺破口也常很小,有后方脊柱及腰大肌作对抗均可压迫止血。同时进行输液、输血等抗休克治疗,预防弥散性血管内凝血(disseminated intravascular coagulation,DIC)。如为大血管营养支的损伤,可用钛夹钳闭止血;对大血管的轻度撕裂伤,如镜下暴露清楚可待血压平稳后行镜下修补。

(2)动脉损伤修补后应观察下肢动脉的搏动、皮肤颜色及温度改变,特别是髂动脉修补后,如患侧肢体足背动脉搏动减弱、皮温下降,要考虑为血管痉挛或栓塞,以罂粟碱注射后观察。如短时间内不见恢复,则有必要经健侧髂外动脉穿刺插管行腹主动脉患侧髂总动脉选择性插管造影,如不显影需再次手术探查并做相应处理。

静脉损伤修补后,抬高患侧肢体使静脉回流通畅,观察下肢有无浅静脉怒张和水肿。一般不需抗凝治疗,但髂静脉修补后为防止血栓形成,也可以给予小剂量肝素治疗,即5 000IU皮下注射,每日2~3次,并不会导致手术创面出血。

5. 预防

(1)熟悉腹膜后大血管体表投影:有研究显示,约63.9%的患者脐孔下方对应腹膜后大血管,以腹主动脉和右侧髂总动脉为主,且随体重指数的增加,脐孔垂直投影逐渐下移至腹主动脉分叉处下方。仅6%的患者脐孔对应腹膜后左髂总血管(图5-1-6)。因此,一旦发生腹膜后大血管损伤,腹主动脉和右侧髂总动脉损伤的发生率较高。其余脐孔下方不对应大血管的患者,脐孔垂直投影绝大部分对应于腹主动脉或右侧髂总动脉的右侧。另有研究证明,61.8%的患者脐孔上方5cm对应的腹膜后大血管为腹主动脉,33.9%的患者对应腹主动脉右侧缘,即对应在下腔静脉上,仅4.3%的患者对应腹主动脉左侧缘。在剑突脐孔间进行第一穿刺,如发生腹膜后大血管损伤,非腹主动脉即下腔静脉。

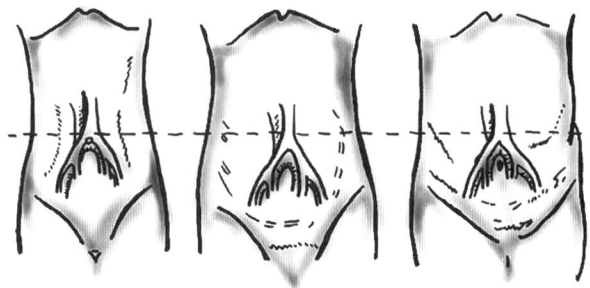

图5-1-6 腹膜后大血管体表投影

（2）掌握气腹针和套管针穿刺进入腹腔的方法

1）气腹针穿刺为无阻力穿刺，禁忌使用暴力，如已明确进入腹腔，气腹机工作正常后，方可逐渐充入气体，到达预设腹腔内压力，一般为12~15mmHg，形成良好的气腹条件，从而加大腹壁与腹膜后血管的距离，减少血管损伤的概率。

2）根据患者的实际情况，因人而异选择合适的穿刺角度，主要是根据腹壁厚度决定，套管针穿刺时应保持进针方向在人体矢状面上，不能向两侧偏移（图5-1-7）。腹主动脉分叉一般在第4腰椎平面或相当于脐孔平面，在此平面之下，一般中线部位无大血管。故穿刺时多主张由脐下缘进针，与腹壁呈45°~60°，沿腹中线向子宫方向斜行刺入。当感到穿刺针已进入腹腔后，应将针芯向外拔出1.5cm，再继续进入套管2~3cm。

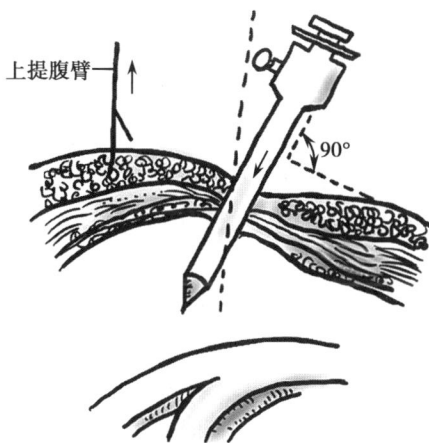

图5-1-7　穿刺角度的选择

3）穿刺时上提腹壁：无论是气腹针还是套管针穿刺都应采取较为安全的方法，即在两侧脐旁2~3cm处以巾钳将皮肤夹住向上提起，使穿刺部位与脊柱间距离拉大，可超过15~20cm，无论是气腹针还是套管针都不能深抵腹膜后大血管。同时脐部上提后原来粘连在脐旁的网膜和肠管均被向上拉直，使原来与针尖垂直的肠管变成与穿刺针平行悬垂着的条索物，面积大大缩小，损伤机会就自然减少（图5-1-8）。

4）套管针穿刺时患者的体位也很重要，套管针进入腹腔时患者应取平卧位，穿刺方向应朝向骶骨上方。头低臀高位时，腹主动脉位置上移，使髂总动脉及其分支更加靠近，脐部位置亦上升，脐部与主动脉之间的距离缩短，易发生损伤。

（3）注意切开方法：刀尖刺入时不宜太深，只需刺破皮肤；刀与腹壁呈45°，然后稍向上向回倒钩

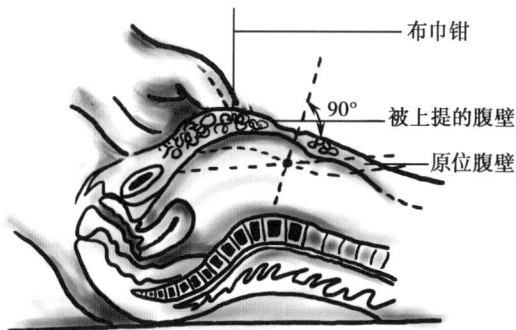

图5-1-8　穿刺时上提腹壁

挑起皮肤并切开，皮下用小蚊式钳撑开（见文末彩图5-1-9）。这样不仅可预防刺伤腹腔内大血管，还可使脐轮处小切口几乎无出血。

（4）术前腹部检查：麻醉插管后在腹壁肌肉松弛的情况下，应做一次术前腹部检查，尤为重要的是触摸腹主动脉、腹主动脉分叉、双侧髂总动脉的搏动。探清腹腔内大血管的行径及其深度，以供穿刺时参考。

（5）术后检查手术区域：完成腹腔镜操作之前，应该仔细地检查手术所涉及的区域，尤其是盆腔的主要血管，寻找可疑的血肿，特别是那些累及盆壁的疾患，如子宫内膜异位症。盆腔边缘的小血肿常常是静脉受损的表现。

（三）腹腔脏器血管损伤

1. 原因

（1）局部解剖不熟悉、不正确的进针技术、套管针穿刺过斜或过深、手术操作不够成熟。

（2）麻醉后，腹壁肌肉松弛，做气腹针或套管针穿刺时，针尖未对准子宫底而向后，有可能刺破腹腔脏器血管。

2. 临床表现与诊断　如出现相应脏器表面渗血或持续活动性出血即可诊断。

3. 治疗　大网膜血管损伤、肠系膜或输卵管系膜血管损伤等，多可通过电凝或缝合止血。若腹腔镜下处理仍不能止血，须开腹止血。结束腹腔镜手术前一定要检查腹腔内是否有活跃出血和血肿。

4. 预防　熟练细致的手术操作和丰富的手术经验是避免出血的关键。加强腹腔镜操作技能培训，提高穿刺技术，熟悉局部解剖，严格执行操作规范是减少血管损伤的有力措施。

（四）空腔脏器损伤

包括胃、肠道、膀胱损伤等。

1. 原因

(1) 胃损伤：平卧时，25% 的女性胃可达脐下，麻醉引起胃部过度扩张，或患者本身患有胃下垂，可导致穿刺时胃损伤。或做上腹部穿刺时误伤。

(2) 肠道损伤：①多次手术史或结核性腹膜炎引起盆腔粘连，肠管粘连于第一穿刺孔部位或附近，当穿刺套管进入时肠管无法避开而导致肠管损伤（见文末彩图 5-1-10）。②解剖位置：横结肠位于套管针下方时，最易受损伤；直肠、乙状结肠固定于盆腹腔中央，如存在子宫内膜异位症或炎性粘连时，亦易受损伤；升、降结肠位于腹腔的边缘，受损机会较少，但如果腹腔粘连，正常解剖位置改变，亦有损伤可能。

(3) 膀胱损伤：穿刺引起的膀胱损伤多见于在耻骨联合上方置入 5mm 穿刺套管时位置过低，或下腹部手术使膀胱顶部前拉过高（图 5-1-11）。

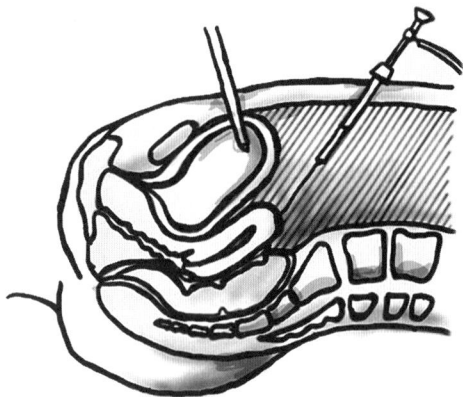

图 5-1-11 穿刺引起膀胱损伤

2. 临床表现

(1) 胃损伤：严重者套管穿入胃腔内，镜下见胃内容物溢出。

(2) 肠管损伤：穿刺引起的肠管损伤可以是小肠，也可以是结肠的不同部位。一般损伤可以表现为以下几种形式：①肠管损伤后从套管针上滑脱；②内镜穿入肠腔并留于腔内；③内镜贯穿肠管。一般情况下，如果套管恰巧位于肠腔内，肠管损伤十分明显，反而完全贯穿肠管有时不一定会被及时发现，发现肠管表面有肠液污染时才会仔细地检查，寻找原因。有时没有及时发现，而在术后腹膜炎出现时才发现。这种情况在有手术史时要格外注意。

(3) 膀胱损伤：尿袋中出现血尿、气体。

3. 诊断

(1) 术中诊断：①胃损伤：镜下见胃内容物溢出。②肠管损伤：如果是 10mm 套管针进入肠腔，进镜后见到肠黏膜或肠内容物，可明确诊断；如果未进入肠腔，进镜检查时可在肠管表面发现浆膜缺损，此时应用钝性手术钳试探肠壁是否完全穿孔。如果置镜后发现套管针周围粘连严重，难以了解损伤情况，可避开粘连处，另行穿刺，套管针置镜观察。③膀胱损伤：膀胱内注入亚甲蓝溶液可明确诊断。

(2) 术后诊断：①胃损伤：若术中未及时发现，术后可出现腹痛、腹胀、腹膜炎、气腹征等。可放置胃管吸引，以了解胃内有无血液，还可注入适量气体或水溶性造影剂进行摄片，如见气体或造影剂外渗，可协助诊断。②肠管损伤：术后出现腹膜炎时应予以考虑。③膀胱损伤：术后出现漏尿时，可通过膀胱造影和膀胱镜检查帮助诊断。

4. 治疗

(1) 胃损伤：如损伤小于 5mm、无明显出血，可保守治疗，如禁饮食、胃肠减压等；如损伤较大，则应开腹探查，进行修补。术中充分冲洗腹腔、术后胃肠减压、禁食补液，并预防性使用抗生素。胃表面小的血管损伤可电凝止血，必要时镜下缝合修补。

(2) 肠管损伤：首先需要重新穿刺置入腹腔镜，尽力找出穿孔部位，如果是气腹针损伤肠管，无出血或血肿较小、稳定，可以观察，不必处理。如果损伤较大，一旦明确诊断，应请外科医生协助行开腹修补或造瘘术。

(3) 膀胱损伤：由于穿刺孔一般较小，无须手术缝合，术后留置尿管 1~2 周即可愈合。如果损伤较大，可以在腹腔镜下修补，可请泌尿外科医师协助处理。

5. 预防

(1) 遇有腹腔手术史的患者，穿刺时选择的切口部位应尽量避开原手术瘢痕。

(2) 掌握正确的穿刺方法，用力要均匀、缓慢，必要时只应用外鞘插入法。

(3) 一旦发现盆腹腔严重粘连，应酌情中转开腹，千万不可勉强行腹腔镜手术。或做开放式小切口置入套管针。

(4) 由于空腔脏器的损伤可从表浅的浆膜面到完全穿入肠腔将套管针穿入腹腔后，常规沿穿刺路径仔细检查十分重要。

(5) 为避免胃过度膨胀而造成穿刺损伤，可在麻醉时避免过度人工通气。

(6)术时排空膀胱,选择腹壁透光区穿刺可避免膀胱损伤。

二、气腹并发症

(一)腹膜外气肿

1. 原因 常由于气腹针未进入腹腔,仅达腹膜前间隙,充气时气体积聚在腹膜前间隙,将腹膜与肌肉分开,形成腹膜前气肿。少数患者由于腹壁肥胖而较厚,手术中套管退入腹壁造成腹膜前气肿(图5-1-12)。

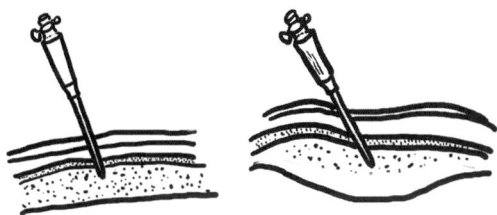

图 5-1-12 腹膜前气肿

2. 临床表现 手术中腹腔镜下可见前腹壁的脐周腹膜疏松隆起,下垂。

3. 诊断 腹膜前气肿未进镜前较难发现,常在将镜放入腹腔后方见到腹膜前气肿,镜下可见腹膜鼓起呈半透明膜样,表现为表面血管为典型的"蜘蛛网"外观。如果腹腔镜进入气肿内,则不见光滑的腹膜和肠管,而是粗糙的腹膜外组织,透过腹膜可见到肠管等腹腔脏器。

4. 治疗

(1)少量腹膜外气肿可不处理,二氧化碳气体可自行吸收,无严重后果。

(2)如气肿较大,镜体入气肿腔内而未进入腹腔,则应取出镜体,置套管针于腹腔内。使二氧化碳气体尽可能排出,然后重新建立气腹,进行腹腔镜手术,再穿刺时最好更换穿刺部位,如选择脐上缘穿刺等。

(3)如镜体已进入腹腔,而腹膜前气肿干扰观察,则可在耻骨联合上方刺入气腹针达气腹腔内,用拨棒将腹壁向上挑,逐渐使二氧化碳气体排出。腹腔充入二氧化碳气体可增加压力,有助于腹膜外气体自气腹针排出。

(4)如果反复数次均因腹膜外气肿使手术失败,则可改开放式小切口进入腹腔或放弃手术,待数周后再行腹腔镜手术。

5. 预防

(1)选择脐孔上、下缘穿刺,因脐孔腹膜和筋膜紧贴,很少发生此种并发症。

(2)确定气腹针已进入游离腹膜后再行充气,具体方法为:①针头进入腹腔时,术者有落空感,针头可在腹腔内自由移动。②滴水试验:在针尾滴数滴生理盐水,如果针尖在腹腔内,液体即顺利经针管流入腹腔;否则,液体停留在气腹针尾部(图5-1-13)。③经气腹针注入5ml生理盐水,无阻力,顺利注入。④连接气腹机充气:压力在正常范围;否则,压力迅速升高。

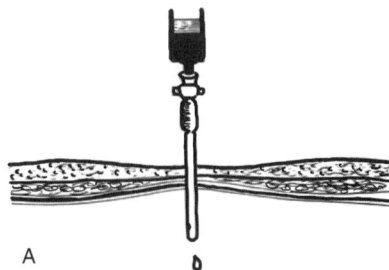

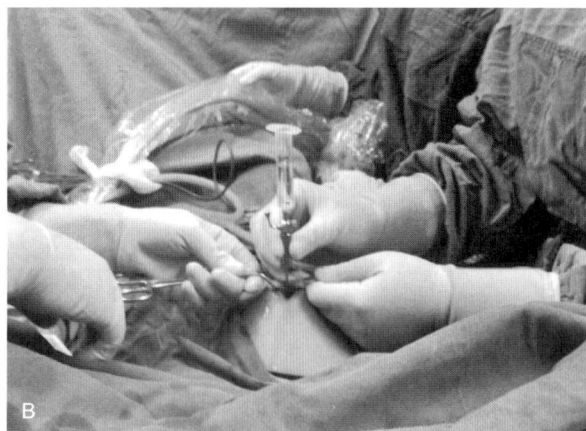

图 5-1-13 滴水试验图

(3)避免套管针切口过大和减少进出腹壁的次数,肥胖患者可考虑用丝线固定套管,防止滑脱退入腹壁。

(二)皮下气肿

1. 原因

(1)操作者不熟练,气腹针穿刺未进入腹腔,充气至皮下。

(2)患者较肥胖,气腹针未一次穿刺进腹腔,反复穿刺过程中穿刺针偏离首次穿刺途径形成假性通道,一定压力的二氧化碳通过假性通道溢入皮下可形成气肿(图5-1-14)。

(3)术中气腹压力过高,穿刺套管脱出,二氧化碳漏至皮下。

(4)腹内持续正压,手术时间过长,二氧化碳在持续正压下经腹内手术区被分离、撕裂的腹膜破损区逸入皮下,形成气肿。

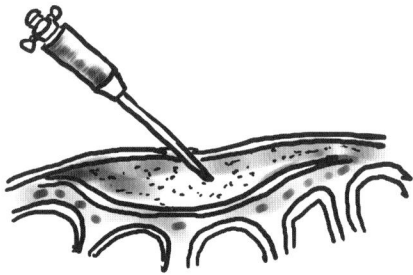

图 5-1-14　皮下气肿

（5）术毕未排空气腹。

2. 临床表现与诊断　皮下气肿一般无症状，常见于手术时间较长者，皮下气肿可由腹部向上扩散至胸部、腹部、上肢，向下扩散至大腿，检查时有患处皮肤隆起，触诊有柔软而带气泡的感觉，听诊可闻及皮下捻发音。

3. 诊断　常见于手术时间较长者，皮下气肿可由腹部向上扩散至胸部、腹部、上肢，向下扩散至大腿，表现为皮下有捻发感。

4. 治疗　轻度一般无需特殊处理，皮下气肿多在 24~48 小时内自行吸收。亦可用 5% 碳酸氢钠溶液 100ml 静脉滴注，用 12 号粗针头在气肿处多点穿刺排气，同时进行过度通气（10~15ml/kg），加快呼吸频率（15~20 次 /min），提高吸入氧浓度。术毕，术者与麻醉者同时用手挤压气肿的皮肤向切口方向排气，及早停用麻药。

5. 预防

（1）避免手术时间过长。

（2）术者应谨慎操作，避免气腹针反复穿刺腹腔，术中气腹压力不宜过高，使腹腔内压力维持在 13mmHg 左右为宜。

（3）正确穿刺充气，在充气过程中，要时刻观察。首先要注意气体在进入腹腔的第 1 分钟内，腹腔内压力是否在 5mmHg 以下浮动。如果腹压很快达到或超过 7mmHg，要警惕穿入皮下，应暂停充气。

（三）纵隔气肿

1. 原因

（1）由于气腹所致的腹膜外气肿通过胸廓上口延伸至纵隔。

（2）腹腔内压力过高，气体沿主动脉周围或食管裂孔通过横膈引起纵隔气肿。

2. 临床表现　少量积气可无症状。纵隔气胸范围广泛时后果严重，患者表现为听诊时心脏浊音区消失、心音模糊不清，呼吸交换量少，心功能异常

及自发性气胸，甚至发生休克或心搏骤停。

3. 诊断　胸部 X 线检查发现纵隔两侧透亮带可确定诊断。

4. 处理　一旦发生纵隔气肿应立即停止手术，局部穿刺排气，严密观察。对积气量大、压力高使纵隔器官受压而出现呼吸循环障碍者，可经胸骨上切口行排气减压术。

5. 预防　气腹针正确穿入游离腹腔（详见本节一、穿刺并发症），充气时腹腔内压力维持在 13mmHg 左右为宜，不宜超过 16mmHg。

（四）大网膜气肿

1. 原因　穿刺时，操作不当造成气腹针进入大网膜与肠道之间的间隙，然后充气所致。

2. 临床表现　充气压力较正常增加，在开始灌入气体时，腹腔内压力很高，提高腹壁后反而使腹压迅速下降。

3. 诊断　腹腔镜置入后直接看到大网膜内充满气泡，即可明确诊断。

4. 治疗

（1）此种多为轻度气肿，气体一般不局限在大网膜，大部分还可进入腹腔，多在 1 小时内经肺排出，气肿很快自然消退。

（2）将镜体插入腹腔后，需观察大网膜有无损伤，如有大网膜血管损伤，要及时修补。

5. 预防　如果充气压力较正常增加应予以怀疑，在开始灌入气体时，腹腔内压力很高，说明气腹针遇到阻力；提高腹壁后反而使腹压迅速下降，说明气腹针有可能穿刺到大网膜上；如压力不立即降至正常水平，要将气腹针向外抽出一点，提起下腹前壁轻轻摇动，常能使大网膜自针头脱落。特别要注意有腹部手术史的患者大网膜粘连于腹壁可造成大网膜气肿。

（五）气体栓塞

手术过程中二氧化碳气体进入血管引起肺栓塞，这是腹腔镜手术的一种罕见但十分危险的并发症。腹腔镜手术常用的二氧化碳气体在血液中溶解度较高，若少量二氧化碳进入循环一般不会产生症状，如有大量气体进入血液则可引起致命性的气体栓塞。

1. 原因

（1）气腹针插入血管或肝脏内充气。

（2）术中血管受损后，在腹腔内高压作用下，气体通过受损血管进入血液循环。

2. 临床表现　一旦发生气体栓塞，患者可表

现为循环呼吸障碍,如出现短暂烦躁,继之胸闷、胸痛、气促、发绀,很快进入休克状态。患者仰卧位时,血中的气体最易栓塞冠状动脉而引起心律失常;患者头低臀高位时,气栓多发生在内脏血管,当体位变成头高位时可引起脑栓塞。体格检查在心前区可闻及典型的磨轮样杂音。

3. 诊断 出现上述临床表现的患者,需高度怀疑气体栓塞的可能。

(1)右心室穿刺抽出泡沫状血液即可确诊。

(2)血气分析:严重的栓塞可引起二氧化碳分压下降,氧饱和度和氧结合力(O_2CP)明显降低。

4. 治疗

(1)应立即停止手术,将患者改为左侧卧位,抬高右肩,以免大量气体进入肺动脉,造成大面积的肺栓塞。

(2)有条件者可进行中心静脉插管,抽取右心房内气体。

(3)吸入氧气,注入地塞米松,给予解痉、扩血管药物并加压给氧。

5. 预防

(1)严格执行操作常规,插入气腹针后,必须回抽无血,方能充气。

(2)充气速度不宜过快,最好保持在1L/min以内。

(3)手术中如遇较大血管破裂,应注意保护,注意患者的情况,警惕发生气体栓塞。

(4)禁用空气形成人工气腹。

三、血管损伤

血管损伤是腹腔镜手术的主要并发症之一,占腹腔镜手术并发症的30%~50%。血管损伤的类型依据部位分腹壁血管损伤、脏器血管损伤、腹腔大血管损伤。迄今,腹腔镜手术的腹膜后大血管损伤虽然发生率低,但一旦发生,将危及患者的生命,所以应该避免。有关穿刺引起的血管损伤详见本节一、穿刺并发症,此处重点介绍手术操作所致血管损伤的内容。在腹腔镜手术操作过程中,血管损伤的高发部位除了第一穿刺点相对应的腹膜后大血管,就是腹盆腔淋巴结切除手术中腹主动脉区域、腹主动脉分叉区域、髂总血管分叉区域和髂外动脉区域等部位。术中需小心操作,防止血管损伤。

(一)腹腔大血管损伤

腹腔镜手术中大血管的损伤率虽然仅为0.64%,但病死率却高达9%。术中及时修补挽救

固然重要,但预防更为关键。

1. 原因

(1)盆腹腔血管之间的关系多样化是导致血管易损伤的重要原因,如腹主动脉与下腔静脉、腹主动脉分叉与下腔静脉分叉、髂总动脉分叉与髂总静脉分叉、闭孔动脉与闭孔静脉的毗邻关系和距离均因人而异,患者个体化解剖的不确定性是造成血管损伤的一个重要原因。

(2)变异血管无处不在,大的变异如腹主动脉和下腔静脉的异位、左肾静脉移位到腹主动脉后方,小的变异如髂总静脉的异常属支、髂外静脉下段和中段的异常静脉属支、腹股沟韧带下方髂外静脉的异常属支等的出现,在行淋巴结切除时容易损伤上述血管而导致出血。

(3)盆腹腔静脉由于气腹的作用而呈塌陷状态,在术中不易辨认或被误认为其他组织,而且静脉壁菲薄、韧性差,静脉属支较多,稍不慎就易导致血管切割和撕裂损伤而出血。

(4)术者手术操作技巧欠熟练导致大血管损伤。研究发现,腹腔镜手术的学习曲线以40例患者为分界线。因此,从术者的主观角度,如何在过渡期内避免血管损伤至关重要。

(5)能量器械的热损伤。

2. 临床表现与诊断 术中发现手术野活动性出血即可诊断。

3. 治疗

(1)腹腔镜手术中发现或高度怀疑血管损伤出血时,应尽快明确出血部位、血管损伤的程度,并根据术者的镜下操作经验决定是否立即中转开腹手术。

(2)腹腔内大血管损伤较小时,可采用电凝、内夹夹闭或压迫止血。

(3)腹腔内大血管损伤较大时,应立即缝合止血。

4. 预防

(1)明确患者腹、盆腔血管解剖,预防腹腔镜手术中的血管损伤。在腹腔镜手术过程中预防血管的损伤,需要做到"刀下长眼",而这个"眼"就是在术前掌握患者的个体化解剖特点。结合医学影像学和数字医学技术,于术前构建患者的腹、盆腔大血管数字化三维模型,明确上述解剖结构与血管之间的毗邻关系,可预防血管损伤。

(2)在行腹主动脉旁淋巴结切除术时,涉及的关键血管除腹主动脉和下腔静脉外,还包括肾动

脉、肾静脉、肠系膜下动脉,有时还涉及肠系膜上动脉。术中宜将腹主动脉和下腔静脉前方、侧方及两者之间的淋巴、脂肪组织成片连续地切除。

(3)切除髂总淋巴结时,应充分游离跨越其表面的输尿管以防损伤;同时警惕髂总血管外后方的动脉分支和静脉属支,宜逐个凝切,以防撕裂出血。

(4)闭孔内肌表面常有较多较粗的静脉形成静脉丛,可用超声刀、PK 刀或双极电凝凝固后切断,切忌硬性撕拉,以免导致难以控制的出血。

(5)腹股沟深淋巴结宜从腹股沟韧带下方开始,钝性分离并充分暴露小的血管和淋巴管后,再用超声刀逐一凝切并逆向撕剥,即可完整切除。

(6)髂血管区域的损伤主要为大静脉损伤,一种为髂总静脉或下腔静脉下段的损伤,另一种为髂总静脉分叉的损伤。一般定义盆腔淋巴结切除术的上界为髂总动脉分叉上 2cm,外界为髂外血管外侧 2cm。但在实际操作过程中,有丰富经验的医生会发现,不同的患者,其髂总动脉的长度不同,其后方的静脉也不尽相同。并且,在临床上上述静脉的损伤往往不是主干损伤,而是其上方的细小属支撕裂损伤,下腔静脉和髂总静脉相对固定,缝合止血极为困难,而腹腔镜下常用电凝止血,但在此处是禁忌,使此处成为腹腔镜下大血管损伤修复的最难之处。

(7)子宫动脉由髂内动脉前干分出,在宫旁约 1.5~2.0cm 处跨越输尿管上方到达子宫峡部,在进入子宫浆肌层前或后分为纵行的上、下行支。下行支主要供应宫颈和阴道上部,而上行支主要供应宫体和宫底部,其终末部分在宫角处又分出输卵管和卵巢支,与相应的血管形成吻合。双侧的子宫血管主要通过横向行走的分支供应子宫,并在子宫中线部分形成吻合。腹腔镜下实施子宫良性病变手术治疗时,应充分考虑子宫血管的分支走向及其与相邻脏器血管的交通和吻合,从而易化手术,减少出血,避免对邻近脏器特别是卵巢的血供和功能造成不良影响。

(8)离断附件时,离开宫角和宫旁 0.5cm 以上凝断附件和阔韧带,可有效地避免子宫动脉上行支不全凝固和断裂所导致的出血。

(9)在分离和凝切子宫动脉过程中发生出血时,切不可盲目钳夹和电凝止血。可通过压迫减少出血,并在吸引和冲洗的帮助下迅速找准出血点,钳夹止血的同时迅速游离血管残端后彻底止血。

(10)使用电外科器械时注意保护血管不受电热损伤,牵拉和钳夹血管时切不可用力过猛。

(二)腹腔脏器血管损伤

1. 原因 术中行组织活检、分离粘连、切断韧带或切割组织时,可损伤腹腔内脏血管。

2. 临床表现与诊断 如出现相应脏器表面渗血或持续活动性出血即可诊断。

3. 治疗 清晰辨认手术区附近的解剖结构,必要时分离重要组织,如输尿管、膀胱、肠管大血管等,如少量渗血可用无损伤钳钳夹住后压迫片刻,多可自行止血。如持续或活跃性出血,需用双极电凝或激光烧灼止血,如仍无法控制,必要时需及时开腹手术止血。应强调的是最好能识别血管止血,其次才是组织止血。

4. 预防

(1)详细了解过去手术史的情况,评估粘连程度,重视手术适应证的选择。

(2)术中遇到组织较厚或血管较丰富的粘连带时,应先电凝止血后再离断。

(3)在解剖不清的部分,不要轻易行钝性分离或切割组织,以免伤及血管。套扎前充分解剖,尽量减少组织。充分解剖血管,使电凝可靠。不易解剖的部位,预先用钛夹夹闭再切断。

(4)离断骨盆漏斗韧带血管或子宫动、静脉之前,先行结扎或双极电凝,并小心、缓慢地切开,若发现有红色未凝区,应电凝后再切断。

(5)剥离卵巢囊肿时,找到卵巢皮质与囊肿之间的界限,然后进行剥离。

(6)手术结束前对盆腔全面检查,降低腹内气腹压力,冲洗术野,观察有无活动性出血,及时发现再出血的部位。

四、肠道损伤

肠道损伤是术中最容易发生的并发症之一,也是一种严重的并发症,发生率约为 0.1%~0.3%。可分为机械损伤和热损伤,其中热损伤可占肠道损伤的 29%,是肠道损伤中不可忽视的环节。一旦发生,应根据不同情况行不同处理。

(一)原因

1. 穿刺损伤 脐部穿刺针误伤穿刺点下粘连的肠管或下腹部套管穿刺针插入过深,均可造成肠管损伤,有腹部手术者多见。

2. 电损伤 可保持无症状达手术后 3 天,详见本节七、电损伤。

3. 撕裂伤 由钝性分离肠粘连引起，多于12~48小时内出现症状，但也有延至1周以上发病。

4. 严重粘连 既往有盆腹腔手术史，严重盆腹腔粘连，大网膜或肠管粘连，盆腹腔脏器正常位置改变，由于粘连分离时解剖关系错乱、组织层次显示不清，从而增加了进镜和手术器官暴露的困难，致使手术操作中误伤邻近器官。

5. 其他 胃肠相对固定、胀气，手术空间缩小、局部解剖不清晰，手术操作频繁受到干扰，术者麻痹大意，忽视了并发症的存在。

（二）临床表现

机械损伤多于术中镜下即可发现，而热损伤通常在术后数日表现为肠穿孔、腹膜炎症状。

（三）诊断

分离粘连时撕裂引起的小肠损伤，镜下可及时发现并诊断；电凝引起的小肠损伤术中不易发现，表现为术后3~7天出现腹膜炎症状，经大量抗生素治疗，24~48小时无好转，患者情况恶化，应考虑为肠穿孔。术中乙状结肠和直肠损伤，镜下或直肠指检不能确定时，可用以下方法证实：在盆腔内灌满液体，然后经直肠注入气体或亚甲蓝溶液，如有气泡从水中溢出或亚甲蓝溶液自肠壁溢出，则可证实。

（四）治疗

1. 肠穿孔的治疗

（1）小的穿孔用荷包缝合关闭，然后加强缝合一层。

（2）大的穿孔口应缝合两层，为防止形成狭窄，应保证缝合线的长轴位于肠管的横轴。

（3）术毕对盆腔进行彻底冲洗，以清除所有肠内容物，并做细菌培养，盆腔内留置引流管，术后应用广谱抗生素。

（4）直肠、乙状结肠的损伤，如术前肠道准备充分，可镜下一期缝合；否则先行近端造瘘，再行二期吻合。

2. 肠电热损伤的治疗 明显的电或热损伤必须立即处理，不能单纯修补瘘孔，必须在损伤部位边缘旁开5cm切除肠管，然后行端-端吻合术。

（五）预防

1. 术前做好肠道清洁准备。

2. 术前术后常规检查器械，规范手术操作，避免电流短路引起肠管损伤。

3. 有腹部手术史者应正确选择穿刺点。据李

光仪等的经验，脐部以下切口者，主穿刺点的选择应在手术瘢痕的上3cm的位置，如绕脐部切口，则选择脐水平瘢痕外侧2cm作为穿刺点。

4. 肠管之间的粘连应小心分离，切不可撕扯。在靠近肠管处，不能使用电凝。

5. 在满足手术要求的基础上，保持最低电压和输出功率。

6. 合理选用单极或双极很重要，单极电凝不宜用于分离肠粘连、烧灼子宫动脉，也不宜在腹腔液或血液中使用。

7. 利用电极面积与组织张力相配合达到满意的功率密度，作用时间就可缩短。

8. 踏开关应为鼓点式、短骤。停止使用时，立即取出电极，以免误踏开关而发生意外。

9. 术中发现盆腔粘连严重、分离困难时，及时中转开腹。

五、尿路损伤

腹腔镜引起的尿路损伤发生率约为0.1%~0.2%，包括膀胱和输尿管的损伤。

（一）膀胱损伤

1. 原因

（1）膀胱损伤多发生在行第二或第三穿刺孔时。因膀胱未排空或膀胱因粘连而上升，进针部位过低或未按常规在腹腔镜监视下穿刺所致。

（2）行子宫切除术，在膀胱腹膜反折处切开、下推膀胱时，用剪刀或电刀均可伤及膀胱。

（3）严重粘连的子宫内膜异位灶切除时也可损伤粘连的膀胱。

2. 临床表现 术中出现尿少、血尿、气尿，膀胱壁出现血肿。术后血尿、少尿、耻骨上胀痛、发热等。

3. 诊断

（1）镜下直接看到膀胱裂孔或盆腔内发现有尿液或尿袋胀气，可确诊为膀胱损伤。

（2）镜下看到套管针穿过膀胱贴近腹壁，尿液呈血性、尿量减少时，应怀疑有损伤，可通过辅助检查确诊：①稀释的亚甲蓝液通过气囊尿管注入膀胱，观察有无尿液漏入盆腔；②静脉注射亚甲蓝液观察膀胱有无漏尿；③膀胱镜检查见裂孔；④膀胱造影可确诊。

（3）手术期间被忽略的电热引起的膀胱损伤，表现为术后24小时尿少、血尿、耻骨上胀痛、胀满感、发热，不能排尿且导尿时无尿，血尿素氮明显升

高(因腹腔内尿液被重吸收所致)。

4. 治疗 膀胱损伤包括浆膜撕裂、腹腔内穿孔及腹膜外穿孔。

(1)术中发现损伤的处理

1)膀胱浆膜损伤:膀胱浆膜损伤可保守治疗。术后放置导尿管,长期开放,多饮水。应用抗生素预防感染。尿液变清后1~2天可拔除尿管。

2)腹膜内膀胱穿孔:小的腹膜内膀胱损伤可保守治疗,保留导尿管,长期开放;大的损伤应开腹手术或腹腔镜下修补,术后保留导尿管或耻骨上引流10~14天,并给予抗生素。拔管前应行膀胱造影明确穿孔已愈合。

3)腹膜外膀胱穿孔:由于腹膜外穿孔时尿液进入Retzuis间隙,术中可少尿或血尿,术后耻骨上区疼痛,行逆行膀胱造影或CT检查可协助诊断。小的穿孔可保守治疗,留置导尿管保持膀胱引流通畅10~14天,并预防性使用抗生素;穿孔大或有泌尿系统感染则行手术修补+Retzuis间隙引流。其余处理基本同腹膜内膀胱穿孔。

(2)术后发现损伤:详见第三章第一节。

5. 预防

(1)术前留置尿管并保持通畅。

(2)掌握正确的气腹针和套管针穿刺技术,对既往有盆腔手术史者,套管针穿刺位置应偏高。

(3)分离膀胱腹膜反折时应尽量紧贴宫颈进行,以锐性分离为主,不可用力撕扯。如因瘢痕粘连,界线不清、分离困难时,可从宫颈两侧膀胱侧窝疏松组织处向内分离,将膀胱先自宫颈表面分开,最后留下瘢痕粘连处锐性分离。

(4)在行腹腔镜下子宫全切术(total laparoscopic hysterectomy,TLH)或腹腔镜辅助下经阴道子宫切除术(laparoscopic assist vaginal hysterectomy,LAVH)的过程中,应尽量向头侧推子宫,并用一纱布球自阴道穹隆将阴道壁顶起,使膀胱的界线更清楚,使用杯状举宫器有利于膀胱与宫颈和阴道前壁分离。

(5)困难的子宫内膜异位症按盆侧壁分离仔细操作(即在输尿管旁做手术,先把输尿管暴露出来,看清其行径,然后手术),以避免膀胱损伤。

(二)输尿管损伤

与膀胱损伤相比,输尿管损伤不少见,在妇科恶性肿瘤手术中较多见,多在广泛性子宫切除或淋巴结切除时发生。损伤常见于距输尿管膀胱连接部2~3cm处或输尿管的骨盆段(图5-1-15)。

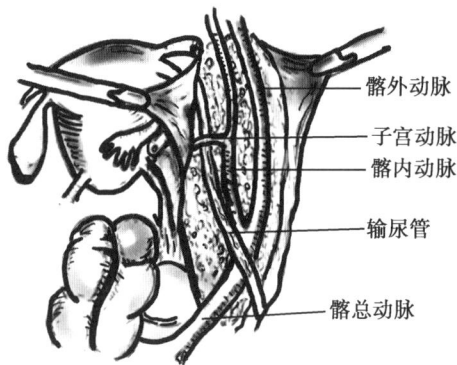

图 5-1-15 输尿管盆腔段走行

1. 原因

(1)在子宫骶韧带外侧区使用电凝止血时误伤(图5-1-16)。

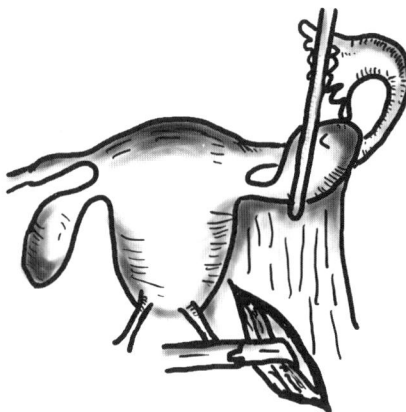

图 5-1-16 电凝损伤输尿管

(2)在子宫骶韧带外侧上方电凝烧灼子宫内膜异位症病灶时造成输尿管热损伤。

(3)在为困难复杂的子宫内膜异位症病例分离卵巢与盆腔侧壁的粘连时误伤。

(4)盆腔病变改变了输尿管的位置。

(5)子宫切除术处理子宫动脉时,使用电凝造成输尿管热损伤。

(6)处理骨盆漏斗韧带时误扎或电凝误伤输尿管。

(7)广泛性子宫全切术中大段游离输尿管,损伤了输尿管的鞘膜,引起输尿管的缺血坏死而形成瘘管;或手术剥离时损伤输尿管的神经,使输尿管蠕动无力、管腔扩张、内压增大,导致缺血而形成尿瘘。

(8)中、大出血等意外时,盲目钳夹或大块缝扎止血时损伤输尿管。

2. 临床表现

(1)术中手术区域见有液体流出或创面渗液。

(2)术毕检查发现输尿管增粗扩张、张力低及蠕动无力。

(3)术后患者出现急性肾盂肾炎表现，如发热、少尿、无尿或腹膜炎表现等。保留腹腔引流管者可出现引流液减少后又增多。

3. 诊断 若术中见创面、输尿管走行区有渗液提示输尿管被切断；输尿管增粗、蠕动增强提示为误扎；输尿管扩张、张力低、蠕动无力，多为误伤输尿管的营养血管和神经；电热损伤引起的输尿管坏死，一般在术后 5 天内出现症状，但有时可推迟至 2~3 周。如术后出现腹胀或排气延迟、腹痛或腰痛、不明原因发热、少尿、腹腔积液或伤口渗液，甚至 B 超提示有肾盂积水等异常时，应考虑输尿管损伤的可能。

确定输尿管损伤有以下方法。

(1)静脉肾盂造影：95% 以上的输尿管损伤都因此而确诊。

(2)逆行造影：可提高输尿管损伤的诊断率。

(3)患侧利尿肾图检测：肾图曲线梗阻、曲线 C 段持续抬高 15 分钟有助于诊断。

(4)腹腔引流液或阴道漏液肌酐、尿素氮测定：如接近尿液，提示为尿瘘。

4. 治疗 及时发现、诊断输尿管损伤，并及时处理，是预防并发症、改善预后的关键。

(1)术中发现者，积极与专科医生配合，需要时行输尿管斜行切除端 - 端吻合术或输尿管膀胱再植术。

(2)术后发现输尿管损伤，首先应了解肾功能，对受损侧肾功能已完全丧失或极度受损并有漏尿者，做肾切除术。肾功能尚好者，尽快手术解除漏尿症状，以免肾功能恶化。术后早期发现者，可先采用膀胱镜下输尿管置双 J 管保守法，期待输尿管瘘自行愈合。如置管困难或失败，说明损伤可能较重，应及时手术。

5. 预防

(1)术者必须清楚地了解输尿管在盆腔内的走向。

(2)遇到附件包块粘连严重、怀疑输尿管移位时，先要把病变器官与肠管、盆腔侧腹膜的粘连分开，若与盆腔腹膜呈侵入性粘连，则要把腹膜后间隙分离，暴露其中的输尿管和血管，才能进行病变切除。

(3)输尿管的浆膜层或邻近组织出血需电凝时，最好选用双极电凝，点到即止；或于腹膜下注射

水垫，使输尿管与之分离；或围绕病灶以激光汽化，然后将有病灶的腹膜完全切除。

(4)附件手术时应注意输尿管走向，并安全有效地处理骨盆漏斗韧带、血管，以防血管切断后回缩，一旦出血，止血较困难，并可能误伤输尿管。

(5)使用一次性切割吻合器切断子宫动脉时，警惕因夹子较宽误夹粘连移位的输尿管。不宜用单极电凝切断子宫动脉，以防热损伤输尿管。做子宫骶韧带切断时，要靠近子宫侧，由上而下逐渐汽化，切勿将子宫骶韧带外侧面汽化过度。

(6)怀疑有输尿管损伤时，可用膀胱镜观察输尿管口的喷尿情况，亦可置管预防尿瘘发生。

(7)手术结束前，详细观察双侧输尿管的蠕动情况。

六、神经系统损伤

妇科腹腔镜手术的神经系统损伤包括直接损伤和非直接损伤。前者包括广泛性子宫切除术时腹下神经损伤，盆腔淋巴结清扫术时生殖股神经、髂腹股沟神经、股神经、闭孔神经、腰骶神经丛等损伤；后者主要由于患者截石位或半截石位导致的坐骨神经或腓神经损伤，以及使用肩托不正确或手术时手臂下垂导致的臂丛神经损伤。

(一)直接损伤

1. 原因

(1)盆腔解剖结构识别不清：患者如有过盆腔手术史、盆腔炎症史或过度肥胖等病因，术中出血量大导致视野不清、盆腔淋巴结异常等增加了手术难度，易形成损伤。

(2)神经走行变异度大导致损伤：如部分人群闭孔神经的解剖位置可能存在变异，在清扫盆腔淋巴结时按常规解剖进行导致闭孔神经损伤。

(3)腹腔镜手术的能量损伤：腹腔镜手术应用更多的能量机械，使用超声刀、双极等电凝导致的神经热损伤，术中不易察觉，在手术后数天内由于局部缺血、坏死而出现所支配器官或组织的异常症状。

(4)其他潜在原因。

2. 临床表现与诊断 详见第三章第三节。

3. 治疗 详见第三章第三节。

4. 预防

(1)因妇科恶性肿瘤行盆腔淋巴结清扫术暴露闭孔神经时，可沿耻骨梳向下寻找闭孔神经，其要点是"骨尽神出"，即耻骨梳走尽后闭孔神经可自

然显露。

（2）术中应注意对盆腔神经支的识别，认清闭孔、坐骨神经走行，对神经支最好不要采用电凝。

（二）非直接损伤

1. 原因 与体位有关的神经系统损伤的发生率为0.5‰，主要包括臂丛神经、腓神经损伤。常用的操作体位如图5-1-17所示。

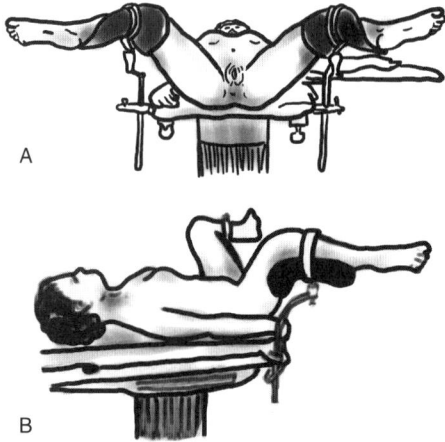

图5-1-17　常用操作体位
A. 膀胱截石位图；B. 膀胱截石位。

不当体位的可能原因如下。

（1）体位摆置不当使神经受压或神经过度伸展，手术助手不经意压迫患者双腿也易发生损伤。

（2）上臂过度伸展或手术时间过长，肩托的压迫易引起臂丛神经损伤。

（3）膀胱截石位时，腿架压迫腓骨小头处，使腓总神经损伤。

（4）坐骨神经损伤的原因主要为术中牵拉。

2. 临床表现

（1）坐骨神经损伤导致的运动和感觉障碍一般在手术后立即出现，进行性发展数周，在经过3~9个月后开始消散。其中，腓神经损伤是腹腔镜手术时最易发生的神经损伤，典型症状为足下垂、足不能背屈、足内翻、趾不能伸。因为足下垂，患者必须用力使髋、膝关节高度弯曲，以提高下肢、抬起足尖才能行走，呈"跨阈状态"。感觉障碍在小腿外侧面和足背较为明显。

（2）臂丛神经损伤主要表现为臂丛神经麻痹，上肢皮肤感觉障碍。其中，胸长神经损伤可引起前锯肌瘫痪，发生"翼状肩"；正中神经损伤表现为手臂不能旋前，屈腕能力减退，拇、示指不能屈曲，拇指不能对掌，拇指、示指和中指感觉障碍；桡神经损

伤表现为前臂伸肌瘫痪，抬前臂时"垂腕"，伸腕能力减退，不能伸指。

3. 诊断 根据其临床表现即可初步诊断，肌电图提示神经损伤部位可明确诊断。

4. 治疗 多数周围神经损伤具有自限性，能自然恢复，时间为3~6个月，恢复时间的长短取决于损伤的部位和受伤的程度。观察期一般在3个月左右，严重时可行手术治疗。

（1）药物治疗：常见的压迫性或牵拉性损伤，早期以保守治疗为主，即应用神经营养药物如维生素B_1、维生素B_6、维生素B_{12}、复合性维生素B、地巴唑和神经节苷脂等。如疼痛明显，可考虑各类止痛药物的应用，短暂缓解疼痛。

（2）物理治疗：进行药物治疗的同时可行损伤部位理疗，如电刺激疗法、超短波、红外线、磁疗等，患肢进行功能锻炼，防治关节囊挛缩，配合针灸、按摩、推拿，有利于神经损伤的消除、神经粘连的松解及关节松弛。一般治疗后效果比较好，恢复很快。

（3）神经阻滞：急性期出现明显疼痛时，可以使用2%的利多卡因3ml、醋酸泼尼松龙50mg封闭治疗，每周1次，共5次。治疗效果可达98%。

5. 预防

（1）在手术时，将患者的臂托和肩托内铺上厚垫，适度的头低臀高位，上臂外展适度，术者和助手不能倚靠在外展的手臂上，尤其注意尽量缩短手术时间。如果选择左上肢进行输液，应将患者的右上臂铺上厚垫，伸展在身体右旁，并用床单将患者的右上臂严密地裹在手术台上，避免术中上臂松落，甚至下垂，时间过久就会导致臂丛神经损伤。

（2）由于患者手术时多采用膀胱截石位，故有可能出现坐骨神经或腓神经的损伤。防止坐骨神经、腓神经损伤的方法如下。

1）使用膝部和髋部有保护的足支持蹬架。

2）将双腿放在蹬架上，提高或降低双腿，同时小心地伸展髋关节和膝关节。

3）先弯曲双膝，再弯曲双髋。

4）限制髋部向外侧旋转。

5）避免过度压迫大腿内侧。

（3）患者应在非麻醉状态下摆放体位，注意患者的舒适度反馈，如果一切都很舒适，再开始麻醉，这是预防相关体位神经损伤的最佳手段。

（4）防滑床垫能够较好地预防患者肩部损伤。

（5）摆置体位时注意患者输液的手臂勿过度外

展,以免损伤臂丛神经。

(6)脚架的高度以小腿放于脚架上、腘窝悬空为宜,着力部位衬上缓冲垫,以防腓总神经受压而致足下垂。

(7)小腿不宜受压过久,否则可诱发静脉血栓。

(8)老年患者柔韧性差,要注意双腿张开的范围,避免拉伤。

(9)术毕放平腿时,应先放平一侧腿,稍后再放平另一侧腿,以防双腿同时放下引起血压骤降。

(10)麻醉的情况下,如果需要搬动患者,应该将患者的双腿同时搬动,臀部到达合适的位置时再将两腿分开放置在两侧的腿架上,固定时不宜捆绑过紧,也不要将双腿过度外展,以免损伤骶髂关节。

七、电损伤

能源在妇科内镜手术中起着至关重要的作用。无论宫腔镜还是腹腔镜手术,主要的能源形式都是医用高频电。高频电能在作用于病变组织产生效应的同时,可能发生电能扩散("迷路"电源)或电容耦合意外,甚至产生严重手术并发症。在腹腔镜手术中,电损伤最常波及的是输尿管和肠管。

(一)原因

1.选用电刀不当 或使用不当的单极高频电刀,使用高电压,容易导致远离作用部位的脏器损伤。手术中单极电凝器械与其他金属器械接触导致周围组织损伤(图5-1-18)。

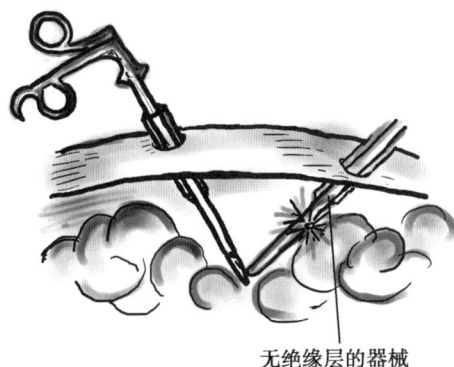

图 5-1-18 单极电凝器械与其他金属器械接触导致组织损伤

2.使用功能密度不当 功能密度是指单位面积所接受的电功率。在设定的功率条件下,如接触面积小,功能密度就大,功能密度越大作用越强。接触面积由两个因素决定,一是选用作用电极的大

小,针样电极比球状电极作用面积小;二是组织张力,绷紧的组织要比松弛时接触面积少。

3.使用作用时间不当 大块组织切开或电凝时,由于电刀功率不够,会将作用时间延长,邻近组织损伤范围就大(图5-1-19)。

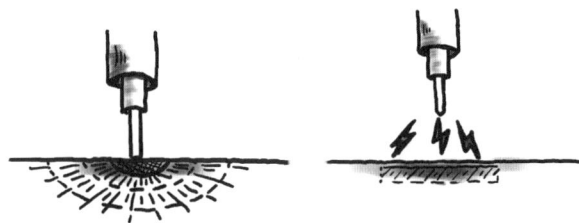

图 5-1-19 电刀作用时间过长

4.间隔距离不够 单极电凝时周围烧伤波及5mm,电切时波及2~3mm,表面电凝深部烧伤2mm,双极电凝或电切均在2mm。如果作用部位与周围脏器距离小于此范围,就会烧伤周围组织。

5.选择单、双极不当 如果目的是分离和切开,单极就能发挥良好的作用,使切面不出血。表面电凝是实质性脏器表面渗血、止血的最好方法,但需注意,一定不能在空腔脏器表面使用表面电凝。电凝血管或带血管的索带应当使用双极,否则会因热烧伤范围大而损伤周围组织。

6.在电解质液中使用电刀 无论是单极还是双极、电切还是电凝,因为电解质的电阻低,电流通过时可传导至远处造成损伤。如手术中冲洗创面使用生理盐水,可导致电流副损伤(图5-1-20)。

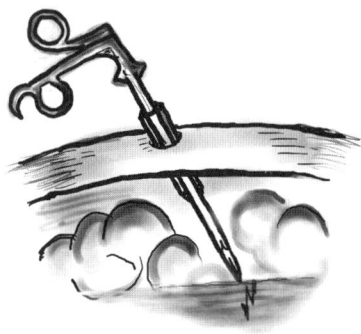

图 5-1-20 电流副损伤

7.腹腔镜手术器械绝缘层损坏 由于长期进出套管针,可能导致操作器械表面的绝缘层被套筒刮伤暴露其下方的金属部分,当电凝或电切时,可能由于肠管或其他组织靠近刮伤处导致副损伤(图5-1-21)。

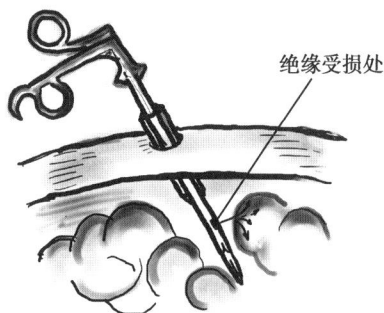

图 5-1-21 手术器械绝缘层损坏导致组织受损

（二）临床表现

电热效应引起的组织损伤不易在术中发现，通常在术后 2~3 天才出现症状，损伤部位因缺血坏死、穿孔、继发感染出现腹膜炎、脓毒症休克等。

（三）诊断

肠道电灼伤不能在手术中发现、无法靠颜色来辨别时，常因小肠在术后 3~5 天、结肠在术后 9~24 天出现坏死、炎症包裹、脓肿形成而被诊断。

（四）治疗

1. 小面积的浅烧伤可能自行愈合，可以严密观察。

2. 对术后局限性腹膜炎、腹腔感染、炎性肿块均应及时手术探查，手术切除坏死肠管，引流感染部位；小肠可一期吻合，结肠应先做造口，感染控制后再选择功能重建。

（五）预防

1. 在满足手术要求的基础上，保持最低电压和输出功率。

2. 合理选用单极或双极很重要，单极电凝不宜用于分离肠粘连，也不宜在腹腔液或血液中使用。

3. 利用电极面积与组织张力相配合达到一个满意的功率密度，作用时间就可缩短。

4. 电凝钳不能与腹腔内任何金属器械接触，操作电凝钳需伸出套管外至少 30mm，以免套管导电伤及套管旁组织。

5. 脚踏开关应为鼓点式、短骤。停止使用时，立即取出电极，以免误踏开关而发生意外。

八、腹壁切口并发症

（一）腹壁切口感染

1. 原因

（1）肥胖患者手术切口部位脂肪厚度较大，手术操作难度相对较大，切口暴露时间较长，且术中

容易过度牵拉，引起组织细胞损伤，并导致血供不良、水肿，影响术后切口恢复，增加术后切口感染风险。

（2）糖尿病患者机体血糖偏高，而血糖过高易导致代谢紊乱，增加血管病变风险，不利于术后切口愈合。同时，高血糖环境为致病菌增殖提供了有利条件，继而增加术后切口感染风险。

（3）盆腔炎、盆腔脓肿等患者易引起腹膜炎，而手术切除需要切开腹膜，容易造成切口污染，增加术后切口感染风险。

（4）恶性肿瘤患者全身营养状况差影响切口愈合。

2. 临床表现与诊断 详见第三章第四节。

3. 治疗 详见第三章第四节。

4. 预防

（1）对患者所患的糖尿病、高血压等疾病进行治疗，使患者的抗干扰能力得到提升。

（2）术前合理预防性使用抗生素。

（二）腹壁切口窦道

1. 原因 腹壁切口感染迁延不愈，遗留一处或多处深而弯曲的肉芽创道，形成腹壁窦道。

2. 临床表现与诊断 详见第三章第四节。

3. 治疗

（1）对于相对表浅并且年限较短的窦道，采用窦道切口并进行炎性肉芽刮除；刮除后，对创口反复冲洗，并依据细菌培养结果和药敏试验结果选择合适的药物局部换药或静脉滴注抗生素。

（2）对于相对较深的窦道则直接行窦道全切。手术切除时先将切口处窦道壁与正常组织分离开，并将窦道口缝合，再进行后续的窦道壁分离，以免窦道内容物渗出污染新伤口。

4. 预防

（1）手术时预防切口感染：手术应该无菌操作，保护好切口，尤其当患者是盆腔脓肿时。若脓肿已破溃，手术时用抗生素清洗伤口，小的出血点使用电凝止血。缝合时应避免使用不可吸收的丝线结扎，并根据具体情况放置橡皮条引流或推迟伤口缝合时间。

（2）避免发生院内感染。

（3）恰当处理已经发生的切口感染：首先应该仔细检查是否有手术时的异物存留，异物存留是感染发生并致窦道形成的重要原因之一。对于已经有脓肿的切口感染，对脓肿切开引流，引流应尽可能干净，有条件时针对脓液进行细菌培养并使用对

应的抗生素。对于未形成脓肿的切口感染,可行诊断性穿刺,判断切口感染是否脂肪液化。穿刺时进行试抽,可穿刺 2 次/d 或 3 次/d,直到不再能抽出液体。如穿刺抽出的液体有脓,宜用双氧水清洗伤口,并用双氧水溶液浸润纱布条进行引流,每天换药,直至不再能抽出液体。

(三)腹壁切口血肿

详见第三章第四节。

(四)腹壁切口疝

1. 原因

(1)在手术结束时,未排空腹腔内 CO_2 气体或麻醉效果不满意。移去脐部 10mm 套管针时,易借助腹腔内压力将大网膜或肠管带入切口内,形成切口疝,大网膜切口疝(图 5-1-22A)切开后可见大网膜(图 5-1-22B)。

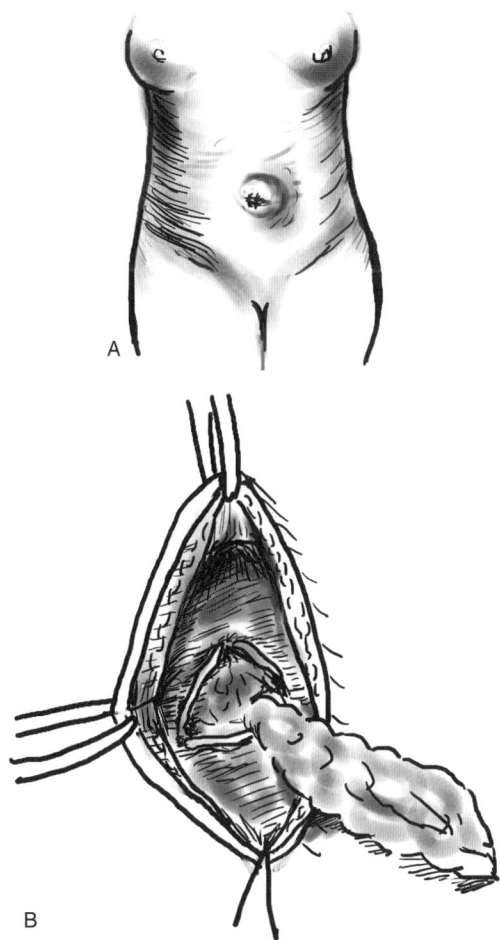

图 5-1-22 大网膜切口疝

(2)以下因素易致切口疝形成:如先天性脐环过大、切口处感染、残留异物、肥胖、腹水、慢性咳嗽、扩大穿刺口等。

2. 临床表现 切口疝不易被发现,如疝内容物是肠管,可包括小肠、空肠、升结肠,多仅为部分肠管壁,此时并不引起肠梗阻,但随时间延长,可发展为完全性肠梗阻并发脓毒症休克,肠坏死,发生肠瘘,肠内容物自脐部切口流出。

3. 诊断

(1)腹腔镜手术病史,切口处不适感伴局部隆起。

(2)B 超检查:可见腹壁切口内有肠管回声,可明确诊断。

(3)X 线检查:提示多个液平面,小肠肠袢扩张,直肠内无气体。

(4)CT 或 MRI 检查:推荐常规应用作为术前评估。除可清楚地显示腹壁缺损的位置、大小及疝内容物、疝被盖与腹腔内器官的关系外,还可用于计算疝囊容积与腹腔容积比、评价腹壁的强度与弹性,有助于临床治疗决策。检查时使用多个体位(如侧卧位)和/或辅以屏气等动作,有助于显示和比较切口疝的实际状态。

4. 治疗 切口疝一旦发生,多数需要行疝修补术,可在腹腔镜下行疝修补术。轻微疝要将疝入的肠管、大网膜等从疝入孔回纳入腹腔。严重疝需要将坏死节段的肠管予以切除,此种情况选择开腹修补肠管。结肠嵌顿则须做造瘘术,以后再行二期吻合。

5. 预防

(1)预防的关键:手术结束时在直视下将腹腔内气体排出,然后取出脐部套管,最后取出腹腔镜。

(2)要特别注意切口的缝合:手术结束后最好缝合 10mm 以上的穿刺孔。要用传统的外科技术缝合,需用不可吸收缝线,缝合深度要达筋膜。

(3)如果切口疝没有临床表现,在行第二次腹腔镜手术时就比较危险,套管针有可能将疝入的肠管穿破。切口疝多发生在脐孔,发生在耻骨联合上孔者罕见。第二次腹腔镜手术者,如高度怀疑脐部疝,可将镜体先经耻骨联合上孔置入腹腔,直视下检查脐孔,没有疝再在脐孔穿入鞘卡。

(4)套管针穿刺时,以"Z"字形方式入腹。套管针垂直进入皮肤,然后朝向盆腔方向斜行进入筋膜和肌肉,再垂直穿透腹膜。这样套管撤出时腹壁缺损闭合,可减少切口疝的发生,同时要注意有穿刺进入腹膜外的可能(图 5-1-23)。

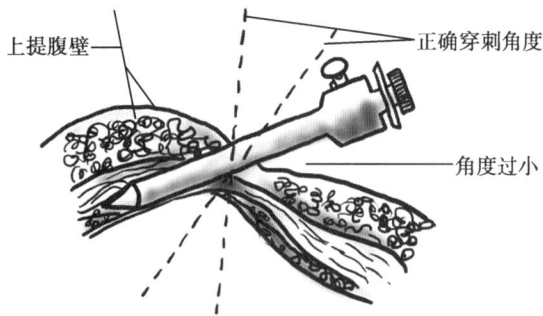

图 5-1-23　套管针穿刺方式

（五）腹壁切口大网膜、肠管粘连

详见第三章第四节。

（六）腹壁切口种植转移

目前腹腔镜手术已成为妇科手术的首选方式，但随之而来的腹壁穿刺孔种植转移，尤其是妇科恶性肿瘤腹腔镜手术后发生穿刺孔转移，成为腹腔镜手术特有的并发症，值得人们关注。妇科恶性肿瘤腹腔镜手术后发生穿刺部位肿瘤转移的平均时间为 81 天，高危因素包括晚期卵巢癌、癌性腹水、诊断性和姑息性手术以及低分化肿瘤等。

1. 原因

（1）机械因素是穿刺部位转移的主要原因，术前、术中均未考虑到可疑肿瘤为恶性，未采取严密的防范措施，使较多的肿瘤细胞遗漏在穿刺套管上；黏附肿瘤细胞的器械与套管接触时，细胞直接接触套管，然后种植到穿刺孔。或子宫内膜异位症的囊肿、囊皮取出时有内膜样组织碎片残留在穿刺孔内，种植形成子宫内膜异位结节。子宫分次切除时也可能有子宫内膜组织残留种植于穿刺孔。

（2）腹腔镜手术中 CO_2 的压力可能与种植效应有关，认为 CO_2 压力可使腹膜细胞气雾化，腹腔内气雾化的癌细胞不断从穿刺部位释放出来。在气腹条件下，压力作用将肿瘤细胞压迫至穿刺孔创面。

（3）不断进出穿刺孔可加重创伤及组织滞留于穿刺孔。

2. 临床表现　表现为穿刺孔处硬结或肿块，多在术后 3~10 个月发生，一般在取出肿瘤标本的穿刺孔处，其次在 10mm 的穿刺孔处。肿块大多质硬，与周围组织分界清楚、固定，无压痛，持续存在且迅速增大。

3. 诊断　诊断的关键在于医师对此类少见并发症的认识和高度的警惕性。术后切口部位出现持续存在的无痛性肿块，应考虑腹腔镜术后腹壁穿刺孔种植转移的可能，CT 检查可表现为孤立的密度均匀的高密度影，确诊有赖于病理检查。

4. 治疗　首先对肿瘤种植的切口行扩大切除术，如果局部切除范围较大，为预防切口疝发生，可放置补片。术后切口可行局部放疗巩固治疗，以预防局部复发。同时追查原发病灶，常规行原发部位和其他脏器的检查，根据结果进行相应治疗。此外，应加强随访，以早期发现切口和腹腔病变。

5. 预防

（1）避免肿瘤破裂。

（2）取物袋取出标本：在腹腔镜淋巴结切除时，将切下的淋巴结马上放置于装物袋中，避免存在肿瘤细胞浸润的淋巴结与其他器官或器械互相污染。行囊肿剥除时，囊皮应置于装物袋内取出。

（3）固定穿刺孔，避免气体泄漏。

（4）术中注意穿刺孔的保护，切忌取剩余部分组织时不经过套管针，直接使用止血钳钳夹取出。

（5）建议子宫全切时尽量经阴道取出子宫，避免组织过度粉碎，污染术野。

（6）手术结束前对盆腔和穿刺孔用络合碘和灭菌水冲洗，在拔出套管之前充分排净气体。

（7）术后行热灌注化疗。

（8）恶性肿瘤应及早开始化疗等。

九、术后盆腔感染

详见第三章第五节。

十、术后慢性盆腔痛

详见第三章第六节。

十一、远期并发症

（一）卵巢功能低下

1. 原因　单侧良性卵巢肿瘤腹腔镜剥除肿瘤术后，对卵巢功能影响小，而双侧卵巢病变同时存在时，则可能受到干扰；行子宫切除时亦可能会影响卵巢的内分泌功能。因为目前大部分的电凝、切割、止血都采用单极或双极电凝，而电凝、电切对组织的损伤较大。冯丽萍等报告多囊卵巢打孔术后少数患者会出现卵巢早衰。

2. 临床表现　性腺功能减退，如盗汗、潮热、便秘、脱发、阴道干燥、性交痛、性欲下降、甲状腺功能减退、泌尿系统感染、体重增加、焦虑、多疑等。

3. **诊断** 卵巢早衰的诊断标准是 40 岁以前出现至少 4 个月闭经,并有 2 次或以上血清 FSH>40U/L(2 次检查间隔 1 个月以上),雌二醇水平<73.2pmol/L。

4. **治疗** 适时补充雌激素。激素替代疗法和加用孕激素疗法有两种方案。

(1)序贯疗法(周期性服用):可采用周期序贯复方制剂戊酸雌二醇片 / 雌二醇环丙孕酮片,1 片 /d,共 21 天;也可采用连续用口服或经皮雌激素 21~25 天,后 10~14 天加用孕激素,然后停药 3~7 天,再开始下一周期。这种方法对预防绝经综合征、骨质疏松、心血管疾病和子宫内膜过度增殖是有效的。

(2)持续疗法:雌激素每日持续使用,孕激素按 6 天 1 个周期,使用 3 天,停用 3 天,这种方法可使机体对雌激素和孕激素的敏感性增加,并且在孕激素停用期间,雌激素能更有效地降低脂蛋白,保护心血管。该方法可大大减少孕激素的用量并保持子宫膜对孕激素的敏感性。

5. **预防**

(1)最好采用双极电凝止血,而且电凝时间呈鼓点式,点到即止。

(2)离断双附件时,采用超声刀、双极电凝等对组织损伤少的器械。

(3)临床医生对子宫的去留应采取更谨慎的态度,尽量保留子宫。

(二)残留卵巢综合征

详见第三章第六节。

十二、小儿腹腔镜手术并发症

小儿在解剖和生理上与成人的差异,决定了小儿腹腔镜手术不同于成人,具有一定的特殊性。

(一)高碳酸血症与酸中毒

1. **原因** 小儿腹腔容积小,而且腹膜吸收能力强,CO_2 易弥散入血,加上术中灌注 CO_2 时腹内压升高,可影响膈肌运动,导致潮气量减少,CO_2 潴留,引起 CO_2 分压升高,易出现高碳酸血症和酸中毒。

2. **临床表现** 临床上仅有暂时的神经系统抑制,表现为反应迟钝或昏迷。无远期的神经系统后遗症,预后较好。

3. **诊断** 出现上述临床表现,术中监测动脉血二氧化碳分压(arterial partial pressure of carbon dioxide,$PaCO_2$)升高,即可明确诊断。

4. **治疗**

(1)轻度的高碳酸血症($PaCO_2 \leq 60mmHg$,pH 值 ≥ 7.25)无须处理。

(2)气腹后出现高碳酸血症,为避免气道压过高(≤ 30mmHg),引起机械性肺损伤,可通过增加频率来增加每分通气量。适当使用肌松剂,增加胸肺顺应性和腹腔容量,使气腹所致的高腹内压相应下降。手术结束后,应使腹腔内气体充分排出。

(3)当高碳酸血症、顽固性低氧血症无法纠正(排除气胸等并发症)时,应转为开腹手术。

5. **预防**

(1)CO_2 人工气腹对小儿呼吸、循环功能的影响远较成人明显。在建立人工气腹时注入 CO_2 的速度不可太快,压力也不能太高。CO_2 流量宜控制在 2.0L/min,气腹压力控制在 8~15mmHg,新生儿和婴儿不应超过 10mmHg,另外对于预判 3 个月以内且心肺功能基本正常的患儿,可根据函数关系推算气腹压力,即气腹压力(mmHg)=3.926+1.468× 体重(kg),以能完成手术的最低压力为准,充气时速度宜缓。这样既有效显露了术野,又使 CO_2 气腹对患儿生理的影响降到最低程度。术中监测心电图、心率、平均动脉压、气道压力、二氧化碳分压、经皮动脉血氧饱和度,必要时做血气分析。

(2)小儿腹腔镜应由操作熟练的外科医生实施,尽量缩短手术时间,减少手术和麻醉对患儿的影响,确保患儿安全。

(3)减少 CO_2 蓄积。应使用较低的气腹压,$PaCO_2$ 维持在 28~45mmHg。气腹时大量 CO_2 通过肠黏膜吸收入血,可造成急性高碳酸血症。有人认为皮下组织较腹膜更易吸收 CO_2。由于胸腔内压增高引起肺无效通气增加。全麻时肺泡无效腔增加,$PaCO_2$ 升高使肺血管收缩而阻力增加,这些因素使 CO_2 排出减少,出现通气不足;而且高碳酸血症可抑制大脑皮质,使皮质兴奋性降低,出现 CO_2 麻醉,影响术后患儿苏醒。麻醉机的最小潮气量设置不能用于小婴儿的容量控制通气(volume controlled ventilation,VCV),可以使用压力控制通气模式(pressure control ventilation,PCV)。

(4)运用非气腹腹腔镜技术,避免了气腹对患儿呼吸和循环功能的影响,由于小儿腹壁薄,易提吊,避免了漏气的弊端,降低了麻醉和手术风险。

(5)一些对 CO_2 气腹较为敏感的严重先天性心

肺畸形应作为 CO_2 气腹的相对禁忌证。

（二）穿刺孔疝

1. 原因　主要发生于脐部，通常为大网膜疝，其原因与术后放气过快、小儿腹壁薄弱有关。

2. 临床表现　脐部穿刺孔可见大网膜疝出。

3. 诊断　术毕时发现大网膜自穿刺孔疝出即可明确诊断。

4. 治疗　反复提拉腹壁，多能使大网膜还纳。如不能还纳，可以使用普通手术钳自外向内分离疝入的网膜，以腹腔镜剪刀自内向外分离网膜，完整游离出网膜以还纳。

5. 预防　术后缓慢放气，对可能发生疝的患儿，术终时用可吸收线将脐部穿刺孔皮下筋膜缝合1针，可避免疝的发生。

（三）皮下和腹膜前气肿

1. 原因　小儿腹壁薄，腹肌肌力弱，穿刺孔皮肤切口稍大，操作时间过长，即可能发生皮下气肿。但因腹内气压低，气肿很少达膈肌以上，术后很快自行吸收。此外，造气腹时，气腹针没有进入游离腹腔，在腹膜前间隙时充气就可能形成腹膜前气肿。

2. 临床表现与诊断　从镜下看到的是一片红色，不见脏器。

3. 治疗　调整穿刺针位置再次穿刺，进入腹腔后用操作钳刺破气肿部位的腹膜，使腹膜前气肿减小，不致影响检查和操作。

4. 预防　穿刺孔不要过大；尽量减少手术时间。

（四）脏器损伤

1. 原因　小儿在解剖、生理上的特点仍是影响腹腔镜手术并发症的重要因素，如幼儿组织脆嫩，术中极易损伤、撕裂，小儿肾及其他组织灌注压低于成人，过高气腹压力将影响到组织灌注量和呼吸循环的稳定，严重者可造成脏器功能的损伤。

2. 临床表现与诊断　术中直接见到脏器撕裂损伤，同时出现脏器功能障碍即可诊断，如术中不能发现，术后多表现为呼吸、循环障碍、肾功能异常。

3. 治疗

（1）肠道撕裂：镜下及时缝合。

（2）呼吸循环障碍引起的脏器损伤：尽快结束镜下手术或中转开腹。

4. 预防

（1）小儿腹腔小，操作空间小，所以术前必须下

胃管、尿管，以更好利用有限的空间。

（2）幼儿肝脾偏低，膀胱偏高，而后腹壁与前腹壁之间距离又小，插入套管针必须小心；小儿肝脏体积在腹腔比例相对较大，位置较低，因此，腹壁套管针的位置做相应调整，最好在腹腔镜监视下放入，避免意外损伤。

（3）适当的套管针位置有助于手术的顺利完成，可缩短手术时间，并减少术中并发症的发生。小婴儿腹腔空间较小，套管针与目标物的距离将影响手术操作；而且小婴儿腹壁薄，套管针穿刺有误伤重要脏器的风险。因此，首选脐部皮纹切口，直视下放置第一把套管针，进入视镜，先做探查，然后在视镜监视下选择适当的位置穿刺，放置其他套管针。

（4）适当的套管针数目是保证手术顺利、安全、快速完成的基础，应避免单纯为减少套管针数目而给手术带来不必要的影响。

十三、妊娠患者腹腔镜手术并发症

与非孕期腹腔镜手术比较，妊娠期间生理和解剖的变化可能会使孕妇在接受腹腔镜手术时具有特有的风险，妊娠期增大的子宫会影响手术野的暴露，增加气腹针或套管针穿刺时伤及增大的子宫的可能性，而增大的子宫和妊娠期的血管分布本身就可以使手术变得更加困难。

（一）穿刺损伤肠道、子宫

该并发症发生率很低，为0.1%，但对胎儿的危害很大。曾有闭合腹腔镜下，穿刺针穿透21周妊娠子宫壁进入羊膜腔导致胎儿丢失的报道。

1. 原因

（1）增大的子宫遮盖手术视野，给手术带来一定的困难。

（2）手术操作空间缩小，容易产生直接器械损伤，操作技术要求增高。

（3）随着妊娠子宫的增大，肠管上移，术中套管和穿刺针的进入极可能损伤到肠管与增大的子宫。

2. 临床表现与诊断

（1）子宫穿孔：镜下见子宫浆膜面局部苍白，有水泡、瘀斑、破口、活动性出血。

（2）肠道损伤：穿刺过程中有肠内容物溢出或置入腹腔镜后见肠黏膜。由气腹针引起的小肠损伤通常较小，镜下极少看到肠液流出。如有贯通伤、肠壁及系膜内血管撕裂，则有活跃出血或逐渐增大的血肿。

3. 治疗 积极给予相应的对症处理,术后保胎治疗。保胎治疗失败者行引产术。

4. 预防

(1)尽可能暴露好手术视野,避免妊娠期手术穿刺损伤,防止套管和穿刺针刺伤增大的子宫,可以考虑采取以下方法。

1)采用开放的腹腔镜技术(Hasson法)或在超声介导下插入套管和穿刺针;尤其是妊娠中晚期患者,防止子宫穿孔Hasson套管针开放技术可能更安全。

2)提高腹壁以加大子宫与腹壁间的距离,如利用腹壁提升系统或将子宫左移后再进入穿刺针。子宫增大使常规的脐部切口缺乏安全操作,有人建议妊娠晚期切口部位宜选在左上腹部,特别以锁骨中线、肋缘下2cm为宜,插入5mm套管,套管的进入最好在直视下进行。宫底较高者,进针位置可以调整在脐上或脐与剑突之间。进入腹腔后,常规检查有无子宫和肠血管的损伤。

3)使用无气腹腹腔镜避免穿刺损伤。但是目前的无气腹装置存在手术空间暴露相对不足、手术视野缺陷等问题。因此,一定程度上限制了无气腹腹腔镜手术在妊娠期的应用。

(2)对于权衡利弊后决定进行腹腔镜手术的无症状卵巢肿瘤,应争取在妊娠中期手术,此时子宫体积大小适中,可以确保腹腔镜手术所必需的手术视野,术中及术后并发症较少。但近年国内有学者认为孕早期腹腔镜手术不但可以尽早明确诊断、及时治疗,而且孕早期子宫体积小,手术操作视野大,牵拉或触动子宫的机会少,并未明显增加流产的发生率。

(3)妊娠26~28周是成功进行腹腔镜手术的界限,妊娠晚期子宫体积过大妨碍腹腔脏器的充分显现,随着妊娠的进展,不断增大的子宫迫使穿刺位置发生改变而易造成损伤和意外。

(二)流产、早产

1. 原因

(1)手术方式:手术后胎儿丢失与手术方式无关,腹腔镜与开腹手术流产率比较无显著性差异。

(2)手术时机:如在妊娠早期手术,容易发生流产,理论上的致畸风险也较高。如在妊娠后期手术,子宫过大致手术视野暴露不充分,并且子宫易激惹,早产的发生率也相对增加。

(3)基础疾病:有研究发现,发热会引起垂体后叶催产素的释放而增加子宫肌层的活动,也会导致

流产率增加。

(4)手术操作:术中手术操作刺激子宫,如使用单极电凝,长时间应用电切、电凝操作等。

2. 临床表现 孕妇出现阴道流血、阴道流水、阵发性下腹痛。检查宫颈管有不同程度的消退,宫颈口可扩张。

3. 诊断

(1)流产:根据其手术史、临床表现即可诊断。

(2)早产:妊娠满28周至不满37周,出现规律宫缩(20分钟内≥4次或60分钟内≥8次),同时伴有宫颈管缩短≥75%、宫颈进行性扩张2cm以上者,结合其手术史,可诊断为早产临产,早产不可避免。

4. 治疗

(1)流产:首先区别流产类型,进而进行相应处理。若系先兆流产,应卧床休息,给予黄体酮10~20mg,每日或隔日肌内注射一次保胎治疗。若系难免流产,应及早排出胚胎和胎盘组织,可行刮宫术。

(2)早产:应设法延长孕周,防止早产。早产不可避免时,应设法提高早产儿的存活率。

5. 预防

(1)孕期不能使用单极的带电器械,如单极电凝器等,因为使用时在钳子和电极板之间会产生电流,电流有流经子宫或胎儿的可能,对胎儿造成不良影响。而用双极的带电器械,电流仅流经两个电极之间。使用激光应在腹腔镜监视下照射某一局部,这样对妊娠子宫和胎儿均无影响。减少电切割、电凝操作产生的有害气体对胎儿的影响,避免长时间应用电切、电凝操作,可采用剪刀锐性分离、缝合、结扎止血等操作,以减少有害气体的过多释放。

(2)卵巢囊肿的腹腔镜手术主要采用腹腔内与腹腔外两种方法。对妊娠期合并巨大卵巢囊肿的患者,建议采用腹腔外手术的方法,即在抽出囊液后利用患侧处延长的2cm小切口将卵巢囊肿拉出体外进行手术,以减少对子宫的刺激和缩短手术时间,从而减轻对母胎的影响。

(3)术前和术后给予保胎治疗。在妊娠早期或中期行腹腔镜手术时,孕妇需注意休息,并给予孕激素预防流产,在妊娠后期,由于子宫易激惹,可导致早产,所以需预防性给予子宫收缩抑制剂。

(4)手术中不能将器械插入宫颈进行操作。

(5)手术麻醉采用气管内全麻,减少患者因紧

张、疼痛引起的流产。

(6)妊娠期女性全身生理解剖的改变,使妊娠期腹腔镜手术有别于非妊娠期,手术应十分慎重,要充分考虑孕期的特殊性和母婴可能的危害,术前向患者讲明腹腔镜手术的利弊、不确定问题等情况,取得知情同意后方可实施。

(三)胎儿畸形

1. 原因

(1)手术时机:如在妊娠早期手术,理论上的致畸风险也较高。从理论上来说,妊娠中期的致畸率非常低。

(2)麻醉:通常腹腔镜手术在全身麻醉下进行。麻醉药对母亲和胎儿相对安全,但并非没有影响。在妊娠期,特别是在胎儿器官尚未形成的妊娠早期行腹腔镜手术时,首先关注的是麻醉药的致畸问题。

2. 临床表现
若孕妇出现羊水的改变、胎心或胎动的异常,应行产科 B 超检查,警惕胎儿畸形。

3. 诊断
主要通过超声检查发现,可结合甲胎蛋白(α-fetoprotein,AFP)、妊娠相关血浆蛋白 A(pregnancy associated plasma protein-A,PAPP-A)和染色体结果判定。

4. 治疗
应及时终止妊娠,处理以孕妇免受伤害为原则。首选经阴道分娩。

5. 预防

(1)通常腹腔镜手术在全身麻醉下进行。麻醉药对母亲和胎儿相对安全,但并非没有影响。应尽量避免使用有争议的麻醉药,如氧化亚氮等。其他吸入性麻醉药物,如七氟烷、异氟烷等,目前尚未发现有致畸问题。腹腔镜手术中孕妇的生命体征监测很关键,尤其维持血氧饱和度在正常范围是保证胎儿宫内不缺氧的关键。

(2)选择气腹压力低于 11mmHg,对孕妇的循环系统影响小且不影响胎盘血运,术中操作时注意排放烟雾以减少有害气体的吸收,术后尽量排尽 CO_2,减少气体刺激引起的恶心、呕吐及疼痛等反应。

(四)胎儿缺氧、酸中毒

1. 原因
气腹本身带来的腹腔内压力增高可减少子宫血流量,使母体静脉回流及心排血量减少,最终导致胎儿低血压、缺氧及酸中毒,使胎心率、血压发生改变。CO_2 气体会引起腹压增加,并通过腹膜吸收,引起酸碱平衡失调。文献报道,短

时间不会影响胎儿的供氧,所以手术操作时间应尽量缩短,腹腔内 CO_2 的压力控制在 14mmHg 以下。CO_2 的快速吸收使 $PaCO_2$ 升高,伴随 pH 值的下降,可能会影响胎儿。目前尚无证据支持 CO_2 气腹对人类胎儿产生有害作用,但有研究证实腹腔镜手术对母亲血气影响甚微。动物实验发现,当母体腹腔内 CO_2 增高时,胎儿会出现缺氧、酸中毒和血碳酸过高。使用自动呼吸机能使多数患者维持正常的 CO_2 压力。

2. 临床表现与诊断
母血 CO_2 分压升高和 pH 值下降,胎心减慢至 110 次/min 以下或达 160 次/min 以上。

3. 治疗

(1)降低气腹压力,尽快结束手术。

(2)吸氧,左侧卧位。

(3)增加母体的肺通气量。

4. 预防

(1)患者的气腹压力应维持在 7~12mmHg(1mmHg=0.133kPa),不能超过 15mmHg,这将减少可能存在的母体高碳酸血症和胎儿酸中毒的危险。控制好气腹压力,监测并维持妊娠女性呼气末 CO_2 分压在正常范围。尽量缩短手术时间,增加母体的肺通气量,气腹对胎儿还是相对安全的。Rizzo 报道了 11 例妊娠 16~28 周行 CO_2 气腹腹腔镜手术的患者,术后随访 1~8 年,未发现子代生长发育不良。

(2)手术体位的选择应考虑到妊娠期平卧时增大的子宫会压迫下腔静脉,导致母体心排血量减少、子宫血流减少。因此,摆放手术体位时应向左倾斜 15°~20°,以减少压迫,甚至可以考虑使用术中加穿弹力裤袜的方法增加胎盘血液循环。

(3)术中加强监护并给予吸氧,保持血氧饱和度为 97%~100%,缩短手术时间,操作轻柔。

(4)术中常规进行胎儿监护,如发生胎儿窘迫,可通过降低气腹压力和过度通气来改善。由于腹腔充气,经腹超声信号有可能消失,故可用经阴道超声监护胎儿。

(5)手术尽量采用套扎法和缝合法,必须使用带电器械时强调使用双极电凝止血,不能使用单极器械。电器械产生的烟雾含有一氧化碳,它和血红蛋白形成碳氧血红蛋白,可降低红细胞的携氧能力。术中烟雾滞留腹腔时间过长,会对孕妇和胎儿形成威胁,需要助手配合放烟。

(6)术中孕妇的生命体征监测很关键,尤其是

维持血氧饱和度在正常范围是保证胎儿宫内不缺氧的关键。

（7）为了避免胎儿酸中毒，在保证充分的术野的前提下，应尽可能降低 CO_2 气腹压，增加母体的肺通气量，缩短手术时间。

（8）妊娠前半期，患者可以选择平卧或膀胱截石位；妊娠后半期，可以取轻度左侧卧位，这样可减轻静脉回流受到的影响。

（9）监测母体 CO_2 分压。通常使用经皮监测母体 CO_2 分压，由于这种监测的母体 CO_2 分压可能对 $PaCO_2$ 的改变不敏感，可能不能作为手术期间调节肺部换气的指标。因此，有人建议监测 $PaCO_2$。

十四、其他并发症

（一）盆腹腔种植播散

腹腔镜手术创伤小、恢复快，但是微创非无创，因此同样具有与其他外科手术一样的风险，如处理不当可导致盆腹腔种植播散，形成严重后果。如输卵管妊娠开窗手术或输卵管妊娠流产后绒毛种植于盆腔腹膜；腹腔镜下子宫手术术后的腹膜播散性平滑肌瘤，尤其是腹腔镜下电动粉碎器的使用增加了子宫肉瘤盆腹腔播散的风险。也有文献报道，卵巢黏液性囊腺瘤或卵巢交界性黏液性囊腺瘤破裂导致盆腹腔播散继发腹膜假黏液瘤。

1. **原因**

（1）体位摆放不当：头低位时盆腔内组织随积血流入上腹部，引起腹腔种植。

（2）输卵管保守手术中伞端切开或输卵管切除术中伞端挤压均可造成种植。

（3）有腹腔内出血的患者，行腹腔镜手术时绒毛已脱离或部分脱离输卵管。

（4）腹腔镜下子宫肌瘤剔除术中使用肌瘤粉碎器将子宫肌瘤粉碎后从腹壁穿刺孔取出，在粉碎和取出的过程中，散落的子宫平滑肌瘤细胞有可能播散种植于腹壁和大网膜，借助良好的血供，细胞增殖，从而导致肌瘤逐渐增大。如病理检查结果回报为子宫肉瘤，则会导致肿瘤的盆腹腔播散。

（5）术中操作导致卵巢肿瘤破裂。

2. **临床表现** 阴道出血持续不止；部分患者可再发生腹腔内大出血，出现休克表现。播散性平滑肌瘤临床表现多为非特异性，如下腹痛或包块等，术前很少诊断，多在术时发现，患者同时有子宫肌瘤或过去有子宫肌瘤手术史。

3. **诊断** 输卵管妊娠开窗手术或输卵管妊娠流产后患者，持续阴道流血不止，查血 hCG 在术后 3~6 天有所下降，但下降到一定程度后又上升，或尿 hCG 反复呈阳性反应。进一步行 B 超检查，盆腹腔可见不均质中低回声，盆腔游离液体。播散性平滑肌瘤或子宫平滑肌肉瘤多在术后复查行妇科彩超时发现。

4. **治疗**

（1）可再次行腹腔镜手术或开腹手术。

（2）由于再次手术对患者的创伤大，目前多采用非手术治疗，首选甲氨蝶呤（methotrexate，MTX）治疗。MTX 使用方法：用量按体重（1mg/kg）或体表面积（50mg/m²）计算，给药途径为肌内注射，亦可加用抗孕激素药物米非司酮 600mg 单次口服，以使起效加快，减少腹腔出血的风险。

（3）中草药治疗使胚胎失去活性。

（4）腹膜播散性平滑肌瘤的治疗目前尚无统一模式。但大多数学者认为，手术治疗仍是首选的方法。对于未生育的腹膜播散性平滑肌瘤患者，如需手术治疗，应在停止激素治疗后进行，手术范围应包括肿瘤和大网膜切除；对于已完成生育的腹膜播散性平滑肌瘤患者，经腹子宫全切 + 双侧附件切除 + 大网膜切除 + 肿瘤切除术可能是更佳的选择。

（5）子宫肉瘤首选手术切除病灶，尤其是低级别子宫内膜间质肉瘤或雌激素受体（estrogen receptor，ER）阳性的患者。术后根据肿瘤类型和分级确定相应的辅助治疗。对于不适合手术治疗者，行全身治疗和 / 或姑息性外照射放疗 ± 阴道后装放疗。

5. **预防**

（1）腹腔镜术式尽可能采用平卧体位。

（2）刺入腹腔后，应立即吸净盆腹腔的积血和血凝块，防止包裹于血块内的绒毛组织种植于腹腔。

（3）血块吸净后由助手钳夹病灶部位，术者于破口周围吸净绒毛及血块。

（4）取出组织和置入抓钳时，摄像头应始终跟随，防止组织内和套管针内的绒毛组织落入腹腔引起种植。

（5）术后应用大量温盐水冲洗腹腔。手术最后采用头高臀低位，使上腹内的积血、绒毛随液体迅速流入盆腔进而吸出。用取物袋取出标本并检查标本袋是否破裂。

(6)术后要在吸引瓶中的液体和取出的组织中筛查绒毛,观察绒毛量与停经时间是否相符,并送病理。

(7)术后动态观察血 β-hCG 变化,应于术后第 1 天、第 10 天检测血 β-hCG。如升高或不正常可早期发现,及早应用 MTX 杀死残余绒毛组织,避免再次手术。

(8)对于有腹腔内出血的患者,术中应全腹探查并变换体位冲洗腹腔。

(9)对于部分患者来说,如果腹腔镜下粉碎是最合适的治疗方法,那么在粉碎的过程中应使用密闭标本袋,减少肌瘤碎屑在盆腹腔的种植。

(10)提高手术技巧,避免肿瘤破裂。

(二)化学性腹膜炎

1. **原因** 卵巢囊肿内容物溢出或残留、器械消毒液的刺激均有可能诱发化学性腹膜炎。

2. **临床表现** 同急性腹膜炎表现,表现为急性腹痛,恶心、呕吐,体温可先低于正常而后升高,或开始即以发热为主要表现,大多数为不规则发热。体格检查可见急性痛苦表情,咳嗽、呼吸、转动身体均可使腹痛加剧,被迫采取仰卧位,两下肢屈曲,呼吸浅快,严重者有低血压和休克表现。炎症累及壁腹膜时,腹部检查可出现典型的腹膜炎三联症——腹肌紧张、压痛和反跳痛。局限性腹膜炎时,三者局限于腹部的一处(往往为原发病所在处);弥漫性腹膜炎时,则遍及全腹,仍以原发病所在处最为明显。

3. **诊断** 有腹腔镜手术病史,存在可能化学物残留的高危因素,出现上述急性腹膜炎的表现时应考虑此病。必要时进行下列辅助检查。

(1)实验室检查:腹腔内感染时,一般白细胞计数升高。炎症范围越广泛,感染越严重,白细胞计数升高越明显。

(2)X 线检查:急性全腹膜炎时腹部 X 线片可显示游离气腹征,肠腔轻度扩张并有多个小液平面。

(3)超声诊断:可在床边检查,并重复进行动态监测。可发现盆腔积液、积血等,每 1cm 液平段,腹腔积液量约有 500ml。

(4)诊断性腹腔穿刺:对腹膜炎诊断有极其重要的作用,如抽到血性、脓性、含囊肿内容物的液体,高倍镜下观察发现多量白细胞、红细胞或细菌,即可确诊。

4. **治疗** 治疗原则是积极消除引起腹膜炎的病因,并彻底清洗、吸尽腹腔内存在的脓液和渗出液,或促使渗出液尽快吸收、局限或通过引流而消失,同时进行积极有效的抗感染治疗。

5. **预防**

(1)提高手术技巧,尽量避免囊肿破裂。

(2)采用负压吸引套管穿刺针穿刺。

(3)使用优质的标本袋取出囊肿。

(4)一旦破裂及时使用大量(3 000ml 以上)聚维酮碘蒸馏水冲洗。充气管充气前彻底冲洗干净。

(三)特发性腹水

1. **原因** 可能由于手术时间过长,手术中腹膜、肠系膜及大网膜等受到物理(如手术时的热效应、电凝效应等)和化学(如二氧化碳、器械消毒液戊二醛等)刺激后,毛细血管微循环发生改变导致血浆大量渗出而形成,但其发生的具体病理生理机制尚不清楚。

2. **临床表现** 腹腔镜下子宫全切术后 5~14 天,出现腹腔大量渗液,腹水总量可达 1 650~9 200ml;多数患者无明显的临床症状,少数有腹胀、恶心、呕吐等不适。

3. **诊断** 具有上述临床症状者,辅以以下检查即可确诊。

(1)腹水生化检查:提示肌酐值与血肌酐值接近,Rivalta 试验为阳性或弱阳性,提示为渗出液。可通过腹水检查与泌尿道、肠道等相关脏器损伤所致的腹水相鉴别。

(2)血生化检查:提示血清总蛋白正常或降低。

4. **治疗** 患者经一般支持治疗后腹水逐渐减少而痊愈。及时治疗有效,预后好。

5. **预防** 该并发症国内外报道少见,形成的原因目前仍不明了,术中应注意避免手术时间过长,减少对腹膜的物理、化学刺激。

(四)术后疼痛

1. **原因** 与气腹牵拉膈肌有关,也可能由于 CO_2 过多,肩部乳酸堆积,可导致术后酸痛。术后 CO_2 没有排尽,CO_2 扩散,腹腔酸化,残余气体会导致腹膜张力下降,腹膜对腹腔内脏器的支持力下降,导致疼痛。

2. **临床表现与诊断** 腹腔镜手术后部分患者出现肩部酸痛,一般持续 2~3 天逐渐消失。

3. **治疗** 一般的疼痛不须处理。如疼痛严重,需对症处理。

4. **预防** 术中尽量减少套管针进出腹腔的次数;手术结束后拔套管针前排净腹腔内气体。

（五）心肌缺氧和心搏骤停

心肌缺氧和心搏骤停是十分凶险的并发症,但甚为少见。

1. 原因

（1）人工气腹使腹腔内聚集了大量 CO_2,如长时间的镜下手术,CO_2 吸收后使动脉血中 CO_2CP 急剧上升,PaO_2 和 pH 值下降,引起高碳酸血症、心动过速、血压升高、心律失常。

（2）手术时患者需取头低臀高位,使横膈位置上升,加重呼吸窘迫和心肌缺氧。

（3）术中充气过多,腹腔内压力过高,引起心血管系统和呼吸系统的一系列不良反应。腹腔内压力以 13mmHg 为宜。如腹腔内压力超过 20mmHg,气道内阻力会增加,下腔静脉回流受阻,回心血量减少,周围血管阻力增加,引起血压升高、心率加快和心律不齐,各种因素协同作用超过患者心脏的适应能力时,可导致心搏骤停。

2. 临床表现

（1）心肌缺氧:主要表现为心悸、心区不适,有时心前区抽痛或呈放射性绞痛;气短、周身无力;严重者可短时休克。

（2）心搏骤停:急性意识丧失和喘息后呼吸停止;桡动脉、股动脉或颈动脉搏动消失;心音消失;急性苍白或发绀;出现痉挛性强直;瞳孔急性无力性散大（心脏停搏后 30 秒开始）。

3. 诊断

（1）心肌缺氧:心电图可仅表现为 ST 段改变或 T 波改变,也可同时出现 ST-T 改变。典型的心肌缺氧发作时,心电图提示 ST 段水平或下斜型压低 $\geq 0.1mV$,伴或不伴 T 波倒置。

（2）心搏骤停:脑电图波低平。心电图改变:①心室颤动,QRS 波群消失,代以连续而快慢不规则、振幅不一的心室颤动波,频率为 200~400 次 /min;②心室静止,完全无心室活动波,呈平线或仅见房性 P 波;③电机械分离,缓慢（20~30 次 /min）、矮小、宽大畸形的心室自主节律,但无心搏出量,即使心脏起搏,也常不能获得效果,为死亡率极高的一种心电图表现,易被误认为心脏仍在跳动。

4. 治疗

（1）一旦发生,立即停止麻醉和手术,保持呼吸道通畅。

（2）加压给氧。

（3）心内注射肾上腺素。

（4）心脏停搏后可施行心外按摩及复苏。

5. 预防

（1）严格掌握禁忌证,凡患有严重心肺疾病或高龄者,应避免行此类手术。

（2）形成气腹时,输入气体不宜过快,腹腔内压力应控制在 15mmHg 以内。

（3）对手术时间较长者,术中必须有心电监护,观察患者的脉搏、心律、呼吸、血压改变,以便及时采取措施。

（4）避免使用局部麻醉和硬膜外麻醉,首选全身麻醉。

此外,腹腔镜手术并发症还包括气腹压力过高造成酸碱平衡失调、体温下降、气胸等,这些并发症的发生均与手术时间呈正相关;静脉二氧化碳气栓、呼吸窘迫等并发症可能在腹腔镜手术后发生。

（魏 芳 张利利）

第二节 经脐单孔腹腔镜手术并发症

为了追求妇科手术创伤最小化和康复最快化的理念,单孔腹腔镜手术（laparoendoscopic single-site surgery,LESS）应运而生,其中经脐是妇科单孔腹腔镜最常见的入路,因其切口隐蔽性好,颇受女性患者青睐。虽然经脐单孔腹腔镜手术（transumbilical laparoendoscopic single-site surgery,TU-LESS）并发症的发生率低于开腹手术,但仍然需要重视。

一、脐部切口并发症

TU-LESS 最常见和特有的并发症为脐部切口并发症,脐部切口愈合和并发症的发生除了与高龄、超重、污染切口等不可控的高危因素有关外,还与缝合材料、缝合技巧等可控因素密切相关。

（一）脐部切口疝

脐位于腹部中线,缺乏肌肉和筋膜覆盖,是腹壁的薄弱点,而腹部中线以外的其他穿刺点存在肌肉和筋膜重叠,而且小肠与腹外侧套管针的接触较少,因此多孔腹腔镜手术穿刺部位的切口疝也以脐部最常见。

切口疝是 TU-LESS 后的严重并发症,其发生率约为 0.016%~2.4%,分为 3 种类型:①早发型一般在术后 2 周出现,提示腹直肌前鞘、后鞘及腹膜裂开,常表现为小肠梗阻;②晚发型多表现为术后数月切口部位无症状的肿胀,多为前鞘和后鞘裂开,疝囊为腹膜;③特殊类型为肠和其他组织(如大网膜)的膨出,整个腹壁裂开。

1. 原因

(1)患者因素:①全身因素:体重指数(BMI)>28kg/m²、年龄>50 岁、腹胀、切口感染、未控制的糖尿病、既往腹部手术、吸烟、阻塞性肺疾病、术后呼吸衰竭等。②腹胀使缝线张力增加,增加了缝线割裂组织、断裂、打结滑落的风险。③术后 2 周内进行增加腹压的活动,如剧烈咳嗽和排便时过度使用腹压,尤其是老年患者。肥胖患者腹腔内脂肪大量沉积,同样可导致腹内压增高。④肥胖患者腹壁过多脂肪沉积,导致组织愈合能力差,感染概率高。

(2)手术因素:①手术持续时间长、套管针位置过度活动、10mm 及以上的切口未缝合、筋膜未完全关闭等。②切口疝的发生还与术者手术熟练程度、对脐部解剖特点的掌握程度及缝合方法有关。③手术缝合线选择不当,手术打结过紧,缝线内的软组织受到挤压,引起坏死和缺血性炎症,导致切口完全或不完全裂开。

2. 临床表现与诊断 恶心、呕吐、腹痛、排气和排便不畅以及腹部切口区肿块或隆起。行腹部 CT 或超声检查均有助于诊断切口疝,并可准确判断疝的部位和内容物。

3. 治疗 脐部切口疝不能自愈,需要手术修补,必要时行网片植入增强脐部组织强度。

4. 预防 脐部切口疝的预防除了避免增加腹压等一般方法外,更重要的是术中切口的缝合及缝线的选择。

(1)术中:① LESS 的脐部切口小而深,采用可吸收性缝线缝合更方便。②关闭筋膜层的过程中,先间断缝合筋膜层两侧顶端(暂不打结),上提缝线,使腹壁切口筋膜层暴露更清楚,同时让腹壁远离其下方的肠管,然后缝合则更安全。中间部位的筋膜层可采用间断缝合、"8"字缝合及连续缝合等。若采用间断缝合或"8"字缝合,则建议筋膜缝合完毕后再打结以保证足够的缝合空间。若采用连续缝合,则推荐缝线切口比(缝线切口比 = 使用的缝线长度 / 切口长度)>4 的小针距缝合方法。进针距组织边缘 6~10mm,针距 4mm 的连续缝合

筋膜层可在很大程度上避免切口疝及切口裂开。③由于脐部的前后筋膜融合,故脐部切口的筋膜层采用整块缝合(包括或不包括腹膜的所有筋膜层全层缝合)而不是分层缝合。对于极度肥胖患者使用单股可吸收缝线连续缝合则能够获得更高的安全性。④脐部筋膜愈合相当缓慢,应避免使用快速可吸收缝线缝合筋膜层,选择不可吸收或延迟吸收线支撑伤口至少 6 周。

(2)术后:避免增加负压的活动,对于有危险因素的患者可予以腹带保护,避免切口愈合不良。

(二)脐部切口裂开

切口裂开是指缝合后的伤口分离,包括表浅(或称不完全性)切口裂开(仅包括皮肤和皮下组织裂开)和完全性切口裂开(包括筋膜在内的伤口全层裂开)。切口裂开通常发生在切口闭合后的最初 10 天内,一般出现在拆线之后。

1. 原因 全身或切口处感染引起组织坏死,使缝线处组织解体,降低对伤口的支持作用。同时严重的坏死性感染使腱膜崩解,进一步增加伤口裂开的风险。由坏死性感染引起的切口裂开通常发生较晚,在伤口闭合后 7~10 天。

2. 临床表现与诊断 术后脐部切口疼痛,表面渗液或表皮对合处可见(有时不可见)裂隙形成。

3. 治疗 表浅切口裂开通过清创、引流、缝合等措施往往可愈合。完全性切口裂开多为缝线撕裂筋膜所致,个别继发于切口感染。完全性切口裂开是严重的并发症,一旦发现应立即给予切口和切口内的膨出物保护,避免受到二次污染,可用大块无菌敷料覆盖,争取在最短的时间内行二期缝合,术中避免肠管或大网膜的膨出及切口疝形成。

4. 预防 同脐部切口疝预防。妊娠期 TU-LESS 后,胎儿生长、分娩过程中增加腹压等导致切口裂开风险增加,建议使用不可吸收线缝合筋膜层。

(三)脐部切口感染

脐部切口感染是 LESS 最常见的手术部位感染(surgical site infection,SSI)。

1. 原因 全身因素包括血糖控制差和糖尿病状态、呼吸困难、饮酒、吸烟、术前白蛋白<35g/L、肥胖、使用免疫抑制剂等;不可改变的因素包括老年、近期放疗、皮肤或软组织感染病史等。

2. 临床表现与诊断 局部切口发生感染可能仅表现为疼痛、局部红肿、切口渗出脓性液体。

3. 治疗 可疑切口感染时,应在全身使用抗生素前进行切口分泌物培养,有助于明确诊断。

全身整体治疗包括营养支持、维持良好的血糖、合理使用敏感抗生素等;切口局部感染治疗需清除失活的坏死组织,必要时给予二次缝合。

4. 预防

(1)术前洗澡、脐部及脐窝深部褶皱清洁、术前4~6周戒烟、控制血糖、预防性使用抗生素等。

(2)术前24小时内使用含氯己定的洗剂、抗菌皂、普通香皂或洗剂全身淋浴,减少皮肤细菌总数,降低SSI风险。

(3)术中消毒皮肤时,需用含乙醇的消毒剂,如用葡萄糖酸氯己定醇溶液或碘伏浸泡脐部至少3分钟。对于脐窝较深的患者,上述清洁措施往往不够,切开皮肤之前,还要用鼠齿钳(Allis钳)外翻脐环暴露底部,再次消毒,保证脐部切口清洁无菌。

(4)术前备皮,有指征预防性使用抗生素的患者,手术超过3小时或估计术中失血量超过1 500ml时,在手术期间根据药物的半衰期,应再次输注抗生素,以维持足够的血药浓度。

(5)接受气管插管的全身麻醉成年患者,术中吸入80%氧气,术后随即吸氧2~6小时可以减少SSI发生。

(6)术中缝合线的合理使用。选择单股缝线比多股缝线发生SSI的概率低。自锁结可解决单股缝线打结不牢的问题,而且比传统线结更小,可减少排斥反应的发生。缝线张力需适宜,张力过高时缝线深嵌在软组织中,导致组织受压、缺血,甚至坏死、感染。进针距组织边缘应超过10mm。特殊情况使用含抗菌剂的缝线,如有三氯生涂层的抗菌缝线可以显著降低手术部位的感染率。

(四)脐部切口血肿

脐部切口血肿也是LESS常见的手术并发症。

1. 原因 切口血肿形成往往是止血不彻底、血液在伤口内聚集所致。临床以单孔腹腔镜下子宫肌瘤剔除术后脐部切口血肿多发,不能排除冷刀削切肌瘤时,切到脐周围的组织,损伤脐周静脉丛或小血管所致。

2. 临床表现与诊断 术毕出现脐部切口部位渗血、周围皮肤瘀斑、B超提示切口周围无回声暗区等,需考虑切口血肿形成。

3. 治疗 如果血肿大小变化不明显,患者一般情况稳定,则可采取保守方法,较小的血肿可自行吸收。如血肿进行性增大,甚至出现血压下降等

休克表现,则需要急诊手术,清除血肿,结扎出血点。如血肿位置较深,可经皮穿刺针抽吸。若伴有浅表伤口裂开,可采用高渗盐水敷料等吸收性敷料进行治疗。吸收困难甚至继发感染的血肿则需拆除缝线,清创引流,必要时二期缝合。

4. 预防 腹腔手术操作结束取出切口保护套后,检查切口周围有无渗血及血肿形成,及时并彻底止血。

二、其他

TU-LESS除了特有的脐部切口并发症外,还有一些与多孔腹腔镜类似的并发症,如气腹并发症、周围脏器的损伤、血管神经损伤、电损伤、切口种植转移以及手术对妊娠患者的影响等,此部分内容详见本章第一节。

(苏晓强)

第三节　经阴道腹腔镜
手术并发症

经阴道自然腔道内镜手术(transvaginal natural orifice transluminal endoscopic surgery,V-NOTES)是指通过阴道置入内镜,建立操作通道和气腹,完成各种腹腔内妇科微创手术,可以使创伤缩减到最小、不易形成瘢痕,减轻术后疼痛,缩短恢复时间。但由于V-NOTES的切口位于阴道穹窿,相对于经腹入路有一定的难度及风险,且根据不同手术范围和患者的盆腔情况,也会出现一系列并发症,现就常见并发症及其防治阐述如下。

一、膀胱损伤

膀胱损伤是经阴道腹腔镜手术常见的并发症,主要发生在穿刺时。

(一)原因

1. 行阴道前穹窿穿刺时位置过高,尤其膀胱膨出明显或膀胱附着宫颈部位较低者,容易切破膀胱。

2. 子宫颈与膀胱关系紧密、粘连严重或患者自身膀胱腹膜反折过高,钝性分离推膀胱时造成膀胱肌层损伤,甚至穿孔。

3. 前次手术史,如剖宫产等,导致膀胱与子宫下段粘连。

4. 术后膀胱阴道间隙血肿形成、感染导致脓肿、坏死,形成膀胱瘘。

5. 膀胱充盈状态下实施手术。

(二)临床表现

1. 膀胱损伤累及膀胱全层 即黏膜有破口,立刻有尿液流出,裂口较大者,甚至可在破口中探及膀胱中的导尿管。

2. 术后表现 阴道分泌物水样、量多、导尿管无尿或尿少。例如,因血液循环障碍而发生的坏死性瘘,多在术后 1~2 周发现漏尿。

(三)诊断

1. 如出现以上术中临床表现,术野有淡红色血水样或清亮液体不断溢出,导尿管引出血性尿液,应考虑膀胱损伤、膀胱瘘。

2. 单层膀胱肌层有轻度损伤如黏膜完整,可无任何临床表现,通过组织再生修复,损伤的膀胱肌层可逐渐愈合。

3. 膀胱阴道瘘患者经阴道检查可见阴道顶端或前壁有尿液流出,甚至可见到瘘孔。一时看不到漏尿或瘘孔者,可插入导尿管并向膀胱注入 200~300ml 稀释至 0.5% 的亚甲蓝,如阴道内有亚甲蓝溢出即可确诊,或运用膀胱镜＋静脉靛胭脂检查,可以发现超过 85% 的隐形膀胱损伤,并明确损伤的部位和范围。

4. 膀胱瘘和输尿管瘘同时存在时,需通过膀胱镜检查和逆行输尿管插管检查或静脉肾盂造影方可得到证实。

(四)治疗

1. 术中发现膀胱损伤的治疗

(1)术中一旦发现膀胱破损,应立即使用 2-0 可吸收线连续修补,力争使新鲜损伤一期愈合,以免术后发生膀胱瘘。

(2)后留置导尿管 7~10 天,保持尿管持续开放通畅。膀胱伤口较大者应放置膀胱造瘘管,充分引流尿液。

(3)注意会阴部清洁,外阴擦洗每日 1 次。

(4)理应用广谱抗生素预防感染:术后选用的抗菌药物应杀菌力强,抗菌谱广,有高度的组织渗透力,有效时间长,不良反应小。头孢菌素类、青霉素类及硝基咪唑类为最理想的选择。其中,由于头孢菌素类药物具有抗菌谱广、毒性小、高效、耐受性好等优点,而被国内外广泛采用。推荐使用头孢唑林＋甲硝唑或头孢呋辛(也可加甲硝唑)。用药时间可延长到 48 小时。膀胱穿孔者(Ⅳ类切口)

手术后应以治疗为目的使用抗生素,不作为预防用药。

2. 术后发现膀胱损伤(泌尿生殖道瘘)的治疗 详见第三章第一节。

(五)预防

1. 经阴道腹腔镜手术经阴道穹窿入路时有损伤膀胱的风险,因此,切开阴道皱襞后,若通过膀胱宫颈间隙进入,则需上推膀胱组织,直至找到反折腹膜。

2. 术者应熟练掌握盆腔的局部解剖关系,严格筛选患者,把握适应证。

二、肠道损伤

肠道损伤是经阴道腹腔镜手术最常见的并发症,发生率为 0.35%~0.65%,80% 以上的肠管损伤发生在腹膜外的直肠,仅少数情况损伤盆腔内的直肠和乙状结肠。

(一)原因

1. 没有严格评估患者是否符合行经阴道腹腔镜手术的适应证。

2. 盆腔严重粘连和直肠子宫陷凹封闭。

3. 阴道特别深。

4. 多次盆腹腔手术史。

(二)临床表现

术中置镜发现肠管黏膜样组织或肠内容物溢出是肠管全层损伤的典型征象。

(三)诊断

1. 大部分的肠管损伤,发生在穿刺或切开进入盆腔时,术中多可发现。术中置镜发现异常结构或漂浮黄色粪便残渣等情况,需考虑肠管穿孔。

2. 肠损伤术中未及时诊断,术后主要表现为腹膜炎体征和症状,主要有发热、腹痛、腹胀、腹部压痛、反跳痛、肌紧张及移动性浊音阳性等。

(四)治疗

1. 术中发现直肠损伤的治疗

(1)损伤局限于浆肌层、黏膜层完整的非全层损伤用 3-0 带针丝线缝合修补浆肌层。全层损伤用 3-0 带针丝线全层缝合,并褥式缝合浆肌层。如术前未行肠道准备,肠内容物腹腔污染重或病灶侵犯肠管面积大怀疑愈合困难者,则需行肠造瘘分期手术,应与外科医生配合完成。

(2)穿刺针造成的肠管损伤直径一般为 2~6mm,且不伴有肠内容物的外溢,90% 以上患者可通过期待治疗治愈,即保守治疗 5~7 天多可出院;

不到10%的结直肠穿孔患者需要手术治疗,决定和实施手术需要外科医生参与,一般仅需在经腹腹腔镜下进行简单缝合,多不遗留长期并发症。

(3)术后监测生命体征的同时,予以禁食、禁水、静脉补液支持治疗。

(4)术后应用肠动力抑制药物,如口服阿片酊、可待因或洛哌丁胺等。

(5)应用抗生素预防感染,同时监测感染征象。

2. 术后发现直肠损伤(阴道直肠瘘)的治疗 详见第三章第一节。

(五)预防

1. 为了预防直肠损伤,术前需行盆腔查体及超声检查,必要时术前可以进行CT扫描来明确肠管与子宫的粘连情况及确认直肠子宫陷凹是否封闭。

2. 术前清洁灌肠,排空直肠内粪便,便于手术操作。

3. 术中可通过肛门指示直肠位置。

4. 术中在行后穹窿穿刺时,可稍向右偏,因为乙状结肠位于盆腔左侧。

5. 术中可行超声引导穿刺。

6. 术后应常规询问患者有无腹痛、腹胀、恶心、呕吐等。查体时注意体温、脉搏、心肺情况和腹部体征(包括腹肌紧张、压痛、反跳痛和肠鸣音异常)。如术后出现上述表现,且持续发展,则应考虑存在肠道损伤,必须及时处理。对于有可能发生肠损伤的患者,术后应禁饮食,适当给予无渣饮食等,并给予抑制排便的药物。

三、出血

经阴道腹腔镜所致的出血常见的是子宫后壁损伤出血、阴道后穹窿穿刺口出血。子宫后壁损伤的发生率为0.02%~1.8%,均发生在后位子宫。卵巢打孔后卵巢间质出血的发生率极低。

(一)原因

1. 阴道后穹窿穿刺力度过大、过猛。

2. 经阴道腹腔镜手术操作空间有限,在缝合、打结等操作时器械间容易相互干扰,即存在"筷子效应",使手术难度增加。

(二)临床表现与诊断

1. 术中置镜可见子宫后壁、卵巢等活动性出血。

2. 术后持续少量的阴道残端渗血,有盆腔内或腹膜后出血的患者可发生下腹痛、里急后重感和/

或生命体征不平稳,妇科检查可发现压痛明显的包块。

(三)治疗

1. 术中发现出血的处理

(1)术中发现的子宫后壁出血,可尝试双极电凝止血,同时配合使用酚磺乙胺等止血药物、缩宫素等促进子宫收缩的药物。

(2)如果活动性出血较汹涌、电凝止血效果欠佳,则需中转经腹腹腔镜缝合止血。

2. 术后发现出血的处理

(1)术后发现出血者,在积极输液输血的同时,拆开阴道残端缝线,清除积血或血肿,查找出血点,缝扎止血。对个别出血较多经阴道难以止血者,还须开腹或腹腔镜下止血,以免引起失血性休克。

(2)如有盆腔内出血形成大血肿或观察期间血肿继续增大者,应考虑开腹手术止血并除去血肿;若血肿小又无继续增大的倾向时,可采用支持疗法,并注意预防血肿感染。

3. 抗生素预防感染。

(四)预防

1. 严格掌握适应证,术前根据查体和妇科超声评估盆腔情况,对可疑盆腔粘连重或后位子宫位置固定者,应列为绝对禁忌证。

2. 对于子宫后位的患者,穿刺前使用举宫器将子宫位置调整为前位。

3. 术中超声引导下穿刺。

4. 术中细致地缝合切口、不留无效腔。

5. 术后必须严密观察生命体征和腹部情况,及时发现内出血。

四、感染

经阴道腹腔镜术后的感染主要是阴道内切口感染和盆腔炎。

(一)原因

1. 经阴道腹腔镜手术切口位于有菌状态的阴道,且手术操作距离肛门近,易引起术后阴道内切口感染。

2. 手术时间较长。

3. 子宫切口渗血及渗出未得到引流。

(二)临床表现与诊断

术后切口疼痛、发热、愈合不良,或查体见切口红、肿、硬,有脓性分泌物溢出。对于盆腔炎而言,患者可有发热或腹痛等症状。

（三）治疗

对于盆腔炎,合理使用抗生素即可;切口有感染者应提前拆线,进行清创,双氧水、生理盐水清洗伤口,然后用呋喃西林药水棉球敷于感染创面,每日3次,根据病情适量应用抗生素。红外线照射局部,待创面干燥、清洁、红润后可行二期缝合,术后7~10天拆线。

（四）预防

1. 术前和术后合理使用抗生素。

2. 围手术期宣教对减少术后盆腔炎的发生也至关重要,术后需嘱患者禁性生活、盆浴至少2周。

3. 出院后可继续口服抗生素至术后1周,同时严密监测体温、腹痛等不适,如有发热、腹痛等及时就医。

4. 阴道放置引流管对预防感染有益。

经阴道腹腔镜手术也可能发生阴道残端卵巢脱垂、输卵管脱垂、盆腔感染、尿路感染等并发症,其发生原因、诊断、治疗及预防详见第三章、第四章相关内容。

（侯勇丽）

第四节　机器人妇科手术并发症

近年来,随着手术器械的改进和微创理念的加深,手术微创化已成为外科治疗的趋势。机器人手术系统作为一种新兴的手术方式,在传统腹腔镜技术的基础上产生了许多技术突破,除具备微创特点外,还具备更好的灵活性、精确性和可操控性,学习曲线较短,为妇科微创手术带来了巨大变革。随着机器人外科手术系统应用的不断深入,其相应的缺点和弊端也不断出现。机器人手术系统缺乏直观的力学反馈,术前准备复杂,手术并发症亦在原有腹腔镜手术并发症的基础上出现了新的变化。所以应仔细分析并总结并发症发生的原因、处理原则和预防措施,以减少对患者的危害。

一、手术体位相关并发症

手术体位的摆放既要符合手术操作的要求,又要尽量减少对患者呼吸、循环、神经功能的影响。机器人妇科手术需要患者麻醉后保持截石位与头低脚高位（Trendelenburg 体位）。

1. 在这种体位下,部分患者术后会出现一过性的角膜水肿、视物模糊,多无须特殊处理,2~3天后多可自行恢复。对于手术时间较长者,可在手术开始前给患者双眼涂抹金霉素眼膏进行眼部保护;术中可给予眼部敷料外敷,使眼睑闭合,避免长时间球结膜暴露;同时头低位角度适中,注意术中控制气腹压力。

2. 长时间的 Trendelenburg 体位会增加患者的心、肺、脑负担,麻醉期间发生通气功能障碍、脑血管意外等风险增加。部分患者术后表现出头痛、恶心、呕吐、嗜睡等高颅内压症状,如处理不及时可能会危及生命。对于存在心脑血管意外、麻醉意外的高风险人群,术前建议行心电图、心脏彩超及肺功能检查,筛查阳性者建议更换手术方式。对于高龄、手术难度大可能造成手术时间过长的患者,术前应与家属充分沟通,术中加强监测,术后严密观察生命体征及并发症的发生情况。如出现持续性头痛等高颅内压症状,应充分了解术中麻醉情况,必要时行头部CT检查及降颅内压治疗。

3. 头低脚高的截石位也可能增加下肢静脉血栓发生的风险。对于有高危因素的患者,术后尽早穿弹力袜,配合下肢加压治疗,并建议术后预防性应用低分子量肝素钙（需排除血液系统疾病）。如术后出现血栓,应联系专科医师会诊,避免处理失当引起心、肺、脑等重要脏器的栓塞。其诊断、治疗、预防详见第八章第一节。

二、穿刺相关并发症

妇科手术的穿刺部位主要集中于下腹部,由于机械臂体型较大且为钢性结构,为保证机械臂运动的灵活性,机器人手术穿刺点的选择与传统腹腔镜不同,损伤也时有发生。

（一）原因

1. 机器人妇科手术所选的套管针大致有8mm、10mm、12mm 3种孔径规格,套管针孔径的增粗使得损伤腹壁穿刺点血管、形成穿刺点切口疝、发生穿刺点肿瘤种植及子宫内膜异位症病灶种植的概率增加。

2. 穿刺点切口疝多发生在腹壁较薄弱的部位。有研究表明,约80%的切口疝位于脐周,此外,营养状况较差、脂肪液化切口愈合不良及长期咳嗽腹压较高的患者也易发生切口疝。

3. 机器人手术中器械更换的次数明显少于传统腹腔镜,可降低器械更换造成肿瘤组织种植的概率,但气腹的"烟囱效应"仍可能导致肿瘤组织种植转移。

（二）临床表现与诊断

详见本章第一节。

（三）治疗

1. 小面积无活动性出血的血肿通常无须特殊处理,也可予以局部腹带加压;如血肿较大,且合并活动性出血,则需及时切开行血肿清除术。

2. 对于腹壁切口疝的治疗,可根据疝口大小采用单纯缝合或补片修补。

（四）预防

1. 机器人妇科手术穿刺孔位置更靠近头侧,最上方辅助孔（常作为镜头孔）需根据手术方式和患者的身高差异进行个体化定位,对于需行腹主动脉旁淋巴结清扫且身材矮小的患者,最上方辅助孔甚至接近于肋缘下;两侧辅助孔的位置要考虑术中操作的方便,为增大操作空间和避免机械臂碰撞,两侧穿刺孔的位置常更接近于腋前线,甚至接近腋中线处。因此,术前应对穿刺孔进行大致的定位,同时制订必要的备选方案,对于有盆腹腔手术史、身高过低或过高、过度肥胖者,应由经验丰富的医师负责穿刺,穿刺过程应在全程直视下进行,避免腹壁血管、盆腔脏器及大血管损伤。

2. 对于腹壁血肿及腹壁切口疝的预防,建议直径≥10mm 的穿刺孔均应将其腹膜、筋膜、皮肤等逐层缝合关闭。

3. 术前应充分评估患者肿瘤的性质及范围,不应盲目追求微创而牺牲肿瘤预后。对于肿瘤性质不明者,术中取瘤时应将标本置入标本袋内,适当扩大腹壁切口,使用腹壁切口保护器对切口进行保护后取出,且取出标本后应对腹壁切口进行彻底的清洗。

三、气腹相关并发症

机器人手术中机械臂位置相对固定,机械臂具有一定的支撑作用,可减低术中所需的气腹压力,减小气腹对气道压力和肺功能的影响,理论上可能降低了气腹相关并发症发生的概率。但由于机器人手术的特殊性也可能导致如皮下气肿、高碳酸血症、气体栓塞等并发症的发生。

（一）原因

1. 机器人手术中机械臂缺乏触觉反馈,在其活动时套管针可能导致腹壁切口延伸,部分情况下可能因动作幅度较大导致套管针脱出腹壁,从而导致 CO_2 气体进入腹膜外间隙产生皮下气肿。

2. 心肺功能不佳的老年患者易发生高碳酸血症。

（二）临床表现与诊断

详见本章第一节。

（三）治疗

详见本章第一节。

（四）预防

1. 对于皮下气肿的预防,建立气腹的过程中应确保气腹针置入腹腔内,再连接气腹管道充入 CO_2 气体,穿刺切口长度应与套管针直径相当。手术过程中应避免动作幅度过大导致套管针与腹壁错位,术中按规定设置气腹压力,且要尽可能减少手术时长,避免 CO_2 气体蓄积。

2. CO_2 气腹导致的高碳酸血症常发生在胸部区域,术中麻醉医师应动态监测生命体征,可在满足手术操作的前提下适当降低气腹压力,必要时行血气分析,及时发现及纠正高碳酸血症。

四、机械臂系统和能量器械相关并发症

（一）血管损伤

1. **原因**

（1）机器人机械臂系统相关并发症主要由力反馈缺乏引起,术者操作过程中力度控制不当也会造成血管损伤。

（2）能量器械工作时将电能转化为热能,可直接接触血管造成损伤,也可能因电器械绝缘保护套老化或破损,在带电情况下接触其他金属器械形成短路电流,对周围组织产生误伤（视频 5-4-1）。

视频 5-4-1 绝缘套破损导致周围组织损伤

2. **临床表现与诊断** 见本章第一节。

3. **治疗**

（1）对于小血管损伤,可使用双极钳钳夹电凝,也可用纱布压迫止血。

（2）当发生较大血管损伤时,可局部压迫暂时减少出血,助手辅助暴露损伤区域,主刀医师立即行血管缝扎或修补。缝合过程中动作轻柔,避免力反馈缺乏造成血管壁二次受损;打结过程中拉线力度适中,避免缝线张力过大切割血管壁造成大

出血。

（3）若血管破损严重、出血迅速，应果断中转开腹手术止血，必要时请血管外科会诊，缝合修补时注意防止血管狭窄形成血栓。

4. 预防

（1）血管损伤多发生于腹主动脉、下腔静脉、髂血管和其他变异的血管，静脉因管壁较薄且弹性较差而更容易被损伤（视频5-4-2、视频5-4-3）。

视频 5-4-2　髂外静脉损伤

视频 5-4-3　髂外动脉损伤

（2）恶性肿瘤清扫腹膜后淋巴结过程中，需小心炎性淋巴结和发生肿瘤转移的淋巴结，此类淋巴结常与血管壁粘连致密，术中应谨慎操作，对于小血管的破裂出血应及时止血，助手应吸除术区积血、暴露术野，切除时尽可能使电器械远离血管。

（3）术中对于视野内的管状结构应仔细辨别，警惕血管变异，弄清血管走行后再进行分离操作。

（4）术中若发生血管损伤，应保持冷静同时尽快明确出血部位，根据血管损伤程度选择正确的止血方式，不盲目钳夹或反复电凝止血。

（5）使用电器械时要注意把握方式和力度，避免用力钳夹、撕扯及盲视下操作；对于电器械，使用时应保持安全距离，将邻近组织隔离在热辐射距离之外，同时调节合适的使用功率（单极常设定在30W，双极为40~50W）。

（二）输尿管损伤

1. 原因

（1）输尿管管壁柔软，腹膜后粘连、肿瘤浸润及压迫时可能导致输尿管解剖位置改变。

（2）电器械工作时热辐射范围较大。

2. 临床表现与诊断　见本章第一节。

3. 治疗

（1）较小损伤可行膀胱镜逆行插管治疗。

（2）若输尿管破损较大，则需及时行输尿管断端吻合或输尿管膀胱吻合，置入输尿管支架，注意保留吻合口血供及无张力缝合，保持黏膜对合无扭曲，防止术后狭窄。

4. 预防

（1）输尿管损伤部位多位于输尿管跨越髂血管、穿过子宫动脉下方及输尿管膀胱结合部，在术中易被离断、撕裂和热损伤（视频5-4-4）。

视频 5-4-4　输尿管断裂

（2）当术中发现输尿管粘连或解剖位置改变时应小心分离。

（3）妇科手术使用电器械游离输尿管时，应与输尿管保持安全距离，必要时助手可辅助牵拉输尿管离开操作部位，同时要注意保护输尿管的小动脉营养支，避免术后输尿管缺血坏死。

（4）术中输尿管损伤虽不易被发觉，但应常规多次检查输尿管走行及蠕动情况，一旦发现输尿管损伤，必须尽早处理。

（三）膀胱损伤

机器人妇科手术所致膀胱损伤的原因、临床表现、诊断及治疗同腹腔镜手术并发症，详见本章第一节。在机器人妇科手术中膀胱损伤常发生在下推膀胱及处理膀胱宫颈韧带时，易损伤膀胱底部及后壁（视频5-4-5），因此术中应谨慎操作，且妇科手术术时多常规留置尿管，对于膀胱阴道间隙解剖层次不清的患者术中应小心分离。

视频 5-4-5　膀胱损伤

（四）肠道损伤

1. 原因

（1）对于有盆腹腔手术史，特别是有经腹肠切除手术史的患者，在进行第一套管针置入时易发生肠道损伤。

（2）对于盆腹腔重度粘连和重度子宫内膜异位症的患者，在分离肠粘连和切除累及肠管的病灶时也易发生。

（3）单极器械工作时触碰肠管可直接导致热损伤。

2. 临床表现与诊断　详见本章第一节。

3. 治疗　一旦发生肠管破损，需立即修补，必要时切除、吻合肠管。较小的肠管损伤可在镜下缝合，采用3-0可吸收缝线间断缝合断口，缝合方向与肠腔方向垂直，避免术后肠管狭窄（视频5-4-6）。缝合结束后行注气试验检查，避免术后肠瘘等更严重的二次并发症发生。未贯穿肠壁的结肠损伤也可选择上述方式，但若结肠全层破损且瘘口较大，需行肠造瘘手术。

视频 5-4-6　肠穿孔

4. 预防

（1）注意肠管损伤多位于小肠和结肠。

（2）双极电流虽较小，但电凝肠系膜或肠管表面血管时应警惕肠壁被钳夹；超声刀热损伤较低，分离肠道粘连具有明显的优势，但分离过程中若发生肠管损伤，可能因断口组织黏合聚拢不易暴露，因此较小的瘘口易被遗漏。

（3）机器人妇科手术前应进行充分的肠道准备，必要时可以留置胃管降低肠内压力，术中充分暴露术野，对于肥胖患者可调整体位，避免肠管堆积影响术野。

（4）主刀医师操作时，助手可持无损伤钳遮挡肠管，避免动作幅度过大过度牵拉肠管，电器械使用注意功率及安全距离，避免热辐射损伤。

（五）神经损伤

机器人妇科手术所致神经损伤主要包括神经切断和热损伤，即直接损伤和非直接损伤（详见本章第一节）。

（六）阴道残端愈合不良和阴道壁损伤

1. 原因

（1）患者自身疾病如糖尿病、阴道炎症等，可能造成阴道残端愈合不良。

（2）残端愈合不良也与术者的缝合技巧有关，残端缝合间距和松紧度都会影响后期的愈合效果，缝合过疏、过松不利于残端切口的对合，缝合过密、过紧容易导致残端组织缺血坏死。

（3）术中电器械的使用也可造成残端组织的热损伤。

（4）绝经后患者因体内雌激素减退、阴道壁弹性差导致阴道壁损伤。

2. 临床表现与诊断　详见第四章第二节。

3. 治疗　详见第四章第二节。

4. 预防

（1）对于妇科手术患者，术前应对糖尿病患者行血糖监测，调整血糖至满足手术要求；对于阴道炎患者应治疗后再行手术。

（2）缝合时要选择新鲜组织创面，对于电损伤严重呈"烧焦状"的残端组织可切除后再缝合，但因过度切除阴道壁会影响患者预后及生活质量，因此预防热损伤更为重要。

（3）术后应预防阴道炎症，观察伤口愈合情况。

（4）预防阴道壁损伤，应尽量选择适合阴道大小的举宫杯，在使用阴道拉钩时和取出标本时，切忌暴力牵拉。

（七）淋巴潴留囊肿与盆腔感染

淋巴潴留囊肿与盆腔感染是妇科手术后常见的并发症。其相关内容详见第八章第二节和第三章第五节。

（八）中转开腹手术

机器人手术系统因其先进的视觉和操作系统，中转开腹率低于传统腹腔镜手术。但是过度肥胖、盆腹腔粘连严重、术中大出血、脏器损伤、术野暴露困难等情况，均会增加机器人手术中转开腹的概率。加强术前对患者的评估，严格掌握机器人手术适应证，不断提高机器人团队的手术操作技术，机器人中转开腹手术的概率将会下降。

机器人妇科手术并发症种类虽存在特殊性，但多为常见的、可控的腔镜并发症。随着手术技术的提升及经验的积累，手术并发症发生率将逐渐降低。正确认识并妥善处理各类机器人手术的并发症，有利于进一步总结经验，推动机器人手术技术在妇科更好地开展。

（纪妹　李悦　何南南）

第五节　悬吊式腹腔镜手术并发症

悬吊式腹腔镜使腔镜手术的适应证更加广泛，随之而来的并发症也不容忽视。常用的腹壁悬吊方法有腹壁皮下悬吊法和腹壁全层悬吊法两种。现在很少应用腹壁全层悬吊法，原因如下：①肥胖和腹壁松弛的患者用腹壁皮下悬吊法也能保证良好的手术视野；②应用腹壁全层悬吊法往往先要用气腹法或腹壁皮下悬吊法辅助，较为繁琐；③腹壁全层悬吊法有壁腹膜压迫损伤的可能，并有报道腹壁扩张器的支架卡住肠管而发生肠穿孔；④腹壁全层悬吊法的手术视野并不比腹壁皮下悬吊法更好；⑤腹腔内若有粘连，腹壁全层悬吊法就不能使用等。随着器械的改良，腹壁皮下悬吊式腹腔镜技术由于简便易行，并具有良好的手术视野，目前广泛地应用于临床实践。

曾有文献报道，悬吊式腹腔镜手术偶有皮下血管损伤，导致血肿的发生，因此，术中、术后应仔细检查钢针穿刺悬吊部位是否存在皮肤青紫及肿胀，预防血肿形成；如已形成血肿可给予盐袋压迫止血，必要时行表皮切开，寻找出血点，缝扎止血。

曾有腹壁全层悬吊式腹腔镜手术致腹膜和肠管受压损伤的报道，为预防术中悬吊时损伤腹膜及肠管，需先行腹壁皮下悬吊，仔细识别腹壁下粘连情况，再决定是否行腹壁全层悬吊。损伤后其处理方法同气腹腹腔镜术中损伤修复。

悬吊式腹腔镜术中腹腔镜孔的损伤、血管损伤、输尿管及膀胱损伤、神经损伤、肠管损伤等的预防及损伤后处理方法同本章第一节的预防和处理部分。

（苏晓强）

第六节　宫腔镜手术并发症

宫腔镜手术是以保留子宫、恢复器官功能为主要目的的子宫腔整复手术，主要手术方式包括：①子宫腔占位病变的切除手术，如子宫肌瘤切除术（transcervical resection of myoma，TCRM）、子宫内膜息肉切除术（transcervical resection of polyp，TCRP）、子宫内膜病灶切除/活检术；②子宫畸形矫治手术，如子宫纵隔切除术（transcervical resection of septum，TCRS）；③子宫内膜损伤宫腔粘连分离术（transcervical resection of adhesion，TCRA）；④子宫腔胚物组织残留切除及宫腔内异物取出手术（transcervical resection of foreng-body，TCRF）。

除此之外，目前宫腔镜手术中已经较少实施子宫内膜切除术（transcervical resection of endometrium，TCRE）或子宫内膜去除术（endometrial ablation，EA）。

由于宫腔镜手术是在狭小的子宫腔内实施的手术操作，受手术操作空间与手术视野的限制，再加之子宫腔特殊的解剖学形态和施术中需要使用的压力与循环介质等的影响，宫腔镜手术中并发症时有发生。术中大出血、子宫穿孔、灌流介质过量吸收综合征、空气栓塞等严重并发症的诊断和处理不及时，可能造成严重不良结局，甚至危及患者生命。因此，提高对宫腔镜手术并发症的认识、早期识别与诊断并发症并采取精准的治疗措施、强化对各类并发症的预防，实现防患于未然，对于提高手术安全性至关重要。本节针对宫腔镜手术相关并发症进行介绍。

一、子宫穿孔

（一）原因

1. 患者或解剖因素

（1）子宫屈度：子宫过度前屈或后屈，易发生穿孔。

（2）子宫手术史：既往有子宫创伤史，如剖宫产术、刮宫术、子宫肌瘤剔除术等，局部肌层缺陷，易子宫穿孔。

（3）宫腔严重粘连：术中操作极为困难、解剖不清，导致穿孔。

（4）子宫底部和两角部肌壁薄，厚度仅为0.5~0.6cm，稍有不慎即可穿出。

2. 器械因素　宫腔镜术中既有普通手术器械，又有电器械，均可导致子宫穿孔，电器械引起的子宫穿孔更为隐秘，不易发现，一旦累及内脏后果将更严重。

3. 术者因素

（1）子宫穿孔多见于经验不足的年轻术者，但不意味着经验丰富者不会发生子宫穿孔，均应引起重视。

（2）术中粗暴操作或解剖位置不清楚时即盲目操作，均有导致子宫穿孔的风险。

（3）术中视野不清盲目操作，引发穿孔。

（4）未选择正确的监护措施：困难的宫腔镜手术，如宫腔镜下困难取环术、胚物清除术，及子宫腔整复性手术、较大的子宫黏膜下肌瘤切除术等复杂的宫腔镜手术，更易子宫穿孔。术者重视不够,而未选择 B 超或腹腔镜监护,没有做到防患于未然。

(二) 临床表现

1. 意识清醒的患者,诉突然下腹部剧烈牵拉疼痛,伴恶心和呕吐。

2. 术者在宫腔内操作时,突感失去阻力,器械进入宫腔的深度远远超过宫腔的实际深度。

3. 宫腔镜视野中,从子宫穿孔处的空隙可以看到子宫体外漂浮的肠管、大网膜或腹膜。

4. 大量膨宫液流入腹腔。腹腔镜可见腹腔内液体积聚增多,可见浆膜透亮、水泡、出血、血肿或穿孔的创面;超声可见盆腔内大量液体聚集。

5. 术中穿孔未及时诊治,可于术后出现失血性休克;完全子宫穿孔并累及腹腔内脏器者,可在术后 7~14 天内出现急腹症症状。

(三) 诊断

1. 子宫穿孔诊断

(1)腹腔镜监护中,见浆膜透亮、水泡、出血、血肿或穿孔的创面。

(2)超声监护可见子宫周围有大量游离液体,或灌流液大量翻滚涌入腹腔。

(3)术中宫腔镜检查可看到腹膜、肠管或网膜。

2. 子宫穿孔相关问题的判断

(1)穿孔类型诊断:首先判断是完全穿孔还是不完全穿孔(子宫壁夹层);完全穿孔者还要确定是否为电器械穿孔。

(2)是否伴有出血:无论是完全穿孔还是不完全穿孔,均要诊断是否伴有出血。不完全穿孔可于镜下明确出血情况,完全穿孔更应关注腹腔内出血情况,可通过患者的一般情况、血压、动态血红蛋白、超声动态监测腹腔积液变化、是否有血肿形成及其大小变化进行诊断。

(3)是否伴有内脏损伤:完全子宫穿孔患者,需要判断是否同时伴有内脏损伤,对于不能排除诊断者,需要腹腔镜或中转开腹进一步明确诊断,不可忽视和姑息。

(四) 治疗

子宫穿孔是宫腔镜手术最常见的并发症,一经发现,立即停止手术,停止灌流液的注入。可经后穹窿穿刺,抽出并吸净腹腔灌流液。

1. 不完全穿孔者 可在超声监护下找到正常宫腔,止血后继续完成手术。术中宫颈注射缩宫素10IU,无异常后返回病房。术后缩宫素 10IU,肌内注射,每日 2 次,共 3 日。

2. 完全穿孔,无活动性出血或内脏损伤者

(1)终止手术。

(2)缩宫素:10IU,宫颈注射,观察 4~6 小时,无异常后返回病房。术后缩宫素 10IU,肌内注射,每日 2 次,共 3 日。

(3)止血药物,抗炎治疗。

3. 完全穿孔伴腹腔内出血或内脏损伤者 均应行腹腔镜或开腹探查,予以相应处理。肠管损伤或子宫出血,可腹腔镜或开腹缝合修补,严重出血者酌情子宫切除;若结肠穿孔,因结肠内容物菌群极为复杂,为避免其污染腹腔,应彻底冲洗腹腔,并放置腹腔引流管。

(五) 预防

1. 重视宫颈预处理

2. 视野不清不要盲目操作

3. 重视术中监护 子宫过度前屈或后屈者,术中扩张宫颈困难时,不可盲目操作,选择超声监护,在超声引导下操作,避免子宫穿孔;复杂的宫腔镜手术尤其是子宫腔整复手术,可选择超声或腹腔镜监护,避免穿孔。

4. 重视围手术期药物预处理 如大的无蒂黏膜下子宫肌瘤术前可选择药物预处理,使肌瘤体积缩小,便于手术操作,避免子宫穿孔。

二、术中出血

术中出血是宫腔镜手术最常见的并发症之一,发生率在 0.2%~1.0%。由于宫腔灌流压的存在和高频电流的凝固效应,少有宫腔镜手术术中大出血发生。但是,当切割深度达到或超过肌壁全层的 1/3时,可能伤及肌层的血管网,即会出现大出血;当破坏深度达到肌壁全层的 1/2 时,出血难以控制。

(一) 原因

1. 子宫切割过深,对子宫肌壁组织重复切割,损伤子宫肌层小动脉,导致术中出血。

2. 宫颈裂伤出血(详见本章第三节)。

3. 子宫穿孔造成大量出血。

4. 患者凝血功能障碍,术中容易出血。

(二) 临床表现

1. 施术过程中手术视野中可见活跃出血。

2. 施术间或结束后,持续性阴道出血。

3. 短时间内大量出血,患者可伴有不同程度的烦躁不安、心率加快、血压下降等休克症状。

4. 血常规检查血红蛋白进行性下降,同时可伴有酸碱平衡紊乱。

（三）诊断

出现以上临床表现，即可诊断为术中出血。

术中出血量的计算可参考以下公式：术中出血量(ml)=(灌流液血红蛋白值/外周血血红蛋白值)×灌流液出量(ml)，灌流液血红蛋白值采用氰化高铁血红蛋白法测量并计算。

（四）治疗

1. 加强宫缩 宫腔镜手术中出现难以控制的出血均应停止操作，使用缩宫素促进子宫收缩。可给予缩宫素10IU静脉滴注或宫颈注射。若给药后半小时无效，可再次加用10IU，总量可达40~60IU/d，卡前列氨丁三醇250mg深部肌内注射、卡贝缩宫素100μg入小壶或米索前列醇600μg肛门塞入。

2. 止血药物 凝血酶原1kU入小壶，凝血酶原1kU肌内注射，5%葡萄糖注射液500ml+维生素C 3.0g+氨甲苯酸3.0g+酚磺乙胺0.3g静脉滴注。

3. 根据不同出血类型进行处理

（1）小静脉出血：70mmHg(1mmHg=0.133kPa)的宫内压即可止血，可缓慢降低宫内压，看清出血点后，用电切环、滚球或滚筒电极，40~60W的凝固电流电凝止血。

（2）大静脉出血：量多但无波动，可放球囊导尿管，注水10~50ml压迫宫腔止血6小时，取出一半液体，再观察1小时，无出血，取出球囊，止血效果确切。

（3）动脉出血：需立即放置注水球囊压迫止血，应有子宫动脉阻断或子宫切除的准备。有作用电极伤及髂血管的报道，血压突然下降，紧急剖腹是唯一能挽救生命的方法。

（五）预防

1. 术前常规检查患者的血凝系列，异常者纠正后再行手术。

2. 严格遵守操作规程，避免子宫穿孔。

3. 避免切除过多的子宫肌壁组织，这是预防大出血的关键点。TCRE术中注意不可反复切割一个部位，避免对子宫肌层重复切割；TCRM术只切割瘤体，注意保护肌瘤周围正常内膜及子宫肌壁组织，对宽蒂或壁间内突肌瘤应切割至与周围肌壁平齐；对埋在肌壁间的瘤体，可先用缩宫素使子宫收缩后将瘤体挤入宫腔内再行切割，切忌用作用电极在肌壁间"掏挖式"切割瘤体；TCRA和TCRS子宫腔整复手术施术过程中，注意辨识正常子宫肌壁组织，避免矫枉过正引发子宫出血。同时复杂子宫腔整复手术注意选择B超监视，避免切割过深。

4. 对于直径大于5cm的无蒂黏膜下肌瘤或壁间内突肌瘤，手术前药物预处理以减少肌瘤体积，用药2~3个月待肌瘤缩小(小于5cm)后再行手术切除，若感手术困难亦可分次手术。

5. 排除禁忌的患者可宫颈注射垂体后叶素4~6U(用生理盐水稀释成1U/mL)，减少术中出血。

三、宫颈裂伤

（一）原因

1. 操作粗暴。

2. 宫颈坚硬或子宫颈内口狭窄，扩张宫颈困难，容易造成宫颈裂伤。

3. 绝经后子宫萎缩，子宫颈狭小且弹性差，扩张宫颈困难，容易造成宫颈裂伤。

（二）临床表现

主要表现为手术操作过程中突发的持续性阴道出血，色鲜红，量或多或少，可以在操作过程中发生，也可以发生在取出宫颈钳时。

（三）诊断

施术过程中尤其是扩张宫颈后出现突发的持续性阴道出血，立即停止手术并检查，直视下看见宫颈裂伤即可明确诊断。

（四）治疗

止血是治疗的主要目的，如果解剖变化较大的宫颈裂伤，还需尽可能恢复正常解剖。

对于表浅、出血少者，可以压迫止血或观察。对于裂伤较深、出血活跃、较多者或解剖变化较大者，应予以缝合止血，手术后预防感染。

（五）预防

1. **充分宫颈预处理** 术前评估宫颈扩张困难者，可采取如下措施。

（1）绝经女性术前2周给予戊酸雌二醇片2mg口服，每周2次，连用2周。

（2）手术前一晚宫颈放置海藻棒或8~10号导尿管以扩张宫颈。

（3）手术前一晚阴道后穹窿放置卡前列甲酯栓0.5~1mg或米索前列醇400μg软化宫颈。

2. 手术时按型号由小到大用宫颈扩张器扩张宫颈，避免粗暴扩张。

3. 对于较大的宫腔肌瘤，通过宫颈取出时，切忌直接钳夹瘤体、强行向外牵拉，应在肌瘤部分显露在宫颈外口时使用剪刀或手术刀环形切割或劈开瘤体，待肌瘤体积缩小后再取出；对于较大的宫颈肌瘤，应使用电切或冷刀切除根蒂，切忌直接钳夹瘤体强行向外牵拉，避免造成宫颈裂。

四、灌流介质过量吸收综合征

宫腔镜手术中，灌流介质兼有膨宫、冲洗、降温的作用。膨宫介质包括低渗溶液、等渗溶液和高渗溶液。宫腔镜手术中由于膨宫压力和灌流介质的作用，灌流液大量吸收引起体液超负荷和/或稀释性低钠血症而引起一系列临床症状；灌流液过量吸收综合征（fluid-overload syndrome，FOS），由于其发生机制、临床表现与经前列腺电切综合征（transurethral resection of prostate syndrome，TURP综合征）类似，故沿用"TURP综合征"，发生率为0.1%~0.2%，如诊治不及时可致死亡，是宫腔镜手术中的严重并发症之一。

（一）原因

1. 手术时间长 研究发现灌流液吸收的平均速度为10~30ml/min，手术时间越长，发生体液超负荷的风险越大。

2. 膨宫压力过大 正常的膨宫压力为80~100mmHg。研究表明，膨宫压力80mmHg以下，灌流介质吸收不明显；膨宫压力100mmHg，10分钟内灌流介质的吸收量达150~200ml；膨宫压力110mmHg，10分钟内灌流介质的吸收量可达600~800ml。术中盲目提高膨宫压力是导致体液超负荷的重要原因之一。

3. 液体吸收量过多 导致体液超负荷的吸收量因膨宫介质的不同而有差异，低渗溶液（3%山梨醇和5%葡萄糖溶液）吸收1 000ml，等渗溶液（0.9%氯化钠、林格氏乳酸盐和5%甘露醇溶液）吸收2 500ml，高渗溶液吸收500ml，可导致出现临床症状，但临床中也可有特殊情况。如果术中切割过多子宫肌壁组织或伴发了术中子宫穿孔，均可引发膨宫介质过度吸收。

（二）临床表现

1. 循环超负荷 早期临床表现为心率加快、血压升高继而出现血压降低。

2. 血氧饱和度降低，呼气末 CO_2 分压降低。

3. 当出现左心衰竭、肺水肿时，表现为咳粉红色泡沫痰；进一步发展可出现代谢性酸中毒、心力衰竭、休克，最终可导致死亡。

4. 电解质紊乱 5%葡萄糖溶液的膨宫液可致电解质紊乱。

（1）血钠水平逐渐降低，术后1小时为最低点；血钾水平逐渐降低，术后1小时为最低点；血氯水平逐渐降低，术后1小时为最低点，术后4小时开始恢复至正常；血糖水平明显升高，术后1小时为最低点，术后4小时开始恢复至术前水平。

（2）如发生稀释性低钠血症，可表现为恶心、呕吐、头痛、视物模糊、躁动，可引起神经系统紊乱，如抽搐、昏迷、脑水肿、脑疝甚至死亡。

（3）可根据血清钠的指标进行分度

1）轻度：血清钠>130~137mmol/L，出现疲倦感、头晕、头痛、反应迟钝、不思饮食。

2）中度：血清钠120~130mmol/L，出现恶心、呕吐、皮肤松弛、反射下降、血压下降。

3）重度：血清钠<120mmol/L，出现恶心、呕吐加剧，精神恍惚，神志淡漠，肌张力缺乏，脉搏弱，血压下降，最后发生昏迷。

（三）诊断

1. TURP综合征通常由麻醉医生首先发现，当椎管内麻醉（硬膜外麻醉、蛛网膜下腔阻滞或蛛网膜下腔阻滞联合硬膜外麻醉）时，患者处于清醒状态，可以随时述说不适的感觉，若患者出现烦躁，随之淡漠，则应考虑该综合征的发生；当全身麻醉时，若出现血压升高、心率减慢、血氧饱和度下降等症状时应及时给予关注。

2. 血钠降低和脑水肿。出现上述任何症状，应急查血钠水平。血钠为重要的诊断指标，当血钠下降至125mmol/L时，患者可出现脑组织水肿症状，严重者有恶心、呕吐、头痛、视物模糊；低于120mmol/L时，引起神经系统紊乱，可出现烦躁和神志恍惚；低于110mmol/L可发生抽搐、昏迷、脑水肿、脑疝，甚至死亡。

3. 左心衰竭、肺水肿时，表现为咳粉红色泡沫痰；进一步发展可出现代谢性酸中毒、心力衰竭、休克，最终可导致死亡。

（四）治疗

立即停止手术，进行抢救；强调MDT共同救治。

1. TURP综合征一经诊断，应及时停止手术，控制静脉输液入量，监测血电解质的浓度，密切监测患者的体温、脉搏、呼吸、心率、尿量、神志，发生代谢性酸中毒时监测血pH值。

2. 利尿 血钠浓度下降至120~130mmol/L，给予呋塞米1mg/kg静脉注射，减轻循环负荷。

3. 纠正低钠血症　如发生稀释性低钠血症，血钠浓度在 130~140mmol/L，不需要治疗；术后血钠浓度下降至 120~130mmol/L，利尿剂治疗的同时可补充生理盐水；若血钠浓度低于 120mmol/L，应给予 3% 的高渗盐水。

所需补钠量 =［血钠正常值(mmol/L) – 测得血钠值(mmol/L)］× 52%× 体重(kg)，52% 为人的体液总量占体重的比例。

忌快速补钠、高浓度静脉补钠，在低钠血症急性期血钠每小时提高 1~2mmol/L 即可缓解症状，应间隔 1~2 小时动态监测血电解质的变化，根据血清钠水平的变化调整纠正血清钠至 ≥130mmol/L。

4. 抗心力衰竭　血容量增加引起心脏负荷过重，如有充血性心力衰竭发生，可酌情应用洋地黄类药物，增加心肌收缩力，病情严重者请心内科医师参加抢救。

5. 治疗脑水肿　有脑水肿征象时，应进行脱水剂治疗并静脉滴注地塞米松(20mg/d)，有助于降低颅内压及减轻脑水肿，作用机制是通过渗透性脱水减少脑组织的含水量。常用 20% 甘露醇(0.3~1g/kg) 静脉滴注，30 分钟滴完，大部分 4 小时左右经肾脏排出，故临床上常间隔 4~6 小时用药 1 次。近来研究发现，用 20% 甘露醇 250ml 和 125ml 的作用一样，但后者的副作用更小。

6. 一般支持治疗　如吸氧以改善缺氧状态，预防性应用对肾功能无明显损害的抗生素预防感染，如头孢类抗生素。

（五）预防

1. 控制膨宫压力　术中视野不清时及时寻找原因，避免盲目提高膨宫压力；宫口应大于切割镜外鞘，便于流出灌流液以防宫内压升高。

2. 控制手术时间　手术时间一般控制在 1 小时之内，较大肌瘤的切除，术前可应用药物使体积缩小，或分次切除。对术中手术时间长者检测电解质情况，如发现酸碱平衡紊乱，立即停止手术。

3. 严格控制灌流液的吸收量　当灌流液差值（入量 – 出量）≥ 1 000ml 时，应动态检测血钠浓度及各项生命体征等，并尽快停止手术操作。夏恩兰等建议，灌流液差值达 1 000~2 000ml 时可能有轻度低钠血症发生，应尽快结束手术；>2 000ml 时可能有严重低钠血症及酸中毒。等离子双极宫腔镜电切使用生理盐水灌流，仍有体液超负荷的危险。已有因生理盐水而忽略液体控制导致肺水肿和死

亡的个例报道，应加以注意；术中避免子宫穿孔并避免切割过多子宫肌壁组织。

4. 与麻醉医师密切配合，监护各项生命体征、血氧饱和度及排尿量，最大限度地减少或避免 TURP 综合征的发生。

五、空气栓塞

宫腔镜手术时，若患者取头低位，心脏低于子宫水平，以至静脉压降低，如子宫肌壁深层大静脉窦开放，并与外界相通，外界的空气可被吸入静脉循环，在向子宫注入灌流液或胸部低于盆腔高度时，宫腔与中心循环间存在明显的压力差，这种情况下，膨宫管内未排净的气泡和电切时产生的小气泡，可通过小血管进入血液循环，导致空气栓塞，诱发右心衰竭甚至死亡。手术中空气栓塞是罕见但致命的并发症，死亡率高达 70% 以上。1997 年，全世界文献共统计了 13 例宫腔镜手术发生空气栓塞。2015 年冯力民等报道空气栓塞发生率为 10%~50%，发生率差异跨度如此之大可能归因于研究术式的多种多样、麻醉方法的不同、诊断方法多样化及检测手段的灵敏度、特异度各有不同。据报道，宫腔粘连分解术（TCRA）中空气栓塞的发生率约为 4.48%，远高于子宫内膜息肉剔除术（TCRP，0.38%）。近年来，越来越多的文献报道提示其亚临床发生率远不止于此，故手术医师应充分掌握宫腔镜空气栓塞的发生原因及临床处理，防止灾难性结局的发生。

（一）原因

诱发空气栓塞的因素如下。

1. 子宫创面存在断裂的静脉血管。

2. 宫内压力过高。

3. 头低臀高位。

（二）临床表现

1. 患者可表现为烦躁、胸闷、胸痛、气急、发绀和休克，迅速出现心搏、呼吸骤停。

2. 血压下降，心率减慢。

（三）诊断

1. 心电图　可出现急性肺心病的心电图改变，包括出现肺性 P 波、右束支传导阻滞、右心功能性损害等征象。

2. 中心静脉压测定　中心静脉压升高，并可能抽吸到空气，后者具有确诊意义。

3. 心腔穿刺　行右心室腔穿刺时，心脏抽得的血液呈泡沫状。必须指出，心腔穿刺一般情况下

不宜采用,但在心脏停搏的抢救中可以采用。

(四) 治疗

1. 一旦怀疑发生空气栓塞,立即停止操作,防止气体再进入。

2. 正压吸氧,患者左侧卧位。

3. 立即心外挤压,迫使空气泡被打碎进入血液循环;心脏穿刺或中心静脉插管抽出气体;开放静脉加用生理盐水,增加血循环量,带走小气泡。

4. 地塞米松 20mg 静脉注射。

5. 如可以维持,及时送高压氧舱复苏,针对心肺功能衰竭进行复苏抢救。

(五) 预防

1. 避免空气经灌流液管道进入宫腔,包括术前排空注水管内的气体及减少组织气化后形成的气体。

2. 减少子宫内创面血管暴露,如先行宫颈预处理,减少宫颈管裂伤。

3. 避免过高的灌流压力和头低臀高体位。

4. 如膨胀宫腔使用静脉输液装置,利用液体静压的物理原理,瓶内液体受大气压的作用,使液体流入输液管形成水柱,当水柱压力超过宫腔内压力时,则瓶内液体输入宫腔。如为玻璃瓶装膨宫液,需将输液管针头和通气管针头均由玻璃瓶口插入液体中,如果两个针头距离过近,有可能使大量气体进入输液管并进入宫腔,成为栓塞的气体来源,不容忽视。

5. 术中严密监护。

六、与膨宫介质相关的并发症

一过性失明均发生在用 1.5% 甘氨酸作膨宫介质的宫腔镜术后患者中。

(一) 原因

甘氨酸吸收可影响视敏度。这可能继发于甘氨酸对神经传导介质的影响,在视网膜神经节和水平细胞上,甘氨酸形成神经传导介质的抑制剂,从而影响视敏度。

(二) 临床表现

术后一过性失明、视物模糊等,一般发生在刚苏醒时,持续约 15~30 分钟,但有的达数小时至数日,通常 48 小时后消失。对光反射正常,眼底无病变,眼压无明显变化,一般能自愈。

(三) 治疗

一旦诊断立即通知手术医生快速完成手术或停止手术,安抚患者。

(四) 预防

1. 尽可能缩短手术时间。

2. 小心操作尽可能避免损伤静脉窦。

3. 限制冲洗瓶高度于 60cm 内,以防止静水压升高。

4. 维持血压稳定,保证足够的静脉窦压力,以减少损伤静脉窦对冲洗液的吸收。

5. 定期观察患者神经状况(麻醉首选区域阻滞)、体温 [若大量(3~4L)冷冲洗液吸收,体温下降较明显],以及定期检查实验室指标如血生化、动脉血气等。

七、视野不清

(一) 原因

1. **膨宫不全** 宫颈功能不全、子宫穿孔和膨宫压力低下均可出现膨宫不全,导致视野不清。

2. **宫腔内碎屑和血块堵塞** 内外鞘间、外鞘筛孔或入水接口阀门被宫腔内碎屑或血块堵塞,宫腔内碎屑及血块不能及时清除,或子宫前壁出现气泡,影响视野。

(二) 临床表现与诊断

1. **膨宫不全** 主要表现为宫腔塌陷,不能很好地膨胀,双侧输卵管开口、子宫底及子宫四壁整体解剖不能明示。

2. **碎屑及血液堵塞** 宫腔图像模糊不清,视野中布满漂浮游动的组织碎片或血液,使得宫腔视野一片模糊。

(三) 治疗与预防

1. **膨宫不全**

(1) 首先预防及排除子宫穿孔:施术过程中突然出现的子宫塌陷,应首先排除子宫穿孔,以避免误诊或漏诊。

(2) 宫颈功能不全:术中可见大量的膨宫液自宫颈口外溢可明确,使用宫颈钳环绕电切镜钳夹及拧紧宫颈外口即可纠正。

(3) 膨宫压力不足:经过以上两项处理后,大多视野会清晰可见。如宫腔仍然不能膨胀,可适度提高宫腔压力,视野清楚后,要立即调至正常膨宫压力。

2. **碎屑及血液堵塞** 宫腔镜术中需要有良好的循环灌流,以保证视野清晰。因此,术中保持出水孔通畅、及时取出切割组织、及时止血是预防及处理碎屑和血液堵塞的主要手段。

(1) 用 50ml 注射器对准出水孔,用力抽吸,可把堵塞的碎屑清除。

（2）当切割下的碎片妨碍视线时，可将组织碎片推向宫底或于下次切割之前将组织碎片排出。

（3）视野中出血，可立即电凝止血。

八、术中心动过缓

（一）原因

扩张宫颈和膨胀宫腔引起迷走神经兴奋所致，多见于非静脉麻醉的宫腔镜检查术中。

（二）临床表现

恶心、呕吐、面色苍白、头晕和心率减慢等。

（三）诊断

宫腔镜手术过程中出现上述临床表现即可诊断。

（四）治疗

症状发生时应立即采取平卧位，休息后多能缓解，必要时给予氧气吸入、静脉补液及皮下注射阿托品 0.5mg 等对症处理。

（五）预防

1. 手术操作要轻柔。

2. 不宜反复多次吸刮。

3. 宫颈过紧难以扩张时，可在宫颈口局部用含麻药棉球涂擦，或在宫颈管用润滑止痛胶涂抹，或用 0.5%~1.0% 普鲁卡因等行宫颈旁阻滞麻醉。在术前 12 小时左右将宫颈扩张棒或导尿管（18 号）置于宫颈内，以利于宫颈扩张。

九、心搏骤停与复苏

（一）原因

行宫腔镜电切术时，使用单极电刀，电流易通过子宫和宫旁组织传导到人体其他器官，当电流到达心脏时，会导致心搏骤停。1989 年 Baggish 等报道应用掺钕钇铝石榴石激光器（Nd：YAG laser）进行内膜去除时发生气体栓塞 5 例，4 例死于心搏骤停。1993 年 Eugster 报道宫腔镜手术时发生心搏骤停，认为是宫腔镜手术时 CO_2 流量过大、流速过快所致，患者出现严重的心律不齐甚至心搏骤停。

（二）临床表现与诊断

患者突然出现四肢轻微抽动，面色青紫，口唇发绀，意识丧失，血压、脉搏测不出。

（三）治疗

针对心肺循环骤停（cardiopulmonary arrest）应紧急采用心肺脑复苏术（cardiopulmonary cerebral resuscitation，CPCR），包括保持心、肺、脑的供血，恢复原有循环、呼吸及脑功能的各种措施。复苏分三个阶段，按照复苏原则及流程进行心肺脑复苏。

（四）预防

1. 高危患者的筛查　对心脏性猝死来说，预防其发生至关重要，而其关键在于识别"高危"患者，即对于有心脏病、高血压、糖尿病病史或伴有胸闷、心慌不适症状的患者，应重视术前心脏功能评估及干预。

2. 对于这些"高危"患者，必须做好充分的术前准备，尽量减少手术时间。操作要轻巧，以减少局部刺激，从而避免因迷走神经过度兴奋而引发恶性心律失常、心搏骤停甚至猝死。

十、异常子宫出血

这里指宫腔镜手术后远期发生的异常子宫出血。大多数情况下患者不会出现与手术相关的异常子宫出血，但部分子宫内膜去除术患者会有持续性阴道出血，其中大多数不需要再次手术。但是还有一部分患者因出血持续或者反复发作，需要干预。

（一）原因

主要因素如下。

1. 术中子宫内膜去除不全。

2. 术前患者患有月经不调或功能失调性子宫出血。

3. 术后出现子宫黏膜下肌瘤或子宫内膜息肉，未予以切除。

（二）临床表现与诊断

持续性或反复发作的阴道出血，可伴有盆腔痛。

（三）治疗

1. **药物治疗**　出血症状较轻者，首选药物治疗。可酌情选择抑制内膜生长的药物；GnRHa 可以暂时抑制患者子宫内膜生长，但不能长期使用，亦可选择放置左炔诺孕酮宫内节育系统减少出血。

2. **再次宫腔镜手术治疗**　符合下列情况者可考虑再次手术：①出血症状严重，或出血症状轻但有药物使用禁忌或治疗无效；②年龄超过 40 岁，患者有强烈的保留子宫的愿望；③患者无严重的子宫腺肌病；④可疑黏膜下肌瘤或子宫内膜息肉者。

3. **子宫切除术**　出血症状严重、不愿接受再次手术治疗的患者，可以选择子宫次全切术或子宫全切术。

（四）预防

手术时采用超声监护，提高医师宫腔镜操作技术水平。

十一、子宫腔积血

（一）原因

1. 内膜切除后纤维化的宫腔内存在活性内膜，宫颈内口粘连引起宫腔积血（图5-6-1）。

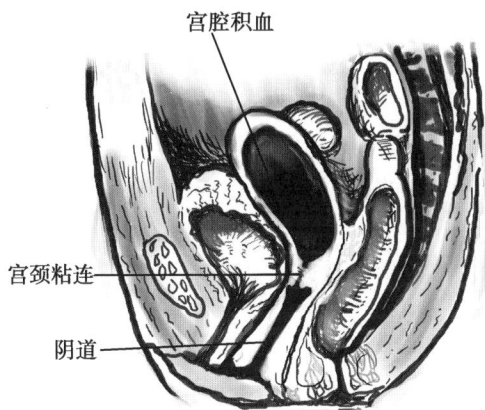

图 5-6-1 宫腔积血

2. 术后引流不畅也可引起宫腔积血。

（二）临床表现与诊断

1. 周期性腹痛。

2. 超声可见宫腔积液，严重者可见输卵管积血膨大，超声检查的声像图表现与经血来后超声检查的时间长短有关。开始时表现为细小、密集的回声光点，如同实质性肿块，但探头加压扫查时可见光点的位置移动。继而出现上层为液性回声并见散在的少许光点，下层为密集光点，最后为完全的液性无回声区。

（三）治疗

扩张宫颈，排除积血。

（四）预防

所有的 TCRE 术后均应定期的临床和超声随访。但是否有必要于术后数周常规探查宫腔以减少此并发症的发生仍有待证实。

十二、感染

宫腔镜术后发生感染的病例较少。其发病率文献报道不一，为 0.22%~2%。文献中有宫腔镜检查或手术后输卵管积水、宫腔积脓、输卵管卵巢脓肿、宫旁脓肿、圆韧带脓肿、严重盆腔感染、盆腔脓肿、肝脓肿、腹膜炎、菌血症、脓毒症休克的报道。

（一）原因

1. 手术操作因素

（1）手术器械消毒不合格。

（2）手术操作过程中，可将阴道、宫颈的细菌带入宫腔，膨宫液可携带病菌通过输卵管进入盆腔。

（3）手术操作致宫颈管损伤，宫腔内创面裸露，使细菌容易侵入。

（4）手术创伤使阴道内环境改变，同时术后阴道流血、排液有利于细菌的繁殖生长，造成盆腔感染。

2. 患者有贫血、糖尿病、子宫内膜异位症、既往有盆腔感染病史、长期阴道淋漓流血、菌群失调、免疫力低下、子宫穿孔未及时诊治等情况，术后常可发生感染。

（二）临床表现

体温升高、下腹痛及阴道排液伴异味等。伴盆腔积脓及菌血症，宫颈分泌物培养和血培养阳性，常为大肠埃希菌。

（三）诊断

宫腔镜手术后出现上述临床表现即可初步诊断，可借助于实验室检查和超声明确诊断（详见第三章第五节）。

（四）治疗

按照急性盆腔感染的治疗原则进行干预。

1. **饮食支持治疗** 半卧位，体温过高者可物理或药物降温。

2. **抗生素** 有药敏培养结果者，按照药敏结果选择抗生素；没有者，可选择联合用药。疗程2周。

3. **及时引流** 宫腔积脓者予以引流。

4. **手术治疗** 盆腔积脓者，经积极抗炎治疗48~72 小时，无明显好转，或有感染性休克风险者，积极手术治疗。

（五）预防

1. **严格的无菌操作及手术器械消毒** 宫腔镜的器械结构特殊，存在许多狭窄的管道和阀门，给清洗工作带来一定的困难，常用的消毒方法如下。

（1）高压蒸汽灭菌法：消毒彻底，但反复消毒易使器械损坏。

（2）环氧乙烷灭菌法：对器械损害较小，但消毒时间过长。

（3）化学消毒剂浸泡法：方便快捷，被临床广泛采用，如 2% 戊二醛浸泡 30 分钟即可使用。

2. 改善患者的状况 对慢性生殖器炎症、贫血、糖尿病、抵抗力低下的老年人等存在潜在感染因素的高危人群，术前积极纠正基础疾病，待一般情况改善后实施手术。

3. 严格筛选手术适应证 排除术前存在宫腔感染的患者。

4. 预防性应用抗生素 选用抗生素的原则应为广谱抗生素，杀菌力强，副作用少，价格低廉。围手术期用药可明显减少术后感染的可能，所以应在术前及术后各用药 1 次（术前 30 分钟，术后第 1 日，静脉滴注抗生素），在可能发生污染前，使组织内的抗生素达到一定的浓度，以防止随后的细菌繁殖。

十三、子宫腔粘连

子宫腔粘连（intrauterine adhesion, IUA）是宫腔镜手术的远期并发症，发生率很低，文献仅有零星报道。使用激光或电能行子宫颈管手术时，术后易发生宫颈管狭窄、粘连，发生率为 4%~5%。TCRE 或 TCRS 术后 IUA 发生率较高，1996 年夏恩兰报道为 1.17%，《宫腔粘连临床诊疗中国专家共识》中提出宫腔镜 IUA 分离术后再粘连率高达62.5%。IUA 发生的可能性、发生率及严重程度与最初手术的病变有关。根据宫腔镜下粘连的部位，可将宫腔粘连按粘连位置的不同分为中央型、周围型和混合型三种。

1. 中央型宫腔粘连 粘连带位于子宫前后壁间，将宫腔部分粘连，此型粘连有时需与子宫中隔鉴别（图 5-6-2）。

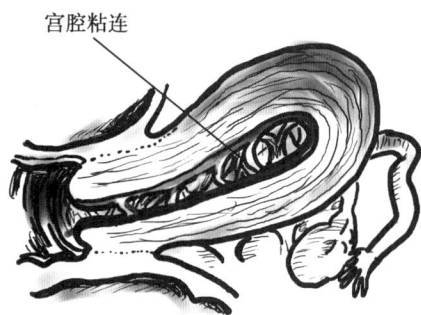

图 5-6-2 中央型宫腔粘连

2. 周围型宫腔粘连 粘连带位于子宫底或子宫侧壁，与宫腔周边粘连，如发生子宫角粘连，可使宫角闭锁，输卵管开口不能窥见。

3. 混合型宫腔粘连 中央型合并周围型粘连。关于 IUA 分类的方法目前国际上并无统一标准，手术所致的 IUA 与宫腔感染有关。

（一）原因

1. 宫腔内手术操作损伤了大面积的内膜基底层，而宫底及输卵管开口部位的内膜切除不够充分。

2. 术后合并感染 TCRE、多发黏膜下子宫肌瘤的 TCRM 术后容易发生 IUA。

（二）临床表现与诊断

轻度粘连可无症状；有症状者表现为术后无月经、点滴出血或点滴出血后又闭经、月经稀少，同时伴有周期性腹痛、腰酸、下腹坠胀等。宫腔镜检查时可见宫腔深度变浅，宫腔极度狭窄，"管桶状"，B 超检查子宫腔内可见范围不等的液性暗区，宫腹腔镜联合检查可了解粘连部位、范围。

（三）治疗

1. 宫颈粘连致宫腔积血者可在超声引导下扩张宫颈。

2. 宫腔粘连

（1）无生育要求无腹痛症状者：无须干预。

（2）有生育要求或有症状者：行宫腔镜手术分离宫腔粘连。

1）机械分离法：在宫腔镜直视下应用易弯曲的半硬微型剪自宫腔中央分离粘连，扩大宫腔。此法优点在于机械分离粘连，对于接近肌层的粘连，切割至肌层时可观察到出血，提示术者停止手术，避免子宫穿孔，该方法没有电能或激光切除导致的瘢痕形成和对正常子宫内膜的破坏作用，但对于纤维肌性粘连有时难以奏效。

2）宫腔加压灌注法：在 B 超监护下用 60ml 的注射器通过导管向宫腔内注入生理盐水，持续加压注入直到患者感到疼痛为止，重复操作数次。有学者认为，这样的治疗可使轻度的粘连完全分离，用于中度粘连可减少宫腔镜手术操作。

3）激光光纤分离法：经宫腔镜导入激光光纤，常选用 Nd : YAG 激光，激光束通过易弯曲的光导纤维准确定位于粘连的组织部位，使粘连的组织汽化分离。手术需要特殊的能源设备，国内应用不多。

4）环状电极分离法：使用关闭型前倾环状电极直接分离或切除粘连带，如宫腔完全闭锁，自子宫内口向上切割，直至形成新的宫腔为止。切除过程中要注意电能对邻近正常子宫内膜的损伤，切除子宫角部粘连带时必须小心，此处宫壁很薄，易造成子宫穿孔。

5）针状电极分离法：适用于宫腔粘连所致宫壁瘢痕化。针状电极可较容易划开瘢痕组织，减少对正常内膜的损伤，通常结合环状电极，形成正常宫腔。

3. 上述治疗无效或宫体粘连而致密广泛、输卵管开口部有积血、腹痛症状严重者，可行子宫切除术。

（四）预防

对于需要保护生育功能的子宫腔手术，预防术后粘连的重点是施术中尽可能减少对正常子宫内膜的破坏，术后使用预防创面贴附与再粘连形成的措施：①使用宫腔适型球囊，阻隔子宫腔创面相互贴附，及时引流出创面形成的渗出；②子宫腔局部使用防粘连物质，如生物胶类，降低创面渗出液中粘连形成因子的含量；③采取促进子宫内膜再生修复的措施，如人工周期、富血小板血浆及各类细胞生长因子等；④使用抗生素预防子宫底创面感染。

十四、子宫内膜去除-输卵管绝育术后综合征

子宫内膜去除-输卵管绝育术后综合征（post ablation tubal sterilization syndrome，PASS）是宫腔镜子宫内膜去除手术的远期并发症之一，发生于有输卵管绝育史的 TCRE 患者。1993 年 Townsend 首次报道 6 例有绝育史的妇女，TCRE 术后下腹痛伴阴道点滴出血，宫腔镜检查都有明显的内膜瘢痕，腹腔镜显示一侧或双侧输卵管近端肿胀或积血，因患者均有输卵管绝育史，故称为子宫内膜去除-输卵管绝育术后综合征（PASS）。2005 年段华等报道了 4 例，发生在 TCRE 术后 4~13 个月，表现为持续性或周期性下腹疼痛，且腹痛较剧烈，不能忍受。B 超提示一侧或双侧输卵管间质部增粗、内有液性暗区，其中 2 例伴有宫腔积液；宫腔镜检查见子宫腔内有明显瘢痕挛缩，呈"窄桶状"或"锥形"宫腔，2 例宫腔深度分别为 4cm、5cm，上段宫腔闭锁。

（一）病因

在 TCRE 术后，宫腔内残存有功能内膜或日后再生内膜仍有周期性出血，宫腔瘢痕挛缩使经血排出受阻，在输卵管远端阻塞时，经血逆流导致输卵管积血所致。其原因有以下三种。

1. 术后子宫粘连。
2. 子宫角部内膜未完全破坏、宫底残留内膜随月经周期反复脱落导致宫腔积血。
3. 患者有双侧输卵管结扎史。

（二）临床表现

1. **周期性腹痛**　TCRE 术后数月出现周期性腹痛，可一侧或双侧痉挛性或撕裂样痛，可向腰部或下肢放射。疼痛因输卵管膨胀而日渐加重，其严重程度取决于病史的长短、近端输卵管的长度，残存的有活性子宫内膜的面积，以及出血量的多少。

2. **阴道点滴出血**　部分患者可合并阴道点滴出血。

（三）诊断

发生在 TCRE 术后数月，一侧或两侧周期性下腹痛，可合并阴道点滴出血。进行以下辅助检查，可以协助诊断。

1. B 超显示子宫底部有液性暗区。
2. 腹腔镜可见输卵管扩张。

（四）治疗

PASS 是宫腔镜手术的远期并发症之一，发生于有输卵管绝育史患者 TCRE 术后，处理越早越好。

1. **排出宫腔积血和／或切除残留子宫内膜**　应同时继续服用达那唑或孕三烯酮，无效者切除子宫。

2. **腹腔镜双侧输卵管切除术**　因输卵管积血的病理变化可能为双侧，故即使疼痛在一侧也应行双侧手术。

3. **经阴道或经腹子宫及双侧输卵管切除术**　如经保守治疗无效或手术切除双侧输卵管后症状未见缓解甚至加重者，可选择此术。

（五）预防

1. TCRE 术中把握电切深度，完全切除子宫角和子宫底的内膜，避免内膜残留，是预防 PASS 的关键。无把握时可行电灼，此法与电切比相对安全。

2. 采用滚球电凝去除子宫内膜方法，该方法术后 PASS 的发生率远低于 TCRE 术。

3. 电切与腹腔镜绝育同时进行时，行腹腔镜电凝近端输卵管，并破坏子宫角，可预防 PASS。

十五、子宫内膜病变延迟诊断

（一）原因

TCRE 或子宫内膜去除术后患者，出现子宫内膜病变，由于宫腔变形，给进一步诊断造成困难，甚

至延迟诊断。

（二）临床表现与诊断

患者极早期无明显症状，以后出现阴道流血、阴道排液、疼痛等。早期查体可无异常发现；晚期子宫明显增大，合并宫腔积脓时可有明显触痛，宫颈管内偶有癌组织脱出，触之易出血。行宫腔镜检查术后诊断为子宫内膜癌。Valle 和 Baggish 调查了同类文献并且报道了 8 例此类患者，均在术后 5 个月到 5 年被确诊为内膜癌。

（三）治疗

按照子宫内膜癌处理规范进行。

（四）预防

1. TCRE 术前必须行子宫内膜活检，排除子宫内膜病变。

2. 对于术前子宫内膜活检发现子宫内膜复杂性增生、不典型增生的患者禁行 TCRE 术。

3. 月经失调伴有肥胖症、糖尿病、高血压及绝经延迟等高危因素者，慎重选择 TCRE 术。

4. 术后定期复查，对于伴有不规则出血及超声提示子宫腔异常回声者及早行子宫内膜活检排除子宫内膜病变；活检困难者，除非有手术禁忌证，否则应建议患者进行子宫切除。

十六、子宫坏死

极为罕见的宫腔镜手术并发症。Rousseau 报道过 1 例 Nd：YAG 激光子宫内膜去除术后子宫坏死，该例患者有子宫腺肌病，术前曾用促黄体素释放激素（luteinizing hormone releasing hormone，LHRH）。其原因可能为宫腔内放置球囊导尿管压迫止血，放置时间过长导致子宫肌壁坏死。此类患者多表现为进行性加重的腹痛，子宫全切术后病理显示子宫肌层凝固坏死。治疗应加强抗感染治疗，严重时切除子宫。对于子宫坏死的发生，应重视预防，避免宫腔内球囊压迫时间过长，球囊导尿管4~6 小时应取出。

十七、意外电热损伤

此类并发症目前已经较为罕见，与对于意外电热损伤的重视、高频电装置不断更新改进特别是保护性措施的加强密不可分。该类并发症多在使用旧型高频电装置的医院内有发生的风险。

（一）原因

1. 电灼伤　主要因高频波电流密集而引起，分以下 2 种。

（1）负极板周围的灼伤。

（2）负极板以外的灼伤：高频电波容易发生分流，负极板以外的部位发生分流通过时就会发生灼伤。比较多见的原因有负极板异常，患者与手术台的金属部接触，手术台上的血液、生理盐水造成分流通过，以及通过电切镜经阴道扩张器造成分流。

2. 电击伤　是因漏电产生的电击伤，分为从体外经皮肤或经人体流出体外的大电击，以及电流从人体组织直接流至心脏的微电击三种，均可引起生命危险。

3. 组织热损伤　1997 年 Volos 等报道了宫腔镜滚珠电极内膜去除术后的生殖道热损伤 3 例，损伤可能由滚珠电极与切割镜镜鞘之间绝缘性遭到破坏，在电极与镜鞘之间形成电流回路所致。该作者的研究证实，宫腔镜电切时间延长，由绝缘性能良好的切割镜和电极诱导的闭合电流也能对周围组织产生热损伤。来自绝缘不良电极的电流将会直接导致切割镜与镜鞘之间的回路电流，并引起与镜鞘接触的周围组织的广泛灼伤。Volos 等曾报道 13 例由电切镜经阴道扩张器分流引起的生殖道灼伤。

（二）临床表现与诊断

1. 触电局部主要表现为电灼伤，以电流入口处损伤最为严重。局部组织区域变白，出现黄褐色干燥灼伤、炭化，且损害可深达肌层，如电击伤同时伴高温电弧闪光或电火花，其周围皮肤可出现广泛热灼伤。可继发感染，如局部血管损伤可导致出血。

2. 依电损伤的轻重不同，可有不同程度的全身反应。轻者仅有头晕、心悸、面色苍白、四肢软弱、全身乏力等症状；重者可有抽搐、休克症状，甚至死亡。

3. 当电流途经心、脑、延髓、脊髓等重要组织脏器时，则会产生严重后果，甚至引起死亡。

（三）治疗

一旦发生电意外损伤，应暂停手术，检查发生原因，对症处理。

1. 心电图异常的处理　同第八章第十三节。

2. 休克的处理　积极消除病因，补充血容量，纠正酸中毒，应用血管活性药物、糖皮质激素和其他药物，治疗 DIC，改善微循环，保护脏器功能。

治疗的目的在于改善全身组织的血流灌注，恢复及维护患者的正常代谢和脏器功能。一般紧急处理包括取平卧位不用枕头，腿部抬高30°，注意保暖和安静。尽量不要搬动，如必须搬动则动作要轻；保持呼吸道畅通、吸氧和鼻导管或面罩给氧，危重患者根据动脉 PCO_2、PO_2 和血液 pH 值，给予鼻导管或气管内插管给氧；建立静脉通道，当周围静脉萎陷而穿刺有困难时，可考虑做锁骨下或上静脉及其他周围大静脉穿刺插管，亦可做周围静脉切开插管；观察尿量以反映生命器官灌注是否足够；观察周围血管灌注，因为血管收缩首先表现在皮肤和皮下组织；血流动力学的监测，如病情严重，可根据具体情况切开或穿刺周围静脉，放飘浮导管（Swan-Ganz）到腔静脉近右心房处测中心静脉压，进而测肺动脉压、肺动脉楔压、心排血量，根据测值结果进行相应治疗措施的调整。

（四）预防

1. 施术前应检查电路设备的连接方法是否正确，体外测试电路是否通畅。

2. 注意负极板要与皮肤完全接触，避免电灼伤。

3. 注意核对使用的电切设备与灌流介质是否匹配。

十八、神经损伤

宫腔电切手术时间长短不一，患者在麻醉情况下，安置不当的截石位可能引起神经损伤或软组织损伤。通常认为不适宜的体位 15 分钟即可造成神经损伤，详细内容见本章第一节。

（郭银树　段　华）

第七节　输卵管镜手术并发症

输卵管镜（falloposcopy）是用于检查输卵管腔内变化的显微内镜，主要用于观察输卵管腔的形态与结构，它可经宫腔镜、腹腔镜引导或独自进入输卵管腔，观察输卵管各段内膜形态，并能同时去除管腔内的碎片和粘连，对诊断、治疗输卵管腔内的疾病具有独到之处（图 5-7-1）。由于输卵管镜检查是在双重电视监视系统下操作的，加之输卵管镜纤细柔软，一般不会引起严重并发症，但仍偶可见输卵管壁损伤或穿孔、出血甚至感染等并发症。

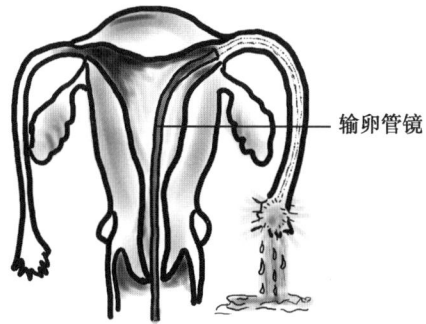

图 5-7-1　输卵管镜

一、输卵管壁损伤或穿孔

输卵管镜的主要并发症是输卵管穿孔。1999 年 Wong 等在 122 例输卵管镜手术中发现 6 例输卵管微小穿孔，没有其他的并发症。Kerin 报道输卵管部分损伤或穿孔的发生率在 3%~10%。

输卵管壁损伤或穿孔的原因多为下列 3 个方面：①输卵管内病变严重，粘连紧密；②插管方向不准；③导管规格不适宜。患者多无明显不适，但术中可直接看到输卵管壁发生损伤，有新鲜血液流出或穿孔入腹腔即可明确诊断。发生输卵管壁损伤或穿孔时，一般无须特殊处理，且无远期后遗症。1997 年 Wenzl 报道 1 例穿孔患者在 6 个月后行腹腔镜检查无粘连及炎症发现，2 个月后自然受孕，无远期影响。临床医师应重视对此并发症的预防，对于存在高危因素的患者，应在腹腔镜监视下进行操作，找准方向再试插，阻力大时可放弃治疗，防止输卵管穿孔及其引起的出血。

二、出血

输卵管镜实施过程中的出血多由输卵管部分穿孔或完全穿孔引起，偶有钳夹或固定输卵管时轻度出血。如穿孔较小、出血很少时，无须特殊处理，多自止或经电凝止血。输卵管镜手术很少发生出血或黏膜损伤，不会留有后遗症。预防方法同输卵管壁损伤或穿孔。

三、感染

输卵管镜检查后感染在临床上更为少见，国内外未见报道。

（魏　芳　侯勇丽）

第八节　阴道镜手术并发症

阴道镜检查（colposcopy）是将充分暴露的宫颈、阴道、外阴光学放大 10~40 倍，直接观察这些部位的血管形态和上皮结构，以发现与癌变有关的异型上皮、血管，对可疑部位行定位活检，提高宫颈、阴道、外阴癌及其癌前期病变的早期确诊率，同时可应用宫颈锥切〔宫颈环形电切术（loop electrosurgical excision procedure of cervix，LEEP）、宫颈冷刀锥切术（cold knife conization of cervix，CKC of cervix）〕及激光治疗等手段对疾病进行有效治疗。随着宫颈活检、宫颈锥切术、激光治疗等的广泛开展，其术中、术后并发症也逐渐引起重视。

一、出血

（一）原因

1. 宫颈活检后创面出血的原因

（1）经前取材：由于宫颈组织充血、水肿，钳取处易出血。

（2）宫颈炎：由于腺上皮增生，伴宫颈组织充血、水肿和间质增生，钳取后易出血。

（3）妊娠期：妊娠期宫颈在雌激素作用下充血、水肿，鳞状上皮表面血管增多，钳取处易出血。

（4）宫颈病变：组织脆、血管丰富，钳取后易出血。

2. 宫颈锥切术、激光治疗等创面出血的原因

（1）凝血功能异常。

（2）宫颈创面感染。

（3）病变面积大，手术切除范围过宽、过深，术中电凝范围大。

（4）LEEP 手术时电圈移动过快，电凝不彻底。

（5）术中出血时止血不彻底。

（二）临床表现与诊断

活检后创面出血发生率较低，宫颈锥切或激光治疗等物理治疗后出血常见于术后第 2 周创面脱痂期，一般出血量不多，少于月经量，持续约 7~14 天，无须处理；有大出血者，需及时就医。术后 3~4 周出血者要首先排除月经来潮。

（三）治疗

1. 电凝止血　LEEP 术中可予以彻底电凝止血，多可达到满意止血效果。

2. 压迫止血　术后活动性出血，纱布填塞、压迫创面，多能有效止血；必要时可辅助应用止血剂、孟氏液或明胶海绵等加纱布压迫止血；纱布 24 小时后取出。

3. 缝合止血　如上述止血方法失败，仍有活动性出血，予以宫颈缝扎止血。

（四）预防

1. 活检及手术应于月经干净后 3~7 天内进行，术后保持会阴清洁，抗生素预防感染。

2. 术前完善血常规、凝血功能检查，排除血液性疾病及凝血功能异常倾向者。

3. 术前充分评估手术风险，对切除的范围、宫颈质地、行刀速度等因素综合考虑，避免切除过大、过深。

4. 术中确切止血，术后密切观察。

二、感染

（一）原因

1. 无菌操作不严格。

2. 术前存在阴道、宫颈、子宫及盆腔急性或亚急性炎症。

3. 术后宫颈出血、渗液时间长，局部免疫力降低。

4. 阴道填塞纱布未及时取出。

（二）临床表现与诊断

阴道分泌物增多呈脓性、伴异味，术后 1 周创面脱痂时出血量多于月经量，常伴有下腹坠胀痛、腰酸等症状，可有低热。

（三）治疗

宫颈锥切术后感染率为 4.3%，多由厌氧菌感染引起。如阴道分泌物有异味，可适当用甲硝唑等抗厌氧菌的药物治疗。

（四）预防

1. 严格无菌操作。

2. 在有阴道、宫颈、盆腔炎症的情况下，应治愈后再行宫颈活检及治疗。

3. 术后 24 小时及时取出阴道填塞纱布。

4. 术后使用抗生素预防感染。

5. 术后 2 个月内禁性生活及盆浴。

三、子宫内膜异位症

宫颈内膜异位症是子宫内膜腺体和间质出现在宫颈组织中，常见于宫颈手术治疗后，为继发性宫颈内膜异位病灶；也可见于因经血种植导致的宫颈内膜异位灶。

（一）原因

1. 宫颈活检、LEEP 或激光治疗在月经周期后半期进行。

2. 月经周期短，创面未愈合，月经即来潮，给脱落的子宫内膜种植在宫颈创面提供有利机会。

3. 临床治疗过程本身造成宫颈较大范围的创面，极易直接接受混于经血中的子宫内膜细胞的种植，逐渐发展为宫颈内膜异位病灶。

4. 手术切除范围大、术后脱痂出血时间长、创面感染等因素使创面愈合时间延长，再次行经时脱落的子宫内膜种植在未完全愈合的宫颈创面。

（二）临床表现

1. 多数患者无症状，有症状者可有异常子宫出血，出血形式多样，可表现为月经前后少量阴道流血或褐色分泌物、接触性出血等；极少部分患者可能因病灶部分有月经量增多和痛经症状；可伴下腹或肛门坠胀、腰痛和阴道刺痛。

2. 妇科检查宫颈表面有暗红色或紫蓝色的斑点、红线，单独存在或连接成片状，偶见宫颈息肉样赘生物或宫颈肿物。

（三）诊断

有阴道镜手术史、阴道异常出血及妇科检查体征典型者，临床容易诊断。而诊断的"金标准"是组织病理检查。病理检查确诊标准为：①有较菲薄但不完整的宫颈扁平上皮；②上皮下有子宫内膜腺体和间质；③有出血证据，可见红细胞、含铁血黄素或有含铁血黄素的巨噬细胞；④当病变为宫颈黏膜子宫内膜化生型时，病理检查只可见子宫内膜腺体，而不见明显子宫内膜间质。

（四）治疗

1. 无症状者一般无须干预。

2. 存在经期腹痛、异常子宫出血但无贫血、大出血者可选择药物保守治疗，包括口服避孕药、促性腺激素释放激素激动剂（GnRHa）等。

3. 若病灶出血、影响患者日常生活需要进行干预时，可选择微波、激光等物理治疗，必要时行宫颈病灶局部切除术。

（五）预防

1. 严格掌握手术的适应证和手术时间，尽量选择月经干净后 3~7 天手术，避免经前操作。

2. 月经不调者可用药物调整控制后进行手术。

3. 熟练掌握手术操作技术，选取合适的手术方式；术前对宫颈病灶充分评估，选择合理的手术切除范围。

4. 术后抗感染治疗，暂禁止性生活，以减少创面的感染，促进创面愈合，减少宫颈子宫内膜异位症的发生。待创面完全愈合后才可恢复性生活。

5. 可使用口服避孕药以推迟月经来潮。避免局部脱痂后新鲜创面尚未愈合前月经来潮而造成脱落的活性子宫内膜再次种植。

四、冰醋酸灼伤

阴道镜检查时为识别正常与异常的上皮，需应用 3%~5% 醋酸溶液（蒸馏水 + 纯冰醋酸）敷于宫颈及阴道上皮表面，以显现宫颈转化区与病变部位。醋酸溶液与正常及瘤样病变上皮发生反应，导致组织水肿和颜色改变。应用醋酸溶液后，正常柱状上皮及异常组织中核质比增加的细胞会出现暂时的白色（醋酸白），周围的正常鳞状上皮则保留原有的粉红色。醋酸效果出现或消失的速度随病变类型的不同而不同。因此，应用醋酸溶液后在阴道镜下观察宫颈是非常重要的。而纯冰醋酸为强腐蚀剂，能使皮肤组织蛋白凝固坏死，使用不当可破坏正常组织造成皮肤黏膜重度灼伤。因此，当使用醋酸溶液时，一定要确保浓度是 3%~5%。

（一）原因

三氯醋酸或纯冰醋酸浓度配制不当。

（二）临床表现与诊断

阴道内烧灼、疼痛感，严重者可形成溃疡。

（三）治疗

立即取出纯冰醋酸棉球，清水冲洗，碘伏棉球擦拭宫颈及阴道壁，必要时可涂抹烧伤膏、加用抗生素预防感染。

（四）预防

1. 将配置好的 3%~5% 醋酸溶液与纯醋酸分别放置。

2. 操作前再次核对是否为 3%~5% 的醋酸溶液，醋酸棉球用完立即丢弃。

五、宫颈狭窄、粘连

宫颈粘连、狭窄是子宫颈锥切术的远期并发症，发生率为 0.5%~4%，多次锥切术后宫颈狭窄的发生率可高达 19%，影响术后宫颈随访与评估，增加不满意阴道镜检查和宫颈细胞学假阴性结果的可能。

（一）原因

1. 围绝经期、绝经期患者体内雌激素水平降低、宫颈组织萎缩、转化区上移,容易发生宫颈狭窄。

2. 年轻患者切除宫颈组织过深、过大,术后宫颈管瘢痕挛缩,引起宫颈狭窄。

3. 术后出血时间长,易引起感染,导致宫颈狭窄、粘连。

(二)临床表现与诊断

多表现为术后月经量减少、排出不畅、周期性痛经等,严重者经血逆流引起盆腔子宫内膜异位症。少数患者因宫颈狭窄、粘连导致精子通过障碍引起不孕。病史、临床表现及妇科检查可帮助诊断。

(三)治疗

1. 宫颈狭窄、粘连不影响月经、没有腹痛等症状时,无须特殊处理,这种情况往往是宫颈口的膜状粘连,其宫颈管内仍是通畅的。

2. 宫颈狭窄、粘连影响经血排出、经期腹痛者,可行宫颈管扩张治疗。

(四)预防

1. 绝经患者术后给予雌激素阴道用药可降低宫颈狭窄的发生率。

2. 术前排除宫颈、阴道急性感染,术后预防性应用抗生素。

3. 合理掌握手术范围、深度。

4. 术中避免长时间、大范围电凝止血,尽量采用"点对点"电凝止血;若缝合止血,分清解剖结构,避开宫颈黏膜层,恢复宫颈生理形态。

六、宫颈功能不全

宫颈功能不全是宫颈锥切术后宫颈功能被破坏的另一种改变。Kalliala 等的研究表明,宫颈锥切并不影响妊娠率和生产方式的选择,但可增加流产、早产、胎膜早破、低体重儿的风险。

(一)原因

1. 手术切除宫颈管过深、过宽,以致宫颈解剖学形态被过度破坏,宫颈管长度变短,宫颈机械支撑作用减弱。

2. 宫颈锥切术后宫颈弹性不足、韧度改变,影响宫颈伸展功能。

3. 宫颈锥切术后内口松弛。

4. 宫颈分泌黏液的腺体减少,宫颈防御能力减弱,易发生炎症感染。

(二)临床表现与诊断

1. 宫颈锥切手术史者在孕期发生自然流产,特别是在妊娠中期,流产通常无先兆症状,可有羊膜囊膨出。

2. 非孕期宫颈呈扩张状,8 号扩宫棒可无阻力进入宫腔;子宫输卵管碘油造影提示子宫峡部呈漏斗状扩张;B 超示宫颈宽度大于 15mm,长度小于 25mm。

(三)治疗

1. 非孕期不做处理。

2. 妊娠期行宫颈环扎手术。

(四)预防

1. 在进行宫颈锥切术前,需再次进行阴道镜评估,根据病变范围、转化区类型决定宫颈切除类型,避免过度宫颈切除。

通常情况下,Ⅰ型切除用于 1 型转化区,切除长度为 7~10mm(图 5-8-1);Ⅱ型切除用于 2 型转化区,切除的长度为 10~15mm(图 5-8-2);Ⅲ型切除用于 3 型转化区,切除的长度为 15~25mm(图 5-8-3)。

2. 对于有生育要求的患者,术前要行 B 超检查了解宫颈长度,切除深度控制在切除病灶的最小深度。

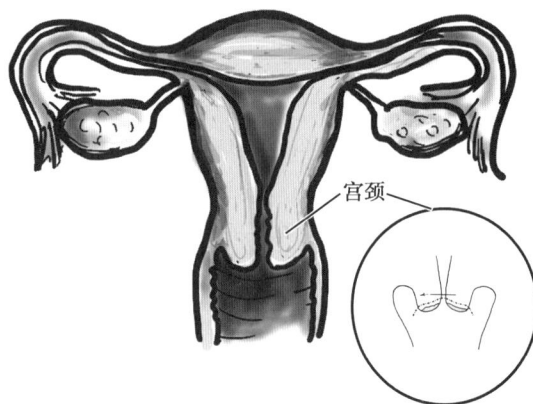

图 5-8-1　宫颈Ⅰ型切除

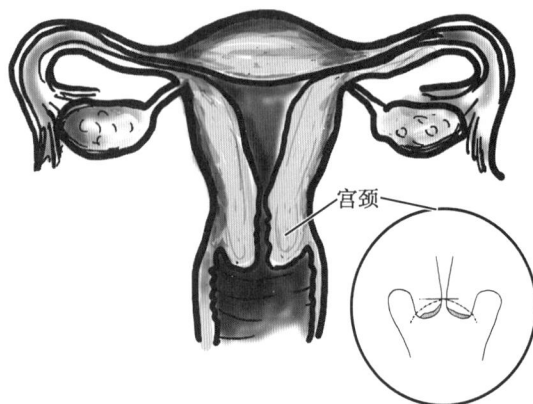

图 5-8-2　宫颈Ⅱ型切除

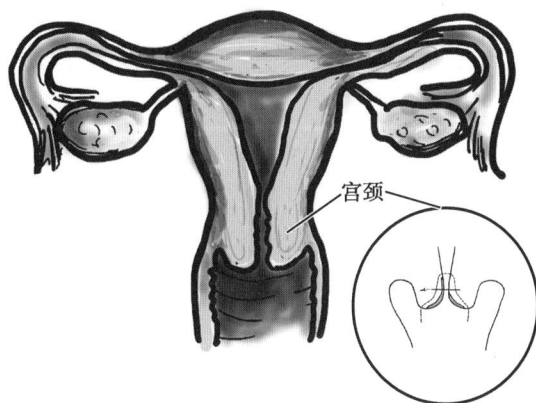

图 5-8-3　宫颈Ⅲ型切除

3. 宫颈锥切术后，建议避孕 3~6 个月后再次妊娠。

七、其他副损伤

宫颈局部手术由于手术空间狭窄，操作困难，可造成邻近组织器官副损伤，是宫颈锥切术的严重并发症，包括子宫或宫颈穿孔、膀胱或直肠损伤，临床上虽罕见，但时有案例报道，应引起手术医师的警惕，避免发生。

（一）原因

1. 绝经患者，阴道壁缩窄、宫颈口粘连、宫颈萎缩，手术难度增加，易引起邻近组织器官损伤。

2. 年轻患者，雌激素水平高，宫颈柱状上皮受其影响延伸至宫颈表面，甚至大面积外翻，若病灶范围接近宫颈表面外缘或达阴道穹窿，手术难度增加，易损伤周围脏器。

3. 二次锥切者，由于宫颈体积减小，阴道穹窿变浅或消失，术中出血和损伤周围脏器的概率增加。

4. 阴道壁过度松弛、塌陷，宫颈暴露困难，手术易有副损伤发生。

5. 少数子宫颈结构和位置异常，阴道镜检查及手术困难。

6. 宫颈狭窄、粘连时，进行不恰当的宫颈扩张治疗。

7. 使用高频电刀引起电外科电穿孔发生。

（二）临床表现与诊断

手术出现副损伤时，可有腹痛、出血、漏尿等表现，结合临床检查，可明确诊断。

（三）治疗

一旦出现穿孔，应立即停止操作，关注患者生命体征和腹痛情况，如出现大量出血、可疑内脏出血或电外科电极穿孔可能，需要立即手术干预；对于邻近组织损伤，对症处理，必要时手术修补损伤。

（四）预防

1. 绝经患者，充分麻醉可使阴道壁松弛，利于手术。

2. 操作谨慎、细心是避免副损伤的重要环节。

3. 安置阴道侧壁扩张器可有效将过分松弛的阴道侧壁分开，暴露宫颈，避免副损伤。

4. 术前充分的阴道镜评估，不同大小的宫颈及病变范围应选择不同直径的电切环，以免误伤直肠或膀胱。

5. 首次及二次宫颈锥切者，术前 B 超检测宫颈长度及宽度，可有效预防副损伤的发生。

6. 行宫颈扩张治疗时，可在超声监护下探扩宫颈，避免子宫穿孔或损伤邻近脏器。

7. 使用高频电刀行手术治疗时，电极板应贴在患者大腿内侧，越靠近手术位置越安全；选取合适的电切及电凝功率。

八、宫颈锥切术对妊娠、分娩的影响

宫颈锥切术后需要禁止性生活 2~3 个月，待宫颈切除创面愈合便可恢复性生活，此后无须避孕，应按时进行宫颈细胞学、人乳头瘤病毒（human papilloma virus，HPV）及阴道镜随访。妊娠期间由产科与妇科医生联合随访，宫颈构型存在者妊娠期无须特殊处理。随着患病年龄的下降和生育政策的开放，越来越多的患者要求医师在治疗宫颈上皮内瘤变（cervical intraepithelial neoplasia，CIN）的同时，尽可能保留正常的生育功能，故宫颈性不孕、宫颈性难产等不良并发症也应受到重视。

（一）原因

1. 宫颈锥切术后宫颈管损伤、黏膜缺失、腺体受到破坏造成颈管黏液分泌减少，导致精子通过障碍，引起不孕。

2. 宫颈管狭窄、粘连、梗阻，导致精子通过障碍，造成不孕。

3. 少数患者术后感染引起输卵管炎症、功能障碍，诱发输卵管上皮化生，导致不孕。

4. 由于切除大量宫颈组织，损伤了宫颈的完整性及正常功能，导致晚期流产、早产率上升。

5. 术后宫颈狭窄、瘢痕组织的存在影响分娩时宫颈扩张，造成宫颈性难产。

（二）临床表现与诊断

既往无不良孕产史、有宫颈锥切病史，出现继发性不孕、孕晚期流产、早产或分娩过程中宫颈管扩张困难造成产程延长、阻滞、难产的患者，应考虑宫颈锥切并发症所致。

(三) 治疗

1. 宫颈性不孕患者，积极对症处理，改善宫颈黏液或解除宫颈管粘连、狭窄状态以帮助备孕，必要时行人工授精助孕。

2. 宫颈性难产时，及时剖宫产终止妊娠。

目前宫颈锥切术对分娩方式的影响尚无统一定论。既往观点认为，宫颈锥切术后宫颈管瘢痕组织形成，宫颈管弹性降低，延展性差，影响正常宫颈扩张能力及产程进展，导致宫颈性难产，增加了剖宫产率；但近几年有调查发现，行宫颈切除术的孕妇与非手术孕妇相比，其分娩的潜伏期无差别。当进入活跃期，曾行宫颈切除的孕妇的产程进展可能更快，这可能是因为宫颈切除对宫颈的创伤使宫颈口更易于扩张，使产程得以顺利进展。Kyrgiou 等通过对 69 项研究进行分析发现，与正常人群相比，宫颈锥切术后患者在分娩方式、产程长短和引产率方面的差异均无统计学意义（$P>0.05$）。

因此，宫颈锥切术史并不能成为剖宫产的指征，有宫颈病变手术史的孕妇应在严密监测下尽可能阴道分娩，注意产程，预防宫颈性难产和宫颈裂伤的发生。

(四) 预防

1. 严格掌握手术适应证，避免不必要的手术治疗。

2. 规范的手术步骤、掌握并发症的发生机制和防治，是降低宫颈锥切术并发症的关键。

3. 合理选择术式，严格把握手术范围，在保证肿瘤安全的前提下，尽可能缩小切除范围。

九、切缘阳性与病变残留、复发

宫颈锥切术（CKC 和 LEEP）是治疗宫颈高级别鳞状上皮内病变（high-grade squamous intraepithelial lesion，HSIL）的首选术式，具有诊断和治疗的双重作用，作为减少或阻断宫颈癌前病变进展的最主要治疗方式，其安全性和有效性一直备受关注。宫颈锥切治疗的目的是减少或清除病变组织，而不是过多损伤正常宫颈组织，宫颈锥切可治愈超过 95% 的宫颈癌前病变，但仍有 5%~25% 的病灶残留（复发），甚至发展为更高级别的病变。

大量对宫颈 LEEP 或 CKC 术后病灶残留率的回顾性研究证实，切缘状态是评价宫颈病变是否彻底清除的一个最直接的指标。目前普遍认为，宫颈锥切术后切缘阳性是病变残留或复发的独立危险因素。切缘阳性患者病变持续的概率显著高于切缘阴性者，初次宫颈锥切术后切缘阳性患者再次手术后发现病灶残留率可达 44%~84%，且内切缘阳性者与病变的残留呈正相关。由于内切缘阳性较外切缘阳性的宫颈病变更为隐匿，随访中更易被漏诊，使得内切缘阳性的术后残留率及复发率均较外切缘阳性高，临床工作中对内切缘阳性的患者需提高警惕。

(一) 切缘阳性的定义

切缘阳性指宫颈锥切标本边缘可见病变或病变距离切缘<1mm，包括外切缘阳性和内切缘阳性。外切缘指宫颈近阴道穹窿部切缘；内切缘指宫颈管内的切缘（图 5-8-4）。

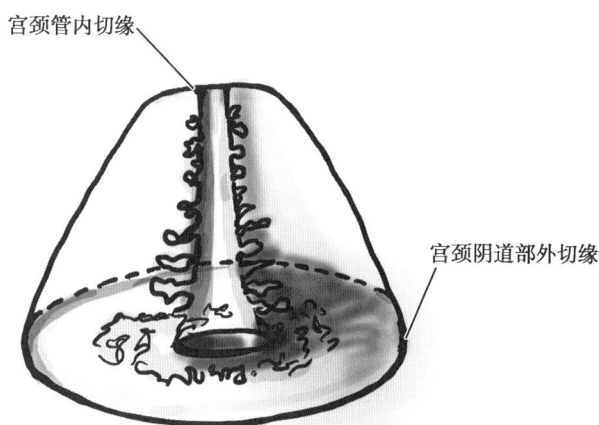

图 5-8-4　宫颈锥切术切缘

(二) 原因

1. 术前缺乏有效的阴道镜评估，切除范围和深度不够。

2. 病灶面积过大、过多或呈现多中心病灶。

3. 病灶位于颈管深部，易遗漏。

4. 术后 HPV 持续感染。

5. 锥切标本破碎、不完整或边缘炭化，影响病理科医生对切缘的判断。

(三) 临床表现与诊断

锥切术后标本病理检查提示标本边缘可见病变或病变距离切缘<1mm，即可诊断切缘阳性。

在宫颈锥切治疗后随访过程中，将半年内仍发现 CIN 病变存在定义为病变持续存在或残存；将治疗后无 CIN 病变，但 1 年后又发现 CIN 定义为复发。

(四) 治疗

1. 宫颈 HSIL 切缘阳性的处理

(1) 对于外切缘阳性的患者：由于外切缘阳性患者术后残留、复发率较低，且切缘电凝止血的同时可有部分清除病灶的作用，故术后 4~6 个月可先行液基薄层细胞学检查 (thin-prep cytology test, TCT) 联合 HPV 检测随访，如果结果阳性，行阴道镜检查；若阴性，可间隔 12 个月检查，若连续 3 次阴性，间隔 3 年、持续至少 25 年随访。

(2) 对于内切缘阳性的患者：其宫颈管深处存在病变的可能性较大，且术后宫颈管挛缩，移行带内移，使得随访中病灶易被漏诊。在临床工作中，对内切缘阳性患者的处理需较外切缘阳性患者应更积极。

对于已经绝经或年龄较大且无生育要求的患者、随访不方便的患者及无法实施重复宫颈切除者，可以行子宫全切术。对于年龄较轻、随访方便的患者可再次行宫颈锥切术。

2. 宫颈原位腺癌 (adenocarcinoma in situ, AIS) 切缘阳性的处理

(1) 切缘阳性者：对于 AIS 锥切标本切缘阳性的患者，必须再次实施切除性手术以期获得阴性切缘，对于重复宫颈切除后切缘仍阳性者，不建议进行保留生育功能的管理。

(2) 切缘阴性者：推荐治疗后每 6 个月对宫颈联合筛查和宫颈管取样，持续至少 3 年；然后每年 1 次，持续 2 年，或直至子宫切除，连续 5 年随访阴性，可接受每 3 年 1 次无限期的随访筛查。

(五) 预防

1. 手术医生应具有阴道镜思维，对患者的过往病史充分了解，选择合适的手术方案，切不可勉强为之，一切以患者安全和利益为先。

2. 手术前进行充分的阴道镜检查评估，准确确定手术切除范围，切除足够范围，减少切缘阳性。

3. 准确的病理评估，包括病灶部位、范围、级别和切缘状态，坚持做好随访。

(李 晶)

参 考 文 献

［1］ ASFOUR V, SMYTHE E, ATTIA R. Vascular injury at laparoscopy: a guide to management. Obstet Gynaecol, 2018, 38 (5): 598-606.

［2］ 罗京, 孙岩波, 陈永平, 等. 腹腔镜术后戳孔疝的病因分析与预防. 中华疝和腹壁外科杂志 (电子版), 2022, 16 (1): 14-17.

［3］ 陆琦, 王玉东. 2019 年英国妇科内镜学会/英国皇家妇产科医师学会《妊娠期腹腔镜手术指南》解读. 中国实用妇科与产科杂志, 2020, 36 (2): 139-144.

［4］ 高倩倩, 王波. 妇科恶性肿瘤微创手术腹壁穿刺切口转移研究现状. 现代妇产科进展, 2019, 28 (11): 860-863.

［5］ 戴春阳, 韩璐. 妇科恶性肿瘤腹腔镜术后穿刺孔转移的研究进展. 国际妇产科学杂志, 2018, 45 (4): 455-459.

［6］ LIN X, ZHANG Y, PAN Y. Endometrial stem cell-derived granulocyte-colony stimulating factor attenuates endometrial fibrosis via sonic hedgehog transcriptional activator Gli2. Biology of reproduction, 2018, 98 (4): 480-490.

［7］ 张奇. 子宫内膜去除-输卵管绝育术后综合征 1 例. 实用妇产科杂志, 2021, 37 (7): 559-560.

［8］ ISABEL S E, RUCHI K W, KEUTH T D, et al. Prevention and management of bowel injury during gynecologic laparoscopy: an update. Curr Opin Obstet Gynecol, 2019, 31 (4): 245-250.

［9］ 钱德英. 阴道镜技术难点与对策. 北京: 人民卫生出版社, 2014.

［10］ 赵超, 刘军, 李明珠, 等. 子宫颈锥形切除术操作规范. 中国妇产科临床杂志, 2021, 22 (2): 218-219.

［11］ 马彩虹, 乔杰. 生殖医学微创手术学. 北京: 北京大学医学出版社, 2012.

［12］ LEE C L, WU K Y, TSAO F Y, et al. Natural orifice transvaginal endoscopic surgery for endometrial cancer. Gynecol Minimal Invasive Ther, 2014, 3 (3): 89-92.

［13］ EBLANC E, NARDUCCI F, BRESSON L, et al. Fluorescence-assisted sentinel (SND) and pelvic node dissections by single-port transvaginal laparoscopic surgery, for the management of an endometrial carcinoma (EC) in an elderly obese patient. Gynecol Oncol, 2016, 143 (3): 686-687.

［14］ CHEN Y, LI J, ZHANG Y, et al. Transvaginalsingle-port laparoscopy sacrocolpopexy. J Minim Invasive Gynecol, 2018, 25 (4): 585-588.

［15］ 孙大为, 王媛. 经阴道腹腔镜手术在妇科的应用. 实用妇产科杂志, 2019, 35 (3): 166-170.

［16］ 孙大为. 妇科单孔腹腔镜手术学. 北京: 北京大学医

学出版社, 2015.

［17］ CHEN X, LIU HY, SUN D W, et al. Transvaginal natural orifice transluminal endoscopic surgery for tubal pregnancy and a device innovationfrom our institution. J Minim Invasive Gynecol, 2019, 26 (1): 169-174.

［18］ 中国医师协会妇产科分会妇科单孔腹腔镜手术 (包括 NOTES) 专家技术协作组. 中国大陆妇科单孔腹腔镜及 NOTES 手术的探索发展及现状. 中华腔镜外科杂志 (电子版), 2018, 11 (1): 1-3.

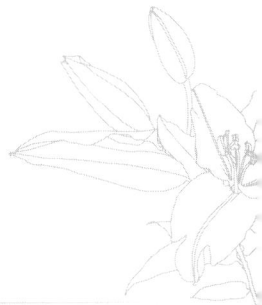

第六章
盆腔器官脱垂手术并发症

盆腔器官脱垂(pelvic organ prolapse,POP)是由于盆底肌肉和筋膜组织异常造成的盆腔器官下降而引发的器官位置异常及功能障碍,主要症状为阴道口肿物脱出,可伴有排尿、排便和性功能障碍,不同程度地影响患者的生命质量。手术治疗分为重建手术和封闭性手术,主要适用于非手术治疗失败或不愿意非手术治疗的有症状的 POP 患者。手术原则是修补缺陷组织,恢复解剖结构,适当、合理应用替代材料。随着手术的发展,并发症也日益受到关注。

第一节 网片相关并发症

盆底重建手术术中植入体内的合成网片,作为"异物"会对局部造成影响,引起机体的炎症反应,进而导致周围组织的结构、成分、生物力学性能发生变化。同时,合成网片在体内会受到拉伸、扭曲等应力的作用。其和机体组织存在力学性能的差异,随着时间的延长,容易产生网片相关并发症,如网片暴露、侵蚀,阴道挛缩、疼痛等。

一、网片侵蚀、暴露

(一)原因

网片/吊带暴露的常见原因有网片/吊带放置过浅、放置时有皱褶或张力过大、局部组织血肿导致愈合差、阴道黏膜萎缩等。另外,还与下列因素有关。

1. 术式相关原因

(1)阴道骶骨固定术:可经腹或腹腔镜手术。阴道骶骨固定术通常使用 Y 形移植物(通常是合成网片)。早期的综述显示,经腹的骶骨阴道固定术总体网片侵蚀率为 3.4%,腹腔镜骶骨固定术的

网片暴露率为 2.7%。

(2)切除子宫与否和网片侵蚀:有报道,同时行子宫切除术会将侵蚀风险从 4% 增加到 14%。保留子宫的重建手术网片暴露风险低。

(3)经阴道植入合成网片(transvaginal mesh,TVM)的盆底重建手术:经阴道植入网片术后网片暴露的总发生率约为 12%,针对前盆腔缺陷和后盆腔缺陷使用的 TVM 暴露率为 4%~19%;而多腔室网片植入者,网片暴露率高达 18%。

(4)尿道中段吊带术(mid-urethral slings,MUS):国际妇产科联盟(International Federation of Gynecology and Obstetrics,FIGO)发布的 MUS 吊带暴露率为 1%~2%,3%~6% 的尿道侵蚀率。

2. 与部位有关的原因 对于究竟阴道前壁还是阴道后壁易发生侵蚀尚无定论。据报道,阴道后壁补片发生暴露的比例较高,因例数较少,尚有待观察。

3. 与材料有关的原因 人工合成补片的侵蚀性较生物补片高。人工合成补片可依据材料的孔径及编织方法分为 4 种类型:Ⅰ型(孔径>75μm,单股编织),Ⅱ型(孔径<10μm,单股编织),Ⅲ型(大部分为大孔径的多纤维网片,其中多股编织着一些小孔径网片),Ⅳ型(孔径<1μm,单股编织)。Ⅰ型网片因具有大孔径、单股编织的特性,侵蚀性较Ⅱ型、Ⅲ型网片轻。已发表的数据显示,网片侵蚀的发生率为 3%~30%。而Ⅱ、Ⅲ型网片更易侵蚀、感染等。

(二)临床表现

1. 症状 一般比较轻,极少出现全身症状。主要有以下几种:①阴道异常分泌物,可有阴道少量血性分泌物;②持续阴道流血,出现肉芽组织,导致持续点滴样出血;③疼痛、阴道异物感、不适;④性交痛,包括伴侣;⑤网片侵蚀到膀胱可出现血尿、反复泌尿系统感染;⑥网片侵蚀到直肠可出现

便血;⑦一些患者能自己触及网片/吊带;⑧罕见的症状有盆腔或下肢脓肿、瘘、窦道形成甚至骨髓炎,有些甚至出现焦虑症状和抑郁症状。

2. 体征 ①阴道分泌物增多;②阴道内可见暴露的网片,周围常伴阴道黏膜的硬结、肉芽肿、窦道及线头等其他异物;③阴道全面指诊通常能发现视诊未发现的网片/吊带暴露。

(三)诊断

依据上述症状及体征可诊断。必要时膀胱镜、肠镜检查可辅助诊断是否网片/吊带在泌尿道和肠道暴露。

(四)治疗

处理原则:依据患者的症状、就诊意愿及网片/吊带的暴露情况等个体化处理。一般认为,只有有症状的患者才需要处理,无症状者无须取出。但临床上有时很难鉴别症状是否与其相关。治疗前应与患者进行很好的沟通。

1. 期待疗法 对于确实无症状者,记录暴露的大小和部位,期待治疗,密切随诊,出现症状时再重新评估。

2. 保守治疗 保守治疗包括局部雌激素治疗(除外雌激素使用的禁忌证)和剪除暴露的网片/吊带。局部雌激素治疗目前还没有充足的证据,但对于小而平整的非感染性阴道网片/吊带暴露(<1cm²),可尝试短期局部雌激素治疗,治疗期间暂停性生活。多数指南建议局部雌激素治疗后3个月再评估。我国对于<1cm²网片暴露者的报告,76%经门诊局部雌激素涂抹后3个月内愈合,其余在1次或2~3次剪除网片后愈合。

根据《中国绝经管理与绝经激素治疗指南2023版》,阴道局部使用的雌激素有雌三醇乳膏(每克乳膏含雌三醇1mg)、普罗雌烯阴道胶丸(每粒含普罗雌烯10mg)、氯喹那多-普罗雌烯阴道片(每片含普罗雌烯10mg和氯喹那多200mg)、结合雌激素软膏(每克软膏含结合雌激素0.625mg)。使用方法:建议最初1次/d,连续使用2周,症状缓解后改为2次/周。有子宫的患者短期(3~6个月)阴道局部应用雌激素制剂,无须加用孕激素。

3. 手术治疗 对于网片/吊带暴露有症状者,如果不愿意保守治疗、保守治疗失败、网片/吊带暴露至泌尿道或肠道,应手术治疗。

(1)暴露到阴道的处理:手术的基本原则是游离暴露网片/吊带周围的阴道黏膜,修剪或切除已暴露的网片/吊带至健康组织,再无张力缝合阴道

黏膜切缘。不建议反复修剪,因为反复修剪会破坏植入物的完整性,可能使后续的切除手术更加困难。对于无痛性的暴露,手术范围的选择应充分权衡术后再次暴露的风险、术后尿失禁和脱垂复发的风险综合决定。尿失禁吊带暴露后、部分或全部阴道吊带切除术后压力性尿失禁的复发率分别为7%和59%,建议行部分阴道吊带切除术。

(2)暴露至泌尿道的处理:暴露至泌尿道的网片/吊带是引起感染和结石形成的病因,通常建议切除网片/吊带。对于暴露至尿道的网片/吊带,可在尿道膀胱镜下或经阴道切除网片/吊带,必要时行自体带血管蒂组织瓣修补,重建尿道。暴露至膀胱者推荐可以先尝试膀胱镜下钬激光、电切、冷刀切除等方法治疗。钬激光和切除手术的最终成功率分别为92%和98%。手术困难者也可以经阴道或经腹(开腹或腹腔镜)切开膀胱后切除网片/吊带。累及三角区的网片/吊带暴露,可能需要行输尿管膀胱再植术。

(3)暴露至肠道的处理:可以是单纯的网片/吊带暴露至肠道管腔,也可发展为结肠或小肠-阴道瘘,甚至脓肿形成。处理时尽可能取出暴露至肠道的网片/吊带,需根据暴露部位、面积及周围组织情况,酌情行部分肠切除、暂时性或永久性肠造瘘等。如网片/吊带不能完全取出,术后肠道症状有可能不缓解。

具体手术方法可根据情况选择:①网片侵蚀/暴露1~2cm时,可剪除也可不剪除外露的补片,采用向心分离法,分离阴道黏膜0.3~0.5cm,向内翻转缝合;②网片侵蚀/暴露大于2cm时,一般需剪除外露的补片,采用向心分离法,分离阴道黏膜0.3~0.5cm,向内翻转缝合。

(五)预防

1. 术前预防 首先,应该严格掌握盆底重建手术指征,根据患者年龄、病情及性生活需求等选择合适的术式,有高危因素的患者应慎重选择应用网片/吊带。尤其注意经阴道植入合成网片限定为:① POP术后复发患者;②年龄60岁以上的重度POP(POP-Q Ⅲ~Ⅳ度)初治患者,对于性生活活跃和疼痛(慢性盆腔痛、性交痛)者不宜选择。

其次,选择合适材料的网片,目前指南推荐使用的是大孔(>75μm)、轻型(≤19g/m²)及单股编织不可吸收聚丙烯网片。

此外,做好术前准备,包括:①术前戒烟、控制糖尿病、纠正营养不良状态,必要时围手术期局

部使用雌激素增加阴道黏膜厚度并改善阴道微环境。②经过专业培训的医师的手术引起并发症的风险降低，因此应由相对固定、有经验的医师操作。③术前治疗阴道炎，术前3天阴道消毒。术前3天用1:5 000高锰酸钾溶液坐浴，每日1~2次。④术前30分钟~2小时应用抗生素。

2. 术中预防 ①切开阴道壁时尽量分离阴道全层，不宜过薄，如阴道壁有破口，则易被侵蚀/暴露。解剖层次清楚，成功的全层分离需要术中采用稀释的盐酸去甲肾上腺素水垫分离阴道壁与周围组织的间隙，并将耻骨宫颈结缔组织保留在阴道上皮，这样可以保留对阴道上皮的血供，降低网片暴露的风险。②网片放置时尽量平整铺开、固定，避免皱褶。③缝合阴道壁切口时应注意无张力缝合，切缘组织应新鲜、血运好。④术中无菌操作，充分止血，不留死腔，冲洗网片/吊带和创面。⑤术毕阴道填塞、压迫止血，避免血肿形成，常规抗菌药物预防感染。

3. 术后预防 ①术后留置尿管保持阴道前壁无张力。②术后保持大便通畅；在搬重物或做下蹲动作时，双膝尽可能并拢，以使阴道后壁无张力。③术后至少6周内，最好3个月内，避免性生活。④术后纠正贫血、低蛋白。⑤术后控制血糖。⑥老年女性盆底手术后，由于患者雌激素的缺乏，阴道壁切口愈合能力较差，容易出现补片暴露等情况，可在术后常规应用雌激素，以促进切口愈合。

二、网片相关感染

因盆底手术常需经阴道进行，且移植物置入更易发生术后感染，发生率为0~8%。病原体为革兰氏阳性和革兰氏阴性的需氧和厌氧菌。

(一) 原因

1. 网片的材料与感染的发生有关。Ⅰ型补片完全由大孔组成，通过巨噬细胞聚集阻止细菌的停留和生长，并且可以在大孔内迅速引起纤维增生和血管生成，从而阻止细菌的滤过和生长；Ⅲ型网片由大孔中弥补小孔或多纤维丝材料构成，编成麻花状的网片易使细菌停留。

2. 手术前与感染有关的因素包括：①患者抵抗力差，如长期抽烟，合并贫血、糖尿病等；②术前未进行充分的阴道准备及未合理应用抗菌药物。

3. 手术中与感染有关的因素包括：①无菌操作不严格；②术中止血不彻底，留有死腔或形成血肿。

4. 手术后与感染有关因素包括：①患者合并贫血、低蛋白血症、糖尿病等；②术后血肿形成；③术后未应用敏感抗菌药物。

(二) 临床表现

1. 严重者伴有发热、乏力等全身症状。

2. 阴道分泌物有强烈的异味，从体表穿刺孔或阴道内切口处，持续或间歇性排液。

3. 长期的感染可形成脓肿或窦道。与一般组织感染不同的是，感染部位往往可以探及深部的网片。

(三) 诊断

根据以上临床表现，结合辅助检查即可诊断。

(四) 治疗

1. 术后注意观察患者的体温、阴道分泌物、血常规等，一旦出现感染，及时更换敏感抗菌药物。

2. 如局部血肿形成，及时切开引流。

3. 经对症处理后实难控制者，必要时取出网片。网片取出指征：①感染早期应果断去除感染部分的线结及所有游离于组织的补片，通畅引流。如仍然不能愈合，则应该去除全部补片。②对于不同材料的补片也需区别对待，常用的聚丙烯和聚酯涤纶材料的优点是网孔较大，巨噬细胞和白细胞可以较为自由地出入，一般情况下感染时不必将网片全部去除，而膨化聚四氟乙烯补片网孔较小，感染时须将修补材料完全去除。③迟发性感染形成窦道者或补片感染引流3~6个月不能愈合者，均应切除残留补片。术中用亚甲蓝涂染伤口或窦道，凡蓝染的补片均应彻底去除。

4. 注意支持治疗，纠正贫血、低蛋白血症，控制糖尿病等。

(五) 预防

1. 术前预防 强调术前阴道准备(具体同网片侵蚀、暴露)。

2. 术中预防 ①广谱抗菌药物预防感染；②术中消毒阴道，仔细无菌操作；③术中仔细止血，不留死腔，避免血肿形成；④术中要避免永久性的缝线穿透阴道黏膜。

3. 术后预防 ①可用纱布置于阴道内24~48小时，防止血肿形成；②术后继续用抗菌药物防治感染；③术后会阴护理，每日用碘伏消毒外阴2次；④其余同网片侵蚀、暴露。

三、网片相关疼痛

网片植入术后新发性交痛(dyspareunia)发生率为9.1%(0~67%)。盆腔肌肉痉挛和盆底张力肌痛可表现为慢性盆腔痛,与网片相关的疼痛难以分辨。网片放置术后持续的直肠疼痛/肠蠕动障碍发生率为1%~10%。盆底重建手术后疼痛需要详尽的评估、全面的盆腔骨骼和肌肉的检查以明确疼痛的相关结构或位置,并判断与手术操作的相关性。

(一)原因

网片植入术后的疼痛,如盆腔痛(包括性交痛),可能与网片暴露有关,也可能与非暴露网片的植入位置有关。放置后路吊带及网片过紧可出现阴道痛和/或直肠疼痛。合并感染时也会出现疼痛。术后疼痛的发生原因复杂,且常是多因素导致的。肛提肌张力和压迫可能导致术后疼痛,持续疼痛也可能是中枢性的(疼痛不是来自外周组织结构的异常或损伤)。

(二)临床表现

1. 新发性交痛,包括患者本人及性伴侣。

2. 阴道痛、排尿痛、直肠痛等。

3. 合并感染时,可出现体温升高,阴道分泌物增多、有异味等。

(三)诊断

根据以上临床表现,结合辅助检查即可诊断。

(四)治疗

可采用非手术治疗,如盆底物理治疗、触痛点注射法、应用破坏或改变外周及中枢疼痛传导的药物。

保守治疗失败后再选择手术治疗,需要考虑到手术拆除部分或全部网片后患者依然可能有疼痛症状,手术可增加相关部位神经损伤和出血的风险,必要时需要泌尿外科、结直肠外科和疼痛科医师的协助,应充分评估再次手术的风险,术前与患者进行沟通,谨慎决策。

(五)预防

1. 防治感染。

2. 防止网片侵蚀。

3. 放置后路吊带及网片不要过紧,松紧适度。

四、网片挛缩

相对于生物补片,人工合成补片术后挛缩可能性较大。补片挛缩常由补片周围组织瘢痕形成及收缩造成,研究报道补片平均缩小25%~40%。

(一)原因

网片挛缩的主要原因是网片放置时位置不正确、未展平、网片未固定或固定不牢固,发生了皱缩、移位,引起收缩。

(二)临床表现

阴道内有异物感或性生活摩擦不适感。由于网片面积缩小、挛缩可以导致POP复发,也可因继发的阴道壁局部张力过大,产生排尿疼痛、排便疼痛、性交疼痛等症状。检查可见网片皱缩使阴道内不平整,或出现局部鼓包现象。

(三)诊断

根据以上临床表现即可诊断。

(四)治疗

对于有疼痛症状的网片挛缩患者,可应用止痛药物、局部使用激素或注射抗炎药物。顺着阴道壁试着压平网片,如不奏效,必要时打开阴道壁取出部分网片。

(五)预防

强调术中放置网片到位,放置时展平,并且固定网片。

五、黏膜磨损

网片或吊带发生侵蚀时可出现黏膜磨损,发生率在1.6%~12.27%,多发生在术后6个月以内,可引起阴道分泌物增多和性生活不适,治疗和预防同网片侵蚀、暴露。

(王志莲)

第二节 尿道损伤

一、膀胱损伤与输尿管损伤

盆腔器官脱垂手术中脏器损伤的发生率为0~4%,主要是膀胱和直肠损伤,输尿管损伤较少见。除了术中损伤外,术后膀胱损伤、输尿管损伤致泌尿生殖道瘘,又称尿瘘,指生殖道与泌尿系统之间的异常通道。按瘘管发生的部位可分为膀胱阴道瘘、尿道阴道瘘、膀胱宫颈瘘、膀胱尿道阴道瘘及输尿管阴道瘘,前三种较常见,占所有尿瘘的90%。

(一)原因

1. 术中原因

(1)手术需要分离阴道黏膜与其下方间质或向两侧分离至耻骨降支后方时,尤其是阴道前壁与膀胱间隙层次不清时,分离过深容易伤及膀胱。

Harmanli 等统计了 41 例阴道完全闭合术后并发症,膀胱损伤占 2.4%。阴道闭合术发生输尿管梗阻或损伤的可能性较小(0~2%)。经阴道后路悬吊术的膀胱损伤发生率为 6.5%;Burch 阴道悬吊术的膀胱损伤发生率为 1.6%、尿道梗阻 1.5%、输尿管损伤 0.1%。

(2)TVT 穿刺时可能伤及膀胱(图 6-2-1)。

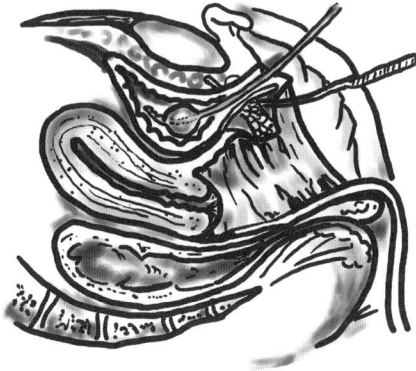

图 6-2-1　TVT 手术

(3)前壁修补由于直接缝扎或造成输尿管阴道壁内段扭曲而导致输尿管梗阻。经阴道前壁修补或经阴道旁修补很少发生输尿管损伤和阻塞(0~2%),但当有严重膀胱脱垂或顶端脱垂时,则容易发生膀胱损伤。

(4)子宫骶韧带悬吊术因直接缝扎输尿管造成土韧带远端"膝部"扭曲而导致输尿管梗阻。在此种手术中输尿管损伤的概率大约为 0.5%~2.5%,损伤往往是单侧的。Gadonneix 等报道了 46 例原发阴道顶端脱垂伴或不伴原发压力性尿失禁患者,应用 2 个补片行腹腔镜阴道骶骨悬吊术伴或不伴腹腔镜 Burch 阴道悬吊术;7% 的患者出现膀胱损伤并修补。

2. 术后原因

(1)术中损伤:术中直接损伤膀胱或输尿管,未被发现或发现后修补失败。

(2)术后坏死:较术中更为常见,原因是手术引起膀胱、输尿管组织血供减少或热损伤,术后发生组织坏死和感染,于术后出现漏尿。在缝合阴道顶端、前壁等时,缝线部分缝合于膀胱、输尿管、尿道壁,引起局部血肿、感染和坏死,最终形成瘘,这种情况下,漏尿通常发生于术后 1~2 周。另外,术中使用了不可吸收线和网片可能出现侵蚀、窦道,继而出现瘘。

其余原因详见第四章第一节。

(二)临床表现

植入网片致泌尿生殖道瘘:网片向组织器官的黏膜面方向进入,穿透时可出现侵蚀症状,如侵蚀到膀胱也可发生瘘。妇科检查可在阴道内看到和触摸到侵蚀的网片,在网片侵蚀处有液体溢出(详见第四章第一节)。

(三)诊断

详见第四章第一节。

(四)治疗

1. 术中发现膀胱、输卵管损伤的治疗　术中发现损伤,应及时修补。

(1)膀胱损伤治疗:如果 TVT 术中出现膀胱穿孔,应重新穿刺,并保留尿管 1~3 日;如术后发现,则应取出吊带,留置尿管 1 周(详见第四章第一节)。

(2)输尿管损伤治疗

1)一旦输尿管梗阻的诊断成立,应拆除子宫骶韧带处的缝线,(近端或远端),直到看到尿液流出,并确认输尿管是开放的。如果拆除所有缝线后仍未见到尿液喷出,则小心拆除阴道前壁处修补缝线。

2)如果拆除缝线后看到亚甲蓝液流出,则可将网片重新放置,更接近中线。每个步骤都要重复膀胱镜检查,证实尿流持续且清。术后进行肌酐测定。如果缝线拆除后喷出的尿是血性的或是云雾状的,则应该放置输尿管支架,并需保留 2~4 周。

3)如果拆除缝线后仍未看到亚甲蓝液流出,应该行静脉肾盂造影检查肾脏功能及输尿管梗阻情况。如明确梗阻,应试放输尿管支架。如放置成功,将缝线更换为延迟吸收线,支架应该一直放置,直到缝线吸收(大约 6~8 周)。如支架放置不成功,应进行膀胱输尿管移植或进行肾造口置管。以免影响肾功能,并尝试向下放输尿管支架。如果仍放置不成功,输尿管移植应在术后 6 周进行。

需注意,如果患者的情况不允许进行更多的外科手术,可先行肾造口术而推迟修复手术。

4)其余详见第四章第一节。

2. 术后发现膀胱、输尿管损伤的治疗　植入网片后发生的泌尿生殖道瘘,一旦确诊,应拆除网片并视具体情况确定是否进行修补术。术前准备注意:

(1)排除尿路感染,进行会阴护理,尽可能让患者舒适,以利于接受延迟处理。引起皮炎时对症处理,治疗外阴皮炎。

（2）对已自然绝经或手术绝经的妇女,手术前可经阴道局部或口服雌激素以改善泌尿生殖道组织的弹性,促进阴道上皮增生,利于伤口愈合。具体用法如下。

1）局部用药：雌三醇乳膏（每克乳膏含雌三醇1mg）、普罗雌烯阴道胶丸（每粒含普罗雌烯10mg）、氯喹那多-普罗雌烯阴道片（每片含普罗雌烯10mg和氯喹那多200mg）、结合雌激素软膏（每克软膏含结合雌激素0.625mg）。

2）全身用药：替勃龙片2.5mg,1次/d,口服,1~2个月。

其余详见第四章第一节。

（五）预防

1. 术前肾图检查　有患者本身合并有泌尿系统畸形（如异位输尿管或先天肾缺如）或子宫切除后无症状肾萎缩。有报道,近50%的输尿管损伤可没有任何症状,行肾图检查可明确诊断。

2. 对有粘连严重、输尿管可能受损等手术困难因素时,术前应经膀胱镜放入输尿管导管,使术中易于辨认输尿管,以免损伤。

3. 术中须注意以下几点。

（1）恰当摆放手术体位,臀部超出手术台约10cm,髋部尽量屈曲,大腿与躯干呈90°,对于经阴道操作较好地暴露手术野、预防损伤有益。

（2）熟悉盆底局部解剖,阴道分离操作时要仔细辨明解剖,不盲目分离;弧形横切口取点应在膀胱附着点稍下方,分离阴道壁时,应在阴道膀胱间隙进行,分离前在黏膜下注入生理盐水有利于找到间隙,切口过高或超过间隙的分离均会损伤膀胱。段振涛等报道,阴道闭合手术中采用改良的切荡法（锐性剥离阴道黏膜瓣：钳夹持切除的阴道黏膜瓣边缘,刀面与阴道壁创面呈45°,紧贴黏膜下切割,中间用切推结合的荡刀方法剥离）,剥离面浅表,比较完整地保留了阴道筋膜,不会损伤膀胱。

（3）施行骶韧带高位悬吊时,在安全区的上方或前壁缝合离输尿管更近,更容易造成输尿管的扭曲。在安全区内进行,即在子宫骶韧带进入阴道前穹窿或宫颈的前方,后方以直角拉钩将直肠向后拉,可避免损伤。Buller认为术中一定要行膀胱镜检查,来识别膀胱损伤或不经意地贯穿缝合。用膀胱镜观察两侧输尿管开口处尿流情况,确认无误后再打结,可避免输尿管损伤,如果没有观察到输尿管开口尿溢出,应拆除该侧悬吊线,重新评估尿管

通畅情况。

（4）阴道旁修补时,折叠缝线应该放在相对中线处的膀胱平滑肌很表浅的部位,以避免侧方的膀胱内输尿管受到损伤。

（5）进行阴道顶端脱垂修复手术时,用不可吸收线荷包缝合直肠子宫陷凹处的腹膜,操作中和操作后都要仔细检查输尿管,在输尿管附近的腹膜要避开,以避免缝合腹膜时输尿管打折。也可用不可吸收线由阴道后方开始纵行缝合直肠子宫陷凹处的腹膜并越过前方乙状结肠浆膜面。

（6）阴道骶骨悬吊术需识别的重要解剖学标志在L_4~L_5水平,右输尿管在右骶骨的边缘,注意在骶岬前切开腹膜,分离和缝合时均需注意辨明右侧输尿管,以免损伤。

（7）Burch库珀韧带悬吊术时,注意术中可用200~300ml无菌盐水充盈膀胱（可选择靛胭脂或亚甲蓝溶液）;要分离膀胱颈2cm以内的组织,以免损伤尿道旁肌肉组织和营养神经而损伤尿道;术中如输尿管阻塞,全部去除缝线后,伸展输尿管可治愈。

（8）穿刺时,正确地放置TVT穿刺针,双手配合保证穿刺方向正确,也可用阴道拉钩置于膀胱侧作为保护,一旦穿刺成功,取出导引杆,行膀胱镜检查确定膀胱无损伤,取下引导器,排空膀胱,再重复上述过程穿刺对侧。

（9）术中及时发现膀胱、输尿管损伤,及时修补。

其余内容详见第四章第一节。

二、膀胱排尿功能障碍

膀胱功能障碍主要包括膀胱排尿功能障碍和膀胱储尿功能障碍,盆底重建术后的膀胱功能障碍主要表现为膀胱排尿功能障碍（bladder emptying disorder）,包括排尿费力、术后拔除尿管后尿不尽、残余尿增加等,甚至尿潴留（urine retention）。尿潴留是指尿液异常聚集在膀胱里不能排出,当残余尿大于100ml时,诊断为尿潴留。

（一）原因

妇科盆底手术后发生膀胱排尿功能障碍可能主要有3种原因：膀胱逼尿肌收缩功能受损;膀胱出口梗阻;长期的排尿障碍已导致膀胱功能进一步丧失。

1. 术前即有膀胱排空异常的患者,术后很可能发展为膀胱排空异常,甚至尿潴留。术前膀胱排空异常的患者表现为膀胱排空后高残余尿量、异常

尿流率,以及在压力-流量试验中逼尿肌收缩力减弱或消失,此类患者术后很可能发展为膀胱排空异常或尿潴留。因为尿道下方悬吊手术能够明显增加尿道出口阻力,对于重度阴道前壁脱垂的患者,扩大剥离范围、过度的修补可能延长正常膀胱排空的时间,术后可能出现膀胱排空困难,甚至永久性的尿潴留。

2. 术式原因

(1)耻骨后膀胱颈悬吊术后发生排尿困难的比例变化较大。该术式可改变最初的排尿模式,造成阻塞,可影响排尿力和尿流阻力的平衡,导致术后立即或晚期发生排尿困难。

(2)经耻骨后无张力阴道吊带术(tension-free vaginal tape,TVT)、经闭孔无张力阴道吊带术(tension free vaginal tape-obturator,TVT-O)后膀胱排空异常和尿潴留发生率大约为 1%~3%。尿道中段悬吊带术后的短期排尿障碍分为暂时性和永久性,暂时性排尿障碍发生的原因可能与手术后尿道旁组织水肿、麻醉效应、阿片类药物的应用及疼痛有关;永久性排尿障碍由膀胱收缩乏力引起,也与尿道折叠、膀胱颈部梗阻有关。

(3)阴道前壁脱垂修补术后可能出现排尿困难,多数由于术后尿道膀胱的夹角变化,从而引发排尿困难,甚至出现尿潴留。据报道,阴道前壁修补术后恢复正常排尿的平均时间是 9 天,通常好发于术前就有亚临床排尿困难的妇女。

3. 其他危险因素有高龄、残余尿量多和术后膀胱炎。

(二)临床表现

1. 术后排尿费力、尿线变细、排尿犹豫,术后拔除尿管后尿不尽、尿流减弱、残余尿增加,甚至尿潴留。

2. 继发尿路感染,出现尿频、尿急、尿痛、血尿。

3. 可伴有膀胱储尿困难,出现尿失禁。

(三)诊断

出现上述症状、体征,借助于下列辅助诊断即可作出诊断。

1. 残余尿测定　患者自行排尿后即刻测定膀胱残余尿量,可经超声测定,也可经插导尿管测定。残余尿大于 100ml 视为异常。

2. 尿液分析和培养　如有尿路感染存在,进行尿细菌培养和药敏试验寻找敏感抗生素,以利于治疗。

3. 膀胱镜和尿道镜检查　查明有无补片侵蚀膀胱、缝线穿透膀胱,明确梗阻的原因和部位。

4. 尿动力学检查　持续排尿困难的患者,经一般处理无效时可进行尿动力学检查以明确是否存在术前未发现的膀胱逼尿肌无力、膀胱出口梗阻、膀胱逼尿肌收缩和尿道括约肌收缩不协调等。

(1)尿流率小于 11ml/s,同时逼尿肌压大于 $20cmH_2O$ 时,预测膀胱出口梗阻的灵敏度为 74.3%,特异度为 91.1%。

(2)最大逼尿肌压大于 $35cmH_2O$ 和最大尿流率小于 15ml/s 相结合,诊断梗阻的特异度达 93.9%、灵敏度达 81.6%。

(3)排尿量大于 100ml,最大尿流率大于 20ml/s,有正常的尿流曲线,没有明显残余尿,就可除外膀胱出口梗阻。

需注意,尿动力学检查应与临床症状相结合,无论尿动力学还是临床症状都不能单独用来诊断女性膀胱出口梗阻。

(四)治疗

1. 普通治疗

(1)一般治疗:如因吊带放置过紧引起的排尿困难,需要尽快处理。若患者术后 1 周仍有尿潴留,可行尿道内置扩棒下压吊带以起到松解作用,需要留置导尿管或行自我清洁间断导尿以预防膀胱过度扩张。对于无法行自我清洁间断导尿的患者,则需暂时留置导尿管。患者 3 次排尿后残余尿量<100ml,即可停止自我清洁间断导尿。留置导尿管的患者若残余尿量<100ml,则可拔除导尿管。

(2)药物治疗

1)坦索罗辛:是 α_1A 受体亚型的特异性拮抗剂,而尿道、膀胱颈部及前列腺存在的 α_1 受体主要为 α_1A 受体,因此,本品对尿道、膀胱颈部及前列腺平滑肌上的 α_1 受体具有高度选择性的阻断作用,使平滑肌松弛,尿道压降低。它对血压的影响较少。用法:0.2mg,口服,每日 1 次。

2)特拉唑嗪:选择性的 α_1 受体拮抗剂。对尿道、膀胱颈部的 α_1 受体有选择性阻断作用。少数人可出现低血压症状。因此,开始时宜服半片,如无不适,以后增加至 1 片。平时血压偏低者要慎用。推荐剂量:1~5mg,睡前口服,每日 1 次。

3)多沙唑嗪:与特拉唑嗪作用相似。它具有作用迅速、持久、耐受性好,不易产生低血压的优点。用法:初始剂量为每次 1mg,口服,每日 1 次,以后视患者反应,可递增至 2mg。

4）有泌尿系统感染者加抗菌药物。

（3）尿道扩张：用于尿道中、远端狭窄者，可用尿道探子扩张，一般扩到40F。

2．特殊治疗

（1）Burch手术后出现排尿障碍时，症状轻者经1个月左右可恢复，可给予消炎、物理治疗等对症治疗。严重者可进行耻骨上膀胱造瘘引流。经保守治疗无效者，可松解缝线，部分剪开或完全剪断。注意松解前进行膀胱镜和尿道镜检查，明确梗阻的原因和部位。

（2）如果放置吊带后膀胱排空困难，术后残余尿大于100ml，初始可留置尿管，长期开放14天左右，保证引流通畅，部分患者经处理后，膀胱排空障碍即可缓解。如果膀胱排空严重困难，术后残余尿持续大于100~200ml，建议术后早期（2~6周）取出吊带。

（3）有部分患者手术后出现排尿困难，可能与术前膀胱逼尿肌收缩力受损/膀胱出口梗阻有关，此类患者进一步经尿动力学检查明确原因后，若残余尿量增多持续存在6周不缓解，则可考虑行吊带松解术（一般采用剪开尿道中段吊带的左右旁开部分）。1%~2.8%的患者术后出现尿潴留而需切断吊带，可在局麻下经阴道松解或切断TVT吊带，术后排尿困难多立刻消失，而吊带所产生的粘连对压力性尿失禁仍有治疗效果。

值得注意的是，术后6周行吊带松解术尚缺乏足够的证据，因为此时部分患者行吊带松解术可能已无法改善术后的排尿状况。所以，对于发生严重尿潴留（无法排尿或每次只能排尿50~100ml且残余尿量大），无其他尿潴留相关损伤原因者，处理可更积极，可考虑术后2周行吊带松解术。

（4）阴道前壁修补及经阴道旁修补术后出现尿潴留，可给予理疗、中药等辅助治疗。

（五）预防

1．手术前严格掌握手术适应证。注意对术前有排尿障碍和逼尿肌不稳定者，在决定手术前必须进行尿动力学检查。

2．Burch手术前如存在逼尿肌不稳定、逼尿肌压力过高、尿流率减弱<15ml/s、残余尿>80ml者，选择此类手术要慎重，术后可能仍发生膀胱排空功能障碍。

3．Burch手术中膀胱颈过度矫正而引起输尿管扭曲、尿道受压和逼尿肌不稳定，术后可能出现膀胱排空功能障碍。手术时要注意缝线不能穿透阴道黏膜层，打结的松紧以抬高尿道膀胱连接处且不能阻塞膀胱出口为度。一般主张膀胱颈上抬2cm左右。

4．吊带手术吊带位置放置在尿道中段，避免偏下或悬吊带太紧，防止术后因膀胱出口阻力增大，出现膀胱排空功能障碍。

5．盆底肌训练（pelvic floor muscle training，PFMT），又称为凯格尔（Kegel）运动。排尿是在神经系统的作用下，受意识控制，靠膀胱、阴道、尿道、盆底、会阴及腹部肌肉的协调作用而完成。所以，患者在手术前后有意识地进行锻炼，能使支配膀胱的神经得到一定的恢复，阻止膀胱肌肉萎缩。自主、有效和主动的肛提肌训练可增强盆底肌的作用，提高尿道括约肌的功能。另外，肛提肌训练使腹部、会阴、肛门同时收缩，腹肌、盆底肌、肛门括约肌收缩加强，有利于尿道括约肌收缩，可促进膀胱功能的恢复。并且肛提肌训练可使残余尿量减少，有助于膀胱功能恢复。方法：做缩紧肛提肌的动作，每次收紧时间不少于3秒，然后放松。连续做15~30分钟，每日进行2~3次；或每日做150~200次，6~8周为1个疗程。

三、尿失禁

经阴道抗尿失禁手术后的尿失禁可能是手术失败、新发生或已经存在的逼尿肌过度活动、尿道固有括约肌缺失（intrinsic sphincter deficiency，ISD）、瘘管形成等所致。Gadonneix等报道对46例原发阴道顶端脱垂伴或不伴原发压力性尿失禁的患者，应用2个补片行腹腔镜阴道骶骨悬吊术伴或不伴腹腔镜Burch阴道悬吊术，5%的患者出现新发急迫性尿失禁。阴道闭合术处理不当也会并发压力性尿失禁。

（一）原因

1．网片改变了膀胱颈的位置。

2．术式的选择

（1）经阴道后路悬吊术后新发压力性尿失禁发生率约为6.5%。骶棘韧带悬吊术后新发压力性尿失禁的发生率很低，为0~4%。可能由于手术固定阴道顶端后牵拉膀胱颈改变角度所致。

（2）骶骨阴道固定术后新发压力性尿失禁的发生率为8%~60%。

（3）阴道闭合术后可能出现压力性尿失禁，如同时行抗压力性尿失禁手术，可能使原先存在的尿潴留加重；如不同时行抗压力性尿失禁手术，术后可能出现新发压力性尿失禁。其发生原因有二，一是近子宫颈外口的阴道壁切缘过高，阴道闭合后将膀胱拉向后上方致阴道膀胱角消失，膀胱颈变成漏斗状而发生压力性尿失禁；二是阴道前壁的切口过低，接近尿道外口，阴道闭合时使尿道后移，尿道后角消失导致压力性尿失禁。

（4）曼彻斯特手术（Manchester operation）术后新发压力性尿失禁的发生率为22%，原因可能是降低了这部分患者本已降低的尿道关闭压。

（5）经阴道阴道旁修补术后新发压力性尿失禁的发生率为10%，与膀胱修复后膀胱颈改变有关。

（二）临床表现

1. 术后再发急迫性尿失禁的临床表现　急迫性尿失禁（urgency incontinence, UI）是指伴有强烈的尿意或尿急感的不自主漏尿，先有强烈尿意后有尿失禁，或出现强烈尿意时发生尿失禁。主要表现为尿急、尿频、不能自主控制排尿和夜尿，正常饮水下排尿间隔小于2小时。

2. 术后新发压力性尿失禁的临床表现

（1）咳嗽、打喷嚏或大笑等增加腹压动作时，发生不自主溢尿。

（2）在没有逼尿肌收缩的情况下，由于腹压升高引起的漏尿。

（3）除重型外，一般漏尿量较少。

（4）常伴有尿急、尿频，排尿后膀胱区胀满感和下腹坠胀感。

体格检查时嘱患者不排尿，取仰卧截石位，观察咳嗽时有无尿液自尿道口溢出。若有尿液溢出，检查者用示指、中指伸入阴道内，分别轻压阴道前壁、尿道两侧，再嘱患者咳嗽，若尿液不再溢出，提示患者有压力性尿失禁。

（三）诊断

出现上述临床表现，可借助下列辅助检查作出诊断。

1. 尿常规检测　可出现菌尿，尿白细胞超标。

2. 压力试验　是将一定量的液体（一般为300ml）注入膀胱后，嘱患者取站立位或膀胱截石位，用力咳嗽8~10次，观察阴部有无尿液漏出。如有尿液流出，则为阳性，提示可能存在压力性尿失禁。

3. 尿垫试验　尿道压力试验阴性者可行尿垫试验。患者带已称重的无菌尿布进行一系列规定动作，试验结束称尿布重量，计算漏尿量，评估患者尿失禁的程度。有短期和长期试验两类试验。短期试验包括20分钟、1小时、2小时尿垫试验；长期试验包括24小时和48小时尿垫试验。国际尿控学会推荐1小时尿垫试验。

（1）1小时尿垫试验方法：①试验时膀胱充盈，持续1小时，从试验时间0开始患者不再排尿；时间0：预先放置经称重的尿垫（如卫生巾）。②试验的前15分钟：患者喝500ml白开水，卧床休息。③以后的30分钟，患者行走，上下1层楼台阶。④最后15分钟，患者坐立10次，用力咳嗽10次，跑步1分钟，拾起地面5个小物体，再用自来水洗手1分钟。⑤在试验结束时，将尿垫称重，要求患者排尿并测尿量。

（2）根据尿垫试验结果，将尿失禁客观分度为：轻度，溢尿<2g；中度，10g≥溢尿>2g；重度，50g≥溢尿>10g；极重度，溢尿>50g。

（3）尿垫试验注意事项：①尿垫试验较主观评价（如压力试验）更准确；②尿垫增重数值与尿失禁严重程度的对应关系尚有争议，尿垫重量增加可能除漏尿外，还与阴道分泌物、汗液等有关；③尿垫试验结束后应询问测试期间有无尿急和急迫性尿失禁，如发生急迫性尿失禁，该结果不能作为评估压力性尿失禁严重程度的评估参数，应重新进行尿垫试验。

4. 指压试验　检查者把中、示指放入阴道前壁的尿道两侧，指尖位于膀胱与尿道交接处，向前上抬高膀胱颈，再行诱发压力试验，如压力性尿失禁现象消失，则为阳性，提示压力性尿失禁的可能性大。

5. 棉签试验　用于测定尿道的轴向及活动度。患者取膀胱截石位，将涂有利多卡因凝胶的棉签置入尿道，使棉签头处于尿道膀胱交界处，分别测量患者在静息时及瓦尔萨尔瓦（Valsalva）动作（紧闭声门的屏气）时棉签棒与地面之间形成的角度。在静息与做瓦尔萨尔瓦动作时，该角度差小于15°说明尿道有良好的解剖学支持；如角度差大于30°，说明膀胱颈后尿道过度下移，解剖学支持薄弱，提示压力性尿失禁可能性大；15°~30°时，结果不能确定解剖学支持程度。

棉签试验注意：如角度差小于30°仍然存在尿失禁，表明膀胱颈和尿道具有良好的支撑结构，要考虑可能存在内括约肌功能缺陷，此类尿失禁治疗不适合选择悬吊膀胱颈。

6. 其他

（1）排尿日记：记录连续记录72小时排尿情

况,包括每次排尿的时间、尿量、饮水时间、饮水量、伴随症状和尿失禁时间等。

(2)可选尿动力学检查。

(四) 治疗

1. 期待治疗及非手术治疗

(1)期待治疗:适用于膀胱尿道镜检查正常者,指导患者:①保持大便通畅。指导改变饮食和排便习惯,建议摄入足够的水分和膳食纤维,推荐每日摄入膳食纤维 25~30g,养成每日定时排便的习惯。②指导保持足够的水分摄入,规律排空膀胱。建议每日摄入 2 000~2 500ml 液体总量,鼓励规律排尿,通常排尿间隔时间不超过 4 小时。③避免一过性或慢性腹压增加。告知患者避免慢性咳嗽,尽量避免负重,当负重时采取正确的体位(举重物时弯膝挺背),排便时不过分用力。④处理其他伴发疾病。糖尿病患者控制好血糖,治疗泌尿系统感染,有效地处理哮喘或支气管炎症引起的咳嗽。⑤仔细询问患者有无服用可能影响下尿路功能的药物,如利尿药可致多尿、尿频、尿急;咖啡因可致尿频、尿急;麻醉药及止痛药可致尿潴留;镇静药可使肌肉松弛;α肾上腺素受体拮抗剂可导致压力性尿失禁等。

通常可观察至术后 2 周,如果症状依然存在,应用抗胆碱药物治疗。

(2)盆底肌肉训练:同本节二、膀胱排尿功能障碍。

(3)药物治疗:目前常用的药物有以下几种。

1)选择性 $α_1$ 受体激动剂:激活尿道平滑肌 $α_1$ 受体及躯体运动神经元,增加尿道阻力。常用药物:米多君、甲氧明。米多君的副作用较甲氧明更小。

2)丙米嗪:抑制肾上腺素能神经末梢的去甲肾上腺素和 5- 羟色胺再吸收,增加尿道平滑肌的收缩力;并可以从脊髓水平影响尿道横纹肌的收缩功能;抑制膀胱平滑肌收缩,缓解急迫性尿失禁。用法:50~150mg/d。其疗效仍需临床随机对照试验(RCT)加以证实。

3)β 受体激动剂:主要机制可能是通过释放神经肌肉接头间的乙酰胆碱来加强尿道横纹肌的收缩能力,还可在储尿期抑制膀胱平滑肌收缩。克仑特罗(clenbuterol)20mg,1 天 2 次,服用 1 个月。

4)雌激素:促进尿道黏膜、黏膜下血管丛及结缔组织增生;增加 α 受体的数量和敏感性。通过作用于上皮、血管、结缔组织和肌肉 4 层组织中的雌激素敏感受体来维持尿道的主动张力(具体用法详见本章第一节)。

2. 手术移走或取出补片或吊带

(1)取出适应证:①补片放置错误,需移走补片;②症状持续存在 4~6 周以上,或症状加重和出现其他症状,应该考虑撤掉吊带。

(2)具体方法:①在距离尿道口 1~2.5cm 处的阴道黏膜做一个垂直切口,然后仔细加深这个切口直到可触及补片,可用一个手指感受补片的粗糙程度;②触到补片时,把剪刀从正确的角度放在它的后面、分离后剪开;③冲洗、关闭伤口。

(3)注意事项

1)进行抗尿失禁手术后出现新发的急迫性尿失禁是医生要面对的两难局面。患者往往会感到比术前的压力性尿失禁更痛苦。所以,术前良好的沟通非常重要。帮助患者认识到急迫性尿失禁和压力性尿失禁的不同,术前就有逼尿肌过度活动的症状和体征的患者,不能期望为缓解压力性尿失禁而做的手术在术后能缓解急迫性尿失禁。

2)进行抗尿失禁手术后出现新发的急迫性尿失禁,对保守治疗或药物治疗反应不明显。

3)尿动力学检查有利于证明梗阻的存在,但在一些病例中并不能得到证实,因此,如患者在吊带术前膀胱排空功能正常而吊带术后出现激惹症状特别是梗阻症状,那么很有可能是手术引起的梗阻。如果症状持续存在,无论尿动力学检查结果如何,均需要撤掉吊带。也有学者认为患者排空时有过高的逼尿肌压力(大于 40~50cmH$_2$O),而尿流量减低,则倾向于撤除补片缓解患者的症状。

4)不要认为只有放置错误的吊带才该被取出,1%~3% 由经验丰富的医生放置的吊带最终也被重新调整。

5)吊带撤除手术的时机尚无定论。

(五) 预防

1. 抗压力性尿失禁手术前严格把握手术适应证。

(1)术前尿动力学检查如膀胱容量<300ml 或>800ml,提示不宜行抗压力性尿失禁手术。

(2)女性最大尿流率应大于 15ml/s,排尿流速减低,意味着术后有尿潴留可能。

(3)先处理急迫性尿失禁,待稳定后再行压力性尿失禁处理。

(4)术前注意区分压力性尿失禁、急迫性尿失禁及其他尿失禁。

1）急迫性尿失禁：分两类。①运动急迫性尿失禁：尿动力学检查可见逼尿肌非自主性收缩，为不稳定性膀胱的一种特殊临床表现。其原因有膀胱出口部梗阻、神经系统疾病、原因不明的特发性逼尿肌不稳定。②感觉急迫性尿失禁：仅有急迫性尿失禁，尿动力学检查无逼尿肌非自主性收缩，没有不稳定性膀胱。多是膀胱原发疾病的临床表现之一，是由于各种原发疾病引起的膀胱炎症刺激，感觉过敏所致。感觉急迫性尿失禁常见于中年女性，运动急迫性尿失禁常见于老年人。常见原因有各种类型的膀胱炎、膀胱肿瘤的浸润、结石、异物等。

2）压力性尿失禁：尿动力学特点是膀胱压力高于尿道闭合压。尿动力学检查是鉴别诊断急迫性尿失禁与压力性尿失禁最可靠的检查。①尿道压力：确定尿道关闭功能，急迫性尿失禁时，尿道压力一般正常，真性压力性尿失禁时尿道压力多有降低。②漏尿点压：急迫性尿失禁漏尿点压为逼尿肌漏尿点压（detrusor leak point pressure，DLPP），在膀胱充盈期既没有逼尿肌收缩，又没有腹压增高的情况下，发生漏尿时逼尿肌的最低压力。压力性尿失禁漏尿点压为腹压增加漏尿时的膀胱内压。③膀胱测压：用以了解患者膀胱充盈期有无不稳定膀胱或逼尿肌反射亢进，以及低顺应性膀胱，以鉴别急迫性尿失禁与压力性尿失禁。

2. 术中仔细辨明解剖关系，缝合、悬吊、放置补片等均到位，不能偏离，一旦术中发现位置偏离，要重新放置。

3. 为预防骶骨阴道固定术后新发压力性尿失禁的发生，有人建议术中同时行 Burch 手术，可显著减少术后压力性尿失禁的发生，并不增加其他下尿路的症状。但是否行此类预防性手术，目前意见不一。

4. 阴道闭合术后可能出现压力性尿失禁，有人认为术中可通过仅关闭阴道前壁上方 1/3~1/2 来避免，不再缩短膀胱颈及尿道以下区域。然而，在阴道上方仍有部分膀胱基底和全部的三角区域，因此很难做到仅关闭阴道上段而不牵拉膀胱三角。为避免术后出现压力性尿失禁的发生，邻近尿道的区域应充分游离，然后折叠尿道、抬高膀胱颈。做阴道前壁切口时注意阴道切口的上界距宫颈外口约 2~3cm，阴道切口的下界在尿道下沟略上，即可避免压力性尿失禁发生。

5. 减轻体重有助于预防压力性尿失禁的发生。患有压力性尿失禁的肥胖女性，减轻 5%~10% 体重，尿失禁次数将减少 50% 以上。

四、膀胱过度活动

膀胱过度活动（over active blader，OAB）是一种症状综合征。2001 年 9 月国际尿控协会（International Continence Society，ICS）将 OAB 定义为尿急、尿频和急迫性尿失禁等临床症状构成的综合征。中华医学会泌尿外科分会尿控学组在《膀胱过度活动症临床诊治指南》中将 OAB 定义为：OAB 是一种以尿急症状为特征的综合征，常伴有尿频和夜尿症状，可伴或不伴有急迫性尿失禁；尿动力学上可表现为逼尿肌过度活动（detrusor instability，detrusor overactivity），也可为其他形式的尿道、膀胱功能障碍。逼尿肌过度活动主要分为三种类型：阶段性、终末型、尿失禁。①阶段性逼尿肌过度活动是指不自觉的逼尿肌波浪形收缩，无或同时伴有尿失禁；②终末型逼尿肌过度活动是指逼尿肌收缩达到膀胱内压极限，不能控制，最终导致尿失禁；③逼尿肌过度活动尿失禁是指不自觉的膀胱逼尿肌收缩引起的尿失禁。

OAB 也是妇科手术尤其是抗尿失禁手术最常见的术后并发症之一。OAB 在神经性膀胱中称为逼尿肌反射亢进，在非神经性膀胱中则称为逼尿肌不稳定。OAB 无明确的病因，不包括由急性尿路感染或其他形式的膀胱、尿道局部病变所致的症状。

尿急是指一种突发的、强烈的排尿欲望，且很难被主观抑制而延迟排尿。尿频为一种主诉，指患者自觉每天排尿次数过于频繁。在主观感觉上，成人排尿次数达到白天 ≥ 8 次，夜间 ≥ 2 次，每次尿量 <200ml 时，考虑为尿频。急迫性尿失禁是指与尿急相伴随，或尿急后立即出现的尿失禁现象。

OAB 与下尿路症状（lower urinary tract symptom，LUTS）的不同在于 OAB 仅有储尿期症状，而 LUTS 则既包括储尿期症状，也包括排尿期症状，如排尿困难等。

（一）原因

逼尿肌过度活动和盆底手术之间的关系至今不清。研究表明，压力性尿失禁患者术前膀胱内压稳定而术后 7%~22% 的患者出现了逼尿肌过度活动；另外一些研究表明，发生率为 2%~5%。这可能是因为已经存在的逼尿肌过度活动，术后由于流出阻力增加导致膀胱容量增加而显现出来,或是新出现的过度活动,可能与感染、异物反应、神经切除、尿道解剖梗阻有关。新发的逼尿肌过度活动通常是短暂的,而且对膀胱训练和抗胆碱药反应良好。耻骨后膀胱颈悬吊术后发生膀胱过度活动的机制不清,可能由膀胱自主神经支配摧毁引起,也可能因过度的尿道抬升或压迫引起部分流出受阻,导致尿急。

同时具有压力性尿失禁和 OAB 的患者,在压力性尿失禁矫正手术后,约有 50% 的患者 OAB 症状能够缓解,而其余 50% 的患者 OAB 症状持续存在或进一步恶化。术后逼尿肌过度活动仍持续存在或进一步恶化的患者,更常见于既往有膀胱颈手术史、同时合并逼尿肌过度活动及术前膀胱括约肌功能不全的患者。可能与下列因素有关:TVT 引起的膀胱颈不协调性收缩;异物刺激;手术前存在与年龄有关的膀胱不稳定因素,而手术使之表现出临床症状等。

(二) 临床表现

1. 临床症状

(1) 典型症状:先有强烈尿意后有尿频、尿急、急迫性尿失禁;或出现强烈尿意时发生上述症状。常可在咳嗽、喷嚏、腹压增高时诱发,伴有紧迫感。

(2) 伴随症状:①遗尿;②血尿、脓尿等膀胱原发病的表现;③由膀胱以下尿路梗阻引起者有排尿困难。

(3) 对生活质量的影响:①频繁上厕所;②经常找厕所;③减少饮水;④不参加社交活动;⑤终日穿一次性尿裤;⑥担心漏尿而回避性生活。

2. 体格检查 包括一般检查、神经系统检查和盆腔检查。

(1) 一般检查:包括神志、体型、发育、营养、步态等。

(2) 神经系统检查:包括简要的精神状态评估、脑神经和深腱反射等检查。

1) 肌肉强度检查:可通过患者的对抗阻力情况检查,如通过耸肩检查对抗向下的压力。

2) 骶丛神经检查:可通过患者的伸屈臀、膝、踝及足部的内翻和外翻情况了解。脊髓 S_2、S_3 和 S_4 节段包含支配膀胱排尿的神经,肛门外括约肌和盆底反射也是骶丛神经的组成部分,肛门外括约肌自主收缩提示盆底功能的完整性受到神经支配,敲击皮肤能诱发肛门括约肌收缩。

3) 大脑功能的检测:通过评估手-鼻和跟-胫

协调性及患者的步态来检查。

4) 深腱反射检查:可通过检查肱二头肌(C_5~C_6)、肱三头肌(C_7)、膝和跟腱反射(L_3~L_4)了解。

(3) 盆腔检查:主要包括详细的会阴和外阴检查,外阴、阴道萎缩提示雌激素缺乏。阴道检查包括盆腔脏器脱垂术后有无脱垂复发、有无盆底肌肉萎缩等。通过静息和自主收缩时盆底肌肉的张力来检查盆底肌肉功能。仔细触摸阴道前壁检查尿道,检查有无肿块、脓性分泌物和尿道憩室。

(三) 诊断

根据以上临床表现,结合辅助检查作出诊断。

(1) 尿液分析和培养:泌尿系统感染和其他膀胱刺激症状均可出现尿频、尿急,类似于 OAB,菌尿能引起逼尿肌的过度活动,在炎症控制后症状可能消失。因此,建议先进行尿液检查。

(2) 排尿日记:至少记录 48 小时排尿情况,详细记录每日液体的入量及排出情况,往往患者对于排尿症状的解释与排尿日志不吻合。

(3) 尿动力学测定:膀胱压力图是检测膀胱储存功能的主要手段,也是检查逼尿肌收缩的唯一客观检查。如果在膀胱灌注时,膀胱逼尿肌没有被引发收缩,应该使用刺激源。

需注意,试验应在立位时实施,因为仰卧位膀胱灌注时,有时不能发现膀胱过度活动。其他的刺激因素包括咳嗽、屏气、脚跟跳跃、原地慢跑、听流水声和将患者的手放置于流水下。

尿道压力检查对逼尿肌过度活动没有太大帮助。逼尿肌往往在尿道压力降低前已发生收缩。

(4) 内镜检查:OAB 患者如果出现了镜下血尿、尿液细胞学异常,可使用膀胱/尿道镜检查,如果诊断有疑问或患者对一些治疗缺乏反应时也可考虑使用。

(四) 治疗

1. 首选治疗

(1) 药物治疗

1) 抗蕈毒碱(antimuscarinic):目前最常使用的药物是托特罗定(tolterodine)、奥昔布宁(oxybutynin)等,这些药物的作用相似,改善率可达 60%~80%。①托特罗定:是一类高效的蕈毒碱受体拮抗药物。市售的托特罗定有两种剂型,即立即释放类和缓释类。立即释放类托特罗定每日 2 次,每次 2mg,疗程为 8 周,主要副作用是口干。②奥昔布宁:选择性作用于 M_3 受体,抑制膀胱收缩。每日口服 10mg,或经皮每日 3.9mg,疗程为 8 周。

奥昔布宁与腮腺的结合力高于膀胱,易引起口干等并发症。

2)α肾上腺素类似物:可增加尿道关闭压力。可用麻黄碱(ephedrine)25mg,每日4次,口服。

3)平滑肌松弛剂:黄酮哌酯等。

4)钙通道阻滞剂:维拉帕米、硝苯地平等。可通过阻滞细胞外钙离子内流抑制膀胱逼尿肌的收缩。

5)前列腺素合成抑制剂:吲哚美辛等。

6)镇静、抗焦虑药:如丙米嗪25mg,每日1次,口服。可用于有明显神经衰弱、睡眠差及夜间尿频较重者。

7)雌激素:与膀胱三角区和尿道的雌激素受体结合,可改善膀胱三角区和尿道的血供,促进尿道黏膜增生,加强盆底肌力量,增加尿道阻力,从而减轻尿频、尿急和急迫性尿失禁症状。口服与局部治疗均有效,阴道局部应用效果好于全身用药(具体用法详见本章第一节)。

(2)膀胱训练,定时排尿。在固定的时间进行膀胱排空训练,并在每次排空之前,进行性延长排空间隔。治疗机理主要是抑制感觉神经刺激,从而重新建立大脑皮质对非抑制性膀胱收缩的控制,重新建立膀胱的正常排空机制。教育患者在固定的时间间隔后排尿,间隔从15分钟~1小时开始,主要根据患者自身的排尿频率或尿失禁的时间间隔来确定。记录排尿具体时间、不自觉漏尿时间、尿失禁发生时间。指导患者抑制尿急,感觉尿急时通过收缩盆底肌肉来抑制不自主的膀胱收缩。睡眠期间不必遵循排尿间隔。膀胱训练可和药物治疗联合应用提高疗效。每1~2周随访1次,根据随访情况逐步延长排尿间隔,每次递增15~60分钟,每6~12周为1个疗程。

(3)盆底肌训练(PFMT):同本节二、膀胱排尿功能障碍。

(4)生物反馈疗法(biofeedback therapy,BFB):是行为治疗的一种形式。其原理是借助置阴道或直肠内的电子生物反馈治疗仪,监视盆底肌肉的肌电活动,同时也可监测腹部肌肉活动和逼尿肌活动,将这些肌肉活动的信息转化为听觉和视觉信号反馈给患者,指导患者进行正确的、自主的盆底肌肉训练,并形成条件反射。生物反馈仪可以直接测量生物反馈压力(manometric biofeedback,MMBFB)或测量肌电生物反馈(electromyographic biofeedback,EMGBFB),前者通过放置于阴道和直肠内的探头直接测量选定肌肉的收缩强度和持续时间,后者测定盆底肌和腹压收缩时的电活动,以肌电图的形式反映出来。生物反馈辅助仪可通过测量表面肌电信号对盆底肌肉的收缩和舒张功能进行精确测量、记录并分析,再以声学和图像信号反馈给医生和患者,帮助医生为患者制订个性化的分类、分级治疗方案及训练计划,让患者在视听系统的指导下逐步完成训练计划,以增强盆底肌肉张力、控制膀胱,达到康复骨盆底肌肉、治疗失禁的目的。

盆底肌训练和生物反馈疗法主要用于治疗压力性尿失禁,少量文献报道用于急迫性尿失禁的有效率为30%~40%。

(5)电刺激治疗:功能性电刺激(functional electrical stimulation,FES)能刺激会阴神经反射弧的传入支,增加盆底肌肉和尿道横纹肌的收缩,同时也可刺激逼尿肌收缩的抑制性反馈。对药物治疗和膀胱训练无效时可选择应用。适用于压力性尿失禁和骨盆肌薄弱者,也可用5~10Hz治疗急迫性尿失禁的频率来治疗。目前对于治疗时间尚未统一,每天20分钟,共7次;也可每天治疗20分钟,共30天;也可每日2次,每次15分钟,持续6周。部分患者可得到治愈,部分患者症状可得到改善。

2. 二线治疗 指征:①经首选治疗无效;②患者不能坚持治疗或要求更换治疗方法;③出现不可耐受的副作用;④可能出现不可逆的副作用;⑤治疗过程中尿流率明显下降或剩余尿量明显增多。

(1)膀胱灌注辣椒辣素或resiniferatoxin(RTX):可参与膀胱感觉传入,灌注后降低膀胱感觉传入,对严重的膀胱感觉过敏者可试用。辣椒辣素和RTX是香草酸(vanilloid)分子家族的两个成员,香草酸Ⅰ型受体(vanilloid receptor subtype 1,VR1)是C类传入神经纤维表面的离子通道,它控制膀胱的排尿反射,并受神经生长因子(nerve growth factor,NGF)调节。膀胱过度活动时VR1的浓度增加,辣椒辣素和RTX通过香草基酰胺在膀胱内与VR1相连,通过减少感觉神经对NGF的吸收,干扰VR1的上调。辣椒辣素和RTX能增加膀胱容积,减少神经性或非神经性逼尿肌过度活动时急迫性尿失禁的发生。

(2)A型肉毒毒素膀胱逼尿肌多点注射:对严重的逼尿肌不稳定具有疗效。肉毒毒素能阻止神经肌肉接头处胆碱能神经末端乙酰胆碱的释放,从而引起逼尿肌麻痹,能提高膀胱的容积及降低排尿压力。肉毒毒素不能越过血脑屏障,无中枢毒性,副作用能达到最小限度,耐受性好;它能抑制感觉神经介导的膀胱收缩,从而缓解盆腔的疼痛。用肉毒毒素治疗 OAB 症状存在尿潴留的危险,其安全性和有效性尚有待多中心随机试验的评估。

(3)神经刺激:①骶神经电调节治疗:是一微创治疗方法,电刺激可引起肌肉收缩、激活神经反射和调节中枢神经系统的一些功能。骶神经电调节利用介入技术将一种短脉冲刺激电流连续施加于特定的骶神经(S$_3$ 或 S$_4$),以干扰异常的骶神经反射弧,进而影响与调节膀胱、尿道括约肌及盆底等骶神经支配的效应器官的行为,起到"神经调理"的作用。用于尿失禁、尿潴留的治疗,对部分顽固的尿频、尿急及急迫性尿失禁患者有效。②外周神经刺激治疗:包括经皮神经刺激,能显著改善逼尿肌不自主收缩的幅度,增加膀胱容量,从而改善 OAB 患者的症状。

(4)手术治疗:主要有膀胱扩大术和尿流改道两种方式,一般用于药物等非手术治疗无效或失败后。

1)手术指征:应严格掌握,仅适用于严重低顺应性膀胱、膀胱容量过小,且危害上尿路功能,经其他治疗无效者。

2)手术方法:①膀胱横切术,随访 1 年有 74% 的客观治愈率。②盆底丛注射无水乙醇,有报道治愈率为 60%。③有学者经阴道去部分膀胱神经支配,治愈率在 50%~80%。④膀胱增容术也可用于治疗逼尿肌过度活动,将膀胱对切后,用肠道组织通常是回肠,长度与膀胱周长相等(大约 25cm),缝合在该处。注意该手术能够治疗逼尿肌过度活动,但也会引起排尿功能的问题。有报道 90% 的患者症状可缓解。⑤回肠代膀胱术治疗逼尿肌过度活动。

(五)预防

1. 避免对术前就存在膀胱过度活动的患者进行抗压力性尿失禁手术。对术前有明确的尿急病史者,不能单看尿动力学检查结果诊断逼尿肌过度活动,还需依据最初的排尿日记和下尿道病史作出膀胱过度活动的判断。

2. 注意避免手术时保留尿管位置不当、气囊充盈压力过大、膀胱冲洗管堵塞,这些因素皆可引起膀胱痉挛和术后短期 OAB 的出现。

(王志莲)

第三节　肠道损伤

一、直肠损伤与直肠阴道瘘

术中直肠损伤是盆腔器官脱垂手术较为少见的并发症。术后直肠损伤可形成直肠阴道瘘。

(一)原因

1. 常见引起损伤的原因

(1)直肠阴道间隙分离过程中造成的损伤:多为直肠近端前壁或侧壁浆膜损伤。

(2)放置拉钩造成的损伤:多发生在直肠旁间隙的下部。

(3)穿刺针或缝线穿透直肠。

2. 术式损伤

(1)子宫骶韧带高位悬吊术的少见并发症包括肠道损伤,分离骶韧带与直肠间隙时可损伤直肠。

(2)骶棘韧带固定术中因为直肠与骶棘韧带(sacrospinous ligament)很近,在进入直肠周围间隙及游离骶棘韧带周围组织时易损伤直肠(图 6-3-1)。直肠损伤的发生率约为 2.5%。

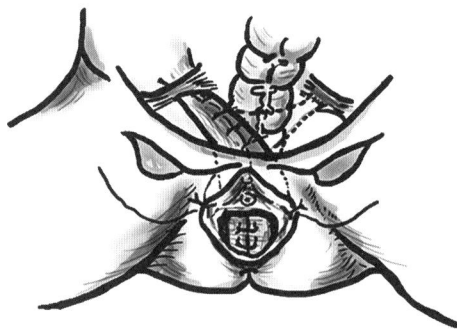

图 6-3-1　骶棘韧带固定术

(3)阴道骶骨固定术中分离右侧直肠间隙时过分贴近直肠易导致直肠损伤。

(4)阴道后壁修补、直肠膨出修补术及阴道闭合术等涉及阴道后壁或直肠前壁的手术,分离阴道直肠间隙时由于过深或层次不清,易误入直肠。缝线穿透直肠,也可引起直肠损伤。

(5)经阴道后路悬吊术中穿刺针方向偏离或未用挡板阻隔直肠,可致直肠损伤,发生率约为 0.9%。

(6)加用补片的手术,有可能因网片侵蚀而出现肠瘘。

其余详见第四章第一节。

（二）临床表现

详见第四章第一节。

（三）诊断

详见第四章第一节。

（四）治疗

1. 术中损伤 一旦发生，立即修补。

2. 术后发现肠瘘 修补手术注意：①盆腔器官脱垂手术后出现的瘘，由于已经历前次手术，手术的难度可能较大，在修补术前要明确瘘的原因、位置、大小及肛门括约肌的反应能力，需与肛肠外科医生会诊共同制订手术方案；②配合手术治疗，要进行营养、支持治疗、预防感染等治疗。详见第四章第一节。

（五）预防

1. 术前预防措施

（1）术前3日严格肠道准备：少渣饮食2日，术前流质饮食1日，同时口服肠道抗菌药物3日以抑制肠道细菌；手术前晚及手术当日晨行清洁灌肠。

（2）术前阴道准备：术前阴道消毒，每日用碘伏消毒1次，每次3遍。术前3天用1∶5000高锰酸钾溶液坐浴，每天2次，每次10~15分钟。

（3）术前要积极治疗炎症，低蛋白血症者积极纠正低蛋白血症，贫血者积极纠正贫血，合并糖尿病者积极控制血糖。

2. 术中预防措施

（1）仔细辨明解剖关系，认真操作。

（2）术中注意：①在行阴道后壁修补、阴道闭合等手术时应注意分离直肠与膀胱间隙时不要过深，在有充分张力的情况下分离阴道后壁黏膜，以降低直肠穿孔的风险。助手协助造成反向张力并将手指放在肛门内作指示。②辨清解剖，子宫骶韧带高位悬吊术、骶棘韧带固定术、阴道骶骨固定术中，注意分离直肠间隙时不要太贴近直肠。③拉钩拉开直肠时轻柔操作，以免造成的直肠损伤。④放置网片、骶棘韧带悬吊术等，术中均应多次行直肠指诊，及时发现是否伤及直肠，发现穿孔及时缝合。缝合阴道后壁时注意勿刺透直肠黏膜，缝合后行直肠指检确认。⑤认真止血，避免血肿形成。

3. 术后预防措施

（1）饮食与排便注意：①术后5日内控制饮食，不排便，禁食1~2日后改少渣饮食；术后第5日起，口服药物软化大便，逐渐使患者恢复正常排便。②术后进食和控制饮食期间可给予肠外营养。同时要注意补足热量，水、电解质要平衡。

（2）保持会阴清洁。

（3）术后选用广谱抗菌药物预防感染。

二、小肠膨出与直肠膨出

小肠膨出是指腹膜囊疝入到阴道，疝囊内有小肠，也称为小肠疝，同时合并阴道黏膜突出。当正常的盆腔内筋膜受损或缺失时，小肠会填充于疝囊。

直肠膨出指直肠黏膜或直肠全程向下移位，向阴道后壁脱出，形成一盲袋，使直肠与肛门呈一定角度。直肠阴道隔很薄，该结缔组织表面的一层膜叫 Denonvillier 筋膜，其与阴道壁后部融为一体，重度阴道后壁膨出时可伴随直肠膨出，严重时形成阴道壁后部的疝，疝内有直肠前壁。

临床上，从阴道轴后方脱出，为阴道后壁肠疝，可能属于先天性，伴有阴道外翻；从阴道顶端脱出，为顶端肠疝。严重者阴道外翻伴有肠疝、膀胱疝和直肠疝（图 6-3-2）。

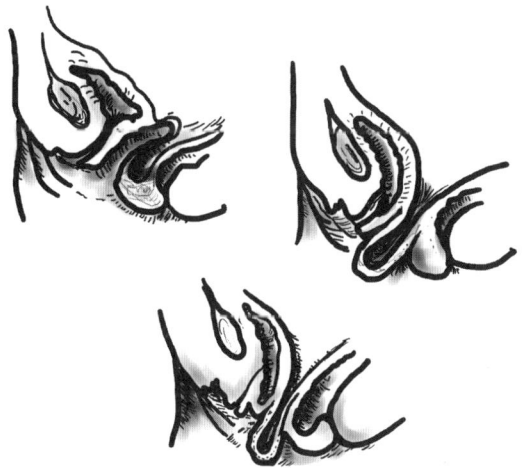

图 6-3-2 肠疝

肠疝常合并直肠脱垂。直肠脱垂指直肠向肛门方向全层肠套叠，甚至脱出肛门。直肠脱垂可发生于肛门括约肌以内，也可以发生在肛门括约肌以外。直肠脱垂患者超过 75% 合并大便失禁。约有 35% 的直肠脱垂患者有子宫切除史。

盆底手术后小肠膨出或直肠膨出的发生率较低。据报道，耻骨后膀胱颈悬吊术后 7.6% 的患者发生小肠膨出，但只有 2/3 的患者需要外科治疗。有报道，对 46 例原发阴道顶端脱垂伴或不伴原发压力性尿失禁患者应用 2 个补片行腹腔镜阴道骶骨悬吊术伴或不伴腹腔镜 Burch 阴道悬吊术，其中 12% 的患者出现了直肠脱垂复发。

（一）原因

1. 盆底手术后正常的盆腔内筋膜受损，导致小肠膨出和直肠膨出。

2. 术后机械性的腹压增加对盆底组织的影响会导致小肠膨出和直肠膨出，常见的因素有慢性咳嗽、长期便秘、盆腔肿瘤、重体力劳动、长期站立或负重及穿紧身胸衣、用力屏气等。

（二）临床表现

1. 症状

（1）小肠膨出疝囊或直肠膨出的脱出物与衣物等摩擦可引起表面溃疡。重者有下坠感、腰酸痛、便秘和排便困难。患者有外阴异物感。

（2）直肠膨出患者可出现排便困难、便秘、大便失禁等，可同时合并其他盆底功能障碍的表现。

2. 体征

（1）小肠膨出或直肠膨出的疝囊凸出于阴道内或阴道口外。

（2）会阴体薄弱或变形，可存在前次手术的瘢痕。

（3）肛诊可发现肛门外括约肌有缺损，直肠阴道检查可能发现肛门括约肌张力减低，直肠膨出时可存在直肠裂隙，嘱患者坐在马桶上，用力时检查可发现直肠裂隙。可以触摸到直肠脱垂的部分。

（4）神经系统检查发现肛门、球海绵体肌反射减弱。

需注意，因肠疝常合并直肠脱垂和/或膀胱脱垂，当合并有直肠脱垂时，直肠阴道三合诊有助于区分直肠脱垂和高位疝囊，阴道后壁视诊也可发现两者之间的横沟。子宫切除术后出现肠疝很难明确是直肠脱垂还是膀胱脱垂。

（三）诊断

出现上述症状和体征，可借助下列辅助检查作出诊断。

1. 排便造影
造影剂快速进入直肠，观察排便过程，有助于查明有无直肠脱垂，也有助于查找肠套叠的部位。排便造影对于盆底疝的诊断具有独特的价值，盆底疝多发于直肠子宫陷凹，疝内容物可有腹膜、网膜及其脂肪、肠管（小肠或乙状结肠），可分为直肠型、隔型和阴道型三型。排便造影可发现出口梗阻和盆底肌功能不良，显示用力时乙状结肠脱垂入肛管内的情况。

2. 直肠镜或可弯曲的乙状结肠镜检查
大部分直肠脱垂患者伴有便秘、尿失禁等，尤其是老年患者，必要时可选择此项检查，明确肠内有无赘生物、溃疡或局部炎症等。

3. 肛门压力测定
无大便失禁的直肠脱垂患者肛门压力是正常的，有大便失禁时肛门静息压和挤压力均降低。

（四）治疗

1. 保守治疗
一旦临床诊断为直肠膨出且直肠动态造影进一步证实直肠膨出部位不能完全排空，即应进行内科试验治疗。每天摄入 20~30g 不溶性纤维和足量的液体可控制症状，应保持恒定或逐日增加的高质量纤维饮食，必要时可加入粪便软化剂。患者自己指压阴道后壁也可作为治疗手法以助排便，这些手法对因伴发内科问题而不适于手术修补的患者尤为合适。如果保守处理失败，则可进行肠疝的修复手术。

2. 手术修复
可经阴道和经腹进行。手术术式根据术者的特点及是否合并其他阴道或腹部疾病来决定。直肠指诊或膀胱灌注液体有利于术中安全分离和进入疝囊。

（1）经阴道肠疝修补术

1）患者取方便阴道后壁修补的体位，首先横行切开并分离阴道黏膜，然后在疝囊上方、阴道后壁中线作纵切口至阴道顶端（图 6-3-3A），同时合并直肠脱垂时，切口延伸至会阴部。自疝囊、直肠前壁和阴道直肠筋膜钝、锐性分离阴道后壁，两侧达肛提肌。

2）自阴道壁和直肠游离疝囊（图 6-3-3B），当疝囊与直肠前壁很难区分时，应借助直肠指诊，同时自直肠前壁切开疝囊。可在膀胱中插入金属导尿管或在膀胱镜指示下分离。

3）将疝囊从阴道壁及直肠分离后，用两把组织钳夹住疝囊并牵引，进一步探查，确保无小肠管和网膜粘连，如可能，在囊颈处予以分离（图 6-3-3C）。

4）直视下用 2-0 或 3-0 不可吸收张力线缝合疝囊（图 6-3-3D），同时缝合主韧带、子宫骶韧带，一次性将缝线打结，注意避免伤及输尿管（图 6-3-3E）。需注意，必要时同时行阴道穹窿悬吊术。

（2）经腹肠疝修补术：有三种术式。

1）Moschcowitz 术式：荷包缝合陷凹。从陷凹底部进针，通常情况下 3~4 针即可关闭陷凹，将荷包缝合打结。术中注意避免套入输尿管或打结时使输尿管扭曲。

2）Halban 术式：在子宫骶韧带间做矢状缝合关闭陷凹。穿过乙状结肠浆膜，进入陷凹深层腹膜，上至阴道后壁，纵向依次缝合 4~5 针，结扎缝线，便可关闭陷凹（图 6-3-4）。

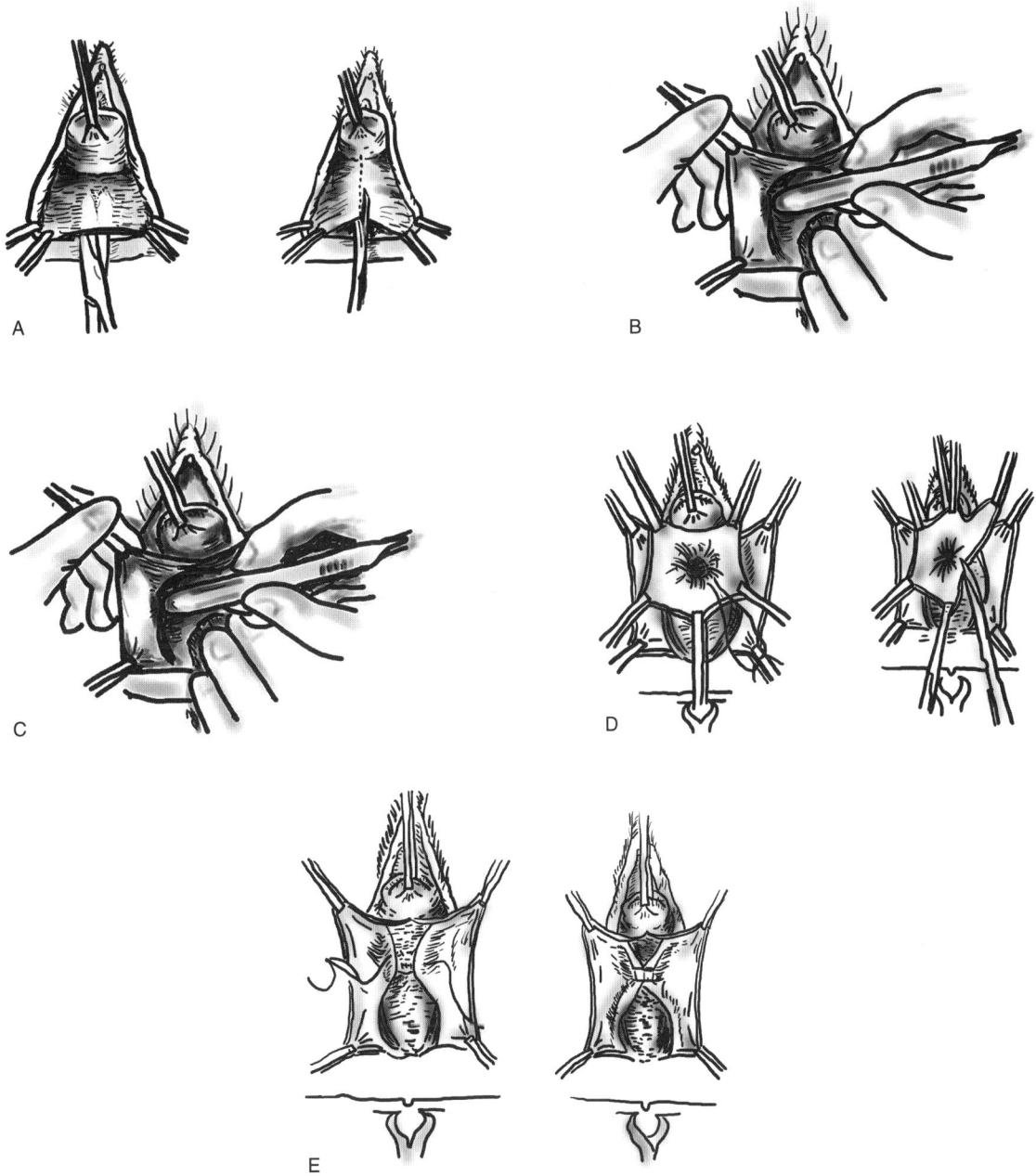

A

B

C

D

E

图 6-3-3　经阴道肠疝修补术之缝合疝囊

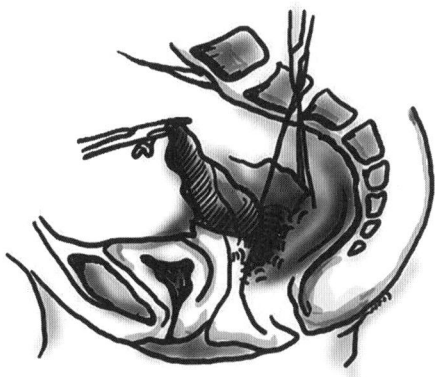

图 6-3-4　Halban 术式

3）子宫骶韧带对折缝合术式：从一侧子宫骶韧带中部进针，3~5 针，穿过阴道后壁，进入另一侧子宫骶韧带中部（图 6-3-5）。最低的一针带上直肠前壁浆膜，这样可使直肠黏附于子宫骶韧带和阴道壁。注意避免损伤和扭曲输尿管，如有必要，还应在侧腹膜至子宫骶韧带间游离输尿管。

4）另外，其他一些阴道顶端悬吊手术也可酌情选择。

3. 直肠膨出的手术方式选择　根据患者盆底手术后情况、年龄、合并症及膨出的程度，综合考虑。手术的目的是治疗直肠膨出，处理合并症如便

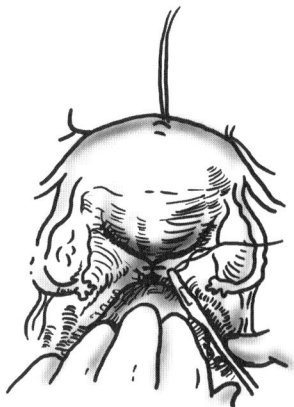

图 6-3-5　子宫骶韧带对折缝合术

秘、大便失禁。手术途径大致可分为两种：经腹或腹腔镜下修复和经会阴修复。

（1）经会阴修复术

1）Delorme 手术：经会阴直肠黏膜剥除肌层折叠术。手术简单，仅需局麻或区域麻醉，对于极度衰竭的患者尤其适用。

2）Altemeier 经会阴直肠乙状结肠切除术：是狭窄性和坏疽性直肠脱垂的首选术式。缺点是失去了直肠的储存功能，所以应慎重选择。

3）肛门紧缩术：通过使用人工材料环绕肛门使肛门变窄，应用较局限，该术式不能解决直肠膨出的根本问题，且并发症发生率高。

（2）经腹或腹腔镜下修复：经腹手术分为三类，①游离直肠后只行直肠固定术；②游离直肠后行直肠固定术和肠切除术；③单纯的肠切除术。

上述三种手术均可经腹腔镜进行，但由于大多盆底重建手术患者年龄较大，且同时合并其他系统疾病，所以在考虑腹腔镜手术的优势的同时，要注意手术的可行性、手术的效果、对患者是否更有益、手术的风险及成本。

（五）预防

1. 术前与家属及患者充分沟通。很多患者有功能性的排便问题，纠正小肠膨出和直肠膨出并不一定能纠正异常的排便模式，手术前必须向患者说明此点。

2. 术前应控制慢性腹压增加的疾病，术后限制体力活动，防止腹压增加。

3. 施行预防性手术，如 McCall 术后穹窿成形术能减少疝的发生；有专家认为进行耻骨后膀胱颈悬吊术可增加未来阴道顶端及后壁脱垂的风险，可同时行子宫骶韧带折叠、封闭直肠子宫陷凹等，以避免肠膨出发生。但需注意，选择预防性手术的效果尚不清楚。

三、肠梗阻

肠梗阻是指肠道的内容物通过肠道受到了阻碍，与盆底重建手术相关的肠梗阻主要的是网片、粘连、嵌顿所致，极少数与肠系膜血栓有关。

（一）原因

1. 网片悬吊过紧或裸露于腹腔内，网片与肠管直接摩擦，导致肠管蠕动受限，或组织与网片广泛粘连，出现肠粘连、肠梗阻。

2. 手术时肠管暴露时间过长，手术后容易发生肠粘连导致梗阻。

3. 腹腔镜手术套管部位筋膜缺损较大引起肠管嵌顿，也可致肠梗阻。

4. 合并风湿性心瓣膜病伴心房颤动、高血压、糖尿病等高位疾病的患者，术后可能出现肠系膜动脉栓塞，引起肠梗阻。

5. 门静脉高压和门静脉炎可致门静脉栓塞，血流受阻是血管性肠梗阻的常见原因。

（二）临床表现

1. 症状　肠梗阻的主要症状是腹痛、呕吐、腹胀，无大便和肛门排气。

（1）腹痛：肠梗阻的患者大多有腹痛。单纯性机械性肠梗阻一般为阵发性剧烈绞痛。若肠壁已发生缺血坏死，则呈持续性剧烈腹痛。至于麻痹性肠梗阻，由于肠道已无蠕动能力，故无肠绞痛发作，便可由于肠管高度膨胀而引起腹部持续性胀痛。

（2）呕吐：呕吐在梗阻后很快即可发生，然后进入一段静止期，再发呕吐的时间视梗阻部位而定。肠梗阻患者几乎都有呕吐，早期为反射性呕吐，呕吐物多为胃内容物。后期则为反流性呕吐，因梗阻部位高低而不同，部位越高，呕吐越频越烈。低位小肠梗阻时呕吐较轻亦较疏。结肠梗阻时，由于回盲瓣可以阻止反流，故早期可无呕吐，但后期回盲瓣因肠腔过度充盈而关闭不全时亦有较剧烈的呕吐，呕吐物可含粪汁。

（3）腹胀：腹胀一般在梗阻发生一段时间以后开始出现，是较迟出现的症状，其程度与梗阻部位有关。高位小肠梗阻由于频繁呕吐多无明显腹胀；低位小肠梗阻或结肠梗阻的晚期常有显著的全腹膨胀。闭袢性梗阻的肠段膨胀很突出，常呈不对称的局部膨胀。麻痹性肠梗阻时，全部肠管均膨胀扩大，故腹胀显著。

（4）排便排气停止：在完全性梗阻发生后排便

排气即停止。高位小肠梗阻的最初 2~3 日,如梗阻以下肠腔内积存了粪便和气体,则仍有排便和排气现象,不能因此否定完全性梗阻的存在。绞窄性肠梗阻如肠扭转、肠套叠等都可有血便或脓血便排出。

(5)严重时可出现全身症状:单纯性肠梗阻患者一般无明显的全身症状,但呕吐频繁和腹胀严重者必有脱水,血钾过低者有疲软、嗜睡、乏力和心律失常等症状。绞窄性肠梗阻患者的全身症状最显著,早期即有虚脱,甚至休克;严重时出现脉搏细速、血压下降、面色苍白、眼球凹陷、皮肤弹性减退、四肢发凉等征象。伴有腹腔感染者,腹痛持续并扩散至全腹,同时可有畏寒、发热、白细胞增多等感染和毒血症表现。

2. 体征

(1)腹胀:多见于低位小肠梗阻,常有不对称的局部膨胀,而麻痹性肠梗阻则有明显的全腹膨胀。

(2)肠鸣音亢进或消失:在梗阻部位可听到肠鸣音亢进、气过水声、高调金属音。在麻痹性肠梗阻或机械性肠梗阻并发腹膜炎时肠鸣音减弱或消失。

(3)肠型和蠕动波:慢性肠梗阻和腹壁较薄时,肠型和蠕动波特别明显。

(4)腹部压痛:常见于机械性肠梗阻,压痛伴肌紧张和反跳痛主要见于绞窄性肠梗阻,尤其是并发腹膜炎时。

(5)腹块:肠管嵌顿、肠套叠所致的肠梗阻,往往可触到相应的腹块;在闭袢性肠梗阻中,有时可能触到有压痛的扩张肠段。

需特别注意腹部手术切口瘢痕和隐蔽的外疝。

(三)诊断

1. 典型的病史结合症状和体征。

2. 必要的辅助检查

(1)X 线片、站立位透视:可见多个液气平面及胀气的肠袢。可见梗阻部位以上肠段扩张并充满液体,在扩张的肠管间常可见腹水。如小肠内有气体和液平面,表明肠内容物通过障碍,提示肠梗阻的存在。急性小肠梗阻通常要经过 6 小时肠内才会积聚足够的液体和气体,形成明显的液平面;经过 12 小时,肠扩张的程度达到诊断水平。结肠梗阻发展到 X 线征象出现的时间更长,充气的小肠特别是空肠可从横绕肠管的环状襞加以辨认,并可与具有结肠袋影的结肠相区别。从正位或侧位摄片判断,必要时进行系列摄片。

(2)血常规:血白细胞计数增高,一般在 10×10^9/L 以上,绞窄性肠梗阻常在 15×10^9/L 以上,中性粒细胞增加。

(3)血清二氧化碳结合力测定:当出现代谢性酸中毒时,二氧化碳结合力可以降低。

(4)血清电解质测定:可出现低钾、低氯和低钠血症。

(四)治疗

1. 非手术治疗

(1)纠正水、电解质平衡紊乱和酸碱失衡。

(2)禁食水,肠内营养不足 60% 时给予肠外营养。

(3)胃肠减压:是治疗的重要方法之一,通过胃肠减压吸出胃肠道内的气体和液体,可减轻腹胀、降低肠腔内压力,减少细菌和毒素,有利于改善局部和全身的情况。也有报道人在 M-A 管(双腔单囊管)末端系一小段丝线将管端送至幽门前区后,调整患者体位,12 小时后如管端仍未能通过幽门,就在胃镜直视下用活检钳或异物钳夹住管端线头将气囊送过幽门,随后将气囊充气并渐渐往内送管,在 12 小时内管端可到达梗阻部,吸出大量液体,腹胀得到缓解,此时注入石蜡油 150~200ml,往往即可奏效。

(4)防治感染:抗生素的应用对防治细菌感染有重要的意义。

(5)中医治疗:单验方——生植物油(生豆油、香油或花生油),200~250ml,口服或由胃管内注入。

2. 手术治疗 对于各种类型的绞窄性肠梗阻和非手术治疗无效的患者应行手术治疗,具体手术方法应根据梗阻的病因、性质、部位及全身情况而定。

(1)手术依据三个因素而定:①梗阻持续的时间,即水、电解质、酸碱失衡的严重程度;②改善生命器官功能的机会;③对绞窄危险的考虑。一旦诊断确定,症状持续时间短至 24~30 小时,代谢紊乱极轻而无预先存在的肺、心或肾脏疾病的患者可以进行手术。肠梗阻已几天并出现了水、电解质紊乱的患者,最好先进行 18~24 小时的术前准备。

(2)手术方法:可根据病情选择。

1)肠粘连松解术:对小范围粘连或索带,可分离粘连或切除索带,以解除梗阻,并将粗糙面内翻缝合,以减少再粘连的机会。如肠曲粘连成团难以分离且累及肠段不多时,可将该粘连团切除后,做肠吻合。如粘连范围极为广泛,分离粘连后为防止再次粘连梗阻,有必要附加一种将小肠排列固定的手术。

2)肠切除术:炎症性狭窄、局部肠袢已经失活坏死者,应行肠切除。对于绞窄性肠梗阻,应争取在肠坏死以前解除梗阻,恢复肠管血液循环。如在解除梗阻原因后有下列表现,则表明肠管已无生机:肠壁呈紫黑色并已塌陷;肠壁失去张力和蠕动能力,肠管扩大、对刺激无收缩反应;相应的肠系膜终末小动脉无搏动。

手术中对肠袢生机的判断常有困难,当不能肯定小段肠袢有无血运障碍时,切除更为安全。但当发生较长段肠袢尤其是全小肠扭转时,贸然切除将影响患者未来的生存。可在纠正血容量不足与供氧的同时,在肠系膜血管根部注射 1% 普鲁卡因或酚妥拉明以缓解血管痉挛,将肠管放回腹腔,观察 15~30 分钟后,如仍不能判断有无生机,可重复 1 次;最后确认无生机后方可考虑切除。

3)肠短路吻合术:当梗阻的部位切除有困难,如粘连广泛难以分离,但肠管无坏死现象时,为解除梗阻,可分离梗阻部远、近端肠管作短路吻合,旷置梗阻部。但应注意旷置的肠管尤其是梗阻部的近端肠管不宜过长,以免引起盲袢综合征。

4)肠造口或肠外置术:患者的情况差,不允许行复杂的手术,可用这类术式解除梗阻,即在梗阻部近端膨胀肠管行肠造口术以减压。其主要适用于低位肠梗阻。

5)肠梗阻支架置入:对于暂时不宜开腹手术的患者,可以考虑经内镜检查找到狭窄部位,放入支架,把梗阻部位的肠管支撑起来,缓解症状。

(3)手术注意事项:急性肠梗阻手术大都是在急诊情况下进行的,术前准备不如择期手术完善,且肠管高度膨胀伴有血液循环障碍,肠壁水肿致愈合能力差,腹腔内常有污染,故手术后易发生肠瘘、腹腔感染、切口感染或裂开等并发症。因此,肠梗阻患者术后的监测和治疗也很重要,应胃肠减压,维持水、电解质及酸碱平衡,抗感染,加强营养。

(五)预防

1. 利用网片等进行手术时不宜过紧,不要将网片裸露于腹腔内,要注意用腹膜覆盖补片,使网片不直接与肠管摩擦,可减少发生肠梗阻的概率。

2. 手术时,注意不要将肠管夹入手术切口,以免肠管受限或肠管嵌顿,导致梗阻。

3. 手术时注意用湿纱垫保护好肠管,避免不必要的暴露。

4. 术毕可用医用几丁糖、生物蛋白胶等喷或涂于创面,防止肠管发生粘连,进而梗阻。

5. 术后嘱患者适时床上勤翻身、适时下床活动,可起到一定的防肠粘连的作用,有利于预防肠梗阻发生。

6. 使用有效抗菌药物预防感染。

四、大便失禁

大便失禁又称肛门失禁,指粪便及气体不能随意控制,不自主地流出到肛门,是排便功能紊乱的一种症状。

(一)原因

直肠膨出修补术后肛门失禁的发生率可达 19%。术后便失禁可能与长期直肠脱垂影响直肠感觉、肛门括约肌缺陷、肌肉过度牵拉及创伤有关。骶棘韧带悬吊术后大便失禁的发生率很低,单侧术后约为 1.9%~5.6%,双侧术后尚未见报道。

(二)临床表现

1. **症状** 稀便和/或干便失禁,排气失禁。

2. **体征** 会阴体薄弱或变形,可存在前次手术的瘢痕及肛周皮肤缺损。直肠阴道检查可发现肛门外括约肌有缺损,可能发现肛门括约肌张力减低,嘱患者坐在马桶上用力时检查可有助于发现直肠裂隙。神经系统检查发现肛门、球海绵体肌反射减弱。肛周感觉减退和肛门皮皱消失有助于除外神经源性大便失禁。

(三)诊断

出现上述症状和体征,可借助下列辅助检查作出诊断。

1. **直肠超声** 可以辅助诊断肛门内外括约肌的缺陷,缺陷在影像学上表现为括约肌纤维的不连续或断裂。超声下肛门内括约肌显示为一条围绕肛管的低回声环;外侧一条强回声环为肛门外括约肌。

2. **电反应诊断性试验**

(1)肌电图(electromyogram,EMG):可以确定去神经的肌肉纤维。大便失禁者外括约肌和耻骨直肠肌的纤维密度明显高于正常,大便失禁的严重程度与纤维密度成正比,实验观察发现凡引起阴部神经牵拉性损伤的疾病,均可导致肌纤维密度增加。原因是阴部神经损伤使括约肌发生去神经化改变,影响括约肌收缩功能,从而导致大便失禁。目前单纤维的 EMG 技术基本被会阴末梢神经运动反应实验替代,用装在手套内的肛管内电极代替了针状电极。

（2）会阴末梢神经运动反应实验：测定从刺激坐骨棘处神经到引起肛门外括约肌收缩的时间。由于该方法测定最快的残余神经的传导速度，因此有时会忽略重要的神经损伤。在大约70%的大便失禁患者和50%的肛门括约肌受损患者中可观察到会阴神经病变。

（3）肛门压力测定：可以监测肛门静息压力、挤压时的压力和直肠感觉。肛门内括约肌占肛门静息压力的55%，肛门外括约肌占30%，痔丛占15%。静息压力通常反映肛门内括约肌的功能，自发挤压试验反映肛门外括约肌的功能。肛门括约肌缺陷时压力测定发生变化，肛门内括约肌缺陷则静息压力下降，肛门外括约肌缺陷则挤压试验压力下降。

检查注意：①神经检查的应用有争议。会阴末梢神经运动反应实验的可行性低，而且其准确性与医生的操作技术密切相关。最准确的实验是针式EMG，即应用针式EMG测定肛门外括约肌的球海绵体肌运动单位电位实验，对于患者是有创的，患者不易接受。相比较而言，患者更易接受会阴末梢神经运动反应实验，但效果不确切。②神经功能测定对于手术效果的预测没有帮助。③肛门括约肌的压力与大便的控制密切相关，肛门括约肌的压力与超声上的括约肌缺陷密切相关，但在可控制排便与不可控制排便的人群中，肛门内括约肌的压力都不同，因此，需将压力测定实验与神经检查和超声检查结合起来，才能较好地反映肛门直肠的生理特性。

3. 排便造影　可以帮助除外梗阻性原因导致的大便失禁。

（四）治疗

应进行全面的病史询问，全面评估直肠的解剖和生理功能，制订个体化的治疗计划。处理方法如下。

1. 非侵入性治疗　如饮食调理、药物治疗、运动治疗等。

（1）指导改变饮食和排便习惯，多吃富含纤维的食物，推荐每日摄入纤维25~30g，养成每日定时排便的习惯。

（2）可用大便软化剂：如洛哌丁胺，2mg/d。

（3）盆底肌训练：①通过盆底电刺激增强盆底肌肉力量（详见本章第二节）；②生物反馈：超声检查提示会阴体薄弱，但是没有括约肌的损伤，压力

试验显示压力低时，考虑大便失禁是神经源性的，推荐使用生物反馈治疗（详见本章第二节）。

2. 手术治疗　如果非侵入性治疗失败，可行肛门括约肌重建或括约肌重叠缝合术等。

（1）手术前注意：①要详细询问病史，医生应最大限度获取相关信息，作出合理的处理。要关注如下内容：患者大便失禁是每天1次还是每月1次？大便的正常形状如何？漏便的严重程度？漏便有间歇吗？需要频繁更换衣服吗？②水样便的患者即使肛门括约肌正常，在急性腹泻时也会发生漏便。大便形状改变可以显示既往存在的无症状的肛门括约肌损伤。③大便失禁发生的频率是选择治疗方式时需考虑的一个因素。如1个月只发生了1次大便失禁，伴有肛门括约肌损伤时，可先考虑非手术治疗，当经药物治疗和生物反馈疗法无效时再选择手术治疗。如为肛门括约肌缺陷患者，每日有成形大便伴有大便失禁则需积极处理。

（2）手术时注意

1）肛门括约肌重建术：主要步骤：切开皮肤及阴道后壁（图6-3-6A），分离外阴后联合（图6-3-6B），分离直肠阴道（图6-3-6C），分离肛提肌内侧缘（图6-3-6D），修复直肠脱垂（图6-3-6E），缝合拉近肛提肌（图6-3-6F）。与阴道修补术可同时进行，应用0号可吸收缝线进行肛门括约肌重叠缝合术。注意术前充分向患者及家属告知，有些研究表明手术的长期成功率并不乐观，在进行肛门括约肌成形术后平均69个月，有54%的患者会发生稀便或干便失禁。

2）超声检查提示肛门内外括约肌的前壁有损伤，压力测定值很低，说明大便失禁可能是肌肉和神经共同损伤的结果。推荐进行肛门外括约肌重建术和肛门括约肌重叠缝合术。手术的主要步骤：分离出肛门外括约肌（图6-3-7A），重叠缝合肛门外括约肌（图6-3-7B）。

3）超声检查提示肛门内外括约肌的前壁有损伤并有肛管内括约肌有损伤，静息压力非常低时，分别处理。

4）有严重的肌肉缺陷及神经损伤时，推荐进行重叠缝合的括约肌重建术，但应告知该患者可能需要进一步的治疗。可以采用的外科治疗有射频手术、人造肛门括约肌，以及新的调节剂如膨胀剂和骶神经刺激。需改变薄弱的会阴体，以适应人造肛门括约肌，减少侵蚀和骶神经刺激发生的危险。

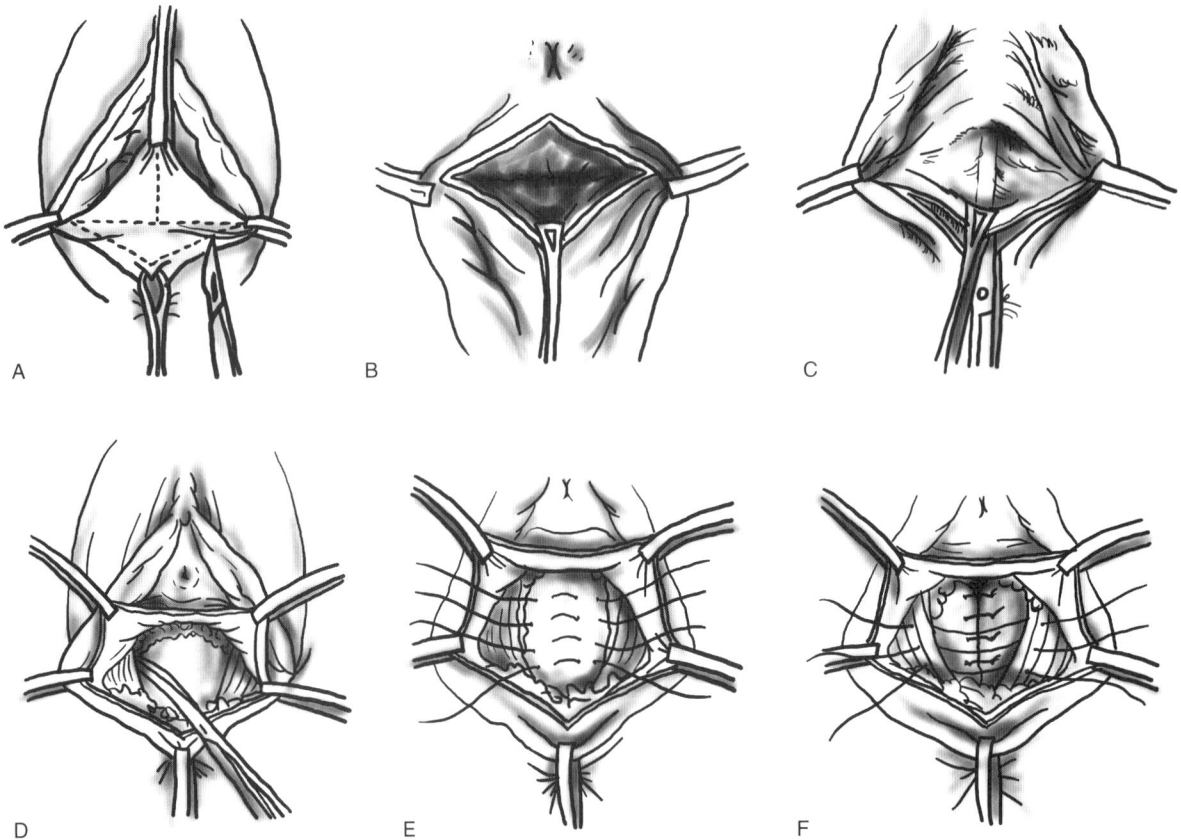

图 6-3-6　肛门括约肌重建术

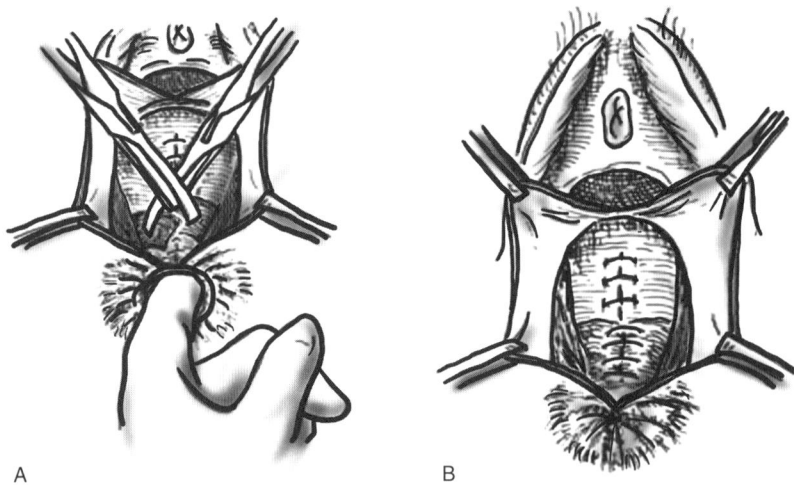

图 6-3-7　肛门括约肌重叠缝合术

5) 如果在重建手术后仍然有轻微的大便失禁，可能是由于静息压力低或肛门括约肌缺陷，外科治疗可以选择射频手术或尝试新的治疗方法，如膨胀剂、骶神经刺激等。

6) 如果超声检查证实括约肌修补失败，建议进行重复修补手术。

7) 如果患者有多处括约肌缺陷，合并神经损伤，重建手术失败，可以行造口术，即通常说的人造肛门括约肌。

(3) 手术后注意：①饮食与排便注意事项：术后5 日内控制饮食，禁食 1~2 日后改少渣饮食，同时口服肠蠕动抑制药物，抑制排便；术后第 5 日起，口服药物软化大便，逐渐使患者恢复正常排便；术后进食和控制饮食期间可给予肠外营养。同时要注意补足热量,维持水、电解质平衡。②保持会阴清洁。③术后抗菌药物的应用宜选用广谱抗生素。

(五)预防

1. 术前判断是否有发生大便失禁的潜在因素,在术中进行纠正,肛门括约肌的功能可得到改善。对于复发性阴道后壁脱垂的女性可通过肛门内超声及神经功能检查来评估肛门外括约肌功能。

2. 涉及直肠修补时,特别是在肛门内进行修补时,避免肛门括约肌功能受到损伤。

3. 对于复发性阴道后壁脱垂的女性可通过肛门内超声及神经功能检查来评估肛门外括约肌功能。

(王志莲)

第四节　血管损伤

盆腔器官脱垂手术多涉及阴道血管,其特点包括:①阴道动脉为髂内动脉前干分支,分布于阴道中下段前后壁、膀胱顶及膀胱颈。阴道动脉与子宫动脉阴道支和阴部内动脉分支相吻合。阴道中段由阴道动脉供应,阴道下段主要由阴部内动脉和痔中动脉供应。②阴部内动脉为髂内动脉前干终支,分出痔动脉(分布于直肠下段和肛门部)、会阴动脉(分布于会阴浅部)、阴唇动脉(分布于大、小阴唇)、阴蒂动脉(分布于阴蒂和前庭球)4支。静脉与同名动脉伴行,并在相应器官及其周围形成静脉丛,并相互吻合。由于外阴、阴道血运丰富,所以需要关注盆腔器官脱垂手术术中的血管损伤及术后出血、血肿的防治。

(一)原因

1. 治疗尿失禁的经阴道手术　手术中穿刺针经阴道进入和穿过耻骨后间隙时可能会伤及血管,出血的部位可能在膀胱周围静脉迂曲走行的部位。术后容易形成血肿。

(1)经耻骨后无张力阴道吊带术(TVT):术中出血,多因穿刺过于靠近耻骨后或存在瘢痕组织。穿刺时穿刺针与髂外血管、闭孔血管、副闭孔血管的平均距离分别为4.2cm、4.3cm和3.9cm,所以损伤大血管的发生率并不高,而穿刺针与耻骨后血管的距离仅0.6cm,故经耻骨后无张力阴道吊带术对耻骨后血管的损伤在所难免,但耻骨后血管非大血管,小血管损伤在凝血机制正常和局部压迫下多可自限。术后血肿很少见,多因穿刺过于靠近耻骨后或存在瘢痕组织,有报道发生大腿上方闭孔间隙血肿,但极少。

(2)经闭孔无张力阴道吊带术(TVT-O):螺旋状推针器的弧度直径为6.2cm,所以解剖发现TVT-O吊带几乎没有损伤股三角内股静脉、大隐静脉的风险。闭孔动脉前支沿着耻骨下支的外侧缘走行,故由内向外的TVT-O吊带受耻骨下支的骨性边缘的阻挡,几乎不可能损伤闭孔动脉,只在血管解剖变异时可能会损伤,另外操作不当时会出现出血,术后形成血肿。

2. 阴道前、后壁脱垂修补术　主要并发症为出血,较易出现在经阴道阴道旁修补术中。经阴道阴道旁修补或经腹腔镜阴道旁修补术可能损伤耻骨后静脉丛,导致大出血,据文献报道出血量可达1 000ml以上。术中血管止血不彻底,术后形成血肿。

3. 骶棘韧带悬吊术　出血的发生率为0.4%。术中过度分离尾骨肌上方或坐骨棘侧方会损伤臀下血管、髂内静脉丛及阴部内血管,发生严重出血时难以控制。

4. 阴道骶骨固定术　无论开腹还是腹腔镜下进行均需注意辨认主动脉分叉以及髂外、髂内静脉,右侧髂外静脉在右侧髂外动脉内侧,在此过程中尤其易损伤,也应识别骶正中动脉及静脉。在分离腹膜下脂肪、暴露骶岬及前纵韧带时,尤应注意不要损伤骶前静脉丛。由于骶前血管在骶骨骨膜的下方和表面上,是静脉交织的网络,当发生骶前血管出血时,很难止血。这些静脉损伤时,血管会收缩至骶前的骨表面下,甚至退缩至网状骨质的通道下。盆腔静脉间存在交通支,尤其是左髂静脉有丰富的交通支,处理尤为棘手。

5. 子宫骶韧带高位悬吊术的少见并发症包括出血。

其余详见第四章第二节。

(二)临床表现

1. 术中表现　详见第三章第二节。

2. 术后表现　①较表浅的血肿可见紫蓝色肿块隆起,压痛明显,质稍硬;②局部疼痛;③巨大血肿还可引起尿道压迫,导致尿潴留;④继发感染时可出现体温升高(详见第三章第二节)。

(三)诊断

详见第三章第二节。

(四) 治疗

1. 术中处理

(1) 治疗尿失禁的经阴道手术,术中出血的处理方法:缝合止血,填塞、抬高膀胱颈或阴道填塞。当过度出血发生在耻骨后间隙时,将充有 30ml 气的 Foley 尿管包裹纱布放入出血处,达到经阴道填塞的作用。如果出血持续存在,则需要行血管栓塞或腹腔镜检查。

(2) TVT 术时,当出现耻骨后间隙出血时,可将膀胱充盈 2 小时,同时在下腹部加压,阴道内填塞纱条,严密观察,多能自行吸收。

(3) 骶棘韧带悬吊术时,如果尾骨肌周围出现严重出血,建议直接压迫止血。如果不能控制出血,直视下用夹子或缝线结扎。此处不易经腹暴露,应尽可能经阴道止血。

(4) 阴道前、后壁修补及经阴道阴道旁修补或重建术中分离阴道旁间隙时,如果出现大出血,应及时采用结扎、缝扎等方法止血。如术后短时间内大量出血,可能术中血管结扎不牢固,应拆开阴道缝线,仔细查找出血血管,重新缝扎;如出血量少时,可用纱布填塞阴道压迫止血,并应用止血药物。也可电凝止血。

(5) 经腹手术时可采用以下方法止血:①压迫止血:压迫止血能在短时间内控制出血,但是取出压迫物后,若出血复发,继续压迫可能撕裂脆弱的静脉;②缝扎止血;③电凝止血;④骨蜡止血;⑤图钉止血:如以上方法不能止血,可用无菌不锈钢图钉压在骶前静脉止血。

其余详见第三章第二节。

2. 术后处理

(1) 嘱患者卧床休息,较表浅的血肿,最初 24 小时内宜局部冷敷(冰敷),以降低局部血流量和减轻疼痛。24 小时后可改用热敷、超短波、远红外线等治疗,以促进血肿吸收。

(2) 如果是腹腔内的血肿,通过彩超等监测血肿的变化,绝对卧床。

(3) 如果血肿越来越大,甚至继发了感染,必要时清除血肿,然后局部加压。贴近阴道者可阴道填塞纱布、油纱条等进行压迫止血。

其余详见第三章第二节。

(五) 预防

1. 经腹腔镜手术时

(1) 注意解剖特点,防止穿刺时伤及较大血管。脐大约在 $L_3 \sim L_4$ 水平,主动脉分叉在 $L_4 \sim L_5$ 水平。

(2) 注意识别重要的解剖学标志,防止损伤大血管。腹腔镜下重要解剖学标志是骶正中动脉和静脉、骶岬前纵韧带、主动脉分叉和下腔静脉。在 $L_4 \sim L_5$ 水平,右髂总动静脉和右输尿管在右骶骨的边缘;左侧边为乙状结肠,左髂总静脉在左髂总动脉的内侧(图 6-4-1)。在分离过程中要注意避免损伤以上血管造成大出血或血肿。阴道骶骨固定术缝合固定补片的上极时,注意一般骶骨岬下 3cm 和 6cm 的水平线与中、两侧 1.5cm 的纵行线的四个交点为无血管区,可作为缝合点。

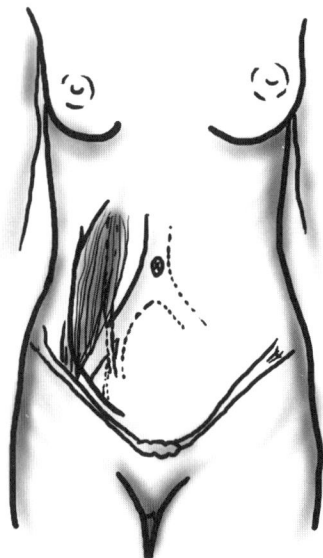

图 6-4-1　腹腔血管体表投影

2. TVT　术者应该小心、正确放置穿刺器,如穿刺器向头侧或两侧偏移,有增加血管损伤的危险。

3. 骶棘韧带悬吊术　推荐使用缝合用夹线器械或 Miyazaki 式使针尖向下穿过,安全进入坐骨直肠间隙,穿刺时选择由后向前的路径(针尖偏向左侧、指向术者),以避免缝针移位后损伤坐骨棘附近的血管丛。穿过骶棘韧带时不要过于偏向外侧,缝线穿过组织不要过深(深度以 5mm 左右为宜),以免损伤阴部血管。

4. 经阴道后路悬吊术(posterior intravaginal slingplasty, PIVS)　注意穿刺的方向,以免损伤肛神经血管束及阴部内神经血管束。

(1) 肛神经血管束:在坐骨直肠窝内,肛神经血管束自阴部内血管、阴部神经主干发出,在直肠轴水平横行穿过坐骨直肠窝,分布于肛门外括约肌周围,其走行基本与直肠周平行(图 6-4-2)。PIVS 助推器针于肛神经血管束尾端 1cm 穿入,经过其内侧,当穿刺针前端水平部分(约 4cm)完全刺入后,针尖位于肛血管头端 1~2cm。此时,在阴道内手指指引下,PIVS 助推器针向内上方刺向坐骨棘方向。

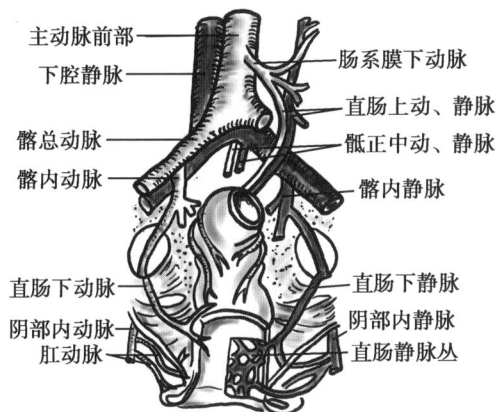

图 6-4-2 肛神经血管束

(2)阴部内神经血管束:阴部神经血管束管起自梨状肌下孔,沿坐骨表面下行至坐骨直肠窝外侧壁。阴部管内,由内向外依次走行的是阴部神经、阴部内动脉和阴部内静脉,距 PIVS 助推器最近的是阴部神经(图 6-4-3)。PIVS 助推器针在穿过坐骨直肠窝尾端时距离行于阴部管内的神经血管束较远,平均为 2.9cm,随着 PIVS 助推器针紧贴肛提肌外侧向坐骨直肠窝头端刺入,与阴部内神经血管束共同向坐骨棘方向会聚,其距离逐渐接近,直到 PIVS 助推器针于坐骨棘内侧 1cm 处穿透髂尾肌背侧缘。在盆腔内,阴部内血管自髂内动脉前干发出,于骶棘韧带头端进入其深面,PIVS 助推器针穿透肛提肌的部位与阴部内血管盆腔部平均最近距离为 3.9cm。如偏离上述方向穿刺则可损伤血管和神经。

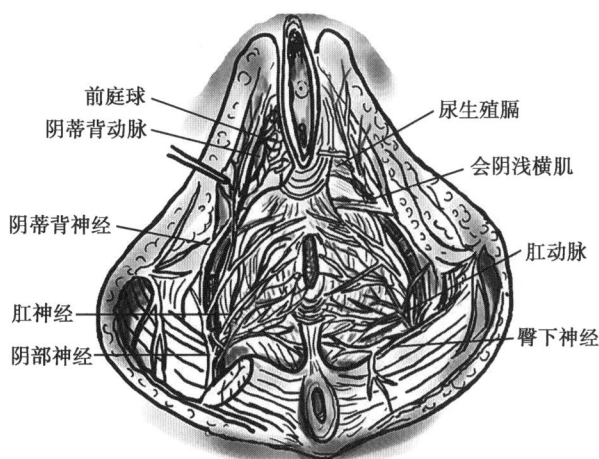

图 6-4-3 阴部内神经血管束

5. 经阴道阴道旁修补或经腹腔镜阴道旁修补术 耻骨后是静脉丛丰富的区域,分离时要谨慎,以免损伤耻骨后静脉丛,导致大出血。行经阴道阴道旁修补术时,应考虑到闭孔静脉在闭孔到坐骨棘的走行是变化的,避免损伤闭孔静脉。

6. 术毕 阴道内塞入干纱布或油纱条局部加压,可预防局部血肿形成(详见第三章第二节)。

(王志莲)

第五节 神经损伤

一、腓总神经损伤

腓总神经沿股二头肌内侧缘行向外下,至腓骨头后面,经腓骨长肌深面绕腓骨颈外侧,分成腓浅和腓深神经。腓浅神经在腓骨长、短肌之间下行,继而穿过前肌间隔,行于趾长伸肌的外侧,行程中分出肌支至腓骨长、短肌。在小腿中、下 1/3 交界处穿出深筋膜,分成足背中间皮神经和足背内侧皮神经,分布于小腿前外侧下部、足背和趾背皮肤;腓深神经发出后,穿腓骨长肌起端进入前群肌,沿胫前动脉外侧向下至足背,继而伴足背动脉前行,其肌支支配小腿前群肌与足背肌,皮支在第一跖骨间隙穿出,分成两支趾背神经,分布于第一、第二趾相对缘。

(一)原因

1. 手术牵拉及术中直接损伤 手术牵拉是周围神经损伤较常见的原因,造成牵拉的原因主要是对神经解剖不熟悉。

2. 术中神经压迫 腓总神经围绕腓骨小头走行,位置非常表浅,容易受压,腿架放置不适当可对腓总神经造成直接的压迫。助手拉钩时如身体或手臂支持力压在患者腿部,也会造成患者神经的长期压迫而麻痹。

3. 手术时间长 研究发现,神经受 4.0kPa 压力时其功能即发生变化,导致远端轴突运送功能丧失,长时间压力达 4.0~10.7kPa 时,则能引起神经内水肿,纤维瘢痕形成,神经功能严重障碍或丧失。神经受压(<4.0kPa)在 4 小时内可恢复,否则恢复的可能性很小。

(二)临床表现

腓总神经损伤表现为足下垂。查体踝关节活

动受限,足不能背屈,感觉异常,双侧肌张力正常。

(三)诊断

根据以上临床表现结合肌电图检查可明确诊断。

(四)治疗

1. 术后及时发现腓总神经麻痹,注意下肢护理。

(1)一旦出现腓总神经麻痹,立即解除局部压迫,将患肢置于中立位,严禁外旋,在腓骨小头上下处垫空以免继续受压。

(2)进行双下肢各肌群按摩及各关节被动活动。

(3)同时解除患者的紧张心理,以利配合治疗。

2. 及时治疗

(1)全身应用神经营养药物,促进微循环(详见第三章第三节)。

(2)必要时小剂量激素治疗,短时间的激素冲击治疗对神经的恢复很有效。用法:地塞米松10mg,静脉滴注,每日1~2次。

(3)理疗:使用神经刺激仪或理疗仪器治疗,每日1~2次。据报道,电针加康复治疗,治愈率可达94%。

(4)中医治疗:中药治疗(详见第三章第三节),针灸治疗,每日1次。

(5)功能锻炼:患肢在无须制动时练习,足背屈并抬高小腿,每日数次。

(五)预防

1. 术前熟悉腓总神经的解剖结构。

2. 术前适当摆放患者体位,注意腿架高低合适,不过分外展下肢,腿架上垫棉垫、果冻垫等厚软垫可减轻神经压迫。

3. 助手拉钩时避免对腓总神经造成直接的压迫。

4. 适当缩短手术时间,如手术困难,尤其是时长超过60分钟的手术,可在术中放松腿架5~10分钟,缓解长时间的压迫。

二、坐骨神经损伤

坐骨神经损伤是坐骨神经干或分支受到外界创伤而引起躯体感觉、运动及自主神经功能障碍的一种临床病症。坐骨神经是全身最为粗大的神经,由腰骶干、S_1~S_3神经构成,向下行走,逐渐延伸至臀部,再通过梨状肌孔穿出,沿着大腿后侧继续向下行走,到达膝关节后侧,分为腓总神经和胫神经,胫神经继续下行至足底,腓总神经绕到小腿前侧分

为腓浅神经和腓深神经,继续向下走行,所以坐骨神经及其分支分布于整个下肢,可以支配整个下肢的运动、感觉。

(一)原因

1. 解剖因素

(1)后盆腔重建手术穿刺时靠近坐骨棘,可损伤坐骨神经(图6-5-1)。骶棘韧带悬吊术中由于骶棘韧带邻近阴部管的阴部内神经和坐骨神经,因此术中尤其是缝合时可能引起神经损伤。虽然发生率低,但如果怀疑坐骨神经损伤应再次手术拆除缝线。

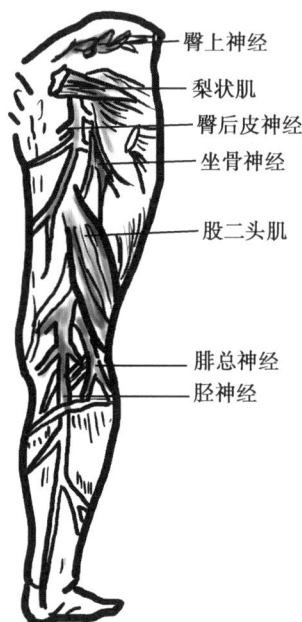

图6-5-1 下肢神经分布图

(2)骶棘韧带悬吊时,坐骨神经与尾骨骶棘韧带很近,有缝合损伤的可能。

2. 臀部屈曲时受压迫或牵拉,损伤位置在坐骨结节。

(二)临床表现

膝关节弯曲无力,或会阴或胫骨神经功能丧失。

(三)诊断

根据以上临床表现可诊断。

(四)治疗

同腓总神经损伤的治疗。

(五)预防

1. 避免压迫或牵拉坐骨结节。

2. 后盆腔重建手术穿刺时,术者用手触摸骶棘韧带,自后往前穿刺穿过骶棘韧带的中部,穿过

时有明显的突破感,避免靠近坐骨棘穿刺,以免损伤坐骨神经。若误穿骶棘韧带前方的尾骨肌时,则无突破感,应注意区别。

3. 骶棘韧带悬吊时一旦缝扎了坐骨神经,应再次手术解除缝扎。

三、闭孔神经损伤

在盆腔器官脱垂手术中,需要注意闭孔神经与闭孔血管伴行,穿经闭膜管至股内侧部,支配股内收肌群和闭孔外肌。这种手术中闭孔神经损伤的临床报道较少。

(一)原因

1. 与体位有关 妇科腹腔镜手术通常在全麻下采用一个特殊体位:单(或双)臂外展、头低臀高的膀胱截石位。如果手术时间长,肢体过度外展、外旋或不均,臀部过高,髋膝关节保护不当,术者借力压迫,尤其在患者过瘦或过胖的情况下,可造成闭孔神经损伤,引起肢体感觉丧失、麻木、无力。

2. 术中损伤 闭孔神经损伤是 TVT 术中少见但严重的并发症。行 TVT 时,闭孔神经和吊带的最小距离为 2.2cm,如果患者大腿过度屈曲,则两者的距离更远。TVT 吊带一般在尿生殖膈的深面(即上面),而阴蒂神经的背侧支在尿生殖膈的表面(即下面),故该神经和 TVT-O 吊带被尿生殖膈分隔在两个不同的平面上,因此损伤闭孔神经或阴部神经的可能性小,但穿刺针插入位置过偏仍可损伤该神经。

(二)临床表现

手术中损伤该神经,则患侧大腿不能内收、内旋,并出现股内侧皮肤感觉障碍。

(三)诊断

根据以上临床表现即可诊断。

(四)治疗

同腓总神经损伤的治疗。

(五)预防

1. 术前熟悉闭孔神经的解剖结构。
2. 术中仔细操作。

四、腹股沟神经损伤

腹股沟处通过的神经主要有股外侧皮神经。该神经发自腰丛,由腰 2~3 神经根前支组成,属于感觉神经,主要支配大腿前外侧下 2/3 区域皮肤感觉,要穿过腹股沟韧带下方走行。

(一)原因

臀部高度屈曲时压迫腹股沟韧带。

(二)临床表现

股四头肌力减弱,大腿前部和小腿中部感觉减退。

(三)诊断

根据以上临床表现即可诊断。

(四)治疗

同腓总神经损伤的治疗。

(五)预防

1. 手术前适当摆放体位,不过分屈曲臀部,以免压迫腹股沟神经。

2. 手术时间过长时放松下肢及臀部 5~10 分钟,缓解长时间的压迫。

五、髂腹股沟神经损伤

髂腹股沟神经走行于腹股沟的前外侧,主要向会阴部及大腿的前内侧发出分支,主要的作用和功能是支配会阴区和大腿前内侧的皮肤感觉、支配相应的肌肉收缩和舒张,即支配广义的会阴区的感觉及排便肌的收缩与舒张功能。

(一)原因

1. 腹腔镜穿刺损伤极为少见。

2. 手术损伤髂腹股沟神经可能发生在放置和收紧吊带时,或在悬吊手术中将吊带缝合到腹壁上时。

(二)临床表现

腹股沟中部、阴唇、大腿内侧疼痛。可能表现为长期的难治性的疼痛。

(三)诊断

根据以上临床表现即可诊断。

(四)治疗

同腓总神经损伤的治疗。

(五)预防

由于髂腹股沟神经最容易在靠近表浅的腹股沟环出口处损伤,因此缝合或悬吊时应该贴着耻骨结节或耻骨联合中部,并在此处打结以防止神经损伤。

六、其他神经损伤

1. 阴道前壁修补容易导致神经损伤,解剖学和组织学研究显示,支配膀胱颈和近端尿道的自主神经(盆神经)紧贴膀胱下血管丛,在靠近阴道前外侧壁 4 点和 8 点的位置进入尿道括约肌。手术中阴道前壁的广泛分离,可能导致尿道括约肌的去神经。

2. 经阴道后路悬吊术中注意穿刺的方向，以免损伤肛神经血管束和阴部内神经血管束。

3. 骶棘韧带悬吊术中，由于骶棘韧带邻近阴部管的阴部内神经和坐骨神经，建议缝合骶棘韧带的部位选择距离坐骨棘2cm，以免损伤阴部神经。

4. 接受阴道手术的患者采取膀胱截石位，这种体位可能造成神经压迫或牵拉损伤，最常涉及的神经是会阴神经，对闭孔神经、坐骨神经、股神经也可能造成损伤。这些损伤通常会随着时间的推移而自然缓解。

（王志莲）

第六节　宫颈狭窄与宫颈功能不全

对于盆底重建手术来讲，仅有曼彻斯特手术（Manchester operation）术后可能出现宫颈狭窄、宫颈功能不全。因为曼彻斯特手术内容包括四个部分：诊断性刮宫，宫颈部分截除，主韧带缩短和阴道前后壁修补。手术中宫颈部分截除使子宫骶韧带和主韧带的复合体变短，削弱了盆底支持，术后可能发生宫颈狭窄、宫颈功能不全，术后妊娠率下降，废胎率可达50%。宫颈狭窄（cervical narrow）是指宫颈管通道狭小。正常宫颈管横截面径线约3~4mm，宫颈狭窄一般为某一截面或全段颈管径线<2mm。

一、原因

1. 术中切除过多的正常宫颈组织，超过宫颈的自我修复能力，易导致宫颈功能不全。

2. 术中损伤子宫颈内口及子宫峡部，或未使宫颈残端完全黏膜化，或宫颈成形时宫口过紧，术后宫颈瘢痕形成，造成宫颈粘连、狭窄。

3. 术前、术中、术后宫颈感染，导致宫颈口粘连，进而引起宫颈狭窄。

二、临床表现

1. 曼彻斯特手术术后宫颈狭窄的主要表现

（1）经血流出不畅、月经期延长或点滴状出血；一些病例因伴有宫内经血潴留或积液，可致下腹坠胀痛、腰骶痛；严重的瘢痕形成与宫颈狭窄可导致性交痛或继发不孕。

（2）局部体征为宫颈瘢痕形成，质硬实。宫颈管瘢痕狭窄；宫颈外口狭小，只能通过探针（1.5mm），甚至探针也不能通过；宫颈管内口狭窄可用探针触查，通常在进入 1^+cm 后触及狭窄部位。

2. 曼彻斯特手术后宫颈功能不全的临床表现 妊娠中期习惯性流产及早产，也可同时表现为胎膜早破。妊娠中期以后由于胎儿及附属物迅速生长，宫内压力增大，致使内口无力抵御而扩张，胎囊突入宫颈管内，由于压力的作用，致使宫颈内口开大和宫颈管扩张，破膜而流产。

三、诊断

出现上述症状和体征，借助以下辅助检查可作出诊断。

1. **B型超声检查** 经阴道B型超声检查对早期诊断宫颈功能不全非常重要。B超测量宫颈管长度、宫颈内口宽度及宫颈管扩张度。宫颈功能不全的诊断标准：

（1）2.5cm<宫颈长度≤3.0cm可提示诊断；宫颈长度≤2.5cm可明确诊断。

（2）宫颈内口宽度≥1.2cm。

（3）宫颈管宽径≥0.5cm。

（4）羊膜囊向宫颈管内突入，囊内含有或不含有胎体。

具备以上四项中任何一项即可明确诊断；宫颈长度>3.0cm时，同时具备(2)、(3)、(4)中的任意两项也可明确诊断；宫颈长度>3.0cm时，若只具备(2)、(3)、(4)中的一项，应间隔1~2周定期随访复查B超，直至诊断明确。

诊断宫颈功能不全必须有以下证据之一，即孕前子宫输卵管造影证实宫颈功能不全；宫颈内口通过8号Hegar扩张器；或临床证实有明显的宫颈损伤史。

也有专家认为宫颈功能不全表现为宫颈内口松弛，B型超声检查妊娠15~20周宫颈长度≤20mm或内口宽度>15mm，即可做出诊断。

对于高危孕妇建议自孕15周开始B超测量宫颈长度，间隔1~3周动态监测宫颈长度。宫颈内口松弛症者随孕周的增加，宫颈明显缩短，每周0.4~0.8cm或同时伴有宫颈内口漏斗形成。

2. **宫颈应力试验（cervicaltress test）** 经

宫底加压或孕妇站立一段时间后观察宫颈结构的变化,如果宫颈明显缩短或宫颈内口呈现漏斗状,则宫颈功能不全的可能性大。

四、治疗

(一)曼彻斯特手术后宫颈狭窄

1. 宫颈扩张术后 可尝试通过扩张方法解除狭窄,在局麻或骶神经丛麻醉下用Hegar扩张器扩大至5~6号,置塑料胶管作支架,持续2~3周后取出。

2. 宫颈管、宫颈内口成形术后 对于宫颈管上段及宫颈内口部位的狭窄,有时因其狭窄较明显,Hegar扩张器不能通过,只能采用开腹手术,剪开子宫膀胱反折腹膜将膀胱推向宫颈下方,暴露子宫峡部宫颈上段并切开,找出狭窄部位,此时用下

行方法用扩张器扩开狭窄处组织至合适宽度,或在直视下由宫颈外口进入行钝性或锐性上行扩开法,打通宫颈管通道,使之扩大至0.5~0.6cm,同时还需放置塑料胶管作支架3~4周。

3. 子宫切除术后 对于少数年龄较大而宫颈狭窄扩张术无效,且其症状(如月经异常)无法改善者,可行子宫切除术。

(二)曼彻斯特手术后宫颈功能不全

曼彻斯特手术后宫颈功能不全患者可在妊娠期行宫颈环扎术。主要手术步骤:牵拉宫颈残端暴露阴道前壁(图6-6-1A),横形切开阴道前壁(图6-6-1B),沿膀胱宫颈间隙上推膀胱(图6-6-1C)。打开阴道后壁黏膜(图6-6-1D),自右侧由前向后缝合宫颈(图6-6-1E),缝合左侧宫颈(图6-6-1F),在阴道前壁打结(图6-6-1G)。

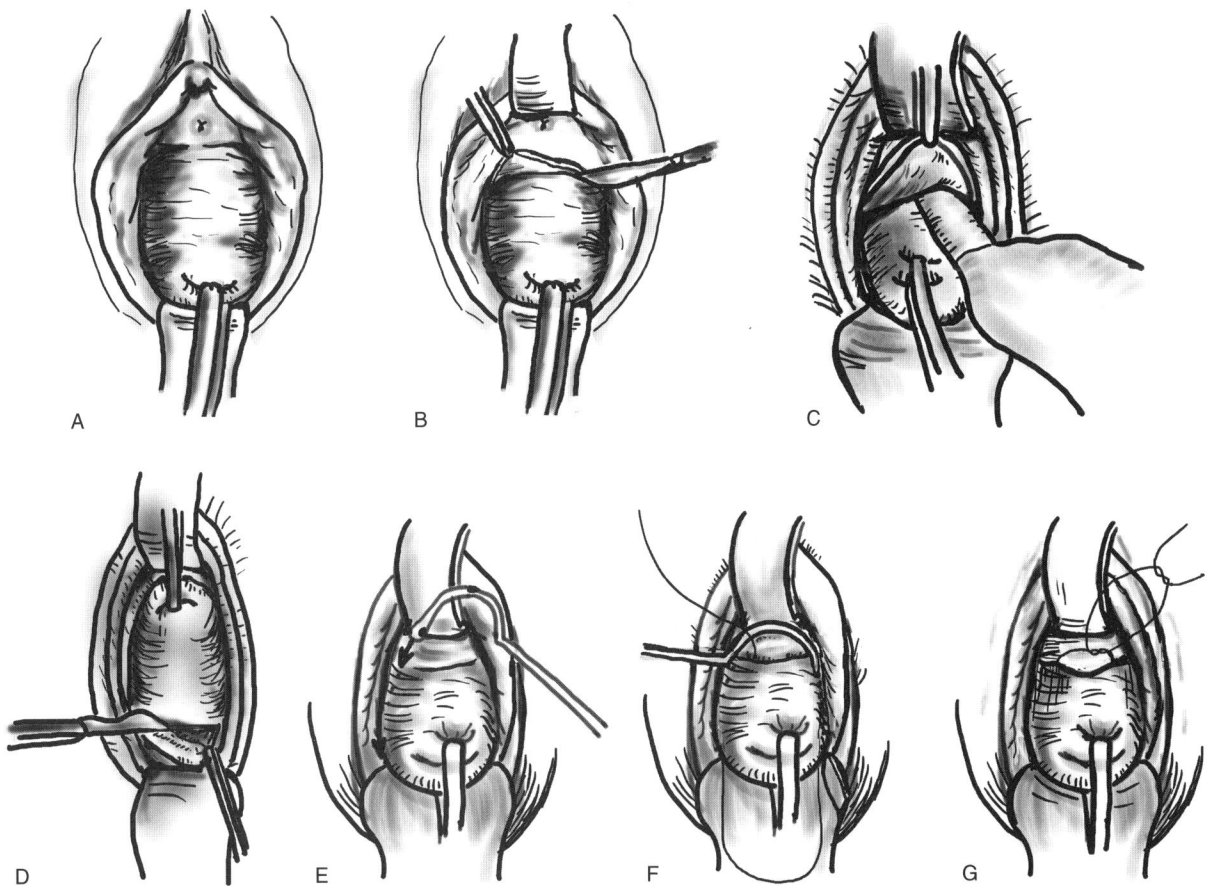

图6-6-1 宫颈环扎术

1. 按照手术时机分为预防性宫颈环扎术和急症(补救性)宫颈环扎术。

(1)预防性宫颈环扎术:宜在妊娠10~16周实施,成功率为81%~86%。

(2)急症(补救性)宫颈环扎术:针对妊娠28周

前无宫缩而宫颈扩张,或宫颈管展平伴有或不伴有胎膜膨出,有报道其成功率为50%~59%,较预防性环扎术明显降低,胎儿存活率为22%~100%,是否优于卧床休息仍不清楚。

2. 术式有三种 妊娠期宫颈环扎术常选用

Shirodkar 手术、McDonald 手术或改良的 Shirodkar 手术。Shirodkar 提出宫颈环扎术后行选择性剖宫产术而不需拆除缝线，另有些专家则提议在妊娠 36 周拆除缝线，等待阴道分娩。目前，有关拆线的时机专家意见不一。

3. 手术注意事项

（1）主张宫颈环扎术前常规进行阴道、宫颈分泌物检查和培养，术前存在感染者，先给予对症治疗，感染控制后再手术。术后常规预防性应用抗菌药物，严密监测，一旦发现感染，立即拆除缝线。

（2）宫颈环扎术的禁忌证：感染、胎膜早破、胎儿畸形、胎死宫内及活动性阴道出血。

（3）手术时缝线尽量靠近宫颈内口处，在膀胱沟处或稍上处进针，缝入宫颈肌层不宜过深，宫颈管外的缝线套硅胶管，间断均匀 4 针缝合，打结时力度适中。

（4）术前、术后常规应用盐酸利托君注射液、硫酸沙丁胺醇、硫酸镁或阿托西班抑制宫缩等治疗。其中比较新的药物阿托西班是一种缩宫素与加压素 V1A 联合受体拮抗剂，与受体有高度亲和性，竞争性结合缩宫素和加压素 V1A 受体，从而阻断缩宫素和加压素的作用途径，减少子宫收缩。用于 18 岁以上、孕龄 24~33 周、胎心率正常的妊娠期女性。初始剂量为 6.75mg；紧接着用阿托西班 7.5mg/ml，持续 3 小时大剂量（每分钟 300μg）输注；然后以阿托西班 7.5mg/ml 浓缩液低剂量（每分钟 100μg）输注，最多达 45 小时。持续治疗应不超过 48 小时。整个疗程中，总剂量不宜超过 330mg。治疗应在确诊早产后尽快开始。宫缩持续存在时，应考虑替换疗法。

（5）孕妇宜左侧卧位休息为主，适当直立或步行。

（6）饮食上以富含维生素及营养丰富的半流食为佳，防止便秘。

五、预防

1. 曼彻斯特手术后宫颈狭窄的措施

（1）术中宫颈成形时，置入 8 号宫颈扩张器，以免宫口过紧，日后宫口狭窄。

（2）术前、术中、术后均严防感染，以免感染导致宫颈口粘连，进而宫颈狭窄。

2. 曼彻斯特手术后宫颈功能不全的预防

（1）对于有生育要求的盆腔器官脱垂患者，慎重选择曼彻斯特手术，最好不选择，待生育完成后再选择此术式。

（2）凡有上述病史者，于孕早期即孕 10~20 周时，都应定期常规 B 超检查宫颈的长度、宫颈内口的宽度等情况，以防流产或早产。

（王志莲）

第七节　性交困难

阴道前壁修补术后，患者性功能可能加强或降低；阴道后壁修补术后可能出现性交困难。阴道后壁的侧壁至中线采用间断缝合，可以加强阴道后壁，进一步紧缩阴道，但可能引起手术后疼痛及性交困难。但对于生殖裂孔较宽、性生活不活跃、年龄较大的妇女影响较小。多项研究表明，12%~27% 的患者出现与肛提肌加固有关的性交痛。

一、原因

1. 妇科盆底手术后　可能出现阴道狭窄、阴道短缩、补片或吊带的侵蚀或裸露等，影响性生活，也有部分患者由于心理或其他因素导致性交困难。

2. 阴道修补术中　如修剪了过多的阴道组织，术后会出现阴道狭窄。

3. 骶棘韧带悬吊术后　9% 的患者发生性困难，可能与阴道缝线及阴道深度改变有关。

4. 术后直肠脱垂　可导致手术后性功能障碍。

5. 术后会阴体疼痛　对于手术前会阴体疼痛及肛瘘的妇女，会阴体重建后 50% 可出现持续性会阴体疼痛而影响性生活。采用常规折叠缝合肛提肌，由于肛提肌压力性肌肉萎缩及瘢痕形成，性功能障碍由 18% 上升为 27%。有报道，进行阴道前后壁及会阴修补的妇女，21% 可出现性交困难或性交困难加重。通常，阴道的宽窄并不能预测性交困难，性交疼痛通常是由于阴道后壁形成嵴。

6. 与网片相关　①应用人工合成补片，手术后可能出现阴道僵硬、网片侵蚀或出现窦道而影响性生活。原因可能为手术同时切除子宫缝合断端后阴道长度缩短、手术同时行阴道后壁桥式修补缝合阴道后壁组织使阴道变窄以及网片侵蚀。加用补片的后盆腔缺陷修补手术的文献报道术后性交痛的发生率高达 60%。②所放网片如尚未与组织结合，也可造成性交障碍。随着聚丙烯网片周围组织的生长、网片与组织的融合，这种症状有望逐渐好转。

7. 心理因素

二、临床表现

1. **性交疼痛**（dyspareunia） 指性交时引起男性或女性生殖器疼痛。

2. **不能性交** 同时要注意阴道干燥或阴道痉挛也可导致不能性交。阴道干燥在糖尿病、绝经后女性或人工去势后的女性中常见，由于性激素水平低下可引起阴道干燥，易受刺激，由此引起性交疼痛。阴道痉挛是指女性性交时阴道外端 1/3 及会阴部肌肉发生不自主的痉挛，往往使阴茎难以插入，为外阴或阴道口器质性病变引起的一种自然保护性反射活动。相当一部分阴道痉挛与盆腔、性器官的病变有关，如会阴部外伤或手术后瘢痕，阴蒂的炎症、创伤或粘连，阴道炎症，阴道黏膜对于避孕用具或油膏的过敏反应，老年性阴道萎缩，子宫切除术后阴道顶端的疼痛性瘢痕形成，盆腔炎，盆腔内韧带撕裂伤，子宫及卵巢的炎症、肿瘤等。

三、诊断

出现上述症状结合以下检查可作出诊断。

1. 阴道检查是否有狭窄、缩短，有无疼痛性瘢痕，有无瘘形成。

2. 盆底肌肉张力增高，以及由于肌肉高张而导致的触诊肛提肌深层时存在触痛点。

3. 进行详细的全身检查，判断有无阴道等血管供血不足和神经系统病变的存在。必要时测定血中 FSH、LH、睾酮及雌二醇水平，确诊有无内分泌性性功能障碍的存在。

四、治疗

查找原因，针对原因治疗，辅以心理治疗、行为治疗和药物治疗。

（一）病因治疗

1. 手术后阴道狭窄导致的性交困难，可用阴道扩张器或行整形手术治疗。轻者只需应用模具扩张。对较严重的挛缩，可采用"Z"成形术（图 6-7-1）、阴道口纵切横缝法或小阴唇皮瓣转移法等方法来扩大阴道口。术后也需使用模具 3~6 个月。

2. 应用人工合成补片手术后可能出现阴道僵硬、网片侵蚀或出现窦道而影响性生活。补片侵蚀至性伴侣性交疼痛时，需修剪补片来解决问题。有瘘形成时需修补。

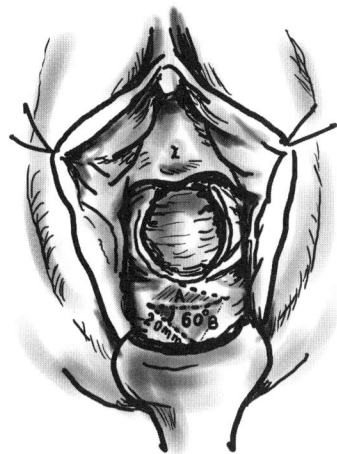

图 6-7-1 "Z"成形术

（二）其他治疗

1. **心理治疗** 部分性交疼痛可能系术后性交焦虑造成，应予以性交指导并消除性交焦虑。

2. **催眠疗法** 利用催眠术使受术者进入催眠状态，然后运用心理分析、暗示、模拟、想象、年龄倒退、临摹等方法进行治疗的方法，清醒后使女性性功能障碍（female sexual dysfunction，FSD）患者回归到自然的性反应状态。这种方法对歇斯底里性痉挛症状，如阴道痉挛导致的性交困难，效果较好。

3. **行为疗法**

（1）放松训练：让障碍者进行有意识地控制自体心理生理活动、降低唤醒水平、改善机体紊乱功能的训练，如气功、瑜伽、坐禅、自生放松训练、渐进松弛训练、超然沉思等方法。通过调身、调息及调心使精神镇静、肌肉放松，针对情绪过度紧张引起的阴道痉挛进行治疗。与生物反馈技术结合疗效更显著。

（2）性感集中训练：即安排配偶双方集中接受为期两个月的性治疗计划，其目的是将配偶性活动的目标由完成性反应转移到彼此给予和接受性快感和愉悦上来，他们的注意力不再放在勃起和性高潮上，而是集中在性感受的体验上，以努力改善具有破坏性的分离倾向或旁观态度。

（3）凯格尔锻炼：女方将一根手指伸入阴道，使阴道肌肉收缩，并能自己感觉到收缩肌紧握手指，移开手指时仍觉肌肉收缩保持 3 秒，放松，重复 10 次；女方不放入手指，自己有意识地收缩、放松阴道外口括约肌，重复 10~15 次；女方自己想象阴道内塞入东西时的感觉，主动收缩阴道肌，保持收缩 3 秒钟，放松，重复 10 次。用以治疗阴道痉挛。

4. 性激素补充疗法

（1）雌激素补充疗法：适用于性激素水平低，双侧卵巢切除或自然停经的患者。

另外，局部用雌激素制剂，如雌三醇乳膏、普罗雌烯阴道胶丸、氯喹那多-普罗雌烯阴道片或结合雌激素软膏。

（2）睾酮替代疗法：缺乏睾酮的妇女会出现性反应周期各期（性欲、唤起、高潮和消退）的性反应丧失，可给予此方法。每日一次在会阴局部直接涂抹以乳膏为基础的睾酮。1~2周后乳膏涂抹可以扩展到大腿内侧或腰，每周5次，会阴处每周2次。剂量要尽可能恢复到生理水平所需剂量，每日0.25~0.80mg。

五、预防

1. 术中不过分修剪阴道组织，有性生活要求者，修补阴道时注意避免阴道及阴道口狭窄，阴道内应可容两指。具体措施如下。

（1）会阴修补术时：①将Allis钳放在处女膜的后缘，向中线牵拉，保持生殖裂孔2~3指宽，以免影响性生活；②在会阴体和阴道口用可吸收线缝合，可降低性交困难的发生率，同时应注意避免球海绵体肌折叠缝合过紧在阴道口形成嵴而影响性生活。

（2）直肠脱垂特异位点修补术后性功能通常可得到改善。需注意，避免中段和远段阴道黏膜缝合过紧，不要过多修剪阴道黏膜，将有助于减少术后性功能障碍的发生。根据会阴松弛和直肠膨出的程度，决定切除阴道黏膜的多少，一般自两侧会阴切口端斜向阴道后壁切缘顶点，呈三角形剪去阴道黏膜，越近顶点时切除越少，勿切除过多，以免阴道和阴道口狭窄。

2. 对于性活跃的妇女选择阴道后壁特异位点修补术可减少复发，提高直肠排空的同时，避免造成性交困难。

3. 应用补片或吊带手术时，尽可能避免补片或吊带侵蚀、暴露等，以免影响性生活。

4. 要注意术中严密止血，以防血肿形成、感染、影响伤口愈合，以免术后阴道挛缩、阴道僵硬、出现窦道等影响性生活。

5. 术后酌情使用雌激素阴道凝胶或乳膏。

6. 性交时男方避免粗暴，注意性卫生，保持情绪愉快。

（王志莲）

第八节　新发疼痛

盆底重建术后新发疼痛是指手术后出现了术前并不存在的疼痛。据报道，发生阴道、臀部及大腿疼痛的比例约为2%。经耻骨后无张力阴道吊带术后可出现阴唇外侧切口和大腿内侧部位的疼痛或烧灼感。前盆底重建的患者术后出现下肢、臀部或会阴部疼痛，疼痛多不严重。骶棘韧带固定术后10%~15%的患者出现中到重度术侧臀部疼痛。骶骨固定术后网片侵蚀肠道可致下腹痛。

一、原因

1. **伤及神经**　术中穿刺损伤走行于尾骨骶棘韧带的小神经，可出现术侧臀部疼痛。

2. **网片牵拉、侵蚀、张力过大**　牵涉神经引起术后疼痛，程度多较轻。阴道骶骨固定术后网片侵蚀肠道可致下腹痛。

3. **炎症**　术后感染亦可产生疼痛，甚至形成耻骨后或盆腔脓肿。网片也可引起"无菌性炎症"导致顽固疼痛而没有细菌感染。

4. **血肿**　压迫导致疼痛。

二、临床表现

盆腔痛、术侧臀部疼痛、会阴疼痛、下肢痛、烧灼感，出现上述疼痛感觉即可诊断。体格检查时运动功能多正常，疼痛严重时运动受限。

三、诊断

根据以上临床表现即可诊断。

四、治疗

（一）对因治疗

1. **心理安慰**　可给予解释及心理疏导。例如，骶棘韧带固定术后约10%~15%患者出现中到重度术侧臀部疼痛，这种损伤往往具有自限性，术后6周完全恢复，可给予心理安慰。

2. **神经阻滞**　针对植入物造成神经损伤导致的疼痛，可采用神经阻滞的方法。

3. **剪除异物**　因网片、吊带、缝线等导致的疼痛，经保守治疗无效者，必要时剪除补片、吊带、缝线。

4. **抗感染治疗**　感染严重时用抗菌药物；如脓肿形成，必要时切开引流。

5. **血肿**　治疗血肿（详见第四章第二节）。

(二) 其他治疗

1. 药物止痛 三阶梯用药原则：对于疼痛比较轻的患者可用低阶梯的药物；而对于疼痛比较重或使用低阶梯药物镇痛效果不佳的患者，可以在使用低阶梯药物的基础上，依次选用较高级阶梯的药物。

第1阶梯的止痛药为解热、消炎止痛药，在药理学上称为非甾体类药物，适用于轻至中度疼痛患者的治疗，代表药物为阿司匹林，替代药物有吲哚美辛、对乙酰氨基酚、布洛芬、双氯芬酸、萘普生等，此类药物还可依镇痛需要作为第2、3阶梯药物的辅助用药。用一段时间后疼痛仍然持续存在时，应加用或改用第2阶梯药物。

第2阶梯药物为弱阿片类镇痛药，代表药物为可待因，替代药物有布桂嗪、氢考酮、曲马多，主要适用于第1阶梯用药后仍有疼痛的患者。

第3阶梯用药为强效阿片类镇痛药，代表药物为吗啡，替代药物有氢吗啡酮、羟吗啡酮、左马喃、美沙酮、芬太尼贴剂、丁丙诺啡等，主要适用于重度疼痛和应用第2阶梯药物后疼痛仍然持续存在的患者。

2. 物理治疗 可采用热疗（热敷、蜡疗等），高频电疗或透热疗法（包括短波热疗、微波热疗和磁疗等）。

3. 中医中药治疗 针灸治疗，口服或外敷中药。

五、预防

1. 针对患者的紧张情绪，给予疏导、安慰、鼓励等。

2. 手术中辨明解剖，放置补片准确到位，无张力植入，尽可能避免伤及神经等。

3. 注意防止网片裸露，尽可能保留阴道壁组织，阴道骶骨固定术时将网片腹膜化，严防侵蚀肠管。

4. 严防血肿形成和感染导致的疼痛。

5. 修补会阴体时重点修补会阴体的最低点，即肛门前方的部分，向两侧缝合时保证缝合足够的组织以加固会阴体，同时也要注意避免缝线张力过大，否则易出现术后疼痛。

（王志莲）

第九节　脱垂复发

据报道，盆腔器官脱垂手术后存在着高达10%~58%的解剖复发率，平均复发率为36%。目前，尚无统一的盆腔器官脱垂手术复发的标准或定义。最近 Vallabh-Patel 等提出的3条有关手术成功的复合标准，包括主观、客观及是否需要再次手术或处理，得到了广泛应用。①阴道前后壁脱垂最远端距离处女膜 ≤0cm，同时顶端下降距离 ≤1/2 阴道全长；②根据盆底功能障碍量表（pelvic floor distress inventory-short form 20，PFDI-20）第3个问题（"经常看到或感到阴道有肿物脱出吗"）判定相关的盆腔器官脱垂症状消失；③未因脱垂而再行手术或子宫托治疗。同时满足以上3条标准者为手术成功，反之则为复发或失败。

一、原因

1. **患者因素** 患者术前自身存在脱垂复发的高危因素，可分为可改善和不可改善因素。

（1）可改善的因素：如过高的 BMI、长期便秘、过重的体力活动、长期腹压增加、不良生活方式、吸烟及内科疾病，如肺部疾病、糖尿病等，可通过改变生活方式和对疾病积极治疗而得到改善。BMI>35kg/m² 者，术后5年时在同一和邻近盆腔部位的再手术率将翻倍增加。

（2）初次手术时的家族史，重度脱垂（≥POP-Q Ⅲ度），女阴裂（vulval cleft）大，肛提肌撕裂、损伤及虚弱，被认为是不可改善的因素。

2. 术前未鉴别出与盆腔器官脱垂复发相关的盆腔缺陷，术中未予以全部纠正或修补，以及术式选择不当，也是造成盆腔器官脱垂复发的因素。仅行顶端悬吊不能完全解决阴道前后壁的重度膨出。

3. **术式相关因素**

（1）重建手术复发率高于封闭手术。曼彻斯特手术术后复发率约20%，经典的曼彻斯特手术可能忽略了已存在的肠管脱垂或深处的直肠子宫陷凹脱垂。

（2）重度前壁膨出的自体组织修补客观复发率高于网片加固修补术。

（3）单独前壁修补的复发率明显高于前壁加顶端修补（20.2% *vs.* 11.6%，*P*<0.01）；单独后壁修补的复发率也明显高于后壁修补加顶端悬吊（4.5% *vs.* 0.4%，*P*<0.01）。在阴道前后壁修补中未同时行顶端悬吊，即一个水平的支持是重要的盆腔器官脱垂复发因素。

（4）有报道，在阴道骶骨固定术后2年随访中，阴道前壁复发率为10%。

4. 术者的专科训练、专业化及对手术的掌握程度也是脱垂的复发的因素之一。证据表明，经过专科训练和手术量大的医生的手术成功率更高。

5. 其他因素　年龄、绝经、种族、受教育程度、职业、孕产次数、胎儿出生体重、分娩方式、产伤、子宫切除史、疝修补史、尿失禁等因素也与脱垂复发相关。年龄是一个中危因素，总体随年龄增加，每年风险增加10%。

6. 不同术式的复发情况及原因

(1) 经阴道子宫切除术后可以发生阴道穹窿脱垂，文献对复发率的报道不一。对重度子宫脱垂行经阴道子宫切除术后阴道穹窿脱垂的复发率约为30%~50%。复发的危险因素包括年龄增大、提重物、慢性肺部疾病、吸烟、肥胖等。

(2) Olsen等通过流行病学研究发现，阴道穹窿膨出患者经腹、经阴道行修补术后复发并再次手术治疗的比例约为29.2%，有的患者甚至反复手术3~4次。

(3) 一般来讲，部分阴道闭合术(Le Fort)术后大约2%~5%的患者手术失败或部分复发，大多是由于止血不彻底、血肿形成或感染。

(4) 网片在阴道前后壁修补、盆底重建手术中取得了较好的效果，治疗效果优于传统手术，复发率较传统手术明显降低。张晓薇等对23例患有不同程度盆底功能障碍性疾病者采用阴道前后壁修补联合网片的手术治疗方式，术后平均随访9.6个月只有1例阴道前壁补片侵蚀患者出现阴道前壁Ⅰ度膨出。

(5) 同种异体真皮移植物和猪真皮无细胞的胶原基质材料补片，术中、术后侵蚀并发症出现较少，但直肠膨出复发率较高，在没有筋膜缝合仅用补片的手术中可达41%。在随访过程中，脱垂程度逐渐加重，提示移植物的降解可能是复发的主要原因。

(6) 骶棘韧带悬吊术后，膀胱膨出新发率为13%，膀胱膨出复发多见于术前即存在膨出而手术未同时行前壁修补者。

(7) 保留子宫与否对复发的影响

1) 解剖特点：宫颈周围环是指围绕阴道上方和宫颈的结缔组织环，通过结合深部盆内结缔组织成分，在坐骨棘之间稳定宫颈。其前方在11点和1点处连接耻骨宫颈韧带及近端耻骨宫颈筋膜，侧面在3点和9点处连接主韧带，后部在5点和7点处连接子宫骶韧带及近端直肠阴道隔。它提供了Delancey的"阴道三个水平支持"理论中的一个水平支持，即顶端支持，其作用相当于"楔石"，垂直支持子宫及阴道上1/3，理论上破坏宫颈周围环容易出现脱垂复发，因此在盆底重建手术时要充分考虑到宫颈周围环的作用。

2) 基于保留子宫有利于盆底支持的理论，梁华茂、韩劲松等在盆底重建手术时为部分患者保留子宫，同时采用阴道前壁经闭孔放置补片重建前盆腔，经阴道后路悬吊术(PIVS)加固中盆腔和后盆腔，并将前后补片的顶端尽可能高地缝合于宫颈组织，部分患者还将前后补片绕宫颈两侧形成半环缝合，恢复上阴道的水平位置，即将整个盆底新的支持物通过宫颈周围环融合在一起，又兼顾了前、中、后三个腔室的平衡。切除子宫组(44例)中2例阴道前后壁膨出复发，保留子宫组(35例)术后2个月有1例子宫脱垂复发，分析原因可能系PIVS放置位置偏低，加上宫颈延长，使患者表现为单纯的子宫脱垂复发。因此，提示宫颈延长的患者，如计划保留子宫，为减少复发应同时行宫颈部分切除；同时，PIVS位置尽可能高，Delancey强调第一水平严重缺陷的患者在宫颈周围添加补片的重要性。

3) 子宫切除后发生盆腔器官脱垂需要手术的比例是1.3/1 000，如果患者前次子宫切除的指征是子宫脱垂，则再次因盆腔器官脱垂需手术的风险比对照组高4.7倍，如前次手术时其脱垂为Ⅱ~Ⅲ度，则此次风险要高约8倍。子宫切除时有学者认为缝合主韧带可减少复发，Umek等应用MRI研究发现，63%的子宫骶韧带与宫颈和阴道相连，但33%仅连接宫颈，4%仅连接阴道，因此即使切除子宫后将主、骶韧带对应缝合，也可能无法预防子宫切除后的穹窿脱垂。

总之，理论上保留子宫相当于保留了完整的宫颈周围环，如再加以合理悬吊，对维持盆底结构稳定具有重要意义。除需要保留生育能力外，对于严重脱垂患者保留子宫与否尚无定论。也有报道，术中是否同时行子宫切除与再次手术率的队列研究显示，子宫切除使再手术风险降低了1%~3%。

(8) 骶棘韧带悬吊术后复发：长期随访的报道较少。骶棘韧带悬吊术后阴道前壁的盆腔支持缺陷复发率最高。术后1年20%的患者出现中度前壁脱垂，这可能是因为过度向后纠正阴道轴造成的。

(9) 直肠脱垂修补术后复发：关于直肠脱垂修补术失败的危险因素没有系统研究的报道。遗传倾向、严重产伤、排便困难造成慢性肌肉牵拉过度等可能会增加复发率。通常年轻女性多较重（Ⅲ或Ⅳ度脱垂），手术后易复发。

二、临床表现

（一）临床症状

阴道前壁、后壁、穹窿及前次手术保留的子宫、直肠、膀胱等再度脱出时，可再次出现如下症状。

1. 阴道口有组织堵塞或有组织物脱出。

2. 盆腔压迫感或坠胀感。

3. 尿路症状　压力性尿失禁、急迫性尿失禁、混合性尿失禁、尿急、尿频、排空困难（如排尿延迟或尿不尽）。

4. 排便异常症状　便秘及过度用力、肛门下坠感。

（二）盆腔检查

立位检查脱垂复发的严重程度；膀胱截石位检查脱垂部位的具体情况，嘱患者做瓦尔萨尔瓦动作获得最大限度的膨出。仔细评估脱垂复发的程度，进行 POP-Q 分度等。

三、诊断

出现上述症状和体征，结合一些辅助检查可作出诊断。如有尿路症状的必要时进行尿道活动性检查、膀胱功能评估、尿动力学测定，如合并排便异常，必要时进行影像学检查，如排粪造影、磁共振成像等。

四、治疗

复发后，当决定治疗时，需经过慎重考虑，全面评估，充分与患者及家属沟通，结合患者的年龄、脱垂复发程度、身体情况、经济状况等选择治疗方式。

（一）轻度复发的处理

1. **保守治疗**　适用于愿意选择保守治疗者，可采用局部雌激素、子宫托、盆底肌锻炼。

2. **改变生活模式**　戒烟、减重、避免提重物等。

（二）重度复发的处理

对于重度复发的患者必要时采取手术治疗。

1. 目前尚无盆腔器官脱垂手术复发后最佳再次手术时间的证据。

2. 手术方式应根据患者是否还有生育要求、手术适应证及手术者本身的能力、条件等因素制订个体化的方案。

（1）对于老年或伴严重内科疾病、没有性生活者，无论哪个腔室的复发，选择封闭手术效果较好。

阴道闭合术分为完全性闭合术和部分性闭合术，部分性闭合术又称 Le Fort 手术。完全性闭合术的主要手术步骤：先行阴道前壁切除（图 6-9-1A），接着切除阴道后壁（图 6-9-1B），缝合阴道前后壁的侧缘（图 6-9-1C），缝合阴道切除处的前缘（图 6-9-1D），缝合阴道切除面（图 6-9-1E），手术结束（图 6-9-1F）。部分闭合术则是从阴道前壁和后壁分离出阴道上皮的中央矩形部分，剥去的纤维肌层被拼接缝合在一起，留两侧的引流道。此法方便简单，对于年老、体弱、无性生活的患者可以考虑。目前此手术在盆底器官脱垂治疗中仍有其地位，尤其适用于绝经后无性生活、年老、体弱不能耐受其他手术的患者。优点是见效快、安全、复发率低。

（2）前壁重度膨出脱垂复发，再次手术使用聚丙烯网片加固被证明有较好的主客观效果，也是被国内外指南推荐的术式。

（3）经阴道的后壁修补比经肛门修补的主客观复发率低，且不支持在后壁加用网片。

（4）对于顶端复发者，阴道骶骨固定术、经阴道骶棘韧带固定术、穹窿成形术和高位子宫骶韧带悬吊术都可以有较好的效果。

1）阴道骶骨固定术：在开腹或腹腔镜下，利用特殊网片将阴道顶固定于第 2~4 骶骨前的坚韧纤维组织即骨膜上。

2）骶棘韧带固定术：对于寻找骶韧带困难且阴道完全膨出的严重患者，可以考虑骶棘韧带固定术，该术式总体成功率达 77%~92%。手术较简单，住院时间短，手术并发症发生率低。

3）穹窿成形术和子宫骶韧带悬吊术：子宫全切术后的穹窿膨出常合并直肠的膨出。该术式是先经阴道将穹窿整形成形，然后固定于双侧子宫骶韧带残端，在分离、辨认子宫骶韧带时需要注意切勿损伤双侧输尿管。

4）阴道髂尾韧带固定术：类似于骶棘韧带固定术，但固定点位于坐骨棘前方的髂尾肌筋膜上。有学者认为此处固定点更易接近，且不易损伤血管、神经，但术后阴道的深度可能略短于骶棘韧带固定术。据报道满意率达 91%。

（5）针对原先未用合成网片者，建议使用网片，越来越多的研究表明加用网片的盆底重建具有高成功率、低复发率等优点。如果术后网片出现侵蚀、感染，严重者需间断或完全清除裸露网片，则意味着手术失败。

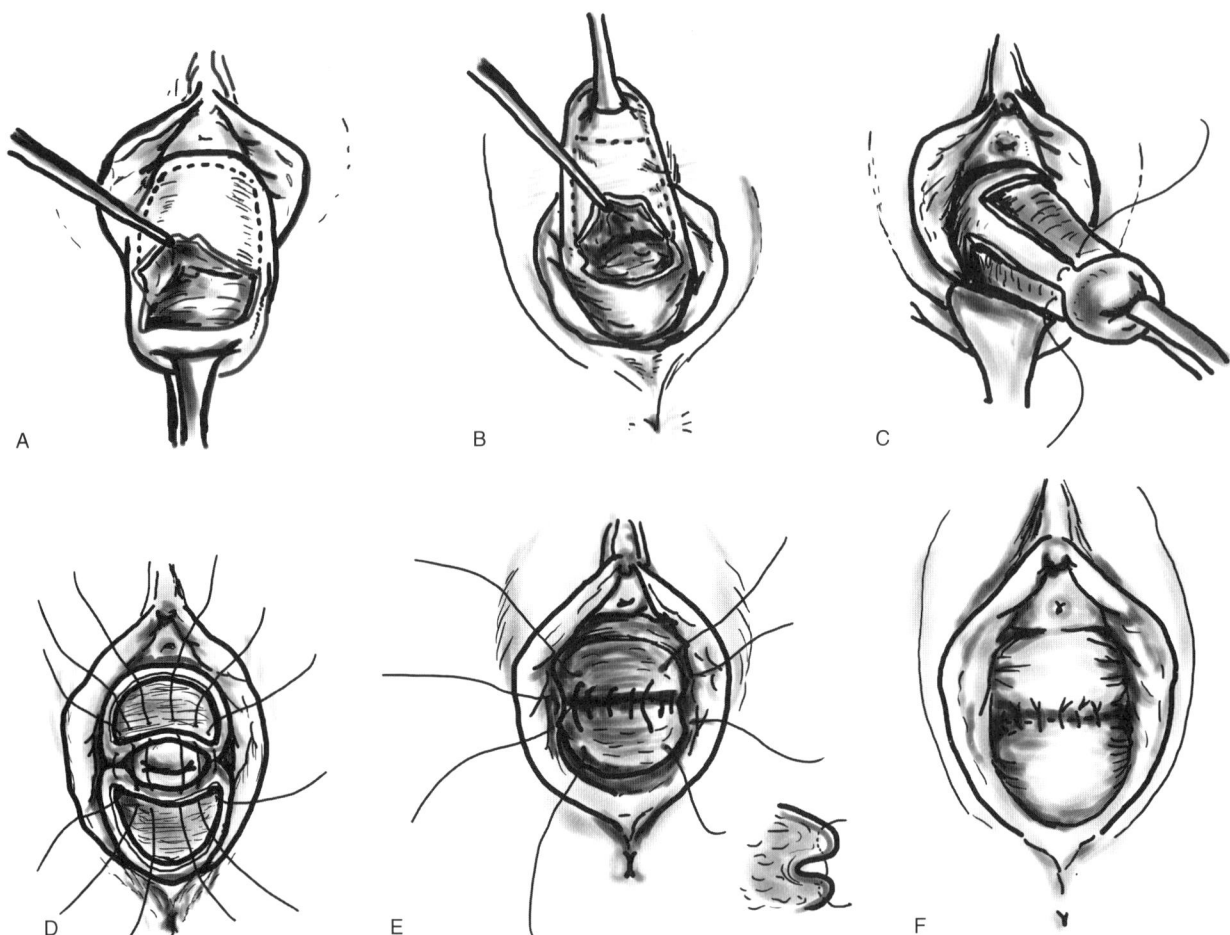

图 6-9-1　阴道闭合术

（6）对于前次阴道使用网片修补者，如没有网片相关症状，多数学者认为可连带前次网片修补的阴道壁一起悬吊。

（7）经阴道后路悬吊术（PIVS）：Papa Petros 报道，75 例接受该术式的患者疗效显著，术后 1 年复发率为 2.8%（2/71），术后 5 年复发率是 10%（4/40）。

（8）对前次保子宫手术的复发者如何选择再次手术，还没有足够的证据证明哪种术式更好，但总的原则是应该选择循证医学证明更牢固、复发率更少的术式，如骶骨会阴阴道缝合和 TVM 术。

（9）对于压力性尿失禁患者，手术失败或复发后的处理，目前认为尿道中段悬吊术已成为压力性尿失禁治疗的金标准，因此，无论是传统手术失败还是第一次吊带手术失败，均可再次行吊带手术治疗。但 Lee KS 等报道其手术成功率略低于首次手术。

总之，手术治疗应针对复发特点进行个体化设计，放宽网片使用指征，并由受过专科训练、掌握从重建到封闭、自体到网片多种盆底手术术式，并有丰富临床经验的专科医生实施，必要时需多学科会诊和共同处理。

五、预防

（一）术前预防措施

1. 针对可改善的因素　如减肥、治疗便秘、戒烟、治疗肺部疾病、控制血糖等。

2. 进行相关的膀胱排空训练等

3. 术前详细检查　鉴别与盆腔器官脱垂复发相关的盆腔所有缺陷部位。

4. 预防感染　术前 30 分钟 ~1 小时开始应用抗生素预防感染，以免因感染影响手术效果。

（二）术中预防措施

1. 术中予以全部纠正或修补盆腔所有缺陷部位。保留子宫，理论上相当于保留了完整的宫颈周围环，如再加以合理悬吊，对防止复发具有重要意义。

2. 对重度子宫脱垂行经阴道子宫切除术者，具有复发的危险因素如年龄增大、提重物、慢性肺部疾病、吸烟、肥胖等时，应进行相应缺陷的修补。

3. 在严重后盆腔脱垂时常合并阴道顶端支持缺陷，导致合并阴道穹窿膨出，因此需行一个水平缺陷修补，可采用阴道骶骨固定术、经阴道后路悬吊术及全盆腔重建术等。阴道骶骨固定术时，有学者建议尽量多地将悬吊补片缝于阴道后壁及阴道前壁，可使手术失败率降至最低。

4. 有症状的阴道后壁膨出伴会阴陈旧性裂伤者，应行阴道后壁和会阴修补术。修补阴道后壁，应将肛提肌裂隙及直肠筋膜缝合于直肠前，以缩紧肛提肌裂隙。阴道后壁裂伤严重者，应多游离阴道后壁，将两侧子宫骶韧带缝合，缩窄阴道。

5. 阴道骶骨固定术后阴道后疝（肠管经直肠子宫陷凹疝出），可能通过应用不可吸收缝线、更为细致的改良 Halban 后穹窿成形术等达到预防的目的。

6. 脱垂修复手术不同于其他手术，术中根据患者的实际情况可能需进行临时增加相关修补手术。此点，在术前需向患者充分交代。

7. 术中仔细辨明解剖关系，各项操作到位，方能保证手术效果。

8. 严格无菌操作，手术时间过长时，再次给予抗菌药物，严防感染。

9. 认真止血，关闭死腔，避免形成血肿，以免影响手术效果。

（三）术后预防措施

1. 术后视手术具体情况禁食水，逐步过渡到进流食、无渣饮食等，必要时给予缓泻剂等。

2. 术后留置导尿管期间保持引流通畅，不可堵塞导尿管或因导尿管打折等使膀胱过度充盈，拔除导尿管后要及时排尿，也要避免膀胱过度充盈，影响手术效果；术后必要时测残余尿量，如大于100ml重新留置导尿管或进行其他处置。

3. 术后防止便秘是需长期坚持的；否则，长期便秘使腹压持续增加会促使脱垂复发。

4. 术后避免提任何超过 10 磅（1 磅 =0.453 6kg）的重物。

5. 术后避免性交至少 6 周，有专家建议 12 周内避免性交，以利于阴道伤口充分愈合。

6. 术后避免慢性咳嗽，以防腹压增加，导致脱垂复发。

7. 肥胖者建议减肥。

8. 术后注意休息，阴道闭合手术后卧床休息 3 个月。

（王志莲）

第十节　其他罕见并发症

一、阴道后壁桥式修补术后阴道壁潴留囊肿

阴道后壁桥式修补术（vaginal bridge repair），初始设计阴道后壁为长方形切口，之后经过改良为倒三角形切口（如会阴体无缺陷，则可采用梭形切口）。全层切开黏膜及其下方的阴道直肠筋膜层，即形成三角形"桥体"，锐性分离"桥"体外左右两侧包含阴道直肠筋膜层的阴道黏膜全层，约3~5mm，以利于左右缘的缝合。桥式修补术后阴道壁有发生潴留囊肿的可能，发生概率小于 5%。

1. **原因**　术中未充分电凝阴道壁黏膜，未全面破坏阴道黏膜的分泌功能，术后形成潴留囊肿。

2. **临床表现**　表现为阴道壁内椭圆形无痛性囊肿。

3. **诊断**　根据以上临床表现即可诊断。

4. **治疗**　根据囊肿大小及位置不同，可选择开窗术或囊肿剥除术，并行阴道修补。若囊肿靠近阴道上段，可选用 95% 无水乙醇注入法，具体方法是先用 100ml 生理盐水在囊肿最低部位进针抽出囊液，用冲洗液反复冲洗数次后再注入无水乙醇，量约为抽出囊液的 1/3，压迫数分钟后无出血即可。

5. **预防**　采用单极电凝"桥"体表面的黏膜组织，使之丧失分泌功能。对缝"桥"体左右缘即内翻电凝热透处理后的黏膜，使其形成一管状结构。U 形加固缝合直肠阴道筋膜，缝合阴道后壁黏膜。术中要充分电凝阴道后壁黏膜，避免术后阴道壁潴留囊肿的发生。

二、臀肌坏死性筋膜炎

坏死性筋膜炎（necrotizing fasciitis）是一种以广泛而迅速的皮下组织和筋膜坏死为特征的软组织感染，常伴有全身脓毒症休克。早在 1871 年美国外科医师 Josepoh Jones 称本病为"医院内坏疽"。

坏死性筋膜炎是一种较少见的严重软组织感染，常是多种细菌的混合感染。致病菌包括革兰氏阳性溶血性链球菌、金黄色葡萄球菌、革兰氏阴性菌和厌氧菌。

坏死性筋膜炎可分为两种类型：一种是致病菌通过创伤或原发病灶扩散，使病情突然恶化，软

组织迅速坏死;另一种病情发展较慢,以蜂窝织炎为主,皮肤有多发性溃疡,脓液稀薄奇臭,呈洗碗水样,溃疡周围皮肤有广泛潜行,且有捻发音,局部感觉麻木或疼痛,这些特点非一般蜂窝织炎所有。多发生在皮肤微小创伤或手术后。

妇科盆底重建手术后发生臀肌坏死性筋膜炎罕见。这种感染在发病早期很难被发现,并且其进展迅速。总体死亡率为70%~80%,如果延误诊断,很容易导致患者的死亡。

(一) 原因

1. 手术导致臀肌血供不良,引起皮下组织坏死,后继发形成臀肌坏死性筋膜炎。

2. 体内异物如植入补片、缝线等感染,继发形成臀肌坏死性筋膜炎。

3. 皮下脂肪液化坏死,沿深筋膜层的积气和血栓导致皮肤改变,形成坏死性筋膜炎。

4. 术前即存在臀肌感染,术后发展为臀肌坏死性筋膜炎。

(二) 临床表现

早期局部体征常较隐匿而不易引起患者的注意。随后出现臀部皮肤充血、红肿、发热、灼痛或麻木。数日后病变迅速发展,皮肤红斑范围扩大,呈暗紫色,出现水泡,可坏死脱落。患者常有明显毒血症,出现寒战、高热和低血压。皮下组织广泛坏死时可出现低钙血症。多伴有全身或局部免疫功能损害。

臀部检查时可见广泛性压痛或臀部轻度肿胀,患者往往喜欢按揉局部,受凉和活动之初疼痛较重。髋关节活动时亦可使疼痛加重。

(三) 诊断

出现上述症状和体征,借助下列辅助检查可作出诊断。

1. **血常规检查** 可出现血白细胞计数升高、中性比例升高。

2. **降钙素原(PCT)** 目前是最好的生物学指标。正常情况下,PCT值低于$0.5\mu g/L$,降钙素原的浓度与感染及炎症反应的严重程度呈正相关,当PCT>0.5ng/ml时,感染通常比较严重;PCT在0.25~0.50ng/ml时考虑存在感染可能性;如果PCT<0.1ng/ml,则通常可以排除细菌感染。

3. **C反应蛋白(CRP)** CRP是在机体受到感染或组织损伤时血浆中一些急剧上升的蛋白质,正常值是0~8mg/L,导致C反应蛋白增高最为常见的是细菌感染。

4. **细菌培养+药敏试验** 可以指导医生选择敏感抗生素。有研究提示,软组织感染中最常见的病原体仍然是金黄色葡萄球菌,软组织感染患者中有51%的细菌培养结果是耐甲氧西林金黄色葡萄球菌。细菌学检查对诊断具有特别重要意义,尤其是伤口脓液的涂片检查。

5. **影像学检查**

(1) X线检查多为阴性。

(2) 盆腔CT表现为臀肌筋膜层积气,提示坏死性筋膜炎;另外CT可表现为皮下脂肪层条纹状改变,感染筋膜增厚,深筋膜鞘积液,肌肉和肌肉间隙广泛水肿。

(四) 治疗

1. 主要治疗包括外科手术清创和抗菌药物治疗。

治疗的关键是早期彻底扩创手术,充分切开潜行皮缘,切除坏死组织,包括坏死的皮下脂肪组织和浅筋膜,充分切开引流,但皮肤通常可以保留。伤口敞开,用3%过氧化氢或1:5 000高锰酸钾溶液冲洗,用纱布疏松填塞,或插导管在术后进行灌洗。Baxter建议用含新霉素100mg/L和多黏菌素B 100mg/L的生理盐水冲洗,也有人建议用羧苄青霉素或0.5%甲硝唑溶液冲洗。

注意:①术后勤换药以加速坏死组织脱落,发现有坏死组织需再次扩创;②换药时应重复细菌培养以早期发现继发性感染,如铜绿假单胞菌、黏液沙雷氏菌或念珠菌;③应联合应用抗生素。选择有效的大剂量抗需氧菌和抗厌氧菌的抗生素联合治疗。在未得到细菌培养和药敏试验结果前,早期应用2~3种抗生素,最好是广谱和抗革兰氏阴性菌的抗生素配合使用,抗生素首选头孢菌素类。临床上常用的抗生素有大剂量青霉素钾、庆大霉素、头孢哌酮钠、头孢曲松钠、甲硝唑等,其中甲硝唑对厌氧菌和革兰氏阴性菌具有较强的杀菌作用,对脆弱类杆菌高度有效,长期应用无毒性,故常与氨基糖苷类联合应用。另外,还应依据脓液和血液培养的药敏试验及时调整用药。需要注意的是,大剂量抗生素持续使用1周以上,应注意体内是否有霉菌感染。同时根据细菌培养和药敏试验结果及时调整为敏感抗生素。

2. 其他治疗

(1) 注意休息,加强营养,纠正贫血、低蛋白,控制血糖,增强抵抗力等。

(2) 疼痛严重时酌情给予镇痛药,如吲哚美辛、布洛芬等。

(3) 可辅以中医治疗。

(五) 预防

1. 术前治疗原发感染。

2. 术前纠正贫血、低蛋白,控制血糖等。如有免疫系统疾病,充分治疗后方可行盆底重建手术。

3. 严格无菌操作。

三、会阴坏死性感染

会阴坏死性感染是妇科盆底重建手术后罕见的并发症。

(一) 原因

会阴坏死性感染多属会阴坏死性筋膜炎。

1. 手术导致会阴血供不良,后继发坏死性感染。

2. 体内异物如植入补片、缝线等引发感染,继发会阴坏死性感染。

3. 术前即存在会阴感染,术后发展为坏死性感染。

其流行病学特点及病因类似于臀肌坏死性筋膜炎。

(二) 临床表现

术后发热 38.0~40.2℃,有寒战等;肛周及会阴部红、肿、硬、痛,并见片状黑色病变,触诊皮下可有捻发音,大片皮肤及筋膜进行性坏死,波及肛周、会阴、大阴唇,个别患者病变可达直肠下段、下腹部、后腰部。

(三) 诊断

同臀肌坏死性筋膜炎的诊断。

(四) 治疗

1. 外科手术清创和抗菌药物治疗是主要治疗,也是目前治疗本病最有效的方法。一旦明确诊断,立即行彻底清创、开放引流,在红肿最明显处放射状切开,沿肛周、会阴行多条对口切开引流,切除坏死组织至新鲜组织出现为止。用大量 3% 过氧化氢溶液及生理盐水冲洗,再用甲硝唑纱条填塞创面。部分患者需多次、反复清创引流。

同时大剂量联合应用抗需氧菌和抗厌氧菌的药物,在未得到细菌培养和药敏试验结果前,早期应用广谱抗生素,以后根据细菌培养和药敏试验结果再行调整。

注意:①换药先换清洁伤口,后换感染伤口;②换药时冲洗要彻底,引流到位;③换药后处理:所有换药器械浸泡消毒后清洗、高压灭菌,敷料及

一次性物品焚烧,换药室用 3% 双氧水气溶胶喷雾、紫外线照射终末消毒。

2. 扩容抗休克

3. 防止泌尿系统感染 因会阴部有切口,留置导尿管定期开放,可用 0.5% 碘伏溶液擦拭尿道口,每日 2 次。

4. 保持大便通畅 可口服麻仁润肠丸、通便灵、聚乙二醇 4000 散等,对自行排便困难者给予灌肠。

5. 其他治疗 同臀肌坏死性筋膜炎。

(五) 预防

同臀肌坏死性筋膜炎的预防。

四、坐骨直肠窝脓肿

盆底手术后发生坐骨直肠窝脓肿较罕见。

(一) 原因

1. 术前有肛腺感染,术后肛腺感染经外括约肌向外扩散到坐骨直肠间隙而成。

2. 术中损伤肠道及周围组织,甚至形成直肠阴道瘘,可形成坐骨直肠窝脓肿。

3. 术后严重盆腔感染,蔓延至坐骨直肠窝。

4. 患者抵抗力低下。

(二) 临床表现

1. 肛门烧灼痛或跳痛,排便或行走时加重,少数有排尿困难。

2. 肛门局部皮温增高,可伴有恶寒、发热、全身不适等症状。

3. 肛门周围有硬结或肿块,疼痛或有波动感。

(三) 诊断

出现上述症状和体征,可借助以下辅助检查作出诊断。

1. **血常规** 血白细胞和中性粒细胞计数增多。

2. **B 超** 患者取侧卧膝胸位,利用阴道腔内探头扇形切面重点观察高位脓肿和瘘管情况,再用高频探头观察低位脓肿和瘘管情况。重点观察脓腔大小、形态、透声度、与周围组织(如齿状线、括约肌等)的关系、有无瘘管形成、瘘管走行,尽可能找到内口,并按时钟记位法记录脓肿和瘘管的位置。脓肿在声像图上主要表现为不规则混合性回声,边界欠清,内回声因液化程度不同而不同,液化完全表现为无回声区,不全表现为无回声内伴有不均匀回声,未液化多表现为不均匀低回声,周边回声增强,脓腔内有分隔可呈蜂窝样改变;有瘘管形成主要表现为管状低回声或无回声,沿管形探查可见

瘘管走行。直肠探头下可见坐骨直肠窝脓肿;在浅表高频探头下可见肛门周围间隙脓肿。B超为临床诊断、手术、术后判断疗效及肛门括约肌的损伤程度提供了依据,但其对无液性暗区的脓腔易漏诊。

(四)治疗

1. 外科手术清创和抗生素治疗是主要治疗。

(1)单纯切开引流术后容易造成肛门不完全失禁,肛门瘢痕大,易致肛门变形、移位,肛门狭窄,创面久不愈合等诸多问题。

(2)有报道,采用开窗对口引流术治疗坐骨直肠窝脓肿可减少后遗症。手术要点如下。

1)准确寻找脓肿内口,这是手术成败的关键。坐骨直肠窝脓肿是由于后正中处肛门腺感染化脓,病菌沿联合纵肌纤维分支蔓延至坐骨直肠间隙,导致脓肿形成。所以,内口在后正中肛隐窝处。

2)内口处理:切开内口时,一定要切开内括约肌。

3)脓肿切口和隧道处理:在脓肿最凸起处做放射状切口,切口长度以保持引流畅通为度,隧道口径适当扩张,双侧脓肿形成时呈马蹄形脓肿,将肛门两侧的脓肿做放射状切开,深度直达脓腔,保持引流通畅,可用双氧水、生理盐水清洗脓腔,促使正常组织生长愈合。

4)术后换药,每日中药坐浴后更换敷料。术后应用消炎纱条和生肌玉红膏纱条换药。

(3)另有报道,采用齿线下切开、齿线上虚挂线引流法有对肛门功能保护好、术后并发症少、患者痛苦小等优点。

术后酌情应用抗生素,必要时根据细菌培养和药敏试验结果调整为敏感抗生素。

2. 其他治疗 同臀肌坏死性筋膜炎。

(五)预防

同臀肌坏死性筋膜炎的预防。

五、腰骶脊椎关节炎

骶骨阴道固定术的罕见并发症包括腰骶脊椎关节炎、骶骨骨髓炎和椎间盘炎,是骶骨固定术后的严重并发症,近年来报告的发生率呈上升趋势。

(一)原因

腰骶脊椎关节炎较明确的病因是细菌经血行或经手术直接侵入椎间盘,极少数由腹腔内感染直接蔓延或由泌尿系统、腹腔的感染经静脉丛逆流至脊柱而来。

(二)临床表现

1. 症状 手术部位的腰背疼,有时疼痛剧烈;可伴有脊柱活动受限,有时放射至臀部,个别向双下肢放射;发热、寒战、乏力、食欲减退等。

2. 体征 椎旁肌肉痉挛,脊柱活动明显受限,局部压痛多十分明显,直腿抬高试验多为阳性,但下肢运动和感觉检查基本正常,肛门和尿道括约肌功能亦无障碍。

(三)诊断

出现上述症状和体征,可借助以下辅助检查作出诊断。

1. 实验室检查

(1)血常规:白细胞计数可升高或正常。

(2)降钙素原:同臀肌坏死性筋膜炎相关内容。

(3)C反应蛋白:同臀肌坏死性筋膜炎相关内容。

(4)血培养或活检标本培养:细菌多为革兰氏阳性菌,也可有革兰氏阴性菌。血细菌培养对于诊断有一定帮助,但阳性率不高。

2. 影像学检查

(1)X线检查:阳性表现出现较晚,一般要到术后1~8个月,以4~6周多见。主要表现为受累椎间隙变窄、椎体骨质疏松和终板的侵蚀破坏,但不发生椎体融合。

(2)CT:早期主要表现为椎间隙的CT值减低,随后可显示椎间隙的变窄与椎体终板的破坏。

(3)MRI:MRI平扫检查是最适宜的诊断方法,对椎间盘的生化环境和形态学两方面的病理改变均比较敏感,对椎间盘炎的灵敏度、特异度和准确性分别为93%、97%和95%。一般椎间盘炎的MRI表现主要包括T_1加权成像显示椎间盘及其邻近椎体的信号减低;T_2加权成像显示椎间盘及其邻近椎体的信号增强。

(四)治疗

一旦诊断,应立即转诊至有处理盆底并发症经验的资深医师。该并发症的治疗需要多学科协作,包括关节外科、神经外科、感染科、盆底重建外科等多科医师联合治疗。

1. 保守治疗

(1)卧床制动,直至临床症状消失。部分学者建议,急性期应卧床休息1~3周,一般采用硬板床仰卧、双膝稍屈曲的方式,以增大腰骶角,缓解疼痛,减轻组织水肿。但也有学者认为,如患者对疼痛尚能忍受,不必严格限制其活动。

（2）保守治疗首选应用抗菌药物。多数意见主张应用有效的抗菌药物控制感染，在缺乏细菌学检查依据时可针对革兰氏阳性菌选用相应抗生素及广谱抗生素。但也有人持反对意见，认为全身途径给予抗生素对于椎间盘炎的治疗并无价值。

有研究表明，头孢唑林不仅可渗透到椎间盘组织中，而且提出其"黄金时间"为给药后15~80分钟，主张静脉给药应一直持续到临床症状消失，然后改用口服直至血常规恢复正常。静脉与口服抗生素的疗程一般共需6周左右。

（3）同时可行局部封闭、理疗、按摩及功能锻炼。疼痛严重者可服用解痉镇痛剂如布洛芬、吲哚美辛或外用双氯芬酸二乙胺等。

2. 手术治疗　大部分患者经保守治疗后即可治愈，若合并脓肿形成，则需要手术引流、拆除网片，甚至必要时行骶骨、腰椎或椎间隙清创重建术。清除感染坏死的椎间盘组织可避免感染向椎管内蔓延并使疗程缩短。

（五）预防

1. 选择行骶骨固定术的患者应术前排查是否患有椎间盘疾病。

2. 为预防椎间盘炎，适宜的骶骨缝合固定位置应在第一骶椎面上，避免缝合在骶岬部位。

3. 严格无菌操作。

4. 术前应全面检查是否存在潜在的感染病灶。

六、会阴疝

腹腔脏器从耻骨下三角（此三角内侧为球海绵体肌，外侧为坐骨海绵体肌，后方为会阴横肌）突出称为会阴疝。临床上分为两类：在会阴横肌前面经尿生殖膈突出至一侧大阴唇处，称前会阴疝；在膀胱、直肠之间下降至一侧坐骨直肠窝，在臀大肌下缘处形成肿块，称后会阴疝。会阴疝通常多能还纳，偶尔可发生绞窄。盆底手术后发生会阴疝较为罕见。

（一）原因

1. 术前漏诊了已经存在的会阴疝及先天发育异常，或手术后缝线滑脱。

2. 手术改变了正常解剖关系或位置，如子宫全切术后关闭阴道穹窿时，没能使阴道前后壁筋膜层恢复到穹窿顶部，或直肠子宫陷凹处理不当。

3. 术后恶心、剧烈呕吐等使缝线、补片等与组织撕脱。

（二）临床表现

1. **症状**　会阴有包块脱出，伴有下腹坠痛不适。包块逐渐增大，下蹲后包块显著，且有排便困难感。包块还纳后随之排便正常，无腹痛、腹胀现象。

2. **体征**　会阴包块一般位于大阴唇与坐骨结节间。包块可大可小、质软、光滑、界线清楚，有基底，略有触痛，能还纳入盆腔，还纳时有咕噜音，包块内可闻及肠鸣音。

肛门指诊可能直肠壁外空虚，于会阴部筋膜尿生殖膈处可触及一疝环口，有触痛，松开手指后肿块即突出。

（三）诊断

术后出现上述症状和体征，可借助下列辅助检查作出诊断。

1. 超声提示外阴处实性低回声团块。

2. 全消化道钡餐造影提示回肠部分下降至耻骨联合以下，结肠钡灌注可提示疝的位置。

3. 盆底重建术后会阴疝需与盆腔器官脱垂复发鉴别，还应与股疝、闭孔疝、坐骨孔疝鉴别。

（四）治疗

会阴疝一经诊断，均应及早手术治疗。手术可经腹、经会阴或经腹会阴联合施行。将疝囊行高位结扎及修补重建盆膈。

1. **手术前注意**　①诊断明确后方可施术，切不可贸然手术；②手术前全面评估，制订手术计划，选择合适的手术途径，必要时阴腹联合进行；③进行肠道、阴道准备。

2. **手术时注意**　①仔细辨明解剖关系，确定疝囊位置，分离周围组织，闭合疝囊，修复盆底；②如肠管需切除并吻合，需严防感染。

3. **术后注意**　①暂禁饮食，之后进全流食，根据情况进无渣饮食或半流食等；②术后避免慢性咳嗽，保持大便通畅，必要时口服润肠剂或灌肠；③术后不宜过早下地活动；④术后避免负重；⑤术后暂禁性生活6~12周；⑥术后严防感染，应用抗生素，会阴、尿道口护理，严密监测体温、血常规等。

（五）预防

1. 术前仔细检查，以免漏诊本已存在的会阴疝及先天发育异常。

2. 术中防止术后缝线滑脱。术中再评估，尽可能修补所发现的缺陷。

3. 术后防止剧烈恶心、呕吐、剧烈咳嗽，以免缝线、补片等与组织撕脱。

（王志莲）

参 考 文 献

［1］ 中华医学会妇产科学分会妇科盆底学组. 盆底重建手术网片或吊带暴露并发症诊治的中国专家共识. 中华妇产科杂志. 2021, 56 (5): 305-309.

［2］ UGIANSKIENE A, DAVILA G W, SU T H. FIGO review of statements on use of synthetic mesh for pelvic organ prolapse and stress urinary incontinence. Int J Gynaecol Obstet, 2019, 147 (2): 147-155.

［3］ LAROUCHE M, GEOFFRION R, WALTER J E. Trans-vaginal mesh procedures for pelvic organ prolapse. J Obstet Gynaecol Can, 2017, 39 (11): 1085-1097.

［4］ BERGERSEN A, HINKEL C, FUNK J, et al. Management of vaginal mesh exposure: a systematic review. Arab J Urol, 2019, 17 (1): 40-48.

［5］ 朱兰, 梁硕. 植入合成网片盆底重建术后并发症规范化登记亟待进行. 中国实用妇科与产科杂志, 2020, 36 (1): 23-25.

［6］ National Institute for Health and Care Excellenc. NICE Guidance-Urinary incontinence and pelvic organ prolapse in women: management: © NICE (2019) Urinary incontinence and pelvic organ prolapse in women: management. BJU Int, 2019, 123 (5): 777-803.

［7］ The American College of Obstetricians and Gynecologists' Committee on Gynecologic Practice, the American Urogynecologic Society. Committee Opinion No. 694: Management of mesh and graft complications in gynecologic surgery. Obstet Gynecol, 2017, 129 (4): e102-e108.

［8］ 牛珂, 鲁永鲜, 段磊, 等. 盆底重建手术后聚丙烯网片或吊带暴露并发症的处理及结局分析. 中华妇产科杂志, 2018, 53 (9): 620-624.

［9］ 中华医学会妇产科学分会绝经学组. 绝经管理与绝经激素治疗中国指南 (2018). 中华妇产科杂志, 2018, 53 (11): 729-739.

［10］ Developed by the Joint Writing Group of the American Urogynecologic Society and the International Urogynecological Association. Joint position statement on the management of mesh-related complications for the FPMRS specialist. Int Urogynecol J, 2020 31 (4): 679-694.

［11］ GIUSTO L L, ZAHNER P M, GOLDMAN H B. Management of the exposed or perforated midurethral sling. Urol Clin North Am, 2019, 46 (1): 31-40.

［12］ KARIM S S, PIETROPAOLO A, SKOLARIKOS A, et al. Role of endoscopic management in synthetic sling/mesh erosion following previous incontinence surgery: a systematic review from European Association of Urologists Young Academic Urologists (YAU) and Uro-technology (ESUT) groups. Int Urogynecol J, 2020, 31 (1): 45-53.

［13］ LIN X, DU P, CHEN L, et al. A case of mesh erosion to the sigmoid after laparoscopic sacrocolpopexy and a literature review of mesh related complications. Female Pelvic Med Reconstr Surg, 2018, 24 (4): e12-e15.

［14］ 杨欣, 王建六. 盆底重建手术网片相关并发症的预防与处理. 中国妇产科临床杂志, 2017, 18 (2): 102-104.

［15］ 中华医学会妇产科学分会妇科盆底学组. 女性盆底重建手术人工合成移植物相关并发症处理的中国专家共识. 中华妇产科杂志, 2018, 53 (3): 145-148.

［16］ FARGHALI M M, ABDELZAHER A, ABDELAZIM I A. Surgical and quality of life outcomes after pelvic organ prolapse surgery in older postmenopausal women. Prz Menopauzalny, 2021, 20 (1): 21-28.

［17］ PARK J Y, HAN S J, KIM J H, et al. Le Fort partial colpocleisis as an effective treatment option for advanced apical prolapse in elderly women. Taiwan J Obstet Gynecol, 2019, 58 (2): 206-211.

［18］ ERTAS I E, BALIKOGLU M, BILER A. Le Fort colpocleisis: An evaluation of results and quality of life at intermediate-term follow-up. J Gynecol Obstet Hum Reprod, 2021, 50 (4): 102069.

［19］ 鲁永鲜. 盆腔器官脱垂手术复发的预防与治疗. 中国实用妇科与产科杂志, 2022, 38 (5): 495-499.

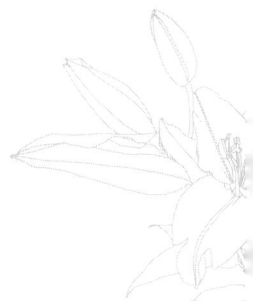

第七章
外阴阴道手术并发症

外阴手术主要包括用于治疗外阴良性肿瘤(主要有乳头瘤、纤维瘤、脂肪瘤、汗腺瘤、平滑肌瘤)、外阴鳞状上皮内瘤变Ⅱ~Ⅲ级,外阴恶性肿瘤的手术和前庭大腺手术。阴道手术主要包括治疗阴道囊肿、阴道上皮内病变Ⅱ~Ⅲ级及阴道癌的手术;治疗盆底功能障碍性疾病的阴道前后壁修补术等;治疗生殖道畸形的矫治手术,如处女膜闭锁切开术、阴道成形术、阴道横膈/纵隔/斜隔切除术等。其中有关治疗盆底功能障碍性疾病的阴道前后壁修补术等的手术并发症详见第六章,本章主要针对其他外阴阴道手术并发症的防治进行阐述。

第一节　脏器损伤

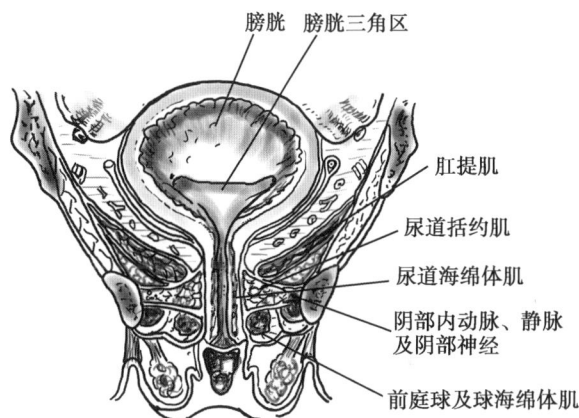

一、尿道损伤

女性的阴道在解剖结构上与尿道紧邻,外阴阴道手术尤其在女性生殖器畸形矫治手术和/或外阴阴道癌手术中易造成尿道损伤,出现尿液外渗、尿潴留等症状,如处理不当,将给患者日常生活带来极大痛苦,故需引起临床医师的重视。

女性尿道是一条长4~5cm、直径6mm的管状结构。它起始于膀胱颈即尿道内口,从耻骨联合后下方行走并包埋在阴道前壁,最后开口于尿道外口。女性尿道可分为近、中、远三段。近段尿道长约0.7cm,此段尿道又称为尿生殖膈上段,横切面上呈漏斗状,靠近膀胱颈的部分很宽敞,逐渐变窄过渡到中段尿道。中段为尿道括约肌段又称为尿生殖膈段,此段尿道长度为2~3cm,约占女性尿道全长的80%,存在尿道嵴,使此段的尿道腔关闭,形成了一个复杂而精密的尿道括约肌系统。远段称

为尿生殖膈下段,此段尿道长约1cm,内腔为膨大的壶腹,终止于裂隙状的尿道外口,尿道嵴在此段消失,尿道远段的这种结构有利于尿液排出体外时形成快速的尿流(图7-1-1)。阴道前壁与尿道之间有结缔组织形成的尿生殖膈。

图7-1-1　女性泌尿系统解剖

(一)原因

1. 手术方式选择不当　外阴阴道手术中手术方式选择不当易造成尿道损伤,如阴道前壁囊肿较大、较深者,阴道部分切除或全阴道切除手术在剥离时太贴近尿道,可能伤及尿道。无孔处女膜患者尿道被阴道积血挤压紧贴阴道壁(图7-1-2);处女膜切开术中未选择阴道口闭锁处女膜的突出部切开,而在周围部位切开;或采用"十"字形切开,均易伤及前方的尿道。阴道成形术中,造穴时切口位置过高(图7-1-3),分离间隙错误或用力过猛,术后阴道模具过大或使用不当均可造成尿道损伤。

2. 自身尿道解剖结构异常　患者自身尿道外口位置异常,外尿道口向后移位或深藏在阴道内,阴道切口可直接损伤尿道口,尿道口特大时可能误将尿道当阴道继续扩大(图7-1-4)。

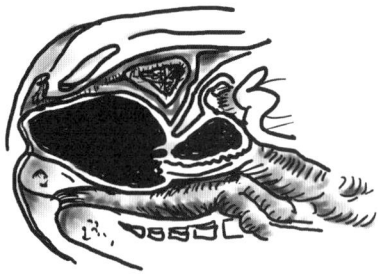

图 7-1-2　阴道积血

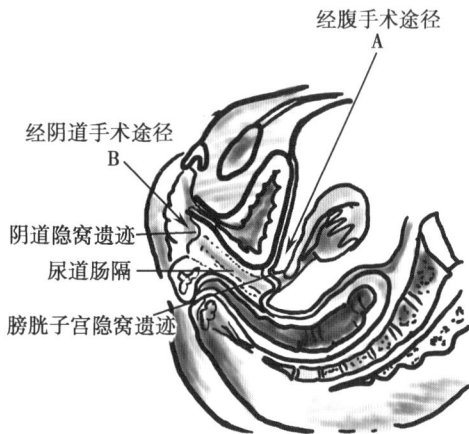

图 7-1-3　阴道成形术

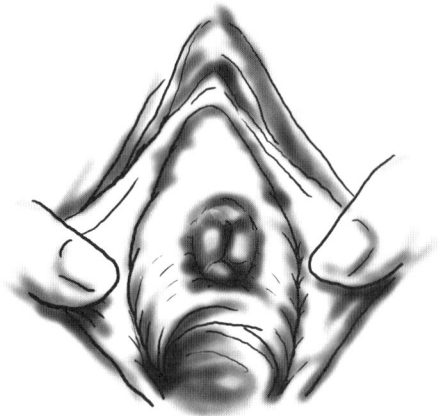

图 7-1-4　女性尿道口解剖异常

3. 恶性肿瘤累及尿道　当外阴癌或阴道癌累及尿道前段、中段、和后段,甚至累及膀胱颈时(图 7-1-5),需行部分尿道切除术或全尿道切除,可能导致尿道口损伤。正常女性尿液达到近端 1/3 尿道后可回缩到膀胱,当剩下尿道<2.0cm 时,尿道缩短及张力减退会发生尿液不随意流出。

(二)临床表现

1. 术中表现

(1)尿道出血:可由尿道外口滴血,或由于尿道括约肌的作用血液进入膀胱,表现为血尿。

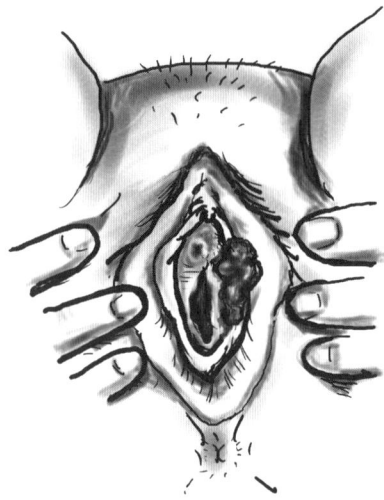

图 7-1-5　外阴癌

(2)阴道检查:可发现阴道前壁破损及尿道破裂,或尿道口破裂,可见尿液溢出。

2. 术后表现

(1)排尿困难与尿潴留:因疼痛、尿道外括约肌反射性痉挛、尿道黏膜水肿或血肿压迫,以及尿道完全断裂所致。

(2)尿外渗:尿液浸润周围组织,可引起组织坏死、感染,患者情况恶化。

(3)局部疼痛:排尿时尤重,疼痛可牵涉会阴、下腹部等处,有时向尿道外口放射。

(4)尿失禁:尿道口损伤可表现为术后尿失禁。

(三)诊断

1. 术中诊断　术中见尿道外口滴血或血尿,导尿管或尿道探子探及尿道破口即可诊断。

2. 术后诊断　尿道、阴道出血或溢液且不能经尿道排尿者,应考虑存在尿道损伤。导尿管或尿道探子检查:自尿道口插入导尿管或尿道探子,在阴道前壁可见到或插入阴道内(图 7-1-6),或探子经过创伤部位进入膀胱。如经尿道口或阴道裂口

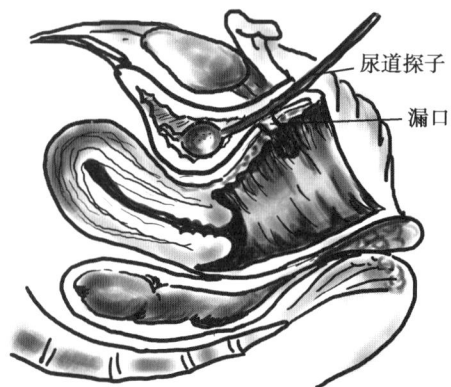

图 7-1-6　尿道探子检查

处插入尿管 5cm 以上,见血性液体流出,或尿管插入不足 2.5cm 即可诊断。

(四)治疗

1. 术中发现尿道损伤的处理 术中一旦发现损伤,应予以手术修补。行尿道修补或尿道吻合术,缝合尿道残端,必要时延长尿道。如果原尿道较短而尿道切除后保留尿道过短或术中切除过长,使尿道断端与外阴皮肤、阴道壁缝合困难者,可用大隐静脉移接延长尿道。目的在于恢复尿道的完整性和排尿功能。

2. 术后发现尿道损伤的处理

(1)术后尿潴留者,应引流尿液,解除尿潴留。

(2)术后发现尿道损伤,需要较长时间放置导尿管,必要时择期手术修补。

尿液外渗者,应于尿液外渗区做多个皮肤切口,彻底引流尿外渗部位,切口应深达浅筋膜以下,并做耻骨上膀胱造瘘术使尿流暂时改道,3个月后再修补尿道。耻骨上膀胱造瘘术的主要手术步骤:用金属尿道探子确定腹部切口位置(图 7-1-7A),分离、暴露并切开膀胱壁(图 7-1-7B),置入蘑菇头导尿管(图 7-1-7C),缝合固定(图 7-1-7D)。

(3)其他处理

1)冷、热疗法:早期采用冷疗。冷敷可使毛细血管收缩,减轻局部充血和出血,还可使神经末梢的敏感性降低而减轻疼痛。当局部肿胀减轻、疼痛缓解可改为持续热敷。热敷可使局部血管扩张,减轻深部组织的充血,同时能改善血液循环,解除局部神经末梢的压力,使肌肉、肌腱和韧带等组织松弛,从而缓解疼痛。

2)局部加压:在尿液外渗处给予适当加压(常采用冰袋),可防止肿胀继续加重。

3)伤口处理:保持伤口敷料清洁、干燥。若有渗血、渗液要及时更换,减少感染机会。

4)引流管护理:保持膀胱造瘘管和留置导尿管通畅。防止引流管打折、扭曲、脱出;定时挤压引流管,自上而下负压挤压,防止引流液反流引起逆行感染;保持尿道外口清洁,每日用 0.05% 碘伏消毒液消毒 2 次;每周更换引流袋 2 次。

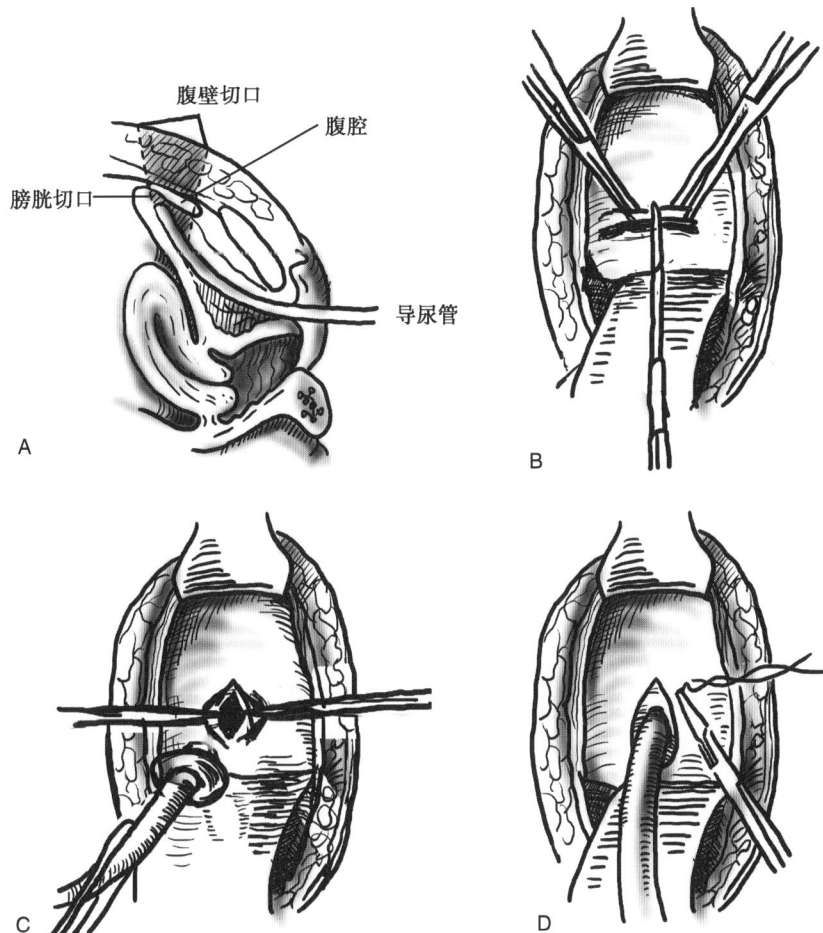

图 7-1-7 耻骨上膀胱造瘘术

5）皮肤护理：保持床单清洁、干燥、平整。定时按摩受压部位皮肤，防止发生压疮。

6）防止尿道狭窄、尿瘘，最根本的措施是一次性处理好新鲜的尿道损伤。

（五）预防

1. 选择恰当的手术方式

（1）阴道前壁囊肿较大较深者，最好在剥离时以金属导尿管插入尿道膀胱作为指引，在剥离时勿太贴近尿道。

（2）无孔处女膜切开术中选择阴道口闭锁处女膜的突出部切开，不能"十"字形切开，而应在膨出的处女膜上"X"形切开。如闭锁部位较高，切开时应放入金属导尿管，引导切开闭锁处，避免损伤尿道。

（3）阴道成形术中造穴时不应过高或过低。应选择阴道前庭凹陷处，相当于处女膜环部位，做"U"形切口（图7-1-8），切开黏膜并向前上方游离。可在造穴前于尿道膀胱直肠间隙内注射液体，便于组织切开和分离。取50ml注射器吸入生理盐水或1%利多卡因注射液，使用8~9号注射针头，在阴道前庭凹陷中心进针，刺入黏膜后沿骨盆轴方向边进针边推注，逐段注入药液。一般进针4cm左右不再深入，继续加压注射药液，一般需约150ml即可扩散和充填整个间隙，顺着间隙分离，将金属导尿管放入膀胱作为指示，减少损伤尿道的概率。

2. 术中辨清尿道解剖结构，判断好层次，以免盲目操作伤及尿道。

3. 恶性肿瘤累及尿道手术中注意预防

（1）术中测定尿道长度，外阴阴道癌手术中向膀胱内插入气囊导尿管并将气囊充液，外拉导尿管以确定膀胱内口至尿道外口的长度，确定尿道切除长度，避免切除不足或过长。分离、暴露尿道，注意止血。

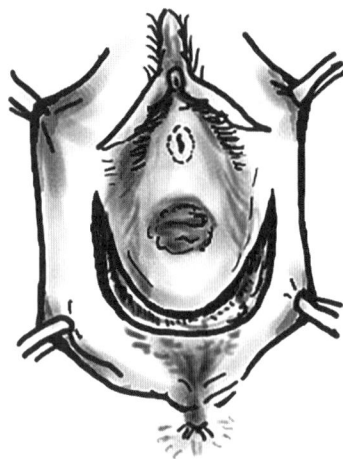

图 7-1-8 阴道成形术"U"形切口

（2）切除尿道注意方法得当，外阴阴道癌手术中横断尿道时用金属导尿管或硅胶导尿管插入膀胱内使尿道有支架（图7-1-9A），左手伸入阴道，托起导尿管使尿道向外伸展，估计尿道口至被切的长度处用手术刀垂直横断尿道（图7-1-9B）。注意尿道切除高度不应超过耻骨弓。此外，忌用电刀止血，避免引起尿道海绵体肌严重水肿后坏死，导致尿道过短影响排尿功能。

（3）妥善固定导尿管，固定导尿管注意左右各固定一针，切忌只固定一侧，使导尿管较长时间压迫该侧尿道而致残端坏死、退缩、变短，影响排尿。

（4）外阴癌侵犯尿道外口或累及尿道<1.0cm，行2.0cm尿道切除；外阴癌侵犯尿道下1/2段或原发病灶位于尿道下1/2段，行全尿道切除。有报道全尿道切除后用膀胱颈与膀胱不分离膀胱肌瓣尿道成形法，或膀胱颈与膀胱分离膀胱肌瓣尿道成形法处理。

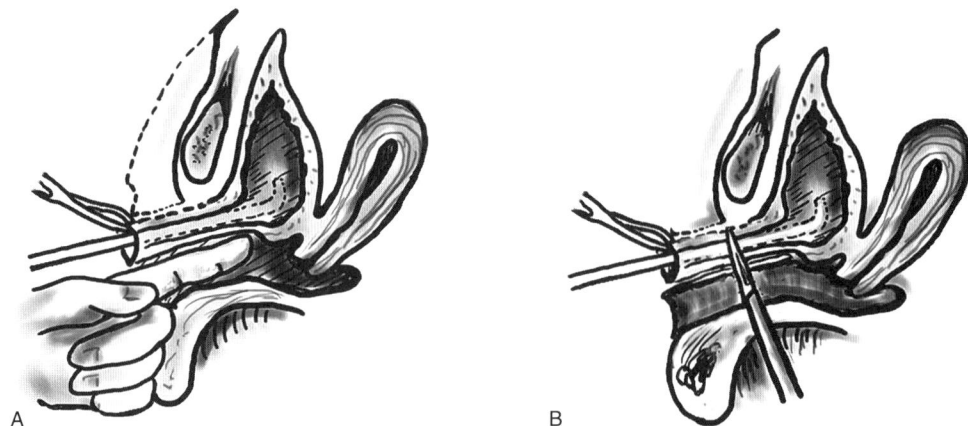

图 7-1-9 外阴阴道癌手术中横断尿道
A. 导尿管插入膀胱；B. 手术刀垂直横断尿道。

1）膀胱颈与膀胱不分离膀胱肌瓣尿道成形法：利用膀胱颈括约功能法。膀胱肌瓣新成形的尿道穿过膀胱颈，利用新尿道肌管外表面与膀胱颈黏膜黏合性生长封闭新尿道以外的膀胱与外界通路。

2）膀胱颈与膀胱分离膀胱肌瓣尿道成形法：改新尿道外表面与膀胱颈黏膜黏合性生长封闭膀胱，为膀胱自身按解剖层次缝合封闭新尿道外的膀胱与外界通路，避免了膀胱瘘。手术较膀胱颈与膀胱不分离膀胱肌瓣尿道成形法难度大。

二、膀胱损伤

膀胱上部为膀胱尖，下部为膀胱底，尖与底之间为膀胱体。膀胱体呈三角形，其两侧后上角部有输尿管开口，前方最低点为尿道内口。阴道前壁的上 2/3 与膀胱紧贴，阴道前壁与膀胱后壁之间仅隔尿道阴道隔，进行阴道手术时稍有不慎即可能伤及膀胱后壁。

（一）原因

1. 术中原因

（1）阴道前壁囊肿较大较深者，过分向膀胱方向分离而损伤。

（2）阴道成形术中分离阴道腔穴层次不清可造成膀胱损伤，分离阴道腔穴到 3~5cm 深时，应该符合阴道轴线弧形向前向深继续造穴，此时如不慎，有可能穿入膀胱腔；分离时如层次不清深入到尿道阴道筋膜，则组织紧、分离困难，膀胱肌肉和膀胱黏膜都可能被损伤。

2. 解剖结构不清 解剖阴道前壁时层次不清，易损伤膀胱。

3. 手术范围 需切除较多的阴道壁组织时，膀胱剥离面增大，位置较深，易损伤膀胱。

4. 癌组织浸润 癌组织浸润阴道、膀胱间隙，甚至膀胱浆肌层，分离时易损伤膀胱。

5. 膀胱内尿潴留 使膀胱向后扩张，增加了术中损伤膀胱的风险。

详见第四章第一节。

（二）临床表现

术野有淡红色血水样或清亮液体不断溢出，导尿管引出血性尿液。术后阴道分泌物呈水样、量多，或导尿管无尿、尿少。详见第四章第一节。

（三）诊断

详见第四章第一节。

（四）治疗

1. 术中发现膀胱损伤的治疗 应立即修补，

详见第四章第一节。特别注意缝合时辨清双侧输尿管开口处，不要将其卷入而闭合。

2. 术后发现膀胱损伤的治疗 阴道成形术中后发现膀胱损伤，小的损伤放置导尿管后短时间内会愈合，严重的损伤需要立即行膀胱造瘘，并且于术后 3~6 个月后予以修补。

其余详见第四章第一节。

（五）预防

1. 阴道前壁囊肿较大较深者，最好将金属导尿管插入尿道膀胱作为指引，在剥离时注意不要太贴近膀胱。

2. 阴道成形术分离间隙时可注入生理盐水，以利于分离。分离间隙时将金属导尿管作为指引，可以明显减少膀胱损伤。

3. 如果由于粘连层次不清，找不到自然间隙，最好采用锐性分离而不宜盲目采用钝性分离，钝性分离用力不当可造成分离过浅或过深，可导致膀胱肌层撕伤甚至穿孔。

其余预防措施详见第四章第一节。

三、肠道损伤

因阴道后壁与直肠下段紧贴，外阴阴道手术伤及肠管一般为直肠下段，直肠的下 1/3 为腹膜外器官。

（一）原因

1. **手术切口位置选择不当** 阴道成形术中造穴时切口位置过低，过分靠近肛门，以致在不当的平面施术形成阴道空隙，分离时误入直肠筋膜而致直肠损伤。

2. **解剖结构不清** 分离阴道后壁时层次不清损伤直肠。阴道后壁囊肿较大较深者，分离时过度贴近直肠，造成直肠损伤。

3. **阴道模具使用不当**

（1）阴道模具尺寸不合适：尺寸过大，可能压迫阴道壁（图 7-1-10），如直肠壁过度受压，可引起继发性直肠阴道瘘。

（2）安放模具技术不当：压迫导致局部直肠壁坏死，产生继发性肠瘘。

（3）患者戴硬质模具骑车等用力过猛也可使人工阴道顶端撕脱，导致直肠壁破裂，出现肠瘘。

4. 缝线穿透直肠，未及时发现。

5. 外阴阴道肿瘤向后浸润阴道直肠间隔或直肠，分离时极易造成损伤。

其余详见第四章第一节。

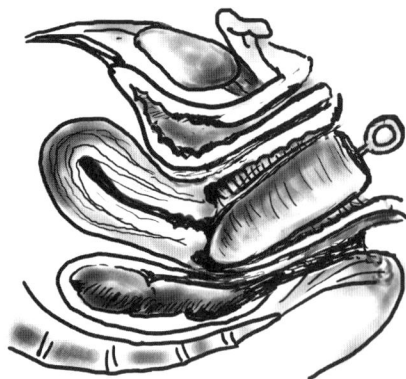

图 7-1-10 阴道模具压迫阴道壁

第二节 血管损伤

外阴阴道的血供主要包括子宫动脉宫颈-阴道支(分布于宫颈及阴道上段)、阴道动脉(分布于阴道中下段前后壁、膀胱顶及膀胱颈)、阴部内动脉(分布于直肠下段、肛门部、会阴浅部、阴唇、阴蒂及前庭球),静脉与同名动脉伴行,并在相应器官及其周围形成静脉丛,并相互吻合。外阴阴道手术血管损伤主要表现为出血和血肿形成。

一、原因

1. **解剖因素** 外阴血管丰富,极易出血;处女膜中含有结缔组织、丰富的血管和神经末梢,极易出血;阴道壁富有静脉丛,易出血;尤其在阴道中段左右侧壁施行手术时,因该处有子宫动脉阴道支,若止血不彻底,极易形成血肿。由于外阴和阴道组织疏松,未彻底止血时血液在疏松的组织中蔓延,易形成血肿。

2. 手术原因

(1)血管损伤:外阴阴道癌术中进行腹膜外淋巴结清扫时,转移淋巴结与血管壁紧密粘连,分离时损伤血管;进行腹股沟淋巴结切除时,损伤股动脉。

(2)止血不彻底:①外阴手术中,切口止血不彻底或缝合留死腔,可导致术中或术后出血及血肿形成。②前庭大腺囊肿切除术后的基底部常有小动脉出血,没有单独结扎或缝扎彻底止血,可导致术中或术后出血及血肿。③阴道壁内静脉丛多,剥离囊肿时止血不牢靠,导致出血或血肿形成。④阴道横膈或斜隔切除过多,同时缝合不稳妥而止血不彻底。⑤无孔处女膜切开术中切缘没缝合,易出现创面出血。

(3)无孔处女膜切开术时做妇科双合诊检查,或揉捏下腹部、压迫子宫等时,可能造成输卵管积血、破裂出血。

3. 因肿瘤浸润需切除较多的阴道组织,阴道旁组织处理较深,易导致出血。

其他详见第四章第二节。

二、临床表现

1. **术中表现**

(1)血管破损后见手术野明显出血,主要表现为伤口有持续性出血。血管损伤多见于静脉。开

(二)临床表现

1. **术中表现** 术中发现粪便样物经阴道后壁流出,直肠指诊发现直肠阴道隔菲薄或已不完整;当进入直肠腔内,术者会有"豁然开朗"的感觉,直肠黏膜色鲜红且多皱襞。

2. **术后表现** 发生阴道排便和/或排气,经阴道检查可见直肠阴道瘘口。

其余详见第四章第一节。

(三)诊断

1. **术中诊断** 根据以上术中临床表现可诊断。

2. **术后诊断** 详见第四章第一节。

(四)治疗

1. **术中治疗** 术中发现直肠损伤可行修补术。如果损伤大或癌肿已浸润直肠,则行直肠切除和人工肛门。其余详见第四章第一节。

2. **术后治疗** 如阴道成形术后发生,处理非常棘手,通常需行横结肠、降结肠或乙状结肠造瘘,3~6个月后待阴道直肠的创面愈合后,将造瘘的肠管还纳。其余择期瘘孔修补术,详见第四章第一节。

(五)预防

1. 阴道成形手术造穴时切口位置适宜。

2. 辨清解剖结构,找到阴道直肠间隙,于阴道直肠间隙内注入生理盐水,有利于分离。

3. 选用大小合适的阴道模具,并教会患者及家属正确佩戴模具。

4. 如怀疑缝线穿透直肠壁,需做肛门指诊检查;如已穿透直肠黏膜,必须拆除缝线重新缝合。

5. 外阴阴道癌手术术前需仔细评估病变范围,如已侵犯直肠,慎重决定手术。

其余详见第四章第一节。

(魏 芳)

放性静脉损伤主要表现为伤口有持续性出血,血色暗红。

(2)术中止血不彻底可形成血肿,外阴、阴道局部隆起,表面皮肤或黏膜呈紫蓝色。

2. 术后表现

(1)术后持续的创面渗血。

(2)局部形成血肿,血肿可在皮下或深部的肌肉层中,多表现为局部肿胀和疼痛。较表浅的血肿,可见外阴、阴道紫蓝色肿块、隆起,局部压痛,质稍硬;巨大阴道前壁血肿还可引起尿道压迫,导致尿潴留;阴道后壁血肿可压迫直肠,可有里急后重感。血肿可扩展至阴道旁组织,可累及会阴和坐骨直肠窝,肉眼可见会阴或肛周、臀部出现大量瘀斑。

(3)继发感染时可伴发热。

(4)严重时可出现生命体征不平稳。

三、诊断

1. 术中诊断 术中出现局部出血或局部隆起,表面呈紫蓝色,可确诊出血或血肿形成。

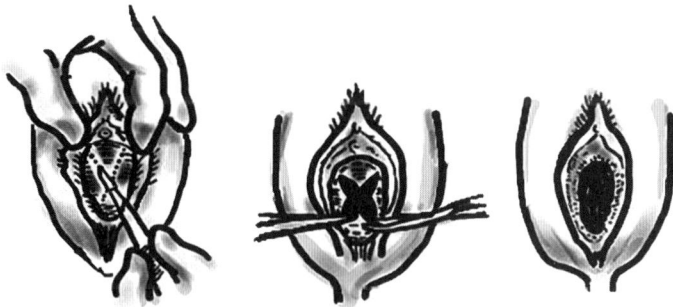

图 7-2-1 缝合止血

(4)阴道成形术中穴道中置入纱条或硬质模具压迫创面。

(5)外阴阴道癌术中大出血为血管退缩、漏扎、断裂、破损所致,可压迫、电凝、缝扎、结扎止血。切忌盲目钳夹,这样不仅起不到止血目的,还会增加新的创伤。具体方法如下。

1)术中大出血应先用手指或纱布垫压迫出血处,必要时压10分钟以上,同时建立可靠的血管通道补足血容量,防止休克。

2)吸净周围血液,慢慢逐步取出纱布垫,暴露术野,找到出血部位钳夹缝扎。

3)盆腔出血迅猛时,可暂时阻断腹主动脉下段,检查血管破损程度,根据血管的不同损伤情况,可行静脉结扎术或静脉修复术。

例如,股静脉损伤时,完全损伤采用血管修补、

2. 术后诊断 有明确的外阴阴道手术史,有上述临床表现,结合辅助检查(详见第四章第二节)可做出诊断。

四、治疗

(一)术中出血和血肿的处理

1. 术中出血的处理 首先,针对出血的部位进行结扎、缝扎或电凝止血。其次,根据不同的手术方式,治疗方式各有不同。

(1)外阴手术中彻底止血后用丁字带加压包扎。

(2)无孔处女膜切开术中,处女膜切开后应剪除多余的处女膜瓣,使切口呈圆形,并用 3-0 号肠线间断缝合切口边缘的黏膜止血(图 7-2-1)。如术中检查输卵管破裂或自发性破裂内出血较多,剖腹或经腹腔镜下吸净盆腹腔积血。

(3)阴道手术中彻底止血,并局部压迫,如阴道壁囊肿剥除术毕阴道塞入干纱布或油纱压迫止血;阴道横膈或斜隔切除术毕可用纱布或模具压迫创面。

局部损伤采用健侧大隐静脉血管补片修复;静脉完全断裂或靠近关节部位缺损在 2cm 以内者,直接行血管端-端吻合。由于静脉管壁薄,静脉压力较小,血流速度较慢,手术后血栓形成的机会较动脉大,因此静脉手术修复应注意:①对血管缝合的要求更高,应当严格遵守技术操作的要求,避免对血管内膜的损伤,力求吻合口内膜光滑,尽可能做间断褥式缝合。②手术修复前必须将静脉血管内的血栓清除干净,至断端有良好出血为止。③最好选用自体静脉移植,常用大隐静脉,也可选用髂内静脉和颈内静脉。若静脉管径不够大,可用 2~3 根大隐静脉纵行切开,拼缝成一根管径大的静脉进行移植。④有学者提出,可在静脉吻合的远端行临时性动静脉分流术,通过动静脉瘘和静脉吻合口处血流加速,减少血栓形成的机会,术后 3~4 周再关闭动

静脉瘘。

其余详见第四章第二节。

2. 术中血肿的处理 术中出现外阴或阴道血肿,应仔细查找导致血肿的出血血管,必要时拆开外阴、阴道壁缝线,寻找出血的血管,清除血肿,彻底止血。

(1)较表浅的血肿可通过重新缝扎、结扎、电凝等彻底止血。

(2)较深部的血肿,先取出血凝块,找寻出血部位,进行缝合止血时注意:①血肿较大压迫尿道、膀胱时,切勿损伤尿道、膀胱,可放金属导尿管在尿道和膀胱作指示,缝合时不宜过深;②血肿较大压迫直肠时,可将一根手指伸入直肠,托出血肿底部进行缝合止血,避免缝线穿透直肠。

(二)术后出血和血肿的处理

1. 术后出血的处理 根据出血多少处理不同。

(1)出血不多时可试行局部压迫止血,外阴可用纱布外加丁字带加压包扎;阴道可填塞干纱布或油纱压迫止血,同时监测生命体征,给予止血药(详见第三章第二节)

(2)如出血较多则开放液路,必要时输血,同时再次手术查找出血部位并彻底止血。

2. 术后血肿的处理 仔细检查血肿所在部位、大小及范围;有无尿道、阴道、膀胱、直肠等合并损伤;有无活动性出血和感染征象。根据以上具体情况决定处理方式。

(1)如外阴血肿不大,直径 4~5cm,出血已经停止,可局部冷敷,严密观察。如不继续增大,24 小时后热敷患处,促进吸收,也可加超短波、红外线等物理治疗。阴道血肿不大可试行阴道填塞纱布压迫,同时严密观察。

(2)如外阴或阴道血肿较大,或在继续增大,则需手术切开,清除血块,找到出血处,结扎或缝扎止血,封闭腔隙,放引流,局部加压。注意:①血肿较大有尿潴留时,先导尿。②在血肿壁薄弱及最突出部的黏膜表面做纵形切口,直达血肿腔。③清除血肿腔内血块:用手指或纱布将全部凝血块取出,并送细菌培养。④止血:仔细检视腔内有无活动性出血点,如有,结扎或缝扎,如为弥漫性渗血,看不清出血点时,可放置明胶海绵,以纱布压迫。充分止血后,自血肿腔底部开始做间断或荷包缝合,关闭血肿腔,不可遗留空隙。缝合困难者,可用纱布条填塞血肿腔,阴道内做对抗填塞,留置导尿管。阴

道内纱布条 12 小时后取出,血肿腔内的纱布 24 小时后取出。⑤放置引流:如血肿较大,或有少量渗血,或疑有感染,在缝合切口时放置橡皮引流条直达腔底。如已有感染或已化脓,清除血块,充分止血,清洗血肿腔后,放置引流,不做缝合。每日局部换药。⑥缝合切口:对合切口边缘,间断缝合。⑦外阴血肿已缝合的创口用无菌纱布覆盖,外加棉垫,用丁字带压紧固定;阴道血肿创口,阴道塞纱布局部压迫。

(3)如血肿位置较深,位于会阴及坐骨直肠窝,即使阴道内切开也不能清除,可在凸起明显处用粗针头试行穿刺抽出积血,如果抽不出,可阴道内和外阴均局部加压,严密观察血肿是否还在增大,如果还增大则在最凸起处切开,做一前后方向切口,应离肛门 2.5cm 以外,以免损伤肛管括约肌,切开后伸入示指将血肿清除,彻底止血,缝合前填入凡士林纱条引流。

(4)抗生素防治感染,尤其是血肿感染时,选择敏感抗生素效果更好。

(5)出血过多时适当输血。

五、预防

1. 针对解剖因素,注意易出血的部位。

2. 注意手术操作,彻底止血。

(1)外阴手术时,不留死腔。

(2)前庭大腺囊肿切除术后的基底部常有小动脉出血,应单独结扎或缝扎止血。

(3)无孔处女膜切开术中切缘缝合;无孔处女膜切开术时不做妇科双合诊检查、揉捏下腹部、压迫子宫等,防止造成输卵管积血、破裂出血。

(4)阴道剥离囊肿时注意止血,尤其注意中段左、右侧壁有子宫动脉阴道支,止血需彻底。

(5)阴道横膈或斜隔切除不必过多,同时缝合止血。

(6)外阴阴道癌术中

1)进行淋巴结清扫时,注意:①防止发生静脉撕破、误伤股动脉。②对股三角血管区的处理要慎重,大隐静脉是股三角解剖的核心。大隐静脉在卵圆孔处进入股静脉,它周围和诸多浅支连同皮下脂肪有很多淋巴结,剔除这些淋巴脂肪团是手术的主要内容。靠近腹股沟韧带下缘、股静脉内侧便有 Cloquet's 淋巴结藏匿。在外阴癌根治术中切除 Cloquet's 淋巴结是必须进行的项目。在清除时,应注意旋髂深静脉,避免损伤出血。③在行腹股沟

淋巴结清扫时,股动脉的三个分支要记清楚。接近腹股沟韧带下方,向上的分支是腹壁浅动脉,向外侧的分支是旋髂浅动脉,向内分支是阴部外动脉。手术尽可能避免损伤这些动脉分支。

2)由于阴道周围血供丰富,术中游离阴道时务必确切止血,否则易形成血肿,术后阴道内填压碘伏纱条不仅有助于预防感染、扩张阴道,还有助于预防血肿发生。

3. 外阴阴道肿瘤应严格掌握手术适应证,避免盲目过深地分离阴道旁间隙而导致出血。

其他详见第四章第二节。

(魏 芳)

第三节 外阴阴道感染

一、原因

1. 解剖因素 外阴部创面邻近肛门和尿道,大小便后容易污染创面,造成伤口感染;阴道中段左、右侧壁较易出血,因该处有子宫动脉阴道分支,若止血不彻底,易形成血肿导致感染。

2. 无菌操作不严格 易继发局部感染。

3. 手术切口选择不当 如阴道成形术中造穴时切口选择不当,在不当的平面施行手术或向两侧分离过多,会造成活跃性出血,如止血不彻底,极易导致血肿形成继发感染。

其他详见第四章第三节。

二、临床表现

外阴、阴道伤口感染发生的时间大多在术后7~10天,个别发生较晚,在术后3~4周。手术后3~4天,已经正常的体温重新上升,可伴伤口胀痛、跳痛。伤口局部肿胀、发红,甚至有脓性分泌物溢出,说明已发生感染。术后有下坠感和憋尿感,阴道后方有脓肿形成时,肛诊检查可触及包块。有时因感染的位置较深,不易早期发现。少数患者可伴有全身症状。详见第四章第三节。

三、诊断

根据外阴阴道手术后,出现局部切口红、肿、热、痛的临床表现,可以初步诊断,行切口局部分泌物涂片检查可见布满多量白细胞,分泌物细菌培养

及药敏试验可明确诊断,但阳性率低,必要时需反复进行。如感染扩散至盆腔,可借助实验室检查和影像学检查判断。详见第四章第三节。

四、治疗

1. 已发生感染的坏死切口的治疗

(1)及时清除表面坏死组织以利于肉芽生长,一旦切口感染或裂开,应及时彻底消除坏死组织,每日用双氧水及生理盐水冲洗切口。

(2)充分引流创面,保持创面干净,用双氧水、生理盐水冲洗,高渗盐水纱条引流。

(3)酌情配合理疗,用红外线照射每日2次,每次20~30分钟,以减少渗出及局部炎性水肿,保持创面肉芽组织新鲜,增强细胞增殖修复能力,促进创口愈合。

(4)术后72小时皮片的边界开始坏死,应及时修剪坏死皮片,有利于上皮的生长愈合。

(5)小面积的坏死可延期愈合,大面积坏死需在创面坏死缘界面清除后行清创和植皮。

(6)如发生感染,应进行需氧菌和厌氧菌两种培养及药敏试验,为选用有效抗菌药物提供依据。

2. 继发感染的阴道血肿的治疗

(1)小的血肿,可用纱布填塞阴道,局部压迫止血,待其自然吸收即可。

(2)大的血肿,应及时拆除缝线,清除积血,找到出血点重新缝扎,彻底止血。

(3)同时抗感染治疗,全身应用抗生素。

其他详见第三章第五节。

五、预防

1. 术前预防 术前注意会阴部皮肤有无炎症、疖肿或其他皮肤损害性疾病,若有这类皮肤病变存在应该在治愈后再手术。如病情不允许等,应在控制感染的同时行手术治疗。注意清洁外阴,预防性应用广谱抗生素。

多数外阴癌患者外阴病灶有破溃及不同程度的继发感染,常伴有腹股沟淋巴结肿大及全身体温升高等症状。入院后应用低温外阴清洗剂坐浴2~3次/d。外阴剃毛、清洁,局部感染灶清创换药,抗生素控制感染。对局部病灶巨大或有感染者,除应用抗生素外,应同时局部放疗。一般放疗剂量30Gy,使肿瘤得以控制,感染才能消退。

2. 术中预防 严格无菌操作,有活动性出血必须彻底止血。在手术过程中,因为缝扎止血可以

防止结扎线滑脱,所以应多用缝扎止血方法进行彻底止血。造穴前使用水分离尿道、膀胱直肠间隙,这样操作出血少,容易分离,并尽可能用钝法轻柔剥离,避免损伤血管。外阴癌术中移植的皮瓣不宜过薄。在腹股沟淋巴结清扫结束后,应在皮下组织与阔筋膜间放置引流管,充分引出渗液,可减少感染。

另有专家尝试在淋巴清扫时,保留大隐静脉。传统的腹股沟淋巴结切除要求在切除腹股沟浅淋巴结时,结扎和切断大隐静脉,将大隐静脉连同腹股沟和股浅淋巴脂肪团一并切除,但是术后急、慢性淋巴水肿导致伤口蜂窝组织炎的概率非常高。尝试不行腹股沟淋巴结切除,代以单纯放疗,并保留大隐静脉可避免皮肤切口愈合不良。

3. 术后预防

(1)压迫止血:外阴癌术后24小时内应予以沙袋或盐袋(1.0~1.5kg)压迫于腹股沟皮肤缝合处,尽量使皮肤与下面的组织紧贴,不留死腔,防止渗血。

(2)保持伤口敷料清洁干燥,预防局部感染。术后3日内局部伤口渗液较多,每日必要时更换外阴敷料2次,之后每日换药1次。如切口敷料渗湿则随时更换,换药时及时修剪坏死皮片。可用0.05%碘伏清洗伤口,并用热辐射理疗,灯距创面30cm照射5分钟,以保持创面干燥及促进伤口愈合。

(3)控制排便,减少大小便污染创面。保留持续导尿管1周。一般术后要求患者1周内没有大便。每次大、小便用温水清洗外阴,可用吹风机吹干会阴,以利伤口愈合。

(4)阴道成形术后更换模具时注意无菌操作。

(5)术后酌情继续抗感染治疗。

其他详见第三章第五节。

(魏 芳)

第四节 外阴阴道手术
其他并发症

一、组织缺损过大难以缝合

(一)原因

此情况多见于外阴癌手术。由于外阴癌根治术病灶切除范围较广(图7-4-1),切除后可致外阴组织缺损。

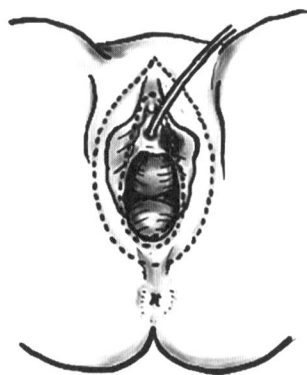

图 7-4-1 外阴癌根治术病灶切除范围

(二)临床表现

患者外阴皮肤及其深层组织缺损较大,难以缝合。

(三)诊断

根据外阴阴道手术史结合以上临床表现即可诊断。

(四)治疗

1. 外阴缺损 既往常采用直接缝合方法修复,其存在的问题是如果切除的组织不够则易复发,而切除组织过多则伤口又难以修复及延期愈合。

2. 皮瓣/皮肤移植 如外阴癌手术时皮肤缺损难以对应缝合,或考虑到缝合后张力大易裂开者,宜行皮瓣移植术,利于伤口愈合;外阴广泛皮肤缺损者,则必须行皮肤移植片移植以利愈合。

(1)局部皮肤皮瓣移植:利用大腿内侧外阴切口外相连的带蒂皮瓣,剥离皮肤及部分皮下组织转移到外阴皮肤缺损区。

(2)游离皮肤移植片移植:包括断层移植片、全厚移植片和吻合血管移植片,妇科主要用前两种。游离断层移植片适用于外阴上皮内瘤样病变广泛剥皮术后(图7-4-2);全厚移植皮片适用于外阴较小、新鲜、干净、无菌的创面。供皮区多为股内侧区或腹股沟区。

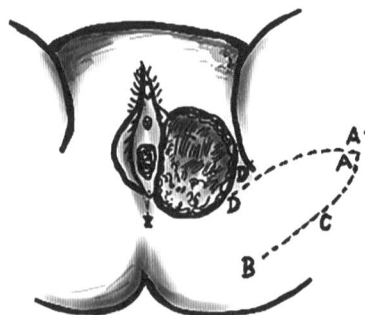

图 7-4-2 游离断层移植片

（3）肌皮瓣转移重建外阴：适用于中晚期病灶大，外阴皮肤、皮下组织大面积缺损。常用方法：用沿切口周围全层皮肤形成带蒂皮瓣修复或用阔筋膜张肌、腹直肌、下腹直肌肌皮瓣修复。其优点是前者取材方便，皮瓣制作较为简单；后者修复后外阴局部感觉较好。王晶等报道为 12 例外阴广泛切除术后患者行股薄肌肌皮瓣移植重建外阴，魏有志等报道应用双侧菱形筋膜皮瓣为 5 例患者修复外阴癌切除后缺损，均取得了良好疗效，但是需要克服解剖双侧皮瓣及皮瓣切取后影响下肢部分功能、供瓣区范围有限等缺点。

（五）预防

1. 改进术式，尽可能缩小外阴缺损。吴鸣等提出，以三切口的手术技术代替传统的单切口或蝶形切口的整个外阴切除。与传统的标准术式相比，采用外阴、双侧腹股沟独立切口的三切口方式，根治性局部扩大切除和选择性腹股沟淋巴结切除可使外阴得到更多的保留。

2. 如果预估切除病灶后皮肤缺损大，术中进行皮瓣移植，以预防外阴缺损。注意：①外阴癌原发灶直径超过 6cm，术后均需行带蒂皮瓣修复。②注意皮瓣不应选择接受放疗的皮肤区域，因其血运不良不易成活。

二、伤口裂开、坏死

（一）原因

1. 移植组织生长缓慢 阴道成形术中，羊膜移植后如上皮化生缓慢常导致感染、坏死。

2. 组织切除广泛 外阴癌术中由于担心术后术野局部复发，术野病灶切除广泛，较多血浆和淋巴液渗出，且皮瓣分离较薄，皮瓣血供较差，致术后手术切缘和分离皮瓣的皮肤坏死。

（二）临床表现

伤口裂开发生时一般伴伤口疼痛并有血性渗出，有时甚至能听到伤口崩裂的响声。检查可见伤口裂开、坏死。

发生肉芽尤其在阴道成形顶端，一般无症状或有少量阴道排液，但妨碍上皮继续生长，延缓愈合，检查可见肉芽。

（三）诊断

根据外阴阴道手术史结合上述临床表现即可诊断。

（四）治疗

加强抗感染治疗，局部去除坏死组织应立即修

剪肉芽，其余详见本章第三节。

（五）预防

1. 术前预防、术中预防 详见本章第三节。

2. 术后预防

（1）保持引流通畅。为减少局部渗液和使股部皮片紧贴肌层，增加皮片存活率，外阴癌术后两侧腹股沟创面需持续负压吸引，一般于术后 4~6 天保持负压吸引，负压应在 0.98kPa 左右，24 小时引流量不足 20ml 时拔除。过早去除引流管会增加皮下积液的发生概率，特别是在应用电刀进行组织分离和止血时，因凝固组织的脱落，术后 2~3 天引流量常有明显增多。淋巴液应由术后的暗红色逐渐变淡，引流袋每日更换 1 次，更换引流袋时应先夹紧引流管预防引流液逆流。

（2）术后加强支持治疗，必须重视术后血浆蛋白、白蛋白和液体的及时补充，增强患者的抵抗力，以利伤口愈合。

（3）术后继续抗感染治疗（详见第三章第五节）。

三、阴道狭窄

（一）原因

不同手术方式术后造成阴道狭窄的原因不同。

1. 伤口感染、瘢痕增生、瘢痕挛缩 多见于阴道隔手术及阴道成形术。

2. 手术切除组织多 多见于外阴癌手术。外阴癌根治术中切除组织多，易致切口瘢痕或挛缩引起阴道口狭窄。广泛外阴切除的范围：上界包括阴阜（耻骨联合上 3cm），下达会阴后联合，两侧为左、右大阴唇皱襞达股内侧，且要深达肌肉。广泛的外阴切除将女性最主要的性感受区和性敏感区切除，术后瘢痕挛缩还可致同房时插入困难，造成疼痛而不能进行性生活。双侧腹股沟淋巴结清扫术后的瘢痕挛缩和外阴的瘢痕挛缩致双腿外展困难，不能采取正常体位，进一步造成性生活的障碍。

3. 阴道成形术中阴道覆盖物的长度、宽度不够，术后未正规放置模具，如放置时间过短或因痛苦等原因而不予放置。

（二）临床表现

阴道外口狭窄，小于两指宽。阴道腔隙狭窄，性交痛，严重者不能性交。

（三）诊断

根据外阴阴道手术史结合上述临床表现即可诊断。

(四) 治疗

1. 非手术疗法 阴道口狭窄程度较轻者则可采用非手术疗法,即用不同口径的阴道模具对阴道口进行慢性扩张(图 7-4-3)。先用小号阴道模具进行扩张,1~2 周后再更换口径大一点的模具进行扩张,以此类推,直到口径最大的模具。如扩张开始时阴道内放置模具较困难,患者不能耐受,在患者会阴部可加用局部麻醉或全身镇痛治疗。如果戴模型的时间短,腔穴缩小,再扩张很困难,甚至可能无法再次施行手术。

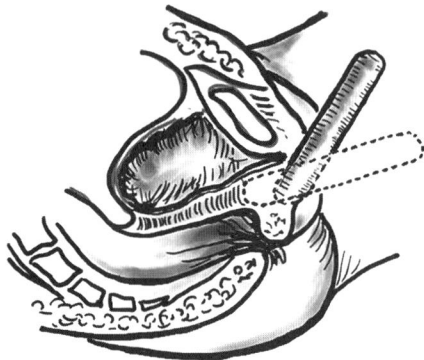

图 7-4-3 阴道模具扩张阴道口

2. 手术疗法 阴道狭窄的手术治疗可分为以下 6 种。

(1) 阴道口局部瘢痕松解,瘢痕瓣局部改形术。

(2) 如果阴道内瘢痕面积不大则可行瘢痕松解,局部皮瓣转移术。

(3) 如果阴道内瘢痕面积较大,但局部条件允许,也可用阴唇瓣转移到阴道内修复瘢痕松解后形成的创面。

(4) 如果阴股沟区皮肤条件较好,也可选用阴股沟皮瓣转移修复阴道口内部的瘢痕切除后的创面。

(5) 如果局部条件很差,无软组织可利用,在切除阴道内部的瘢痕后,亦可应用中厚皮片移植术进行治疗。

(6) 在阴道成形术中系有功能子宫者,如果阴道闭塞,则必须再次手术。在瘢痕组织中更难准确地找到子宫颈外口,常经腹部和阴道联合操作,当阴道不能形成管道时,则只能切除子宫。

(五) 预防

不同手术方式阴道狭窄的预防策略不同。

1. 阴道成形术阴道狭窄的预防

(1) 防止阴道挛缩和狭窄的要点在于人工阴道造穴时应找准尿道、膀胱与直肠间的疏松间隙,仔细足够宽地分离穴道,至少可容二指。

(2) 阴道覆盖物有一定长度和宽度,要稳妥,血供良好,无感染坏死。

(3) 术时注意无菌操作,覆盖人工阴道的材料(如皮肤、羊膜等)均应经过灭菌处理。

(4) 手术后会阴部应保持清洁,在排便或排尿后应清洗外阴以防污染。

(5) 术后还要全身应用抗菌药物预防感染。

(6) 术后放置模具 3 天后,教会患者自己取放模具,每天更换模具时,模具外可涂无菌石蜡油、红霉素软膏、丁酸氢化可的松软膏后再放入阴道内。尤其注意正确指导患者使用模具:嘱患者遇到腹压增加的情况,如咳嗽、排便、打喷嚏时,要用手轻压会阴部,以防模具脱落,如遇到模具脱落,要做好消毒后及时回纳。因阴道腔完全上皮化需要 1~3 个月时间,半年内周围的结缔组织仍有回缩的可能,故嘱患者出院后每天换模具 1 次,坚持至少 3 个月。术后 4~6 个月改为晚上戴阴道模具。并强调为保证手术成功,防止阴道回缩,6 个月内坚持戴模具,6 个月后可结束佩戴。

(7) 有创面感染时,不能因感染而停止使用模具,否则阴道创面必然粘连闭塞。

2. 阴道隔手术阴道狭窄的预防 对横隔基底较厚者,当横行切开隔膜后,先将隔膜从切缘分离成上下两叶,切外层黏膜,使内层黏膜与切口创面的下缘缝合,愈后不因瘢痕挛缩而狭窄。

3. 外阴癌手术阴道狭窄的预防

(1) 严格掌握手术方式、手术范围和手术适应证。

(2) 尽量减少正常外阴组织的切除,提高生活质量。

(3) 预防性应用抗菌药物。外阴癌广泛切除术治疗后,外阴解剖结构受到破坏,伤口痊愈后,指导患者每日继续用 1:5 000 高锰酸钾溶液坐浴 10~15 天,软化瘢痕组织,增加皮肤弹性。有利于缓解阴道狭窄。

(4) 功能锻炼:术后 7~10 天指导并督促患者行功能锻炼,如双腿合拢、分开、前屈、后伸、外展、内收等,2 次/d,10~20min/次,动作轻柔缓慢,活动范围由小到大;或进行外阴肌肉锻炼,即屏气收缩尿道、直肠和阴道括约肌,然后放松,每天 2 次,以提高性兴奋及性功能。

(5) 鼓励患者尽早下床活动,利于预防阴道狭窄。

(6)心理护理：做好患者和家属的思想工作，取得其信任，使其积极配合治疗。

四、误入腹腔伤及大网膜

(一) 原因

1. 用植皮、羊膜作为腔穴覆盖物的阴道成形术不许进入腹腔。阴道腔穴分离过深时，突破腹膜可进入腹腔。

2. 阴道成形术后，阴道模型受暴力作用突破腹膜，进入腹腔。

(二) 临床表现

1. 腹腔内有少量清澈腹水流出。

2. 用钝性探针伸进阴道腔穴超过分离的深度而无抵抗。

3. 由于腹膜创口一般很小，肠管不会疝出，但大网膜则可能随腹水滑入阴道。

(三) 诊断

根据外阴阴道手术史结合上述临床表现即可诊断。

(四) 治疗

如发现误入腹腔，要立即检查，只要未伤及大网膜或肠管，立即将其还纳入腹腔，及时缝合腹膜。虽然损伤后及时修补，但此时腔穴已到最深处，常不能满意地暴露，要警惕勿误缝到肠管或大网膜。

(五) 预防

1. 用植皮、羊膜作为腔穴覆盖物的阴道成形术不需进腹腔，当阴道腔穴分离到深部，可见薄的透明膜即为腹膜，应警惕切勿损伤腹膜。

2. 置入硬质阴道模具时勿用暴力，术后嘱咐患者不要骑车，以免使硬质模具受力过大冲破人工阴道顶端，误入腹腔。

五、下肢水肿

此情况多见于外阴阴道癌手术，下肢水肿为淋巴结清扫术后的晚期并发症，发生率为 7%~28%。

(一) 原因

主要原因为淋巴及血液回流障碍，严重者下肢粗如"象腿"。下肢淋巴水肿一旦出现，往往呈进行性发展。淋巴管系统是组织液向血液回流的一个重要辅助系统，10% 从毛细血管动脉端滤过的液体进入毛细淋巴管成为淋巴液。切断大隐静脉主干使下肢浅部静脉回流阻力增加，造成下肢微循环障碍，使组织液生成增多，压力增大，而且由于局部淋巴回流障碍，可进一步使组织液回流和重吸收减少，术后出现下肢水肿。详见第八章第二节。

(二) 临床表现

详见第八章第二节。

(三) 诊断

详见第八章第二节。

(四) 治疗

详见第八章第二节。

(五) 预防

1. 前哨淋巴结活检技术受到国内外妇科肿瘤专家的关注。腹股沟淋巴是外阴癌转移的主要途径，其受累与否对肿瘤的手术方式和预后具有重要意义。有学者提出对于前哨淋巴结阴性的早期患者，可以不行腹股沟淋巴结清扫术，从而减少相应的术后并发症。如果对所有患者均采用腹股沟淋巴结清扫术，会增加手术并发症发生率。

2. 对于保留大隐静脉主干者，虽然也存在局部淋巴回流障碍使淋巴液量增多的情况，但由于下肢静脉循环未受影响，有利于组织液的重吸收，使淋巴液的生成无明显增加，术后患者无明显下肢浮肿，即使有轻微水肿亦能较快恢复。

其他详见第八章第二节。

六、尿潴留

(一) 原因

尿潴留的病因主要分为梗阻性、神经源性和肌源性。外阴、阴道手术后尿潴留的原因如下。

1. 手术涉及尿道致出口梗阻，如缝线缝扎尿道、阴道成形术后模具顶压。

2. 全麻或局部麻醉，导致尿潴留。

3. 术后过量液体摄入，膀胱过度充盈。

4. 尿路感染。

5. 阴道前壁与尿道、膀胱间隙的大血肿可向前压迫致尿潴留。

(二) 临床表现

1. **症状** 下腹胀痛、有尿意而无法自主排尿。

2. **体征** 除特别肥胖外，耻骨上区可见半球形隆起，可触及胀大的膀胱，压之有尿意，严重时可伴疼痛。叩诊呈浊音。

(三) 诊断

1. 有明确的外阴阴道手术史。

2. 术后有上述症状和体征。

3. **辅助检查** 详见第六章第二节。

外阴、阴道手术后出现以上症状、体征,结合辅助检查即可诊断。

(四) 治疗

原则:解除病因,恢复排尿,预防感染。

1. 尿道 出口梗阻,必要时拆除缝线,调整阴道模具。

2. 麻醉相关的尿潴留,可在耻骨上膀胱区热敷、按摩或针灸等促进排尿。

3. 导尿或留置导尿管。

4. 必要时耻骨上膀胱穿刺造瘘。

5. 控制感染。

6. 术后控制适量摄入液体。

其他详见第六章第二节。

(五) 预防

1. 贴近尿道缝合时,注意缝线不要过深,不要缝扎尿道。

2. 阴道成形术选择适宜粗度的模具,防止过度顶压尿道致尿潴留。

3. 术中注意严密止血,防治术后阴道前壁与尿道、膀胱间形成大血肿。

其余详见第六章第二节。

七、便秘与排尿障碍

(一) 原因

1. **术后局部压迫** 阴道成形术后置入阴道内模具时,可能因压迫尿道和直肠,抑制大小便。

2. **长期流质饮食** 术后短期仅服流质饮食常会便闭,这对模具固定有利,但时间稍长后,部分患者仍不能随着便意排便。

(二) 临床表现

外阴阴道手术后出现排尿困难、停止排便,应考虑胃肠道功能障碍和下尿路功能障碍的可能(详见第八章第三节和第四节)。

(三) 诊断

根据外阴阴道手术后出现排尿及排便停止,并除外其他原因,即可诊断(详见第八章第三节)。

(四) 治疗

1. 可以先用一般方法诱导排尿,或再插导尿管定时开放,以训练膀胱排尿功能。

2. 用甘油栓塞进肛门以润滑大便,或在大便前取出模型,便后再放回阴道。

详见第八章第三节。

(五) 预防

1. 术后根据患者人工阴道的长度及深度选用合适的阴道模具,防止过度顶压尿道和直肠。

2. 术后适时拔出导尿管,鼓励患者尽早自己解尿。

3. 术后 3 天禁食,以后无渣饮食 3 天,再改成半流质及软的普通食物,注意进食量。

4. 嘱患者适当活动,养成定时排便的习惯。

详见第八章第三节。

八、大小便失禁

(一) 原因

此情况多见于外阴癌手术。当外阴癌累及尿道、肛门及直肠时,需行部分性直肠肛门切除,手术操作可损伤肛门括约肌致大小便失控。

(二) 临床表现

主要表现为肛门失禁。如外阴手术后出现此症状即可诊断(详见第六章第二节和第三节)。

(三) 诊断

详见第六章第二节和第三节。

(四) 治疗

最常用的方法是外括约肌折叠修补法。如果内外括约肌同时损伤,有时将二者整体保留,可利于日后修补,如果仅外括约肌损伤,则不涉及内括约肌。在这个部位,可用 2-0 可吸收线将肛提肌折叠缝合,缝合后需确认阴道内没有形成皱褶或狭窄,然后用 2-0 可吸收线进行肛门括约肌复合体的重叠及褥式缝合,每次大约缝合 3~4 针。其余详见第六章第二节和第三节。

(五) 预防

手术时需打开肛管,肿瘤切除后,游离保留直肠端,使保留直肠与肛门缝合(根据松紧横行或纵行缝合)。对肛门括约肌进行修复,如过紧,则于 4 点与 8 点方向放射状切开肛门括约肌。其余详见第六章第二节和第三节。

九、尿路感染

(一) 原因

两性畸形患者均有不同程度的尿道下段缺如(图 7-4-4),尿道较正常女性尿道明显缩短,多在 1.5~2.5cm,术后性生活后更易并发泌尿系统感染。

1. 外阴阴道术后留置尿路导管导致的尿路感染。

2. 外阴癌手术切除部分尿道后尿道变短,导致容易感染。

其余详见第四章第四节。

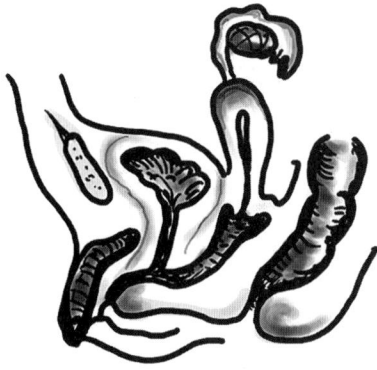

图7-4-4　尿道下段缺如

（二）临床表现

尿频、尿急、尿痛、尿液混浊,有时有血尿、耻骨上压痛。单纯膀胱炎引起发热,急性肾盂肾炎可有高热和腰肋部疼痛,但也可正常。肾周围脓肿时可有腰肋区肿块。

其余详见第四章第四节。

（三）诊断

详见第四章第四节。

（四）治疗

1. 大多数无症状者不推荐使用抗菌药物。

2. 当出现感染症状时,首先应移除导管。如没有必要继续留置导管,应不再插管;如果导管无法去除,在取尿样培养前和应用抗菌药物治疗前应更换留置时间超过7天的导管。

其余详见第四章第四节。

（五）预防

1. 术后尽早拔除导尿管。

2. 施行尿道延长术后可减少泌尿系统感染的发生机会。

其余详见第四章第四节。

十、性生活不适

（一）原因

1. 外阴阴道手术涉及尿道口时,术后尿道口位置若改变,性生活可刺激尿道口引起不适感。

2. 外阴手术切除阴蒂致性唤起障碍。

3. 外阴阴道手术导致外阴瘢痕,阴道瘢痕、变短或缩窄。

（二）临床表现

详见第六章第七节。

（三）诊断

详见第六章第七节。

（四）治疗

详见第六章第七节。

（五）预防

1. 手术中切除尿道较多时施行尿道延长术,可避免性生活刺激尿道口引起的不适感。

2. 手术涉及阴蒂、外阴和阴道时,尽可能保留阴蒂、足够长度和宽度的阴道。

其余详见第六章第七节。

十一、其他

（一）阴道成形术肠吻合口瘘

乙状结肠代阴道成形术时可发生肠吻合口瘘。

1. 原因

（1）全身因素:患者围手术期的基本状况差(如肥胖、营养不良等)和合并基础病(如低蛋白血症、高血压病、糖尿病、血液病及长期应用肾上腺皮质激素等),均可对吻合口愈合造成不良影响,特别是低蛋白血症患者,易造成肠壁水肿,影响局部愈合。

（2）解剖学原因:乙状结肠血运较差,肠壁薄,肌层欠发达,粪便和细菌易大量堆积,因此易发生吻合口瘘。

（3）吻合口张力过大:吻合口张力过大为肠吻合术后吻合口瘘的重要原因之一,由于近端结肠长度不够而导致吻合口张力偏大,切除近端结肠越多,吻合口瘘的发生率愈高。因此,要根据吻合的位置设计好肠管的长度,使吻合的肠道无张力平卧于盆壁。

（4）吻合口血运不良:手工吻合时,缝合针距过密、结扎线过紧可影响吻合口血供,导致术后吻合口瘘。

（5）肠道准备不足及引流不畅:肠道准备不足使结肠中的厌氧杆菌产生尿素酶,尿素酶可使弥散进入肠腔内的尿素转化成氨,而后者对活细胞有毒性作用,可缩短黏膜上皮细胞的存活期;肠腔内存在数量不等的液状粪便,导致术后早期排便;肠管切除后肠道内容物流入手术野易导致术后感染,感染可增加胶原酶的活力,使吻合口愈合不良。术后淤血引流不畅引起压迫及感染也易导致吻合口瘘的发生。

（6）肠道内压力增高:肠道蠕动功能恢复后,肠内容物将积聚到吻合口处,当肠内容物积聚到一定量时,就会刺激肠壁压力感受器,出现排便反射,使肠腔及吻合口的张力进一步升高,使肠腔内的内容物不能经肛门排出,易引发肠道内容物潴留及肠道内压力增高,导致吻合口瘘。

2. 临床表现

(1)症状:体温升高,术后患者体温已正常 5~7 天后再度升高,或术后持续高热不退。

(2)体征:有直肠刺激征或局限性腹膜炎表现。

3. 诊断

具有上述症状及体征者,辅以下列辅助检查,可以协助诊断。

(1)血常规:白细胞计数和中性粒细胞百分比升高。

(2)腹腔穿刺抽吸:若腹部有明显的腹膜刺激征,在局部压痛部位穿刺抽吸,可以帮助诊断,并有助于确定治疗措施。

4. 治疗 治疗原则是早期充分引流和全身营养支持,必要时可用双腔引流管,冲洗加负压吸引,同时加强全身支持治疗。必要时再次手术。

(1)非手术治疗:对症状轻、瘘口在 1cm 以下、无腹膜炎表现、有条件进行全肠外营养(total parenteral nutrition,TPN)治疗者,可采用非手术治疗。

1)一旦发现吻合口瘘,应立即禁食,多不需置胃管。即使禁食,由于有胆汁及其他消化液、黏膜上皮代谢产物等,仍会有大便排出。

2)支持治疗是吻合口瘘愈合非常重要的方面。主要通过 TPN 提供,要求每日提供热量超过 8 370kJ。当吻合口瘘明显局限并稳定后,可口服糖水、盐水,减少补液量。

3)抗感染在吻合口瘘早期非常重要,由于肠道菌群复杂,多需应用广谱抗生素和抗厌氧菌的抗菌药物(如甲硝唑)。当瘘局限以后,如体温不高,血白细胞数量正常,无局部炎症症状,即可减少或停止使用抗菌药物。

4)发现吻合口瘘后,如果吻合口瘘是局限性的,使用盆腔双套管引流最为重要。多数吻合口瘘可经保守治疗治愈。双套管引流要持续负压吸引,另置一根引流管接冲洗液。应用生理盐水冲洗液,一般需连续冲洗,如冲洗液冲出时无粪渣,可减慢冲洗液滴速。冲洗时要注意:①瘘口未局限化时不可冲洗。②冲洗时要注意进入液量与流出液量平衡,需经常挤压管道,保持管道通畅。③当冲洗流出液中粪渣逐渐减少,冲洗液无粪渣后 3 天即可将双套管稍向外拔出 1~2cm;如冲洗粪渣减少后,冲洗液较多从肛门流出,也需向外拔出双套管。④一旦开始拔出双套管,且并无粪渣冲出时,即可每 2

日拔 1 次,每次 2~3cm,直至完全拔出。

(2)手术治疗:合并有弥漫性腹膜炎;引流不畅、盆底关闭不佳;估计瘘口大,短期内难以自愈;局部处理有困难者,应行手术治疗。手术行近端回肠或结肠造口以利于远处瘘口的愈合。

5. 预防

(1)术前全身情况:要重视纠正患者围手术期的贫血、低蛋白血症,控制高血压、糖尿病等基础病,对营养不良患者,术前应行肠外及肠内营养支持,改善营养状况。加强支持治疗,补充电解质、维生素及微量元素,有条件的情况下可行静脉高营养,改善营养状况;合理使用抗菌药物,为吻合口愈合提供良好的基础条件。

(2)肠道准备:术前良好的肠道准备可减少术中肠道内外的污染,去除肠腔内的积粪,恢复肠道的肌张力和正常直径,有利于吻合口的愈合;对于有梗阻症状的患者,可适当延长术前肠道准备的时间;对于术中肠道准备欠佳的患者,可予以术中肠道灌洗,应清除肠管内所有积粪,最大限度降低肠道内细菌的数量和毒素。

(3)精细的手术操作:良好的血供和无张力的缝合是保证吻合口愈合的基本条件。术中吻合口断端肠管游离应在 0.5~0.7cm,防止血肿形成。手工缝合时针距约 0.5cm,不能过密或过稀,打结松紧度适合,如有张力应游离近端结肠。荷包缝线边距、针距适当、均匀。

(4)保证吻合口的血运

1)要使吻合口具备良好的血运,首要条件是吻合口断端肠管保留足够的血管支,吻合处肠系膜缘游离不宜超过 0.8cm,且在肠系膜对缘的肠壁应较系膜缘多切一些,即在切断时肠钳钳夹及切线应有所倾斜,以免吻合后血运障碍。

2)浆肌层缝合不宜过深,以免阻断和不完全阻断黏膜下血供,系膜缘裂孔的关闭忌用贯穿缝合,应以浆膜化法进行。在近吻合口处 1~2cm 的系膜裂孔可以不予以缝合,以免误扎系膜缘血管或造成吻合口血肿形成。

3)非做吻合的肠钳(控制肠腔内容)不宜夹得太紧,以防损伤肠壁组织及其血运。肠壁多做两层细丝线缝合。第 1 层间断全层宜绕过钳夹处(免得钳夹处坏死脱落),针距 0.5cm;第 2 层浆肌层包埋缝合(切勿透过肠黏膜进入肠腔,以免发生肠瘘),与第 1 层针距约 0.5cm,本层针距 0.5cm。注意吻合口两端要缝好。

4)必须保证靠近结肠的血管弓良好,肠管系膜不可游离范围过多,肠脂垂清除应适度,近侧结肠边缘血管应搏动有力,肠管色泽良好。

5)因乙状结肠切取后立即行肠吻合,当术毕时再检查吻合肠段血运好可放心。如吻合肠管变紫,宜将变紫肠段切除重新吻合,以免发生肠瘘。

(5)吻合口无张力:张力过大是造成吻合口瘘最常见的原因,术中充分游离结肠系膜是消除吻合口张力的最有效的措施。疑有吻合口张力时应充分游离结肠,必要时游离结肠左曲,注意防止肠管及系膜扭曲,关闭盆底腹膜时宜将结肠适度下牵后再与腹膜缝合固定,使吻合口处保持松弛状态。吻合口要达到无张力手术原则。

(6)彻底止血:盆侧壁及骶前小静脉术中出血应进行结扎或缝扎,因为切除部分结肠后,骶前及双侧盆壁附近均形成一个腔隙,不能对出血创面进行有效压迫。如止血不彻底,可导致吻合口周围积液和积血,特别是术后仍继续出血且引流不畅者,可导致吻合口后壁水肿,肠黏膜不能愈合,从而导致吻合口瘘的发生。

(7)肛门减压管:当术后肠蠕动功能恢复,肠内容物下排至吻合口,积聚到足够多,达到一定的肠内压时,才能刺激吻合口远端的肠管及周围组织相应的压力感受器,引起排便反射。肛门减压管可以及时引流肠内容物,降低吻合口压力和张力。

(二)阴道成形术移植的乙状结肠坏死

1.原因 游离段乙状结肠及保留两端的血运不佳。

2.临床表现 阴道分泌物增多。

3.诊断 患者有移植乙状结肠阴道成形术手术史,结合阴道分泌物增多的临床表现,必要时行组织病理学检查可明确诊断。

4.治疗 清除坏死组织,继续佩戴模具。

5.预防

(1)游离乙状结肠系膜不宜太多,应限于1cm以内,以免影响血供。

(2)乙状结肠的切取长度一般为15~18cm,采用近端肠管顺时针旋转下置,切忌反复牵拉肠管,以免充血水肿致肠管坏死。

(3)在游离肠管以前,一定要暴露乙状结肠、降结肠、直肠肠系膜的血运,仔细分辨各自的动脉供应,尤其要观察这些动脉、分支、变异与预计切除肠段的关系,在灯光对侧寻找多无困难。如系膜脂肪厚,血管看不清楚,可用手触摸其跳动。

(4)乙状结肠动脉多有1~6个分支,其中第1支50%起自左结肠动脉,也有全部发自左结肠动脉者。乙状结肠动脉最下一支供应乙状结肠与直肠交界处肠段血运,此处为该动脉与直肠上动脉接合部,两动脉间无边缘动脉相通,曾被称为“危险点”。因手术常需切断乙状结肠最下动脉,为避免发生意外,切断前应先阻断此动脉,再观察其肠管血运。为保证游离肠段血运,并使它植入穴道不被牵拉过紧,有学者采用不切断左结肠动脉升支,只切断乙状结肠最下动脉及左结肠动脉降支,保留乙状结肠动脉供应及被游离段乙状结肠的血运。

(5)移植段乙状结肠的选取:切断肠管的起始部于乙状结肠末段,此处血管走行比较固定,即乙状结肠最下动脉。所需切取的乙状结肠通常为15cm左右,故后切一端为乙状结肠近端,多为左结肠动脉降支处。而此处可因血管解剖走行分布变异使切取的乙状结肠长度适中、稍短或稍长。长者移入人工穴道后,长出部分应予以切除;稍短者,如肠系膜长,此肠段拉入穴道也多无问题。若遇肠段适中因肠系膜牵拉较紧也难将其一端充分拉至外阴口,此时宜将牵拉较紧的系膜血管试夹,如不影响该乙状结肠肠段血供,则予以钳断结扎;否则,将牵拉至外阴口不足的肠段部分,利用游离的外阴切口处皮瓣与乙状结肠外阴端连接,或利用小阴唇皮瓣与之相接。对于极个别肠管较细不能容两指者,也可于乙状结肠游离缘纵行切开5~6cm,用小阴唇皮瓣填充。

(魏 芳)

参 考 文 献

[1] 肖欣,熊员焕.膀胱阴道瘘漏尿后即时经阴道修补临床疗效研究.中国实用妇科与产科杂志,2020,36(1):86-89.

[2] 原野,李峰永,周宇,等.直肠阴道瘘外科治疗的现状与进展.中国美容整形外科杂志,2020,31(7):448-451.

[3] 庞辉,岳秀英.妇科腹腔镜手术能量器械常见副损伤及防治.国际妇产科学杂志,2017,44(4):468-472.

[4] 王洁,华媛媛.预防妇科术后血栓形成药物现状.科学咨询(科技·管理),2021(5):91-92.

[5] 唐勇,李秀宁,梁霞.外阴癌腹股沟淋巴结清扫术中

是否需要保留大隐静脉的研究进展. 中国医药科学, 2022, 12 (5): 40-43.

［6］谢玲玲, 林荣春, 林仲秋.《FIGO 2021 癌症报告》——外阴癌诊治指南解读. 中国实用妇科与产科杂志, 2022, 38 (1): 85-91.

［7］王晓芳. 股薄肌肌皮瓣修复阴道癌切除术后缺损的疗效分析. 中国美容医学, 2017, 26 (09): 24-27.

［8］WU M, J LI, Y MA, et al. 321 Comparison of two types of triple incision technique in the treatment of patients with locally advanced vulvar cancer. International Journal of Gynecologic Cancer, 2020, 30 (Suppl 3): 275.

［9］王红梦, 万贤琴. 外阴癌术后 1 例患者下肢淋巴水肿伴肉芽肿性炎的护理. 全科医学临床与教育, 2019, 17 (12): 1140-1141.

［10］汪世元, 钱善平, 林小娜. 改良乙状结肠代阴道成形术在阴道再造和修复中的运用 (附 105 例临床观察). 中国医疗美容, 2021, 11 (4): 45-48.

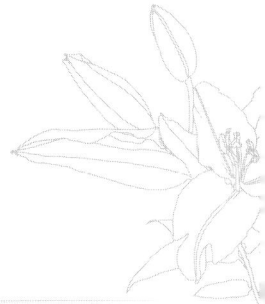

第八章
妇科手术其他并发症

第一节　术后深静脉血栓和肺栓塞

一、深静脉血栓形成

深静脉血栓形成（deep venous thrombosis，DVT）指血液在深静脉腔内不正常凝结，阻塞静脉腔，导致静脉回流障碍。DVT 是妇科盆腔手术后最为严重的并发症之一。西方国家报道，妇科良性疾病术后 DVT 的发生率为 6.2%~29.1%。而恶性肿瘤术后 DVT 的发生率可高达 19.6%~37.9%。我国报道的 DVT 发病率仅为 0.13%~6.78%，但有逐年增多的趋势。静脉血栓可发生在下肢、盆腔、阴道旁等部位的静脉中，以下肢多见。下肢 DVT 是指下肢筋膜内静脉血栓形成，包括小腿深静脉（胫前静脉、胫后静脉、腓静脉、肌肉静脉窦），以及腘静脉、股深静脉、股浅静脉、股总静脉、髂静脉，以左下肢多见。DVT 的临床表现主要有三大症状：疼痛、肢体肿胀、浅静脉曲张。如治疗不及时，DVT 可致残，甚至诱发肺栓塞而猝死。

（一）病因

目前，学术界公认静脉血栓形成的三大因素是血管壁损伤、血流缓慢和血液高凝状态，任何一个单一的因素都不足以致病。

1. 血管壁损伤　如静脉穿刺、手术损伤血管等。正常血管内膜是血小板凝集的生理屏障，当血管内膜损伤后，内皮脱落及内膜下层胶原裸露，血小板黏附其上，发生凝集，并释放多种生物活性物质，启动内源性凝血系统，进一步加重血小板凝集，同时静脉壁电荷改变，导致血小板聚集、黏附，形成血栓。此外，内膜损伤可以释放凝血因子Ⅲ及其他组织因子，启动外源性凝血系统，凝血酶原被激活，继而血小板、纤维蛋白及其他以红细胞为主的血细胞共同形成凝血块，导致血栓形成。

2. 血流缓慢　下肢静脉的回流依赖正常的静脉瓣功能、骨骼肌收缩的泵作用和胸腔内的负压吸引作用，正常的静脉血流对活化的凝血因子起稀释和清除作用。当下肢血流缓慢或淤滞时，局部凝血酶聚集，纤维蛋白活性下降，易导致局部血栓形成。久病卧床、术中、术后肢体固定等制动状态及久坐不动等都会引起血流淤滞。此时，因静脉血流缓慢，在瓣窦内形成涡流，使瓣膜局部缺氧，引起白细胞黏附因子表达，白细胞黏附及迁移，促成血栓形成。

3. 血液高凝状态　多见于妊娠、产后或术后、创伤、长期服用避孕药、肿瘤组织裂解等，血小板数增高，凝血因子含量增加而抗凝血因子活性降低，导致血管内异常凝结形成血栓。对于妇科大手术患者来说，一方面，创伤、手术等应激状态引起大量的组织因子、凝血酶原释放，使血液凝固性增强，手术造成的失血、脱水可导致血液浓缩，血细胞相对增多；另一方面，与患者自身因素及合并疾病状态有关，如高龄、肥胖、吸烟、既往有血栓形成史、糖尿病、心功能不全、先天性抗凝血酶缺乏症等。

（二）高危因素

1. 盆腔解剖学特点　妇科手术在盆腔操作，由于盆腔静脉密集、静脉壁薄，缺少四肢静脉所具有的筋膜外鞘，加之膀胱、生殖器官、直肠三个系统器官的静脉彼此相通，故易使盆腔淤血、血流缓慢；女性骨盆较宽，左髂静脉几乎呈直角汇入下腔静脉，由于髂总静脉的骑跨和腰骶部前凸的挤压，使静脉处于前抵后压状态，造成左下肢血流滞缓，故DVT 以左下肢多见。

2. 麻醉因素　手术时麻醉导致周围静脉扩张，使下肢肌肉完全麻醉，小腿静脉壁处于松弛状态，血流减慢，静脉丛内淤血；加之手术时患者下肢处于制动状态，长时间仰卧，尤其经阴道手术采取膀胱截石位，静脉丛内血液淤滞较长时间，从而易诱发 DVT。

3. 年龄 年龄是 DVT 的独立影响因素。随着年龄增长，促纤溶活性降低，抗纤溶活性呈上升趋势，故老年人较年轻人在同样的应激或内皮受损条件下，更易形成血栓；老年患者血管弹性较差，血液黏稠度增加，导致血流缓慢。

4. 气腹 腹腔镜手术建立气腹使腹内压超过下肢静脉回流的压力，从而使静脉血流动力学发生改变，其特点是下肢静脉扩张，血流减慢，血液黏度增高，凝固性增加，为静脉血栓形成的危险因素。

5. 手术损伤 妇科手术尤其是妇科恶性肿瘤手术范围大，腹膜后淋巴结清扫切除时，使髂血管壁及其周围组织受损，致髂部血管血栓形成。

6. 血液高凝 手术是导致 DVT 的重要因素，术前禁食、灌肠，术中大量失液、失血及术中、术后大量止血药物的应用等都使血液黏滞度增加。此外，肿瘤组织本身出血坏死后产生大量内源性和外源性的凝血活酶，促进血小板聚集和释放，又可释放纤溶活性抑制物，导致机体高凝状态。

7. 下肢静脉血流减慢 术后因腹部切口疼痛及长时间卧床、活动少，使下肢深静脉血流减慢，肌肉松弛，静脉舒张，腿部肌肉尤其是比目鱼肌与腓肠肌内存在许多静脉窦，这些静脉窦内的血流几乎只有依靠肌肉泵的作用，才能向心回流，仰卧时这种情况更为突出。因此，在制动或长期卧床条件下，此处血流过分缓慢，易形成血栓。

8. 患者体质 患者体质虚弱，有不同程度贫血，抵抗力下降；肥胖者，体重超出标准 20%，血脂高，血液黏稠度大，手术后易发生 DVT。

9. 其他 肥胖、恶性肿瘤、合并心血管疾病、糖尿病、合并妊娠、下肢静脉曲张等患者术后 DVT 发生率明显增高。

(三) 临床表现

DVT 的临床经过往往比较隐匿，约 80% 的 DVT 病例无临床症状，尤其是远端 DVT。从理论上讲，血栓可发生于下肢深静脉的任何部位，但临床上小腿腓肠肌静脉丛和髂 - 股静脉较为常见。左下肢 DVT 多于右下肢。原因有：①腔静脉与左髂静脉成钝角，与右髂静脉成锐角；②右髂总动脉走行于左髂总静脉前，对它有压迫作用，影响左髂总静脉血液回流；③部分人的左髂静脉与股静脉交界处有先天性狭窄和膜状结构。由于上述原因，左下肢静脉回流比右下肢缓慢，易发生血栓，但形成血栓后不易发生肺动脉栓塞，相反，右下肢发生血

栓少于左下肢，一旦血栓形成，发生肺栓塞的机会要多于左下肢。

DVT 临床表现主要有三大症状：疼痛、肢体肿胀、浅静脉曲张。

1. 疼痛 由于血栓引起静脉壁炎症和上游静脉的急剧扩张，故静脉血栓形成常伴有反射性疼痛。此外，局部动脉往往出现程度不等的痉挛，也可加重疼痛。疼痛多呈胀痛，其程度则因血栓形成的部位、范围、炎症反应轻重和个体敏感性差异而不同。腓肠肌压痛是最常见的现象。Homans 征阳性（患者仰卧位，当轻轻按压膝关节并取屈膝、踝关节急速背曲时，腘窝部腓肠部位疼痛），Luke 征阳性（前后位压迫腓肠肌时疼痛加剧）。

2. 肢体肿胀 静脉血栓形成引起的血液回流障碍，它不仅使血栓远端静脉滤过压升高，而且缺氧可使受累区毛细血管通透性增加，因此肢体肿胀。如血栓形成发生在小静脉，由于侧支循环存在，可不出现肿胀。单侧肢体肿胀时，应高度怀疑 DVT 的可能性，应做下肢周径的测量，当双侧下肢同一部位的周径相差大于 1cm 时有临床意义。血栓部位不同，肿胀部位也有差异：①髂 - 股静脉血栓形成者，患侧下肢肿胀明显；②小腿静脉丛血栓形成者，肿胀仅局限在小腿；③下腔静脉血栓形成者，双下肢均出现肿胀。

3. 浅静脉曲张 在肢体主干静脉发生血栓后，血栓远端静脉压升高，一些在正常情况下不起作用的浅静脉侧支循环重新开放。这些静脉的适应性扩张，表现为体表一定区域浅静脉曲张。

4. 肺栓塞 有时 DVT 的首发临床表现就是肺栓塞，表现为难以解释的呼吸困难、胸痛、咳嗽、出汗、咯血和低氧血症，严重时发生晕厥或猝死，术后出现以上症状时，应高度怀疑发生肺栓塞。

5. 股青肿 是下肢静脉血栓中最严重的一种情况。临床表现为剧烈疼痛，患肢皮肤发亮，伴有水疱或血疱，皮色呈青紫色，皮温冷，足背动脉、胫后动脉搏动不能扪及。患者全身反应强烈，伴有高热、神志淡漠，严重时有休克表现。

6. DVT 形成后综合征 (post thrombosis syndrome, PTS) 随着病程的进展，静脉的长期狭窄或阻塞导致静脉反流、瓣膜破坏及静脉高压，临床表现为肢体肿胀、疼痛、溃疡及静脉性跛行。

(四) 诊断

如术后患者出现肢体肿胀、疼痛、浅静脉曲张等表现，应警惕下肢静脉血栓形成，结合以下辅助

检查,多可明确诊断。

1. 下肢血管加压超声检查(compression ultrasonography,CUS) CUS已成为DVT的标准诊断手段,灵敏度和准确度较高。可显示静脉管腔增宽、失去可压缩性,无血流信号或血流充盈缺损,挤压远端肢体血流信号无增强、减弱或消失等血栓形成的征象。此法简单迅速、有效,故目前多用此种无创检查对血凝块进行检测。如重复检查,可观察病程变化及治疗效果。

2. 血浆D-二聚体测定 D-二聚体的存在或升高可反映凝血和纤溶系统的激活状态,是体内存在血栓和继发性纤溶活跃的特异性标志之一。手术、创伤、妊娠、感染、DIC、肿瘤、血栓形成时,D-二聚体水平均可升高,所以它的升高不具有特异性,但其阴性预测值可达100%,说明D-二聚体阳性时有发生血栓的可能,而阴性时血栓形成的危险性很低。对于妇科盆腔手术后,特别对有高危因素的患者,可采用血浆D-二聚体水平检测结合超声筛查DVT,术后48小时内应常规检查,如果结果阳性,行双下肢静脉超声检查,必要时可行静脉造影以确诊DVT。

3. 下肢静脉造影 静脉造影一直被视为诊断DVT的金标准,是评估DVT存在和发展的最可靠和最有预见性的检查方法。主要的X线征象为:①闭塞或中断:深静脉主干被血栓完全堵塞而不显影,或出现造影剂在静脉某一平面突然受阻的征象。一般说来,见于血栓形成的急性期。②充盈缺损:主干静脉腔内持久的、长短不一的圆柱状或类圆柱状造影剂密度降低区域,边缘可有线状造影剂显示,形成"轨道征",是静脉血栓的直接征象,为急性DVT的诊断依据。③再通:静脉管腔呈不规则狭窄或细小多枝状,部分可显示扩张,甚至扩张扭曲状。上述征象见于血栓形成的中、后期。④侧支循环形成:邻近阻塞静脉的周围,有排列不规则的侧支静脉显影。大、小隐静脉是重要的侧支,呈明显扩张。然而,下肢静脉造影是一种有创检查,因此在临床上静脉造影通常不作为诊断下肢深静脉血栓的一线检查方法。

4. CT静脉造影 静脉注入造影剂后,对血栓形成可疑部位进行扫描,可显示血栓与侧支血管,对于诊断和鉴别DVT及其他原因引起的下肢肿胀具有确定意义。尤其适用于盆腔内和下腔静脉血栓的诊断。

5. 放射性核素检查 有放射性核素纤维蛋白原试验和同位素静脉造影两种方法。前者通过静脉注射 ^{125}I- 纤维蛋白原来判断有无血栓形成及血栓的演变过程,具有灵敏而准确度高的优点,特别适用于下肢腓肠肌静脉血栓;但是由于它要在阻断甲状腺吸碘功能后才能起作用,因此不能用于急诊患者,也不能发现陈旧性血栓。同位素静脉造影是在静脉注射大颗粒 ^{99m}Tc- 白蛋白,正常显像显示同位素快速流过深静脉,并无侧支;有血栓形成者的表现包括流过的时间延长,深静脉不规则而浅静脉显像,静脉梗阻部位不显像,梗阻以下部位有侧支形成,同位素吸附于尚未内膜化的血栓表面而形成热点。

(五) 治疗

治疗方法可分为非手术治疗和介入治疗两类,应根据病变类型和实际病程而定。对急性DVT的治疗,目前多主张以药物溶栓、抗凝为主的内科治疗。

1. 非手术治疗

(1)一般治疗:DVT发病1~2周内最不稳定,栓子极易脱落,急性期应绝对卧床休息,患肢抬高30°左右,以利于静脉回流,减轻水肿、疼痛。适当使用利尿剂,以减轻肢体肿胀。保持大便通畅,避免肢体活动过多及腹压过高而引起血栓脱落。同时全身给予足量抗生素预防感染。病情允许时,穿着医用弹力袜或弹力绷带后起床活动。

(2)抗凝治疗:抗凝治疗是DVT的基础治疗,一旦确诊即给抗凝药物。其作用是通过解除血液的高凝状态,阻止血栓的增大,预防新的血栓形成,利于血栓形成的静脉再通,可降低肺栓塞的发生率和病死率。故除非有抗凝禁忌,否则所有DVT患者均应接受抗凝治疗。

1)抗凝治疗的主要方法:应用普通肝素、低分子量肝素(分子量<6 000)静脉或皮下注射,达到低凝状态后改用香豆素类药物(如华法林)口服,一般维持2个月或更长时间。抗凝治疗的时间长短因人而异。对于首次发病和危险因素可逆者,若年龄<60岁,抗凝3~6个月;年龄>60岁或有特发性疾病者,抗凝6~12个月;危险因素不可逆或复发者,治疗12个月或终身抗凝。常用的药物如下。

A. 肝素:肝素是首选的抗凝剂,肝素对凝血过程的三个主要环节均有抑制作用。肝素作用快,静脉注射10分钟后即能有效地发挥作用。首次剂量可用肝素5 000IU或80IU/kg加入小壶内滴注;然后以1 300~1 500IU/h的滴注速度维持。

病情稳定者持续用药 7~10 天。总剂量为每天 36 000~42 000IU。

B. 低分子量肝素(low molecular weight heparin, LMWH)：如依诺肝素钠，每支 0.6ml，含 6 000AXaIU，用于治疗伴有或不伴有肺栓塞的 DVT，用量为 75~100AXaIU/kg，每日 2 次，皮下注射。

C. 香豆素类衍生物：华法林是目前最常用的口服香豆素类衍生物抗凝剂。开始时每日 10~15mg，3 日后根据凝血酶原时间来确定。维持量范围为每日 2.5~5.0mg。用药期间凝血酶原时间应保持在 25~30 秒，凝血酶原活性至少应为正常值的 25%~40%，不能用凝血时间代替这两个指标作为监测方法。用香豆素类衍生物引起出血时口服维生素 K 或缓慢静脉注射维生素 K。

D. 新型口服抗凝药：是凝血 Xa 因子和 IIa 因子的直接抑制剂，不需要借助其他介质，以利伐沙班为代表。急性 DVT 的初始治疗推荐剂量是 15mg，每日 2 次，共 21 天；之后维持治疗、降低 DVT 复发和肺栓塞风险的剂量是 20mg，每日 1 次，持续 3~12 个月。利伐沙班具有靶点作用优势，不存在与食物或药物的交叉反应，药物起效快，不良反应少，特别适用于长期用药。

2) 抗凝治疗注意事项：①单独应用抗凝治疗只能抑制血栓的增大、蔓延，不能迅速消除血栓。DVT 发病初期只接受传统的抗凝治疗，血栓的自发性溶解率仅为 4%~12%，单纯抗凝仅适用于有溶栓和手术禁忌的患者。②单纯抗凝治疗的优点是没有治疗时间窗的限制，并发症少。缺点是治疗时间长，PTS 发生率高达 20%~50%。③低分子量肝素相对于肝素，出血倾向小，而半衰期较肝素长，皮下注射后生物利用度较肝素高，具有较强的抗 Xa 因子作用和较弱的抗 IIa 因子作用，即抗凝血酶作用较弱，对 APTT 几乎无影响，可发挥抗凝作用而不引起出血，故常规剂量下无须监测凝血功能。④香豆素类衍生物是一种凝血酶原抑制剂，作用慢，一般需在服药后 48~72 小时才完全显效。作用消失也慢，并有药物累积作用，在停药后 4~10 天，作用才完全消失。优点是可以口服，一般肝素为即刻的短期效果，而香豆素类可代替肝素作长期治疗。育龄妇女服用华法林者需注意避孕。⑤新型抗凝药利伐沙班在抗凝和减少包括出血在内的各种不良反应方面具有明显优势，同时，可以口服、固定剂量，不需要监控凝血时间，不受食物、性别、种族的影响。但因其可以通过胎盘，可能会导致孕妇

流产或胎儿畸形，在妊娠妇女中不推荐应用。

(3) 溶栓治疗：纤溶药物是纤维蛋白溶解系统的激活剂，具有溶解血栓的作用。在抗凝治疗的基础上通过股动脉、足背静脉注入或全身应用溶栓药，以达到溶解血栓、减轻血管阻塞的作用。一般在患病 3 天内用药，其效果甚为理想。常用的溶栓药物有链激酶(streptokinase,SK)、尿激酶(urokinase,UK)等。链激酶过敏反应多见。尿激酶无热原性，可直接激活纤溶酶原，与链激酶相比有显著优点，故临床上最为常用。可经外周静脉滴注，或经插至血栓头端的静脉导管直接给药。

1) 链激酶：能激活血浆中的纤溶酶原成为纤溶酶，使血栓中的纤维蛋白裂解，达到溶解血栓的治疗目的。先以负荷量 25 万 IU 在 20~30 分钟内静脉滴注，继而 10 万 IU/h 静脉滴注维持 24 小时。链激酶具有抗原性，故用药前需肌内注射苯海拉明或地塞米松，以防止过敏反应。

2) 尿激酶：尿激酶是血管内皮细胞产生的蛋白酶，临床使用的尿激酶是从人尿中提出的，静脉注射后体内半衰期为 15~20 分钟，主要在肝脏代谢。尿激酶直接激活纤维蛋白溶解酶原成为纤维蛋白溶解酶而使纤维蛋白溶解，因而可溶解血栓。新鲜血栓因含水分多，结构疏松，尿激酶可迅速渗入新鲜血栓内激活纤维蛋白溶解酶原，起溶栓作用，使血栓溶解。而陈旧性血栓因含水分少，结构欠疏松，尿激酶难以迅速渗入血栓内，故急性期 DVT 的溶栓效果好，尤其对 72 小时内的深静脉血栓，用大剂量尿激酶冲击治疗，效果较好。首次用 4 400IU/kg 尿激酶加入 0.9% 氯化钠溶液或葡萄糖溶液 5~10ml，静脉注射 10 分钟，然后再用 2 200IU/(kg·h) 静脉滴注 12 小时。在给药前半小时先肌内注射异丙嗪 25mg，静脉滴注地塞米松 2.5~5mg，以预防副作用(出血、寒战、发热等)。治疗结束后可继续静脉滴注低分子右旋糖酐，以防血栓再形成。

3) 溶栓治疗注意事项：①由于尿激酶半衰期短，故有效期也短；因尿激酶用量过大易引起全身纤溶系统激活而导致严重出血等并发症，所以不能通过追加剂量来维持溶栓效果，溶栓后必须使用抗凝或抗血小板药物持续治疗。因此，在常规溶栓的基础上应加用抗凝治疗。②应严密观察凝血功能的变化：凝血时间(clotting time,CT)延长不超过正常的 2~3 倍，活化部分凝血活酶时间(activated partial thromboplastin time,APTT)延长控制在正常

的 1.5~2.5 倍,国际标准化比值(international norma-ligedritio,INR)控制在 2~3。纤溶治疗时,尚需测定纤维蛋白原,不应低于 0.5~1.0g/L。出血是抗凝、溶栓治疗的严重并发症,且剂量的个体差异很大,一旦出现出血并发症,应采用如下措施。

A. 轻度出血,如皮肤瘀斑、牙龈出血,可根据凝血酶原时间和凝血酶原活动度的测定结果减少用药剂量,将 INR 维持在目标低值。

B. 明显出血,如鼻出血、血尿,可停药,同时立即到医院测定凝血酶原时间和凝血酶原活动度,逐渐调整。

C. 严重出血,如咯血、呕血、颅内出血,应立即停药,根据用药种类及临床症状采取治疗。如为华法林引起,可口服或静脉注射维生素 K₁ 10~20mg;如为肝素导致,可静脉注射硫酸鱼精蛋白对抗,用量与最后一次肝素的用量、间隔时间有关。每 1mg 鱼精蛋白可拮抗 100U 肝素。由于肝素在体内降解迅速,在注射肝素后 30 分钟,每 100U 肝素,只需用鱼精蛋白 0.5mg;每次用量不超过 50mg,需要时可重复给予;对伴有症状的严重出血患者,可使用新鲜冻干血浆或凝血酶原复合物。6- 氨基己酸有拮抗纤溶酶的作用,可用于治疗因纤溶过度引起的大量出血。起始剂量为 50~60mg/kg,1 日 6 次静脉注射,其后使用同样剂量口服,一般成人口服剂量为 50~60mg/kg,每 4 小时 1 次。

D. 危重患者出现贫血,应使用全血、新鲜血浆或凝血因子,以增强凝血功能。

(4)祛聚药物:即抗血小板疗法。在下肢 DVT 的治疗中,常作为辅助疗法。如阿司匹林、右旋糖酐、双嘧达莫、丹参等,能扩充血容量、降低血液黏度,防止血小板聚集。常用丹参 20~30ml 加入低分子右旋糖酐 500ml 中静脉滴注,持续 5~7 天,以后可改为肠溶阿司匹林口服,每次 75mg,每日 1 次,维持 3~6 个月。也可口服双嘧达莫,每次 25~50mg,每日 3 次;或深部肌内注射,每次 10~20mg,每日 3 次。阿司匹林对血小板聚集有抑制作用,可阻止血栓形成,尚无明确用量,多数主张应用小剂量,如 50~150mg,每 24 小时 1 次。低分子右旋糖酐,能改善微循环,预防或消除血管内红细胞、血小板聚集和血栓形成等,降低血液黏滞性,从而有改善微循环的作用;每日 250~500ml 静脉滴注或视病情而定。

(5)中医治疗:下肢 DVT,属中医脉痹范畴。急性期清热利湿的药要早用、重用。慢性期活血

化瘀、利湿通络宜重用。下肢肿胀明显者,可用芒硝 500g,冰片 5g,装入特制棉布袋中外敷,2 次 /d,每次 2 小时,以清热消肿止痛。通塞脉片补气血,养阴清热活血,能扩张血管,促进血液循环,增加血液流速和流量,从而改善血瘀证患者的血液浓、黏、凝、聚的状况。曲克芦丁片具有抑制血小板,防止血栓形成的作用。在应用尿激酶同时,结合辨证施治,以消热利湿消肿、活血祛瘀通络,使瘀阻之脉络热、胀、肿、痛等症状缓解或消除。

2. 介入治疗 在抗凝治疗的基础上,下肢 DVT 可行介入治疗。

(1)下腔静脉滤器(inferior vena cava filter,IVCF)置入术、取出术:IVCF 是目前预防下腔静脉系统血栓脱落发生肺栓塞的有效装置。在已有肺栓塞病史、血栓头端跨入下腔静脉及需行静脉腔内操作可能造成血栓脱落等情况下,应考虑置入 IVCF,预防肺栓塞,需由血管外科医生完成。对充分抗凝治疗下肺栓塞仍反复发作且确定下肢血栓不易控制者,应及早经右颈动脉穿刺,植入 IVCF。适应证如下。

1)抗凝治疗绝对禁忌证:①活动性内脏出血(如颅内出血、胃肠道出血、胆道出血和严重血尿等);②近期(2 周以内)刚经历过较大的外科手术;③严重或多发的创伤;④出血倾向(如继发性或特发性血小板减少性紫癜、血友病等);⑤不能够良好依从于药物治疗;⑥步态不稳定或容易摔倒(如帕金森病等)。

2)在有效抗凝下肺栓塞复发。

3)抗凝治疗得当但有严重并发症(包括肝素诱导的血小板减少症)的静脉血栓栓塞症。

4)合并肺动脉高压的慢性再发肺栓塞患者。但滤器处血栓形成发生率高达 16%,因此如无禁忌证,术后宜长期口服华法林抗凝,并定期复查有无滤器上血栓形成。

下肢静脉和下腔静脉造影证实已不需要 IVCF 保护时,可行 IVCF 取出术。

(2)介入溶栓治疗:导管接触溶栓(catheterdi-ected thrombolysis,CDT)治疗是在影像技术导引下,经导管将溶栓药物输注至血栓内部进而达到溶解血栓的目的。常用药物为尿激酶,剂量为 20 万 ~100 万 U/d,推荐较小剂量(50 万 U/d)。对较长时间 CDT 治疗患者,溶栓导管保留一般不超过 7 天。

(3)经皮腔内机械性血栓清除术:包括经大腔导管抽吸和血栓清除装置消除血栓,前者是将

8~10F 导管鞘和导引管经导丝方向插送至血栓栓塞处，直接用注射器反复抽吸；后者是将特制的导管插入血栓内进行粉碎或旋切、抽吸。

(4) 经皮腔内血管成形术(percutaneous transluminal angioplasty,PTA)和支架植入术：PTA 是一种用球囊、导管对狭窄/闭塞血管进行扩张,扩大狭窄/闭塞处血管腔,恢复其原先管腔形状的介入手术方法。支架植入术中支架的优势是通过血管腔进入狭窄/闭塞部位,释放并膨胀至设定口径,持久支撑血管壁而维持血管通畅。

(六) 预防

DVT 威胁患者生命或造成血栓后综合征,长期影响生活质量。因此,预防与及早诊治至关重要。临床上可采取的预防措施有一般措施、药物预防和机械预防。

1. 一般措施

(1) 对高危患者严格掌握手术指征,缩短手术时间、缩小手术范围。取膀胱截石位时,体位一定要舒适,腿架下方置棉垫,助手不要挤压患者腿部,保持下肢血液循环通畅。手术中要尽量轻柔操作,减少对血管的刺激,减少不必要的损伤。

(2) 术前补充晶体液,防止血液浓缩；对于术中失血,无须等量补充,适度的低红细胞压积可能对患者是有利的。应适当增加晶体输入量,以改善机体的脱水状态；术后应及时补充晶体液,使血液稀释,降低 DVT 的发生率。

(3) 减少不必要的止血药应用,慎用或不用凝血酶,适当应用其他止血药物。由于妇科盆腔手术创伤而造成血管壁不同程度的损伤,肿瘤占位面积越大、切除范围越广泛,引起血管损伤、出血的机会越多。对于凝血功能无障碍、术中止血确切、术后无明显渗血者,可不用或少用止血药,以免加重血液高凝状态。控制使用止血药物可以减少血小板聚集等 DVT 诱因,盲目地应用止血药会适得其反,可能促进血栓形成。

(4) 输液时尽量不要从下肢静脉输液,更不能从下肢输入麻醉药。患者如需长期输液或经静脉给药而反复穿刺,应注意避免在同一部位、同一条静脉；尤其在使用刺激性较强的药物如氯化钾等时,严格执行无菌操作,避免静脉炎的发生。

(5) 对长期卧床患者,术后双下肢按摩或下肢使用弹力绷带,鼓励其早期下床活动,主动进行下肢活动,增加小腿肌肉运动,促进血液循环,预防血流淤滞,减少血栓形成。

2. 药物预防 将可能发生 DVT 者按危险度分为三类：①低危：40 岁以下,30 分钟以内的小手术；或年龄超过 40 岁,但无危险因素者。②中危：40 岁以下做大手术者,使用口服避孕药或 40 岁以上做任何手术者。③高危：60 岁以上做任何手术者,有 DVT 或肺栓塞病史,或有其他危险因素者。高危人群的药物预防：用肝素、低分子量肝素、华法林、阿司匹林等抗凝药降低血液黏滞性,预防血栓形成。

(1) 小剂量肝素：肝素在体内及体外均能防止血栓形成,但肝素有引起出血的副作用,术前或术后用肝素可能造成创面渗血,术中失血加大。鉴于此,目前主张小剂量法,减少出血危险。具体方法：术前 2 小时,肝素 5 000U 皮下注射；术后每隔 8~12 小时,肝素 5 000U 皮下注射。由于人种的不同,我国肝素的用量应适当减少,一般为 3 000U 皮下注射。统计显示,小剂量肝素法能明显降低术后 DVT、肺栓塞的发病率,不增加术中、术后大出血,但伤口局部血肿较常见。用药期间,一般无须检测凝血功能,但应监测血小板,以防发生肝素引起的血小板减少症。

(2) 低分子量肝素：如依诺肝素钠,每日 1 次,每次 0.6ml 皮下注射,持续 7 天。应用时应在腹壁前外侧注射,左右交替,注意监测肝肾功能及有无过敏反应。低分子量肝素也能引起血小板减少症,但较肝素发病率低,由于两者之间有交叉作用,因此对于肝素引起的血小板减少症的患者,不能用低分子量肝素来替代。使用低分子量肝素一般无须监测凝血功能。

(3) 口服抗凝药：主要为香豆素类药,最常用的为华法林。为预防手术后下肢 DVT,可在术前及术后用药。需注意的是,华法林起效时间一般在服药后 3~4 天,由于华法林个体差异很大,治疗窗较窄,因此用药期间需监测凝血酶原时间(PT),国际标准化比值(INR)应控制在 2.0~3.0。对于一般的腹部手术,开始时每日 10~15mg,3 日后根据凝血酶原时间来确定。维持量范围为每日 2.5~5.0mg。

(4) 口服抗血小板药物：最常用的是阿司匹林,由于阿司匹林主要针对血小板起作用,对于凝血因子几乎无作用,因此手术中创面渗血较多,但其预防下肢 DVT 的作用不如低分子量肝素和华法林。多数主张应用小剂量,如 50~100mg,每 24 小时 1 次。

(5) 低分子右旋糖酐：术中及术后每天静脉滴

注 500ml 右旋糖酐,对预防下肢 DVT 有一定的作用。其副作用主要有出血倾向、过度扩容及过敏反应等。

3. 机械预防 机械预防方法包括下肢间歇性气囊加压装置(intermittent pneumatic compression,IPC)、加压弹力袜等,促使下腿肌肉活动,增加下肢回流,降低 DVT 发生率。IPC 根据加压的部位、气囊的数量、压力大小、加压频率、膨胀时间的不同而略有不同。2021 年 10 月第 9 届美国胸科医师学会(The American College of Chest Physicians,ACCP)基于大量循证医学证据正式更新了血栓预防和治疗指南,推荐应用 IPC 与低分子量肝素作为预防措施来降低妇科手术后 DVT 的发生率。IPC 预防 DVT 的机制主要是通过气囊间歇性充气,使下肢和足底静脉受压,从而增加静脉回流,改善静脉淤血状态,促使淤血静脉排空;而下一个减压阶段使血液充分回流,并由于周期性加压、减压的机械作用产生搏动性血流,通过远端肢体的深静脉系统,促进下肢血液循环,因此可防止血栓形成。此外,IPC 能增加纤溶系统的活性,刺激内源性纤维蛋白溶解活性,引起血流动力学及纤溶系统迅速、短暂的改变。低分子量肝素是长效的抗血栓剂,对 Xa 因子活性的抑制作用较肝素大,而抑制 IIa 因子和抗血小板的功能较低,故临床抗凝效果增强,而出血风险明显减少,用药过程中无须监测。ACCP 指南推荐,低分子量肝素用于临床预防有危险因素患者术后 DVT 发生,推荐级别为 1A 级。

指南中明确指出妇产科手术 DVT 的预防措施:

(1)对于所有妇产科大手术患者(包括子宫全切以上的手术),推荐常规进行血栓预防(1A 级)。

(2)手术时间小于 30 分钟的良性疾病的妇产科患者,指南推荐,除了早期和坚持活动,不需要特别预防(1C 级)。

(3)对于接受腹腔镜手术的患者,因其发生 DVT 的风险相对较低,故应权衡利弊决定是否进行血栓预防性治疗。对于接受腹腔镜手术又有其他血栓栓塞危险因素的患者,指南推荐,可采用以下一种或几种方法:小剂量肝素、低分子量肝素、弹力袜及 IPC 等(1C 级)。

(4)对于接受大的良性疾病手术妇产科患者,如果没有其他血栓栓塞危险因素,指南推荐,小剂量肝素 5 000U,每天 2 次(1A 级)。其他替代方法包括每天 1 次的低分子量肝素(≤3 400U/d,1C

级),或手术前开始应用 IPC 直至术后患者能行走时(1B 级)。

(5)对于接受较大的恶性肿瘤手术和有其他血栓栓塞危险因素的患者,指南推荐,常规应用肝素 5 000U,每天 3 次(1A 级);或大剂量低分子量肝素(≥3 400U/d,1A 级)。其他方法包括单独使用 IPC 直至出院(1A 级);或应用小剂量肝素或低分子量肝素联合 IPC 或弹力袜(1C 级)。

(6)对于妇产科大手术患者,建议预防持续至患者出院(1C 级)。对于接受癌症手术、年龄大于 60 岁或既往有静脉血栓栓塞史等特别高危的患者,指南建议,持续预防直至出院后 2~4 周(2C 级)。

结合 ACCP 指南,建议在临床工作中,将妇产科患者分为不同的危险组进行血栓预防,详见表 8-1-1。

表 8-1-1 预防妇产科手术后血栓形成的推荐措施

危险组	适应证	预防措施
低危组	年龄<40 岁,手术时间<30 分钟,无其他高危因素	术后尽早开始并坚持活动,无需特殊预防措施
中危组	患者有其他高危因素,手术时间<30 分钟;患者年龄 40~60 岁,无其他高危因素,手术时间<30 分钟;患者年龄<40 岁,无其他高危因素,大手术	小剂量肝素(每 12 小时 5 000U),低分子量肝素(达肝素 5 000U 或依诺肝素 40mg 次 /d),或压力梯度袜,或间歇性气囊加压装置
高危组	患者年龄>60 岁或有其他并发症,手术时间<30 分钟;年龄>40 岁或有其他高危因素,大手术	小剂量肝素(每 8 小时 5 000U),低分子量肝素(达肝素 5 000U 或依诺肝素 40mg 次 /d),或压力梯度袜,或间歇性气囊加压装置
极高危组	60 岁以上患者行大手术,且有既往静脉血栓栓塞性疾病史、肿瘤或高凝状态	小剂量肝素(每 8 小时 5 000U),低分子量肝素(达肝素 5 000U 或依诺肝素 40mg 次 /d),或间歇性气囊加压装置 / 压力梯度袜 + 小剂量肝素或低分子量肝素,可考虑出院后继续应用 2~4 周

二、肺栓塞

肺栓塞(pulmonary embolism,PE)是指因各种

内源性或外源性栓子阻塞肺动脉或其分支而引起的以肺循环功能障碍为主要临床表现的一种临床病理综合征。PE是围手术期危及患者生命安全的首要因素,特别是肿瘤及术后患者。妇产科手术后PE的栓子可来自血栓、腹腔镜气栓、恶性肿瘤的瘤栓及产科的羊水栓塞。最常见的为肺血栓栓塞症(pulmonary thromboembolism,PTE),其中75%~90%的栓子来自下肢及盆腔DVT。西方国家PE的发病率很高,并有很高的病死率。PE在我国并非少见,且其发病率呈迅速上升趋势,对此应予以高度重视。

PE的危险性及其后果取决于:①肺动脉堵塞的程度;②被激活血小板所释放的具有血管活性并导致支气管痉挛的激素样物质;③栓塞前心肺功能的状态;④患者的年龄及全身健康状态。

(一)病因

1. 卵巢囊肿蒂扭转时间较长者,已有血栓形成,手术操作时复原扭转的瘤蒂。

2. 盆底手术,术后卧床时间长、活动少,也可使下肢血流缓慢,增加盆腔及下肢DVT的形成风险。

3. 腹腔镜手术时气腹导致腹压增大,手术要求的膀胱截石位、头低足高位等都会改变下肢及盆腔的血流动力学。

4. 恶性肿瘤患者,手术时间长、术后恢复慢,肿瘤患者本身可能就处于高凝状态。

5. 高龄、肥胖患者。

6. 有内科合并症,如心力衰竭、心房颤动、心肌梗死及心内膜炎。

7. 静脉曲张,某些凝血、纤溶机制的先天性缺陷,妊娠及口服避孕药等。

(二)临床表现

急性PE的临床表现缺乏特异性,主要取决于栓子的大小、数量、栓塞部位,以及患者是否存在心、肺等的基础疾病。较小的血栓所形成的栓塞可无任何临床症状,较大的血栓所形成的栓塞往往起病急骤,突发呼吸困难、发绀为最常见的症状(84%~90%)。根据肺动脉栓塞程度,可分以下三种类型。

1. 大块肺栓塞 指肺动脉主干、左/右肺动脉分支或两条以上肺叶的栓塞。临床症状明显或极为严重,表现为突然发生的呼吸困难,呼吸深快而急促或喘息状;血压可正常、增高、下降,甚至休克,脉搏细而速;常伴出汗、发绀、焦虑、压榨性胸痛(类似心绞痛)、神态恍惚,甚至昏迷状态;静脉压可急剧升高,可见颈静脉怒张;剑突下可触及右心室搏动,听诊到相对性三尖瓣关闭不全的收缩期杂音;肺动脉瓣区第二心音亢进及分裂,胸骨下段可闻及右心室第三心音或第四心音,甚至奔马律。

2. 次大块肺栓塞 指肺叶以下的肺动脉栓塞,临床症状不典型,但原有心肺疾病者可有类似大块肺栓塞的严重症状,常为时短暂,需高度警惕和仔细采集病史,才能识别这种转瞬即逝的临床症状。在发病后的数小时或数天可出现胸膜炎引起的胸痛及胸膜摩擦音,常有浆液性或血性胸腔积液。患者可有发热、咳嗽、咯血,持续数天后消退。

3. 反复的多发性小栓塞 可无明显的急性临床表现,个别患者有短暂性胸膜炎性胸痛或轻度咯血。但长期反复多发性PE,可致肺动脉高压、右心室增大及右心房扩大,并出现相应的心电图改变。当肺循环阻塞达50%以上时即可发生低血压、晕厥、心力衰竭等症状,当阻塞达85%时则可因左心血量急剧下降而引起休克致猝死。

(三)诊断

1. 临床疑似病例的预测 由于PE临床表现、体征等的多样性及非特异性,极容易漏诊和误诊。据国外资料,PE漏诊率高达70%。为临床快速判定PE,国内外学者探讨了许多急性PE诊断的临床预测方法,以便尽快选择合适的检查手段进行诊断并及时开始治疗。目前临床比较常用的定量预测法有Wells评分(表8-1-2)。其对7种PE相关的症状或病史分别赋值,通过计算总分判定患者发生急性PE的可能性:<2分为低度可能,2~6分为中度可能,>6分为高度可能。

表 8-1-2 预测肺栓塞的 Wells 评分法

项目	评分
深静脉血栓的临床症状和体征	3.0 分
临床提示肺栓塞可能性大于其他疾病	3.0 分
既往有静脉血栓栓塞病史	1.5 分
咯血	1.0 分
肺部疾病	1.0 分
心率>100 次/min	1.0 分
1 个月内有制动或手术史	1.5 分

2. 肺栓塞的初筛检查

(1)胸部 X 线检查:首选床旁 X 线摄片。PE 患者的胸部 X 线片可完全正常,也可有多种非特异改变,包括肺实质浸润(大块梗死)、膈肌抬高(肺容量减小)、胸腔积液、局限性肺血流量减少或肺不张、肺动脉段突出等。其 X 线改变通常在 PE 后 12~24 小时最易见到,可表现为不同形状的实变区阴影,如圆形、线形、楔形等。如胸部 X 线片上出现血管突然"截断"现象,或透视下找到无波动的血管,则是诊断 PE 的重要线索。但 30% 的肺栓塞患者的胸部 X 线片正常。因此,胸部 X 线检查诊断 PE 的灵敏度和特异度均较低。

(2)心电图:心电图改变可能是短暂的,常在数分钟或数小时内消失,故给予动态心电图观察,并与平时的心电图进行比较,才有较大的诊断价值。常见心电图异常包括一过性心律失常如窦性心动过速、右房性期前收缩、右室性期前收缩、心房颤动、房性心动过速、心房扑动等,在大面积 PE 时可显示"S_1、Q_3、T_3"图形,即 I 导联见宽大的 S 波,III 导联出现 Q 波和 T 波倒置,以及不完全性或完全性右束支传导阻滞,其阻滞程度常与 PE 的严重程度成正比;完全性右束支传导阻滞常见于肺循环阻塞>50% 者。以上表现均非特异性,但是临床上可通过紧急床边心电图检查,初步判断病情。

(3)超声心动图:在提示诊断和除外其他心血管疾病方面有重要价值。对于严重的 PE 病例,超声心动图检查可以发现右室壁局部运动幅度降低,右心室和 / 或右心房扩大,右心室收缩、舒张幅度减弱;室间隔左移和运动异常,左右心室比例内径减小;近端肺动脉扩张,三尖瓣和肺动脉瓣开放度降低;下腔静脉扩张,吸气时不萎陷。上述这些改变大多与 PE 继发肺动脉高压、右心室后负荷增加有关,提示或高度怀疑 PE,但尚不能作为 PE 的确定诊断标准。超声心动图为划分次大面积 PE 的依据。检查时应同时注意右心室壁的厚度,如果增厚,提示慢性肺源性心脏病,对于明确病例存在慢性栓塞过程有重要意义。若在右心房或右心室发现血栓或赘生物,同时患者的临床表现符合 PE,可以做出诊断。超声检查偶可因发现肺动脉近端的血栓而确定诊断。超声心动图诊断 PE 的优点是无创、快速、可床旁应用;缺点是难以判断肺动脉细小分支,部分 PE 患者检出为阴性。

(4)血浆 D- 二聚体检测:D- 二聚体是一种特异性的纤溶过程标志物。在血栓栓塞时因血栓纤维蛋白溶解使其血中浓度升高。可检查外周静脉血 D- 二聚体,在肺血栓栓塞症(PTE)早期就会升高,通常其正常值为 500μg/L,PE 时 D- 二聚

体异常升高,常>2 000μg/L,甚至达 8 000μg/L 以上,对诊断有较大帮助。D- 二聚体对急性 PTE 诊断的灵敏度达 92%~100%,但其特异度较低,仅为 40%~43%。手术、肿瘤、炎症、感染、组织坏死等情况均可使 D- 二聚体升高。在临床应用中可作为 PE 第一步筛查的指标,D- 二聚体对急性 PTE 有较大的排除诊断价值,其值<500μg/L 者可基本除外 PE。酶联免疫吸附法(enzyme linked immunosorbent assay,ELISA)是较为可靠的检测方法,建议采用。

(5)动脉血气分析:几乎均有低氧血症,动脉血氧饱和度<90%,氧分压<80mmHg,因过度换气致低碳酸血症、肺泡动脉血氧分压差增大及呼吸性碱中毒。但血气分析不具特异性,是诊断 PE 的筛选性指标,约 20% 的患者结果正常。

(6)其他:白细胞计数往往正常,中性粒细胞计数正常或偏高。血清乳酸脱氢酶、谷丙转氨酶及血清胆红素均可增高。血浆纤维蛋白或纤维蛋白原的降解产物可增高。下肢静脉造影可证实深部静脉血栓的存在和栓子的来源。

3. 确诊检查

(1)CT 肺血管造影(computed tomographic pulmonary angiography,CTPA):对于妇科手术后罹患 DVT 和高度疑诊 PE 的患者,如病情允许,推荐 CTPA 作为首选的影像学检查方法,可清晰显示血栓的部位、形态、与血管壁的关系及内腔受损情况。PE 的直接征象为肺动脉内的低密度充盈缺损,部分或完全包围在不透光的血流之间(轨道征),或呈完全性充盈缺损,远端血管不显影;间接征象包括肺野楔形密度增高影,条带状的高密度区或盘状肺不张,中心肺动脉扩张,以及远端血管分支减少或消失等。诊断 PE 的灵敏度达 83%,特异度为 96%。其最大的优点为无创、诊断率高,对急症更有价值,目前已成为 PE 诊断的金标准。用于无明显肾功能不全及无造影剂过敏的可疑 PE 患者。荟萃分析显示,CTPA 结果正常的患者 3 个月总的 PE 发生率仅为 1.2%。CTPA 也存在一定的局限性,即存在过度诊断的倾向,辐射暴露(特别是对年轻女性乳腺的辐射),碘过敏和甲状腺功能亢进的患者使用受限,严重肾衰竭时禁用,且对诊断小亚段 PE 的临床意义尚不清楚。

(2)核素肺通气 / 灌注(V/Q)显像:V/Q 显像与 CTPA 相比,所致辐射和使用对比剂较少,相对安全,也较少引起过敏反应,对于某些人群,如孕

妇、年轻患者、碘剂过敏及肾功能不全的患者更可取。它是利用锝标记的可生物降解的微球蛋白经静脉注射后，可扫描到肺循环血流分布情况，进而确定阻塞的部位、范围的大小，典型征象是呈肺段分布的肺灌注缺损，并与通气显像不匹配。但由于许多疾病如肺炎、肺不张、结节病等可以同时影响患者的肺通气和血流状况，致使 V/Q 显像在结果判定上较为复杂，需密切结合临床进行判读。肺灌注显像阳性者可做通气显像以增加特异性，灌注不足而通气正常，强烈支持 PE 的诊断。一般可将扫描结果分为三类：①高度可能，征象为至少一个或更多叶段的局部灌注缺损，而该部位通气良好或胸部 X 线检查无异常；②正常或接近正常；③非诊断性异常，征象介于高度可能与正常之间。当结果为"高度可能"时，诊断 PE 的特异度高达 96%。

（3）磁共振肺动脉造影（magnetic resonance pulmonary angiography，MRPA）：MRPA 因无须注射对比剂，适用于碘过敏的患者。对段以上肺动脉内血栓诊断的灵敏度为 50%~87%，特异度为 97%~100%。与螺旋 CT 相比，优势是不使用对肾功能可能有影响的增强剂；缺点则是操作时间长，需 15~30 分钟，不适于一般状况不稳定的患者。MRPA 具有潜在的识别新旧血栓的能力，有可能为将来确定溶栓方案提供依据。

（4）肺动脉造影（pulmonary arteriography，PAA）：PAA 诊断 PE 的灵敏度约为 98%，特异度为 95%~98%。PAA 可以确定 PE 的位置和范围，同时测量肺动脉压力。但 PAA 为有创检查，且有发生致命或严重并发症的可能，现已很少使用。

（四）治疗

明确诊断为 PE 甚至疑似 PE 的患者，应尽快治疗，早期诊断和及时治疗可使致命性 PE 的预后明显改善。

1. 一般治疗 对高度疑诊或确诊 PE 的患者，应进行严密监护，监测呼吸、心率、血压、静脉压、心电图及血气的变化，大面积 PE 患者可收入重症监护病房（intensive care unit，ICU）；为防止栓子再次脱落，要求绝对卧床，保持大便通畅，避免用力。对于发热、咳嗽等症状可给予相应的对症治疗。

2. 呼吸循环支持治疗 维持呼吸循环稳定，纠正低氧血症。主要是包括吸氧、抗休克治疗、解痉、止痛、强心等，此外，急性大面积 PE 患者中相当一部分可能经历心搏骤停，应及时给予心肺复苏（cardiopulmonary resuscitation，CPR），但急性 PTE

后进行 CPR 死亡率极高。

（1）吸氧：给予低氧血症者高浓度氧气吸入，以 5~10L/min 的流量，由鼻导管或面罩供氧，维持 $PaO_2 > 70mmHg$。如严重呼吸衰竭或进行性高碳酸血症，宜立即经鼻（面）罩无创性机械通气或经气管插管行机械通气。应持续监测血氧饱和度。机械通气时需注意尽量减少正压通气对循环的不利影响。尽量避免做气管切开，以防在抗凝或溶栓过程中发生局部大出血。

（2）镇静和止痛：对于有焦虑和惊恐症状的患者应予以安慰并可适当使用镇静剂。对剧烈胸痛或烦躁者，可肌内注射吗啡 5~10mg。并存早期循环衰竭者避免应用，因此类药具有扩血管作用。

（3）解痉：可用阿托品 0.5~1.0mg 静脉注射，或山莨菪碱 10~20mg 肌内注射，以解除肺动脉痉挛。氨茶碱 250~500mg 溶于 5%~10% 葡萄糖液 20ml 中缓慢静脉注射，以解除支气管痉挛。

（4）强心：右心衰竭可给予小剂量去乙酰毛花苷和利尿剂，如有心搏骤停，立即行胸外心脏按压，行心、肺、脑复苏。

（5）抗休克：常选用升压药，如多巴胺 20~40mg 加入 5% 葡萄糖液 250ml 中静脉滴注，或用多巴酚丁胺以 5~15μg/（kg·min）的速度静脉滴注。

3. 溶栓治疗

（1）适应证：溶栓治疗可迅速溶解部分或全部血栓，恢复肺组织再灌注，减小肺动脉阻力，降低肺动脉压，改善右心室功能，减少严重 PE 患者的病死率和复发率。溶栓治疗主要适用于大面积 PE 病例，即出现因栓塞所致休克和/或低血压的病例；对于次大面积 PE，即血压正常但超声心动图显示右室运动功能减退或临床上出现右心功能不全表现的病例，若无禁忌证可以进行溶栓；对于血压和右室运动均正常的病例不推荐进行溶栓。

（2）禁忌证：溶栓治疗的绝对禁忌证：活动性内出血；近期自发性颅内出血。相对禁忌证：2 周内的大手术、分娩、器官活检或不能以压迫止血部位的血管穿刺；2 个月内的缺血性卒中；10 天内的胃肠道出血；15 天内的严重创伤；1 个月内的神经外科或眼科手术；难以控制的重度高血压（收缩压 >180mmHg，舒张压 >110mmHg）；近期曾行心肺复苏；血小板计数低于 $100×10^9$/L；妊娠；细菌性心内膜炎；严重肝肾功能不全；糖尿病出血性视网膜病变；出血性疾病等。对于大面积 PE，因其对生命的威胁极大，上述绝对禁忌证亦应被视为相对禁忌证。溶栓治疗有使孕产妇发生大出血的危险,但当大面积 PE 引起严重肺动脉高压、肺血管痉挛等严重并发症威胁母体生命时,仍应采用溶栓治疗。

(3)常用药物:主要有尿激酶、链激酶、组织型纤维蛋白溶酶原激活物。给药方法包括肺动脉内给药、静脉内给药。详见本节一、深静脉血栓形成。

溶栓治疗宜高度个体化。溶栓主要用于 2 周以内的新鲜血栓栓塞,临床证明,PE 发生 48 小时内溶栓治疗疗效显著。溶栓应尽可能在 PE 确诊的前提下慎重进行。对有溶栓指征的病例宜尽早开始溶栓。

4. 抗凝治疗　其目的是预防血栓扩展及再栓塞。对血流动力学稳定且右心室功能正常的患者可单纯抗凝治疗,对于血流动力学不稳定发生右心室功能衰竭的患者,应溶栓后序贯抗凝治疗。常用药物有肝素、低分子量肝素、华法林和新型抗凝药利伐沙班等,详见本节一、深静脉血栓形成。

抗凝治疗的持续时间因人而异。一般口服华法林的疗程至少为 3~6 个月。部分病例的危险因素短期可以消除,如服雌激素或临时制动,疗程可能为 3 个月即可;对于栓子来源不明的首发病例,需至少给予 6 个月的抗凝;对复发性静脉血栓栓塞、合并肺心病或危险因素长期存在者,如癌症、抗心磷脂抗体综合征、抗凝血酶Ⅲ缺乏、易栓症等,抗凝治疗的时间应更为延长,达 12 个月或以上,甚至终身抗凝。

5. 介入治疗　对于急性大面积 PE、血流动力学不稳定者,溶栓疗效不佳或溶栓和抗凝治疗禁忌患者,在有条件开展介入治疗的医疗中心,可以实施 PE 的介入治疗,但不应作为高危患者的一线治疗。目前 PE 的介入治疗主要包括导管内溶栓、导丝引导下导管血栓捣碎术、局部机械消散术、球囊血管成形术、导管内溶栓术与血栓捣碎术联合应用等。在具体介入操作时,取栓相对困难,多采用碎栓的方法,但碎栓后栓子一旦进入外周肺循环,肺动脉高压发生风险较高。经导管取栓和碎栓的并发症包括穿刺部位并发症、心脏穿孔、心脏压塞和造影剂相关并发症等。

6. 外科手术治疗　多采用肺动脉血栓摘除术。对危及生命的大块血栓,特别是在肺总动脉或肺动脉左、右分支主干的栓塞,有下列情况之一者,应积极在体外循环下行肺动脉取栓术。①肺动脉栓塞后有明显的循环、呼吸功能障碍,血压 <90mmHg,尿量 <20ml/h,PaO$_2$ <60mmHg,经

1 小时左右积极处理无好转者;②溶栓治疗未能早期起效;③有溶栓治疗的禁忌证;④肺动脉管腔阻塞范围 >50%;⑤因肺动脉栓塞突发心搏骤停。行肺动脉取栓术前应行肺动脉造影,查明肺动脉堵塞部位和范围。手术取栓术通常用于其他治疗失败的病例,手术死亡率接近 40%。

(五)预防

急性 PE 诊断困难,治疗效果有限。因此,预防其发生尤为重要,包括预防 DVT 和放置 IVCF,详见本章第一节中的深静脉血栓形成部分。

(王静芳)

第二节　术后淋巴系统并发症

一、淋巴囊肿

淋巴囊肿(lymphatic cyst)最早由 Kobayashi 等报道,认为淋巴囊肿是由淋巴结切除术后淋巴管切缘流出的淋巴液积聚形成的。国内外文献报道的淋巴囊肿的发生率不一,国内报道为 4.3%~48%。国外报道发生率多为 20%~25%。淋巴囊肿是盆腔淋巴结切除术后常见的近期并发症之一,可以引起下肢静脉回流障碍,增加下肢深静脉血栓的形成机会,增加肺栓塞的发生率,也可继发感染。严重者甚至影响术后的生活质量。

(一)病因

目前尚不清楚,主要与盆腔淋巴结切除术有关。盆腹腔有丰富的淋巴系统,行腹主动脉旁淋巴结和盆腔淋巴结切除术时,淋巴管受损,原来的回流途径被打断,加之有时缝合了盆腹膜或腹膜外引流不畅,腹膜后易留有死腔,淋巴液回流障碍,从下肢回流的淋巴液由淋巴管切缘流出,滞留在盆腹膜后,在盆腔局部积聚、包裹形成淋巴囊肿。影响其形成的相关因素如下。

1. 切除的彻底性　切除数目 >14 枚时,切除数目越多,术后淋巴囊肿发生率越高。

2. 腹膜后死腔大小　腹膜后死腔越大,淋巴液越容易在后腹膜间隙内聚集形成淋巴囊肿。常见的死腔位置有直肠、闭孔、膀胱侧窝等。

3. 淋巴液积聚　淋巴系统具有丰富的联系网络和强大的再生能力,损伤后容易建立侧支循环或再通,但是在重建和修复之前,淋巴液可能会在盆

腔积聚,从而引起淋巴囊肿。

(二) 临床表现

根据临床表现,淋巴囊肿分为无症状型和症状型两类。无症状型淋巴囊肿多在术后肿瘤常规随访时偶然被发现,大多可逐渐自行吸收;少部分淋巴囊肿为症状型,直径多大于 5cm,临床表现主要与囊肿的大小及是否合并感染有关。盆腔淋巴囊肿多发生于术后 5~8 天,最迟于术后第 2 个月,一般在术后复查超声时被发现。

1. 症状 淋巴囊肿较小者,多无自觉不适。囊肿较大者,多为 7~9cm,最初的症状多为下腹部局限性隐痛,可向同侧背部、臀部或腿部放射。根据其存在的位置、大小会引起不同的压迫症状,压迫输尿管引起肾积水,压迫静脉引起下肢水肿,压迫直肠、乙状结肠引起便秘、肠梗阻,压迫神经引起疼痛,压迫膀胱引起尿频。部分患者可以下肢水肿为首发症状。

2. 体征 囊肿较小者,可无体征。囊肿较大者,双侧腹股沟区上方扪及圆形或椭圆形囊性包块,直径 3~8cm,边界清,活动性差,可有不同程度的压痛。继发感染则局部压痛加剧,伴发热。

(三) 诊断

根据患者的病史、临床表现,结合辅助检查可作出诊断。主要辅助检查如下。

1. 超声检查 超声检查可作为较为可靠的诊断依据。在一侧或双侧盆腔、腹股沟区的无回声或液性暗区,内部光点均匀,边界清楚,形态规则或不规则,部分可见边缘回声增厚。经冠状切面和矢状切面证实非盆腔内血管,同时应注意排除癌复发。反复三次测量囊肿的最大直径,取其平均值即为囊肿直径。

2. CT 或 MRI CT 表现为盆腔出现壁薄、光滑、充满水样囊液的腔,与周围分界清楚,没有侵犯的征象。MRI 表现为圆形或类圆形长 T_1 和长 T_2 信号影,边界清晰,囊壁薄而均匀,无壁结节及分隔,无分房,增强后囊肿壁可见均匀或不均匀强化。

(四) 治疗

术后淋巴囊肿大多是偶然发现的,并且大部分没有临床意义,不需要临床处理,仅需定期随访以期自行吸收。对于引起临床症状的淋巴囊肿则需要处理。

1. 保守治疗 淋巴囊肿无症状者可不予处理,术后 3~5 个月可自行吸收。对于较小的淋巴囊肿,可采用中药服用配合灌肠、外敷或 50% 硫酸镁

局部湿热敷,如给予大黄、芒硝局部外敷。具体方法:大黄 100g、芒硝 500g,充分混匀,装入两个纱布袋中,放置于肿块的上方,药袋吸附淋巴液浸湿后,应及时更换,一般肿块 3~5 天可吸收。此方的作用机理:大黄的有效成分为蒽醌类抗生素,具有广谱抗菌、清热解毒、活血祛瘀的作用;芒硝的有效成分为硫酸钠,具有消炎止痛、散结、消肿的作用。将大黄芒硝配伍能利用高渗作用吸取组织中多余的水分。此外,还可使用昆布 30g,海藻 30g,皂刺 30g,夏枯草 30g,桃仁 30g,红花 30g,威灵仙 30g,芒硝 30g(另包)。具体方法:除芒硝外研碎装布条,蒸 25~30 分钟;芒硝用少量白酒溶后,浸润药布包,贴于皮肤一侧,药布包外用塑料布覆盖,上加热水袋,每日 2 次,30~50 分钟,外敷。

2. 介入治疗 创伤小、见效快,是症状型淋巴囊肿尤其是继发感染者的主要治疗方法。适用于有临床症状、囊肿较大、经保守治疗效果差或合并感染的患者。

(1) 简单经皮吸引术:穿刺囊液应常规送检肿瘤标志物、瘤细胞、细菌培养、蛋白定性试验等。感染囊肿应该根据细菌培养和药敏试验结果调整抗生素的应用。蛋白定性试验用于区分淋巴囊肿与尿漏,如结果为阴性,应进一步行静脉肾盂造影排除尿漏的可能性。

(2) 简单经皮导管引流术:可于超声或 CT 引导下穿刺置入 6~8F 多侧孔引流管,置管期间,需每日观察引流液的量和颜色,直至每日引流量小于 10ml 持续 1 周以上,方可考虑拔除引流管。拔管前常规行超声检查,评估淋巴囊肿是否消失,如囊肿仍然存在,或患者症状尚未明显减轻但引流量明显减少,应考虑引流管梗阻可能,采用生理盐水疏通,必要时重新更换引流管。

(3) 经皮经导管硬化治疗术:硬化剂能引起组织炎症反应、局部成纤维细胞和胶原纤维增生,从而囊壁挛缩形成瘢痕,黏附愈合。常用的硬化剂为无水乙醇、聚桂醇、博来霉素等。其中无水乙醇可引起蛋白脱水和聚集,刺激性较大,囊肿凝固后可出现疼痛、过敏等,对无水乙醇不能耐受者可使用聚桂醇等替代;博来霉素能引起很强的炎症反应促进黏附,多用于治疗复发性或难治性淋巴囊肿。

硬化剂注入量一般为囊液的 1/3~2/3,一次最大量一般不超过 100ml,保留 10~30 分钟。囊肿体积较大者也可置管引流后多次重复硬化治疗。

(4) 介入淋巴管栓塞治疗:多用于复发性盆腔

淋巴囊肿,术前常规超声或 CT 检查明确淋巴囊肿同侧腹股沟区是否存在合适的淋巴结。采用影像学监测下实时显影,出现与淋巴囊肿相连接的淋巴管时即可进行栓塞治疗。推荐常规选择生物胶 + 碘化油[按(1∶3)~(1∶4)的比例混合]泵入式给药,直至混悬液进入淋巴囊肿内。淋巴管栓塞治疗术后,需同时密切观察淋巴囊肿引流量。

《妇科恶性肿瘤盆腔淋巴结切除术后淋巴囊肿诊治专家共识(2020 年版)》指出,介入治疗是盆腔淋巴囊肿治疗的主要方法,推荐通过影像学检查评估盆腔淋巴囊肿穿刺的路径及安全性。超声引导下经皮穿刺硬化疗法为盆腔淋巴囊肿的首选治疗方法(证据分级:高;推荐强度:强);超声引导下经腹部或经阴道穿刺引流是治疗盆腔淋巴囊肿的有效方法,不适宜超声介入穿刺治疗者,可考虑 CT 引导下介入穿刺。复发的盆腔淋巴囊肿推荐介入淋巴管栓塞治疗。术后 1 个月和 3 个月复诊以评估疗效。

3. 手术治疗 多次介入治疗无效或不除外恶性肿瘤复发者需手术治疗,有经腹和腹腔镜两类术式。经腹手术的优点在于直视和有触感,可将囊肿壁彻底切除,缺点是创伤大、术后恢复慢和住院时间长;腹腔镜手术成功率达 90%,但需要训练有素的腹腔镜医师实施,手术损伤周围脏器的风险不亚于经腹手术,某种程度上限制了腹腔镜的广泛应用。

(五)预防

1. 术中预防

(1)充分结扎:在术中彻底结扎或闭合淋巴管断端即可减少淋巴液的漏出,减少淋巴囊肿的形成。虽然术中不能准确地辨认淋巴管断端,结扎淋巴管有难度,但在腹主动脉、髂总动脉、闭孔、腹股沟等处结扎或闭合淋巴管断端即可减少淋巴液的漏出,减少淋巴囊肿的形成。国内王武亮等报道,行盆腔淋巴结切除术时保留髂淋巴管主干,可有效防止盆腔淋巴囊肿的发生,且不影响远期存活率。亦有学者提出术中结扎下肢淋巴回流的主干,即结扎髂外淋巴组织断端及闭孔窝淋巴组织断端能减少术后淋巴囊肿的发生,其理论依据是结扎淋巴管后阻断下肢淋巴液的回流,使其不在盆腔积聚,从而减少淋巴囊肿的发生。

近年随着能量器械的广泛应用,单极电刀被认为对淋巴管尤其是毛细淋巴管的电凝封闭效果差,术后盆腔淋巴切除区毛细淋巴管暴露致术后淋巴

液流出量多,淋巴囊肿形成风险较高,而双极电凝、超声刀、百克钳等能量器械,可贴近动、静脉血管进行切割,能有效止血和充分阻断淋巴管通路,起到预防术后淋巴囊肿的作用。淋巴管壁缺乏平滑肌细胞,淋巴液中缺乏血小板,仅密封淋巴管可能效果不佳,建议将周围的结缔组织与主要的淋巴管一起进行充分的结扎或闭合。

(2)利用网膜的良好吸收作用来吸收漏出的淋巴液。Bruce 等提出网膜成形术,即结扎胃网膜右动脉,分离横结肠肝区的网膜,将游离的网膜经左侧结肠旁沟拉入盆腔,置于直肠和膀胱之间,固定在膀胱腹膜和盆腔侧壁腹膜上。大网膜血液循环丰富,再生能力强,又具有良好的吸收功能,极易与周围组织粘连并形成广泛的侧支循环。所以合理利用网膜的吸收功能预防淋巴囊肿的形成前景良好。但并非所有的淋巴囊肿患者均适用网膜成形术,如已切除大网膜的恶性肿瘤患者,如卵巢癌患者,则需另当别论。

(3)处理好后腹膜,不遗留死腔,减少淋巴液聚集。①开放后腹膜:这一方法在 1998 年由 Suzuki 等提出并证实,使淋巴囊肿的发生率明显降低,由 52% 降至 23%,并沿用至今。开放后腹膜可使漏出的淋巴液顺利进入腹腔被腹膜吸收,从而减少了淋巴囊肿的发生。②阴道残端开放或半开放缝合:回顾性研究显示,与广泛性子宫切除术相比,开放阴道残端的广泛性子宫切除术淋巴囊肿的发生率显著降低。阴道残端半开放缝合不但能够有效地预防阴道缩短,而且能够减少盆腔淋巴囊肿的形成。因未闭合的残端阴道引流了腹膜后漏出的淋巴液,而且阴道残端闭合越迟引流效果越明显,防止了淋巴液在腹膜后的聚集。

(4)术中应用纤维蛋白胶是否能有效地减少术后淋巴囊肿的发生尚有争论。近年国内多次报道,术中创面喷生物蛋白胶,可使盆腔中小淋巴管阻塞,从而减少淋巴液的渗出。

2. 术后预防

(1)局部引流:术后引流并不能预防淋巴囊肿形成,相反,延迟拔除引流管是症状型淋巴囊肿形成的危险因素。考虑可能的原因是引流管作为异物影响了淋巴管的修复和腹膜对淋巴液的吸收能力。

(2)中药治疗:中药在预防术后淋巴囊肿形成方面有独特的作用。李峰等报道,大黄、芒硝外敷可使淋巴囊肿发生率由 37.5% 降至 9.3%。具体方

法同保守治疗。

（3）奥曲肽：可抑制内脏分泌的血管扩张素，减少脂肪吸收，减缓淋巴液在淋巴管的流速，降低淋巴管张力，减少淋巴液的生成。术后引流管拔除前，酌情应用奥曲肽有助于预防淋巴囊肿的形成。

（4）术后注意事项：①术后早期进行床上按摩、活动下肢、交替抬高肢体，促进淋巴回流；②保持盆腔负压引流管通畅，注意观察引流液性质、颜色，避免引流管扭曲、压折，影响引流效果；③术后双髂窝局部加压，以利于囊腔的闭合；④术后6小时给予半卧位，使腹腔淋巴液等渗出物积聚在盆腔，以利于其从负压引流管中吸出，防止盆腔淋巴囊肿及感染的发生；⑤一旦发生盆腔淋巴囊肿，腹部可用大黄或芒硝热敷，也可物理热疗，促进炎症消散；积极抗感染治疗。

二、下肢淋巴水肿

淋巴水肿可分为原发性和继发性，常出现于四肢，尤以下肢多见。本节介绍的继发性淋巴水肿，是由于恶性肿瘤压迫、手术破坏、放射线照射、淋巴结切除及各种感染等因素引起淋巴管阻塞，经过数月甚至数年后局部出现淋巴水肿。下肢淋巴水肿是宫颈癌及其他妇科恶性肿瘤手术治疗行盆腔或腹主动脉旁淋巴结切除术术后常见的并发症之一。

根据临床流行病学报道，随着肿瘤患者的增多，淋巴水肿的发病率也在升高。盆腔淋巴结切除术术后下肢淋巴水肿的发生率各报道不一，在5%~40%。术后发生淋巴水肿的时间差异较大，从术后肢体开始活动即可有近端肢体轻度肿胀，到术后数周甚至数月。有报道表明，术后发生下肢淋巴水肿的中位时间为5~6个月，还有报道指出，有15%的病例在术后长达10年左右才发病。

（一）病因

1. 手术切除淋巴组织　妇科肿瘤目前仍然以外科治疗为主，因为淋巴道转移是肿瘤转移的主要途径，所以在手术中广泛切除淋巴结就成为必然。术后远端淋巴受阻，淋巴液刺激组织纤维化，使肿胀不断加重。这是手术后继发淋巴水肿的主要原因。

2. 术后放射治疗　术后辅以放疗对残存的淋巴管和淋巴结亦有损害，造成局部放射性结缔组织炎，引起局部组织纤维化，淋巴管闭塞或回流障碍，使下肢水肿。宫颈癌盆腔放疗后并发症中常见下肢淋巴水肿，发生率为1.2%~49%。

3. 恶性肿瘤性淋巴水肿　恶性肿瘤组织可脱落形成栓子阻塞淋巴道，导致淋巴回流障碍，形成淋巴水肿；或恶性肿瘤异常增生，浸润淋巴道，引起淋巴道组织结构改变，使淋巴液流到皮下也会形成淋巴水肿；如果肿块压迫淋巴道，使局部淋巴回流障碍，也可以引起淋巴水肿。

（二）临床表现

主要表现为一侧下肢肿胀，开始于足踝部，后逐渐延及整个下肢。早期富含蛋白的淋巴液在组织间隙积聚，形成柔软的凹陷性水肿，皮肤尚正常，表面光滑，可有烧灼样感觉，但无疼痛。晚期，由于所有组织间隙中积聚的蛋白浓缩、皮下组织的炎症屏蔽和纤维化等原因，水肿呈非凹陷性，皮肤增厚、干燥、粗糙、色素沉着，出现疣或棘状物。

淋巴水肿可分为：①轻度：肢体水肿呈凹陷性，抬高肢体后可减退或消失，皮肤无纤维化样损害。②中度：按压水肿不再凹陷，抬高肢体水肿消退不明显，皮肤有中度纤维化。③重度：出现象皮肿样皮肤变化；常有复发性淋巴管炎和逐渐加重的淋巴水肿，淋巴管炎发作时，局部红肿、疼痛，淋巴结肿大、有压痛，常伴有突发性寒战和高热。

（三）诊断

1. 病史　有恶性肿瘤病史，有盆腔、腹股沟等淋巴结切除史和/或放射治疗史。

2. 症状和体征　早期患侧下肢肿胀，抬高后可减轻。晚期患肢肿大明显，表面角化粗糙，呈象皮样肿。少数可有皮肤裂开、溃疡或出现疣状赘生物。应与其他疾病相鉴别。

（1）静脉性水肿：多见于下肢DVT，以单侧肢体突发性肿胀急性起病，伴皮色青紫、腓肠肌和股三角区明显压痛、浅静脉显露为临床特点，足背水肿不明显。淋巴水肿则起病较缓慢，以足背、踝部肿胀较多见。

（2）血管神经性水肿：水肿由外界过敏因素的刺激引起，起病迅速，消退也快，间歇性发作为其特点。淋巴水肿有逐渐加重的趋势。

（3）全身性疾病：低蛋白血症、心力衰竭、肾病、肝硬化等均可产生下肢水肿。一般为双侧对称性，并伴有各自的原发疾病临床表现。

3. 影像学检查　常用的超声和静脉造影检查能够提供肢体的静脉信息，对淋巴水肿的鉴别诊断有重要价值。磁共振成像能够准确判断淋巴水肿的范围和程度。放射性核素淋巴血管造影术已在很大程度上取代了早期的传统淋巴造影术，该方法通过皮内注射放射性核素(如 ^{99}Tc)来提供淋巴系统的定性信息和淋巴转运时间的定量数据。单光子发射计算机断层成像(singlephoton emission computed tomography，SPECT)使用经皮肤注射的放射性核素和 γ 射线来可视化淋巴系统，与淋巴造影显像相比，该方法能更好地显示真皮反流的程度。同样，使用吲哚菁绿的近红外成像可以在皮肤上注射钆对比剂，以可视化淋巴管和周围软组织，该技术还被用于实时可视化淋巴模式和淋巴管的主动收缩性，能帮助在术中及淋巴水肿之前，诊断淋巴功能障碍，然而目前这项技术的实用性仍较为有限。

(四)治疗

根据病程进程，治疗原则不同。早期以排除淤积、滞留的淋巴液，防止淋巴积液再生为宗旨；晚期则以手术切除不能复原的病变组织或以分流术治疗局限性淋巴管阻塞为目的。

1. 非手术治疗 急性期淋巴水肿以非手术治疗为主。

(1)体位引流：肢体下垂状态会使组织间隙淋巴液滞留加重，可抬高患肢 30~40cm 利用重力作用促进淋巴液回流，减轻水肿。此法简单有效，但作用不持久，患肢下垂水肿再度加重。

(2)加压包扎：在体位引流基础上，患肢用弹力袜或弹力绷带加压包扎，挤压组织间隙，协助淋巴回流。弹力绷带松紧应适宜。也可多次和长时间使用间隙加压器(intermittent compression pumps)，对改善水肿有一定疗效。目前国外采用的淋巴加压器(lymha-press)是一种更为先进、有效的加压充气装置，充气装置分 9~12 块，每块可以单独充气加压，加压从肢体远端逐渐向近端进行，一个循环周期为 25 秒，较其他简单加压装置的充气加压时间大大缩短(简单加压充气装置循环周期约为 100 秒)，同时可产生较高达 15.6~20.8kPa (120~160mmHg)的压力，比外科手术和单纯弹力袜在消肿方面更有效。但它的使用较复杂，也不能减少组织间隙中的蛋白成分，只适用于急性期及术前准备等短期治疗。

(3)限制钠盐摄入和使用利尿剂：急性期适当限制氯化钠摄入，一般 1~2g/d，以减少组织水钠潴留。同时使用适量利尿剂、加快水钠排出。可用氢氯噻嗪每次 25mg，每日 3 次，并适当补钾，待病情稳定后停服。

(4)预防感染：选用抗真菌的油膏、扑粉，保持足趾干燥是预防和控制真菌感染最有效的方法。足趾甲床下细菌感染也较多见，应勤剪趾甲，清除污垢，减少细菌入侵途径。当链球菌感染引起全身性症状时，应选用青霉素等药物，配合卧床休息，积极控制感染。晚期淋巴水肿并发皮肤皲裂可采用油膏外敷保护并润滑皮肤。

(5)手法引流综合消肿治疗(complete decongestive therapy，CDT)：是目前公认的对淋巴水肿疗效最为确切的治疗方法，适用于早期到中期有症状的下肢淋巴水肿，但此方法对晚期下肢淋巴水肿的炎症反应和脂肪沉积并无治疗作用。

CDT 是一系列治疗方法的结合，包括手法淋巴引流、皮肤和趾甲的护理、多层压力绷带加压包扎和治疗性锻炼等。其本质上是一种姑息性疗法，目的是减轻症状和防止淋巴水肿进一步发展，而不是治疗淋巴水肿。手法淋巴引流利用有针对性的按摩和肢体运动，刺激淋巴从受损组织流向完好的组织，最终引流至淋巴循环。研究表明，手法淋巴引流与绷带加压包扎相结合在改善淋巴水肿症状方面比单独使用手法淋巴引流更有效，但绷带可能会在一定程度上影响患者的生活质量，且患者对于压迫装置的依从性也有可能会影响远期疗效。

(6)药物治疗：复方中药"淋巴方"，其中主要成分为苦参和丹参，具有抑制皮肤纤维化、脂肪沉积、抗炎和改善微循环的作用，能够有效治疗淋巴水肿及其并发症。

此外，下肢淋巴水肿患者口服酮洛芬，每天 3 次，持续 4 个月，水肿程度也可得到较大改善。亚硒酸钠可降低丹毒的发生率，改善患肢皮肤厚度和活动能力。上述药物给药容易，患者耐受性好，风险较低，但对于妇科肿瘤治疗后的下肢淋巴水肿仍需要进一步验证其有效性和安全性。

2. 手术疗法 大多数淋巴水肿不需外科手术。约 15% 的原发性淋巴水肿最终需行下肢手术。现有手术方法除截肢手术外，均不能治愈淋巴水肿，但可明显改善症状。尤其是继发性淋巴水肿的淋巴管阻塞点近远端的淋巴系统功能完好，外科手术重建区域性淋巴回流可获得良好疗效。

(1)手术适应证：①肢体功能损害：由于肢体粗重，易疲劳和关节活动限制；②过度肿胀伴疼痛；③反复发作的蜂窝织炎和淋巴管炎，经内科治疗无效；④淋巴管肉瘤：长期淋巴水肿恶变成淋巴管肉瘤，是淋巴水肿的致死性原因。

(2)术前准备及术后注意事项：对手术效果有

重要作用。包括：①卧床休息抬高患肢：使肢体水肿减少至最低限度。有下肢垫高、下肢悬吊和骨牵引等方法，下肢抬高以60°为宜。②控制感染：对反复发作的急性蜂窝织炎和急性淋巴管炎，应选用敏感药物于术前、术中，静脉或肌内注射给药，减少术后皮瓣感染机会。③清洗皮肤：达到溃疡愈合或控制局部感染的目的。④保持术后引流通畅：分离的粗糙面可有毛细血管持续渗血，必须放置负压引流，保持皮瓣下无积血、积液，减少影响皮瓣血供的因素，防止皮瓣坏死、感染，降低手术失败率。⑤术后继续抬高患肢，减轻患肢水肿，有利于静脉和淋巴回流。

（3）手术分类

1）全皮下切除植皮术：手术原则是将膝关节以下整个小腿及足背的病变组织包括皮肤、皮下组织及深筋膜切除，然后取健肢或利用切下的病变皮肤，削薄后进行植皮。

2）真皮皮瓣埋藏术：在患肢侧面的前1/3和后2/3交界线上，纵行切开皮肤，向两侧广泛游离皮瓣，达到肢体周径的一半。切除皮下组织和深筋膜，将后缘皮瓣边缘约3~5cm宽范围内表皮削除达乳头层，将其嵌入肌层之间，并予以缝合固定。然后将前缘皮瓣覆盖其上，缝于皮肤削薄区的边缘。门诊上这种手术需分两期进行，先做外侧，3个月后再做内侧，从而在切除增厚皮下组织的同时，又建立起皮肤与深部肌层间的淋巴回流通路。

3）带蒂大网膜移植术：先将患肢的皮下组织部分切除，然后做剖腹术，分离大网膜，保留一支网膜血管弓。将大网膜通过后腹膜切口，从腹膜外途径，经过腹股沟部，移送达膝关节上方，固定在深筋膜上，使下肢淋巴液可以借大网膜所建立的侧支得到回流。

4）淋巴管-静脉吻合术或淋巴结-静脉吻合术：先在切口远侧约10cm处皮下注射稀释2倍的偶氮蓝染料，染料通过淋巴管回流而得到显示和定位后，便可切开皮肤，找到淋巴管和附近的小静脉，应用显微外科技术进行吻合，使淤滞的淋巴液可以借静脉回流。或在腹股沟区，横断淋巴结，近心端截面与邻近的静脉吻合。

（五）预防

1. 手术治疗方面　淋巴系统肉眼不可视，因此应熟悉淋巴解剖位置，手术操作过程中尽量避免其损伤或断裂。再是根据病情尽可能缩小手术范围，随着手术范围的扩大，下肢淋巴水肿发生率会增高。手术方式也比较重要，盆腔腹膜成形术和术中保持腹膜后腔开放都能减少下肢淋巴水肿的发生。最后要注意术后淋巴引流，腹膜后引流和经腹经阴道联合引流都可以降低淋巴水肿的发生率。

2. 放疗方面　从放疗角度，预防下肢淋巴水肿更多的是依赖放疗技术的进步。原则是在靶区给予放射致死量的同时，尽量减少正常组织受量。计算机控制的三维空间剂量学系统使腔内治疗更接近这一目标。图像引导放射治疗是在调强放疗基础上发展的新型精准放疗技术，是减轻放疗后下肢淋巴水肿的较好研究方向。

3. 营养干预　日常饮食宜增加果糖、不饱和脂肪酸和蛋白质的摄入量，前两者对放射线有防护作用，后者可使血红蛋白不至于过分下降。可多食叶酸与维生素含量高的蔬菜、水果。

4. 自身护理　患者应在妇科肿瘤治疗后进行定期随访，开展淋巴水肿相关教育，这些措施有助于早期诊断和发现症状后的及时治疗。宣教内容包括提高机体抵抗力，尽量不要泡温泉、洗桑拿等；同时应日常佩戴压力袜（推荐3级弹力袜），有意识地进行预防性手法淋巴引流；并禁止在有淋巴管破坏侧或进行过淋巴管手术的患肢进行输液治疗，同时做好患肢皮肤护理。细致的皮肤卫生护理方法如皮肤清洁、应用乳液和润肤剂等都至关重要，可有效地减少蜂窝织炎、皮肤感染等的发生。

三、术后淋巴漏

术后淋巴漏（postoperative lymphatic leakage，PLL）是术后少见的并发症，但近年来临床发病例数逐渐增加。淋巴漏可发生于多种手术后，如颈部手术、胸部手术、腹部手术及腹膜后手术；妇科肿瘤手术后淋巴漏的发生较少，但随着腹腔镜下淋巴切除术的发展，妇科肿瘤术后淋巴漏的发病率也在逐渐增加。有报道显示，妇科恶性肿瘤术后乳糜漏的发生率在1.20%~3.16%，尤其是发生在子宫内膜癌和宫颈癌术后，而在淋巴漏的多种表现形式中，以乳糜腹水的形成最为严重。乳糜腹水形成的三个机制分别是：①乳糜液直接从腹膜后淋巴管相关淋巴腹膜漏口漏出；②看不到明确的漏口，乳糜液通过腹膜后淋巴渗出；③由于肠系膜、乳糜池或胸导管的根部的淋巴管阻塞，乳糜液从扩张后破裂的肠系膜或肠壁淋巴结漏出或渗出。

（一）病因

术后淋巴漏与手术创伤有直接关系，目前多认为与淋巴切除的个数和切除的范围有关。有研究显示，术中行盆腔淋巴切除＋腹主动脉旁淋巴结切除的淋巴漏多于单纯切除盆腔淋巴结。另外术后感染、体重指数高、手术方式及术前贫血等多种因素也被认为是淋巴漏的高危因素。

有研究显示，淋巴漏和术后引流方式有关，淋巴漏常见于术后放置负压引流的病例，由于局部压力低，淋巴液在损伤处持续漏出48小时以上，就会形成淋巴漏。Xia等对655例妇科恶性肿瘤手术中行淋巴结切除的病例进行了回顾性分析，提示引流方式是淋巴漏的独立发病因素，在该研究中发现术后放置负压引流的淋巴漏发生率是放置常规引流的2.7倍。但是也有研究者认为放置负压引流能减少淋巴漏的形成，所以关于引流方式与淋巴漏的关系值得临床医生继续探索。

术后淋巴漏与淋巴管压力增高、淋巴液反流有关，在淋巴漏口处毛细淋巴管扩张，破坏正常的组织和结构，导致淋巴漏。

新辅助化疗、低蛋白血症及贫血也是淋巴漏发生的原因。Chen等对3 427例宫颈癌患者进行了回顾性分析，其中63例发生了淋巴漏，发生时间在术后4~21天，通过多因素回归分析发现术前2个疗程的新辅助化疗、术后贫血及低蛋白血症是术后淋巴漏发生的高危因素。

在手术方式方面，有研究者认为与开腹手术相比，腹腔镜下解剖清晰，淋巴漏的发生率低。但如果腹腔镜下超声刀使用不当，撕扯过多，以及腹腔镜术后患者恢复快，进食后淋巴液迅速增加，反而更易造成淋巴漏。另外，腹腔镜下由于CO_2气腹的压力，观察不到微小的淋巴液渗出，也可导致术后淋巴漏的形成。对于淋巴漏与手术入路的关系尚需进一步观察。

在Xia的研究中对手术医生和淋巴漏的关系做了分析，发现淋巴漏的发生和手术医生有关，而且是独立危险因素，提示具有资质的妇科肿瘤医生能明显减少淋巴漏的发生。

（二）临床表现

由于淋巴液内含有甘油三酯、蛋白及大量的淋巴细胞，淋巴漏发生后，会出现脱水、营养不良、低蛋白血症及免疫功能低下的表现。乳糜腹水时患者会有腹胀、持续性的腹痛、恶心和呕吐，严重者有大量腹腔积液，低蛋白血症会导致呼吸急促或困难。部分乳糜腹水患者会表现为皮疹，并快速进展为全身皮疹伴瘙痒，当腹水引流后症状会很快缓解。盆腔淋巴囊肿形成后易合并感染而出现局部肿痛。

（三）诊断

结合临床表现及辅助检查可作出诊断。

1. 影像学检查

（1）CT、MRI、超声：这三种方法均可用于淋巴漏的检查，特别是对淋巴囊肿和乳糜腹水的诊断，能提示积水、囊肿或漏口位置，尤其是怀疑胸导管损伤时。

（2）淋巴管造影术（lymphangiography）：从足背血管注射乙碘油、异硫蓝、吲哚菁绿，可直接实时观察淋巴液的流向及漏口。双足淋巴血管造影除了可用于诊断淋巴漏，还可因漏口局部的炎症反应导致的纤维变性而闭合漏口。可以选择淋巴管造影及栓塞对难治的胸导管漏进行诊断和治疗，尤其是临床中淋巴漏诊断不明确的病例，可以采用淋巴造影术明确诊断。有病例报道，在胰十二指肠切除的患者发生肝淋巴渗出后，采用经皮淋巴管造影确定了淋巴漏。需要注意的是，淋巴管造影术有可能合并严重的并发症，如组织坏死、脂肪栓塞及对造影剂过敏。另外，由于淋巴管造影过程耗时、不能反复操作及造影的同时进行栓塞的困难，导致该技术在临床上的使用受限。有研究者报道，使用传统的经皮淋巴管造影，术中注射碘油量平均为10ml，成功率为85%，没有观察到有合并症发生，但是引流液量大于500ml是手术失败的独立因素。

（3）淋巴显像：淋巴显像是一种核医学技术，将放射示踪剂从足部注射，如淋巴管内，然后通过观察示踪剂的转运多少、大小及扩散来确定淋巴管的缺陷。淋巴显像可以确定淋巴漏、淋巴反流及异常的横膈水平的淋巴淤积。有研究者在淋巴静脉搭桥手术时，在淋巴显像的同时使用吲哚菁绿，可以明确地看到线样淋巴图像，同时定位淋巴漏，对手术成功起到了重要的作用。

（4）增强磁共振淋巴造影（noncontrast magnetic resonance lymphangiography，MRL）：研究者对50例乳糜胸和宫颈乳糜漏的患者进行了MRL，结果显示MRL在诊断淋巴漏时灵敏度、特异度是100%和97.1%；阳性和阴性预测值是100%和100%，作者认为MRL对淋巴漏的诊断灵敏度很高。但该研究还显示MRL在确定漏口位置和详细的解剖描述方面欠理想。总之，笔者认为MRL

在临床决断或下一步的干预中有一定的价值。

2. 腹水穿刺及引流 首先可以进行常规的腹水检查,淋巴漏的腹水呈乳白色或无色、无味、碱性不伴感染的液体,富含甘油三酯(>200ng/ml 或高出血清浓度 2~8 倍),含大量的淋巴细胞、蛋白及少量的胆固醇。腹水引流可以观察引流液量及性状,为诊断及治疗方案的选择提供参考,四肢回流至腹腔的淋巴液是淡黄清亮的液体,而腹腔内肠系膜淋巴管、肠干及乳糜池中的淋巴液为乳白色。

3. 进食对比试验(oral contrast test) 淋巴液的产生在术前空腹状态下是每分钟 1ml,但术后恢复正常饮食后,淋巴液的产生量是每分钟 >200ml。进食富含脂肪的餐饮后,引流液量增多或引流液由清亮变为乳白色提示为淋巴液漏出,尤其是胃肠道的淋巴液漏出。因为进食对比实验不能确定漏口位置,有研究者通过给予患者进食含有苏丹黑的富含脂肪的食物后确定淋巴漏口的位置。

此外,淋巴漏出后会在腹腔内形成积液,同时伴有腹胀、呕吐等症状,需要和以下疾病鉴别:①恶性肿瘤引起的腹水;②手术损伤膀胱后尿液漏入腹腔形成的积液;③腹腔积血;④炎症渗出液;⑤脓性渗出液。因为淋巴漏多于术后 2~3 周发病,腹腔液穿刺引流即可见乳糜液或清亮的淡黄色液体,同时腹腔液的常规检查多可明确诊断。

(四)治疗

淋巴漏是少见的术后并发症,目前还没有相应的治疗指南,总的来说,首先要评估患者的一般情况,采取个体化的治疗方法,先从保守性的治疗方法开始,保守治疗的成功率为 66%~77%,时间从数周到 2 个月不等。淋巴漏出在一定程度上有自限性,大多数病例在 2~3 周时愈合。在保守无效的情况下再进行手术干预。

1. 保守治疗

(1)饮食控制:给予高蛋白、低脂肪、中链脂肪酸饮食,必要时禁饮食,同时按时给予肠外营养。

(2)肠外营养(total parenteral nutrition,TPN):可以迅速补充营养消耗,同时休息肠道,减少淋巴液的产生,增加了血浆胶体渗透压,有利于腹腔漏出液的回吸收,可以单独使用 TPN,也可以联合其他药物。TPN 联合生长抑素治疗淋巴漏出有明显的疗效。有研究者建议,乳糜腹水的患者一旦诊断应立即开始 TPN 的治疗,可使用 2~6 周。长期使用 TPN 的副作用有感染、血栓、胆汁淤积和消化道黏膜受损。

(3)中链脂肪酸(medium-chain fatty acid,MCFA):淋巴漏发生后,要首先考虑中链脂肪酸的摄入,因为长链脂肪酸会进一步酯化成乳糜颗粒进入淋巴系统,导致大量的淋巴液产生,而中链脂肪酸会和白蛋白结合后直接进入门脉系统,绕过了淋巴系统,降低了肠道的脂肪吸收,因此有研究者建议在治疗中选择肠外营养之前先选择中链脂肪酸饮食治疗,尤其是在乳糜漏的患者中。

(4)生长抑素:作用机制尚不明确,但部分临床研究显示淋巴漏发生后生长抑素能明显减少淋巴液的产生,尤其是生长抑素衍生物奥曲肽因为其半衰期长、效果更好,在用药 24~72 小时后能明显减少淋巴液的漏出。有报道,生长抑素对儿童肿瘤术后难治的乳糜漏有效。但是也有学者质疑生长抑素在治疗淋巴漏中的作用。

(5)螺内酯:螺内酯的利尿作用可以降低淋巴管内的压力,同时避免患者因淋巴液丢失而出现的低钾血症,螺内酯的经验治疗为 20~40mg/ 次,1 日 3 次,口服。

(6)局部压迫:适用于淋巴漏孔位于双侧髂窝的患者。

2. 手术治疗 目前认为经保守 4~6 周后淋巴漏无明显改善或每日引流液量 >500ml,可考虑手术。也有学者认为如果保守治疗过程中,连续 5 日,每日的引流量大于 1 000~1 500ml,可以考虑手术干预。手术常缝合、结扎淋巴管破口,术中为了便于明确漏口位置可于术前 1 日口服 50ml 芝麻油,术前 30 分钟静脉滴注脂肪乳,术中如果寻找漏口困难可行腹腔静脉分流术,手术时局部使用纤维蛋白凝胶。

3. 其他治疗 盆腔和腹腔内注射铜绿假单胞菌甘露糖敏感的血凝集素(pseudomonas aeruginosa-mannose sensitive hemagglutinin,PA-MSHA)可以治疗淋巴漏,目前 PA-MSHA 被认为是免疫调节剂,用于恶性肿瘤的治疗。研究者选择了 10 例妇科恶性肿瘤手术后难治性淋巴漏 / 乳糜漏的患者,患者平均每日引流液量为 200~900ml,其中 4 例有大量的阴道漏出。予以盆腔或腹腔内一次性注射 PA-MSHA 2ml,所有患者第二天淋巴液引流量均明显减少,均在 72 小时内出院,成功率为 100%。所有 10 例患者随访时间 6~38 个月,没有长期的副作用。

淋巴管造影术及淋巴显像在淋巴漏的诊断中起着重要作用,同时也可用于治疗,荟萃分析显示淋巴管造影同时可以治疗淋巴漏,经皮注射碘油的治愈率是51%~70%,时间2~29天,淋巴结内碘油注射的治愈率是33%~100%,时间2~<30天。

逆行胸导管置管术行胸导管栓塞更适于治疗乳糜漏。有研究者评估了胸导管逆行插管进行胸导管栓塞的成功率为89%(31/35)。

(五)预防

由于术后淋巴漏的发生和多种原因有关,预防淋巴漏的发生要从多个方面进行。术前尽可能纠正患者的贫血及低蛋白状态;术中要求术者充分了解手术区域的淋巴解剖结构,操作规范,逐次电凝、闭合组织,避免撕扯,必要时可使用钛夹或Hemolock。同时术中避免淋巴组织的残留,残留组织中可能存在未闭合的淋巴管。避免横断肿大的淋巴结。术中可以降低气腹压力,观察在淋巴切除创面有无白色液体流出。手术结束时创面可喷洒生物蛋白胶或其他有封堵作用的材料来闭合小的淋巴管。手术结束时放置常规引流,便于观察引流液量及性质。术后管理中注意监测蛋白并及时补充,适度肠外营养治疗,积极纠正贫血,避免感染。

除以上措施外,也有研究者就预防术后淋巴漏出做了积极探索。研究者在进行腹股沟淋巴结切除后,在距切口4~8cm处注射亚甲蓝来确定切除淋巴区域是否有淋巴漏,然后进行漏口处的闭合,该方法明显减少了术后的淋巴引流时间。

(张娜 郝敏 郝晓莹)

第三节 术后胃肠道功能障碍

一、麻痹性肠梗阻

麻痹性肠梗阻又称动力性肠梗阻,是由于神经反射或毒素刺激引起肠壁肌肉功能紊乱,使肠蠕动消失或肠管痉挛,以致肠内容物不能正常运行的肠腔狭窄,而本身无器质性紊乱。腹部手术后,胃肠道运动和消化吸收功能被抑制,有一段时间不等的肠麻痹,称为生理性肠梗阻,主要表现为腹胀、肠鸣音弱和停止排便、排气。大约在术后3~8小时开始由近侧向远侧肠道蠕动逐渐恢复。通常在24~48小时后,经肛门排气,肠功能逐渐恢复正常,上述症状消失。如肠功能恢复迁延,腹胀逐日加重,则称

为病理性麻痹性肠梗阻,是妇产科手术后较为常见的并发症之一。

(一)病因

1. 严重创伤、急性弥漫性腹膜炎、盆腔炎及危重症腹部手术后,特别是年老、体弱患者多见。手术应激,交感神经-肾上腺髓质系统兴奋性增强,胃肠道血流减少和激素的紊乱,使胃肠道的运动功能和消化吸收功能抑制。术中长时间的肠管暴露和损伤、肠系膜牵拉过度、过深的麻醉均影响术后肠功能的恢复。

2. 盆腹腔感染、脓肿,腹膜后血肿,低蛋白血症,电解质紊乱如低血钾,吗啡类镇痛剂的过量使用以及阿托品类药物的使用,手术后肠蠕动功能恢复较慢,术后解痉、止痛剂的应用,以及术后患者因恐惧疼痛不下床活动,可导致麻痹性肠梗阻的发生。既往有腹胀便秘史者也易发生麻痹性肠梗阻。

3. 面罩给氧、吞咽或说话时吞入过多气体,肠道内容物经细菌分解或发酵产气,血液向肠腔内弥散的气体,均可引起肠管胀气。严重的肠管膨胀,使肠道的血液循环障碍,消化道的液体积存在肠道内不能充分吸收和排出,加重腹胀。

(二)临床表现

麻痹性肠梗阻无阵发性绞痛等肠蠕动亢进的表现,相反为肠蠕动减弱或消失、腹胀显著。主要表现为手术后3~4天,仍不能经肛门排气,腹胀呈进行性加重,患者有轻微的持续性的腹痛或仅有不适感,呕吐常轻微。腹部膨隆,无肠型,无腹肌紧张和明显压痛,叩诊呈鼓音,肠鸣音消失。并发肠穿孔时出现腹膜刺激征,腹肌紧张,下腹部压痛及反跳痛明显。

(三)诊断

如患者术后生理性麻痹期过后仍不能恢复有效肠蠕动,有以上临床表现,再结合以下辅助检查,可诊断为麻痹性肠梗阻。

1. **实验室检查** 单纯性肠梗阻的早期,变化不明显。随着病情发展,血红蛋白值和红细胞压积可因脱水、血液浓缩而升高。尿比重也增高。白细胞计数和中性粒细胞增加。查血气分析和血清钠、钾、氯、尿素氮、肌酐的变化,可了解酸碱失衡、电解质紊乱和肾功能的状况。

2. **X线检查** 腹部X线检查可显示大、小肠管气液平面。

3. **CT检查** 全腹CT对肠梗阻的诊断具有重要的参考价值。麻痹性肠梗阻时肠管广泛、均匀

扩张,肠腔内积液积气。

(四) 治疗

麻痹性肠梗阻主要采用非手术治疗。治疗原则是纠正因肠梗阻引起的全身性生理紊乱。

1. 胃肠减压 是治疗肠梗阻的主要措施之一。一旦确诊,立即禁饮食,持续胃肠减压。有效的胃肠减压对单纯性肠梗阻和麻痹性肠梗阻可达到解除梗阻的目的。通过胃肠减压吸出胃肠道内的气体和液体,减轻腹胀,降低肠腔内压力,有利于肠壁血液循环的恢复,减轻肠壁水肿,减少肠腔内的细菌和毒素的产生。胃肠减压还可以减轻腹内压,改善因膈肌抬高而导致的呼吸与循环障碍。

2. 纠正水、电解质紊乱和酸碱失衡 是极重要的措施。输液所需容量和种类须根据呕吐情况、脱水体征、血液浓缩程度、尿排出量和比重,并结合血清钾、钠、氯和血气分析监测结果而定,补钾尤其重要。

3. 防治感染和中毒 应用抗生素抗肠道细菌,包括抗厌氧菌的抗生素。

4. 灌肠 适量开塞露、温肥皂水或温盐水灌肠刺激肠蠕动,也可腹部热敷。效果仍不佳者,可给予肛管排气。

5. 新斯的明 足三里穴位注射,有助于肠蠕动的恢复。

6. 肠动力药 促进肠功能恢复,如西沙必利、多潘立酮等。

7. 中药治疗 以下两种方法适用于麻痹性肠梗阻早期,肠壁有渗出、血运障碍者禁用。

(1) 大承气汤(柴胡 10g、黄芩 10g、白芍 10g、枳实 10g、厚朴 10g、玄明粉 10g 冲、生大黄 10g 后下),每日 1 剂,煎成 200ml,每日 100ml 胃管内注入,每日 2 次,注入后夹管 1~2 小时,再接负压盘吸引,或口服。连续使用 2~5 天。

(2) 番泻叶每次 6g 泡水饮,放在锅里煮沸数分钟效果更好。

8. 手术治疗 经过对症处理后一般 36 小时内梗阻可完全缓解,即无明显腹胀、肠蠕动恢复和肛门排气,这时可停止胃肠减压。若经过保守治疗无效可考虑手术治疗。一般手术适应证如下:①保守治疗无效;② X 线腹部平片示回肠扩张约 9~12cm;③已发生肠穿孔。手术方式有肠造瘘术、肠穿孔修补术或肠切除术。

(五) 预防

1. 术前严格查体,治疗影响手术的内科疾病。

2. 术前严格控制进食,平时有腹胀、便秘史者术后尽量早期下地活动。

3. 术前加强营养,及时纠正低蛋白血症,如有低蛋白血症,适当补充人血白蛋白或血浆;术后保持水、电解质平衡,积极纠正低钾血症。

4. 术前彻底的肠道准备,预防术后感染,降低毒素对肠壁的刺激。如为感染性疾病,应早给予充足、有效的抗生素治疗。

5. 术中操作动作应轻柔,注意对肠管的保护,减少肠管暴露时间,尽量减少对肠管的刺激,减少脏器及腹膜的损伤,止血彻底,预防盆腹腔积血、积液及血肿形成。

6. 术后适度止痛,尽量减少镇静剂、镇痛剂及平滑肌抑制剂的应用。如病情允许,术后尽早下床活动或勤翻身减少肠粘连。

二、肠粘连与粘连性肠梗阻

肠粘连在妇科临床较为常见,是腹部手术后的常见并发症。在传统的开腹手术中,腹腔粘连的发生率为 50%~90%,尤其是盆腔粘连性手术或恶性肿瘤手术,手术创面较大,术后较易形成粘连,甚至导致粘连性肠梗阻。

(一) 病因

1. 凡是进入腹腔的手术都能引起肠粘连。腹部手术造成腹膜连续性中断、缺血、出血及腹膜的异物刺激等是肠粘连最常见的病因。目前普遍认为腹腔感染、大范围操作、多次手术是造成粘连性肠梗阻的主要原因。

2. 女性生理解剖结构特点为腹腔与外界相通,极易反复发生急、慢性炎症反应,造成盆腔广泛粘连,肿物或包块有时与直肠、乙状结肠、子宫附件、膀胱和盆壁粘连。

3. 粘连性肠梗阻的发生需具备两个因素:一是术后肠粘连存在;二是某种因素促成已粘连的肠袢发生梗阻。腹腔内粘连是引起粘连性肠梗阻的前提,只有粘连使肠管成团、成锐角、扭转或在粘连带下形成内疝,以及在肠粘连的基础上因多种原因导致胃肠功能紊乱、肠蠕动异常致使肠内容物正常运行受阻,才会造成粘连性肠梗阻。

(二) 临床表现

1. 症状 急性粘连性肠梗阻主要有小肠机械性肠梗阻的表现,可出现腹部阵发性绞痛、腹胀、恶心、呕吐、停止排气排便等。

(1) 腹痛:是机械性肠梗阻最早出现的症状。

机械性肠梗阻发生时,由于梗阻部位以上强烈肠蠕动,表现为阵发性绞痛,疼痛多在腹中部,也可偏于梗阻所在的部位。腹痛发作时可伴有肠鸣,自觉有"气块"在腹中窜动,并受阻于某一部位。有时能见到肠型和肠蠕动波。如果腹痛的间歇期不断缩短,以致成为剧烈的持续性腹痛,则应该警惕可能是绞窄性肠梗阻的表现。

(2)腹胀:腹胀发生在腹痛之后。一般梗阻发生一段时间后出现,其程度与梗阻部位有关。高位肠梗阻腹胀不明显,但有时可见胃型。低位肠梗阻腹胀显著,遍及全腹。结肠梗阻时,如果回盲瓣关闭良好,梗阻以上结肠可成闭袢,则腹部膨胀显著。腹部隆起不均匀对称是肠扭转等闭袢性肠梗阻的特点。

(3)呕吐:是机械性肠梗阻的主要症状之一。在肠梗阻早期,呕吐呈反射性,吐出物为食物或胃液。此后,呕吐随梗阻部位高低而有所不同,一般是梗阻部位越高,呕吐出现越早、越频繁。高位肠梗阻时呕吐频繁,吐出物主要为胃及十二指肠内容;低位肠梗阻时,呕吐出现迟而少,吐出物可呈粪样。结肠梗阻时,呕吐到晚期才出现。呕吐物呈棕褐色或血性是肠管血运障碍的表现。

(4)停止自肛门排气排便:完全性肠梗阻发生后,患者多不再排气、排便;但梗阻早期,尤其是高位肠梗阻,可因梗阻以下肠内尚残存的粪便和气体,仍可自行或在灌肠后排出,不能因此而否定肠梗阻的存在。某些绞窄性肠梗阻,如肠套叠、肠系膜血管栓塞或血栓形成,则可排出血性黏液样粪便。

2. 体征

(1)腹部查体:多数患者可见明显的肠型和蠕动波。肠鸣音亢进,有气过水声或金属音。单纯性肠梗阻因肠管膨胀,可有轻度压痛,但无腹膜刺激征。绞窄性肠梗阻时,可有固定压痛和腹膜刺激征。

(2)全身检查:单纯性肠梗阻早期,患者全身情况多无明显改变。梗阻晚期或绞窄性肠梗阻患者,可表现为唇干舌燥、眼窝内陷、皮肤弹性消失,尿少或无尿等明显脱水征。也有脉搏细速、血压下降、面色苍白、四肢发凉等中毒和休克征象。

(三)诊断

1. 病史 术后3~4天仍不能从肛门排气,出现阵发性腹部绞痛,腹胀和呕吐加重,应高度怀疑肠梗阻。

2. 辅助检查

(1)实验室检查:单纯性肠梗阻的早期,变化不明显。随着病情发展,血红蛋白值和红细胞压积可因失水、血液浓缩而升高。尿比重也增高。白细胞计数和中性粒细胞增加。查血气分析和血清钠、钾、率、尿素氮、肌酐的变化,可了解酸碱失衡、电解质紊乱和肾功能的状况。呕吐物和粪便检查有大量红细胞或隐血阳性,应考虑肠管有血运障碍。

(2)腹部X线检查:一般在肠梗阻发生4~6小时,X线检查即显示出肠腔内气体;立位或侧卧位透视或拍片,可见多数液平面及气胀肠袢。

(3)B超检查:B超检查虽简便,但因肠袢胀气,影响诊断的效果。

(4)CT检查:全腹CT对肠梗阻的诊断具有重要的参考价值。机械性肠梗阻时肠管的扩张为局限性的,同时可显示腹腔内有无积液、脓肿等改变。

手术后近期发生的粘连性肠梗阻应与手术后肠麻痹恢复期的肠蠕动功能失调相鉴别,后者多发生在手术后3~4日,当肛门排气排便后,症状便自行消失。此外还应注意患者是否有术后麻痹性肠梗阻的可能。较大的腹膜后操作、电解质紊乱、酸碱平衡失调、低血压、糖尿病等因素,都可引起麻痹性肠梗阻的发生。麻痹性肠梗阻多表现为全腹胀,持续性轻微腹痛,无肠型,肠鸣音消失;X线检查全部肠道均扩张胀气。因此,必须尽快排除和纠正上述情况后,粘连性肠梗阻的诊断才能成立。

(四)治疗

治疗粘连性肠梗阻重要的是区别是单纯性还是绞窄性,是完全性还是不完全性。对于单纯性肠梗阻、不完全性梗阻,特别是广泛性粘连者,一般选用非手术治疗。手术治疗并不能消除粘连,相反地,术后还可能形成新的粘连。对于妇科手术患者,出现术后粘连性肠梗阻的可能性较小,而且出现后往往粘连程度较轻,一般经过早期积极的保守治疗完全可以达到治疗的目的。

1. 非手术治疗

(1)持续胃肠减压至肛门排气:是治疗肠梗阻的主要措施之一。通过胃肠减压,吸出肠道内的气体和液体,可以减轻腹胀,降低肠腔内压力,减少肠腔内的细菌和毒素,改善肠壁血液循环,有利于改善局部病变和全身情况。

(2)纠正水、电解质紊乱和酸碱失衡:水、电解质紊乱和酸碱失衡是急性肠梗阻最突出的生理紊乱,应及早给予纠正。纠正水、电解质紊乱和酸碱失衡、补充每日必需的热量和电解质、适当的营养支持是极重要的措施。输液所需容量和种类须根据呕吐情况、脱水体征、血液浓缩程度、尿排出量和比重，并结合血清钾、钠、氯和血气分析监测结果而定，补钾尤其重要。单纯性肠梗阻，特别是早期，上述生理紊乱较易纠正。而在单纯性肠梗阻晚期，还须输入血浆、全血或血浆代替品，以补偿在肠腔或腹腔内丢失的血浆和血液。

（3）防治感染和中毒：肠梗阻后肠壁血液循环障碍，肠黏膜屏障功能损伤而有细菌移位，肠腔内细菌也可直接穿透肠壁至腹腔产生感染。肠腔内细菌亦可迅速繁殖。同时，膈肌升高引起肺部气体交换和分泌物排出困难，易发生肺部感染。因此，肠梗阻患者应给予抗生素预防、治疗腹部及肺部感染，常用的有可杀灭肠道细菌的广谱头孢菌素或氨基糖苷类抗生素，以及抗厌氧菌的甲硝唑。一般单纯性肠梗阻可不应用，但对单纯性肠梗阻晚期，特别是绞窄性肠梗阻的患者，应该使用。

（4）灌肠：在治疗过程中，灌肠比较重要，它不仅可以刺激胃肠蠕动，还可以润滑大便以利排出。一般选用硬度适中的硅胶管，这样可以放置于较高位置而避免肠管损伤。灌肠液采用开塞露、温肥皂水或温盐水，或中药皂角30g、细辛6g水煎后备用。

（5）中药治疗：在进行上述治疗的同时，辅以中药大敷包外用。药方：艾叶90g、防风30g、荆芥30g、红花15g、灵脂15g、赤芍15g、五加皮12g、附子12g、乳香9g、没药9g、透骨草30g、泽泻12g。方法：将中药半副，装入布袋中，蒸锅蒸热后敷于腹部，上下午各1次，每次2~3小时，药袋变凉之后可反复蒸热使用，药物每日1付，7天为1个疗程。在梗阻缓解初期，也可给予大承气汤加减煎服。

2. 手术治疗 粘连性肠梗阻如经非手术治疗48~72小时后症状不能缓解，甚至病情加重或怀疑为绞窄性肠梗阻，手术须及早进行，以免发生肠坏死。对反复频繁发作的粘连性肠梗阻也应考虑手术治疗，解除梗阻。手术方法应按粘连的具体情况而定。

（1）粘连带和小片粘连可施行简单的切断和分离。

（2）广泛粘连不易分离，且容易损伤肠壁浆膜和引起渗血或肠瘘，并再度引起粘连，所以对那些并未引起梗阻的部分，不应分离；如因广泛粘连而屡次引起肠梗阻，可采用小肠插管内固定排列术，

即经胃造瘘插入带气囊的双腔管，将其远端插至回肠末端，然后将小肠顺序折叠排列，借胃肠道内的带气囊双腔管达到内固定的目的，以避免梗阻再发生。

（3）如一组肠袢紧密粘连成团引起梗阻，又不能分离，可将此段肠袢切除做一期肠吻合；倘若无法切除，则做梗阻部分近、远端肠侧侧吻合的短路手术。也可在梗阻部位以上切断肠管，远断端闭合，近断端与梗阻以下的肠管做端侧吻合。值得提醒的是，粘连性肠梗阻可多处发生，手术中应予以注意。

（五）预防

1. 早期明确诊断，早期手术，减少炎症、出血、休克、消化道内容物对腹膜和肠管的刺激，减轻过度炎症反应。

2. 严格遵守规范的手术操作，手术切口部位及大小适当，操作轻柔，避免过多牵拉，尽量减少对肠管、内脏浆膜和腹膜的损伤。术中不要长时间暴露肠管及其他组织，如需将肠管移出腹腔外，要用0.9%氯化钠溶液浸湿的温纱布垫将其覆盖以防干燥。勿长时间阻断血管或钳夹肠管，避免大块结扎，以免影响血供。尽可能用刺激性小的缝线，保留线头不应过长。术中注意无菌操作，避免胃肠内容物外溢污染腹腔。防止腹腔内积血、异物、手套上的滑石粉引起严重的炎症反应。因此，当使用带有滑石粉的手套时应用生理盐水将滑石粉冲洗干净，有条件的尽量使用不含滑石粉的手套。手术中止血要彻底，避免血肿形成。腹腔内最好不放置引流物，如要放置，应选用刺激性较小的材料制造的引流物。放置位置要适当，位于中上腹的引流物可用大网膜将其与肠管隔开。关腹时勿遗留纱布及其他异物。

3. 用大量生理盐水彻底冲洗腹腔，这是预防术后粘连性肠梗阻最有效的方法之一。应认真冲洗，至冲洗液清亮为止，这样可以减少腹腔积血、异物，稀释腹腔创面上的炎症渗出物和纤维蛋白原等，有利于减轻肠粘连的程度。

4. 因为有相当一部术后粘连性肠梗阻发生在腹壁切口下，所以以大网膜（没有切除者）覆盖肠管，并外翻缝合腹膜可减少肠粘连。

5. 积极治疗盆腹腔内感染。盆腹腔内炎症感染是导致盆腹腔内粘连的重要原因。所以，对腹膜炎、腹腔结核、肠系膜淋巴结炎、盆腔炎性病变、盆腹腔脓肿等均应针对病因尽早系统治疗。对胃

肠空腔脏器穿孔的患者,因胃肠内容物已流入腹腔,术中应用40℃生理盐水彻底冲洗腹腔以减轻感染。对于盆腹部手术切皮前30分钟预防性应用广谱抗生素,手术超过3小时,术中追加一次广谱抗生素,术后根据细菌培养正规、合理、足量使用抗生素。

6. 术后尽早促进胃肠功能恢复,术后早期纤维性粘连尚未形成,促进肠蠕动恢复可以减轻粘连,减少肠梗阻机会。术后鼓励患者早下床活动,有利于胃肠功能尽早恢复。如果手术后腹胀、肠蠕动差,可根据情况注射各种刺激胃肠蠕动的药物,如脑垂体后叶素、新斯的明等,同时也可适量补给氯化钾,这样有助于预防肠蠕动弛缓,以达到防止肠粘连的目的。在病情及胃肠愈合允许的情况下尽量鼓励患者早期循序渐进地进食,那些完全依靠肠外营养而主张患者晚进食的方法是不可取的。

7. 尽可能采用腹腔镜手术,临床和研究已经表明,腹腔镜手术可以减少腹腔粘连的形成。与开腹手术相比,腹腔镜手术为非开放性手术,密闭的手术环境几乎阻隔了操作者的手套、纱布,以及空气中粉尘进入腹腔的可能,对肠管浆膜有保护作用。此外,腹腔镜手术的腹膜损伤小,无须常规开腹和关腹,腹膜缝线反应少,异物接触少;能保证腹腔组织器官有一个湿润的环境,浆膜间摩擦少;手术部位损伤少,出血少,术后可早期下床活动;气腹使组织创面相互分离,接触机会少;腹壁伤口与腹腔内手术部位不相邻等减少了肠粘连的形成因素。

8. 采用药物防止术后肠粘连(详见第三章第六节)。

9. 中药康复疗法。应用如小承气汤、大承气汤、扶正理气汤或胃肠复原汤等。在术后5~7天即可开始服用,以达到理气、除胀、润肠、通便、扶正、消炎的目的。还可促进肠蠕动,减轻或消除粘连的形成,同时具有抗菌、消炎的作用,对防治肠管粘连具有明显作用。

10. 对于腹部手术患者,应详细嘱咐患者注意以下事项:①饮食要有规律,避免暴饮暴食,不要吃糯米、年糕、柿饼等易造成胃、肠道梗阻的食物;②注意饮食卫生,防止胃肠炎症,避免出现肠管异常蠕动;③餐后不宜做剧烈体力活动,尤其是突然改变体位的活动,以防诱发肠梗阻。

三、便秘与排便困难

正常人每天排便1~2次或每2天排便1次。

便秘(constipation)是指排便频率减少,7天内排便次数少于2~3次,粪便干结、排便不畅、正常频率丧失,引起肛门坠胀感、腹胀、腹痛、食欲减退、头晕、乏力等不适症状,其中排便费力、排便时肛门阻塞感或排便需要外力帮助者,又称排便困难。术后排便困难是妇科腹部手术后常见的并发症,患者常因术后2~3天内排便困难而十分痛苦,影响食欲,影响术后休息及体能恢复,甚至引起切口疼痛不适。

(一)病因

1. 食物残渣不足 正常的饮食平衡应有足量的纤维素、半纤维素、木质素等粗糙纤维。粗糙纤维能使粪便增加,成为肠道运动的有效机械性刺激,从而加快结肠内容物的运转速度,且粗糙纤维因有亲水性可保留肠内水分,避免使粪便太干燥。结肠细菌的纤维素酶能部分消化纤维素、半纤维素,形成有轻导泻作用的挥发性脂肪酸。纤维素还可将部分胆盐保留于结肠内,经细菌的脱羟作用,使胆酸衍化为脱氧胆酸,可刺激结肠的分泌功能,抑制水与电解质的吸收,使粪便软化。患者术后摄食过少,特别是膳食中纤维素含量过少,致胃肠蠕动减慢而引起便秘。

2. 肠黏膜应激性减退 食物残渣作为机械性刺激因素,必须通过肠黏膜的正常应激性,才能引起结肠运动。在结肠集团运动后,粪便充盈直肠,基于黏膜的正常应激性,才能有效地兴奋肠压力感受器,从而形成排便反射。当肠黏膜的应激性受到削弱或消失,虽有足够强度的肠黏膜刺激,也不能引起直肠运动和有效的排便反射,而导致便秘。

3. 排便动力异常 排便动力主要依靠腹肌、膈肌、骨盆底肌及肠平滑肌的正常肌力。术后卧床时间多,活动时间少,肠蠕动减弱,加上术后创伤疼痛而不敢用力,粪便在大肠内停留过久,水分吸收过多而变得干硬,引起排便困难。尤其是年老体弱及有便秘史的术后患者,肠腔易被干结粪块堵塞,弹性空间相对减少,排便困难更加严重。另外,营养不良、恶病质、大量腹水、盆腹腔内巨大肿瘤,膈肌麻痹、中毒性巨结肠、麻痹性肠梗阻、骨盆底肌衰弱、慢性重度肺气肿、进行性系统性硬化病、肌强直性营养不良、先天性肌强直等,皆可因影响正常的排便动力而引起便秘。

4. 神经精神因素 正常排便受精神因素的影响。术后患者对床上排便有顾虑,不习惯卧床排便或不愿麻烦他人,尽量控制排便,使粪便在直肠内蓄积时间过长,水分被过度吸收,造成大便干结,使排便受到抑制。心理压力过大也可影响排便。当焦虑害怕或生气时，有些人会出现便秘，特别是抑郁时。术后切口疼痛，尤其恶性肿瘤患者术后常会出现紧张、焦虑、恐惧等心理，可导致便秘。另外，膀胱、子宫、直肠手术所致盆腔自主神经受损、肠神经官能症、腰骶与马尾脊髓损伤或受压迫及脊髓发育不全等均可引起便秘。

5. 代谢性障碍性便秘　在中老年人中，便秘常由一些基础疾病造成。一些代谢性疾病和全身性疾病，如糖尿病、甲状腺或垂体功能减退、低钾血症等，都可以并发便秘。甲状旁腺功能亢进者，因高钙血症而使神经肌肉应激性减退；甲状腺功能减退、低钾血症者，肠平滑肌张力缺乏；慢性铅中毒等常有平滑肌痉挛，从而引起便秘。

6. 药源性便秘　术前钡餐造影，由于硫酸钡在肠内沉积，可使肠道排空功能不佳的患者产生便秘。术前长期或较大量服用含铝的抗酸剂、铁剂、钙剂等，都有可能造成便秘。较长时间应用含砷、铅、汞等重金属的药物，其毒性反应可以表现为便秘。抗精神类药物、神经节阻断药、抗胆碱能药，甚至是钙通道阻滞剂，应用不当均可诱发便秘。此外，术中应用麻醉剂与术后使用阿片类镇痛药如吗啡、镇静剂及含有钙、铝的制酸剂等，均可引起肠蠕动减弱，可致排便困难。

7. 肠腔闭塞　肠外压迫、肠本身病变或腔内阻塞，使肠内容物运送受阻而引起便秘。如手术引起的肠粘连、机械性肠梗阻所产生的便秘。

（二）临床表现

1. 患者术后排便频率降低，粪便干结、排便不畅，伴肛门坠胀感、腹胀，严重者可有腹痛、呕吐、食欲缺乏、头晕、乏力等症状。

2. 查体时，应注意观察：①体温、脉搏、呼吸、血压，心脏、神经系统等检查，以排除全身性病变引起的排便障碍；②腹部是否隆起，有否胃肠蠕动波、肠型、振水音、肠鸣音、腹部压痛、反跳痛及腹肌紧张等；③观察切口愈合情况，引流管的位置、引流物的颜色及引流量；④肛周视诊和肛门指检，了解有无肛周疼痛。

（三）诊断

1. 诊断标准　不同患者对便秘有不同的症状感受，2016年5月发布的罗马Ⅳ标准中，慢性便秘的定义为在过去12个月中至少12周连续或间断出现以下2个或2个以上症状：①>1/4 的时间有排便费力；②>1/4 的时间有粪便呈团块或硬结；③>1/4 的时间有排便不尽感；④>1/4 的时间有排便时肛门阻塞感或肛门直肠梗阻；⑤>1/4 的时间有排便需用手法协助；⑥每周排便<3 次。不存在稀便，也不符合肠易激综合征的诊断标准。

2. 病史　患者手术后发生粪便干结、排便不畅、排便频率减少，伴肛门坠胀感、腹胀等症状。应详细询问病史，查找便秘的原因，尤其注意有无服用阿托品、止痛药、镇静剂、钙剂等。

3. 辅助检查

（1）血常规：了解有无感染性疾病。

（2）尿常规：有无糖尿病、肾病综合征等。

（3）便常规：有无脓血、血液、黏液、脂肪滴等。多质硬或呈羊粪状，肛门损伤时可见黏液血迹。

（4）X 线：腹部 X 线片、透视、钡剂灌肠、CT 等，了解有无肠梗阻及其部位。

（5）结肠镜：了解梗阻、狭窄的原因及部位。

（6）直肠肛门测压：测定对充气的感觉阈值和肛门括约肌张力，有助于了解神经肌肉病变。

4. 鉴别诊断　关键在于区分继发性便秘和原发性便秘。

（1）继发性便秘

1）药源性便秘：主要由药物引起。

2）机械性梗阻：部分下消化道器质性疾病可引起排便通路的梗阻从而导致便秘，常见的原因有结肠肿瘤、肠道外肿瘤压迫、憩室、巨大的直肠膨出、巨结肠、肛裂和手术后的肠道梗阻。

3）代谢异常：糖尿病、甲状腺功能减退、高钙血症、低钾血症、低镁血症、尿毒症、重金属中毒等也会引起便秘。

4）肌肉疾病：常见的易引起便秘的肌肉疾病有淀粉样变性和硬皮病。

5）神经疾病：如帕金森病、脊髓（骶椎和马尾）损伤和肿瘤、先天性巨结肠、脑血管疾病、多发性硬化症。

6）其他：抑郁症、退行性关节病、自主神经紊乱、认知障碍和心脏疾病。

（2）原发性便秘：原发性便秘包括常见的单纯性便秘，即进食过少、食物残渣不足、受生活与工作等的影响而忽视日常的便意所致；也包括一组迄今病因尚不清楚的顽固性便秘，又称特发性便秘、功能性便秘。按照其发病机制又可分为 3 类，即慢传输型便秘（slow transit constipation，STC）、盆底功能障碍型便秘和混合型便秘。

1）慢传输型便秘：又称结肠无力，是指肠内容物从近端结肠向远端结肠和直肠运动的速度低于正常人，与肠道动力异常有关，其机制包括两种：①结肠高幅推进性收缩的数量减少，而这种推进性收缩正是促使肠内容物向远端运动的动力。②远端结肠不协调运动增多，从而妨碍了正常的结肠传输。

2）盆底功能障碍型便秘：又称出口梗阻型便秘或盆底肌协调运动障碍，肠内容物在全结肠的传输时间正常或轻度减慢，但粪便在直肠停留时间延长，堆积于直肠内，不能顺利地从肛门排出。患者常有排便费力、排便不尽或下坠感、便少等特点。常见原因为直肠平滑肌动力障碍、肛门内括约肌功能不良、会阴下降综合征等。

（四）治疗

便秘的治疗应在明确病因的基础上，采取针对性措施。妇科术后排便困难多为动力性梗阻因素。

1. 治疗原发病 对原发病引起的便秘或合并有原发病者，应同时针对原发病进行治疗。

2. 药物治疗 便秘的药物治疗往往从纤维素补充剂开始。开始时一般早晚各服1次，然后在此基础上缓慢增加用量，2~3个月后其疗效开始出现。当纤维素补充剂无效时，可依次加用其他类型的泻药。选用药物应以毒性小、副作用小、药物依赖性小为原则，如膨松剂、渗透性通便剂。对于粪便嵌塞者，清洁灌肠1次或短期结合使用刺激性泻剂以解除嵌塞。解除后再改用膨松剂或渗透性通便剂。对胃肠通过时间明显减缓的慢传输型便秘患者，可加用一些促动力药，有助于排便。刺激性泻药如番泻叶、大黄等，作用较快，但其长期效果不佳，容易造成药物依赖性和结肠黑变病，故不能长期使用。效果不好者，适当应用缓泻剂。现多采用容积性或渗透性泻剂，如聚乙二醇4000或乳果糖。二者都是不被肠道吸收的物质，前者为无毒的大分子，在肠内通过氢键和水结合，增加粪便中的水分，起到导泻作用；后者在结（直）肠内分解为乳糖及少量乙酸，抑制细菌产氨并刺激肠蠕动，软化粪便。此外，润泻剂如麻仁润肠丸、石蜡油、甘油（长期使用会影响脂溶性维生素A、维生素D、维生素E吸收）、复方芦荟胶囊等，也是较常用的药物。以上所有药物的使用应遵循个体化原则，尽量减少不良反应的产生。

3. 灌肠 常用温盐水（39~41℃）1 000~2 000ml，也可用肥皂水75ml加温开水至1 000ml灌肠。

4. 心理疗法 心理学问题长期以来一直被认为是慢性便秘的一部分原因。对功能性便秘，要解除患者对疾病的顾虑和思想负担，树立患者的信心。同时又要告知治疗的长期性。心理治疗包括认知行为疗法、个体化心理疗法、催眠疗法和缓解紧张活动等，中重度便秘患者往往有心理障碍，应给予认知治疗。通过心理治疗，使患者养成良好的生活习惯，劳逸适度，保持心情开朗，解除焦虑、紧张情绪。

5. 生物反馈治疗 生物反馈通过测量内脏功能使患者了解自己的生理异常，从而学会纠正这种异常。临床研究表明，它可使直肠对膨胀更敏感，重建直肠肛管反射，增加大便次数，通过增大排便时肛门直肠内的夹角和协调盆底肌群的运动，从而减轻排便时梗阻的症状。该疗法可用于因盆底功能障碍而致的便秘，其长期疗效较好。

6. 外科治疗 如经严格的非手术治疗后仍收效不大，且各种特殊检查显示有明确的病理解剖和确凿的功能异常部位，可考虑手术治疗。如慢传输型便秘常用的手术方式有：①肠段切除：曾用于结肠传输试验提示某一节段结肠运动障碍的患者，主要是乙状结肠或横结肠过长的患者。但手术效果差，复发率高，现很少应用。②全结肠切除回直肠吻合术：是国外文献报道最多，也是改善排便困难最有效的方式，术后功能改善率可达90%，但约有1/3的患者术后出现不同程度的腹泻，10%的患者出现肠梗阻。③结肠次全切除升直吻合术：与全结肠切除回直肠吻合术相比，回盲部和部分升结肠的保留使患者术后排便次数明显减少。④顺行结肠灌洗：对于严重的顽固性便秘严重影响生活质量，但年龄较大或全身情况差不能耐受较大手术的患者，可通过顺行结肠灌洗达到排便目的。⑤回肠或乙状结肠造口：虽然肠造口可以给大多数人带来生活不便，但对于年老体弱，而每日受严重便秘困扰的患者来说，造口后生存质量可以得到明显的提高。

（五）预防

1. 饮食指导 多食高纤维素食物，纠正偏食习惯，注意平衡饮食。一般妇科腹部手术患者术后48小时均已恢复肠功能，可从进流食过渡到进半流质，术后第3天可进软食。由于患者与家属缺乏对饮食的合理调配，进食太多缺乏粗纤维的精细少渣食物，从而引起便秘。缺少饮水也是造成术后便秘的原因之一。强调术后多饮水，鼓励患者每晨空腹饮蜂蜜水（除糖尿病外）或淡盐水200~300ml，嘱患者不要食用过于辛辣的食物,不宜饮浓茶或咖啡。从进软食起嘱患者多食富含粗纤维食物,如粗制面粉、杂粮、玉米粉、新鲜蔬果等,粗粮和许多蔬菜果类都含纤维素,水可作为润滑剂,食物纤维在肠道中充分吸收水分膨胀,增加粪便的体积和重量,刺激肠蠕动,达到顺利排便的目的。同时,进一定比例的鱼、虾类蛋白质含量高的食物。这样粗细搭配、以粗为主的饮食,既保证了术后机体恢复需要的蛋白质等各种营养,又避免了因粗纤维不足引起的便秘。

2. 术后尽早下床活动 术后提早下床活动有利于胃肠功能的恢复。术后指导患者掌握正确的起床、下床、上床姿势,可避免因姿势不当引起的切口疼痛,从而消除患者不愿下床的心理。适当增加活动量,运动和锻炼对恢复正常排便是有益的。

3. 术后适当镇静、镇痛 解除焦虑、紧张情绪,保持愉快的心情。

4. 建立良好的排便习惯 特别要建立定时而有序的排便习惯,纠正影响正常排便的不良习惯,如排便时读书、看报或精神不集中,都会影响正常排便反射。

5. 少服诱发便秘的药物

6. 术后避免镇痛、镇静药的过量使用

四、急性胃扩张

急性胃扩张(acute gastric dilatation)指由于短期内有大量气体和液体积聚,胃内容物大量潴留,胃和十二指肠上段的高度扩张而致的一种综合征。本病病情发展迅速,后果严重,病死率极高,故应及早诊断和治疗。

(一)病因

多数认为与胃神经调节功能紊乱有关。

1. 术前患者体质和病理因素,如盆腹腔炎症、低蛋白血症、电解质紊乱或严重感染等,导致胃肠道功能紊乱及胃内潴留。

2. 麻醉药对胃肠道的抑制,以及麻醉过程中由于给氧技术不正确而咽入过多空气,使大量气体进入胃内,易致急性胃扩张。

3. 手术(特别是腹腔、盆腔手术)可通过多种途径激活抑制性交感神经反射系统,使胃肠交感神经活动增强,激活的交感神经纤维不仅可通过抑制胃肠神经丛的兴奋神经元抑制胃动力,还可通过交感神经末梢释放儿茶酚胺,直接与胃平滑肌细胞膜上的 α 和 β 受体结合而抑制平滑肌细胞收缩,从

而引起胃和肠壁神经肌肉麻痹。

4. 胃解剖位置改变。孕晚期增大的子宫使膈肌及胃的位置上移,而剖宫产后子宫收缩,胃急剧下降,引起神经反射致胃扩张。巨大卵巢囊肿切除后,胃大量积气、积液甚至继发出血,胃肠道代偿性扩张。

5. 手术时患者体位过伸,术中牵拉胃肠和迷走神经引起的损伤均可影响术后胃张力恢复,降低胃储存和机械性消化食物的能力。

6. 术后伴糖尿病酮症酸中毒、急性胰腺炎、腹腔及腹膜后的严重感染、中枢神经系统损伤、毒血症及以缺钾为主的电解质紊乱是引起胃功能性排空障碍的常见基础疾病。糖尿病患者尤其是合并酮症酸中毒时,急性胃扩张的发病率明显升高。

7. 患者术后疼痛、精神高度紧张、精神抑郁、营养不良等均可引起自主神经功能紊乱,交感神经兴奋,抑制胃肠神经丛的兴奋神经元,导致胃张力减低或排空延迟而致急性胃扩张;并释放儿茶酚胺抑制平滑肌细胞收缩,使胃肠运动减弱,胃壁肌肉组织麻痹。

8. 患者术后在胃肠道功能未恢复前大量进食,暴饮暴食时胃壁肌肉突然受到过度牵引而发生反射性麻痹。

(二)临床表现

1. 症状 急性胃扩张可在数小时内发生。最常见的早期症状为上腹饱胀不适、上腹或脐周持续性胀痛,可有阵发性加重,很少有剧烈腹痛。随后出现恶心、呕吐,频繁呕吐是突出的症状,表现为不自主及无力地呕吐,这种呕吐实际上是胃膨胀后胃内容物的溢出,开始量少但次数频繁。以后呕吐量逐渐增多并嗳出大量气体。腹胀、呕吐等症状并不随平卧、俯卧体位改变而缓解。吐出物开始为胃液和食物,以后混有胆汁,逐渐变为棕黑色、黑褐色或咖啡样液体,潜血试验常为阳性,一般无血块,有酸臭味。呕吐后腹胀、腹痛并不减轻。若插入胃管减压后,可吸出大量与呕吐物相同的液体,量可达3~4L。

2. 体征 急性胃扩张特有的重要体征为"巨胃窦症",即在患者脐右偏上处出现局限性包块,外观隆起,触之光滑而有弹性,轻压痛,右下界边缘清楚。腹部高度不对称性膨隆,尤以上腹为显著,腹壁一般较软,腹部叩诊呈明显鼓音,并有振水声,肠鸣音减弱或消失。若胃壁发生坏死、穿孔,则出现剧烈腹痛,全腹压痛和反跳痛明显,移动性浊音阳

性。随着病情加重，全身情况进行性恶化，会逐渐出现水和电解质紊乱症状。由于大量呕吐可出现脱水和低氯低钾性碱中毒，可出现口渴、尿少、脱水征，表现为烦躁不安、呼吸急促、脉搏细速、手足抽搐、血压下降，甚至发生休克。

（三）诊断

根据相关病史，典型症状和体征，结合腹部 X 线、CT 检查，诊断一般不难，如插入胃肠减压管吸出大量液体(约 3~4L)，即可作出诊断。但由于急性胃扩张在临床上较少见，早期症状不典型时一般不易考虑到本病，因而常造成漏诊或误诊。因此，必须提高急性胃扩张的诊断意识，详细询问病史，对有暴饮暴食史、胃肠溃疡病(特别是长期服用抗胆碱能神经类解痉药者)、手术及麻醉后者、有慢性病史及严重营养不良者，一旦出现非特异性消化道症状(腹痛、腹胀、呕吐等)，在考虑其他急腹症的同时，一定要注意急性胃扩张的可能。可疑病例立即行影像学检查，以明确诊断。

1. 实验室检查 特点为患者胃部虽有少量出血，但因大量体液丧失，致不同程度的血液浓缩，所以血红蛋白及红细胞计数均升高，并可出现低血钾、低血钠、低血氯。另外胃液中含有盐酸而呈酸性，故若以丢失胃液为主，则会发生代谢性碱中毒；若以丢失胰液等消化液为主，则发生代谢性酸中毒。血尿素氮升高。

2. 影像学检查

(1)B 超检查：显示胃下界明显下移，胃腔扩大，内有大量液性暗区。

(2)腹部立位 X 线片：可见扩张和充满气体、液体的胃腔有巨大的胃内气液平面，占据腹腔的大部分，严重者胃大弯可达盆腔内，左膈肌抬高。合并胃壁坏死、穿孔者，膈下有积气征。

(3)胃造影：行泛影葡胺胃造影，见胃区巨大液平面，膈肌抬高，胃蠕动减弱或消失，造影剂潴留于胃内，20~30 分钟见极少量造影剂呈线状进入十二指肠。

(4)胃镜检查：见胃内液体潴留，幽门无狭窄，胃镜进入十二指肠。

此外，急性胃扩张应与机械性肠梗阻、弥漫性腹膜炎和幽门梗阻区别。机械性肠梗阻可有腹胀、呕吐，但常有较明显的腹痛，腹部体格检查可见肠型，肠鸣音多亢进，立位腹部 X 线片可见小肠积气，并可见肠腔内多个液平面，胃管抽吸无大量胃内容物。弥漫性腹膜炎常由腹腔内脏器穿孔引起，

起病急骤，腹痛剧烈，腹部肌肉紧张，有压痛、反跳痛。肝脏浊音界可消失，肠鸣音消失，患者体温常升高，白细胞增多。腹部 X 线检查可发现膈下游离气体。消化性溃疡、胃窦部肿瘤引起的幽门梗阻也可导致胃扩张的发生，但一般起病缓慢，患者呕吐物无胆汁，上腹部可见到胃型及胃蠕动，很少出现脉搏快速而微弱、血压下降等，胃镜检查或 X 线钡剂造影可明确诊断。

（四）治疗

1. 非手术治疗 如未发生严重并发症，应首选内科治疗。切忌盲目手术探查。

(1)早期持续胃肠减压：患者经确诊后应充分进行持续胃肠减压，使用较粗的胃管，尽量吸出胃十二指肠潴留液，早期患者还可用洗胃器排出胃内容物，保持胃腔空虚，利于"疲惫"的胃休息。以后再隔半小时，用温生理盐水洗胃，直至 24~48 小时后胃的情况恢复为止。温盐水定期洗胃有助于减轻胃壁水肿，有利于胃壁肌肉张力的恢复。也可经胃管注入大承气汤等中药，以促进胃及十二指肠张力及蠕动功能恢复。经治疗 2~3 天后，每小时引流液在 40~70ml 时可行间断胃肠减压，并逐渐延长间隔时间。在每小时引流液少于 30ml 后，即可停止胃肠减压。严格禁食、禁水，持续有效的胃肠减压至胃肠道功能完全恢复为止，然后开始进食少量流质，逐渐加量。

(2)补液，维持水、电解质和酸碱平衡，防止休克等并发症的发生。由于呕吐引起的严重脱水，应从静脉快速输入等渗盐水及 5%~10% 葡萄糖溶液，补充液体和电解质，以维持水分的平衡，保持尿的排出量。若血氯恢复正常，停止注入等渗盐水，而改为 5% 葡萄糖溶液，并适当予以钾盐。有休克者积极抗休克治疗，除使用盐水扩容外，必要时可输入全血。高浓度吸氧对改善状况和促进胃肠道功能恢复有一定帮助。禁用胆碱能阻滞剂。

(3)营养支持：给予静脉营养，补充足够的热量、蛋白质、维生素及微量元素，纠正负氮平衡。目前认为肠内、肠外营养支持可以改善患者营养状况，使胃腔得到充分休息，利于恢复。近年来更多学者推荐使用肠内营养，因为肠内营养能够刺激胃肠道激素分泌，促进胃肠蠕动，减少代谢并发症，更符合生理。

(4)促进胃肠蠕动：应用胃肠动力药物(如甲氧氯普胺，多潘立酮、西沙必利或莫沙必利等)可促进胃蠕动、排空，协调胃肠运动。甲氧氯普胺为多巴

胺-2 受体拮抗剂,作用于平滑肌可促进胃排空;西沙必利和莫沙必利为 5- 羟色胺受体激动剂,可加快胃排空和协调胃肠运动。

(5)抑制胃液、肠液的分泌:可应用醋酸奥曲肽生长抑素,0.1mg 静脉滴注,2 次 /d,或持续静脉控速泵入 0.6mg/d,能有效地抑制胃肠液分泌。应用质子泵抑制剂如奥美拉唑等抑制胃液分泌,减轻胃酸的作用。奥美拉唑 40mg 静脉滴注,1 次 /d 或 2 次 /d。

(6)加强抗感染治疗:根据病情,及时采集标本,做病原学检测,依据药敏试验,合理应用抗菌药物,减少耐药菌株的产生,减少并控制感染发生。

(7)如伴有其他疾病及病理状况(如糖尿病、低蛋白血症及电解质紊乱)时,应同时积极予以纠正。

(8)心理治疗:中枢神经系统在胃功能恢复中具有重要作用,术后患者异常焦虑,精神高度紧张,肿瘤患者又存在巨大的心理负担,致交感神经兴奋过度,抑制胃蠕动。应进行心理疏导,耐心向患者及其家属解释,消除恐惧和紧张情绪。

(9)中医治疗:中医治疗胃扩张常可奏效,一般按病情辨证施治,参照消食导滞、消痞散结、降气和胃、通里攻下等原则,常用的有旋复代赭汤、大柴胡汤、大承气汤加减及枳实导气丸等。应用针刺足三里、内关等穴位有和胃降逆、宽胸理气的功效。

2. 手术治疗 手术后胃扩张一般不需要手术治疗,通常手术疗法效果不好。但如急性胃扩张病程超过 12 小时极易出现胃壁组织坏死,甚至穿孔、休克,病死率可高达 20%,应积极准备手术。手术适应证:①暴饮暴食后,胃内有大量食物积滞,不能从胃管内抽出时,可以考虑胃切开术;②内科治疗效果不理想者;③合并胃穿孔、大量出血或疑有胃壁坏死者;④已有腹腔感染、休克者。

手术方式的选择应注意:①手术应力求简单,清除胃内积存的食物残渣,清洗胃腔和腹腔。如果胃壁无血运障碍,可行胃壁切开减压缝合。如果胃壁发生血运障碍,根据坏死的范围可选择胃部分切除加胃空肠吻合术或全胃切除加食管空肠吻合术。②胃造口:所有手术患者均应行胃造口术。由于患者胃壁已近乎完全丧失了运动能力,尤其是胃壁肌层大部分或完全断裂时,手术后长时间不能恢复,胃造口不但可以减压,而且可以避免长期使用鼻胃管给患者带来的痛苦。③空肠造口:术中可行空肠营养造口,有利于维持患者的营养状态,并可避免肠外营养所致的许多并发症。术后继续胃肠减压。

(五)预防

多种原因导致的急性胃扩张发病迅速,病死率高达 20%,故预防尤为重要。

1. 术前积极纠正或改善患者的全身情况,防治基础疾病及各种并发症,积极去除各种急性胃扩张的易发因素。若患者一般状态差,最好于术前进行胃肠减压直到术后胃肠功能完全恢复,这是预防急性胃扩张的有效措施。

2. 术前严格胃肠道准备,以减少术后腹胀及胃肠道并发症。

3. 术中操作轻柔,减少创伤,避免不必要的过度牵拉和组织损伤。

4. 术中麻醉诱导操作要熟练,避免使患者吞咽大量空气。

5. 上腹部大手术后常规胃肠减压,至术后胃肠麻痹消失、蠕动恢复时停止。如发现有急性胃扩张的征象应及时处理。

6. 术后要经常变换体位,并适当给予对症处理,以促进患者胃肠功能的恢复。

7. 术后患者饮食逐渐从流质饮食过渡到普通饮食,避免暴饮暴食。

8. 术后预防腹腔感染,注意给予营养支持。

9. 术前、术中及术后采用中药,如行气活血、通理攻下等方剂。

10. 一旦出现急性胃扩张的征象,应及早进行处理,不要等到症状加重时再治疗。

五、应激性溃疡

应激性溃疡(stress ulcer,SU)也称上消化道急性应激性黏膜病变,是指机体在各类严重创伤、危重疾病等严重应激状态下,胃或十二指肠、食管发生的以急性黏膜充血、糜烂、溃疡、出血为主要特征的急性应激性病变。应激性溃疡的主要表现是上消化道出血,多发生在术后 3~5 天,少数可发生穿孔,并使原有病变恶化。危重患者合并应激性溃疡大出血的死亡率目前仍在 50% 以上。妇产科术后发生应激性溃疡并不多见,但一旦发生,处理困难,预后较差。

(一)病因

可导致应激性溃疡发生的疾病有很多,不同原因引起的应激性溃疡有不同命名。①严重烧伤,导致 Curling 溃疡;②重型颅脑外伤,导致 Cushing 溃疡;③药物性糜烂性胃炎,乙醇、激素和非甾体抗炎药物(如阿司匹林、吲哚美辛、保泰松等)亦可引起胃黏膜屏障损伤造成胃黏膜急性病变,在病理上与应激性溃疡相似,停药后即痊愈;④其他常见病因,如严重创伤及大手术后、全身严重感染、多器官功能障碍综合征和/或多器官功能衰竭、休克及心肺脑复苏术后、心脑血管意外、严重心理应激等。

以下高危因素应引起重视:①既往有胃、十二指肠溃疡病史;②手术前、后精神过度紧张者;③心肺功能差者,术后合并肺部感染及呼吸功能衰竭。

(二)临床表现

多数应激性溃疡患者原发病情况危重,临床表现常被原发病掩盖而被忽略。应激性溃疡可发生于任何年龄、性别,多于应激后数小时后发生。无明显的前驱症状(如胃痛、反酸等),直至大出血时始被注意。主要临床表现为上消化道大出血(呕血或黑便),以黑便最为常见,严重者会出现呕吐咖啡色液体、呕血。出血停止后常易复发。此外,也可出现上腹痛、腹胀、恶心、呕吐、反酸等消化系统症状,但较一般胃、十二指肠溃疡病更轻。病变多见于胃体和胃底,胃窦部甚为少见,仅在病情发展或恶化时才偶尔累及胃窦部。出血多者有血容量不足表现,血压不稳定、心率快、贫血等。其中部分病例为大出血,若不能得到有效控制,可进一步导致多器官功能障碍综合征的发生。

(三)诊断

应激性溃疡多发生于术后3~5日。典型应激性溃疡诊断并不困难,根据主要症状结合一定的辅助检查,即可做出诊断。

1. 血常规 血红蛋白下降,红细胞压积下降。

2. 大便潜血试验 阳性。

3. 胃镜检查 24小时内急诊胃镜检查具有重要诊断价值,不仅可以明确诊断,而且可以进行内镜下治疗。镜下见病变多位于胃底、胃体,黏膜充血、水肿,点片状糜烂出血,大小不一的浅表、多发性溃疡,表面有新鲜出血或血凝块。随着病变的发展,可扩展至胃窦、十二指肠,甚至食管下段。

4. 胃黏膜活体组织检查 在胃镜下做胃部病变黏膜组织活检,可以了解病变性质。其特征性病理表现是胃黏膜糜烂,有时糜烂甚小,只有在显微镜下才能发现。此外,还可看到黏膜下水肿和出血,黏膜下血管充血,黏膜表面上皮缺如,病变深度一般不超过黏膜肌层。

5. 选择性和超选择性动脉造影 内镜检查不能明确出血原因和部位时,可考虑本项检查。出血

大多来自胃冠状动脉,因而应将导管插入胃冠状动脉。如怀疑出血来自胃窦部,应插管至胃右动脉。

(四)治疗

对于应激性溃疡出血一般均主张非手术治疗。

1. 一般治疗

(1)首先禁食、胃肠减压:因胃潴留可引起胃黏膜炎症改变与胃壁细小血管受压而有循环障碍,并可使H^+反流。胃肠减压可排空潴留于胃内的胃液、胆汁、胰液等消化液,减轻对胃黏膜的化学性损害。

(2)胃内注入凝血酶、止血剂:云南白药1.0g,每日4~6次,口服或胃管内注入,凝血酶500~1 000U加入50ml生理盐水中,每2~4小时胃管内注入,或去甲肾上腺素8mg加入100ml生理盐水稀释,口服或胃管内注入。

(3)积极治疗原发病:因为应激性溃疡是机体应激表现的一个部分,对机体有影响的应激因素不去除,整个机体因应激而引起的系统连锁反应将持续加重,即使胃局部处理措施得力,也难获得期望的效果。因此,应积极进行抗休克、纠正低血压、控制严重感染、纠正离子紊乱等治疗;去除引起应激反应的因素、纠正其引起的机体反应至关重要。对血压不稳定者,及时补充血容量,输新鲜全血或血浆纠正失血性休克,维持水、电解质和酸碱平衡,加强保护各重要脏器功能,密切观察生命体征,避免多器官功能障碍综合征的发生。

(4)肠内营养:胃肠黏膜细胞需要能量以再生,分泌黏液保护黏膜,肿瘤患者术后多需禁食,应用肠外营养支持3~7天,现认为肠内营养可能具有促进胃肠道功能恢复,刺激内脏与肝循环,改善黏膜血流,预防黏膜内酸中毒与渗透障碍等作用。因此,对术后恢复肠蠕动功能并排气的患者应及时给予肠内营养要素饮食,不能口服时,可在肠外营养中加入谷氨酰胺,以利胃黏膜再生。

2. 药物治疗

(1)胃酸分泌抑制药:即碱性药物,与胃内盐酸作用形成盐和水,使胃酸降低。如碳酸氢钠、碳酸钙、氧化镁、氢氧化铝、三硅酸镁等,其治疗作用在于:①结合和中和H^+,从而减少H^+向胃黏膜的反弥散,同时也可减少进入十二指肠的胃酸;②提高胃液的pH值,降低胃蛋白酶的活性。胃液pH值1.5~2.5时,胃蛋白酶的活性最强。

(2)抗胃酸分泌药:抗分泌药物主要有组胺(H_2)受体拮抗剂和质子泵抑制剂两类。

1)H$_2$受体拮抗剂：H$_2$受体拮抗剂选择性竞争H$_2$受体，从而使壁细胞内cAMP产生及胃酸分泌减少，故对治疗消化性溃疡有效。如西咪替丁、雷尼替丁、法莫替丁等。西咪替丁注射液400mg加入10%葡萄糖250ml，静脉滴注，每12小时1次。

2)质子泵抑制剂：抑制胃酸分泌的终末步骤，具有强力抑制胃酸分泌作用，是最强的胃酸抑制剂，在酸性环境下转化为活化体与质子泵的H$^+$-K$^+$-ATP酶结合，抑制该酶的活性，从而可明显减少所有刺激激发的酸分泌。常用的质子泵抑制剂有奥美拉唑、埃索美拉唑、兰索拉唑、泮托拉唑、雷贝拉唑等。奥美拉唑40mg加入100ml等渗盐溶液中，静脉滴注，每天2次，连用7天，7天为1个疗程。

(3)加强胃黏膜保护作用的药物

1)硫糖铝：口服，1次1g，1日4次，饭前1小时及睡前空腹嚼碎服用。硫糖铝是硫酸化二糖和氢氧化铝的复合物，硫糖铝能与胃蛋白酶结合，抑制其分解蛋白质，并在酸性胃液中，与胃黏膜的蛋白质形成糊状黏稠物保护膜，附着于胃、十二指肠黏膜表面，成为屏障，保护黏膜，阻挡氢离子的反向渗透，阻挡胃蛋白酶和胆汁的渗透、侵蚀，以减轻黏膜损害，并有促进受损黏膜愈合的作用。

2)铋剂：对消化性溃疡的疗效大体与H$_2$受体拮抗剂相似。严重肾功能不全者忌用该药。少数患者服药后出现便秘、恶心、一过性血清转氨酶升高等。

3)生长抑素：能抑制胃泌素分泌，而抑制胃酸分泌，减少门静脉与胃肠黏膜的血流，具有保护胃黏膜、对抗应激导致的损害的作用，并可协同前列腺素对胃黏膜起保护作用。

(4)促胃动力药物：如有明显的恶心、呕吐和腹胀，检查见有胃潴留、排空迟缓、胆汁反流或胃食管反流等表现，应同时给予促胃动力药物，如甲氧氯普胺、多潘立酮、西沙比利、莫沙比利等。

3. 手术治疗　绝大多数患者经内科治疗能够制止胃黏膜继续出血，仅有10%~25%的患者经保守治疗无效需要手术。手术指征为出血量大且迅速出现休克，经内科治疗无效或止血后48小时内再次出现大出血，伴有穿孔或有动脉硬化不易止血者。手术方式视溃疡的多少及部位而定，首选的手术方式是迷走神经切断术加幽门成形术，也可采取阻断胃血管的方法来治疗应激性溃疡大出血。

(五)预防

由于应激性溃疡出血患者原有疾病严重，一旦发生大出血或穿孔，其死亡率增高，所以应立足于预防。

1. 应用H$_2$受体拮抗剂　下列情况为应激性溃疡的高危人群：高龄(年龄大于65岁)、严重创伤和大手术、合并休克或持续低血压、严重全身感染、并发多器官功能障碍综合征、机械通气大于3天、重度黄疸、合并凝血功能障碍、脏器移植术后、长期应用免疫抑制剂与胃肠外营养、1年内有溃疡病史等。对具有高危因素的患者，手术后预防性应用H$_2$受体拮抗剂如西咪替丁、雷尼替丁、法莫替丁等或质子泵抑制剂如奥美拉唑等药物是减少本并发症的重要措施。西咪替丁常规术后预防性应用可避免或减轻胃黏膜屏障损伤。若应激性溃疡发生则改用奥美拉唑静脉注射，疗效显著，手术后每日1次静脉注射奥美拉唑40mg可有效预防应激性溃疡的发生。

2. 围手术期　需用胃黏膜保护剂，尤其对于有长期服用或围手术期需服用皮质类醇激素者。胃黏膜保护剂能阻止胃酸、胃蛋白酶和胆汁的渗透与侵蚀，目前临床应用最多的是硫糖铝。由于硫糖铝不影响胃肠pH值，不致细菌过度繁殖，长期服用血浆中铝含量无明显增加，无明显副作用，且效果较好，得到较广泛应用。预防剂量为4~6g/d，分次从胃管内注入；亦可3g/d长期应用，并无明显副作用。

3. 加强术后护理　去除应激因素，加强全身支持治疗，维持水、电解质和酸碱平衡。术后要争取早期进食。进食有利于中和胃酸，促进黏液分泌，增加黏液表面的疏水性，促进黏液上皮更新。做好伤口止痛，保证良好的睡眠。

4. 控制严重感染　尤其是腹腔感染。

5. 应用小剂量激素　类固醇激素具有良好的抗炎作用，小剂量应用可以预防应激性溃疡的发生，但大剂量应用类固醇激素，则易诱发应激性溃疡。

6. 早期肠内营养　不仅可为机体提供能量，改善胃肠黏膜的血液循环，中和胃酸，保护胃肠黏膜屏障的完整性，预防菌群失调和应激性溃疡，同时还能促进患者早期胃肠功能恢复减少并发症，提高机体抵抗力，降低死亡率。

六、腹泻

腹泻在妇科手术后较常见，其发生是由于胃肠道的分泌、消化、吸收和运动等功能发生障碍或紊乱,以致分泌量增加、消化不完全、吸收量减少和/或动力加速等,最终导致粪便稀薄、排便次数增加或带有黏液、脓血或未消化的食物。

(一)病因

1. 胃肠运动功能障碍 肠运动功能异常性腹泻是由于肠蠕动加快,致肠腔内水和电解质与肠黏膜接触时间缩短,而影响水分吸收,导致腹泻。肠易激综合征(irritable bowel syndrome,IBS)的腹泻是一种典型而常见的肠功能紊乱性腹泻,其临床症状包括腹痛、排便异常(排便次数增加、便秘)、胃胀、腹胀、排便不尽感等。发生机制包括精神因素和胃肠道功能失调,如动力异常、内脏神经过度敏感等。由于手术和麻醉相关因素的影响,使胃肠运动功能损害而引起肠机械性运动障碍,胃肠道的分泌、消化、吸收和运动功能发生紊乱,引起分泌量增加,消化不完全,吸收量减少和动力加速,导致大便次数增加而形成腹泻。有些患者因患病时间较长,多有焦虑及思想紧张,易出现胃肠自主神经功能紊乱;另外肿瘤患者由于癌肿影响,肠运动功能损害,胃肠道分泌、消化、吸收紊乱,引起肠液分泌增加、吸收量降低、大便次数增加而引起腹泻。

2. 与感染有关 感染性腹泻由细菌、病毒、真菌、寄生虫等病原体引起,如菌痢、伤寒、细菌性食物中毒、病毒性肠炎等。

3. 食物因素 多数患者在术前存在贫血、营养不良等,术后大量补充营养,如排骨汤、鸡鸭汤等油腻食物,易引起消化不良;也可因进食不洁食物引起腹泻。

4. 与肠道菌群失调有关 全身衰弱、营养障碍和维生素缺乏、广谱抗生素的长期应用、急性感染、激素治疗、X线照射及大面积烧伤等为肠道菌群失调症的发病诱因。正常大肠内每克粪便中含$10^7 \sim 10^{12}$数量级个微生物,在大便正常菌谱中,常住菌占90%以上,其中普通大肠埃希菌与肠球菌各占一半,过路菌(如类大肠埃希菌、产气杆菌、变形杆菌、铜绿假单胞菌、肺炎杆菌)不超过10%,芽孢菌与酵母菌虽也被称为常住菌,但数量不超过总菌数的10%。各菌群间按一定比例组合,互相制约,互相依存,在质和量上形成一定的生态平衡。若机体的内外环境发生某些变化,导致过剩菌(包括过路菌、脑芽生菌、酵母菌)繁殖显著(超过正常值的40%),则引起肠道食物的分解紊乱,而出现肠道菌群失调症状,临床上表现为急性或慢性腹泻。

5. 与抗生素使用有关 抗生素相关性腹泻(antibiotic associated diarrhea,AAD)是指应用抗生素特别是广谱抗生素,导致肠道内正常菌群失调或非肠道寄生菌的大量繁殖而造成的腹泻。

引起腹泻的抗生素大多是广谱的。抗菌谱越广,引起腹泻的危险性越高,同时使用抗生素的种类多,也易发生腹泻。现已查明,除万古霉素外,几乎所有抗菌药都有可能诱发AAD,但机会大小不同,克林霉素、广谱青霉素和头孢菌素占AAD的85%~90%;氨基糖苷类抗生素、利福霉素、喹诺酮类、磺胺类、甲硝唑、大环内酯类抗生素等很少诱发AAD。AAD的发生也与抗生素的使用时间有关,使用时间≥5天时,腹泻发生率明显升高。AAD发生可能与抗生素口服后直接在肠道形成高浓度(如头孢克洛),或是静脉滴注后经肝脏排泄,在胆汁中形成高浓度并排入肠腔,对肠道菌群结构产生影响有关,从而导致腹泻。

6. 与肠道手术相关的腹泻 短肠综合征(short bowel syndrome,SBS)是由于小肠消化、吸收面积不足而引起的营养不良综合征,严重时可危及生命。妇科恶性肿瘤手术时,尤其是晚期复发上皮性卵巢癌手术,有时因肿瘤浸润,而切除部分或大部分肠段,致肠道解剖及功能改变,肠黏膜损害,肠黏膜吸收面积减少而引发腹泻。

7. 其他药物引起的腹泻 大量应用利尿剂和扩血管药可引起内脏血流量下降,引起缺血性结肠炎,导致腹泻,如呋塞米、利尿酸、丁尿胺等。质子泵抑制剂奥美拉唑可强烈抑制胃酸,造成胃内持续低酸,引起胃肠内细菌增殖而腹泻。垂体后叶素快速静脉滴注,可使肠道平滑肌痉挛,引起腹痛、腹泻,甚至大便失禁。肠内营养时,患者原有肠道功能未能恢复,加上营养液渗透压过高,营养不良,发生腹泻。

(二)临床表现

腹泻者大便频、多且稀薄,腹泻从每日数次到数十次不等,严重者排便量可达数千甚至上万毫升。多伴腹胀、腹痛,可有恶心、呕吐。有些患者有发热;腹部可有轻压痛,肠鸣音亢进,但也可因中毒性肠麻痹而致肠鸣音减弱。重症患者可出现毒血症症状(如高热、谵妄、定向力障碍)和休克;白细胞计数和中性粒细胞比例升高。腹泻严重者可发生程度不同的脱水和电解质失衡。

菌群失调所致腹泻的特点:①如肠内有碳水化合物的异常分解,则表现为发酵性消化不良,大便呈水样或糊样,多泡沫,每日数次至十数次,伴有肠鸣、腹胀与排气增多；如为成形便，则大便成堆，多泡沫，状如发酵的面团。②如肠内有蛋白质异常分解，则表现为腐败性消化不良，大便稀溏。

抗生素相关性腹泻临床上潜伏期短至用药当天，长至停药后6周，其症状一般出现在应用抗生素后5~10天。主要临床表现是腹泻，以稀水样便为主，为蛋花汤样黄色或海水样淡绿色水样便，水样便上漂浮着酷似肠黏膜的成片伪膜是抗生素相关性腹泻独有的特征；也可有糊便、黏液便、脓血便；可伴有不同程度的腹痛、腹胀、恶心等。

真菌感染性腹泻具有一定特色，病原菌大多是白念珠菌，稀便呈泡沫状，有发酵气味，可伴有黏液，也可有血性大便。

（三）诊断

患者术后出现排便次数增多，解液状便，每日3次以上，或每日总量大于200g，含水量大于80%。结合以下辅助检查，进一步查找腹泻的原因。

1. 大便检查 新鲜粪便检查是诊断急、慢性腹泻病因的最重要步骤，可发现出血、脓细胞、原虫、虫卵、未消化的食物等。对于真菌感染，确诊依据为直接涂片查到真菌菌丝。隐血试验可检出不显性出血。便培养可发现致病微生物如产气荚膜梭状芽孢杆菌、蜡样芽孢杆菌、肠贾第鞭毛虫等。菌群失调所致腹泻大便镜检可发现大量未消化的淀粉团，用鲁氏碘液（Lugol's iodine solution）可染成深蓝、蓝色、棕红等不同颜色；此外，鲁氏碘液还可染出大量嗜碘性细菌（酪酸梭状芽孢菌、链状球菌），对证明这些细菌的存在有重要诊断意义。如肠内有蛋白质异常分解，则大便稀溏，呈碱性反应，黄棕色，有特殊臭味（硫化氢）。

2. 血常规和生化检查 可了解有无贫血、白细胞增多和糖尿病，以及电解质和酸碱平衡情况。

3. X线检查 X线钡餐、钡灌肠检查和腹部X线片可显示胃肠道病变、运动功能状态、胆石、胰腺或淋巴结钙化。选择性血管造影和CT对诊断消化系统肿瘤尤有价值。

4. 内镜检查 直肠镜、乙状结肠镜和活组织检查的操作简便，对相应肠段的癌肿有早期诊断价值。纤维结肠镜检查和活检可观察并诊断全结肠和末端回肠的病变。小肠镜操作不易，可观察十二指肠和空肠近段病变并做活检。

（四）治疗

1. 对症治疗 临床常用的止泻药物如下。

（1）肠蠕动抑制剂：如洛哌丁胺、地芬诺酯，可抑制肠道过多蠕动，减少排便。

（2）止泻剂：常用的有活性炭、碱式碳酸铋、鞣酸蛋白等。

（3）黏膜保护剂：蒙脱石散、硫糖铝等。蒙脱石散在肠道内可以吸附肠内化学物质、毒素及病毒，还可保护肠黏膜和起收敛止泻作用。并且药物成分不进入血液循环，连同所固定的供给因子随消化道自身蠕动排出体外。不改变正常的肠蠕动。

（4）微生态制剂：一旦正常菌群受到抑制或被杀死，可出现致病菌大量繁殖而导致菌群失调，就会出现腹泻。微生态制剂，可维持菌群平衡。常用双歧三联活菌、酪酸梭菌活菌、乳酶生等。

（5）抗分泌制剂：具有抑制神经内分泌肿瘤分泌激素和抑制肠蠕动作用。如生长抑素、脑啡肽抑制剂等。

（6）中药治疗：可选用葛根芩连汤、附子理中丸、人参等对症施治。

2. 病因治疗

（1）感染性腹泻：肠道感染引起的腹泻必需抗感染治疗，以针对病原体的抗菌治疗最为理想。诺氟沙星1次300~400mg（3~4粒），1日2次，疗程5~7日；环丙沙星1日1g，分2次，疗程5~7日；氧氟沙星1次0.2g，1日2次，疗程5~7日。这些药对菌痢及沙门菌、产毒性大肠埃希菌、螺旋杆菌感染有效；甲硝唑对溶组织内阿米巴、梨形鞭毛虫感染有效。因此，这数种药物常用于急性感染性腹泻。

（2）抗生素相关性腹泻：首要治疗措施是停用原有抗生素，并根据菌群分析及抗菌药敏试验结果选择合适的抗生素。若因病情需要不能完全停止抗生素治疗，应在有效抗艰难梭菌药物的保护下谨慎进行。注意纠正水、电解质和酸碱失衡，特别是脱水、低钾和代谢性酸中毒。必要时输血浆和白蛋白。如确诊为艰难梭菌感染可给予口服甲硝唑0.3g/8h或替硝唑0.2g/6h；疗效不好者可用万古霉素，重症500mg/8h，轻症剂量减半。腹泻一般在数天内便能消失，但疗程不能短于10~14天，症状缓解缓慢者还应更长。因其他部位感染不能中止抗生素治疗者，万古霉素应维持到停用原有抗生素后至少7~10天。止泻剂虽能减轻腹泻，但却妨碍毒素的排出，禁忌使用。最好适当补充微生态制剂，主要是维持肠道定植抗力的专性厌氧菌，如双歧杆菌、乳杆菌，以纠正已经存在的菌群紊乱。可口服双歧三联活菌，30天为1个疗程。易复发是本病的特点之一,发生率可达 10%~25%,尤其是抗艰难梭菌药物疗程过短时。症状复发多在停药后 3~10 天内出现,应重新开始抗菌治疗。原来用甲硝唑的,可改用万古霉素;原来用万古霉素的,可重新使用,一般仍然有效。多次(超过 8 次)复发者,可采用抗菌药间歇疗法或递减疗法,使芽孢转为繁殖体后再予以杀灭,疗程 2~3 周。

对真菌引起的腹泻,治疗原则是停用抗生素,口服不吸收或吸收少的抗真菌药,如制霉菌素(口服,1 次 50 万 ~100 万单位,1 日 3 次),严重时也可用氟康唑等其他药物。氟康唑首次剂量 0.2g,以后 1 次 0.1g,1 日 1 次,持续至少 3 周,症状缓解后至少持续 2 周。根据治疗反应,也可加大剂量至 1 次 0.4g,1 日 1 次。

(五)预防

1. 合理使用抗生素　预防菌群失调症的关键在于合理使用抗生素,强调术中使用,术后尽早(24 小时内)停用。能用窄谱抗生素控制的感染,不要滥用广谱抗生素,尤其尽量避免长时间使用能从肝脏排泄、容易引起肠道菌群紊乱的抗生素。对年老体弱、患有慢性消耗性疾病者,使用抗生素或激素时,要严格掌握适应证。最好能做药敏试验,选择最敏感的抗生素。对于非病原微生物引起的腹泻,抗生素治疗不但无效,且会造成肠道菌群生态失衡、假膜性肠炎、二重感染,使治疗更为困难和复杂化。

2. 抗生素勿与具活性有益菌属(双歧杆菌、粪链球菌、地衣芽孢杆菌、乳酸杆菌等)的药物(乳酶生、双歧杆菌活菌胶囊、双歧杆菌三联活菌胶囊、地衣芽孢杆菌活菌胶囊等)和食物(酸奶)同服,因其可导致菌属失活而无效;而非活菌制剂和酵母菌,可与抗生素同时应用。身体衰弱者在用抗生素的同时,可口服乳酶生、B 族维生素及维生素 C 等,以防肠道菌群失调。

3. 在大手术前,应注意配合全身支持疗法,如给予高营养、服维生素类药物及输血等。

七、细菌移位

肠道是人体最大的"储菌库",包括细菌、病毒、原虫、真菌等,以细菌数量最多,起着防御病原体入侵、合成维生素、辅助物质代谢、抑制肿瘤及控制衰老等作用。在正常情况下,只有肠道中存在大量的革兰氏阴性杆菌和内毒素,因此肠道是机体最大的内毒素和细菌储存库,是重要的隐匿性感染源。完整的肠黏膜屏障一般只允许极少量的内毒素从肠腔"漏入"体循环中,机体的网状内皮系统,尤其是肝脏库普弗细胞负责清理掉这一部分漏入的内毒素,所以尽管肠腔内存在着大量的内毒素,但对机体并没有明显的致病作用。机体在遭受严重打击后,正常肠道常驻细菌和 / 或内毒素穿越肠黏膜屏障,进入周围淋巴结及门静脉系统,进而进入体循环至远隔器官,成为内源性感染源,这种肠内细菌向肠外组织迁移的现象,称为细菌移位(bacterial translocation,BT)。但细菌移位并不意味着肠源性感染。移位的细菌首先被肠系膜淋巴结截获,其结果取决于机体防御机制和细菌毒力之间的力量对比。当免疫功能完好时,细菌被就地灭活、清除,并不产生严重后果。即使有部分细菌逃逸到脏器和血液中,仍可被其他吞噬细胞吞噬、灭活。只有当机体免疫功能持续严重低下时,移位的细菌才失去控制而继续繁殖,引起脓毒症即肠源性感染,甚至导致多器官功能障碍综合征(multiple organ dysfunction syndrome,MODS)。

(一)病因

肠道内细菌及内毒素移位必须具备的病理条件是肠道黏膜屏障被损害。

1. **胃肠道黏膜缺血缺氧和酸中毒**　在各种创伤、应激、大出血、心源性或感染性休克发生时,机体为保证重要脏器的血液供应而发生血流重新分布,使肠黏膜处于低灌流状态,黏膜上皮细胞因缺血和再灌流等因素而遭到不同程度的损害,细菌得以通过这些薄弱环节进入组织,成为潜在的感染源。酸中毒造成肠通透性增加的机制,可能是通过抑制谷胱甘肽还原酶和谷胱甘肽过氧化物酶,来促进脂质过氧化物及氧化剂介导的细胞损伤。

2. **肠道菌群失调**　肠道中菌群的数量和 / 或定位发生改变即可抑制双歧杆菌、乳杆菌等厌氧菌的正常繁殖,从而引起菌群失调。抗生素的滥用导致肠道正常菌群的繁殖受到抑制。进食不洁食物后,大量致病菌进入肠道。在应激状况下,引起与应激有关的儿茶酚胺的释放,也能直接刺激大量致病菌的生长。以上种种因素,均可导致肠道微生态的改变。

3. **肠道特异性免疫屏障损伤**　肠道不仅是重要的消化器官,而且还是人体最大的外周免疫器官之一。机体在遭受严重创伤等情况下肠道内分泌性免疫球蛋白保护功能下降,使肠道免疫屏障受损。长时间全肠外营养(total parenteral nutrition,

TPN)可导致蛋白质营养不良,破坏肠道的免疫屏障。蛋白质营养不良干扰肠黏膜中 B 淋巴细胞分化,使分泌型 IgA(secretory IgA,sIgA)分泌减少,降低肠黏膜抗感染的免疫功能。同时,破坏肠黏膜中杯状细胞功能,使黏膜和黏蛋白生成减少,从而降低肠黏膜非特异性屏障功能,直接抑制机体 T 淋巴细胞免疫,使机体抗感染防御功能处于抑制状态。创伤、应激和使用免疫抑制剂等会损害全身和肠道的免疫防御功能,使机体不能有效地遏制和消除移位的细菌和内毒素,是促发细菌移位的最重要因素。另外,化疗药物的应用、恶性肿瘤外照射及糖皮质激素的长期应用均可损害机体的免疫防御功能。

4. 细胞因子和炎症介质对肠道的损伤 机体在创伤、感染、休克和内毒素的作用下,释放各种细胞因子和化学物质,对肠黏膜有直接损伤作用,使小肠血流量明显下降,肠黏膜下血管灶性栓塞,黏膜糜烂。PAF 为体内有广泛生物活性的磷脂代谢产物,可引起血小板聚集、中性粒细胞脱颗粒和呼吸爆发,同时可致血管通透性增加,胃肠黏膜损害。

5. 一氧化氮(NO) 当损伤作用于人体时引起诱导型一氧化氮合酶(inducible nitric oxide synthase,iNOS)的过度表达,会生成多余的 NO 产物。这些高浓度 NO 导致过氧化亚硝酸盐和过氧化氮在线粒体膜上沉积,损伤线粒体膜电位或渗透性,减少 ATP 的合成。NO 还能破坏细胞呼吸功能,并加速细胞凋亡,导致黏膜上皮持续性的破坏和部分黏膜上皮的缺失,细菌即通过上皮缺失部位发生移位。

6. 肠道动力障碍 正常情况下,肠道的蠕动是肠道非免疫防御的重要机制。小肠移行复合运动(migrating motor complex,MMC)被认为是阻止小肠细菌过度生长的一种调控机制。MMC 具有清除肠内容物和细菌的作用。研究发现,应激使空腹状态下周期性消化间期 MMC 消失,因此肠内容物滞留导致细菌过度繁殖。同时,肠内容物滞留压迫肠壁,影响血液供应,加剧上皮缺血缺氧。MMC 也有协调幽门、肠、胆囊运动的作用,MMC 的改变影响胆汁的分泌,胆汁酸的减少影响肠道微生态的稳定。正常肠蠕动功能的意义不仅在于参与食物的消化、吸收和排泄,也是肠腔内环境的"清道夫",尤其是消化间期的肠蠕动,可防止肠内有害物质(包括内毒素)的积聚,限制细菌生长。肠蠕动过慢、过弱或肠梗阻可引起肠内细菌过度生长,而导致"小肠细菌污染综合征"。临床上易出现肠道内毒素移位的疾病,一般都存在肠运动功能障碍甚至肠麻痹。

7. 肠道营养缺乏 肠道营养状态下降、蛋白质营养不良也是导致肠屏障功能受损的原因之一。肠黏膜上皮细胞在体内得以更新依赖于大量的能源,其中谷氨酰胺、精氨酸是主要"燃料",有维持肠道免疫功能、微生态环境、保护黏膜屏障功能的作用。长时间 TPN 虽然可提供足够的能量及氮源,但因缺乏肠道黏膜修复代谢所需的营养基质和缺乏食物对消化的刺激,不可避免地引起肠道黏膜功能受损。

8. 其他因素 机体在休克等情况下因缺血 - 再灌注损伤可产生大量氧自由基,使肠黏膜破坏、肠道微血管通透性增加。内毒素是革兰氏阴性菌胞壁的脂多糖部分,可以引起黏膜下水肿,黏膜血流量减少,肠绒毛顶端细胞坏死,肠通透性增加,有利于细菌移位的发生。同时,内毒素可引起肠道谷氨酰胺代谢紊乱,尽管在内毒素血症患者血液中谷氨酰胺含量增加,但肠道对它的摄取和谷氨酰胺酶活性下降,而致肠道损伤。

(二)临床表现

1. 脏器感染、菌血症和脓毒血症 大量移位到肠外的细菌是创伤性应激和其他危重患者潜在的感染源,可引起脏器感染、菌血症和脓毒血症。

2. 全身炎症反应综合征(systemic inflammatory response syndrome,SIRS) 目前的研究表明,全身炎症反应综合征本质是机体释放过多的炎症介质和细胞因子使许多生理和免疫通路被激活,引起炎症失控和免疫紊乱。肠道细菌移位在其发生过程中能促进关键性介质的释放且加重炎症介质的"瀑布效应",致失控性全身炎症反应综合征,进一步发展为多器官功能障碍综合征。

(三)诊断

符合下列指标才能定为细菌移位:①在肠系膜淋巴结或门静脉血中可找到肠源性细菌;②在肠系膜淋巴结或门静脉血中可找到内毒素;③在肠系膜淋巴结、门静脉血或全身循环中可发现细菌 DNA 或蛋白;④肠源性细菌存在于无菌组织中;⑤发生肠源性细菌的感染并发症;⑥血液循环和组织中细胞因子和炎性介质增加;⑦对大分子的肠渗透性增加。

(四)治疗与预防

肠道细菌移位首先应该针对原发病进行治疗。

只有去除了炎症介质、内毒素等有害物质对肠道黏膜的破坏作用，纠正肠黏膜缺血、缺氧的状态，才能有效地预防肠道细菌移位的发生。

1. 及时纠正休克 不能满足于维持大致正常的收缩压，而要积极纠正隐性代偿性休克，避免胃肠黏膜缺血、缺氧时间过长，防止发生急性胃黏膜病变。休克得到纠正的标志是把胃肠黏膜内 pH 值维持在 3.5 以上。

2. 早期经胃肠道营养 早期进食可改善肠黏膜的屏障功能，并减少细菌移位的发生率。经胃肠道营养有助于维持肠道功能和保护肠道屏障，与 TPN 相比更符合生理需要。长期肠外营养与饥饿会使肠壁变薄、肠黏膜萎缩、绒毛变低及小肠细胞分裂功能下降，从而使黏膜屏障功能受损。早期建立肠内营养可利用食物对胃肠黏膜的刺激，供给肠道本身需要的特殊营养物质，刺激胰酶和对小肠有营养作用的胃肠激素分泌，以维护肠黏膜正常的结构与屏障功能。只能进行肠外营养时，最好添加谷氨酰胺双肽，并尽量缩短 TPN 的时间。肠道营养应包括如下成分。

(1) 谷氨酰胺(glutamine,Gln)：每日剂量 1.5~2.0ml/kg，每日最大剂量 2.0ml/kg。谷氨酰胺在分解代谢状态下是由横纹肌释放出的氨基酸，是肠黏膜和淋巴细胞的重要营养物质和主要能源。口服或静脉输入含有谷氨酰胺的 TPN 有助于维持肠道屏障的完整性，降低肠道细菌移位的发生率，同时补充谷氨酰胺可阻止分泌型 IgA 的减少，增强免疫功能。此外，还有利于还原性谷胱甘肽的储存，增强黏膜的抗氧化能力，促进伤口愈合的作用。

(2) 纤维素：燕麦、苹果、胡萝卜、蔬菜等，以及可溶性膳食纤维。膳食纤维对肠道微生物生态平衡的维持非常重要，并且其经细菌发酵的最后产物对肠上皮有营养作用，可预防肠黏膜萎缩，增强黏膜屏障功能，防止细菌移位。

(3) 精氨酸：1 次 15~20g，用 5% 葡萄糖注射液 1 000ml 稀释后应用，静脉滴注，于 4 小时内滴完。精氨酸有利于保持肠黏膜的完整性，降低肠源性感染的发生率。

3. 合理使用抗生素、避免肠道菌群失调 应针对性地选择抗生素，尽可能根据药敏试验结果选择窄谱抗生素，避免长时间使用广谱抗生素，以免发生肠道菌群紊乱。要注重保护构成主要定植抗力的专性厌氧菌，不滥用抗厌氧菌药物如甲硝唑、替硝唑。

4. 促进肠蠕动，预防肠麻痹 肠道的正常蠕动对肠道生理功能的维持非常重要。中毒性肠麻痹及严重的低血钾所致的肠蠕动减弱可导致肠道屏障功能失调，通过应用改善肠蠕动的药物，如西沙必利、多潘立酮等可促进肠蠕动，并可以促使肠道内有毒物质的排出。还可使用中药大承气汤及针刺足三里穴位的方法刺激肠蠕动。西沙必利，口服，每次 5mg，1 日 3 次(剂量可以加倍)；多潘立酮，口服，每次 10mg，1 日 3 次。

5. 胃酸的保护作用 胃酸的减少使胃及十二指肠内的杀菌作用下降，肠道内细菌过度增生，通过细菌移位，引起内源性感染的发生，特别是重症监护室中需要胃肠减压和机械通气者更易发生。因此，应用能保护胃肠黏膜而又不降低胃酸的药物如氢氧化铝、前列腺素 E 等，可以防止胃肠黏膜的应激性损害；使用抗反流药物如西沙必利等，可以防止消化液的反流及细菌的逆向定植，维持胃肠道内正常的酸碱度。为预防应激性溃疡而使用胃酸分泌抑制药、H_2 受体拮抗制剂或质子泵抑制剂时，应避免用药过量，不使胃液 pH 值超过 4，以免引起胃肠道细菌过度繁殖。

6. 应用微生态调节剂 包括益生剂、益生元及合生元。微生态调节剂可直接补充人体肠道内的正常菌群或选择性刺激正常菌群的生长繁殖，从而竞争性抑制外细菌的定植和内源性条件致病菌的过度生长，有效抑制肠道内菌群失调，维持肠道内各菌种之间的生态平衡，减少细菌移位的发生。目前，临床常用的有双歧杆菌、乳杆菌、肠球菌等。双歧杆菌胶囊(含双歧杆菌、肠球菌、乳杆菌等)，口服，每次 2 粒，1 日 1 次。

7. 中药 丹参、川芎等对氧自由基的产生和释放具有抑制作用；大黄对胃肠道黏膜有保护作用，均可适当应用。

(王静芳)

第四节　术后下尿路功能障碍

一、尿潴留

尿潴留是指因暂时性排尿功能障碍使部分或全部的尿液不能从膀胱自主排出，是妇科手术后较常见的并发症。以往没有排尿困难史而突然出现的称为急性尿潴留;起病缓慢而逐渐发生的称为慢性尿潴留。如膀胱中有尿液而完全不能排出称为完全性尿潴留,如能排出部分尿液称为不完全性尿潴留或残余尿。妇科手术主要在盆腔内进行,女性生殖器官与膀胱尿道邻近,术中对膀胱尿道及盆腔神经丛的刺激均可能影响术后排尿情况。

(一)病因

1. 手术方式及范围

(1)子宫切除术后发生尿潴留的原因:可能与子宫切除术后失去对膀胱颈的支撑,使膀胱过度伸张、膀胱解剖位置的改变有关,同时常由于手术中膀胱受牵拉或支配膀胱的神经损伤或骶神经损伤,使逼尿肌收缩无力,引起膀胱功能障碍,出现术后尿潴留。有些患者手术前有下尿道慢性炎症也可引起术后排尿功能障碍。术后患者早期不主动排尿,导致膀胱过度充盈,造成排尿无力,亦可引起尿潴留。

(2)尿潴留是宫颈癌行广泛性子宫切除术加盆腔淋巴切除术后最常见的并发症之一,由于膀胱推移面积较大,术后易出现尿潴留,主要原因如下。

1)术中损伤盆丛神经:长期以来,神经源性膀胱功能障碍被认为是广泛性子宫切除术后尿潴留发生的主要原因。膀胱功能由交感神经(主要为腹下神经)和副交感神经(盆内神经)支配,两种神经纤维汇合为盆丛神经。盆丛神经在直肠两侧,髂内血管及其分支内侧,紧贴阔韧带后叶的外侧,呈网络状神经节干。它由腹下神经、骶交感干和盆内脏神经相互吻合而成。该神经节干位于子宫动脉与输尿管交叉的上方、输尿管的下方,紧贴子宫骶韧带外侧稍上,呈三角形,并向前分3~4束,上束在该韧带浅层向前沿主韧带上方、输尿管周围进入膀胱;中束最大,起于子宫骶韧带浅、深层间交界处,沿主韧带下方、宫颈外侧、膀胱上血管的内侧,向前分布于膀胱侧壁,由三角区外侧进入膀胱;下束在子宫骶韧带深层,沿主韧带下方、膀胱下血管的内侧,靠盆侧壁,沿盆膈筋膜上方,分布于膀胱颈及尿道,束间有神经节发出吻合支相互交通。由于手术切除主、骶韧带及子宫旁、阴道旁组织,均易损伤双侧支配膀胱和尿道的交感和副交感神经,引起膀胱逼尿肌功能减弱,影响膀胱功能。Bushsbaun根据神经大体分布,提出术中易损伤盆丛神经的部位:在盆后壁切除子宫骶韧带时损伤腹下神经;切除髂内静脉内侧和子宫深静脉周围淋巴结时损伤盆内神经;切除膀胱子宫韧带时损伤盆丛神经的膀胱分支;切除子宫骶韧带、直肠阴道韧带和切除阴道时损伤盆丛神经。手术的直接损伤破坏了膀胱交感神经和副交感自主运动神经的传导,引起膀胱壁弹性肌肉纤维的弹性下降,影响膀胱收缩,括约肌松弛而引起膀胱肌麻痹、尿潴留。

2)术后膀胱后屈:广泛性子宫切除术后失去了对膀胱的支持作用,部分阴道壁及宫旁支持组织部分切除后使膀胱尿道后角和尿道倾斜角改变,引起膀胱后壁膨出,呈假憩室样改变,膀胱壁、膀胱三角壁和尿道壁出现折叠和大皱襞,致尿液积聚于膀胱发生尿潴留。

3)血管损伤:术中切除韧带,广泛剥离膀胱,使膀胱血供受损,致膀胱功能障碍。

(3)腹膜代阴道成形术后发生尿潴留的原因:术后需常规放置阴道模具,可能压迫尿道,引起尿道充血、水肿,甚至并发感染,造成排尿困难。

(4)TVT术后发生尿潴留的原因:详见第六章第二节。

2. 麻醉因素

使用麻醉剂所致脊髓初级排尿中枢活动障碍或抑制,不能形成排尿反射。尤其是脊髓麻醉和硬膜外麻醉的患者。因为人的排尿功能是受骶髓2、3、4神经中枢和人脑皮质的中枢神经控制的,当脊髓麻醉或硬膜外麻醉时骶神经亦被麻醉且恢复较慢,易出现术后尿潴留。部分手术如腹腔镜下子宫多发肌瘤剥除术、严重盆腔粘连的盆腔粘连松解术、广泛性子宫切除术及腹膜代阴道成形术等,手术时间较长,患者麻醉时间长,术后出现急性尿潴留。术后使用镇痛泵的患者因持续性硬膜外给药抑制了腰骶部脊髓的盆神经,增加了膀胱内括约肌张力,导致尿潴留。在镇痛过程中,由于药物的不良反应,患者术后处于相对无痛期,静卧睡眠时间长,膀胱功能的恢复均受到不同程度的影响,易发生尿潴留。

3. 尿路感染

术后留置尿管可引起尿路感染,留置尿管时间越长,感染概率越高。尿路感染会造成膀胱逼尿肌炎性水肿,影响逼尿肌收缩功能,加重尿潴留,二者常互为作用。同时,有些手术如广泛性子宫切除术对膀胱的揉搓较重,膀胱壁渗血及脱落的上皮细胞聚集在膀胱后壁的最低处,而术后长期留置尿管持续导尿并不能将这些聚集物引流出体外,为细菌繁殖提供了良好的环境。

4. 长时间留置导尿管

术后如长时间留置导尿管,使膀胱持续呈排空状态,使膀胱内压力几乎不存在,致使膀胱逼尿肌丧失收缩性,不能行使其功能,引起膀胱麻痹,进一步增加尿潴留发生概率。如广泛性子宫切除术加盆腔淋巴结切除术后常规留置尿管14天左右,更易发生尿潴留。

5. 精神因素 术后精神紧张,局部切口疼痛,引起膀胱和后尿道括约肌反射性痉挛,以及患者不习惯床上排尿等,都可引起尿潴留。此外,癌症患者精神压力大也可出现尿潴留。

6. 年龄 研究显示,随年龄增加,术后尿潴留发生概率高。究其原因可能为老年患者盆底肌肉组织松弛,结缔组织弹性较差,腹肌和肛提肌收缩无力,神经功能恢复缓慢,同时,老年女性的泌尿生殖系统抵御外界感染的能力也较弱,术后一般状况相对较差,因此更易引起尿路感染及膀胱功能障碍。

7. 低血钾 各种原因引起的低血钾,如长期应用利尿剂或术后低血钾,使膀胱逼尿肌无力,也可发生尿潴留。

8. 其他 松弛平滑肌的药物如阿托品、溴丙胺太林等也可引起部分患者尿潴留。

(二) 临床表现

完全性尿潴留常突然发作,表现为手术撤除尿管后尿液不能自主排出。患者开始时有尿急的窘迫感,继而出现非意识性的膀胱收缩,不能抑制,出现难以忍受的疼痛。同时,下腹部显示出球形膨出的膀胱,体格检查时,在耻骨上能触及膨隆胀大的膀胱,扪及囊性包块,叩诊呈浊音,有压痛。

不完全性尿潴留起病缓慢,多有膀胱颈部以下梗阻病变,耻骨上虽能触及胀大的膀胱,但无明显尿胀感,尚能自行排出少量尿。排尿延迟,尿频明显,每次尿量甚少,尿后胀大的膀胱可缩小,但不消失。

(三) 诊断

如手术撤除尿管后8小时内患者不能排尿而膀胱尿量>600ml,即诊断为术后急性尿潴留。宫颈癌广泛子宫切除术后的尿潴留,一般是指术后2周残余尿量仍>100ml者。宫颈癌患者术后第一次拔除尿管后,于当日多饮水并积极自主排尿。12~24小时后,让患者自主排尿并尽量排空膀胱,即刻行B超在耻骨上测量膀胱三维径线,以横径 × 前后径 × 上下径 ×0.52 计算膀胱残余尿量。以残余尿量 ≥100ml诊断为术后尿潴留,并作为再次留置尿管的指征。

(四) 治疗

1. 心理治疗 是一个不可忽视的因素。患者由于手术创伤遭受相当大的打击,当发生尿潴留后往往产生焦虑、紧张的心理;反复留置尿管的患者依从性差,对排尿的恐惧心理不断增加。因此,应做好心理疏导及解释工作,消除其思想顾虑,关心、体贴患者,使其保持愉快的心情,并让患者了解发生尿潴留的原因,鼓励多饮水,及早解决排尿障碍。

2. 开塞露诱导排尿 利用排便促使排尿的神经反射原理,刺激直肠黏膜,使肠蠕动加快,反射性刺激膀胱逼尿肌收缩,内括约肌松弛而排尿,加之大便的压迫感分散了患者怕痛、紧张等心理障碍,能正确应用腹压使尿液顺利排出。方法:将开塞露20ml挤入肛门,保留15分钟,有大便紧迫感时,即行排尿。

3. 局部热敷理疗

(1)热敷:热敷耻骨上膀胱区及会阴,对尿潴留时间较短、膀胱充盈不严重的患者常有很好的疗效,并配合流水的声音分散患者的注意力,消除恐惧心理,随着水声而自行排尿。也可采用热水浴,如在热水中有排尿感,可在水中试排,不要坚持出浴盆排尿,防止失去自行排尿的机会。

(2)按摩法:按摩有松弛尿道括约肌的作用,反射性刺激逼尿肌收缩,引起排尿。顺脐至耻骨联合中点处轻轻按摩,并逐渐加压,可用拇指点按关元穴部位约1分钟,并以手掌自膀胱上方向下轻压膀胱,以助排尿,切忌用力过猛,以免造成膀胱破裂。

(3)中频电疗仪:脉冲电刺激可促使腰骶部盆腔肌肉和筋膜产生规律性收缩运动,带动膀胱肌肉节律运动,解除膀胱肌麻痹,改善局部血液循环,促进膀胱收缩功能,恢复自主排尿。

(4)生物反馈电刺激联合凯格尔训练:通过对尿道、阴道、盆底肌群等的收缩训练,在锻炼提高盆底肌肉静息张力的同时,刺激尿道括约肌收缩,促进盆底肌群功能恢复,加强逼尿肌作用及尿控能力,促进自主排尿。

4. 针灸和中药治疗 取双侧足三里、三阴交、膀胱俞、肾俞,行平补平泻法。2 次 /d,20~30min/ 次。可在较短时间内使尿排出。穴位注射能够刺激盆腔神经,促进膀胱肌肉的收缩,从而有助于其功能的恢复。也可用利水通淋的中药,如补肾利水汤,方药组成:人参10g,黄芪30g,白术10g,山药10g,桑寄生10g,杜仲10g,续断10g,补骨脂10g,萹蓄10g,瞿麦10g,车前子10g,泽泻10g,茯苓10g,桂枝10g,甘草5g。每日1剂,以水煎,早晚温服,以7天为1个疗程,对术后尿潴留有良好疗效。其中、人参、黄芪对泌尿系统有调节作用；补骨脂能够改善膀胱逼尿肌收缩功能，加强排尿动力；杜仲、瞿麦、车前子、泽泻、茯苓等均能够促进尿液排泄。

5. 治疗尿路感染　尿路感染和尿潴留常互相影响，对于留置尿管时间长，出现尿路感染的患者需积极抗感染治疗，消除尿道的炎症、水肿等症状。术后动态监测尿液分析、尿培养等检查结果，根据药敏试验结果，选择敏感抗生素。

6. 特殊类型尿潴留的处理

（1）腹膜代阴道成形术后尿潴留：如系阴道模具压迫尿道，引起排尿困难时，需暂时停用阴道模具，改每日扩张阴道 15~20 分钟，并积极抗感染治疗，促进炎症及水肿消退。

（2）TVT 术后尿潴留：详见第六章第二节。

（3）广泛性子宫切除术后尿潴留：手术后前数周要避免膀胱过度膨胀，一般可持续留置尿管 7~10 天。手术后第 10 天最好作一次静脉肾盂造影，如果仅有轻度输尿管扩张，则可以去除导尿管，尝试令患者自然排尿，并告知患者不要让膀胱过度膨胀。令患者定时排尿，排尿后监测残余尿。当膀胱感觉恢复，残余尿<50ml 时，即可不再导尿。如果再发生膀胱过度膨胀，则必须再延长放置导尿管的时间，有时需放置数周，以期避免膀胱功能永久受损。尿潴留常合并尿路感染，应定期检查尿液及尿培养，并给适当的抗生素，同时应鼓励患者每日排尿量超过 2 000ml，以预防感染。

7. 口服雌激素　绝经后糖尿病患者由于雌激素水平下降，致使膀胱括约肌及尿道周围肌肉筋膜松弛，使尿道内径增大，阻力降低，尿潴留、尿失禁更易发生。研究显示，泌尿生殖道与盆底肌肉与子宫同样含有雌激素受体，雌激素能改善这些组织的功能。用雌激素治疗后腹压向尿道传递压增大，最大关闭压增加，尿频、漏尿次数及漏尿量均减少。因此，在绝经后的妇女术后出现尿潴留时，口服雌激素可以起辅助作用。常用治疗药物可选择戊酸雌二醇片 1mg/d 或替勃龙 1.25mg/d，疗程 1~3 个月。

8. 留置导尿　经以上处理仍无法自主排尿的患者应严格无菌操作，给予再次留置导尿管。膀胱高度膨胀的患者，放置导尿管时，应间歇缓慢放出尿液，避免快速排空膀胱，导致膀胱内压骤然降低而引起休克或膀胱内大量出血。可先排出 500ml，其余的在 2~3 小时内排尽。留置导尿主要是使膀胱充分休息，恢复其功能。拔除尿管时不宜过急，

应根据手术范围的大小权衡时间长短。拔尿管前使用生理盐水加阿托品冲洗 1 次后再拔尿管，可以有效防止尿潴留。

9. 膀胱穿刺　导尿管不能插入而膀胱高度膨胀的急性尿潴留的患者，可以在耻骨上 1~2cm 处进行膀胱穿刺抽出尿液以缓解症状，再积极解除病因。必要时也可通过膀胱穿刺的方法置入导管暂时引流膀胱。

10. 膀胱造瘘术　适用于导尿失败而需长期引流膀胱的患者。

（五）预防

1. 充分做好术前准备预防尿潴留的发生。多数患者会对手术产生焦虑、紧张、不安、悲观等不良心理状态，这种情绪变化可通过下丘脑及由它控制分泌的激素影响免疫功能，同时降低了手术的耐受性，增加了术后并发症的机会。因此，术前应与患者做一次详细的谈话，告诉患者手术的性质、方法、术后可能发生的情况及术后需注意的事项，使患者有充分的心理准备。

2. 择期手术的患者，术前应训练卧床排尿，使用便器，并说明这些准备的重要性，解除患者的顾虑。在进手术室前 10 分钟嘱患者排空膀胱，尤其是急诊患者。

3. 术后应经常巡视患者，及时发现尿潴留，鼓励患者进行不断的有意识的排尿。

4. 不要过早地注射镇痛剂。镇痛剂（如阿片类）本身就可能引起排尿困难，在术后患者尚未排尿的时间内，镇痛剂会加重排尿困难。因此，不要过早注射止痛剂，以防止尿潴留。

5. 药物预防　长期保留导尿管后，尿道平滑肌有可能反射性地痉挛，尿道阻力增加，导致排尿困难、尿潴留。α_1 受体拮抗剂可通过阻断膀胱颈、尿道和前列腺平滑肌的 α_1 受体而减轻梗阻。对术后患者拔除尿管的前 3~5 天，给予口服坦索罗辛，可明显地减少尿潴留的发生率，是预防和治疗妇科术后尿潴留的有效药物。

6. 预防尿路感染　术后积极预防感染可减少尿潴留的发生。预防外途径感染对减少留置导尿管感染是最重要的措施，预防的主要环节是防止尿道口细菌定植。所以可给予留置导尿管的患者会阴护理，即 10% 碘伏擦洗，每日 2 次；每天更换集尿袋 1 次；每周更换导尿管 1 次；每次更换集尿袋应消毒接头处。

7. 膀胱功能锻炼　长时间留置导尿管可使尿

道括约肌松弛,术后加强适当的膀胱功能锻炼有利于减少膀胱功能障碍的发生。普通盆腔手术术后留置导尿管24~48小时。广泛性子宫切除术及次广泛性子宫切除术后留置导尿管14天,术后较早时间定时开放导尿管比晚时间定时开放导尿管更有利于训练和帮助膀胱功能的恢复,产生正常尿意并恢复自主排尿。故临床上多采用术后持续导尿至少7天,3~7天后改为间断导尿。每3小时放开1次训练膀胱功能。拔尿管后2~3小时鼓励患者自行排尿可防止因膀胱过度充盈引起的排尿障碍。排尿后导尿测残余尿量,若<100ml无须特殊处理。残余尿量>100ml按尿潴留处理。

8. 盆底肌肉训练　详见第六章第二节。

9. 术中尽量保留盆丛神经

(1)根据每个患者的病变范围制订手术范围:手术范围与术后尿潴留的发生存在相关性,手术范围越大,神经损伤范围越大,术后膀胱功能恢复时间越长。术前正确进行肿瘤的临床分期,根据分期选择适当的治疗方法,不宜盲目扩大手术范围。在确保疗效的前提下,术中尽可能保留子宫骶韧带外侧和主韧带周围的纤维组织,将会大大减少膀胱麻痹的发生率,根据术前临床分期和术中癌灶浸润情况控制阴道旁组织和宫颈旁组织切除范围,最大限度地保留盆腔神经节及根干部分,减少盆丛神经的损伤。

(2)改进手术方式:如条件允许,可进行保留神经的广泛性子宫切除术,最大程度地减少盆腔自主神经功能损伤,特别是保留支配膀胱的神经纤维,减少手术所致并发症。

(3)将无色甲基蓝撒布于神经分布区域,30秒后用生理盐水纱布拭之,因细的神经纤维比肌肉、脂肪含氧多,故呈蓝色,在切断子宫骶韧带及主韧带时,推开着色的神经纤维。

10. 尿管留置时间　术后留置导尿管24小时或48小时是妇科手术后的常规。患者对导尿管非常敏感,尽早拔除导尿管有利于患者休息和活动,有利于减少和防止尿潴留。早期拔管可以减少对尿道长时间的刺激,有利于膀胱功能的恢复,而留置导尿管会导致尿路感染和尿培养阳性率高。所以,如果术中没有邻近器官的损伤,应尽量缩短术后留置导尿管的时间。

宫颈癌广泛性子宫切除术中切除宫颈旁和阴道旁组织时,支配膀胱的神经不可避免地被伤及,且由于术中对膀胱的牵拉,术后膀胱及输尿管下段失去支撑因素,导致术后短期内发生膀胱麻痹。因此,术后主张保持膀胱空虚,使膀胱充分休息,输尿管下段排空,有助于创面愈合、血管重建及膀胱底部神经修复,改善膀胱感觉和运动功能。术后严格无菌操作,不要随意拔出导尿管,保持导尿管通畅;长期留置导尿管者,每周更换导尿管;根据手术范围,决定留置导尿管时间,保留导尿管时间要足够长,使膀胱功能得以完全恢复再拔管,拔管前进行膀胱训练。

二、膀胱过度活动症

膀胱过度活动症(overactive bladder,OAB)是排尿功能障碍常见的临床表现之一,也是妇科手术尤其是盆底重建手术最常见的术后并发症之一。有关OAB的病因、临床表现、诊断、治疗及预防内容详见第六章第二节。

三、尿路感染

尿路感染是致病菌侵入尿路内繁殖而引起的炎症,是妇产科手术后常见的并发症。其中肾盂肾炎、输尿管炎为上尿路感染,膀胱炎、尿道炎为下尿路感染。上尿路感染常并发下尿路感染,下尿路感染可以单独存在。女性尿道的解剖特点是尿道短,只有4~5cm,且尿道外口距阴道、肛门很近,会阴部又易受污染,90%的妇女的尿道外口有细菌存在。妊娠、妇产科手术都会对尿路产生很大影响。女性的尿路感染发生率比男性高3倍,无症状菌尿也较普遍,约2/3的感染在40岁以后。妇科手术后最普遍的并发症就是尿路感染。几乎所有较大的盆腔手术术后都有膀胱松弛症,不少手术会直接涉及输尿管、膀胱和尿道,甚至造成损伤。

(一) 病因

1. 妇科尿路感染的病原体和感染途径

(1)病原体:是引起感染的重要条件,最常见的致病菌来自肠道细菌,60%~80%为大肠埃希菌,其他为变形杆菌、葡萄球菌、粪链球菌、产碱杆菌、铜绿假单胞菌等。此外,还有结核杆菌、淋球菌、衣原体、支原体、厌氧菌、真菌等。

(2)感染途径:主要有四种,最常见的是上行感染和血行感染。

1)上行感染:当机体抵抗力下降或尿道黏膜有轻微损伤(如性生活后、月经期中等)时,细菌侵入并沿尿路上行,经尿道进入膀胱,还可沿输尿管腔内播散至肾。大约50%的下尿路感染病例会导致上尿路感染,因为膀胱炎出现黏膜水肿,使输尿管膀胱交界处功能改变,易发生尿液反流,致病菌可直达肾。如果细菌具有特殊的黏附力或输尿管正常蠕动受到阻碍,上行感染更容易发生。由于女性尿道较男性短而宽,女性的尿道口常被污染,所以女性易感染此病,致病菌大多为大肠埃希菌。

2)血行感染:在机体免疫功能低下或某些因素的促发下,皮肤疖、痈、扁桃体炎、中耳炎、龋齿等感染病灶内的细菌直接由血行传播至泌尿生殖系统器官,常见为肾皮质感染。致病菌多为金黄色葡萄球菌。

3)淋巴道感染:当盆腔器官有炎症,如阑尾炎、结肠炎时,细菌可经淋巴管传播至泌尿生殖系统器官,是更少见的一种感染途径。

4)直接感染:由于邻近器官的感染直接蔓延所致,如阑尾脓肿、盆腔化脓性炎症;或外来的感染,细菌侵入肾脏而直接感染。

2. 高危因素

(1)女性由于尿道短而直的生理特点,阴道与尿道口距离很近,会阴部常有大量细菌存在,经期、围绝经期、性交、个人卫生不洁及个体对细菌抵抗力降低时都可导致上行感染。阴道手术的创伤更增加了尿路感染的机会。尿道口畸形或尿道口附近有感染病灶如尿道旁腺炎、阴道炎亦为诱发因素。

(2)老年人易发生尿路感染:老年女性围绝经期后雌激素水平下降、阴道酸度下降、外阴皮肤黏膜变薄、抵抗力下降,容易引发感染。此外,老年人体质相对较差,基础病复杂、合并症多,各系统免疫功能低下、抵抗力低下。尤其合并糖尿病,更易发生尿路感染。糖尿病与感染是相互影响、互为因果的两组疾病。血糖浓度升高有利于细菌超常生长和繁殖。糖尿病神经病变的患者感觉障碍,当发生尿路感染时,感觉迟钝,神经源性膀胱发生率高,尿潴留更容易导致细菌感染。

(3)恶性肿瘤患者抵抗力低下,手术的创伤再加上化疗、放疗使患者机体抵抗力明显下降,也是造成尿路感染的一个重要原因。

(4)留置尿管及留置时间较长:有研究表明,即使严格的无菌操作也难免在导尿时将细菌带入膀胱,同时,保留导尿管又成为尿道口周围细菌逆行至膀胱的通道。随着保留导尿管时间的延长,进入膀胱的细菌数呈指数增长,从而产生菌尿。据国外资料证实,留置导尿管 1 天,尿路感染率为 1%;留置尿管 2 天,尿路感染率为 5%;留置尿管>14 天,尿路感染率为 100%。故留置尿管是引起妇科手术后尿路感染的主要原因。插入或留置导尿管可刺激尿道和膀胱黏膜,重者造成黏膜损伤,为细菌的侵入及繁殖创造了条件。

广泛性子宫切除术是治疗宫颈癌最主要的方法,因其手术范围广,术后留置导尿管时间较长,故发生尿路感染的机会明显增加。由于留置时间长,难免造成导尿管的脱落或堵塞,这就需要第 2 次、第 3 次置管,每置管 1 次将增加 11%~14% 的感染机会。

(5)术后患者长期卧床,尿液中的固体物如无机盐和有机物便会沉积于膀胱的最低部位,刺激膀胱,使之出现炎症反应,而有机物成分又是细菌生长繁殖的良好培养基,在长期留置导尿管的同时便会带入细菌而发生尿路感染。

(6)阴道的菌群状态:阴道的菌群状态对尿路感染的发生有重要影响。细菌性阴道病可改变阴道菌群,导致乳酸杆菌减少和 pH 值上升,增加尿路感染的易感性。多数情况下,大肠埃希菌尿路感染首先是由阴道内大肠埃希菌栖息状态改变引起的,这在复发性感染者中表现尤为明显。其解释是上述菌群状态改变了尿路上皮细胞受体对于大肠埃希菌的黏着而导致感染。

(7)真菌感染:因其他原发病长期、大剂量使用广谱抗生素导致菌群失调,致使真菌性尿路感染机会增加。

(二)临床表现

尿路感染有上、下尿路感染之分,上尿路感染以肾盂肾炎为代表,下尿路感染以膀胱炎为主,两者的治疗与预防均不同,临床上必须加以区别。

急性肾盂肾炎可突然发生寒战、高热,体温上升至 39℃以上,伴有头痛、全身痛、恶心、呕吐等。热型类似脓毒症,大汗淋漓后体温下降,之后又可上升,持续 1 周左右。单侧或双侧腰痛,有明显的肾区压痛、肋脊角叩痛。由上行感染所致的急性肾盂肾炎,起病时即出现尿频、尿急、尿痛、血尿等膀胱刺激症状,之后出现全身症状。血行感染者常由高热开始,而膀胱刺激症状随后出现,有时不明显。

急性膀胱炎多发病突然,有尿痛、尿频、尿急,严重者数分钟排尿一次,且不分昼夜。排空后仍感到尿未排尽。患者常诉排尿时尿道有烧灼感,甚至不敢排尿。常见终末血尿,有时为全血尿,甚至有血块排出。可有急迫性尿失禁。全身症状不明显,体温正常或仅有低热。耻骨上膀胱区可有压痛,但无腰部压痛。如有尿道炎,可有尿道脓性分泌物。

(三) 诊断

尿路感染一般都有比较典型的临床表现,尤其是急性期,结合尿液检查,确定诊断不困难。明确尿路感染首先取决于尿液内找到细菌或出现白细胞。由于留取尿标本时往往因污染而混淆诊断,采用正确的方法采集尿标本是诊断中的重要环节。

1. 尿沉渣检查 尿标本一般应立即进行涂片检查,最简单的方法是用亚甲蓝染色一滴新鲜尿,显微镜下观察可以看到革兰氏阴性杆菌或阳性球菌。此外,尿沉渣检查如每高倍视野白细胞超过 5 个则为脓尿,提示有尿路感染。一般采用中段尿或导尿做尿沉渣检查。急性肾盂肾炎时尿液检查可见白细胞、红细胞、蛋白、管型和细菌,尿细菌培养每毫升尿有菌落 1×10^5 个以上,血白细胞计数升高,中性粒细胞增多明显。急性膀胱炎者白细胞增多,也可有红细胞。

2. 细菌培养、菌落计数和药敏试验 这是诊断尿路感染的主要依据。典型病例常获得阳性结果。如菌落计数多于 1×10^5/ml 应认为有感染,少于 10^3/ml 可能为污染,应重复培养;(1×10^4)~(1×10^5)/ml 为可疑。此值在急性尿路感染和未曾应用抗菌药物的病例中有意义,在慢性病例和已用过药物者则常难以判断,必须与临床症状结合起来分析,才可决断。尿标本采集后应在 2 小时内处理,避免污染和杂菌生长。

3. 肾功能 一般不受影响。

4. 其他 膀胱镜、B 超、尿路 X 线片、排泄性尿路造影等。在急性感染期禁忌做膀胱镜检查和尿道扩张。

(四) 治疗

1. 全身治疗 卧床休息,输液、多饮水,维持每日尿量达 1 500ml 以上,有利于炎症产物排出。注意饮食易消化、富含热量和维生素。

2. 抗菌药物治疗 依据尿细菌培养和药敏试验结果,有针对性地用药,这是治疗的关键,但尚无尿细菌培养结果时,可先根据尿沉淀涂片革兰氏染色来初步估计致病菌,选择恰当的药物。

治疗尿路感染的目的是达到尿液无菌。由此,治疗时必须注意尿液中要有足够浓度的抗菌药物,而不是单纯地依赖于血液中药物浓度,而且尿液浓度要比血液浓度高数百倍,才能达到治疗目的。一种合适的抗菌药物治疗后,数小时即可使尿液无

菌,这种治疗需维持 7~10 天,再确定尿细菌培养是否转阴;因此,抗菌药物的使用原则上应持续到症状消失、尿细菌培养转阴后 2 周。在抗菌药物治疗过程中,细菌会发生变异,由对某一抗生素高度敏感突变为有抗药性的耐药菌株,为避免耐药菌株的产生可以同时应用两种或两种以上的抗菌药物。

可选用药物有:①复方磺胺甲噁唑(sulfamethoxazole-trimethoprim,SMZ-TMP):对除铜绿假单胞菌外的革兰氏阳性及阴性菌有效。②喹诺酮类药物:抗菌谱广、作用强、毒性小,除不宜用于儿童及孕妇外,临床已广泛应用。如诺氟沙星、左氧氟沙星、环丙沙星、莫西沙星等。③青霉素类药物。④头孢菌素:第一、二代头孢菌素可用于葡萄球菌感染。第二、三代头孢菌素对严重革兰氏阴性杆菌感染作用显著,与氨基糖苷类合用有协同作用。哌拉西林、头孢哌酮、头孢他啶、阿米卡星、妥布霉素等对铜绿假单胞菌及其他假单孢菌等感染有效。⑤去甲万古霉素:适用于耐甲氧西林金黄色葡萄球菌、多重耐药的肠球菌感染及对青霉素过敏者的革兰氏阳性球菌感染。以上的治疗宜个体化,疗程 7~14 日,静脉用药者可在体温正常、临床症状改善、尿细菌培养转阴后改口服维持。

3. 对症治疗 应用碱性药物如碳酸氢钠、枸橼酸钾,降低酸性尿液对膀胱的刺激,以缓解膀胱刺激症状。可用颠茄、阿托品、地西泮、膀胱区热敷、热水坐浴等解除膀胱痉挛。钙通道阻滞剂维拉帕米或盐酸黄酮哌酯也可解除膀胱肌痉挛和缓解刺激症状。

4. 雌激素替代疗法 绝经期后妇女经常会发生尿路感染,并易重新感染。雌激素缺乏引起阴道内乳酸杆菌减少和致病菌的繁殖增加常是感染的重要因素。雌激素替代疗法可维持正常的阴道内环境,增加乳酸杆菌并清除致病菌,可以减少尿路感染的发生。可使用替勃龙片、雌激素软膏等。

5. 中药治疗 可使用三金片、热淋清颗粒等中药,具有清热解毒、利湿通淋、补虚益肾、活血化瘀的功效。

(五) 预防

1. 插导尿管时必须严格无菌操作 对必须留置导尿管者操作应严格遵守无菌技术操作原则,放置导尿管位置要准确,深度要合适。选用口径适合的导尿管以减少导尿管壁与尿道之间的间隙,防止逆行感染。选择质地柔软、对黏膜刺激小的气囊尿管,以免损伤尿道黏膜引起痉挛性尿路刺激症状,

增加尿路感染的机会。固定好导尿管，避免多次更换导尿管，减少感染机会。留置导尿管的装置必须密闭，避免不必要的分离。如必须打开时，一定要严格消毒各接头，以无菌的方法从集尿袋获取尿液，严防污染。

2. 保持外阴部清洁 是预防尿路感染的措施之一。对术后必须留置导尿管较长时间者，每日用 0.25% 的碘伏棉球清洁外阴及尿道口周围 2 次，尿道口滴氯霉素眼药水 3~4 滴，每日 4~5 次。碘伏对皮肤黏膜无刺激，尤其适用于黏膜消毒。

3. 尽量缩短导尿管留置时间 由于留置导尿管会较长时间压迫尿道，使局部保护机制降低或损害，尿道口被动扩张，尿道括约肌松弛，拔管时导尿道口开放，会阴部细菌极易进入尿道内引起感染。留置时间越长感染率越高。故手术后在情况允许时，尽量缩短留置导尿管的时间，早期下床活动，及时拔掉导尿管，鼓励患者自行排尿，2~4 小时排尿 1 次。每天更换引流袋，以减少外源性污染机会。在拔除留置导尿管前用碘伏做会阴部消毒，能在一定时间内使尿道口建立一个相对无菌区，消除感染隐患。

放置导尿管对保证妇科手术安全顺利完成及术后恢复都是十分重要的，但它又是增加感染的一个因素。因此，有必要计划一种手术是否需要放置导尿管和放置时长。对于刮宫、外阴小手术、腹腔镜检查、单纯附件切除等时间较短、患者又能较快从麻醉状态下恢复的手术，可不留置导尿管；对于较困难的附件手术、子宫切除、麻醉时间长等，可放置 24~48 小时；对于经阴道子宫切除、外阴根治术等，放置 2~3 天；尿失禁手术放置 4~5 天；广泛性子宫切除术、膀胱/输尿管损伤修补术、尿瘘修补术等，放置 10~14 天。

4. 尽量避免膀胱冲洗 因为常规膀胱冲洗可增加膀胱感染机会，加重尿路感染，并可增加耐药菌株的产生，因此应尽量避免膀胱冲洗。临床上提倡生理性膀胱冲洗，即鼓励患者多饮水，在病情许可的情况下，尽患者所能大量饮水，使饮水量在 1 500~2 000ml/d，每日尿量保持在 1 500ml 以上，增加尿量以稀释尿液，冲洗膀胱利于引流，减少细菌进入尿道，尿路自动清洁，达到预防和控制尿路感染的目的。

5. 妇科手术中 处理与尿路关系密切之处，要慎重适度，以求达到既能充分暴露手术野，又能减少组织损伤，尽量减少尿路并发症的目的。

6. 积极治疗合并症和并发症 如糖尿病患者术前要积极控制血糖，预防感染。

7. 术前阴道消毒 一定要常规进行，妇科手术中阴道的清洁程度对尿路感染的发生率有重要影响。为此，术前常规阴道准备，每天用 0.25% 碘伏棉球擦洗阴道外阴 1 次。保持外阴、阴道清洁，能有效地预防尿路感染。

8. 预防用药 因为造成尿路感染的原因甚多，不主张术前为预防尿路感染的发生而盲目应用抗生素。术后患者常规静脉用抗生素预防感染即可。

9. 尽早发现感染征兆 医护人员应仔细观察及询问病情，发现微小的病理变化，将感染消灭在萌芽状态。发现有尿路感染症状者，必须及时处理，及早进行尿培养，有针对性地使用抗生素。一般根据细菌培养和药敏试验结果选用肾毒性小、不良反应少且在肾组织内和尿液内有较高药物浓度的抗生素，重型上尿路感染宜联合使用抗生素。同时，对能进食者嘱多饮水，使其多尿，以起自然冲洗尿路的作用。积极地采用综合措施治疗，一般均能治愈。

10. 积极纠正患者一般状况 妇科手术后感染多为机会感染，以中老年妇女居多，其免疫力低下，抗病能力弱，往往合并贫血、低蛋白血症、营养不良等，当其经受手术打击时，往往容易诱发感染。因此，手术前积极纠正低蛋白血症、贫血，改善患者的一般状况，对预防术后感染尤为重要。

11. 合理使用抗生素 围手术期预防性用抗生素有良好的预防效果，既提高了用药的安全性，又减少了抗生素的毒副作用。于术前 30 分钟给药 1 次。如出血多、手术时间长可于术中加用 1 次。术前用药可使感染率下降。无症状的导尿管相关性尿道感染，一般不主张应用抗生素治疗。避免大剂量、长期使用广谱抗生素。

12. 选择合适的手术时间 冬季天气寒冷，机体抵抗力低，易并发上呼吸道感染、肺炎；而夏季天气过热，老年人体虚，易并发腹泻。故在条件允许的情况下，选择春秋季手术更有利于伤口愈合和机体恢复。

13. 加强锻炼 在病情许可的情况下，尽量协助患者早期下地活动，加强腹肌及膀胱肌的锻炼，指导患者同时做收腹和提肛运动，每日 3~4 次，每次 5~10 个，可有效促进膀胱功能恢复。

（王静芳）

第五节　术后体温异常

一、发热

发热是妇科手术后最常出现的症状,临床上常以口腔、腋窝温度代表体温,口测法和腋测法的正常温度范围分别为 36.3~37.2℃ 和 36.0~37.0℃,当体温升高超出正常范围,即为发热。按发热的高低(以口测法为准)可分为低热(37.3~38.0℃)、中等热(38.1~39.0℃)、高热(39.1~41.0℃)、超高热(41.0℃以上)。妇科手术后引起发热的病因可来自呼吸系统、消化系统、泌尿系统、血液系统、循环系统、免疫系统等的疾病和盆腔感染;也可以是手术吸收热、输血反应等引起的非感染性发热。病因治疗是发热的主要治疗措施。一般认为 38.5℃ 以下的发热患者采用温水擦浴降温效果良好,发热超过 38.5℃ 采用物理降温联合药物降温效果更佳,常用的解热镇痛药物有对乙酰氨基酚、阿司匹林和布洛芬等。

(一)呼吸系统并发症

盆腹腔手术后引起发热的常见呼吸系统并发症有肺部感染、急性肺不张和急性呼吸窘迫综合征。

1. 肺部感染　肺部感染是术后常见的肺部并发症,属于医院获得性肺部感染。常在手术后 24~48 小时发生,其病死率为 10%~30%。一般而言,手术切口距离横膈越近,肺部感染的发生率越高,盆腹腔手术后肺部感染的发生率为 2%~20%。

(1)病因:致病菌的入侵和机体在术后的生理变化是发病的直接原因。其中前者因属医院内感染,故耐药菌株多见,革兰氏阴性杆菌感染多。病原体可通过下列途径引起肺部感染:①空气吸入;②血性播散;③邻近感染部位蔓延;④上呼吸道定植菌的误吸;⑤胃肠道定植菌的误吸和通过人工气道吸入环境中的致病菌。后者包括下列因素:①术后患者呼吸道正常的吞噬功能及净化功能受损,使病原菌易进入并留于下呼吸道;②局部疼痛使患者的咳嗽、呼吸受到抑制,易发生分泌物潴留、肺膨胀不全和肺不张;③原有慢性呼吸道病变或大量吸烟的患者,如慢性阻塞性肺病,由于上皮细胞纤毛功能受损,手术后气道分泌物不易排出;④老人、肥胖者术后易发生肺部感染;⑤恶性肿瘤、器官移植的患者,以及大剂量使用皮质激素与免疫抑制剂的患者,因宿主免疫受损,术后易发生肺部感染;⑥全身营养不良、低蛋白血症等患者术后易发生肺部感染。

另外,手术自身的相关因素也会影响术后肺部感染的发生率,包括:①住院时间过长;②手术时间过长;③全麻或使用镇静剂过多;④气管插管;⑤呕吐物的吸入;⑥术中失血过多,尤其是超过 1 200ml 者;⑦短期内再次手术者等,易发肺部感染。

(2)临床表现

1)症状:典型的肺部感染患者多于术后 24 小时后出现发热(体温升高 38℃ 以上),咳嗽,咳痰,痰可为白色黏液痰、黏液脓性痰或血痰,伴呼吸急促、胸痛等,或原有呼吸系统疾病症状加重。病情严重者可出现呼吸困难、发绀及意识障碍等呼吸衰竭的表现。

部分患者因使用镇静剂、放置胃管,对上呼吸道感染症状不敏感,加上伤口疼痛等,通常不出现明显的咳嗽,而导致呼吸道症状不明显,仅有呼吸急促,易误认为是体温升高、伤口疼痛所致。部分年老患者因基础代谢率低下,可不出现发热。

2)体征:早期肺部体征无明显异常,重症者有呼吸频率增快、鼻翼扇动、发绀。肺实变时有典型的体征,叩诊呈浊音或实音,语音震颤增强、支气管呼吸音等,听诊肺泡呼吸音减弱,可闻及湿啰音。并发胸腔积液者,患侧胸部叩诊呈浊音,语音震颤减弱,呼吸音减弱。

(3)诊断:依据病史、症状及体征,并符合下述辅助检查结果时,除外肺结核、肺水肿及肺栓塞等疾病后,可作出肺部感染的诊断。

1)确定肺炎诊断

A. 血细胞分类和计数:主要有外周血白细胞异常,白细胞大于 $10 \times 10^9/L$ 或小于 $4 \times 10^9/L$,部分患者可出现中毒颗粒和核左移。

B. 动脉血气分析:大面积的肺部感染可出现换气和通气功能障碍,出现低氧和二氧化碳分压的升高。

pH 值可反映机体的代偿状况,有助于对急性呼吸衰竭加以鉴别。当 PaO_2 升高、pH 值正常,称为代偿性呼吸性酸中毒;若 PaO_2 升高、pH 值<7.35,则称为失代偿性呼吸性酸中毒。

按照动脉血气分析可分为 I 型呼吸衰竭(缺氧性呼吸衰竭)和 II 型呼吸衰竭(高碳酸性呼吸衰竭)。I 型呼吸衰竭的血气分析特点是 $PaO_2<60mmHg$,$PaCO_2$ 降低或正常。主要见于肺换气功能障碍,如严重肺部感染性疾病、间质性肺疾病和急性

肺栓塞等。Ⅱ型呼吸衰竭的血气分析特点是 $PaO_2 < 60mmHg$，$PaCO_2 > 50mmHg$。主要见于肺泡通气不足。

C.胸部 X 线片：表现为一侧或两侧散在的不规则的片状阴影，边缘模糊，以下肺野较明显，有时可融合。部分患者可累及胸膜导致炎性渗出，显示肋膈角变钝。

2）评估严重程度：一旦肺炎的诊断成立，评价病情的严重程度至关重要。肺炎严重性取决于三个主要因素：局部炎症程度，肺部炎症的播散和全身炎症反应程度。

3）确定病原体：应尽早并积极采集呼吸道标本行细菌培养，确定感染病原体，指导临床的抗菌药物治疗。

A.痰样本：是最常用的下呼吸道病原学标本。采集后在室温下 2 小时内送检。先直接涂片，光镜下观察细胞数量，如每低倍视野鳞状上皮细胞<10 个、白细胞>25 个，或鳞状上皮细胞：白细胞<1:5，可作污染相对较少的"合格"标本接种培养。痰定量培养分离的致病菌或条件致病菌浓度 $\geq 1 \times 10^7 CFU/ml$，可认为是肺部感染的致病菌；$\leq 1 \times 10^4 CFU/ml$，则为污染菌；介于两者之间，建议重复痰培养；如连续分离到相同细菌，浓度 $(1 \times 10^5) \sim (1 \times 10^6) CFU/ml$ 连续 2 次以上，也可认为是致病菌。

B.经纤维支气管镜或人工气道吸引取样：受口咽部细菌污染的机会较咳痰少，如吸引物细菌培养其浓度 $\geq 1 \times 10^5 CFU/ml$ 可认为是致病菌，低于此浓度则认为多为污染菌。

C.防污染样本毛刷取样：如所取标本培养细菌浓度 $\geq 1 \times 10^3 CFU/ml$，可认为是致病菌。

D.支气管肺泡灌洗：如灌洗液培养细菌浓度 $\geq 10^4 CFU/ml$，防污染支气管肺泡灌洗标本细菌浓度 $\geq 1 \times 10^3 CFU/ml$，可认为是致病菌。

E.血和胸腔积液培养：肺炎患者血和痰培养分离到相同的细菌，可确定为肺炎的病原菌。如仅血培养阳性，但不能用其他原因解释，如用腹腔感染、静脉导管相关性感染解释菌血症的原因，血培养的细菌也可认为是肺炎的病原菌。胸腔积液培养得到的细菌则基本可认为是肺炎的致病菌。由于血和胸腔积液标本的采集需要经过皮肤，故必须排除操作过程中皮肤细菌的污染。

此外，还可根据各种肺炎的临床表现和放射学特征估计可能的病原体（表 8-5-1）。

表 8-5-1 常见肺炎的临床表现和 X 线特征

病原体	临床表现	X 线特征
肺炎链球菌	起病急，寒战、高热、咳铁锈色痰、胸痛、肺实变体征	肺叶或肺段实变，无空洞，可伴胸腔积液
金黄色葡萄球菌	起病急，寒战、高热、脓血痰、气急、毒血症症状、休克	肺叶或小叶浸润，早期空洞、脓胸，可见液气囊腔
肺炎克雷伯菌	起病急，寒战、高热、全身衰竭、咳砖红色胶冻状痰	肺叶或肺段实变，蜂窝状脓腔，叶间隙下坠
铜绿假单胞菌	毒血症症状明显，脓痰，可呈蓝绿色	双肺支气管肺炎，结节状浸润，后期融合成大阴影，可能有小脓肿和胸腔积液
大肠埃希菌	原有慢性病，发热、脓痰、呼吸困难	支气管肺炎，脓胸
流感嗜血杆菌	高热、呼吸困难、呼吸衰竭	支气管肺炎，肺叶实变，无空洞
厌氧菌	误吸病史，高热、腥臭痰、毒血症症状明显	支气管肺炎、脓胸、脓气胸、多发性肺脓肿
军团菌	高热、肌痛、相对缓脉	下叶斑片浸润，进展迅速，无空洞
支原体	起病缓，可小流行，乏力、肌痛头痛	下叶间质性支气管肺炎，3~4 周可自行消散
念珠菌	慢性病史，畏寒、高热、黏痰	双下肺纹理增多，支气管肺炎或大片浸润，可有空洞
曲霉菌	免疫力严重低下，发热、干咳、棕黄色痰、胸痛、咯血、喘息	两肺中下叶纹理增粗，空洞内可有球影，可随体位移动；胸膜为基底的楔形影，内有空洞；晕轮征和新月体征

（4）治疗

1）保持呼吸道通畅和排出呼吸道分泌物：①对痰液黏稠者，行雾化和湿化气道治疗；②对于病情许可的肺部感染，应鼓励患者咳嗽，或轻轻拍打患者背部以利于痰的排出；③如患者有较多的误吸，应立即行气管插管并用导管吸出内容物，促使肺泡重新充气；④如患者衰弱，无力咳痰，可考虑施行气管切开，便于吸痰。

2）抗感染治疗：术后肺部感染一旦诊断，应立即进行抗感染治疗，细菌性肺炎的治疗包括经验性治疗和针对病原体的治疗。前者主要根据本地区、本单位的手术后常见肺部感染病原体流行病学资料,选择可能覆盖病原体的抗菌药物;后者则根据呼吸道或肺组织标本的培养和药敏试验结果,选择体外试验敏感的抗菌药物。

A. 轻度、中度术后肺炎:常见病原体为肠杆菌属细菌、流感嗜血杆菌、肺炎链球菌、金黄色葡萄球菌等。抗生素可先用第二、三代头孢菌素联合大环内酯类,β- 内酰胺类 /β- 内酰胺酶抑制剂,青霉素过敏者可选择喹诺酮类或克林霉素。

B. 重症术后肺炎:常见病原体有铜绿假单胞菌、耐甲氧西林金黄色葡萄球菌、不动杆菌、肠杆菌属细菌、厌氧菌等。首先应选择广谱的强力抗菌药物,并应足量、联合用药。抗生素可选用喹诺酮类或氨基糖苷类联合下列药物之一:头孢他啶、头孢哌酮、哌拉西林、替卡西林;或选用广谱 β- 内酰胺类 /β- 内酰胺酶抑制剂,如替卡西林 / 克拉维酸、头孢哌酮 / 舒巴坦等;亦可选用碳青霉烯类,如亚胺培南,必要时可联合万古霉素。考虑有真菌感染时应选用有效的抗真菌的药物,如氟康唑。一旦病原体确立,应依据药敏试验结果来调整抗生素。

抗菌药物治疗后 48~72 小时应对病情进行评价,治疗有效表现为体温下降、症状改善、临床状态稳定、白细胞计数逐渐降低或恢复正常,而胸部 X 线片病灶吸收较迟。如 72 小时后症状无改善,其原因可能有:①药物未能覆盖致病菌或细菌耐药;②特殊病原体感染如结核分枝杆菌、真菌、病毒等;③出现并发症或存在影响疗效的宿主因素(如免疫抑制);④非感染性疾病误诊为肺炎;⑤药物热。

病情稳定后可从静脉途径转为口服治疗。肺炎抗菌药物疗程至少 5 天,大多数患者需要 7~10 天或更长疗程,如体温正常 48~72 小时,无任何一项临床不稳定的肺炎征象可停用抗菌药物。肺炎临床稳定标准:① T ≤ 37.8℃;②心率 ≤ 100 次 /min;③呼吸频率 ≤ 24 次 /min;④血压:收缩压 ≥ 90mmHg;⑤呼吸室内空气条件下动脉血氧饱和度 ≥ 90% 或 $PaO_2 ≥ 60mmHg$;⑥能够口服进食;⑦精神状态正常。

3)支持对症治疗:包括营养支持,纠正水、电解质紊乱,能量支持及氧疗。对于急性呼吸衰竭患者,应给予氧疗。①吸氧浓度:Ⅰ 型呼吸衰竭采用较高浓度(>35%)给氧可以迅速缓解低氧血症,而不会引起 CO_2 潴留;Ⅱ 型呼吸衰竭时,则应低浓度给氧。②吸氧装置:鼻导管给氧简单、方便,不影响患者咳痰、进食。但缺点为氧浓度不恒定,易受患

者呼吸的影响;高流量时对局部黏膜有刺激作用,氧流量不能大于 7L/min。吸入氧浓度与氧流量的关系:吸入氧浓度(%)=21+4× 氧流量(L/min)。面罩给氧的优点为吸氧浓度相对稳定,可按需调节,该方法对鼻黏膜刺激小,缺点为在一定程度上影响患者咳痰、进食。

(5)预防:①术前 2 周戒烟,同时注意口腔卫生;②有慢性呼吸道阻塞疾病的患者及老年患者应在无呼吸道感染的情况下行择期手术,如要行急诊手术,避免耐药菌群的产生;③严格掌握使用抗生素的指征,停用不必要的抗生素,避免耐药菌株的产生;④术前指导患者深呼吸锻炼,特别是用力呼吸,对于盆腹腔手术患者应练习胸式呼吸;⑤积极排出呼吸道分泌物,包括体位引流、湿润气道、雾化吸入及气道内吸引等;⑥选择合适的麻醉方法,避免对呼吸道有刺激性的麻醉。对于呼吸道有梗阻的患者,施行全身麻醉后发生呼吸功能不全的概率比区域阻滞麻醉更高。

2. 急性肺不张 肺不张为部分或整个肺的无收缩及无空气状态,以致失去或降低呼吸功能,是手术后常见的一种呼吸系统并发症。多见于年老、体弱及原有急慢性呼吸道感染者。

(1)病因:麻醉期间使用大剂量的麻醉药和镇静剂,以及过高的氧浓度、敷料包扎过紧、腹部膨隆、身体长期不活动,使呼吸受阻、膈肌上升、支气管分泌物集聚及咳嗽反射受抑制,可促使肺不张的发生。此外,呕吐物的误吸、呼吸神经肌肉抑制、疼痛及肌肉痉挛等,使咳嗽反射抑制而有利于肺不张的发生。

(2)临床表现:①症状:取决于产生支气管堵塞的速度、受影响的肺范围和是否存在感染。堵塞迅速伴大面积肺萎缩时,可出现呼吸困难、发绀、意识障碍;且肺不张常合并肺部感染,可有胸痛及发热(体温>38℃)等。而缓慢发生的肺不张可无症状。②体征:气管和心脏向患侧移位,病变部位呼吸运动减弱或消失,叩诊浊音或实音,呼吸音减弱或消失。

(3)诊断:对于术后出现上述症状和体征,尤其是年老体弱、原有慢性呼吸道疾病及呼吸功能储备下降的患者,行胸部 X 线检查发现肺不张的影像学改变时,可诊断此病。X 线片的影像学改变为无空气的肺叶或肺段区,常呈三角形阴影,其顶端对着肺门。大叶性肺不张时,可见气管、心脏和纵隔向患侧移位。

（4）治疗：术后急性肺不张的治疗包括排除引起急性肺不张的原因，使不张的肺重新膨胀起来。但是，一旦怀疑有机械性阻塞，可采取咳嗽、咳痰、吸引、物理治疗。倘若通过24小时的积极治疗仍未见有效，可能是患者不适合此类措施，就要进行纤维支气管镜检查，如有支气管阻塞，治疗就要解除阻塞和消除必然存在的感染。通过支气管镜检，往往可去除黏液阻塞物和黏稠的分泌物，使病变的肺重新充气。如果有异物吸入，应及时做支气管镜去除异物。具体包括下列措施：①体位引流，应使患侧处于最高位的体位，以利引流。②鼓励患者咳嗽、翻身并做深呼吸，用手掌拍打患者的胸背部，然后用双手按住患者季肋部或切口两侧，嘱患者深吸一口气用力咳嗽。深吸气可使气体进入呼吸道至有分泌物位置的远端，在咳嗽时借助气流冲击的力量，使分泌物排出，从而解除支气管梗阻，使肺膨胀。③物理治疗。若痰液黏稠不易咳出，可行蒸汽吸入、超声雾化等稀释痰液后使其易于咳出。若患者无力咳嗽或难以配合，可用橡皮导尿管，于深吸气时插入气管，刺激、诱发咳嗽，排出痰液。对痰液过多的严重肺不张的患者或老年人，上述方法仍不能有效咳痰时，可用支气管镜吸痰，必要时行气管插管或气管切开，建立人工气道以利吸痰。④并发肺部感染时，应及时使用高效、敏感的抗生素治疗。

（5）预防：①原有慢性支气管炎和大量吸烟会增加手术后肺不张的危险，应鼓励患者手术前停止吸烟1~2周并采取一些清理支气管分泌物的措施。②避免使用让手术后患者长时间处于麻醉状态的麻醉剂，并在手术后减少麻醉药，以防止抑制咳嗽反射，麻醉结束后应向肺内注入一部分空气，而不是100%的纯氧。③术前锻炼深呼吸，腹部手术患者应练习胸式呼吸。鼓励患者咳嗽，促进气道内分泌物的排出。④防止手术后呕吐物的误吸。对于腹胀者，应给予胃肠减压。⑤合理止痛。疼痛是影响患者咳嗽及深呼吸的主要因素。少量吗啡能起到良好、持久的镇痛作用，但吗啡剂量过大则可致呼吸抑制。

3. 急性呼吸窘迫综合征（acute respiratory distress syndrome，ARDS） 本征为手术后的各种原因导致急性肺损伤（acute lung injury，ALI）引起肺通气和/或换气功能严重障碍，以致在静息状态下亦不能维持足够的气体交换，导致低氧血症伴（或不伴）高碳酸血症，进而引起一系列病理生理改变和相应临床表现的综合征。

（1）病因：各种急症原因引起的肺直接或间接损害的急性过程均可引发此综合征。如原发性细菌性或病毒性肺炎，呕吐胃内容物的吸入，持久或深度休克，广泛大面积烧伤，脂肪栓塞，大量输血，输液多，机械换气等致肺泡表面物质的减少及出血性坏死性输卵管炎术后。

（2）临床表现：ARDS的主要病理改变为肺广泛充血、水肿和肺泡内透明膜形成，包括渗出期、增生期和纤维化期三个病理阶段，常重叠存在。ARDS肺组织的大体表现呈暗红或暗紫红的肝样变，可见水肿、出血，重量明显增加，切面有液体渗出，故有"湿肺"之称。显微镜下早期可见微血管充血、出血和微血栓，肺间质和肺泡内有炎症细胞浸润和富含蛋白质的液体；72小时后形成透明膜，伴灶性或大片肺泡萎陷，可见 I 型肺泡上皮受损坏死；1~3周后，逐渐过渡到增生期和纤维化期，可见 II 型肺泡上皮和成纤维细胞增生、胶原沉积，肺泡的透明膜经吸收消散而修复或形成纤维化。

ARDS通常发生在损伤后24~48小时，主要表现为低氧血症所致的呼吸困难和多器官功能衰竭。若系重症肺炎引起者，多先有发热，后出现下述表现。

1）呼吸困难：是ARDS最早出现的症状。多数患者有明显的呼吸困难，可表现为频率、节律和幅度的改变。较早表现为呼吸频率增快，病情加重时出现呼吸困难，辅助呼吸肌活动加强，如三凹征。

2）发绀：是缺氧的典型表现，当动脉血氧饱和度低于90%时，可在口唇、指甲出现发绀；另应注意，因发绀的程度与还原型血红蛋白含量相关，所以红细胞增多者发绀更明显，贫血者则发绀不明显或不出现；严重休克等原因引起末梢循环障碍的患者，即使动脉血氧分压尚正常，也可出现发绀，称为外周性发绀。而真正由于动脉血氧饱和度降低引起的发绀，称为中央性发绀。发绀还受皮肤色素及心功能的影响。

3）精神神经症状：急性缺氧可出现精神错乱、躁狂、昏迷及抽搐等症状。如合并急性二氧化碳潴留，可出现嗜睡、淡漠、扑翼样震颤，甚至呼吸骤停。

4）循环系统表现：多数患者有心动过速，严重低氧血症、酸中毒可引起心肌损害，亦可引起周围循环衰竭、血压下降、心律失常及心搏停止。

5）消化和泌尿系统表现：严重呼吸衰竭对肝肾功能均有影响，部分病例可出现转氨酶升高，以及血浆尿素氮、肌酐升高；个别病例可出现尿蛋白、红细胞和管型。因胃肠道黏膜屏障功能损伤，导致胃肠道黏膜充血水肿、糜烂渗血或应激性溃疡，引起上消化道出血。

6)体征：早期体征可无异常，有时仅在双肺闻及少量细湿啰音或哮鸣音，后期多可闻及水泡音，可有管状呼吸音。

(3)诊断：术后出现发热、呼吸窘迫及发绀，应想到有可能发生 ARDS，应立即通过血气分析和胸部 X 线检查作出推测性的诊断。1999 年中华医学会呼吸病学分会制定的诊断标准如下：①有 ALI/ARDS 的高危因素。②急性起病、呼吸频数和 / 或呼吸衰竭。③低氧血症时，ALI 时动脉氧分压与 / 吸入氧浓度的比值（PaO_2/FiO_2）≤300；ARDS 时，PaO_2/FiO_2 ≤200。④胸部 X 线检查显示两肺浸润阴影。⑤肺动脉楔压 ≤18mmHg 或临床上能除外心源性肺水肿。同时符合以上 5 项条件者，可以诊断 ALI/ARDS。

1)动脉血气分析：典型的 ARDS 改变为 PaO_2 降低，$PaCO_2$ 降低，pH 值升高。目前在临床上以 PaO_2/FiO_2 最为常用，如某位患者在吸入 40% 氧（吸入氧浓度为 0.4）的条件下，PaO_2 为 80mmHg，则 PaO_2/FiO_2 为 80÷0.4=200。PaO_2/FiO_2 降低是 ARDS 的必要条件。正常值为 400~500；在 ALI 时，≤300；ARDS 时，≤200。

2)胸部 X 线片：早期可无异常或呈轻度间质改变，表现为边缘模糊的肺纹理增多。继之出现斑片状以至融合成大片状的浸润阴影，大片阴影中可见支气管充气征。

3)肺功能检测：可判断通气功能障碍的性质（阻塞性、限制性或混合性）、是否合并换气功能障碍以及通气和换气功能障碍的严重程度。但不适用于重症患者。

(4)总治疗原则：加强呼吸支持，包括保持呼吸道通畅、纠正缺氧和改善通气等；治疗病因和诱发因素；加强一般支持治疗和对其他重要脏器功能的监测与支持。

1)保持呼吸道通畅：若患者昏迷，应使其处于仰卧位，头后仰，托起下颌将口打开；清除气道内分泌物及异物；若上述方法仍不能奏效，必要时应建立人工气道。人工气道的建立一般包括三种方法，即简便人工气道、气管插管及气管切开，后两者属气管内导管。简便人工气道主要有口咽通气道、鼻咽通气道和喉罩，是气管内导管的临时替代方法，在病情危重不具备插管条件时应用，待病情允许后再行气管插管或切开。气管内导管是重建呼吸道最可靠的方法。

若患者存在支气管痉挛，需积极使用支气管扩张药物，可选用 β_2 肾上腺素受体激动剂、抗胆碱药、糖皮质激素或茶碱类药物等，多选择经静脉给药。

2)正确处理基础疾病：积极治疗感染、创伤、休克等引起急性呼吸衰竭的基础疾病至关重要。

3)氧疗：采取有效措施，尽快提高 PaO_2。一般需高浓度给氧，使 PaO_2 ≥60mmHg 或 SaO_2 ≥90%。轻症者采用面罩给氧，但多数患者需使用机械通气。

4)机械通气：是在患者自然通气和 / 或氧合功能出现障碍时，运用器械（呼吸机）使患者恢复有效通气并改善氧合的技术方法。一旦诊断 ARDS，应尽早进行机械通气。其关键在于复张萎陷的肺泡并使其维持在开放状态，以增加肺容积和改善氧合，同时避免肺泡随呼吸周期反复开闭所造成的损伤。现 ARDS 的机械通气推荐采用肺保护性通气策略，主要措施包括给予合适水平的呼气末正压（positive end-expiratory pressure，PEEP）和小潮气量。① PEEP 的调节：对血容量不足的患者，应补充足够的血容量以代偿回心血量的不足，同时不能过量，以免加重肺水肿；应从低水平开始，先用 $5cmH_2O$，逐渐增加至合适的水平，争取维持 PaO_2 大于 60mmHg 而 FiO_2 小于 0.6。一般 PEEP 水平为 8~18cmH_2O。②小潮气量：即 6~8ml/kg，旨在将吸气平台压控制在 30~35cmH_2O 以下，防止肺泡过度扩张。

5)糖皮质激素的应用：主张早期、大量、短程应用，如氢化可的松 300~400mg/d，3~4 天。

6)抗感染治疗：选用高效、敏感和广谱的抗生素。

7)支持治疗：①纠正水、电解质紊乱和酸碱平衡失调：一方面，要维持有效的循环血容量，保持心、肺、肾等重要脏器的血流灌注；另一方面，又要避免过多补液增加肺毛细血管静水压，加重肺水肿。通常补液量在 2 000ml 以内，允许适当的液体负平衡。②营养支持：由于摄入不足和代谢失衡，多存在营养不良，需保证充足的营养和热量供给。③预防并发症：加强对重要脏器功能的监测和保护，防止肺动脉高压、肺源性心脏病、肺性脑病、肾功能不全、消化道功能障碍、弥散性血管内凝血及多器官功能障碍综合征的发生。

（5）预防：积极预防和控制术后肺部感染的发生，减少术中出血，避免过多输血，防止呕吐物的吸入，避免过多输液，需保持液体的负平衡，对休克患者应注意重要器官功能的防护。

（二）消化系统并发症

妇科手术后出现发热合并腹泻者应考虑感染性腹泻，包括细菌性腹泻、病毒性腹泻、寄生虫性腹泻、真菌性腹泻等。有关感染性腹泻的病因、临床表现、诊断、治疗和预防详见本章第三节。

（三）泌尿系统并发症

妇科手术后最普遍的合并发热的泌尿系统并发症就是尿路感染，有关尿路感染的病因、临床表现、诊断、治疗及预防内容详见本章第四节。

（四）盆腔感染

盆腔感染是引起妇科手术后发热的常见原因之一，多见于感染性子宫及附件手术，因脓液溢入腹腔或手术时并发脏器损伤（如肠管破裂、子宫穿孔）未被发现或处理不当，或与妇科牵连的肠管手术污染等，术后应用抗生素量不足，造成盆腹腔渗血、渗液而继发感染。此外，阴道不洁，如滴虫性阴道炎、细菌性阴道病等所致术后阴道残端感染，进而上行至保留的附件，或行盆腔淋巴结切除术，术后引流不畅，盆底两侧后腹膜积血、积液亦可导致感染。有关妇科术后盆腔感染的病因、临床表现、诊断、治疗及预防详见第三章第五节。

（五）腹壁切口感染

切口感染是引起术后感染性发热的另一常见原因，常在术后4~5天因存在不能解释的发热，检查腹壁切口时发现切口发红、变硬而确诊。腹壁切口感染与外因（皮肤、器械、敷料消毒不严，或感染性盆腔手术污染切口，切口止血不彻底或异物残留等）或内因（患者高龄，健康和营养状况欠佳，皮肤有毛囊炎，疖肿，腹壁肥厚等）有关。若未能及时诊断和处理，可导致皮肤、皮下组织及浅深筋膜的进行性坏疽，引起坏死性筋膜炎。有关腹壁切口感染的病因、临床表现、诊断、治疗及预防内容详见第三章第四节。

（六）血液系统并发症

妇科手术后可引起发热的血液系统并发症包括贫血、溶血性贫血和中性粒细胞减少。

1. 贫血 妇科手术常因术中、术后出血等因素，或疾病本身因素，如子宫肌瘤、子宫内膜息肉、功能失调性子宫出血及各种妇科恶性肿瘤等致月经过多或阴道不规则出血，术前即存在慢性贫血状态，术后贫血更加重，严重影响患者术后康复。贫血患者可伴发低热，如无病因可寻，可能与贫血的基础代谢升高有关。但若体温超过38.5℃，则应查找致热病因如感染等。有关贫血的病因、临床表现、诊断、治疗及预后详见本章第七节。

2. 溶血性贫血 溶血性贫血是由于红细胞破坏速率增加（寿命缩短），超过骨髓造血的代偿能力而发生的贫血。正常红细胞的寿命约120天，只有在红细胞的寿命缩短至15~20天时才会发生贫血。根据溶血发生的速度可分为急性和慢性溶血，一般而言，急性溶血发病急骤，短期大量溶血可合并发热。

（1）病因：造成红细胞破坏加速的原因可概括性分为红细胞本身的内在缺陷和红细胞外部因素异常，前者几乎全为遗传性疾病，后者则引起获得性溶血，妇科手术后发生的溶血多为获得性溶血。因妇科手术后机体免疫功能低下，阴道菌群繁多，平衡失调、肠腔细菌移位等因素均可导致术后盆腔感染，各种病原微生物（如细菌、原虫、病毒等）的感染、妇科恶性肿瘤放化疗以及某些药物（包括青霉素类、磺胺类、利福平、异烟肼、对氨基水杨酸、非那西汀、奎宁、奎尼丁、α-甲基多巴、左旋多巴、苯妥英钠、氯丙嗪、头孢噻肟、头孢他丁、头孢曲松、噻嗪类、卡铂、顺铂等）等，均可诱发溶血性贫血。

（2）临床表现：除发热外，急性溶血可引起寒战、头痛、呕吐及四肢和腰背痛、腹痛，继而出现血红蛋白尿。严重者可发生明显心力衰竭或休克。其后出现黄疸和其他严重贫血的症状和体征。

慢性溶血多为血管外溶血，发病缓慢，表现为贫血、黄疸和脾大三大特征。因病程较长，机体对贫血往往有较好的代偿，故症状较轻。黄疸多为轻至中度，不伴皮肤瘙痒。在慢性溶血过程中，由于某些诱因如病毒性感染，患者可发生暂时性红系造血停滞，持续1周左右，称为再生障碍性贫血危象。

（3）诊断：溶血性贫血的实验室检查包括红细胞破坏增加的和红系造血代偿性增生的一系列检查。前者包括：①血清游离胆红素升高；②尿胆原升高；③血清结合珠蛋白降低；④血浆游离血红蛋白升高；⑤尿血红蛋白阳性；⑥乳酸脱氢酶升高；⑦外周血涂片可见破碎和畸形红细胞升高；⑧红细胞寿命测定缩短。后者包括：①网织红细胞计数升高；②外周血涂片可见有核红细胞；③骨髓检查示红系造血增生；④红细胞肌酸升高。

（4）治疗：①去除病因：药物诱发性溶血性贫血停用药物后，病情可能很快恢复。感染所致溶血性贫血在控制病原微生物的感染后，溶血即可终止。②糖皮质激素和其他免疫抑制剂：主要用于免疫性溶血性贫血。③输血或成分输血：输血可导致某些溶血性贫血患者产生严重的反应，故对于溶血性贫血的输血应视为支持或挽救生命的措施，应采用成分输血，必要时采用洗涤红细胞。④支持治疗：严重的急性血管内溶血可造成急性肾衰竭、休克及电解质紊乱等致命并发症，应予以积极处理。某些慢性溶血性贫血叶酸消耗增加，宜适当补充叶酸。慢性血管内溶血增加铁丢失，体内存在铁缺乏时可用铁剂治疗。

（5）预防：术后溶血性贫血的发生多因术后感染诱发，故应加强术后感染的预防，重视术前抗生素的合理应用、手术技巧等尤为重要，有关内容详见第三章第五节。此外，对于药物诱发的溶血性贫血应立即停用药物，而妇科恶性肿瘤放化疗引起的贫血则视患者情况而定，必要时停用放化疗。

3. 中性粒细胞减少 中性粒细胞减少指外周血液循环中中性粒细胞绝对数量明显减少（$< 2.0 \times 10^9/L$）；中粒细胞缺乏是中性粒细胞减少的一种严重形式，外周血中性粒细胞绝对计数 $< 0.5 \times 10^9/L$。部分患者以发热为主要临床表现，但多为低热。如粒细胞低于 $1.0 \times 10^9/L$ 时，伴发感染的可能性增加，可表现为高热。

（1）病因：中性粒细胞减少可分为先天性和获得性两类，其中以获得性最常见。根据中性粒细胞减少的病因和发病机制，可分为中性粒细胞生成减少和外周血破坏增加。妇科手术后中性粒细胞减少多为术后病毒或细菌感染引起，机制可能为中性粒细胞消耗增加和病毒本身对骨髓粒系造血的抑制。此外，由免疫介导的中性粒细胞缺乏是一种罕见的药物并发症，几乎所有药物都可能引起，包括苯妥英钠、卡马西平、吲哚美辛、青霉素类药物、氯霉素、磺胺药、头孢菌素、丙硫氧嘧啶、吩噻嗪、卡托普利、甲基多巴、普鲁卡因酰胺、氯磺丙脲、氯丙嗪、西咪替丁和免疫抑制剂等。

（2）临床表现：症状缺乏特异性，少数患者无明显症状，多在检查血常规时偶然被发现。有症状的患者多为乏力、低热、疲倦、头晕、食欲减退、心悸及失眠。如粒细胞低于 $1.0 \times 10^9/L$ 时，感染倾向可明显增加，易反复罹患上呼吸道、尿路及胆道感染。临床表现为突发寒战、高热、头痛、全身肌肉、关节疼痛、虚弱、呼吸衰竭。在细菌隐匿部位如口腔、阴道、直肠、肛门等可迅速发生感染。病情迅速恶化及蔓延，引起肺部感染、败血症及脓毒血症等致命性严重感染。

（3）诊断

1）血常规：白细胞或中性粒细胞低于正常值下限，红细胞和血小板一般正常。粒细胞缺乏时粒细胞极度降低或缺如。淋巴细胞相对增多，可见中性粒细胞核左移或核分叶过多，胞质内常见中毒颗粒和空泡。

2）骨髓象：可见幼粒细胞不少而成熟细胞不多的"成熟障碍象"，也可表现为粒系代偿性增生。药物诱发的中性粒细胞减少的骨髓象表现出特征性的髓系"成熟停滞"。

（4）治疗：在停用可疑药物、脱离有害因素、控制感染的基础上，治疗措施取决于中性粒细胞计数。

1）中性粒细胞计数在 $(1.0\sim1.5) \times 10^9/L$，宿主对细菌的防御反应能力无明显变化，一般不需要药物治疗。

2）中性粒细胞计数在 $(0.5\sim1.0) \times 10^9/L$，感染风险轻度增加，当出现感染或发热时，应予以处理：①控制感染：特别是细菌或病毒感染，应采用有效抗生素加以控制。②药物治疗：如维生素 B_4、维生素 B_6、鲨肝醇、利血生、茜草双酯等，一般 2~3 种合用，疗效不定。③糖皮质激素和静脉内注射免疫球蛋白：免疫因素所致者可试用泼尼松，口服，每次 10~20mg，每日 3 次，因副作用较多，故不宜长期使用。对免疫介导的中性粒细胞减少，也可用静脉内注射免疫球蛋白，以升高中性粒细胞计数和改善感染并发症。④造血生长因子：包括粒细胞集落刺激因子（G-CSF）和粒细胞-巨噬细胞集落刺激因子（GM-CSF），短期应用多有确切疗效。

3）中性粒细胞计数 $< 0.5 \times 10^9/L$ 时，患者极易发生严重的细菌和真菌感染，危及生命。应采取严密的消毒隔离措施，有条件时可置于"无菌室"中，进行经验性治疗时应及时给予足量广谱抗生素，常用氨基糖苷类和 β-内酰胺类联合。疑有真菌感染时应使用氟康唑或两性霉素 B 治疗，然后再根据病原微生物进行调整。同时，宜早期开始造血生长因子治疗。可选用 G-CSF 或 GM-CSF，剂量 2~10μg/（kg·d），皮下注射，大多数患者反应良好，粒细胞很快上升。

（5）预防：避免接触射线或苯等对骨髓有毒性作用的因素，职业暴露者应注意防护和定期查体。此类疾病以药物相关性最为常见，故应避免滥用药物，使用高危药物者应定期检查血常规，发现粒细胞减少应停用药物。

（七）循环系统并发症

妇科手术后可引起发热的循环系统并发症多指盆腔感染性血栓性静脉炎（septic pelvic thrombophlebitis, SPT）。

SPT 是盆腔严重细菌感染损伤静脉壁，在血液高凝状态下，形成感染性血栓所致，是严重盆腔感染的一种类型，最常见于严重的产褥感染或流产后的盆腔感染，也可见于输卵管卵巢脓肿。妇科手术后较少见，发生率为 0.1%~0.5%。SPT 临床表现凶险，除盆腔感染的表现外，还可以有严重的高热和中毒症状，如果感染性血栓脱落，可以引起肺脓肿和全身其他部位的脓肿。

1. 病因　盆腔静脉血栓形成和细菌感染是 SPT 的两个必要因素，SPT 常累及的静脉包括卵巢静脉、子宫静脉、髂内静脉、髂总静脉和阴道静脉，以右侧卵巢静脉最多见。少数患者同时合并髂内静脉血栓。目前多认为是需氧菌和厌氧菌混合感染所致，需氧菌消耗局部氧分，造成乏氧环境，促进厌氧菌生长；厌氧菌，如脆弱拟杆菌，可以产生肝素酶，分解肝素，促进血栓形成，感染性血栓在局部不断扩大，形成恶性循环。盆腔静脉系统内的感染性血栓可以脱落，进入血液和肺循环，引起菌血症、毒血症和脓毒症，感染性血栓在停留部位特别是肺实质内形成转移性脓肿。

2. 临床表现　SPT 分为典型和不典型两种类型，典型者与腹部手术有密切关系，发生在术后 2~4 天，特点为稽留热或弛张热、心动过速、胃肠道不适、单侧或双侧下腹痛、腰肋部疼痛，疼痛为绞痛，可向腰骶部和大腿放射。其中 50%~67% 的病例可触及腹部条索状包块，多由急性血栓形成引起。如果髂静脉血栓形成，可同时伴有大腿部和腹部的持续性疼痛和水肿。不典型者通常发生于盆腔手术 6 天后，盆腔微静脉中形成广泛的血栓。特点是持续潮热，峰值为 39.0~40.5℃，伴昼夜变化，使用抗生素后临床症状改善，但体温不变，伴有心动过速。令人惊奇的是，无论典型还是不典型 SPT，除了轻微触痛（右侧多见）外，盆腔征象通常不明显，极少数患者可触到条索样或腊肠样压痛肿块。

3. 诊断　一旦术后发热患者使用广谱抗生素 72 小时后仍未好转，应考虑该诊断。可以加重 SPT 病情发展的有静脉淤血（如肥胖、糖尿病）、血管损伤、细菌污染盆腔血管。

血常规检查表现为白细胞和中性粒细胞增多；尿常规和镜检通常无异常；血细菌培养结果不一，但阳性率最高仅有 35%。目前认为，CT 和 MRI 是诊断 SPT 的最佳技术。受累静脉主要表现为静脉增粗或迂曲，静脉管腔内低密度影，增强 CT 下静脉壁清晰，静脉周围水肿；MRI 可见静脉壁炎症和静脉周围炎。超声对 SPT 的诊断率仅为 CT 和 MRI 的 50%，但其方便、经济，且可作为非常有效的观察治疗效果的影像学技术。诊断 SPT 的关键是增强对 SPT 的了解和认识，及时进行盆腹腔超声、CT 和 MRI 检查，需要在广谱抗生素的基础上增加抗凝药物进行诊断性治疗，必要时需要开腹或腹腔镜手术探查。

4. 治疗　目前多采用以抗生素和肝素为主的抗凝治疗，效果满意。

（1）广谱抗生素：SPT 是一种特殊类型的感染性疾病，多为混合性感染，诊断时患者多已经接受 7 天的各种方案的抗生素治疗。所以一旦临床怀疑或已经确诊 SPT，应该继续应用抗生素治疗，而且应该注意如下原则：①广谱、联合和足量；②抗生素方案中必须使用针对厌氧菌的药物；③及时辅助使用肝素；④一般要使用 7~10 天，病情好转后及时停药。

（2）抗凝治疗：见本章第一节。

（3）介入治疗：见本章第一节。

5. 预防　鉴于盆腔静脉血栓形成和细菌感染是 SPT 的两个必要因素，故对 SPT 的预防应从预防静脉血栓形成和盆腔感染两方面入手，详见本章第一节、第三章第五节。

（八）风湿性疾病

风湿性疾病是指一大类病因各不相同，但均累及关节及其周围组织的疾病。临床中最常见的风湿性疾病有四大类，包括弥漫性结缔组织病（类风湿关节炎、系统性红斑狼疮、坏死性血管炎、干燥综合征及多发性肌炎等），血清阴性脊柱关节病（强直性脊柱炎、Reiter 综合征、银屑病关节炎及炎性肠病关节炎），骨关节炎（代谢性和先天性骨关节炎等）和晶体性关节炎。上述各类风湿性疾病常有多系统受累，发作期均会伴有不同程度的发热。手术创伤、感染及精神刺激等均可能诱导易感个体发生风湿系统疾病。

1. 病因

(1) 手术创伤: 手术创伤后患者抵抗力低下, 易合并感染, 尤其是术前合并风湿性疾病时易导致急性发作。此外, 应激可通过促进神经内分泌改变而影响免疫细胞的功能。

(2) 感染: 已经证明某些病毒和细菌可通过体内的抗原性蛋白或多肽片段破坏自身耐受性, 介导各类风湿性疾病的急性发作。

(3) 遗传易感性: HLA-B27 阳性者患强直性脊柱炎的危险性比一般人群高 20~40 倍。单卵双胎儿同患类风湿关节炎的概率为 27%, 而异卵双胎儿的概率则为 13%, 均远高于普通人群。

(4) 内分泌: 类风湿关节炎患者体内雄激素及其代谢产物水平明显降低, 围绝经期女性类风湿关节炎的发病率明显高于同龄男性及老年女性。同时, 生育年龄女性的系统性红斑狼疮发病率绝对高于同年龄段的男性, 也高于青春期以前的儿童和老年女性。

(5) 环境: 日光照射可使系统性红斑狼疮皮疹加重, 且可引起疾病复发或恶化, 被称为光敏感现象。

(6) 药物: 含有芳香胺或联胺基团的药物(如肼苯哒嗪、普鲁卡因酰胺等)可诱发药物性狼疮的发生。

2. 临床表现

(1) 症状: ①疼痛: 关节、软组织疼痛是风湿性疾病患者最常见的症状之一。②僵硬和肿胀: 为持续性晨僵, 即早晨起床后自觉关节及其周围僵硬感, 常与关节肿胀相伴随。晨僵常被作为观察滑膜炎活动性的指标之一, 其持续时间与炎症的严重程度一致, 晨僵持续 1 小时以上者意义较大。③系统症状: 多见低热、乏力、体重下降、食欲减退等全身表现。④皮肤损害: 有皮疹、红斑、水肿、溃疡及皮下结节等, 系统性红斑狼疮患者最具特征性的皮肤损害为面部蝶形红斑。类风湿关节炎患者可有皮下结节, 多位于肘鹰嘴附近、枕、跟腱等关节隆突及受压部位; 结节呈对称分布, 质硬无压痛, 大小不一, 直径数毫米至数厘米不等。部分患者可因受寒冷或紧张刺激后, 肢端细动脉痉挛, 使手指(足趾)皮肤突然出现苍白, 相继出现皮肤变紫、变黑, 伴局部发冷、感觉异常和疼痛, 这种现象称为雷诺现象。

(2) 体征

1) 关节检查: 受累关节可表现为红、肿、疼痛、关节畸形和功能障碍。例如, 滑膜关节的滑膜炎呈梭形肿胀, 常见于类风湿关节炎; 而关节及其周围组织的弥漫性肿胀, 伴有发红、发亮, 称为腊肠指/趾, 见于血清阴性脊柱关节病。此外, 关节可丧失其正常的外形和活动范围, 如手的掌指关节尺侧偏斜, 关节半脱位, "天鹅颈""纽扣花"样畸形等, 与软骨、骨质破坏和肌腱受累有关, 在类风湿关节炎中常见。

2) 关节外其他系统检查: 患者的发育, 营养状况, 有无库欣综合征、贫血貌、步态等, 亦有助于疾病的诊断, 如颊部蝶形皮疹提示系统性红斑狼疮; 眶周淡紫红色的水肿性红斑("向阳性皮疹")和 Gottron 征提示皮肌炎; 指端、颜面皮肤的绷紧、变硬提示硬皮病; 银屑病皮疹提示银屑病性关节炎; 类风湿关节炎的类风湿结节; 痛风常见耳郭的痛风石; 干燥综合征的"猖獗齿"等, 对诊断的建立极有帮助。

3. 诊断 对风湿性疾病的诊断而言, 病史采集极为重要, 了解患者的年龄对疾病的诊断有一定帮助, 如系统性红斑狼疮多见于育龄女性, 而骨关节炎多见于中老年人。病情经过可体现病理过程, 如痛风多起病急骤(24 小时内发病), 但有自限性, 多于 1 周左右自行缓解; 反应性关节炎常在感染后数周内相继出现皮肤黏膜损害和关节炎; 类风湿关节炎多呈静止、活动交替, 自发缓解、反复加重的慢性经过。既往史中不明原因的血细胞减少、浆膜炎、癫痫发作史可进一步提示系统性红斑狼疮的可能, 反复的自然流产史可提示抗磷脂抗体综合征, 强直性脊柱炎、痛风、类风湿关节炎则多有阳性家族史等。

实验室检查在风湿性疾病的诊断中发挥着不可或缺的作用, 包括三大常规、血沉、C 反应蛋白、蛋白电泳、免疫球蛋白、补体等常规项目及下列特殊检查。其中, C 反应蛋白和血沉可反映病情的活动程度。

(1) 自身抗体: 可分为四类, 即抗核抗体、类风湿因子、抗中性粒细胞胞质抗体及抗磷脂抗体。

1) 抗核抗体: 抗 dsDNA 抗体、抗 ssDNA 抗体、抗 Sm 及抗 PCNA 阳性多见于系统性红斑狼疮; 抗 SSA/Ro 和抗 SSB/La 阳性则多见于干燥综合征, 抗着丝点抗体阳性多见于系统性硬化病。

2) 类风湿因子: 无特异性, 在类风湿关节炎患者中阳性率可达 70% 左右, 还可以见于系统性红斑狼疮、干燥综合征、混合性结缔组织病、系统性硬化病等自身免疫性结缔组织病。

3)抗中性粒细胞胞质抗体:对于血管炎的诊断极有帮助,尤其是胞质型抗中性粒细胞胞质抗体对于 Wegener 肉芽肿具有较高的特异性。

4)抗磷脂抗体:多见于抗磷脂抗体综合征。

(2)HLA-B27:与强直性脊柱炎的发病密切相关,但亦可见于反应性关节炎、Reiter 综合征及正常人群。

(3)滑液检查:滑液中白细胞计数有助于区分炎性、非炎性和化脓性关节炎。当白细胞超过 3 000/mm³,且中性粒细胞占 50% 以上时,提示炎性关节炎;此标准以下非炎性病变可能性大;白细胞 5 万 ~10 万 /mm³ 则提示化脓性关节炎。

(4)关节影像检查:有助于关节病变的诊断和鉴别诊断,亦能了解关节病变的演变。X 线检查早期可仅有软组织肿胀,近关节骨质疏松;典型的病变可见骨、软骨、软组织钙化,关节间隙狭窄,关节侵蚀,新骨形成(硬化、骨赘),软骨下囊肿,纤维性、骨性关节强直等。此外,CT 在骶髂关节炎的诊断和分级中应用最为广泛;MRI 对软组织损伤及微小骨侵蚀灵敏、可靠。放射性核素骨扫描常可提示炎性关节炎及骨肿瘤等疾病,但特异性较差。

(5)病理检查:如狼疮带试验对系统性红斑狼疮,肾组织活检对狼疮性肾炎,肌肉活检对多发性肌炎 / 皮肌炎,唇腺炎对于干燥综合征,以及关节滑膜病变对不同病因所致的关节炎都有确诊意义。

4. 治疗 妇科手术后急性发作的风湿性疾病强调早期诊断,尽早合理、联合用药。以类风湿关节炎为例简要介绍治疗措施如下。

(1)一般治疗:关节肿痛明显者应强调休息及关节制动,而在关节肿痛缓解后应注意关节的功能锻炼。

(2)药物治疗

1)非甾体抗炎药(non-stroid anti-inflammatory drugs,NSAID):为一线抗风湿药,主要通过抑制炎症介质的释放和由此引起的炎症反应过程而发挥作用,能缓解症状,但不能阻止疾病进展。因此,应用 NSAID 的同时,应加用慢作用抗风湿药。①水杨酸制剂:能抗风湿、抗炎、解热、止痛。剂量每日 2~4g,如疗效不理想,可酌量增加剂量,有时每日需 4~6g 才能有效。一般在饭后服用或与制酸剂同用,亦可用肠溶片以减轻胃肠道刺激。②吲哚美辛:一种吲哚醋酸衍生物,具有抗炎、解热和镇痛作用。患者如不能耐受阿司匹林可换用本药,常用剂量 25mg,每天 2~3 次,每日 100mg 以上时

易产生副作用。副作用有恶心、呕吐、腹泻、胃溃疡、头痛、眩晕、精神抑郁等。③丙酸衍生物:是一类可以代替阿司匹林的药物,包括布洛芬、萘普生和芬布芬,作用与阿司匹林相类似,疗效相仿,消化道副作用小。布洛芬常用剂量为每天 1.2~2.4g,分 3~4 次口服;萘普生每次 250mg,每日 2 次。副作用有恶心、呕吐、腹泻、消化性溃疡、胃肠道出血、头痛及中枢神经系统紊乱如易激惹等。④灭酸类药物:为邻氨基苯酸衍生物,其作用与阿司匹林相仿。抗灭酸每次 250mg,每日 3~4 次。氯灭酸每次 200~400mg,每日 3 次。副作用有胃肠道反应,如恶心、呕吐、腹泻及食欲减退等。偶有皮疹、肾功能损害、头痛等。

上述药物的治疗作用及耐受性因人而异,至少服用 1~2 周后才能判断其疗效。效果不佳者可换用另一种非甾体药物,但是应避免同时服用两种以上的 NSAID。

2)抗风湿药及免疫抑制剂:一般起效缓慢,对疼痛的缓解作用较差,但可缓解病情,减缓或阻止关节的侵蚀及破坏。目前常用的药物如下:①柳氮磺吡啶,能减轻关节局部炎症和晨僵,可使血沉和 C 反应蛋白下降,并可减缓滑膜的破坏。一般从小剂量开始,逐渐递增至每日 2~3g,用药后 1~2 个月起效。不良反应有恶心、腹泻、皮疹、白细胞降低、转氨酶升高等,但一般停药或减量后可恢复正常。②免疫抑制剂,适用于其他药物无效的严重类风湿关节炎患者,停药或激素减量的患者常用硫唑嘌呤,每次 50mg,每日 2~3 次;环磷酰胺每次 50mg,每日 2 次。待症状或实验室检查有所改善后,逐渐减量,维持量为原治疗量的 1/2~2/3。连续用 3~6 个月。副作用有骨髓抑制、白细胞和血小板下降、肝脏毒性损害、消化道反应、脱发、闭经、出血性膀胱炎等。③甲氨蝶呤,有免疫抑制与抗炎症作用,可降血沉,改善骨侵蚀,每周 5~15mg,肌内注射或口服,3 个月为 1 个疗程。副作用有厌食、恶心、呕吐、口腔炎、脱发、白细胞减少、血小板减少、药物性间质性肺炎与皮疹。可能成为继青霉胺之后被选用的另一缓解性药物。

3)肾上腺皮质激素:肾上腺皮质激素对缓解关节肿痛、控制炎症作用迅速,但效果不持久,对病因和发病机制毫无影响。一旦停药短期即复发,对类风湿因子、血沉和贫血也无改善。长期应用可导致严重副作用,因此不作为常规治疗,仅限于严重血管炎引起关节外损害而影响理要器官功能者,如

眼部并发症有引起失明危险、中枢神经系统病变、心脏传导阻滞、关节有持续性活动性滑膜炎等可短期应用;或经 NSAID、青霉胺等治疗效果不好,症状重,影响日常生活,可在原有药物的基础上加用小剂量皮质激素。效果不明显时可酌情加量,症状控制后应逐步减量至最小维持量。

4)雷公藤:既有非甾体抗炎作用,又有免疫抑制或细胞毒作用,可以改善症状。雷公藤多苷 60mg/d,1~4 周可出现临床效果。副作用有女性月经不调及停经、男性精子数量减少、皮疹、白细胞和血小板减少、腹痛、腹泻等,停药后可消除。

昆明山海棠,作用与雷公藤相似,每次 2~3 片,每天 3 次。疗程 3~6 个月以上。副作用有头晕、口干、咽痛、食欲减退、腹痛、闭经。

(3)手术治疗:对于经正规内科治疗无效及严重关节功能障碍的患者,手术治疗是有效的治疗方法,范围包括肌腱修补术、滑膜切除术及关节置换术等。

5. 预防 对于手术诱发的风湿性疾病的急性发作的预防,重点在于术前诊断已存在的风湿性疾病和合并风湿性疾病时的围手术期的管理,尤其是避免术后各种细菌、病毒等微生物感染。

(九)非感染性发热

1. 手术反应热

(1)病因:手术反应热的程度和持续时间与手术大小和损伤的程度有关。其机制是人体遭受严重创伤或手术后诱发一系列复杂的神经 - 内分泌系统反应和代谢改变,出现皮肤血管收缩和代谢亢进,过度产热和氧消耗增加。此外,损伤区血液成分及其他组织的分解产物吸收亦可引起发热,即创伤吸收热。

(2)临床表现与诊断:手术反应热多在手术当天或第二天出现,2~4 天后恢复正常,体温通常不超过 38.5℃,发热持续时间小于 4 天。老年患者由于免疫功能低下,体温反应较慢,发热出现较晚。术后吸收热,多为低热,一般不超过 39℃,持续 3~5 天。

(3)治疗与预防:手术反应热一般无须特殊治疗,常给予支持治疗,应用抗生素预防感染等并发症。但体温超过 37.5℃,患者出现头痛、肌肉酸痛、全身不适等不舒适感觉时,及时降温,可减轻患者术后痛苦,有利于肌体体能及早恢复。

2. 输血反应热 术后输血是维持正常血容量不可缺少的一种治疗手段。输血反应热包括发热性非溶血性输血反应(febrile non-hemolytic transfusion reactions)及溶血反应两类。

(1)发热性非溶血性输血反应:指患者在输血期间或输血后 1~2 小时内体温升高 1℃以上并有发热症状者,是输血最常见的反应,约占 50%。

1)病因:发热性非溶血性输血反应多因为血液中含有致热原,也可由于受血者与供血者的白细胞或血小板不相容引起,而致热原可能存在于与输血无关的液体、药物或血制品包装器材、输血器材中,如变性的蛋白质、灭活的死菌体及其代谢产物、炎性渗出物及无菌性坏死组织,尤其以革兰氏阴性杆菌最强,还有一些高温处理过的高分子残留物等。此外,多次输血或妊娠后受血者产生同种白细胞、血小板或血清蛋白抗体以后,再输血时可发生抗原 - 抗体反应,激活补体,引起白细胞溶解,释放内源性致热原(如白介素 -1)。

2)临床表现:多于输血开始后 15 分钟至 2 小时内发生,患者首先感觉发冷,继之寒战、发热,体温可高达 40℃以上,多在 1~2 小时后逐渐缓解,数小时完全消退。某些患者可伴有恶心、呕吐、皮肤潮红、心悸、心动过速和头痛等感冒样症状。个别患者有抽搐、低血压,甚至昏迷。

对于抗白细胞抗体阳性的受血者,输入浓缩白细胞后除上述症状外,少数尚有呼吸困难、发绀和肺水肿等严重反应。

3)诊断:①输血中或输血后 2 小时体温升高 1℃以上并有发热症状。②常有多次输血史。临床观察表明,发热性非溶血性输血反应的发生概率与输血和白细胞、血小板成分血制品的次数成正比。③未使用一次性输血器或一次性输血器有污染。

4)治疗:①立即减慢输血速度或暂停输血。②对症处理:寒战者要保暖,严重者可注射小剂量地塞米松或苯海拉明;发热者可给予退热剂。③伴有过敏者给予异丙嗪等,烦躁者可给予镇静剂如地西泮。

5)预防:①使用一次性输血器;②采血与输血应严格灭菌操作;③对有白细胞或血小板抗体的受血者可输去白细胞或去血小板的血液或输注洗涤红细胞。

(2)溶血反应:指输入的红细胞和少数受血者红细胞,在受血者体内被异常破坏,致使红细胞内的血红蛋白逸出,进入血浆而引起的反应。根据溶血发生的场所,可分为血管内溶血和血管外溶血,前者指溶血发生在血管内,多数与 ABO 血型不合有关;后者指溶血发生在肝、脾和骨髓中,多数由 Rh 系统不合引起。

1)病因:溶血反应是最严重的输血反应之一,与下列因素有关。

A. 免疫性溶血反应

a. ABO 血型不合:主要由于责任因素或技术因素。前者一般是因为血型鉴定错误、交叉配血错误、姓名搞错、标本送错、血袋拿错等。后者一般是标准血清效价过低或亲和力太弱,不能检出相应的血型抗原,造成血型鉴定错误。由于抗体是天然完全 IgM 抗体,故主要在血管内溶血。

b. Rh 血型不合:抗体是 IgG,主要在血管外溶血。

c. 其他稀有血型不合:常见于 Kell、Duffy、Kidd、Letheran、MNSs、Lewis 等血型不合。虽然其抗原性不强,但是反复多次输血刺激,更易产生相应抗体而发生血管内或血管外溶血。

d. A 亚型不合:我国 A 型大多为 A1 型,而 A2 型极少见。AB 型大多为 A1B 型,而 A2B 型者少见。如患者为 A2,已经输过 A1 型血或怀过 A1 型胎儿产生免疫性抗 A1 型抗体,如再输 A1 型血则可发生溶血反应。

e. O 型血抗体:由于 30%~40% 的 O 型血具有免疫性抗 A 及抗 B 抗体,作为“万能输血者”,尤其输血量较大时,可发生溶血。

B. 非免疫性溶血反应

a. 受血者自身因素:若受血者自身存在自身免疫性疾病,含有类似血型特异性的自身抗体,如输入其有相应抗原的血液时便可发生溶血反应。若受血者或献血者红细胞有缺损,包括红细胞或球蛋白有异常,如阵发性睡眠性血红蛋白尿症患者的红细胞膜有缺陷,使红细胞对外来血浆中的抗原抗体复合物与裂解素特别敏感,在补体参与下发生溶血。

b. 输血前红细胞已有破坏:①血液保存温度过高或过低,超出 2~8℃的范围,如取血没有用保温装置,路途中高温(如夏季 30℃以上)或低温(如冬季在 0℃以下)时间过长造成红细胞破坏;②输血不顺利、时间过长、输血加压过猛均可造成红细胞破坏;③过期血或剧烈震荡使大部分红细胞破坏或接近破坏;④血液内加入高渗或低渗溶液,或加入某些药物,或血液过度加热;⑤血液被污染。

2)临床表现:轻重缓急与抗体效价、输入血量和溶血程度有关,可有下列四种表现形式。

A. 一般溶血反应:血管内溶血多在输血开始后 10~30 分钟内出现各种症状,即刻溶血反应,表现为寒战、发热、心悸、胸闷、腰背及四肢痛,呼吸困难,血红蛋白尿,血压降低,少尿或无尿,进一步发展为尿毒症。

B. 休克:由于溶血使肺静脉收缩,返回左心的血量减少,心排血量相应不足。另外,由于肺静脉收缩,肺毛细血管及肺小静脉压力增高,引起肺泡间质水肿,影响氧的弥散,使动脉血含氧减少,加重心肌组织缺氧,心排血量更加不足,造成低血压或休克。

C. 弥散性血管内凝血:血管内溶血患者引起血管内红细胞凝集,血流缓慢。又由于红细胞破坏,释放凝血物质而导致全身小静脉血栓形成,继而消耗凝血因子引起广泛性出血,伤口渗血。

D. 迟发性溶血反应:多为 Rh 血型不合所致,多表现为输血后 5~10 天内,有些在输血后十几天,个别可在输血后 1 个月或更长时间,出现原因不明的发热、黄疸、贫血、网织红细胞增加。

3)诊断:对于输血后出现畏寒、发热、腰背疼痛、酱油色尿,以及手术麻醉时发生不明原因的血压下降、伤口过度渗血,或有输血史者输血后发生不明原因的发热、贫血和黄疸者,应立即进行下列检查以明确有无溶血反应。①取血分离血浆,观察血浆颜色并做游离血红蛋白测定;②检查反应后的第 1 次尿常规,尤其须进行尿血红蛋白测定,因为血红蛋白尿仅见于第 1 次尿中,一般溶血后 4 小时测定尿血红蛋白含量最高,12 小时含量最少;③核对输血的各种记录有无错误;④重做 ABO 及 Rh 血型鉴定和配血试验;⑤对反应后的受血者红细胞做直接抗人球蛋白试验;⑥排除输血前有红细胞破坏的因素。

4)治疗

A. 一般治疗:立即停止输血,给予氧气吸入,保持静脉通路。

B. 糖皮质激素:早期应用氢化可的松或地塞米松以减轻症状,减轻抗原 - 抗体反应。氢化可的松 100~200mg 加入 5%~10% 葡萄糖注射液 50~100ml 中,快速静脉滴注,再用 300~800mg 加入 5% 葡萄糖注射液 250~500ml 中静脉滴注,每日量可达 500~1 000mg;也可用地塞米松 20mg 加入 25% 葡萄糖注射液中静脉注射后,再将 20mg 加入 5%~10% 葡萄糖注射液中静脉滴注。

C. 抗休克治疗:①输液:保持尿量正常,成人尿量应维持在 100ml/h 以上；保持血容量，如血容量不足可静脉滴注右旋糖酐 500ml（每日量不超过 1 000ml）并补充新鲜血和血浆。②适当应用升压药：多巴胺 10~20mg 加入 10% 葡萄糖注射液 250ml 中，静脉滴注；或间羟胺 20~80mg 加入 5% 葡萄糖注射液中，静脉滴注，每分钟 20~30 滴，可根据血压调整。③纠正酸中毒：常用 5% 碳酸氢钠 20ml 静脉滴注，碱化尿液，使血红蛋白较易通过肾小球。④纠正心力衰竭和肺水肿：去乙酰毛花苷 0.2~0.4mg 加入 10% 葡萄糖注射液 20ml 中静脉缓慢注射，必要时 4~6 小时后再予以 0.2~0.4mg；呋塞米 20~40mg 静脉注射。

D. 防治肾衰竭：在抗休克治疗的基础上，如仍少尿，早期可使用呋塞米 20~40mg 静脉推注，不主张用甘露醇，如有尿毒症则应尽早行血液透析或腹膜透析。

E. 防治 DIC：①肝素钠：用于早期高凝状态时，发病后短期内使用，或病因未消除时用肝素钠 25~50mg（1mg=125U）加入生理盐水或 5% 葡萄糖注射液 100ml 中静脉滴注 1 小时，4~6 小时后再将 50mg 加入 5% 葡萄糖注射液 250ml 中缓慢滴注，用药过程中凝血时间控制在 20~25 分钟，24 小时总量可达 100~200mg；肝素过量（凝血时间>30 分钟）可用鱼精蛋白对抗，1mg 鱼精蛋白对抗肝素 100U。②补充凝血因子：及时补充新鲜血、血浆、纤维蛋白原等。③抗纤溶药物：氨基己酸（4~6g）、氨甲苯酸（0.1~0.3g）、氨甲环酸（0.5~1.0g）加入生理盐水或 5% 葡萄糖注射液 100ml 中静脉滴注；补充凝血因子Ⅰ，每次 2~4g。

F. 换血：输入不合血液较多、病情较严重者，早期可考虑换血。换血指征：血浆游离血红蛋白测定<72g/L 且无下降趋势；严重出血倾向或伤口渗血不止；异型血凝素效价高，症状重，少尿等。大多数迟发性溶血反应，比较平缓，症状较轻，很少危及生命。轻者对症处理即可，严重者按急性溶血性输血反应处理。

5）预防：①配血和输血过程中严防任何差错，严格操作规程，加强输血的"三查七对"，防止血标本采集错误、血型鉴定错误、交叉配血错误及输血错误。②主张同型血相输，尽量不用 O 型血输给 A 型、B 型、AB 型的患者，另外，A 型血液分为 A$_1$ 和 A$_2$ 型，输注也要注意是否同型。如紧急情况下，可用 O 型浓缩红细胞或洗涤红细胞。血浆输注应遵循血型相同或相容原则。③对于反复输血和多次妊娠者应做 IgG 类血型抗体筛选。④保存血源的冰箱应防止温度过高或过低，血液内禁止加入其他液体或药物，血液从冰箱取出后应在 4 小时内输注，不可在室温存放过久。

3. 药物热 由药物过敏所致的发热称为药物热，患者因病使用某一种或多种药物而直接或间接引起的发热，是临床最常见的药物不良反应之一，亦为发热的常见病因。

药物热常是药物过敏的最早表现。药物热与一般感染性发热不同，特征如下：如果是首次用药，发热可经 10 天左右的致敏期后发生；再次用药时因为药物热发生得快，容易联想到与用药有关；药物热一般是持续性高热，常达 39℃，甚至 40℃以上。虽然体温高，但患者的一般情况尚好，与热度不成比例；应用各种退热措施（如退热药）效果不好；如停用致敏药物，有时即使不采取抗过敏措施，体温也能自行下降。

（1）病因

1）因药物在制作或使用过程中受到污染引起：与药物本身的药理作用无关，在药物的生产、运输或使用过程中被微生物污染，混入内毒素或其他杂质等外源性致热原，被患者误用后即可致病。最常见的是注射剂污染，临床以输液反应为主要表现。

2）因给药途径所致：如静脉给药时，部分患者出现静脉炎而致发热；肌内注射亦可因引发局部无菌性脓肿导致发热。

3）因药物的药理作用所致：此种发热虽与用药有关，但非药物直接引起。常因药物造成病原体短期内大量死亡或病变组织的迅速崩解，毒素刺激机体而引起发热。如青霉素治疗梅毒、钩端螺旋体病或敏感菌引起的脑膜炎、肺炎等疾病时，被杀死的菌体释放出大量内毒素可引起发热，甚至高热、惊厥；肿瘤患者在化疗过程中，由于癌组织的大量破坏，释放出一系列炎症介质和毒素而引起发热。

4）因药物影响体温调节机制所致：如苯丙胺、可卡因、麦角酰二乙胺等，可直接影响体温调节中枢而引起发热。使用过量甲状腺素时，由于使基础代谢亢进而发热。婴幼儿、极少数成人患者对上述药物耐受性差，或在高温环境中使用，有时即使为小量亦能引起药物热。

5）因先天性生化代谢缺陷所致：目前发现，有些药物能使先天性生化代谢缺陷患者产生药物热。如对有葡萄糖-6-磷酸脱氢酶缺乏者，使用伯氨喹等药物后，可引起溶血性贫血和发热。

6)因药物过敏反应所致：在药物热中最常见，又称药物过敏症。患者可伴皮疹、关节痛、嗜酸性粒细胞增多、哮喘发作等过敏表现。

广义而言，所有药物均可能在制造或使用过程(特别是肠外用药)中，被微生物、内毒素或其他物质等污染而引起用药者发热，尽管其非药物本身所致，但却与用药有关，几乎所有的药物都能通过这种机制引起药物热。通过其他机制致病者常由以下药物引起：①最常见的致病药物：如磺胺类、两性霉素B、青霉素类、博来霉素、放线菌素D、青霉胺、抗组胺药、巴比妥类、天冬酰胺酶、甲基多巴、苯妥英钠、普鲁卡因酰胺、奎尼丁、水杨酸类、阿托品、甲状腺素、肾上腺素、吩噻嗪类、乙酰唑胺、砷剂、缓泻剂等；②较常见的致病药物：有头孢菌素类、利福平、链霉素、别嘌醇、硫唑嘌呤、西咪替丁、可待因、肼苯哒嗪、呋喃妥因、丙硫氧嘧啶、链激酶、肝素、非那西丁、保泰松、氯氮䓬、鲨肝醇、吡氧噻嗪等；③偶见的致病药物：如氯霉素、四环素、洋地黄类、胰岛素等。中药引起药物热较西药少，但并非罕见，国内已屡有报道。

(2)临床表现：典型的药物热出现于用药后第7~10天，若以前接触过这次所用的药物，则可在用药后数小时内即出现发热，个别病例可短至1小时或长达25天。药物热的体温曲线无一定规律，任何热型均可出现，有畏寒(或寒战)、发热、弛张热、稽留热或低热。多数患者仅表现为发热，而无其他症状，一般情况良好，甚至不伴有体温升高所致的心率加快。少数患者症状较重，伴有头痛、肌肉关节酸痛、寒战、淋巴结肿痛和消化系症状等，继而出现皮疹、血管神经性水肿等。皮疹呈多形性对称性分布，往往伴有瘙痒或烧灼感。皮疹类型有猩红热样红斑、荨麻疹、麻疹样红斑、固定性红斑等。严重的药疹可表现为剥脱性皮炎。皮疹严重者，停药后热度可持续较长时间。

(3)诊断

1)临床医师对所有接受药物治疗的发热患者，均应考虑到这一病因。平时若有对食物或药物过敏的现象，尤应警惕药物热的可能。

2)若除发热外，还出现皮疹、哮喘等过敏症状，尤其原发病已有好转，而体温仍高或体温下降后再度升高，临床上又找不到引起发热或发热加重的确切病因者，均应想到药物热的可能。

3)在应用抗生素的疗程中，如病情已改善，体温下降或已趋正常之后再度上升或热度重现，应考虑药物热的可能。如果发热出现在使用抗生素之后，由于输液大多在白天，所以到了夜间患者体温会有下降趋势，这是药物热的一个特点。这与感染性疾病所致的发热正好相反。此时如患者原有感染已获控制，且无新感染或二重感染的证据，而白细胞总数不高，无明显的核左移与中毒颗粒，或有嗜酸性粒细胞增多，停药而热度下降、皮疹消退，则"药物热"的诊断即可肯定。

4)若停药后体温在24~48小时内恢复正常，则强烈提示药物热；若再次用药后又出现发热则确诊无疑。再次用药后常可于数小时内引发高热，甚至远超原有热度。若不将致病药物立即停用，则可能引起严重的后果。药物触发试验可能给患者带来痛苦或其他意外，不可轻率实施。

(4)治疗

1)对药物热最好的治疗方法是停用一切可疑药物，对接受多种药物治疗出现发热者，最好是先停用全部药物，待患者体温正常后，再依据治疗需要逐种添加。

2)补液：有利于药物的排泄和退热。

3)重症患者可应用糖皮质激素，对高热或超高热的患者可同时应用物理降温，但对乙醇过敏者，禁做乙醇擦浴，不用以乙醇作为溶剂的氢化可的松。

4)值得注意的是，钙剂、抗组胺药、解热镇痛药也能引起药物热，因此不主张首选此类药物处理药物热。

(5)预防：药物热的预防亦极为重要，临床医师应提高对药物副作用的认识。由于许多药物均可引发药物热，因此用药要有的放矢、指征明确，能口服则不注射，能肌内注射则不静脉输注，能局部则不内服，能单用则不合用，能少用则不多用，能不用最好不用。严把药品质量关，禁止使用过期、污染药品。对已经发生过药物热的患者，应告诫患者，再次发病时禁止用同一药物，以防发生意外。

4. 脱水热 指机体(尤其是新生儿)在严重脱水后，由于从皮肤蒸发的水分减少，使机体散热受到影响，从而导致体温升高的现象。

(1)病因：多发生在夏秋季，由于术前禁食、过度出汗而补液不足等原因造成。

(2)临床表现与诊断：患者出现高热、烦躁、口渴、尿少而黄等症状。体检正常，血清钠、氯偏高，补足液体后体温可恢复正常，即可诊断。

(3)治疗与预防：以预防为主，轻者只需喝足清水或果汁,症状即可完全消除,重者给予适当静脉补液。

二、围手术期低体温的处理与预防

围手术期低体温是麻醉和手术中的常见体征,在实施外科手术的患者中,50%~70%可发生轻度低体温。低体温可影响凝血功能、药物代谢、肾功能和心肌收缩力,还可以导致呼吸抑制,甚至呼吸停止;减少肾血流量并影响水、电解质和酸碱平衡;降低机体免疫功能,增加术后感染发生;同时可影响麻醉药物的代谢,使麻醉苏醒延迟,对术后康复产生不利影响。因此,需加强手术中及麻醉苏醒期的体温观察,给予相应的干预,以减少不良反应的发生。

(一)病因

1. **麻醉对体温的影响** 正常机体体温是通过大脑、丘脑下部的体温调节中枢来调节的,产热和散热保持动态平衡,体温保持在相对恒定的状态。但是麻醉剂的使用既影响中枢温度调节,又影响周围温度调节,尤其全身麻醉阻断了身体大部分的神经传导,使温度调节系统判断错误,被阻滞区皮肤温度异常升高,从而出现了无寒战的低体温。核心体温在全身麻醉的第1个小时将降低1.0~1.5℃。外科手术患者热量丢失最多的是在手术室第1个小时内。

2. **室内气流的影响** 使用层流通气设备可使对流散热的比例升高到61%,而蒸发散热为91%。

3. **室温的影响** 由于医生和患者对室温要求的差异,当室温小于21℃时患者散热增多。室温调节不当或不及时会使手术室内温度相对较低,而影响患者体温。

4. **患者手术视野的身体暴露** 麻醉下的患者,手术视野长时间暴露,通过传导、辐射、对流蒸发形式使身体热量散发,体温下降,据统计下降可达0.6~1.7℃。

5. **输血、输液及大量胸腹腔冲洗液应用的影响** 大量快速输注冷晶体液或库存血可使体温下降,据观察在室温下输入1个单位4℃冷冻库存血或1L冷晶体液可使体温下降0.25℃;大量冷盐水冲洗胸腹腔,可使机体热量丢失致低体温。有报道,500ml库存血在5~10分钟被输入人体会使体温降低0.5~1.0℃,因此不能给手术患者输未加温的液体、血液,尤其是体腔开放的患者。

6. **年龄对体温的影响** 小儿体温调节中枢发育不健全,体温易随室温下降而下降,如1岁的婴儿常温下手术1小时体温可下降0.5℃,手术2小时体温可下降3~4℃;老年人基础代谢率低,体温调节功能差,体温下降的发生率也较高。

7. **手术视野消毒的影响** 碘酊、乙醇溶液等消毒液属挥发性消毒液,大范围使用将带走机体大量热量,使患者散热增加,造成患者体温下降。

8. **手术时间对体温的影响** 当室温≤24℃,手术时间超过4小时,体温下降幅度增大,手术时间越长,机体在低室温下累积散热越多。全身代谢随体温下降呈线形减低,每下降1℃,代谢率降低6%~9%。因产热少、散热增加,使体温下降幅度增大,体温下降与手术时间延长呈负相关。

(二)临床表现

1. **寒战** 人体体温调节系统通常保持中心体温接近37℃,患者中心体温约降低1℃,就会出现寒战,这使机体耗氧增加,心血管系统供血需求增加。低温引起寒战可显著增加氧耗和二氧化碳生成。在全身麻醉恢复过程中,没有进行有效加温的患者,寒战发生率约为40%,寒战引起的肌肉活动增加使耗氧量增加48.6%,寒战增加了患者的不适感,以及引起伤口疼痛而需增加止痛剂用量。

2. **增加伤口感染率** 研究发现围手术期低体温与蛋白质消耗和骨胶质合成减少有相关性。低休温可通过直接损害免疫功能,尤其是降低中性粒细胞的氧化杀伤能力和机体对感染的抵抗力。

3. **影响凝血功能** 轻度体温降低使循环血中血小板数减少,降低血小板功能、凝血因子的活性,并且激活血纤维蛋白溶解系统,从而导致出血时间延长。

4. **增加心血管并发症** 有文献报道,术中低体温使交感神经张力增高,外周血管收缩,循环阻力增加和血液黏稠度增高,引起肺血管阻力增加、心动过速、血压下降和心脏传导阻滞。短时间输入大量4℃库存血不但会造成低体温,而且可以引起心律失常,个别患者甚至发生心搏骤停。研究表明,中心体温降低1.5℃,心动过速和心脏疾病的发生率就增加2倍。低温可引起低钾,而且一定范围内体温的降低与血清钾的降低成正比。低钾是导致室性心动过速、心室颤动等心律失常的重要原因,严重时还可能引起心力衰竭。

5. 延缓术后恢复，延长住院时间 低体温使多数药物的代谢速度减慢，延长了麻醉恢复时间和术后恢复室的停留时间，患者康复慢，从而延长住院时间。

6. 其他 研究表明，低体温患者死亡率高于体温正常患者，尤其是严重创伤患者。近来的研究表明，体温下降 2~3℃ 可明显增加创伤患者的死亡率。中心温度降至 32℃，创伤患者死亡率明显增高。在 ICU 进行的一项研究发现，低温持续 2 小时有 24% 的患者死亡，而同等条件下体温正常患者的死亡率为 4%；低体温可导致呼吸抑制、水、电解质及酸碱平衡失调。

（三）诊断

临床上一般将中心体温小于 36℃ 称为低体温，可分为 3 度，>34℃（>93.2℉）为轻度；30~34℃（86~93.2℉）为中度；<30℃（<86℉）为重度。

（四）治疗

1. 体表加热 当低体温症状明显时，应在手术室内即积极采取措施，通常采用热空气循环保暖。由于麻醉状态下皮肤毛细血管扩张，故在麻醉期间对患者采用热空气循环保暖十分有效。常用可流动的循环水毯，水温调控在 40℃ 左右，可进行有效的保温和复温治疗；或在患者周围、用塑料膜制作的空隙中注入加热的空气，使体表周围形成一个暖空气外环境，减少热量的丢失。

2. 输入液体加温 提前将晶体输液袋加热到 40℃ 可保证输入肢端静脉的是温热的液体。输血、输液加温可显著降低术中和术后低体温和寒战的发生率。

3. 常用的控制寒战的药物

（1）中枢兴奋药：中枢性兴奋药可加快大脑从被麻醉药物的抑制中恢复，由此建立对脊髓反射的正常控制，产生有效的治疗麻醉后寒战的作用。代表性药物是多沙普仑，0.5~1.5mg/kg 缓慢静脉注射可有效治疗全身麻醉术后寒战，且对血压、心率无明显影响。

（2）α_2 受体激动剂：代表药物是右美托咪定，推荐剂量为 0.5μg/kg，具有抗麻醉后寒战的作用，可能是通过抑制大脑体温调节中枢，降低寒战阈值，在脊髓水平抑制体温传入信息，从而抑制寒战。不引起呼吸抑制，不影响心血管功能，不引起恶心、呕吐，临床安全性较好。副作用为心率减慢、血压下降。

（3）曲马多：合成的阿片类药物，弱 μ 受体激动剂，抑制 5-羟色胺和去甲肾上腺素的摄取，有报道认为也有抑制 N-甲基-D-天冬氨酸（NMDA）受体的作用。推荐剂量为 1mg/kg。副作用为恶心、呕吐及呼吸抑制等。呼吸抑制作用比哌替啶等轻。

（4）糖皮质激素：地塞米松（8~10mg）、氢化可的松（1~2mg/kg）均可不同程度地降低寒战的发生率，可能与降低了核心温度和皮温之间的梯度，并且抑制了炎症反应有关。

（五）预防

1. 减少麻醉药物用量、缩短麻醉时间可有效预防低体温发生。

2. 调节室温 手术室应具备良好的温度调节设备，使室温维持在 24~26℃，相对湿度 50%~60%，特别是在冬季，应预先调节室内温度在适宜范围，给患者适当遮盖保暖后再降室温，以使患者感觉舒适，有利于手术操作，在手术结束前再将室温及时调高。外科手术患者热量丢失最多的是在手术室的第 1 小时内，所以每天早晨由值班护士将空调打开，调节室温。

3. 腹腔冲洗液加温 腹腔冲洗液量大、冲洗范围广，可带走人体大量热量，很快引起血管收缩、寒战，导致机体深部体温降低，体温下降 0.5~1.0℃。可将冲洗液置于变温箱内加温至 37℃ 后使用。

4. 温盐水纱布覆盖 器械护士应积极配合手术医师，在不影响手术野的情况下，用温盐水纱布覆盖暴露的内脏、擦拭器械。温盐水以手背试温不感觉冷为度，不仅可直接保温而且减少了由于体液蒸发而丢失的热量。

5. 对手术时间超过 1 小时的患者，采用热空气循环保暖可有效预防低体温。

6. 腹腔镜手术时可向腹腔内充入加温加湿的 CO_2 气体，可能会对减少低体温的发生起一定作用。

7. 呼吸器加温 用干燥、寒冷的空气进行通气时，经呼吸道可带走约 10% 的代谢热量。因此，热化气体，利用呼吸蒸发器加热吸入氧气，预防呼吸道散热，可减少深部温度继续下降。因为人工鼻具有适度湿化、有效加温和滤过功能，所以全身麻醉患者应用人工鼻具，能保持呼吸道内的恒定期温度和湿度。

（赵卫红）

第六节　手术后菌群失调和
水电解质紊乱

一、菌群失调

在一定条件下,正常菌群在质与量上能够保持着相对平衡。但当人体生理有变化时,或因药物的作用使正常菌群受到打击,甚至被部分消灭,就会破坏正常菌群的平衡,使菌群由正常组合转化为异常组合,即菌群失调。这种失调在临床上表现出一系列症状称为菌群失调症或菌群交替症。术后菌群失调以肠道菌群失调为主。肠道菌群失调在临床上并不少见,是妇产科手术后常见的并发症。

(一)病因

1. 抗生素的使用不当　近年来,由于广谱抗生素的应用,大量感染性疾病患者的生命得以挽救,但广谱抗生素的滥用也使其不良反应明显增加。长期大量使用广谱抗生素,抗菌药物不仅能抑制或杀死致病菌,还能作用于对抗生素敏感的正常菌群,使正常菌群受到抑制,条件致病菌或耐药菌大量增殖造成机体二重感染,如金黄色葡萄球菌、革兰氏阴性杆菌、白念珠菌等。目前,抗生素使用不当已成为引起菌群失调的最常见诱因。

不同种类的抗生素引起菌群失调性腹泻的发病机制,可以分为以下3类。

(1)肠道正常菌群遭到破坏:抗生素的使用使肠道正常菌群遭到破坏。一方面,使肠道菌群相关的糖类的代谢降低,致使糖类吸收不良,肠腔中的有机酸、阳离子和糖类聚集,从而导致渗透性腹泻;另一方面,正常菌群的破坏也导致了病原微生物的异常增殖,特别是艰难梭菌感染。目前认为艰难梭菌是抗生素相关腹泻的主要病因。艰难梭菌是一种专性厌氧革兰氏阳性芽孢杆菌,其致病主要通过毒素介导。艰难梭菌能产生两种毒素,肠毒素(毒素 A)和细胞毒素(毒素 B)。毒素 A 是主要的毒力因子,具有很强的肠毒素活性。通过黏膜上皮细胞的 cAMP 系统使水和盐分泌增加,导致分泌性腹泻,甚至引起黏膜出血。毒素 B 为细胞毒素,可直接损伤肠壁细胞,引起炎症,导致渗出性腹泻。其他相关病原菌如产气荚膜梭菌、金黄色葡萄球菌尤其是耐甲氧西林金黄色葡萄球菌(MRSA)、念珠菌、克雷伯菌、沙门菌等也有报道。

(2)胃肠蠕动加快:部分抗生素如红霉素,为胃动素受体激动剂,可使胃肠蠕动增快,导致运动性腹泻;阿莫西林有刺激肠蠕动的作用,也可导致运动性腹泻。

(3)肠道黏膜损害:部分抗生素如氨基糖苷类、多黏菌素、四环素、新霉素、杆菌肽等,可直接引起肠道黏膜损害,肠上皮纤毛萎缩及细胞内酶的活性降低,导致肠道内营养物质的吸收障碍,从而引起吸收不良性腹泻。

2. 长期患慢性疾病　如感染性疾病、恶性肿瘤、白血病、糖尿病、结缔组织病、肝肾功能受损及胃酸缺乏症等慢性消耗性疾病,都可使患者的局部或全身免疫功能低下,条件致病菌大量增殖造成机体二重感染。

3. 创伤或手术　外科手术、整形、插管、外伤及烧伤等常导致机体局部或全身免疫力降低,这时在人体某些部位如呼吸道、消化道、泌尿生殖道的部分不致病菌或条件致病菌大量增殖,造成机体感染。

4. 其他因素　化疗、使用激素、免疫抑制剂、细胞毒性药物及其他医源性因素等所有使机体免疫功能下降的因素,使机体防御能力降低造成机体自身感染,均可导致肠道正常菌群质和量的改变,从而引起肠道菌群失调。如肠道正常菌群中的脆弱拟杆菌和消化球菌等厌氧菌在菌群失调时可成为机会致病菌而引起机体感染。

(二)临床表现

表现为肠道菌群失调的原发病的各种症状,并在原发病的基础上出现腹泻、腹胀、腹痛、腹部不适,少数伴发热、恶心、呕吐,并产生水电解质紊乱、低蛋白血症,重症患者可出现休克症状。其中腹泻为肠道菌群失调的主要症状。

根据临床表现,抗生素相关性肠炎可分为单纯腹泻型、结肠炎型、出血性结肠炎型、伪膜性结肠炎型。主要症状为腹泻,大多发生在抗生素使用过程中,少数见于停用后。腹泻每日 2~20 次,大多数呈黄绿色水样便,少有脓血样便。常伴有腹胀、腹痛、发热,可伴有里急后重。患者可有厌食、精神不振等表现。可伴有发热、恶心、呕吐;重症患者可出现脱水、脓毒症休克、中毒性巨结肠、腹水、麻痹性肠梗阻,甚至死亡。

急性出血性肠炎主要与应用青霉素特别是氨苄西林有关,肠黏膜以出血性病变为主,病变一般呈区域性分布,主要累及横结肠,可累及近端结肠,直肠多不受累。严重者可波及全结肠。起病急,腹痛较前者重,便血明显;病程短,1周左右。

伪膜性肠炎是抗生素相关性肠炎较为严重的表现形式。其特点为肠黏膜上有渗出性伪膜形成。病变主要位于结肠,全结肠均可受累,以直肠和乙状结肠为主。亦可累及远端小肠。多与林可霉素、克林霉素、头孢菌素、氨苄西林的应用有关。起病较后者稍缓慢,症状主要以腹泻为主,腹痛较后者轻,病程稍长,约3~4周。

临床上,肠道菌群失调可分为轻度、中度和重度三型。

1. 轻度失调 为潜伏型,菌群失调较轻,只能从细菌定量上发现变化。临床上常无不适或有轻微排便异常,为可逆性改变,即去除病因后,不经治疗也可恢复。

2. 中度失调 临床主要症状为慢性腹泻,类似慢性肠炎、慢性痢疾、溃疡性结肠炎等。一般不能自然恢复,即使消除诱因,仍保持原来的菌群失调状态,需治疗后才能纠正。

3. 重度失调 肠道的原籍菌大部分被抑制,而少数菌种过度繁殖,占绝对优势,进而引起疾病。临床上表现为急性症状,病情凶险,如葡萄球菌及艰难梭菌引起的伪膜性肠炎,变形杆菌、铜绿假单胞菌、白念珠菌、肺炎链球菌及大肠埃希菌等引起的二重感染。重度肠道菌群失调的患者必须及时积极治疗。

(三) 诊断

病史中具有能引起肠道菌群失调的原发性疾病,如恶性肿瘤、慢性消耗性疾病、放射治疗、化疗或大手术后抗生素应用史,并有肠道菌群失调的临床表现,如腹泻、腹胀、腹痛、腹部不适等症状,均应考虑本病可能。结合以下辅助检查,多可明确诊断。

1. 大便检查 是肠道菌群失调的主要检查方法,定性分析以直接涂片法为主,定量检查以细菌培养为主(需氧菌与厌氧菌培养)。

直接涂片是目前广泛采用的分析方法,由于所需设备简单,操作简便、耗时短,适宜临床应用。该方法是通过显微镜观察革兰氏染色粪便涂片的菌群像,估计细菌总数、球菌与杆菌比例、革兰氏阳性菌与革兰氏阴性菌的比例,结合各种细菌的形态特点、有无特殊形态细菌增多等,当非正常细菌明显增多(如酵母菌、葡萄球菌和艰难梭菌),甚至占绝对优势时,可能会引起严重的伪膜性肠炎和真菌性肠炎,应引起高度重视。肠道菌群失调时粪便镜检

球/杆菌比例紊乱甚至倒置(正常成人球/杆菌比值参考值为1:3)。但正常参考值各报道不一,有人建议采用康白标准(3:7)。

培养法是将新鲜粪便直接接种于多种不同的培养基上,对生长出来的菌落进行菌种鉴定,通过控制接种粪便重量的方法可以对肠道菌群进行定量培养。将每种细菌的数量与参考值进行比较,或计算双歧杆菌/肠杆菌(B/E)值,即可评估肠道菌群的状况。B/E 值>1 表示肠道菌群组成正常,B/E 值<1 表示肠道菌群失调,B/E 值越低,提示菌群失调越严重。对于抗生素相关性腹泻,便培养分离出艰难梭菌即可确诊,灵敏度为89%~100%;但对抗生素相关性肠炎的诊断缺乏特异性,因为非产毒株也被分离出来,因此培养阴性者也不能除外抗生素相关性肠炎的诊断。

2. 血常规和生化检查 血常规可见白细胞计数升高,甚至出现类白血病反应。血生化检查可有电解质、酸碱平衡紊乱和低蛋白血症。

3. 内镜检查 是诊断伪膜性肠炎快速而可靠的方法。如病变轻、检查过早或治疗及时,内镜检查可无典型表现,肠黏膜可正常或仅有弥漫或斑片状充血、水肿。严重者可见黏膜表面覆以黄白或黄绿色伪膜。艰难梭菌便培养和毒素检测呈阳性的腹泻患者中,大约50%可以通过内镜发现伪膜。伪膜多局限于直肠或乙状结肠,也可位于结肠的其他部分。早期伪膜呈斑点状跳跃分布,进一步扩大、隆起,周围红晕,红晕周边黏膜正常或水肿。伪膜可呈黄白色、灰色、灰黄色或黄褐色,隆起于黏膜,周围绕以红晕,重症病例伪膜可相互融合成片,甚至可形成伪膜管型。伪膜紧密附着在炎症黏膜上,强行剥脱后可见其下黏膜凹陷、充血、出血。

对可疑病变进行活检和组织学检查有助于明确诊断。组织病理学改变与症状严重程度无相关性。可分为三种类型:1 型,属早期改变,固有层炎症浸润,中性粒细胞、嗜酸粒细胞和纤维素渗出,局灶上皮坏死,形成小脓肿,相邻黏膜可正常,称"火山"样损害;2 型,由中性粒细胞、脱落上皮细胞、纤维素和黏液混合在一起形成假膜,其内及病灶见不到细菌,周围黏膜亦正常;3 型,表现为黏膜整个结构坏死,病理改变与其他严重肠黏膜损伤如缺血性结肠炎不易鉴别。病灶愈合时,假膜脱落,创面发红,黏膜上皮再生修复。假膜脱落后 10 日左右复查内镜所见可完全正常。

(四)治疗

1. 停用相关抗生素 由于抗生素相关性肠炎的发病诱因主要为抗生素的应用,因此一经确诊,应立即停用相关的抗生素。轻症患者停用相关的抗生素后多能自愈。对于因原发病必须继续使用抗生素者,可给予针对性强的窄谱抗生素。轻症者停药后可自行缓解而不需进一步治疗,但由于潜在的高死亡率,目前对大多数患者采取针对病原菌的抗菌治疗。应避免使用止泻药或抑制胃肠蠕动药。

2. 床旁隔离 艰难梭菌相关性腹泻患者的粪便可污染周围环境,引起医院内感染,因此对患者应给予床旁隔离。医护人员接触患者前后要正确洗手。

3. 抗艰难梭菌治疗 对有严重腹泻或肠炎的患者、老年患者、伴发多种疾病的患者以及不能停用原用抗生素的患者,应给予针对艰难梭菌的抗生素治疗。临床常用甲硝唑、万古霉素、杆菌肽、替考拉宁、微生态制剂等。甲硝唑是治疗艰难梭菌感染的一线用药,其疗效与万古霉素相似。首选此药是因为考虑到对万古霉素耐药的肠球菌有逐渐增加的趋势,特别是医院内感染。但对于怀孕的患者应优先考虑使用万古霉素。替考拉宁效果与万古霉素相似,但也需考虑出现耐药肠球菌的可能。阴离子交换树脂可与万古霉素结合,故两药不宜同时服用。建议口服给药,因为艰难梭菌停留在肠腔内而不侵犯肠黏膜。万古霉素很少经肠道吸收,在肠道内药物浓度高,副作用小,因此不宜静脉使用。

(1)甲硝唑:250~500mg,每日 3 次,口服,7~14天。对于病情严重无法耐受口服给药的患者可静脉滴注甲硝唑,每次 500mg,每 6 小时 1 次。

(2)万古霉素:适用于中至重度患者,一般125~500mg,每日 4 次,口服,7~14 天。

(3)杆菌肽:25 000U,每日 4 次,口服,7~14天。多用于上述药物无效或复发者。

(4)吸附艰难梭菌毒素:考来烯胺 4~5g,每日 3~4 次,口服,7~14 天,适用于中度病情或复发者,应注意不能与万古霉素合用。

4. 抗休克与全身治疗 补充液体,纠正电解质紊乱和酸中毒,必要时使用肾上腺皮质激素、血管活性药物及输全血。

5. 对重症或复发者 对重症或爆发型伪膜性肠炎患者,开始即应选用万古霉素口服治疗。当患者病情严重伴有肠麻痹或中毒性巨结肠时,应加用甲硝唑静脉滴注,剂量为 250~500mg,每 6~8 小时

1 次。对甲硝唑静脉滴注治疗无效者,可通过鼻胃管或灌肠应用万古霉素。对于治疗无效的重症患者及并发中毒性巨结肠、结肠穿孔等急腹症患者,应予以外科手术治疗。

对于多次复发者,在应用万古霉素或甲硝唑口服 7~14 天控制症状后,在随后的 3 周内再给予下述的一种药物进行治疗:考来烯胺 4g,每日 3~4次,口服;乳酸杆菌 1g,每日 4 次,口服;万古霉素125mg,隔日 1 次,口服;用药均为 3 周。

6. 扶植肠道正常菌群 肠道菌群失调后,在合理使用抗生素治疗的同时,应及时用微生态制剂来调整和恢复正常菌群。

(1)微生态制剂的分类:微生态制剂又称微生态调节剂,是根据微生态学原理,通过调节微生态,保持微生态平衡,提高宿主的健康水平,利用对宿主有益的正常微生物或促进物质所制成的制剂。目前,国际上将其分成三个类型,即益生菌、益生元和合生素。

1)益生菌:是指通过改善宿主肠道菌群生态平衡而发挥有益作用,能提高宿主(人)健康水平和健康状态的活菌制剂及其代谢产物。目前应用于人体的益生菌有双歧杆菌、乳杆菌、酪酸梭菌、地衣芽孢杆菌等。

2)益生元:是指能选择性地促进宿主肠道内原有的一种或几种有益细菌(益生菌)生长繁殖的物质,通过有益菌的繁殖增多,抑制有害细菌生长,从而达到调整肠道菌群,促进机体健康的目的。常见的有乳果糖、蔗糖低聚糖、棉子低聚糖、异麦芽低聚糖、玉米低聚糖和大豆低聚糖等。这些糖类既不被人体消化和吸收,亦不被肠道菌群分解和利用,只能为肠道有益菌群如双歧杆菌、乳杆菌等利用,从而达到调整肠道正常菌群的目的。

3)合生素:是指益生菌和益生元并存的制剂。服用后到达肠腔可使进入的益生菌在益生元的作用下,再繁殖增多,使之更好地发挥益生菌的作用,合生素是很有开发前途的生态制剂。

(2)微生态制剂使用的原则:提倡应用原籍菌制剂,选用从正常人体微生物群分离的有益菌,选用对抗生素没有内在耐药性的制剂更为安全。原则上不同时使用抗生素,特别是口服制剂,重症患者不能停用抗生素时,可加大微生态制剂的剂量和服药次数,也可加服益生元制剂。对轻度菌群失调的患者在尽可能去除诱因的基础上,视病情决定是否使用微生态制剂;中度患者需积极合理使用微生

态制剂,加强综合治疗,改善全身情况;重度菌群失调应在中度菌群失调治疗的基础上,使用针对二重感染的病原菌或条件致病菌的抗生素,纠正水、电解质紊乱和低蛋白血症,加大微生态制剂用量,使之迅速恢复正常肠道菌群。

7. 中医中药 中医认为"泄泻之本,无不由于脾胃"。急性泄泻病多偏实,责在脾胃;慢性泄泻病多为虚,伤及脾肾。中药中的清热解毒药对体液免疫有影响,如蒲公英、白花蛇舌草等能促进抗体生成,鱼腥草能提高解毒浓度。在应用中医辨证治疗肠道菌群失调时,均应考虑以上药物的作用,于清热化湿、补气健脾、和胃渗湿、温肾健脾等法中适当配伍应用,则效果比较理想。

(五)预防

1. 积极治疗原发病,纠正可能的诱发因素 及时纠正正常菌群的生态环境失调,努力治疗各种肠道感染性疾病、胃酸缺乏症、消化功能紊乱、肝肾功能受损、糖尿病、结缔组织病、恶性肿瘤等慢性疾病。处理好各种创伤、围手术期的治疗工作。若不治愈原发病,既难以防止肠道菌群失调的发生,发生后也不易被纠正。

2. 合理使用抗生素 在使用抗生素时需尽量维护和保持正常菌群的生态平衡,主要应注意以下方面。

(1)抗生素用药适量:使用能控制感染的最小剂量,大剂量抗生素会产生耐药菌,导致菌群失调。

(2)有针对性地应用窄谱抗生素:根据药敏试验结果选择用药,尽量使用窄谱抗生素,避免盲目使用抗生素。

(3)尽量不用口服抗生素:对全身感染或肠道外的局部感染最好不用口服抗生素,可避免伤害肠道正常菌群。

(4)保护厌氧菌:由于厌氧菌的数量在正常菌群中占绝对优势,厌氧菌的存在常是维护正常菌群的主要因素。因此,尽量不用口服甲硝唑等肠道用的抗厌氧菌药物。

3. 提高和改善机体的免疫功能 健康机体的原生菌能防止外来菌的入侵,但在饥饿、营养不良、免疫功能低下等情况下,也为肠道菌群失调的发生创造了条件。因此营养支持、提高机体免疫力对本病的治疗有积极意义。要改善机体的营养不良状态,应用免疫激活剂和免疫增强剂,如卡介苗、胞壁酰二肽等有提高机体非特异性免疫功能的作用,双歧杆菌具有免疫激活作用,此外,还可用丙种球蛋白、中药党参、黄芪等。

4. 合理应用微生态制剂 肠道菌群失调后,在合理使用抗生素治疗的同时,应及时用微生态制剂来调整和恢复正常菌群,包括酵母菌、乳酸杆菌或双歧杆菌等活菌制剂,可帮助恢复肠道正常菌群,有助于缩短抗菌药物的疗程,减少复发。

二、水、电解质紊乱

水、电解质紊乱在妇产科手术后并不罕见,手术和许多急重病症,如晚期卵巢癌、术后消化道瘘、肠梗阻、严重盆腔炎、腹膜炎,都可直接导致脱水、血容量减少、低钾血症及酸中毒等严重内环境紊乱现象,从而干扰原发病的处理并影响预后。严重的低钠血症、低钾血症、高钠血症和高钾血症等还可导致心血管急症,甚至可引起心源性猝死。

(一)水钠代谢紊乱

1. 等渗性脱水 等渗性脱水又称急性脱水或混合性脱水。此时水和钠成比例地丢失,因此血清钠仍在正常范围,细胞外液的渗透压也可保持正常。但等渗性脱水可造成细胞外液量(包括循环血量)迅速减少。由于丢失的液体为等渗液,细胞外液的渗透压基本不变,细胞内液并不会代偿性向细胞外间隙转移。因此,细胞内液的量一般不发生变化。但如果这种体液丢失持续时间较久,细胞内液也将逐渐外移,随同细胞外液一起丢失,以致引起细胞脱水。

(1)病因:消化液的急性丢失,如晚期卵巢癌患者因盆腹腔内肿瘤的广泛种植、转移,在行肿瘤细胞减灭术或因肠梗阻而需手术治疗时,常常要切除小肠或胃肠道造瘘,引起的消化液丢失;肿瘤患者在化疗过程中,常伴有严重的胃肠道副作用,如大量频繁呕吐等;体液丢失在感染区或软组织内,如盆腹腔内或腹膜后感染、肠梗阻等,其丢失的体液成分与细胞外液基本相同。

(2)临床表现:患者有恶心、食欲缺乏、乏力、少尿等,但不口渴。舌干燥,眼窝凹陷,皮肤干燥、松弛。若在短期内体液丢失量达到体重的 5%,即丢失细胞外液的 20%,患者则会出现脉搏细速、肢端湿冷、血压不稳定或下降等血容量不足的症状。当体液继续丢失达体重的 6%~7%(相当于丢失细胞外液的 24%~28%)时,则有更严重的休克表现。休克的微循环障碍必然导致酸性代谢产物的大量产生和积聚,因此常伴发代谢性酸中毒。如果患者丢失的体液主要为胃液,因有 H^+ 的大量丢失,则可伴发代谢性碱中毒。

(3)诊断:根据病史和临床表现常可作出诊断。病史中均有消化液或其他体液的大量丢失。每日的失液量越大,失液持续时间越长,症状就越明显。实验室检查可发现有血液浓缩现象,包括红细胞计数、血红蛋白量和红细胞压积均明显增高。血清[Na^+]、[Cl^-]等一般无明显降低。尿比重增高。动脉血血气分析可判别是否有酸(碱)中毒存在。中心静脉压正常值为5~12cmH$_2$O,低于正常值可能存在血容量不足。

(4)治疗:原发病的治疗十分重要,若能消除病因,则脱水将很容易纠正。对等渗性脱水的治疗,是针对性地纠正其细胞外液减少。补液时严格遵循定量、定性和定时的原则。可静脉滴注平衡盐溶液或等渗盐水,使血容量得到尽快补充。已有脉搏细速和血压下降等症状者,表示细胞外液的丢失量已达体重的5%,需从静脉快速滴注上述溶液约3 000ml(按体重60kg计算),以恢复其血容量。注意所输注的液体应该是含钠的等渗液,如果输注不含钠的葡萄糖溶液则会导致低钠血症。另外,静脉快速输注上述液体时必须监测心脏功能,包括心率、中心静脉压或肺动脉楔压等。对血容量不足表现不明显者,可给上述用量的1/2~2/3,即1 500~2 000ml,以补充缺水、缺钠量。此外,还应补给日需要水量2 000ml和钠4.5g。

平衡盐溶液的电解质含量和血浆内含量相仿,用来治疗等渗性脱水比较理想。目前常用的平衡盐溶液有乳酸钠和复方氯化钠溶液(1.86%乳酸钠溶液和复方氯化钠溶液之比为1:2)、碳酸氢钠和等渗盐水溶液(1.25%碳酸氢钠溶液和等渗盐水之比为1:2)两种。如果单用等渗盐水,因溶液中的Cl^-含量比血清Cl^-含量高50mmol/L(Cl^-含量分别为154mmol/L、103mmol/L),大量输入后有导致血氯过高,引起高氯性酸中毒的危险。

在纠正脱水后,排钾量会有所增加,血清K^+浓度也因细胞外液量的增加而被稀释降低,故应注意预防低钾血症的发生。一般在血容量补充使尿量达40ml/h后,补钾即应开始。

(5)预防:术后尽量避免消化液或其他体液的大量丢失。肿瘤患者在化疗过程中,使用有效的药物预防严重的胃肠道副作用,减少呕吐。

2. 低渗性脱水 低渗性脱水又称慢性脱水或继发性脱水。此时水和钠同时丢失,但失钠多于失水,故血清钠低于正常范围,表现为低钠血症。细胞外液呈低渗状态,机体调整渗透压的代偿机制表现为抗利尿激素的分泌减少,使水在肾小管内的重吸收减少,尿量增多,从而提高细胞外液的渗透压。但这样会使细胞外液总量更少,于是细胞间液进入血液循环,以部分地补偿血容量。为避免循环血量进一步减少,机体将不再顾及渗透压的维持。此时肾素-醛固酮系统兴奋,使肾减少排钠,增加Cl^-和水的重吸收。抗利尿激素分泌反而增多,使水重吸收增加。当上述代偿功能无法维持血容量时,将出现休克。

(1)病因:①胃肠道消化液持续性丢失,如反复呕吐、腹泻、长期胃肠减压引流或慢性肠梗阻,以致大量钠随消化液排出;②术后长期禁食或低钠饮食导致钠摄入不足;③应用排钠利尿剂如氯噻酮、依他尼酸等时,未注意补给适量的钠盐,以致体内缺钠程度多于缺水;④等渗性脱水治疗时补充水分过多。

(2)临床表现:低渗性脱水的临床表现随缺钠程度而不同。一般均无口渴感,常见症状有恶心、呕吐、头晕、视觉模糊、软弱无力、起立时容易晕倒等。当循环血量明显下降时,肾的滤过量相应减少,以致体内代谢产物潴留,可出现神志淡漠、肌痉挛性疼痛、腱反射减弱和昏迷等。

根据缺钠程度,低渗性脱水可分为三度:①轻度低钠:血钠浓度在130~135mmol/L,患者感疲乏、头晕、手足麻木。尿钠减少。②中度低钠:血钠浓度在120~<130mmol/L,患者除有上述症状外,尚有恶心、呕吐,脉搏细速,血压不稳定或下降,脉压变小,浅静脉萎陷,视力模糊,站立性晕倒。尿量少,尿中几乎不含钠和氯。③重度低钠:血钠浓度在120mmol/L以下,患者神志不清,肌痉挛性抽痛,腱反射减弱或消失;出现木僵,甚至昏迷;常发生休克。

(3)诊断:如患者有上述特点的体液丢失病史和临床表现,可初步诊断为低渗性脱水。并行进一步的检查。①尿液检查:尿比重常在1.010以下,尿钠和尿氯常明显减少。②血钠测定:血钠浓度低于135mmol/L,表明有低钠血症。血钠浓度越低,病情越重。③红细胞计数、血红蛋白量、红细胞压积及血尿素氮值均有增高。

(4)治疗:应积极处理致病原因。针对低渗性脱水时细胞外液缺钠多于缺水的血容量不足情况,应静脉输注含盐溶液或高渗盐水,以纠正细胞外液的低渗状态和补充血容量。静脉输液原则:输注速度应先快后慢,总输入量应分次完成。每 8~12 小时根据临床表现及检查结果,包括血钠、血氯、动脉血血气分析和中心静脉压等,随时调整输液计划。

低渗性脱水的补钠量可按下列公式计算:需补充的钠量(mmol)=[血钠正常值(mmol/L)−血钠测得值(mmol/L)]× 体重(kg)×0.5(女性)。

以 17mmol Na⁺ 相当于 1g 钠盐计算补给氯化钠量。当天先补 1/2 量,加每天正常需要量 4.5g,其余的一半钠可在第 2 天补给。

重度低钠出现休克者,应先补足血容量,以改善微循环和组织、器官的灌注。晶体液(复方乳酸氯化钠溶液、等渗盐水)和胶体溶液(羟乙基淀粉、右旋糖酐和血浆)都可应用,但晶体液的用量一般要比胶体液用量大 2~3 倍。然后可静脉滴注高渗盐水(一般为 3% 氯化钠溶液)200~300ml,尽快纠正血钠过低,以进一步恢复细胞外液量和渗透压,使水从水肿的细胞中外移。

补钠注意事项:①公式只是估算补钠的量,并不包括继续丢失量,为判断疗效应动态观察。②血清钠不能反映身体实际缺钠量,缺钠程度应结合有无循环衰竭、神经系统症状及失钠病史综合分析。③低钠血症纠正过慢可导致神经系统损伤,而纠正过快则致脑脱水、永久的神经后遗症、脑出血及充血性心力衰竭,通常 24 小时内血清钠浓度升高不应超过 12mmol/L,或 48 小时内血清钠浓度升高不应超过 25mmol/L。治疗应分次纠正,并监测临床表现及血钠浓度。④输注高渗盐水时应严格控制滴速,每小时不应超过 100~150ml。以后根据病情及血钠浓度再调整治疗方案。

(5)预防:术后长期禁食者注意补钠;积极治疗呕吐、腹泻等,避免消化液持续丢失所致钠丢失;应用排钠利尿剂如氯噻酮、依他尼酸等时,注意补给适量的钠盐;等渗性脱水治疗时不要补充过多水分。

3. 高渗性脱水 又称原发性脱水。虽有水和钠的同时丢失,但因失水更多,故血清钠高于正常范围,表现为高钠血症,细胞外液的渗透压升高。严重的脱水,可使细胞内液移向细胞外间隙,结果导致细胞内、外液量都有减少。最后,由于脑细胞脱水而导致脑功能障碍的严重后果。高渗性脱水的代偿机制:高渗状态刺激位于视丘下部的渴觉中枢,患者感到口渴而饮水,使体内水分增加,以降低细胞外液渗透压。另外,细胞外液的高渗状态可引起抗利尿激素分泌增多,使肾小管对水的重吸收增

加,尿量减少,也可使细胞外液的渗透压降低和容量恢复。如失水加重致循环血量显著减少,又会引起醛固酮分泌增加,加强对钠和水的重吸收,以维持血容量。

(1)病因:术后摄入水分不足,如卵巢癌、宫颈癌、子宫内膜癌等患者手术创伤大,或大量腹水,加之化疗,不能进食;危重患者术后补水不足,经鼻胃管或空肠造口管给予高浓度肠内营养溶液等。水分丢失过多,如高热时大量出汗通过皮肤失水(汗中含氯化钠 0.25%)及呕吐、腹泻、胃肠道引流等通过消化道失水;糖尿病未控制致大量尿液排出等。

(2)临床表现:脱水程度不同,症状亦不同。可将高渗性脱水分为三度:①轻度脱水:除口渴外,无其他症状,失水量为体重的 2%~4%。②中度脱水:极度口渴。有乏力、尿少和尿比重增高;唇舌干燥,皮肤失去弹性,眼窝下陷。常有烦躁不安,失水量为体重的 4%~6%。③重度脱水:除上述症状外,出现躁狂、幻觉、谵妄,甚至昏迷。失水量超过体重的 6%。

(3)诊断:病史和临床表现有助于诊断高渗性脱水。实验室检查异常包括:①尿比重高;②红细胞计数、血红蛋白量、红细胞压积轻度升高;③血钠浓度升高,在 150mmol/L 以上。轻度高钠血症:血[Na⁺]150~155mmol/L;中度高钠血症:血[Na⁺]>155~170mmol/L;重度高钠血症:血[Na⁺]>170mmol/L。

(4)治疗:解除病因同样具有治疗重要性。无法口服的患者,可静脉滴注 5% 葡萄糖溶液或低渗的 0.45% 氯化钠溶液,补充已丢失的液体。所需补充液体量可先根据临床表现,估计失水量占体重的百分比,然后按每 1% 补液 400~500ml 计算。为避免输入过量而致血容量的过分扩张及水中毒,计算所得的补水量,一般可在 2 天内分别补给。治疗 1 天后应监测全身情况及血钠浓度,必要时酌情调整次日的补给量。此外,补液量中还应包括每天正常需要量(2 000ml)。

应该注意,高渗性脱水者实际上也有缺钠,只是因为失水更多,使血钠浓度升高。所以,如果在纠正时只补给水分,不补充适当的钠,将不能纠正缺钠,可能反过来出现低钠血症。如需纠正同时存在的低钾,可在尿量超过 40ml/h 后补钾。经上述补液治疗后若仍存在酸中毒,可酌情补给碳酸氢钠溶液。

(5)预防:术后不能进食者要补充充足的水分,

高热患者大量出汗要注意补液；积极治疗呕吐、腹泻，减少胃肠道引流时间等通过消化道的失水；糖尿病患者积极控制血糖，避免大量尿液排出等。

4. 水中毒 多见于宫腔镜电切手术，宫腔电切手术引起水中毒的病因、临床表现、诊断、治疗及预防详见第五章第六节。

此外，肾功能不全、排尿能力下降、患者术前恐惧、术中/术后疼痛、创伤、术中出血、休克及术后低血压等各种原因所致的抗利尿激素分泌过多，术后接受过多的静脉输液或输入大量不含钠液体（葡萄糖），均可导致细胞外液量明显增加，血清钠浓度降低，渗透压下降。对于这类患者的输液治疗，应限制补水的量及速度，避免过量。急性肾功能不全和慢性心功能不全者，更应严格限制入水量。

（二）血钾异常

钾是生命的必需物质，钾离子是人体内最具生物活性的电解质。体内钾总含量的98%存在于细胞内，是细胞内最主要的电解质；细胞外液的含钾量仅是总量的2%，但有重要作用。正常血钾浓度为3.5~5.5mmol/L。钾的代谢异常有低钾血症和高钾血症，以前者更为常见。判断血清钾改变时必须注意血清pH值的影响，酸中毒时pH值降低，钾离子转移至细胞外，故血清钾浓度升高。相反，pH值升高（碱中毒时）使钾离子转移至细胞内，血清钾浓度下降。一般pH值每高于正常0.1，则血清钾大约下降0.3mmol/L。

1. 低钾血症 血钾浓度低于3.5mmol/L表示有低钾血症。

（1）原因：术后长期禁食或进食不足，尤其是晚期肿瘤、慢性消耗性疾病等患者。晚期肿瘤患者术前长期进食不足，虽血钾在正常范围，但已有缺钾。术后如补钾不足或补钠过多，钾进入细胞内可使血钾降低。术后尿少或腹水，长期应用呋塞米、依他尼酸等利尿剂而未注意补钾；尿液中含[K^+]20~60mmol/L，大量利尿最易引起低钾。补液患者长期接受不含钾盐的液体，或静脉营养液中钾盐补充不足。消化道丢失液体过多，如呕吐、持续胃肠减压、肠瘘等，钾从肾外途径丢失而未补钾。钾向组织内转移，见于术后大量输注葡萄糖液，可刺激胰腺β细胞释放内源性胰岛素，或只用高渗葡萄糖和胰岛素而未补钾。手术、创伤等导致盐皮质激素（醛固酮）分泌过多等，使钾从肾排出过多。代谢性酸中毒时，钾离子进入细胞内与氢离子交换。

（2）临床表现：其表现与细胞内外缺钾的严重程度、速度及病因等有关。

1）神经肌肉系统：最早的临床表现是肌无力，先是四肢软弱无力，以后可延及躯干和呼吸肌，一旦呼吸肌受累，可致呼吸困难或窒息。还可有软瘫、腱反射减退或消失。

2）消化系统：轻度低钾有食欲减退、恶心、呕吐、腹胀、便秘。严重低血钾可出现肠蠕动消失等肠麻痹表现，甚至发生麻痹性肠梗阻。

3）中枢神经系统：轻者烦躁不安、情绪波动、倦怠，重者精神不振、嗜睡、定向力减退、神志不清、谵妄，甚至昏迷。

4）心血管系统：可有胸闷、心悸及心前区不适。低血钾对心肌的影响是使心肌的兴奋性增高。心脏受累主要表现为传导阻滞和节律异常。血[K^+]低于2.5mmol/L可诱发心律失常，表现为异位搏动，轻者表现为窦性心动过速和房性、房室结性或室性期前收缩，血[K^+]低于2.0mmol/L可致室上性或室性心动过速、心室扑动或心室颤动，心搏可骤停于收缩期。

5）代谢性碱中毒：可出现头晕、躁动、昏迷、面部及四肢抽搐、口周及四肢麻木等碱中毒症状。

应该注意，低钾血症的临床表现有时可以很不明显，特别是当患者伴有严重的细胞外液减少时，这时的临床表现主要是脱水、低钠所致的症状。但当脱水被纠正后，由于血钾被进一步稀释，此时即会出现低钾血症的症状。

（3）诊断：根据病史和临床表现即可作出低钾血症的诊断。血钾浓度低于3.5mmol/L有诊断意义。心电图检查可作为辅助性诊断手段。典型的心电图改变为早期出现T波降低、变平或倒置，随后出现ST段降低、QT间期延长和U波。但并非每个患者都有心电图改变，故不应单凭心电图异常来诊断低钾血症。

（4）治疗：对造成低钾血症的病因积极处理，可使低钾血症易于纠正。通常采取分次补钾、边治疗边观察的方法。遵循补钾原则：尽量口服补钾、见尿补钾、控制补液中的钾浓度、速度勿快、限制总量，严密监测。

1）口服补钾：能口服者尽量口服钾剂，轻度缺钾者每天可口服氯化钾3~6g或更多，并鼓励患者进食含钾丰富的水果、蔬菜和肉类。

2）静脉补钾：缺钾多且不能口服者，应静脉补充钾制剂。补钾量可参考血钾浓度降低程度，每天补钾40~80mmol。以每克氯化钾相等于13.4mmol

钾计算,约每天补氯化钾 3~6g。少数低钾者,通过上述补钾量无法纠正低钾血症,补充钾量需递增,每天可能高达 100~200mmol。静脉补充钾有浓度和速度的限制,每升输液中含钾量不宜超过 40mmol(相当于氯化钾 3g),溶液应缓慢滴注,输入钾量应控制在 20mmol/h 以下。因为细胞外液的钾总量仅 60mmol,如果含钾溶液输入过快,血钾浓度可能短期内增高许多,将有致命的危险。如果患者伴有休克,应先输给晶体液及胶体液,尽快恢复其血容量。待尿量超过 40ml/h 后,再静脉补充钾。由于补钾量是分次给予,因此要纠正低钾,常需连续 3~5 天的治疗。

(5)预防:积极纠正术前的低钾血症;术后长期禁食或进食不足者,补液或静脉营养液中要注意补充钾盐,尤其是大量输注葡萄糖和胰岛素时;长期应用呋塞米、依他尼酸等利尿剂要注意补钾;避免消化道丢失液体过多;积极治疗代谢性酸中毒。传统观点认为,术后第 1 天由于患者仍处于应激状态,细胞内钾离子释放至细胞外液,血钾不会低,故不需补钾,而临床上常发现术后第 1 天即存在低钾血症。因此,大手术、老年患者术后第 1 天就应监测血电解质,并实施补钾。一旦发现有轻度电解质紊乱即应引起高度重视,每日需复查电解质 1~3次,同时查血气分析。

2. 高钾血症 血钾浓度超过 5.5mmol/L,即为高钾血症。

(1)原因:①进入体内(或血液内)的钾量太多,如静脉输入氯化钾浓度过高、速度过快;使用含钾药物;大量输入保存期较久的库存血等。②术前有潜在性慢性肾功能不良,因麻醉、术中低血压、休克等,均可使肾功能受损,肾排钾功能减退;应用保钾利尿剂,如螺内酯、氨苯蝶啶等;应用盐皮质激素不足等。③细胞内钾的移出,如溶血、酸中毒、高血糖合并胰岛素不足以及组织损伤、大量出血、血肿等。

(2)临床表现:高钾血症易致多种损害,主要为心脏和神经肌肉损害。除原发病的临床表现外,高钾血症的主要症状为肌无力和心律失常。

1)神经肌肉系统:早期表现为肢体感觉异常、麻木、疲乏、肌肉酸痛和骨骼肌无力,重者可致吞咽、发音和呼吸困难、腱反射减低或消失。血[K⁺]>7.0mmol/L 可出现进行性加重的肌无力,甚至发生肌麻痹和呼吸停止。严重高钾血症者有微循环障碍的临床表现,如皮肤苍白、发冷、发绀、低血压等。

2)心血管系统:通常出现心动过缓和心律失常,主要为传导阻滞和快速性室性心律失常。最危险的心搏骤停(停止于舒张期),通常不发生充血性心力衰竭。

3)中枢神经系统:表现为神志淡漠、迟钝、嗜睡、昏迷等。

4)消化系统:可有恶心、呕吐、腹痛,重者可出现肠麻痹。

(3)诊断:有引起高钾血症原因的患者,当出现无法用原发病解释的临床表现时,应考虑到有高钾血症的可能。应立即做血钾浓度测定,血钾超过 5.5mmol/L 即可确诊。心电图有辅助诊断价值。血钾超过 7mmol/L,都会有心电图的异常变化,早期改变为 T 波高而尖,P 波波幅下降,随后出现 QRS 波增宽。当血[K⁺]>8.0mmol/L 可致心室颤动或心搏骤停。

(4)治疗:高钾血症有导致患者心搏骤停的危险,因此一经诊断,应予以积极治疗。首先应立即停用一切含钾的药物和溶液。钙与钾有对抗作用,静脉注射 10% 葡萄糖酸钙溶液 20ml 能缓解 K⁺ 对心肌的毒性作用,以对抗心律失常。降低血钾浓度,可采用以下措施。

1)促使 K⁺ 转入细胞内:①输注碳酸氢钠溶液:先静脉注射 5% 碳酸氢钠溶液 60~100ml,再继续静脉滴注碳酸氢钠溶液 100~200ml。这种高渗性碱性溶液输入后可使血容量增加,不仅可使血清 K⁺ 得到稀释,降低血钾浓度,又能使 K⁺ 移入细胞内或由尿排出。②输注葡萄糖溶液和胰岛素:用 25% 葡萄糖溶液 100~200ml,每 5g 葡萄糖加入正规胰岛素 1U,静脉滴注。可使 K⁺ 转入细胞内,从而暂时降低血钾浓度。必要时,可以每 3~4 小时重复用药。③对于肾功能不全、不能输液过多者,可用 10% 葡萄糖酸钙 100ml,11.2% 乳酸钠溶液 50ml,25% 葡萄糖溶液 400ml,加入胰岛素 20U,24小时缓慢静脉滴入。

2)应用阳离子交换树脂:可口服,每次 15g,每日 4 次。可从消化道结合钾离子进而排出。为防止便秘、粪块堵塞,可同时口服山梨醇或甘露醇以导泻。

3)透析疗法:有腹膜透析和血液透析两种。用于上述治疗仍无法降低血钾浓度时。

4)对抗心律失常:因钙与钾有对抗作用,故给予 10% 葡萄糖酸钙 20ml 静脉缓慢推注,能缓解 K⁺ 对心肌的毒性作用。

(5)预防：静脉输入氯化钾时避免浓度过高、速度过快；长期使用保钾利尿剂如螺内酯、氨苯蝶啶等要注意监测钾离子浓度；尽量避免输入大量保存期较久的库存血；积极治疗慢性肾功能不全。

(三)钙、镁和磷异常

1. 钙异常 机体内绝大部分(99%)钙储存于骨骼中，细胞外液钙仅是总钙量的0.1%。血钙浓度为2.25~2.75mmol/L，相当恒定。其中45%为离子化钙，有维持神经肌肉稳定的作用。不少术后患者可发生不同程度的钙代谢紊乱，特别是低钙血症。

(1)低钙血症

1)原因：摄入不足、酸碱紊乱、低蛋白血症、肾功能不全、消化道瘘的患者。

2)临床表现：与血清钙浓度降低后神经肌肉兴奋性增强有关，有口周和指/趾尖麻木及针刺感、手足抽搐、腱反射亢进。

3)诊断：血钙浓度低于2mmol/L有诊断价值。

4)治疗：应纠治原发疾病。为缓解症状，可用10%葡萄糖酸钙10~20ml或5%氯化钙10ml静脉注射，必要时8~12小时后再重复注射。长期治疗的患者，可逐渐以口服钙剂及维生素D替代。

5)预防：术后尽早补充钙剂，大量输血时要补充10%葡萄糖酸钙；积极纠正酸碱紊乱、低蛋白血症、肾功能不全等。

(2)高钙血症

1)原因：多见于甲状旁腺功能亢进症，如甲状旁腺增生或腺瘤；其次是恶性肿瘤，如卵巢癌，可并发高钙血症。

2)临床表现：早期症状无特异性，血钙浓度进一步增高时可出现严重头痛、背痛和四肢疼痛等。

3)诊断：血清钙离子浓度为>1.25mmol/L，即可诊断为高钙血症。

4)治疗：甲状旁腺功能亢进者应接受手术治疗，切除腺瘤或增生的腺组织后，可彻底治愈。对恶性肿瘤患者，可给予低钙饮食，补充水分以利于钙的排泄。静脉注射硫酸钠可能使钙经尿排出增加，但其作用不显著。

5)预防：及早治疗甲状旁腺增生或腺瘤；对恶性肿瘤患者，可给予低钙饮食。

2. 镁异常 约一半镁存在于骨骼内，其余几乎都在细胞内，细胞外液仅有1%。镁在神经活动的控制、神经肌肉兴奋性的传递、肌收缩和心脏激动性等方面均具有重要作用。正常血镁浓度为

0.70~1.10mmol/L。

(1)低镁血症

1)原因：①摄入不足：术后饥饿、厌食、恶心、呕吐、营养不良、长期禁食、长期全肠外营养而不补镁等情况，可导致低镁血症；②吸收不良：吸收障碍综合征；③排出过多：长期呕吐、腹泻、胃肠减压、长期胃肠道消化液丢失(如肠瘘)等；④长期静脉输液中不含镁是导致镁缺乏的主要原因。

2)临床表现：临床表现与钙缺乏很相似，有肌震颤、手足抽搐等。血清镁浓度与机体镁缺乏不一定平行，即镁缺乏时血清镁浓度不一定降低，因此凡有诱因且有症状者，就应怀疑有镁缺乏。

3)诊断：血清镁离子浓度为<0.75mmol/L，即可诊断为低镁血症。镁负荷试验具有诊断价值。正常人在静脉输注氯化镁或硫酸镁0.25mmol/kg后，注入量的90%很快从尿中排出。而镁缺乏者则不同，注入量的40%~80%被保留在体内，尿镁很少。

4)治疗：可按0.25mol/(kg·d)的剂量静脉补充镁盐(氯化镁或硫酸镁)，60kg体重者可补25%硫酸镁15ml。重症者可按1mmol/(kg·d)补充镁盐。完全纠正镁缺乏需较长时间，因此，在解除症状后仍应每天补硫酸镁5~10ml，持续1~3周。

5)预防：术后长期禁食者注意早期补充镁盐；积极治疗呕吐、腹泻等，以减少镁丢失；应尽量缩短禁食及消化液引流时间，尽早给予肠内营养等。

(2)高镁血症

1)原因：体内镁过多主要发生在肾功能不全时，也可见于静脉大剂量应用硫酸镁治疗子痫和子痫前期的过程中。广泛性外伤、手术应激反应、严重细胞外液量不足和严重酸中毒等也可引起血清镁升高。

2)临床表现：临床表现有乏力、疲倦、膝腱反射消失和血压下降等。血镁浓度明显增高时可发生心传导障碍，心电图改变与高钾血症相似，可显示PR间期延长，QRS波增宽和T波增高。晚期可出现呼吸抑制、嗜睡和昏迷，甚至心搏骤停。

3)诊断：患者多有快速、大量应用镁剂史或肾功能不全史，有以上临床表现，血清镁离子浓度为>1.25mmol/L，即可诊断为高镁血症。

4)治疗：应经静脉缓慢输注10%葡萄糖酸钙(或氯化钙)溶液10~20ml，以对抗镁对心脏和肌肉的抑制。同时积极纠正酸中毒和脱水。若疗效不佳，可能需用透析治疗。

5)预防:治疗过程中随时监测镁离子浓度、腱反射、呼吸情况,避免过量使用;积极治疗肾功能不全。

3.磷异常 人体内约85%的磷存在于骨骼中,细胞外液中含磷仅2g。正常血清无机磷浓度为0.96~1.62mmol/L。磷是核酸及磷脂的基本成分,高能磷酸键的成分之一;磷还参与蛋白质的磷酸化、细胞膜的组成及酸碱平衡等。

(1)低磷血症

1)原因:术后摄入不足、长期肠外营养未补充磷制剂;大量葡萄糖和胰岛素输入使磷进入细胞内;严重感染、甲状旁腺功能亢进症。

2)临床表现:低磷血症的发生率并不低,常因无特异性的临床表现而被忽略。低磷血症可有神经肌肉症状,如头晕、厌食、肌无力等。重症者可有抽搐、精神错乱、昏迷,甚至可因呼吸肌无力而危及生命。

3)诊断:血清无机磷浓度<0.96mmol/L。

4)治疗:轻度低磷血症不需治疗,除长期低磷血症外,一般低磷血症不造成严重后果,一杯牛奶即可有效补充。严重低磷血症可静脉补磷。

5)预防:采取预防措施很重要。长期静脉输液者应在溶液中常规添加磷10mmol/d,可补充甘油磷酸钠10ml。

(2)高磷血症

1)原因:临床上很少见,可发生于急性肾衰竭、甲状旁腺功能低下等患者。

2)临床表现:由于高磷血症常继发于低钙血症,患者出现的是低钙的一系列临床表现。还可因异位钙化而出现肾功能受损的表现。

3)诊断:血清无机磷浓度>1.62mmol/L。

4)治疗:限制磷摄入,增加肾脏排磷。急性肾衰竭伴明显高磷血症者,必要时可做透析治疗。

5)预防:由于高磷血症常继发于低钙血症,故除对原发病防治外,可针对低钙血症进行治疗。

(四)酸碱平衡失调

体液的适宜酸碱度(pH value)是机体组织、细胞进行正常生命活动的重要保证。在物质代谢过程中,机体虽不断摄入及产生酸性和碱性物质,但能依赖体内的缓冲系统和肺、肾的调节,使体液的酸碱度始终维持在正常范围之内。pH值正常范围为7.35~7.45。但如果酸碱物质超负荷或调节功能发生障碍,则平衡状态将被破坏,形成不同形式的酸碱失调。原发性酸碱平衡失调可分为代谢性酸中毒、代谢性碱中毒、呼吸性酸中毒和呼吸性碱中毒4种。有时可同时存在2种以上的原发性酸碱失调,即混合型酸碱平衡失调。

任何一种酸碱失调发生后,机体都会通过代偿机制减轻酸碱紊乱,尽量使体液的pH值恢复至正常范围。机体的这种代偿,可根据其纠正程度分为部分代偿、代偿及过度代偿。

1.代谢性酸中毒 临床最常见的酸碱失调是代谢性酸中毒。由于酸性物质的积聚或产生过多,或碱性物质消耗过多(HCO_3^-减少),引起代谢性酸中毒。

(1)原因

1)碱性物质丢失过多:①多见于腹泻、肠瘘等,经粪便、消化液大量丢失HCO_3^-;②应用碳酸酐酶抑制剂可使肾小管排H^+及重吸收HCO_3^-减少,导致酸中毒。

2)酸性物质过多:①失血性和感染性休克致急性循环衰竭、组织缺血缺氧,可使丙酮酸和乳酸大量产生,发生乳酸酸中毒。②糖尿病或术后长期不能进食,体内脂肪分解过多,可形成大量酮体,引起糖尿病酮症酸中毒。③术后并发急性左心衰竭、心搏骤停等也能引起体内有机酸的过多。④因治疗需要,含氯的酸性物质输入过多(氯化钠或盐酸精氨酸等),以致血中Cl^-增多,也可引起酸中毒。

3)慢性肾功能不全术后加重或并发急性肾功能不全:由于肾小管功能障碍,内生性H^+不能排出体外,或HCO_3^-吸收减少,均可致酸中毒。其中,远曲小管性酸中毒为分泌H^+功能障碍所致,近曲小管性酸中毒则是HCO_3^-重吸收功能障碍所致。

(2)临床表现

1)呼吸系统:轻度代谢性酸中毒可无明显症状。最明显的表现是呼吸变得又深又快,呼吸肌收缩明显。患者面颊潮红,呼吸频率可高达40~50次/min。呼出气带有酮味。

2)神经肌肉:头痛、疲乏、嗜睡、木僵、感觉迟钝,重者可出现腱反射减弱或消失、神志模糊、意识障碍、烦躁不安和昏迷。

3)心血管系统:患者常有心率加快、心律失常、血压下降、脉压增大,重者心力衰竭、心搏骤停。代谢性酸中毒可降低心肌收缩力和周围血管对儿茶酚胺的敏感性,容易发生心律不齐、急性肾功能不全和休克。一旦产生则很难纠治。

4)消化系统:恶心、呕吐、食欲差、腹痛。

(3)诊断:根据患者有严重腹泻、肠瘘或休克等病史，又有深而快的呼吸，即应怀疑有代谢性酸中毒。行血气分析可明确诊断，也可了解代偿情况和酸中毒的严重程度。此时血液 pH 值和 $[HCO_3^-]$明显下降。代偿期的血 pH 值可在正常范围，但$[HCO_3^-]$、碱剩余（base excess，BE）和 $PaCO_2$ 均有一定程度的降低。如无条件进行此项测定，可做二氧化碳结合力测定（正常值为 25mmol/L）。在排除呼吸因素后，二氧化碳结合力下降也可确定酸中毒的诊断和大致判定酸中毒的程度。

（4）治疗：病因治疗应放在首位。由于机体可加快肺部通气以排出更多 CO_2，又能通过肾排出 H^+，保留 Na^+ 和 HCO_3^-，即具有一定的调节酸碱平衡的能力。因此，只要能消除病因，再辅以补液，则较轻的代谢性酸中毒（血浆$[HCO_3^-]$为 16~18mmol/L）常可自行纠正，不必应用碱性药物。低血容量性休克伴有的代谢性酸中毒，经补充血容量、纠正休克之后，酸中毒也可随之被纠正。对这类患者不宜过早使用碱剂，否则反而可能造成代谢性碱中毒。

对血浆$[HCO_3^-]$低于 15mmol/L 的酸中毒患者，应在输液的同时酌情使用碱剂治疗。常用的碱性药物是碳酸氢钠溶液。临床上根据酸中毒严重程度，首次补给 5% 碳酸氢钠溶液的剂量可为 100~250ml。在用后 2~4 小时复查动脉血血气和血电解质浓度，根据测定结果再决定是否需继续输给及其用量。边治疗边观察，逐步纠正酸中毒，是治疗的原则。

（5）预防：积极治疗腹泻，减少碱性物质丢失；积极治疗失血性和感染性休克，纠正循环衰竭、组织缺血缺氧，减少酸性物质产生；控制血糖，预防糖尿病酮症酸中毒等。

2. 代谢性碱中毒　体内 H^+ 丢失或 HCO_3^- 增多可引起代谢性碱中毒。

（1）原因

1）胃液丢失过多：是最常见的原因。酸性胃液大量丢失，如严重呕吐、长期胃肠减压等，可丢失大量的 H^+。肠液中的 HCO_3^- 未能被胃液的 H^+ 所中和，HCO_3^- 被重吸收入血，使血浆 HCO_3^- 增高。大量胃液的丢失也丢失了 Na^+，在代偿过程中，K^+ 和 Na^+ 的交换、H^+ 和 Na^+ 的交换增加，即保留了 Na^+，但排出了 K^+ 及 H^+，造成低钾血症和碱中毒。

2）碱性物质摄入过多：长期服用碱性药物，可中和胃内的盐酸，使肠液中的 HCO_3^- 没有足够的 H^+ 来中和，HCO_3^- 被重吸收入血而致碱中毒。大量

输注库存血，抗凝剂入血后可转化成 HCO_3^-，致碱中毒。

3）缺钾：低钾血症时，K^+ 从细胞内移至细胞外，每 3 个 K^+ 从细胞内释出，就有 2 个 Na^+ 和 1 个 H^+ 进入细胞内，引起细胞内的酸中毒和细胞外的碱中毒。同时，在血容量不足的情况下，机体为了保存 Na^+，经远曲小管排出的 H^+ 和 K^+ 增加，HCO_3^- 的回吸收也增加，更加重了细胞外液的碱中毒和低钾血症，此时可出现反常性酸性尿。

4）利尿剂的作用：呋塞米、依他尼酸等能抑制近曲小管对 Na^+ 和 Cl^- 的重吸收，而并不影响远曲小管内 Na^+ 与 H^+ 的交换。因此，随尿排出的 Cl^- 比 Na^+ 多，回入血液的 Na^+ 和 HCO_3^- 增多，发生低氯性碱中毒。

（2）临床表现：一般无明显症状，有时可有呼吸变浅变慢，或精神神经方面的异常，如嗜睡、精神错乱或谵妄等。可以有低钾血症和脱水的临床表现。严重时可因脑和其他器官的代谢障碍而发生昏迷。

（3）诊断：根据病史可作出初步诊断，血气分析可确定诊断及其严重程度。失代偿时，血液 pH 值和$[HCO_3^-]$明显增高，$PaCO_2$ 正常。代偿期血液 pH 值可基本正常，但$[HCO_3^-]$和 BE 均有一定程度的增高。可伴有低氯血症和低钾血症。

（4）治疗：积极治疗原发疾病。对丢失胃液所致的代谢性碱中毒，可输注等渗盐水或葡萄糖盐水，既恢复细胞外液量，又补充 Cl^-，可纠正轻症低氯性碱中毒。必要时可补充盐酸精氨酸，既可补充 Cl^-，又可中和过多的 HCO_3^-。另外，碱中毒时几乎都同时存在低钾血症，故须同时补给氯化钾。补 K^+ 之后可纠正细胞内、外离子的异常交换，终止从尿中继续排 H^+，将利于碱中毒的纠正。但应在患者尿量超过 40ml/h 才可开始补 K^+。

（5）预防：积极治疗呕吐，减少胃液丢失；应尽量缩短禁食及消化液引流时间，尽早给予肠内营养；避免长期服用碱性药物；避免大量输注库存血；积极纠正低钾血症等。

3. 呼吸性酸中毒　呼吸性酸中毒指肺泡通气和换气功能减弱，不能充分排出体内生成的 CO_2，以致血液 $PaCO_2$ 增高，引起高碳酸血症。

（1）原因

1）术中全身麻醉过深、镇静剂过量、中枢神经系统损伤、急性肺水肿和呼吸机使用不当等，均可明显影响呼吸，使通气不足，引起急性高碳酸血症。

2）肺组织广泛纤维化、重度肺气肿等慢性阻塞

性肺部疾病,有换气功能障碍或肺泡通气-血流比例失调,都可引起CO_2在体内潴留,导致高碳酸血症。妇科患者如果合并这些慢性肺部疾病,在手术后更容易发生呼吸性酸中毒。术后易由于痰液引流不畅、肺不张,或有胸腔积液、肺炎,加上切口疼痛、腹胀等因素,使换气量减少。

(2)临床表现:患者可有胸闷、呼吸困难、躁动不安等,因换气不足致缺氧,可有头痛、发绀。随酸中毒加重,可有血压下降、谵妄、昏迷等。脑缺氧可致脑水肿、脑疝,甚至呼吸骤停。

(3)诊断:患者有呼吸道疾病病史,又出现上述症状,即应怀疑有呼吸性酸中毒。动脉血血气分析显示 pH 值明显下降,$PaCO_2$ 增高,血浆$[HCO_3^-]$可正常。慢性呼吸性酸中毒时,血 pH 值下降不明显,$PaCO_2$ 增高,血$[HCO_3^-]$亦有增高。

(4)治疗:机体对呼吸性酸中毒的代偿能力较差,而且常合并缺氧,对机体的危害性极大,因此除需尽快治疗原发病因之外,还须采取积极措施改善患者的通气功能。行气管插管或气管切开术并使用呼吸机,能有效地改善机体的通气和换气功能。应注意调整呼吸机的潮气量和呼吸频率,保证足够的有效通气量。既可将潴留体内的CO_2迅速排出,又可纠正缺氧状态。引起慢性呼吸性酸中毒的疾病大多很难治愈,针对性地采取控制感染、扩张小支气管、促进排痰等措施,可改善换气功能和减轻酸中毒程度。患者耐受手术的能力很差,手术后很容易发生呼吸衰竭,此时所引发的呼吸性酸中毒很难治疗。

(5)预防:手术时尽量避免全身麻醉过深,术后避免镇静、镇痛剂的过量使用;妇科患者如合并慢性肺部疾病,手术后要注意祛痰,积极预防和控制感染。

4. 呼吸性碱中毒 由于CO_2在肺的弥散度远远大于O_2,术后各种原因导致肺泡过度通气,均可使体内CO_2排出过多,以致血的$PaCO_2$降低,最终引起低碳酸血症,血 pH 值上升。

(1)原因:引起术后通气过度的原因很多。①精神过度紧张、忧虑、切口疼痛等。②术后感染、高热、革兰氏阴性杆菌败血症等。③反射性呼吸刺激,如肺栓塞、肺充血、轻度肺水肿、低氧血症。④呼吸机辅助通气过度等。

(2)临床表现

1)呼吸系统:多数呼吸性碱中毒患者早期有呼吸急促、深而快,呈过度换气状,继之呼吸变得浅而慢,严重者可有呼吸暂停。危重患者发生急性呼吸性碱中毒常提示预后不良,或将发生急性呼吸窘迫综合征。

2)神经肌肉:神经肌肉兴奋性增高,轻者有手、足和口周麻木和针刺感,肌震颤及手足抽搐;重者可发生眩晕、抽搐、意识障碍和昏厥。

3)循环系统:患者常有心率加快、心律失常,重者循环衰竭。

4)其他:胸闷、口干、呃逆、腹胀,还可有乳酸堆积及肝功能异常等。

(3)诊断:结合病史和过度通气的临床表现,可作出诊断。血气分析提示血 pH 值增高,$PaCO_2$ 和$[HCO_3^-]$下降。

(4)治疗:主要应控制原发疾病。可用纸袋罩住口鼻,增加呼吸道无效腔,可减少CO_2的呼出,以提高血$PaCO_2$。如为呼吸机使用不当所造成的通气过度,应调整呼吸频率及潮气量。

(5)预防:术后切口疼痛者适当镇痛,积极处理发热,纠正低氧血症,避免呼吸机辅助通气过度等,尽量减少过度通气。

(王静芳　王文豪)

第七节　术后营养不良和贫血

营养不良是指因缺乏热量和/或蛋白质所致的一种营养缺乏症。临床上手术患者的营养问题相当突出,约有半数外科住院患者存在不同程度的营养不良,可表现为贫血、低蛋白血症和体重下降等。患者营养不良不仅损害机体组织、器官的生理功能,而且还会增加手术的危险性、术后并发症及病死率,严重影响手术患者的预后。因此,手术后合理的营养支持不仅改善患者的营养状态,有利于调节手术患者的代谢、增强机体的免疫功能,也有利于减少手术并发症,缩短住院日,减少住院费用。

一、术后营养不良

(一)病因

1. 手术对营养的影响 因手术前需禁食及术后反应使患者不能摄入食物;术后组织修复对营养的需求增加;术后发热、感染等使营养素消耗增加;术中和术后的失血等原因造成营养物质丢失。

2. 急性期反应 手术和创伤导致人体广泛的

病理生理变化,通常称为急性期反应(acute phase response,APR)。APR 由各种不同的刺激物所激活,如伤害刺激、组织损伤、血流动力学障碍、局部组织缺血及再灌注损伤等。APR 的主要特征为激素的异常释放,即分解代谢类激素分泌增加、合成代谢类激素分泌减少等,由此产生负氮平衡。尤其是创伤程度较大的复杂手术,APR 强烈并持续较长时间,从而产生显著且持续的代谢改变,临床表现为以分解代谢亢进和体细胞总数不断下降为特征。

3. 疾病本身对机体造成的直接影响 如肿瘤或其介导的单核细胞释放的肿瘤坏死因子作用于下丘脑摄食中枢导致味觉改变,使患者合并厌食、恶心、呕吐、消化道吸收功能障碍,甚至梗阻等,导致营养物质摄入量明显减少。即使在宿主已呈现恶病质或外源供给的能量、蛋白质等不足时,肿瘤仍可有效地利用宿主的营养素不断增长,继续与宿主竞争能量和营养素,直至宿主死亡。

4. 其他原因 创伤和饥饿均可导致胃肠黏膜损害、细菌和内毒素易位,引起肠源性感染,使机体处于高分解代谢状态;腹部内脏循环是机体应激的特殊部位,创伤、休克情况下其血管可发生强烈的收缩与痉挛,以保障心脏等重要器官的血液供应,由此加重腹部内脏损害与功能障碍;患者的压抑、焦虑等情绪也会影响食欲和进食过程。这些均可导致营养不良的发生。

(二)临床表现

术后营养不良的患者,均呈现进行性消瘦、精神差、恢复缓慢、体重下降明显。肠瘘者久治不愈、切口裂开、肉芽组织生长缓慢、组织水肿。下肢水肿,部分患者皮肤角化过度、指甲变形、毛发枯萎。

(三)诊断

有效地判断患者的营养状况,及时发现发生营养不良的风险,并给予个体化营养支持治疗至关重要。

1. 营养不良筛查的临床指标

(1)身高与体重:身高是较恒定的参数,可用来估算营养需要量;体重可直接评定营养状态。

以体重作为衡量营养状态的指标非常简便,但有些患者因稳态失衡而有水、钠潴留或失水,因此,体重的改变并不能准确反映营养状况的变化。

(2)体重指数(body mass index,BMI):是营养风险筛查众多单一指标中被公认较有价值的,其计算方法是体重(kg)除以身高(m)的平方。2002 年

中国肥胖问题工作组根据 1990 年以来中国 13 项流行病学调查数据得出中国人 BMI 正常值为 $18.5kg/m^2 \leqslant BMI < 24kg/m^2$。$BMI < 18.5kg/m^2$ 为轻体重,$24kg/m^2 \leqslant BMI < 28kg/m^2$ 为超重,$BMI \geqslant 28kg/m^2$ 为肥胖。但单纯使用 BMI 难以全面反映机体组成和机体功能的关系,无法反映体重和营养摄入的历史变化趋势,更不能提示未来的营养改变情况。此外,对于有水肿、胸腔积液、腹腔积液的患者,BMI 并不能代表真实的身高与体重关系。

(3)机体脂肪储存:可通过测量三头肌皮肤褶皱厚度来估算。多取尺骨鹰嘴至肩胛骨喙突的中点,正常男性为 8.3mm,女性为 15.3mm。较正常减少 35%~45% 为重度营养不良,减少 25%~34% 为中度,减少 24% 以下为轻度。

(4)机体肌储存:可测量上臂肌周径来判断。测定部位同上述肱三头肌皮肤褶皱厚度。臂肌围(cm)= 臂周径(cm)- 肱三头肌皮肤褶皱厚度(cm)×3.14。正常值女性为 21cm。实测值/正常值 90% 以上为正常,>80%~90% 为轻度营养不良,60%~80% 为中度营养不良,少于 60% 为重度营养不良。

2. 实验室检测

(1)血清蛋白质:血清白蛋白浓度是被广泛应用的营养状况和患者预后的评价指标。由于白蛋白的半衰期比较长(20 天),因此白蛋白不适合用于确定营养状况的急性改变。但低蛋白血症与患病率和病死率密切相关已得到了共识。血浆常用蛋白与营养状况见表 8-7-1。

表 8-7-1　血浆常用蛋白与营养状况

单位:g/L

蛋白质	正常浓度	轻度营养不良	中度营养不良	重度营养不良
清蛋白	34~50	28~35	21~27	<21
转铁蛋白	>2.0~4.0	>1.5~2.0	1.0~1.5	<1.0

其他半衰期短的内脏蛋白,如前白蛋白、转铁蛋白、纤维连接蛋白和视黄醇结合蛋白等,由于半衰期短,不仅可以用于营养状况的评价,而且可以作为营养支持时营养状况是否改善的标志和预后指标。缺铁性贫血、肝功能障碍患者,应用大量抗生素和体液分布异常,均影响转铁蛋白浓度。前白蛋白更能准确地评估营养不良,前白蛋白<0.2g/L 提示存在营养不良。

(2)免疫功能:营养不良时亦伴有免疫功能的

低下,常用的指标有淋巴细胞总数和迟发型皮肤过敏试验,后者因反应率低而应用价值较小。淋巴细胞总数与营养状况的关系:轻度营养不良时淋巴细胞总数为(>1.2~2.0)×10⁹/L,中度营养不良为(0.8~1.2)×10⁹/L,重度营养不良为<0.8×10⁹/L。

3. 其他评定营养状况的方法 如何评定营养状况目前尚无公认的、简便又精确的标准。除了上述方法外,还有众多的评价营养状况的公式,如直接营养指数(instant nutritional index,INI)、营养危险指数(nutritional risk index,NRI)和微型营养评定(mini nutritional assessment,MNA)等。这些评价营养状况的公式,由于其灵敏度和特异度较低而应用受到限制。

最近,提出了主观全面评估(subjective global assessment,SGA)指标,已广泛应用于外科患者、移植患者和肾功能不全患者的营养状况的评估。目前,越来越多的研究采用 SGA 方法评估营养状况。

(四)治疗

1. 营养支持治疗的指征 除营养评定参数外,手术创伤重、术后不能进食时间超过 5 天,出现高代谢的并发症,都应考虑营养支持。通常用于以下情况。

(1)术前因营养不良曾予以营养支持,术后需继续给予直到恢复正常饮食。

(2)术前存在营养不良,但因某些原因未进行营养支持(如急诊手术等),术后短期内又不能获得足够的营养。

(3)术前无营养不良,但手术创伤大,术后短期不能恢复饮食提供足够的营养。

(4)术后并发症如肠瘘、胃肠功能障碍、严重感染等,因代谢需要量增加和禁食时间延长,需进行营养支持。

(5)术后化疗、放疗,导致恶心、呕吐、厌食,不能摄取足够的营养等。

目前,大多数学者认为,术后需待患者呼吸、循环稳定后方可开始营养支持,早期应以维持机体正常代谢为主或称代谢支持。等度过应激反应期后,则以营养支持为主,以维持机体正氮平衡。

2. 营养物质的需要量

(1)水和电解质需要量

1)根据体重确定液体量:25~35ml/kg,并可根据年龄、性别和活动度来相应调整,能量摄入量达1ml/4.184kJ(1ml/kcal)。慢性肾功能不全、水肿、少尿、低钠血症的患者需限制液体量。当有异常胃肠、皮肤或肾液体丢失时,适当增加液体补充量。

2)注意补充电解质:钾和磷是细胞内的主要离子,在合成组织时,钾和磷的需要量增加。每 1 000kcal 营养液中应加入钾 40~50mmol、磷 8.33~13.99mmol;另外,补充镁 7.5~10.0mmol/d、钙 2~5mmol/d、钠 125~150mmol/d。在危重患者中,电解质的给予除按每日的需要量外,还应考虑有无额外丢失和心、肾功能异常,对电解质进行增减。

(2)能量需要量

1)按体重,104.6~146.4kJ/kg(25~35kcal/kg)。

2)根据 Harris-Benedict(H-B)预算公式 × 应激系数计算。①H-B 预算公式:女性基础能量消耗(basal energy expenditure,BEE)=65.6+9.6W+1.7H−4.7A,其中,W 指体重(kg),H 指身高(cm),A 指年龄(岁)。②应激系数:小手术无并发症,能量需要量 =BEE×1.1;感染、大手术无并发症,能量需要量 =BEE×1.2;脓毒症、呼吸窘迫综合征、多器官功能衰竭,能量需要量 =BEE×(1.6~1.8);体温>37℃时,每升高 1℃,系数增加 0.12。

(3)蛋白质需要量

1)按体重:1.2~2.5g/kg。正常人所需要的蛋白质为 1.0~1.5g/kg,危重病或创伤较大的患者每日增至 2.0~3.0g/kg。

2)按总热量百分比:15%~25%。

3)按热氮比:(100~150):1。

4)蛋白质提供热量:16.7kJ/g(4kcal/g)。

(4)脂肪需要量:①至少有 10% 的能量由脂肪提供以防止必需脂肪酸缺乏;②最大不超过 60% 总能量;③如果有高血糖或胰岛素抵抗,应增加脂肪而减少糖;④脂肪乳剂能量密度:20% 的脂肪乳提供 8.37kJ/ml(2kcal/ml);10% 的脂肪乳提供 4.6kJ/ml(1.1kcal/ml);⑤脂肪提供能量:37.66kJ/kg(9cal/kg)。

(5)碳水化合物需要量:①可以提供剩余的非蛋白质能量;②最大量不超过 7~8g/(kg·d);③葡萄糖提供能量 14.23kJ/g(3.4kcal/g)。

(6)微量元素和维生素需要量:虽维生素不是人体的能量来源,微量元素也仅占人体总重量的 0.01%,但对代谢却有极其重要的作用。现有的含多种维生素的静脉注射剂,基本可以满足机体的每日需要量。关于每日电解质和微量元素的需要量,至今尚无完整的国内资料。2002 年美国肠外与肠内营养学会(American Society for Parenteral and Enteral Nutrition,ASPEN)发布了正常成人营养素摄入量,详细而具体(表 8-7-2)。在某些情况下,如严重创伤后,应适当增加维生素 C、维生素 B_1、维生素 B_2 的用量,维生素 C 与组织修复有关,维生素 B_1 的需要量与摄入的能量成比例增加,维生素 B_2 的排出量与氮的排出量呈正相关。

表 8-7-2　每日微量元素和维生素需要量

微量元素	肠内给予量	肠外给予量	维生素	肠内给予量	肠外给予量
铬	30.0μg	10.0~15.0μg	维生素 B_1	1.2mg	3.0mg
铜	0.9mg	0.3~0.5mg	维生素 B_2	1.3mg	3.6mg
氟	4.0mg	无确切标准	烟酸	16.0mg	40.0mg
碘	150.0μg	无确切标准	叶酸	400.0μg	400.0μg
铁	18.0mg	不常规添加	维生素 B_6	1.7mg	4.0mg
锰	2.3mg	60.0~100.0μg	维生素 B_{12}	2.4μg	5.0mg
钼	45.0μg	不常规添加	维生素 C	90.0mg	100.0mg
硒	55.0μg	20.0~60.0μg	维生素 A	900.0μg	1 000.0μg
锌	11.0mg	2.5~5.0mg	维生素 D	15.0μg	5.0μg
			维生素 E	15.0μg	10.0mg
			维生素 K	120.0μg	1.0mg

3. 营养支持的方法　目前临床上选择营养支持的途径主要根据患者的胃肠功能情况而定,可按下列原则选择:①肠外营养与肠内营养两者之间优先选择肠内营养;②周围静脉营养与中心静脉营养两者之间应优先选用周围静脉营养;③肠内营养不足时,可用肠外营养加强;④营养需要量较高或期望短期内改善营养状况时可用肠外营养;⑤营养支持时间较长应设法应用肠内营养。

(1)肠内营养(enteral nutrition,EN):指将营养制剂经肠腔内途径给予,以达到维持营养目的的方法。优点:①营养物质经肠道和静脉吸收,能很好地被机体利用,整个过程符合生理;②可以维持肠黏膜细胞的正常状态,保护肠道屏障功能;③无严重代谢并发症,安全、经济。故临床医师应在肠道功能允许的条件下首选 EN。

1)适用证:不能经口或口服不足但胃肠道有消化吸收功能的患者。临床上有以下情况:①经口摄食减少;②多种原发性胃肠道疾病;③术前或术后营养补充;④其他,如心血管疾病经口摄入能量不足、肝肾功能衰竭及先天性氨基酸代谢缺陷病。

2)禁忌证:包括术后严重应激状态、麻痹性肠梗阻、机械性肠梗阻、消化道出血、顽固性呕吐和严重腹腔内感染等。

3)肠内营养制剂分类:根据 EN 的营养组成,一般可分为要素膳食、非要素膳食、不完全膳食及特殊应用膳食 4 类。①要素膳食:又称为化学成分明确制剂,是单体物质的混合物,含氨基酸或蛋白水解物、葡萄糖、脂肪、矿物质和维生素。既能为人体提供必需的热量和营养,又无需消化即可直接或接近直接吸收和利用。适用于胃肠功能较差的患者,如肠瘘患者。②非要素膳食:以整蛋白或蛋白游离物为氮源,渗透压接近等渗,由甘油三酯和葡萄糖提供热量,以及标准量的电解质、微量元素和维生素。口感较好,口服或管饲均可,使用方便,耐受性强。适用于肠道功能较好的患者。③不完全膳食:是仅以某种或某类营养素为主的肠内营养膳食。它可对完全膳食进行补充或强化,以弥补完全膳食在适应个体差异方面欠缺灵活的不足,以适合患者的特殊需要。主要包括蛋白质组件、脂肪组件、糖类组件、维生素组件和矿物质组件。④特殊应用膳食:指专为肿瘤、肝功能衰竭等患者配制的营养配方。

4)输入途径:除少数患者可经口补充肠内营养制剂外,一般宜采用管饲。包括鼻胃管、经鼻空肠置管、经胃或空肠造口喂养等。临床常用以下两种途径:①鼻胃插管途径,优点在于胃的容量大,对营养液的渗透浓度不敏感,适用于各种肠内营养液的输入；缺点是有反流和吸入气管的危险,对容易产生这种情况的病例,宜用鼻肠胃管喂养。②空肠造口途径,优点是较少发生液体饮食反流而引起的呕吐和误吸;EN支持和胃十二指肠减压可同时进行;喂养管可长期放置;可同时经口摄食。适用于需长期营养支持的患者。

5）肠内营养并发症及其防治

A.误吸：呕吐导致的误吸常见于虚弱、昏迷的患者,多因喂养管移位、胃张力降低导致,有食管反流者尤易发生。由于要素饮食中的氨基酸pH值较低,对于支气管黏膜刺激性较强,一旦发生吸入性肺炎,比较严重。所以应注意以下几点防止误吸：①喂养管的位置,及时发现喂养管移位。②灌注浓度、速率,应从低浓度、低容量开始,滴注速率与总用量应逐日增加,不足的热量与氮量由静脉补充。通常,肠内营养的起始浓度为8%~10%,容量为500ml/d;维持浓度为20%~25%,容量为2 000~2 500ml/d;最大浓度为25%,容量为3 000ml/d,若能在3~5天内达到维持剂量,即说明胃肠道能完全耐受这种肠内营养。目前多主张通过重力滴注或蠕动泵连续12~24小时输注肠内营养液,特别是危重患者。③床头抬高30°检查胃充盈程度及胃内残留量,若胃内残留量超过100~150ml,应减慢或停止输入。

B.腹泻：为EN支持中最常见的并发症,少数患者因腹泻而被迫停用EN,严重者可有脱水、肾前性肾损害,应引起高度重视。腹泻通常发生于EN开始及使用高渗饮食时,临床上应对腹泻的原因评估,以避免遗留潜在的胃肠道疾病。腹泻通常易纠正,输注的饮食应新鲜配制并低温保存,降低饮食浓度或放慢输注速度,以及在饮食中加入抗痉挛或收敛药物,可控制腹泻。血清白蛋白有助于增加肠绒毛毛细血管吸收能力,可在EN的同时经静脉补充白蛋白。上述治疗无效的严重腹泻,应停止EN。

C.水、电解质失衡：脱水、高血钠、高血氯和氮质血症的原因主要是水供应不足,也有为摄入高钠饮食而肾的排钠功能不全所引起。高渗营养液引起腹泻后会加重脱水,甚至造成死亡。防治方法为供给无溶质水,加强患者监护,观察血液中电解质的变化及尿素氮水平,严格记录出入量。

D.血糖紊乱：低血糖多发生于长期应用要素饮食而突然停止者,故缓慢停止要素饮食,或停用后以其他形式补充适量糖,可防止发生低血糖。

高血糖主要发生于老年患者,偶尔可发生高渗性非酮症昏迷。对不能耐受高糖者,应改用低糖饮食、给予胰岛素或口服降糖药物加以控制,并加强监测。

（2）肠外营养（parenteral nutrition,PN）：又称静脉营养,是通过静脉为人体提供代谢需要的能量及营养物质的营养治疗方式。全部营养从肠外供给称全肠外营养（total parenteral nutrition,TPN）。

1）适用证：无胃肠道功能或肠内营养禁忌的营养不良者。

A.肠外营养疗效显著的强适应证：胃肠道梗阻;胃肠道吸收功能障碍,如放射性肠炎、严重腹泻、顽固性呕吐>7天;高分解代谢状态,如严重感染等;严重营养不良伴胃肠功能障碍,无法耐受肠内营养。

B.肠外营养支持有效的适应证：①大手术、创伤的围手术期：营养支持对营养状态良好者无显著作用,相反可能使感染并发症增加,但对于严重营养不良的患者可减少术后并发症。严重营养不良者需在术前进行营养支持7~10天;预计大手术后5~7天胃肠功能不能恢复者,应于术后48小时内开始肠外营养支持,直至患者能有充足的肠内营养或进食量。②肠外瘘。③严重营养不良的肿瘤患者：对于体重丢失≥10%平时体重的患者,应于术前7~10天进行肠外或肠内营养支持,直至术后改用肠内营养或恢复进食为止。④合并重要脏器功能不全：如合并肝功能不全、肾功能不全,以及心、肺功能不全。

2）禁忌证：①胃肠功能正常、适应肠内营养或5天内可恢复胃肠功能者;②不可治愈、无存活希望、临终或不可逆昏迷者;③需急诊手术、术前不可能实施营养支持者;④心血管功能或严重代谢紊乱需要控制者。

3）肠外营养制剂

A.碳水化合物制剂：碳水化合物制剂是最简单、有效的肠外营养制剂,可提供约50%~60%机体代谢所需能量。其中,葡萄糖是肠外营养最常选用的能量来源,临床上常配制成5%、10%、50%等规格的注射液。此外,70%葡萄糖注射液专供肾衰竭患者使用。

B.脂肪乳剂：提供必需脂肪酸和能量,可维持细胞结构与脂肪组织的恒定。作为肠外营养使用时,单糖溶液易引起高血糖等异常,尤其在严重应激状态下糖代谢受阻更明显,长期使用还可能发生肝脂肪变性等不良后果。因此,目前肠外营养已不再单用葡萄糖注射液,而是采用糖脂比为(1~2):1的糖/脂混合能源。

目前,临床上肠外营养支持中应用最广泛的是脂肪乳注射液(C14~24),其以精制大豆油为甘油三酯来源、卵磷脂为乳化剂、甘油为张力剂组成,属长链脂肪乳剂,其中约60%的脂肪酸是必需脂肪酸。其渗透压与血液相似,对静脉壁无刺激,可经外周静脉输入,具有热量高、不需胰岛素参与、无高渗性利尿等优点。临床上有10%、20%、30%等规格。

此外,中、长链混合制剂及20%中/长链脂肪乳注射液(C8~24Ve)在临床的应用也较广泛。其优点是中链甘油三酯(medium-chain triglyceride,MCT)较长链甘油三酯(long-chain triglyceride,LCT)更易被全身大多数组织摄取和氧化,但MCT不含必需脂肪酸,故提倡使用1:1 LCT/MCT混合液。

常用脂肪乳剂及所含热量值详见表8-7-3。

表8-7-3　常用脂肪乳剂及所含热量值

类别	药品名	规格/ml	含热能/kJ
长链脂肪乳剂	20%脂肪乳注射液(C14~24)	250	2 100.0
长链脂肪乳剂	30%脂肪乳注射液(C14~24)	250	3 150.0
长链脂肪乳剂、低磷脂	10%中/长链脂肪乳注射液(C6~24)	500	2 268.0
中、长链脂肪乳剂	20%中/长链脂肪乳注射液(C8~24Ve)	250	2 003.4
中、长链脂肪乳剂	20%中链甘油三酯	250	2 047.5

C. 氨基酸制剂:是提供生理性氮源的制剂,其营养价值在于供给机体合成蛋白质及其他生物活性物质的氮源,而不是作为供给机体能量使用。外科手术后的患者常用氨基酸制剂,可以改善营养状态,促进组织愈合。并且因创伤应激时机体大量消耗支链氨基酸(branched-chain amino acid,BCAA),故术后给予输注BCAA含量较高的复方氨基酸制剂更有利于机体从手术创伤中恢复。氨基酸制剂较多,详见表8-7-4。

表8-7-4　常见氨基酸溶液中支链氨基酸的含量

药品名称	总氨基酸含量/%	BCAA含量/%	制剂分类
复方氨基酸注射液(18AA-Ⅰ)	7.0	19.3	平衡型氨基酸
复方氨基酸注射液(18AA-Ⅱ)	11.4	18.3	高浓度氨基酸
复方氨基酸注射液(14AA)	8.5	22.6	创伤型氨基酸
复方氨基酸注射液(15AA-800)	8.0	35.5	肝病型氨基酸
复方氨基酸注射液(15-HBC)	6.9	45.0	创伤型氨基酸
复方氨基酸注射液(9AA)	5.59	37.20	肾病型氨基酸

D. 其他:除了上述最常用的3类肠外营养制剂,电解质制剂、微量元素制剂和维生素制剂同样常用。

电解质是维持人体水、电解质和酸碱平衡,保持人体内环境的稳定,维护各种酶的活性和神经、肌肉的应激性,以及正常营养代谢的一类重要物质。临床多应用单一性制剂,如0.9% NaCl溶液、10% NaCl溶液、KCl溶液、$MgSO_4$溶液、$NaHCO_3$溶液等,必要时也应用谷氨酸钾、谷氨酸钠或甘油磷酸钠(每支含磷10mmol,为成人每日基本需求量)。

微量元素是指占人体总体重万分之一以下或日需求量在100mg以下的元素,其具有重要和特殊的生理功能。微量元素是某些酶、维生素和激素的活性因子,主要参与氧储存、电子传递、遗传和自由基的调节。临床上最常见的微量元素制剂是多种微量元素注射液,其内含铬、铜、锰等9种微量元素。

维生素主要维持人体正常代谢和生理功能,目前临床上应用较多的注射用水溶性维生素内含9种维生素,而脂溶性维生素注射液则含4种脂溶性维生素。在应用时须注意:脂溶性维生素在体内具有蓄积性;该制剂大多数为商品化的复合制剂,均需按每日推荐量配比,一般1支/d。在感染、手术等应激状态下,对维生素C、维生素B_6需要量增加。该类制剂不能直接静脉推注,应稀释或配制成营养液后静脉滴注。

4)输注途径:①经中心静脉肠外营养(central parenteral nutrition,CPN),优点是能耐受较高渗透压的液体,且置管后对患者活动的限制少,对于长时间肠外营养的患者较为适宜。常选择颈内静脉、锁骨下静脉和经肘静脉穿刺置管至上腔静脉,即外周中心静脉导管(peripherally inserted central venous catheter,PICC)。适用于长期营养支持。②经外周静脉肠外营养(peripheral parenteral nutrition,PPN):操作简单,无中心静脉穿刺相关的并发症。但不耐受高渗液体,常常引起局部疼痛、不适,甚至静脉炎。适用于短期营养支持,一般不超过2周,尤其用于肠内营养不足而无中心静脉插管时。

5)输注方法:全营养混合液(total nutrient admixture,TNA)系将肠外营养的各营养素配制于3L塑料袋中,又称全合一(all-in-one solution,AIO)营养液。其优点是:①以较佳的热氮比和多种营养成分同时进入体内,增加节氮作用,降低代谢并发症的发生率;②单位时间内脂肪乳剂输入量大大低于单瓶输注,可避免因脂肪乳剂输注过快引起的副作用;③复温后液体的渗透压降低,使经外周静脉输注成为可能;④使用过程中无须排气及更换输液瓶,简化了输注步骤,减少了污染和空气栓塞的机会。⑤不具备TNA输注条件时可采用单瓶输注,但由于各营养素非同步输入,不利于营养素的有效利用。

6)肠外营养并发症的防治:导管相关感染仍是当前肠外营养治疗过程中值得重视的并发症。导管相关感染包括导管细菌定植、局部感染和导管相关的菌血症、脓毒症。ICU患者中心静脉导管细菌定植的发生率为26.3%。文献报告的导管相关性脓毒症发生率为2%~33%。TPN患者一旦发生脓毒症可导致死亡率显著增加。

A. 病原菌:大多数导管相关感染由革兰氏阳性菌(特别是表皮葡萄球菌和金黄色葡萄球菌)引起,但也可因革兰氏阴性菌(如假单胞菌、肺炎克雷伯菌、大肠埃希菌、黏质沙雷菌、阴沟肠杆菌)或真菌(主要是念珠菌属)引起。

B. 诊断:发现导管处皮肤异常或不能以其他原因解释的发热、寒战,就应考虑感染源来自导管。

C. 治疗:发生局部感染的患者多数应拔除静脉导管,并送导管尖端、导管出口渗液和经导管抽出的血样做培养。发生导管相关性脓毒症的患者必须立即拔除导管,取样送培养,并给予广谱抗生素。一般情况下导管拔除后12小时左右症状逐步缓解,症状持续3~5天以上则病情危重。抗生素的

选择应先针对可能的致病微生物及当地病原菌的耐药情况,随后根据细菌培养和药敏试验结果调整抗生素的使用。当患者无感染症状而怀疑导管相关感染时,权衡利弊后也可暂不拔管,但应停止输液,并经导管抽取血样送细菌培养并用高浓度抗生素封管,根据细菌培养结果决定是否继续保留和使用导管。

D. 预防:预防导管相关感染最重要的措施是在穿刺置管、药液准备、给药和导管护理时严格遵守无菌原则。一般不主张预防性使用抗生素。没有感染证据时也不必定期更换导管。

代谢性并发症包括电解质紊乱、酸碱平衡失调、氮质血症等。患者接受TPN支持时,特别是手术创伤后,应注意:逐步调节输入液中葡萄糖的浓度和输入速度,监测血糖水平,必要时适当补充外源性胰岛素;改变能源的结构,以脂肪乳剂提供30%~50%的非蛋白能量;加强临床监测,注意水、钠、钾的补充,及时纠正酸中毒。

TPN时肝所处的环境及功能状态与正常进食时有明显不同,特别是较长期接受TPN支持的患者,有可能造成肝损害和胆汁淤积。20%~44%可出现转氨酶谱异常,多在TPN支持2周后出现、同时胆囊呈弛缓状态,直径增长。由于对TPN导致肝胆系统损害的原因及机制尚未完全了解,因此目前还没有确切的预防和治疗方法。近年有研究表明,有效地控制感染特别是腹腔感染,降低TPN配方中非蛋白能量,减少糖的供给,尽可能恢复肠道营养,给予外源性胆囊收缩素,补充腺苷蛋氨酸,可一定程度上防治此并发症。

(五)预防

1. 术前、术后合理膳食,进食富含优质蛋白的食物,如瘦肉、鸡蛋、豆腐等,增加蛋白摄入及存储。

2. 术中、术后减少白蛋白丢失

(1)尽量减少术中出血,减少蛋白随血液丢失。

(2)术后预防感染,避免因代谢增加过多消耗蛋白,同时减少炎症介质损伤毛细血管内皮细胞,蛋白自毛细血管漏出。

(3)术后保护肝脏功能,防治低氧血症,避免肝脏合成白蛋白功能下降。

3. 术后增加氮类物质摄入和吸收

(1)营养治疗:术后给予高蛋白质、高热量、高维生素营养,可肠内、肠外或口服给予。总能量达每千克体重167~218kJ(40~50kcal)。若伴有感染,能量需增加20%以上。蛋白质摄入量为每千克体

重 1.5~2.0g，其中至少 1/3 为动物蛋白质。还要注意同时补充维生素、微量元素和矿物质。

（2）调理胃肠道功能：术后如有恶心、呕吐等应积极对症治疗，同时调理肠道，促进肠道功能尽早恢复。饮食中钠盐含量及液体量也相应逐渐调整，使机体有一个适应过程，避免消化系统负担过重。

二、术后贫血

妇科手术后贫血主要指失血性贫血。贫血增加手术患者的病死率，影响患者康复。

贫血最为准确的定义是全身循环红细胞总量减少。在临床工作中，通常把外周血中单位体积的血红蛋白（hemoglobin，Hb）数、红细胞（red blood cell，RBC）数和/或红细胞压积（hematocrit，HCT）低于同年龄、同性别和同地区的正常标准定义为贫血。一般认为，在平原地区的标准为成年女性 $Hb<110g/L$、$RBC<4.0×10^{12}/L$ 和/或 $HCT<0.38$，可以诊断为贫血。其中以 Hb 低于正常最为重要，RBC 计数不一定能准确地反映贫血是否存在和贫血的程度。

根据外周 Hb 或 RBC 数可将贫血分为轻、中、重、极重四度。$Hb>90g/L$ 为轻度；$Hb\ 60~90g/L$ 为中度，$Hb\ 30~59g/L$ 为重度，$Hb<30g/L$ 为极重度。

（一）病因

1. 患者自身因素

（1）疾病本身因素：子宫肌瘤、子宫内膜息肉、功能失调性子宫出血、子宫内膜癌等，有月经过多、经期延长，导致术前即存在慢性贫血；异位妊娠破裂、前置胎盘、胎盘早剥造成的急性出血过多；也可因妇科恶性肿瘤或其他系统疾病术前存在慢性病性贫血，这些患者术后更易发生贫血。

（2）术后并发症：因手术应激及术前存在原发病基础，术后出现消化系统并发症，如胃、十二指肠溃疡所致的出血；术后血液系统并发症如凝血因子消耗过多、血小板减少、弥散性血管内凝血（DIC）等导致凝血功能异常，伤口出血不止；术后因炎症、肿瘤等侵蚀血管壁引起突然大量出血等。

2. 其他因素

（1）术中失血：各种原因造成的术中出血，如损伤血管、止血不彻底、手术范围大等。

（2）术后失血：各种原因造成的术后出血，如阴道残端出血、盆腹腔内血肿形成等。

（二）临床表现

失血后的代偿作用需要一定时间，患者的临床表现决定于失血的量和速度，有无并发症以及患者的心理状况、体位、年龄、营养状态、心血管功能等。失血性贫血按照发生的速度可分为急性失血性贫血和慢性失血性贫血，后者多为缺铁性贫血。

1. 急性失血性贫血 其症状主要是由于低血容量而非贫血所致。

（1）失血量在 500ml 以下：大多数年轻健康者，特别是数小时以上的逐渐失血，很少引起症状，之后可有轻度贫血或无贫血。约 5% 的患者特别是精神紧张、内心恐惧或突然起坐时，可有"血管迷走神经反应"，表现为软弱、出汗、恶心、心率缓慢及血压下降；随后有头晕，甚至短暂的昏厥。

（2）失血量达 500~1 000ml（约为总血量的 20%）：如果患者以前健康状况良好，休息时可无症状，但站立或活动时有轻度心脏血管症状，表现为心慌、血压下降，有时可发生晕厥。体质较弱、情绪紧张的女性，可出现"血管迷走神经反应"。

（3）当出血量增加至 1 500~2 000ml（约总血量的 40%）：即使出血前患者健康，出血后卧床休息，仍不免有口渴、恶心、气促、极度头晕，甚至短暂意志丧失。由于血液循环的重新分布，患者手足厥冷、面色苍白、尿量减少。血压、心输出量及中心静脉压均降低，脉搏快而无力。临床上患者多主诉头痛，逐渐出现休克症状，如烦躁不安、呼吸困难、脉搏细速、皮肤湿冷、恶心、呕吐，最后昏迷。如没有采取有效的抢救措施，因缺氧明显，肾小管坏死、心肌梗死，可导致死亡。

（4）大量而迅速出血（达 2 500ml 左右，约占全血容量的 50%）：由于循环血容量突然降低，代偿功能不能充分发挥作用，很快出现严重休克，而致死亡。原有慢性疾病、感染、营养不良、失水或本来已有贫血的患者，即使失血比上述量要少，也可导致休克或死亡。

2. 慢性贫血 其共同特征是红细胞携氧能力降低导致组织缺氧，而大部分症状、体征是身体对缺氧的代偿反应。可涉及全身各个器官。

（1）皮肤、黏膜表现：皮肤和黏膜苍白是贫血最常见的体征。最易见于睑结膜、口腔黏膜、口唇和甲床等皮下微血管丰富的部位。一般在 $Hb<70g/L$ 时，手掌皮肤才出现苍白。贫血时表皮还可发生其他改变。皮肤失去正常弹性、干燥或枯萎，头发失去光泽，特别在恶性贫血患者中可能先于贫血发生。

(2)疲倦、乏力、精神萎靡：是慢性贫血最常见、最早出现的症状。

(3)循环、呼吸系统表现：轻中度贫血患者只有在体力活动后或情绪激动时呼吸、循环系统症状才明显，出现心悸、气短、头晕、乏力等症状。当贫血严重或发生迅速时，在休息状态时也出现上述症状，甚至可发生直立性晕厥。严重长期贫血因心肌收缩过度使左心室肥厚，进而发生充血性心力衰竭，即贫血性心脏病。

(4)神经、肌肉表现：轻度贫血只有头晕、耳鸣、眼花、眼前出现黑点、精神不振、倦怠思睡、注意力不集中、反应迟钝等症状。长期或严重贫血除上述症状外，多半有头痛、肌肉无力及体重下降。

(5)消化系统表现：贫血本身引起的消化道症状以食欲下降最常见，还可出现腹胀、恶心、便秘、舌炎、口角炎。严重贫血可有轻度肝大。

(6)其他表现：如出现视网膜病变、泌尿生殖系统症状等。

(三)诊断

一般根据病史、查体和实验室检查基本可以诊断失血性贫血。如病史、体征、检查等不相符或疑为其他类型的贫血，必要时可做骨髓检查、血清铁蛋白浓度测定等检查等，并请血液科协助诊断治疗。

1. 病史

(1)有明确的急慢性失血病史和临床表现。

(2)了解有无其他慢性疾病史、饮食、营养情况等。

2. 全面体格检查　衡量贫血对机体的影响，寻找与病因有关的征象。检查时除一般贫血征象外，应注意有无出血倾向、肝脾和淋巴结肿大。

3. 实验室检查　为贫血建立量的概念，并进一步确立贫血的性质。

(1)血常规和网织红细胞(reticulocyte,Ret)

1)血常规：①RBC数、红细胞压积(HCT)和Hb：急性失血初期，由于血浆和RBC成比例丢失，血容量虽然急剧减少，而单位体积内的RBC数量、HCT和Hb可无明显下降，甚至由于血管反射性收缩，血液重新分配和脏器内滞留的浓缩血液进入循环血液，HCT、Hb反而稍见增多。因而最初的HCT和Hb不能正确反映出血程度。约经过3小时后，由于含电解质和蛋白质的组织间液向血管内渗入，使血容量逐渐得到恢复，发生血液稀释现象，此时HCT、Hb逐渐下降，约在出血停

止后3天，达最低值。慢性失血性贫血患者此三项检查均低于正常值。②平均红细胞体积(mean corpuscular volume,MCV)、平均红细胞血红蛋白含量(mean corpuscular hemoglobin,MCH)和平均红细胞血红蛋白浓度(mean corpuscular hemoglobin concentration,MCHC)：急性失血性贫血为正细胞贫血，即MCV、MCH、MCHC均在正常范围；慢性失血性贫血为小细胞低色素性贫血，即MCV、MCH、MCHC均低于正常。③白细胞(white blood cell,WBC)计数和血小板计数(platelet count,PLT)：急性失血性贫血者WBC计数迅速增多可达(10~20)×10⁹/L，最高可达35×10⁹/L，主要是中性粒细胞增多，核左移，甚至出现幼粒细胞。出血停止后15分钟可见PLT开始升高，个别可达1 000×10⁹/L。WBC和PLT多在3~5天恢复正常，若WBC、PLT和HCT持续升高者，必须排除潜在出血的可能。慢性失血性贫血者WBC可轻度降低，达(3.0~4.4)×10⁹/L，与贫血程度无关；PLT可增多或减少。

2)Ret：急性失血后6~12小时即可见到外周血Ret增多，瑞特染色的外周血涂片可见多嗜性红细胞和大红细胞，3天后较明显，7~10天后达高峰(10%~15%)。增加量与出血量成一定比例。持续高水平的Ret提示连续出血。慢性失血性贫血者Ret通常正常或减少。

(2)骨髓象：急性失血性贫血出血后第2天可见骨髓红系增殖反应，第5天红系增生明显活跃，可达60%，多为中幼红细胞。慢性失血性贫血的骨髓细胞增生程度和粒红细胞比例变异较大，并无足够诊断价值。铁染色显示细胞内铁减少或缺如是其特点。

(3)其他生化检查：如血清铁、血清总铁结合力、转铁蛋白饱和度、血清铁蛋白、游离胆红素等。急性失血性贫血可因血液分解吸收而致高胆红素血症。慢性失血性贫血血清铁、铁蛋白及转铁蛋白饱和度降低，血清总铁结合力升高。

(4)其他辅助检查：根据临床表现，选择做X线、CT、MRI、B超、心电图、血生化等检查。

(四)治疗

1. 急性失血性贫血　治疗原则为首先针对出血原因迅速止血，另外采取紧急措施以维持血容量，待出血停止、急性贫血的紧急情况解除后，再进一步据发病原因进行必要的治疗。①止血：止血的措施需根据出血的原因和部位而定，如异位妊娠

破裂休克则应予以急诊手术；DIC 则应予以相应处理。②补充液体：对于严重的出血，补充液体恢复血容量比补充红细胞更加迫切，因此不必等待输血，及时恢复血容量既能有效地防止休克的发生，同时在输液过程中也可更从容地做好输血的准备工作，输液的量和速度取决于失血量和失血速度，以及所选择的液体类型。

（1）失血<20% 总血容量者：仅需快速静脉补充电解质溶液即足以维持血容量及内环境稳定。

（2）失血量为 20%~50% 总血容量者：除输注晶体溶液（如生理盐水、林格液）外，尚需补充胶体溶液和血液。胶体液常用的有右旋糖酐、羟乙基淀粉、白蛋白和血浆等。用量及滴注速度视病情而定，多为 500~1 000ml。右旋糖酐增加血容量可达输入量的 1~2 倍，且不引起红细胞聚集，可改善微循环，增加氧利用，用时先以 500ml 较快静脉滴注，然后在监测中心静脉压的情况下缓慢静脉滴注。右旋糖酐用量超过 1 000ml 时可干扰血小板黏附性和凝血机制，甚至加重出血，用时应注意。白蛋白可用于血容量的补充，但血容量恢复较慢，价格昂贵，一般少用。

（3）输血：输血是改善贫血症状最直接、最有效的措施。近年来，输血的安全性有所提高，但仍可引起多种感染性及免性疾病，因此输血仍有一定的危险性，尤其应尽量避免异体输血。

1）原则：严格掌握输血指征；做到能不输血者不要输血，能少输血者绝不多输；如有输血指征要开展成分输血，尽可能不输全血（一般认为失血量在 2 000ml 以内的，不需要输全血，血容量不足且有进行性出血的急性大量失血患者可以考虑输部分全血）。若患者符合自身输血条件，则应积极开展自身输血，不输或少输同种异体血。

2）适应证：原卫生部颁布的《临床输血技术规范》指出，慢性贫血患者 Hb<70g/L 须输血治疗；Hb 70~100g/L，视患者临床表现决定。输血量以改善症状为目标。急性失血性贫血患者无统一标准，依据个人耐受情况而定。当血容量损失 ≥25%时，一般需要输全血或红细胞、晶体液和胶体液。所用输血量以能保证 Hb 在 80~90g/L 为宜，不必达正常水平。

3）临床输血注意事项：医师要熟悉采供血机构所提供的血液及其成分的规格、性质、适应证、剂量及用法；输血治疗时，临床医师须向家属或患者说明输血目的及可能会产生的输血不良反应和经血液传播的疾病，征得患者及家属同意并签订输血治疗同意书。输血治疗同意书必须与病历同时存档；输血前化验血型、血常规、HBV 表面抗原、抗HCV 抗体、抗 HIV 抗体、ALT、梅毒血清试验；填写输血申请单。在输血过程中，临床医师必须严密观察患者的病情变化，如有异常反应，严重者要立即停止输血，迅速查明原因并相应处理。所有输血不良反应和处理经过均应在病历中做详细记录并报告。输血治疗后，临床医师要对输血的疗效作出评价。临床医师应在病程记录中记录输血的目的、血液品种、容量、开始时间、结束时间、有无不良反应、输血疗效。

4）方法：急性失血（主要指创伤及手术失血）患者应按以下方法输血。

A. 失血量<20% 血容量、HCT>0.30 或 Hb>100g/L者，原则上不应输血，但应输注晶体液或胶体液补充血容量。

B. 失血量>20% 血容量、HCT<0.30（或 Hb<100g/L）者，或需大量输血（24 小时内输血量大于血容量）时，下述两种输血方案可供选用：①先输注晶体液或并用胶体液以补充容量，再输注红细胞以提高血液的携氧能力。红细胞适用于血容量正常或低血容量已纠正的贫血患者。胶体液指人造胶体溶液（右旋糖酐、羟乙基淀粉、明胶制剂）和白蛋白。②失血量过大，仍有进行性出血，濒临休克或已经发生休克的患者，可在扩充血容量的基础上输部分全血。

C. 血浆不宜用于补充血容量。同时用红细胞和血浆代替全血可使输血传播疾病的风险加大，应尽量避免应用。

D. 大量输血有可能造成稀释性血小板减少，临床无出血症状，不应预防性输注血小板。血小板计数低于 50×10^9/L，并有微血管出血表现，是输注浓缩血小板的指征。

E. 大量输血造成的稀释性凝血因子减少未确定前，不必常规输注新鲜冰冻血浆（fresh frozen plasma，FFP）。大量输血后如有微血管出血表现，凝血酶原时间（PT）或活化部分凝血活酶时间（APTT）大于正常对照的 1.5 倍，应输注 FFP，输注的剂量要足，约 10~15ml/kg。如纤维蛋白原低于0.8g/L，应输注冷沉淀，剂量为 1.0~1.5U/10kg。

F. 回收式自身输血（intraoperative autologous blood，IAT）：指使用吸引器等装置回收手术中、手术后或因外伤等原因造成的胸腹腔的积血、积液，把它作为自身血源，经抗凝、过滤后立即回输给患者本人的一种方法，属于自身输血的一种。适用于有大量出血的手术患者。可分为红细胞洗涤式和非红细胞洗涤式两种。红细胞洗涤式自身输血法比较常用，在欧美各国 50% 以上的输血为红细胞洗涤式自身输血。优点：可避免经血液传播的疾病；避免同种异体输血产生的同种免疫反应；避免同种异体输血引起的差错事故；反复放血可刺激红细胞再生，使患者术后造血速度比术前加快；也可缓解血源紧张的矛盾。

2. 慢性贫血

（1）一般治疗：根据手术方式调整饮食，保证足够的热量，给予高蛋白、高维生素和铁质的膳食；食用富有铁的食物如各种动物肝脏、瘦肉、海带、紫菜、木耳和香菇。

（2）纠正贫血

1）轻度贫血：有研究表明 Hb 在 100g/L 时携氧能力最强，仅口服铁剂即可刺激红细胞增生，可仅给铁剂口服。应注意铁剂是缺铁性贫血治疗的特效药，对其他贫血无效。

A. 用法：以口服铁剂为首选，成人每天摄入元素铁 150~200mg 即可，常用亚铁制剂，于进餐时或餐后服用，以减少药物对胃肠道的刺激。目前常用的效果较好、不良反应少的口服铁剂有以下几种：琥珀酸亚铁，每次 0.2g，1 日 3 次；多糖铁复合物，每次 0.15g，1 日 1~2 次；硫酸亚铁控释片，每次 0.15g，1 日 1 次。肌内注射铁剂不如口服铁盐方便，而且药物反应多，可发生过敏，要严格掌握指征。所以凡能口服铁剂的患者，不应采用肌内注射。目前常用的铁注射剂有右旋糖酐铁和山梨醇枸橼酸铁。

B. 效果：铁剂治疗有效的患者，在用药 5~10 日内外周血网织红细胞增高，用药 2 周后 Hb 逐渐上升，随着 Hb 增高症状改善，患者的食欲增加，体力增强，面色好转，头昏、心悸、气促等症状逐渐消失，血常规完全恢复正常需 2 个月左右。

C. 疗程：即使 Hb 已完全正常，体内储存铁依然缺乏，铁蛋白可能仍处于正常低值，为了巩固疗效，防止复发，小剂量铁剂治疗仍需继续 3~6 个月以补充体内应有的铁储存量。

D. 注意事项：缺铁性贫血患者口服铁剂时不宜喝茶、牛奶。茶叶中含有大量的鞣酸，容易与二价铁结合，形成不溶解性鞣酸铁，从而阻碍了铁的吸收，使贫血加重。牛奶中磷、钙含量较高，体内的铁能与牛奶中的钙盐、磷盐结合成不溶性的含铁化合物而影响铁的吸收，使体内的铁降低。

2）中重度贫血：可根据不同临床表现、失血速度等给予重组人红细胞生成素（recombinant human erythropoietin，rHuEPO）或输血等治疗。输血治疗同前。

rHuEPO 是一种具有特异性刺激骨髓造血细胞作用的药物，能有效动员患者的红细胞，增加 Hb 水平。用于治疗肾性贫血已多年，现治疗贫血的范围不断扩大，可应用于慢性病贫血、癌症相关性贫血、早产儿贫血、外科术后贫血等，但尚未广泛应用。国内有学者报道 rHuEPO 可促进术前红细胞动员及术后红细胞恢复，能纠正骨科、产科及化疗后患者的术后贫血状态，并且与铁剂联合应用可纠正贫血，避免或减少异体输血。国内李敏在研究中发现，rHuEPO 组 Hb、Ret 在术后 3 天即明显提高，使用 rHuEPO 后 Hb、Ret、HCT 大幅度上升，造血速度明显加快；且 rHuEPO 组无一例输血，证明使用 rHuEPO 确有可能避免异体输血。治疗前后 PLT、肝肾功能及血压差异均无统计学意义，用药前后血压无变化，未出现深部静脉血栓，亦无过敏反应发生。

A. 适应证：目前对 Hb<100g/L 者，大多数学者认为可使用 rHuEPO；但对 Hb>100g/L 者，是否使用 rHuEPO 观点不一。有学者建议仅对中、重度贫血的患者使用 rHuEPO。

B. 用法：使用剂量为 150IU/kg，每周 3 次，皮下注射，视 Hb 上升情况调整用量。

C. 注意事项：注射 rHuEPO 时必须注重铁剂的补充，铁缺乏是 rHuEPO 治疗贫血疗效差的最常见原因。应在 rHuEPO 使用前，先用铁剂增加 Hb，可提高 rHuEPO 效率并减少其用量及费用。但如何选择适用人群，如何补铁，最大程度地提高 rHuEPO 的效率、减少 rHuEPO 的用量，还需进一步研究。

（五）预防

1. 术前积极纠正贫血 对于有阴道流血的贫血患者如需手术治疗，术前可根据情况给予止血治疗。如为黏膜下子宫肌瘤、子宫内膜息肉可给予止血药减少阴道流血，尽快纠正贫血后手术。

2. 术前预防 对于术前 Hb 正常，预计手术中有输血倾向的患者（失血量为总血量的

10%~20%），近年研究显示，可于术前10天至术后4天，每周3次各皮下注射rHuEPO 6 000IU。亦有报道于手术当天、术后第3天、术后第7天各皮下注射rHuEPO 6 000IU，能有效地动员患者红细胞，增加Hb水平，加快术后纠正贫血。此法尚有待更进一步研究。

3. 术中止血彻底 术中动作要轻柔，止血要确切，预防出血过多。

4. 自身输血 自身输血有三种方式，其中回收式自身输血前文已述，其余两种可在围手术期预防术后贫血：①稀释式自身输血：在术前采出一定量的患者血液，同时补充晶体液和胶体液以达到正常血容量的血液稀释。血液处于稀释状态，减少了术中红细胞的丢失。采出的血液于手术后期再回输给患者。②保存式自身输血：把患者的血液预先储存起来，以备将来自己需要时应用。应用最为广泛的是手术前预存自己的血液，准备在择期手术时使用。这种输血方法在国外发展很快。目前自身血回收装置（血液回收机）已在临床上使用。

5. 术后监护、管理 术后严密监护生命体征，及时发现周围循环衰竭和贫血临床表现，尽早治疗。同时注意输血补液速度不能过快，以防肺水肿的发生。术后应注意预防感染。

三、低蛋白血症

低蛋白血症，又称营养不良性水肿，是一种营养缺乏的特殊表现，它不是一个独立的疾病，而是由于各种原因所致的负氮平衡、血浆蛋白减少、胶体渗透压降低，以全身性水肿为特征。外科手术后患者由于创伤应激、禁食等原因，常有明显的负氮平衡和体重减轻，使机体处于营养不良状态，低白蛋白血症的发生率相当高，为70%~80%，尤其见于术前已存在不同程度营养不良的患者，其不仅延缓机体组织愈合及抗感染能力，增加术后并发症发生率及死亡率。

（一）病因

1. 感染、创伤、休克和慢性疾病等引起胃肠功能紊乱，对氮类物质的摄入和吸收减少。

2. 缺氧和感染中毒环境下，肝脏合成白蛋白功能下降。

3. 重症应激状态下，患者耗能增加，白蛋白大量分解供能，造成负氮平衡。

4. 麻醉与手术应激状态下，机体存在全身性炎症反应，大量炎症介质和细胞因子直接损伤毛细血管内皮细胞，毛细血管内皮细胞间隙增大，通透性增加，产生全身毛细血管渗漏综合征（capillary leak syndrome，CLS），部分白蛋白渗漏到组织间隙中。

5. 大手术出血致白蛋白随血浆丢失。

（二）临床表现

除有原发疾病的表现外，其主要临床表现是营养不良。

1. 症状 营养不良患者胃肠道黏膜萎缩，胃酸分泌减少，消化酶减少，因而食欲差。疲乏、无力也是常见症状，患者不爱活动，体力下降，反应渐趋迟钝，记忆力衰退。多有轻、中度贫血，经常头晕，可有体位性低血压和心动过缓。此外，还可有性功能减退、闭经、骨质疏松、机体抵抗力差等。

2. 体征

（1）干型：负氮平衡使皮下脂肪和骨骼肌显著消耗，患者日益消瘦，严重者呈恶病质状态。皮肤干燥、发凉，有鳞屑或呈鸡皮状，失去弹性，伤口愈合缓慢，易生压疮。毛发干燥变黄，并易脱落。指甲生长迟缓。

（2）水肿型：水肿是主要体征，两侧对称，先见于下肢，尤以足背为著。病程较久者股部、腰骶部、外生殖器，甚至手背及臂，均见显著的凹陷性水肿。严重病例可于腹壁、颜面、眼睑及结膜等处发生水肿。面部水肿无凹陷现象。下肢的水肿显著，与胸、背及上肢的瘦削形成对照。腹水和胸腔积液仅偶见于极重病例。

（三）诊断

血液中的蛋白质主要是血浆蛋白质及红细胞所含的Hb。血浆蛋白质包括血浆白蛋白、各种球蛋白、纤维蛋白原及少量结合蛋白如糖蛋白、脂蛋白等，总量为6.5~7.8g/L。若血浆总蛋白质低于6.0g/L或血清白蛋白水平小于30g/L，则可诊断为低蛋白血症。

（四）治疗

1. 去除病因 控制原发病及感染，纠正水、电解质平衡，是改善高代谢状态、减少白蛋白消耗、提高血浆白蛋白浓度的前提。

2. 肠外营养 低白蛋白血症患者的胃肠道多处于功能不全状态，因此，肠外营养（PN）、全肠外营养（TPN）是提高血浆白蛋白常用的方法。TPN可以降低脓毒血症时肌蛋白的降解，改善机体蛋白的合成。常用的 TPN 包括糖和脂肪乳剂 30~40kcal/(kg·d)、晶体氨基酸 1.5g/(kg·d)，并根据患者的情况维持血浆电解质平衡和正氮平衡。

标准的 TPN 可以 2.9g/L 的速度提高血浆白蛋白浓度，与白蛋白改良的 TPN 相比，标准 TPN 改善低白蛋白血症所需时间更长。对于非脓毒血症患者，使用标准的 TPN 需要 2 周时间才能出现明显的血浆白蛋白升高，而脓毒血症可以影响营养治疗后血浆白蛋白的升高，因此单纯标准 TPN 的效果不佳。富含支链氨基酸的静脉营养对脓毒血症患者的氮平衡、血浆谷氨酸和精氨酸含量的提高以及预后均有益处。

TPN 时，必须严密监测体内液体总量，短时间体重改变和血浆白蛋白浓度都是有效的监测指标。

3. 肠内营养 虽 PN 可以改善患者的营养状况，但有研究认为，肠内营养（enteral nutrition，EN）对患者的预后，包括降低并发症的发生率和患者的病死率，都显出更高优越性。研究表明，行肠内营养的危重患者的感染并发症发生率较 PN 患者低，而且病死率也更低。因此，行营养支持时，应首先考虑肠内营养，当肠内营养不足 6% 时，给予 PN。

与胃管内营养相比，空肠内营养具有每天摄入热量较多、血浆白蛋白浓度提升快、肺炎等并发症发生率低等优点。

4. 补充外源性白蛋白 血浆白蛋白作为一项生化指标，可以反映白蛋白的合成、降解、体内流失、血管内外的交换及其分布容积。人血白蛋白（human albumin，HA）不同的输注方法对于改善低白蛋白血症可以起到不同的效果。

临床研究显示，标准 TPN 加 HA（25~37.5g/d）是比较有效的改善低白蛋白血症的治疗方法，其缓解低白蛋白血症的速度达到 1.42g/d，而且与单纯 TPN 相比，肺炎、脓毒血症等并发症明显降低。但也有报道认为追加 25~37.5g/d HA 的 TPN 并不能降低危重患者的并发症发生率和病死率。

美国《白蛋白临床应用指南》指出，白蛋白的适应证包括休克、烧伤、ARDS、体外循环，偶尔可应用于急性肝衰竭、腹水、肾脏替代治疗。我国临床公认的白蛋白应用指征：①大面积烧伤 24 小时后；②急性创伤性休克；③成人急性呼吸窘迫综合征；④血液置换治疗；⑤肾脏替代治疗；⑥严重的低蛋白血症（血清白蛋白<20g/L）、大量腹水；⑦急性肝衰竭伴肝性昏迷。

（五）预防

同术后营养不良的预防。

（尉楠　张娜　郝敏）

第八节　术后疼痛

术后疼痛是人体对组织损伤和修复过程的一种复杂的生理心理反应，可见于几乎所有的术后患者。恰当处理术后疼痛，对于降低并发症发生率、提高治疗质量十分重要。

一、病因

（一）神经末梢疼痛

1. 手术使组织和末梢神经损伤，造成局部炎症反应，使周围的血小板和局部肥大细胞释放化学介质，刺激痛觉神经末梢感受器而致痛。

2. 手术操作引起的组织损伤可造成末梢神经的切断，压迫或牵拉痛觉神经感受器和轴索过敏，产生异常兴奋。

3. 组织局部损伤处疼痛阈值降低，通常不感到疼痛的刺激也会产生疼痛，并扩大到损伤部位之外，产生末梢性过敏，导致即使是弱小的刺激也能激活致敏的 Aδ 和 C 纤维而诱发疼痛。

（二）中枢性痛觉过敏

损伤和持续的伤害性刺激可以诱发脊髓后角和其他中枢性痛觉传导通路内的神经细胞发生过敏反应，使脊髓后角细胞的自发性冲动增加、痛阈降低，对向心性传入刺激反应增大，末梢感觉过敏范围扩大。

二、临床表现

（一）对循环系统的影响

术后疼痛可激活交感神经末梢和肾上腺髓质释放儿茶酚胺，肾上腺皮质释放醛固酮和皮质醇，下丘脑释放抗利尿激素及肾素、血管紧张素释放增多。这些激素可促进水钠潴留，使心率增快、心肌收缩力加强，全身血管阻力增加，心脏负荷增加，导致高血压、心动过速、心律失常及心肌局部缺血。术后镇痛有明显的抗心肌缺血作用。

（二）对中枢神经系统的影响

术后急性疼痛对中枢神经系统产生兴奋或抑制，表现为精神紧张、哭闹不安，严重者可发生虚脱、意识障碍。

（三）对内分泌系统的影响

术后急性疼痛引起机体释放内源性物质的有：儿茶酚胺、皮质醇、醛固酮、血管紧张素、抗利尿激素、促肾上腺皮质激素、生长激素和胰高血糖素。术后急性疼痛使合成激素如胰岛素、睾酮等相对不足，引起术后负氮平衡，以及水、电解质失衡；儿茶酚胺又使外周伤害性疼痛感觉神经极为敏感，产生更剧烈的疼痛感，使患者处于恶性的疼痛循环状态。

（四）对呼吸系统的影响

疼痛时呼吸浅而快，腹部手术的患者疼痛引起肌张力增强，造成肺顺应性下降，通气功能下降，从而促使了手术后肺不张。

（五）对胃肠道、泌尿系统的影响

手术疼痛引起交感神经兴奋，反射性地抑制胃肠道功能，引起患者术后胃肠绞痛、腹胀、恶心、呕吐等反应，延迟经肠道吸收营养的恢复；膀胱平滑肌张力下降导致尿潴留。

（六）对凝血功能的影响

术后疼痛的应急反应，使血小板黏附功能增强，纤溶性降低，机体处于高凝状态，这对于有心脑疾病的患者，可引起致命的血栓形成致心脑血管意外，如手术部位血管床有血栓形成又可影响手术吻合口、连接部位的愈合。有研究显示，手术后疼痛控制较差的患者组织氧张力显著下降，当组织氧张力下降至 3.33kPa 左右有临床意义，提示控制手术后疼痛对减少手术切口感染至关重要。

（七）对免疫功能的影响

疼痛应激反应可使机体淋巴细胞减少，白细胞增多，网状内皮系统处于抑制状态，使患者对病原体的抵抗力减弱，术后感染和其他并发症发生率高，机体免疫机制改变甚至可导致残余的肿瘤细胞扩散。

（八）对精神心理的影响

疼痛患者的精神心理改变差异比较大，短期急性剧痛，如急腹症、外伤性疼痛、手术痛等，可引起患者精神异常兴奋、烦躁不安；而长期慢性疼痛，如三叉神经痛、癌痛等，精神心理变化更加复杂，多数患者情绪低落、寡言少语、表情淡漠。对于大多数疼痛患者而言，虽然疼痛不足以导致精神疾病，但是可以使患者出现不良的心理反应，其中以抑郁和焦虑最为常见，此外，还有相当一部分患者会出现愤怒和恐惧等负性情绪反应。

三、诊断

（一）评估

术后疼痛是一种主观体验，只有对其作出客观的定量评价，才能保证得到及时合理的治疗。评估应由专门受过训练并熟悉各项评估技术的人员承担。临床上常用的疼痛评估法分为 3 类：自我评估法、行为评估法和生理变化测试法。

1. 自我评估法 对疼痛的评估主要根据患者的主观描述，包括语言评估法和视觉模拟评分法（visual analogue scale，VAS）。

（1）语言评估法：又称口述分级评分法（verbal rating scales，VRS），是由一系列的描述疼痛的形容词组成，每个形容词都有相应的评分。手术后疼痛的 Prince-Henry 评分法，主要适用于开胸和腹部手术后疼痛的测定。需注意，语言评估法虽然比较敏感，但仅适用于 7 岁以上的人群，且受患者文化水平影响较大。

（2）视觉模拟评分法（VAS）：VAS 是诸多疼痛强度评分方法中最敏感的方法，大多数止痛药和止痛技术的实验研究均使用 VAS 作为效果评价标准。VAS 可以分 2 类：一类是线性图，用一条 10cm 长的直线或直尺，左边注明"0"，右边标明"10"。0 端为无痛，10 端为最剧烈的疼痛，此法适用于 6 岁以上患者。另一类是脸谱图，以 VAS 标尺为基础，在 0 至 10 之间用一基本色彩从浅到深，在标尺或颜色上找出位置，然后用尺量出疼痛强度数值即为疼痛强度评分。

2. 行为评估法 是对术后疼痛程度的客观评估方法，临床应用较广泛的是东安大略儿童医院疼痛评分法（Children's Hospital of Eastern Onterin Pain Scale，CHEOPS）。评估时，常选择行为中的哭闹、惊叫、易受刺激，面部表情，言语表述，躯干运动，触摸伤口的企图，下肢运动等 6 项加以评估。

3. 生理变化测量 生命体征变化是评估术后疼痛的重要依据。心率、呼吸频率加快，血压升高等改变都是术后疼痛的反应，但由于其他应激反应也会出现类似变化，故不具备评估疼痛的特异性。在疼痛强度评价中可用作参考指标。

另外，学者们还研制了测量疼痛的仪器，能记录疼痛的感觉和对生活的影响。尽管方法很多，但至今仍未有理想的客观评估疼痛的方法。对评估方法的选择与患者的个体特征有明显的相关性。幼儿因其理解力和语言表达能力差,大多选用行为和生理变化测量的方法。接受通气治疗的术后患者,口头表达和沟通能力下降,行为又受到一定限制,疼痛评估指征比一般术后患者少。大多数研究人员会综合选用几种方法,以便相对准确地评估术后疼痛程度。

(二) 分类

按疼痛病程分类:①手术后即刻疼痛:属于急性疼痛。单纯子宫、附件切除术及剖宫产等下腹部切口患者,一般静息疼痛高峰在术后12~24小时,24小时后静息痛会明显减弱,即患者不活动时可无明显的疼痛。对于创伤较大、切口扩大至上腹部的手术,如卵巢肿瘤细胞减灭术等,静息痛会持续36~48小时。腹腔镜手术24小时后,基本无明显疼痛。②慢性疼痛:主要由手术切口愈合形成的瘢痕、神经组织损伤、腹膜粘连以及组织继发的异常变化引起,一些顽固性术后慢性疼痛可能是由于创伤、炎症、神经损伤导致的中枢神经系统重塑和敏化的结果,治疗上非常困难。

按疼痛程度分类:①微痛:似痛非痛,常无其他感觉复合出现。②轻痛:程度轻微,范围局限,个体能正常生活,睡眠不受干扰。③中痛:疼痛明显、较重,合并疼痛反应,如心跳加快、血压升高,睡眠受干扰。④剧痛:疼痛程度剧烈,疼痛反应剧烈,不能忍受,睡眠受到严重干扰,可伴有自主神经紊乱或被动体位。

四、治疗

1. 心理治疗　术前或术后送患者返回病房时,恰如其分地向患者介绍相应手术后疼痛和转归情况,使其有思想准备,消除恐惧心理。

使患者保持充分的睡眠、分散对疼痛的注意力以及适时适度地进食、进水、活动等,都将有助于降低痛觉,减少其他术后并发症。

2. 药物治疗

切口及肌肉痉挛性疼痛的处理如下。

(1) 椎管内镇痛:是于术后鞘内或硬膜外腔注射各种镇痛药的方法。适用于术中硬膜外麻醉和腰硬联合麻醉的患者。

具体方法:目前多采用硬膜外腔注药镇痛方法。可单次给药、多次给药及连续滴注。前者

较为方便,如恰当地把握好给药剂量,术后镇痛效果基本可达满意,且副作用可控制在很小的程度。后两种方法操作比较繁琐,但镇痛效果好,平均用药剂量小,副作用明显减少。应注意,术后患者反复用药后,易出现腹部胀痛、肠粘连等合并症。

镇痛药物选择:目前以麻醉性镇痛药为主,如吗啡、芬太尼等;其次为非麻醉性中枢镇痛药,如曲马多等;再次为局部麻醉药,如布吡卡因、利多卡因、罗哌卡因等。也可采用氯胺酮、降钙素、咪达唑仑等。麻醉性镇痛药与氟哌利多2.5~5.0mg联合应用,可使镇痛效果显著加强、镇痛时间显著延长,并可拮抗麻醉性镇痛药恶心、呕吐的副作用。

临床常用的给药方法:①于手术结束前1~15分钟,硬膜外腔一次性注射吗啡稀释液10ml,含吗啡2mg。优点:镇痛范围大,效果满意,有效时间可达20~36小时;呕吐、痛、痒等副作用较轻,如出现副作用,可用甲氧氯普胺、苯海拉明对症处理;该剂量一般情况下不会发生呼吸抑制;由于术后排气前多留置尿管,故可避免尿潴留。注意事项:老人及儿童应酌情减量;频繁多量饮酒者应酌情加量,但不应超过4mg。硬膜外腔注射吗啡镇痛效果可持续12~48小时,亦有长达60小时的报道。②硬膜外腔注射咪达唑仑2.5mg,其15分钟疼痛缓解率为50%以上,30分钟内全部病例获得镇痛,持续15~24小时。主要不良反应是嗜睡,适用于过度紧张、恐惧者。

(2) 患者自控镇痛(patient-controlled analgesia, PCA):个体对疼痛的反应及其对各种止痛药的敏感程度不同,使得不同患者对药物剂量的需求存在着很大的个体差异,某一患者无效的剂量有可能使另一患者呼吸抑制。因此,PCA是目前术后镇痛最常用和最理想的方法,适用于术后中到重度疼痛。根据不同给药途径分为静脉PCA(PCIA)、皮下PCA(PCSA)、外周神经阻滞PCA(PCNA)和硬膜外腔PCA(PCEA)。疼痛时,患者自行启动按钮注药,以迅速加强镇痛效果。采用的主要镇痛药有阿片类药物(如吗啡、羟考酮、舒芬太尼、氢可酮、芬太尼、布托啡诺、地佐辛等)、曲马多或氟比洛芬等。常用的PCIA药物的推荐方案见表8-8-1。

表 8-8-1　常用的 PCIA 药物推荐方案

药物	每次负荷（滴定）剂量	单次注射剂量	锁定时间	持续输注
吗啡	1~3mg	1~2mg	10~15min	0~1mg/h
芬太尼	10~30μg	10~30μg	5~10min	0~10μg/h
舒芬太尼	1~3μg	2~4μg	5~10min	1~2μg/h
羟考酮	1~3mg	1~2mg	5~10min	0~1mg/h
曲马多	1.5~3.0mg/kg，术毕前30min 给予	20~30mg	6~10min	10~15mg/h
布托啡诺	0.25~1.00mg	0.2~0.5mg	10~15min	0.1~0.2mg/h
地佐辛	2~5mg	1~3mg	10~15min	30~50mg/48h
氟比洛芬酯	25~75mg	50mg	—	200~250mg/24h

（3）静脉、肌肉或皮内镇痛：静脉、肌内或皮下镇痛是术后经典的镇痛方法。常用以下药物：吗啡 8~10mg 皮下注射，对休克患者应经静脉给药，剂量酌减；曲马多 100mg 肌内注射，根据患者术后疼痛程度，间隔 6~8 小时可重复 2 次。也可连接静脉套管针，缓慢滴注曲马多 300~500mg/24h。注意在使用吗啡时，尽量避免短时间内与地西泮同时应用，防止呼吸抑制。

五、预防

（一）术前心理准备

手术常被看作是人生中的重大挫折与不幸，往往对人的心理产生很大的影响。术前应向患者介绍手术情况，对术后可能施行的各种引流，引流的目的、时间及必要性，引流部位将会出现怎样的疼痛，体位变化可诱发疼痛等情况，一一向患者说明，并指导他们如何减轻手术压力，减轻或消除对手术的恐惧心理。

（二）与患者家属沟通

减轻家属的焦虑情绪是缓解患者术后疼痛的一个非常重要的方面，因为家属对患者最亲近、最了解，他们的情绪会直接影响患者。

术前对患者家属进行健康教育和心理指导。在患者手术期间，恰当地向其家属介绍患者的生理状况及手术进展情况，并告知手术结束后的一般护理和特殊护理，这样能有效地减轻手术患者家属的焦虑程度，对促进患者术后恢复是十分必要的。

（三）其他

鼓励患者在恢复期适当活动，深呼吸、有效咳嗽并适当进食，保持舒适体位、床褥平整，调节温度，在夜间尽量关灯，需要时可用手电筒，减少噪声，创造缓解疼痛的环境；在检查、治疗、护理患者时动作准确、轻柔、避免粗暴等，均可以增加镇痛效果。

还可应用针灸、催眠法、松弛训练、想象技术分散注意力、暗示、音乐、伤口部位冷敷、精神放松等心理护理亦可减轻术后疼痛。

（张娜　尉楠　郝敏）

第九节　术后低氧血症

术后低氧血症是麻醉手术后患者最常见的早期并发症之一，又是诱发和加重术后其他并发症的重要原因和起动因子，尤其在腹部大手术、合并心肺功能障碍、肥胖、高龄及吸烟等患者中多见，重者可危及生命。丹麦相关文献报道，术后发生一次或一次以上低氧血症的患者占 55%。及早发现和处理术后低氧血症可提高手术疗效，同时减少术后其他并发症的发生。

围手术期低氧血症的界定尚无统一标准，通常认为，一个大气压下动脉血氧分压低于 60mmHg 或血氧饱和度（SpO_2）低于 90% 为低氧血症。Russell 等建议 $SpO_2 \leqslant 92\%$ 并持续 20 秒以上为低氧血症。并对低氧血症进行了分级：SpO_2 90%~92% 为轻度低氧血症；SpO_2 85%~89% 为中度低氧血症；$SpO_2 < 85\%$ 为重度低氧血症。

一、病因

（一）术前患者自身因素

1. 年龄　老年患者由于呼吸系统的退行性

变，呼吸功能减低，生理上即存在潜在的低氧血症风险。不少患者术前合并呼吸系统疾病，使对手术创伤的耐受性降低及麻醉药的代谢清除率减慢，加之手术刺激及麻醉药物的影响，造成低氧血症的发生率较高。

2. 吸烟 吸烟患者的小气道会发生慢性炎性改变，术后易出现支气管痉挛，且因痰液黏稠不易咳出，引起气道阻塞，造成术后通气功能障碍，继发低氧血症。据报道，吸烟 20 支 /d、>10 年的患者，术后出现低氧血症的概率是不吸烟或已戒烟 2 个月以上的患者的 4 倍。

3. 睡眠性呼吸暂停综合征 正常情况下，睡眠性呼吸暂停综合征患者由于乏氧性或高 CO_2 性呼吸兴奋，不会出现严重低氧血症。但麻醉状态下或麻醉作用未完全消失之前，这种机体的自我保护性反射性呼吸兴奋调节机制受到明显抑制，常可并发严重的低氧血症，甚至危及生命。

4. 肥胖 与正常体重患者相比，肥胖患者的横膈中心向胸腔移位的可能性和移位范围更大，并且肥胖患者胸廓代偿能力有限，麻醉期间或麻醉后更易发生严重肺气体交换功能障碍或低氧血症。

5. 术前肺功能障碍 术前老年患者肺活量占预计值<60%，第 1 秒用力呼气量（forced expiratory volume in first second，FEV_1）占预计值<50% 或 FEV_1<1.5L 患者，术后危险明显增加。术前 FEV_1/肺活量及预测术后 FEV_1 都与术后低氧血症发生有关。

6. 术前存在心功能不全 合并有心功能障碍的患者，如至少有一次记载的缺氧发作并需氧气治疗的病史，是最易发生低氧血症的人群。

（二）术中因素

1. 麻醉因素 如术中肌肉松弛药的残余作用或高位硬膜外神经阻滞，可导致胸壁肌群张力下降或麻痹；阿片类镇痛药可引起呼吸抑制，表现为通气频率减慢、每分通气量下降。另外，几乎所有麻醉药或麻醉方法都有不同程度的扩血管效应，使血容量重新分布；机械通气时胸腔内压增加，使胸腔内血液流向胸腔外脏器尤其是腹腔，此效应在麻醉或使用扩血管药时更为显著，且常伴有功能残气量下降；麻醉期间肺通气血流比例失调，引起肺内分流等，均可造成低氧血症。

2. 术中高浓度吸氧 是肺不张低氧血症的原因之一。Hedenstiema 等研究表明，麻醉期间在吸 100% 氧组中，所有患者都发生肺不张；吸 80% 氧

组中，肺不张发生的人数明显减少；而吸 60% 氧组中，几乎无肺不张发生。

3. 液体过量 手术后第 1 个 24 小时内输入液体过量可能与肺水肿有关。术中输液量 ≥2L 的患者术后肺水肿的发病率增高近 3 倍，术后病死率明显增加。

4. 术中输血 如输注库存血、离体后自体血放置过久，细胞内 2,3- 二磷酸甘油酸（2,3-DPG）、ATP 含量下降，碱血症等，均可导致红细胞携氧能力降低。

（三）术后因素

1. 术后伤口疼痛 是导致术后低氧血症的重要因素。胸腹联合手术和上腹部手术后低氧血症发生率最高，达 38%~52%，主要原因是伤口剧痛。术后伤口疼痛可引起反射性骨骼肌和膈肌紧张导致肺顺应性下降，肺通气不足，主要表现为限制性通气功能障碍，呼吸浅快，肺活量、用力肺活量、FEV_1 均趋下降。上腹部手术患者术后第 1 天肺活量、用力肺活量、FEV_1 仅为术前的 27.4%、27.1% 和 26.7%，到手术后第 7 天，肺活量、用力肺活量和 FEV_1 仅恢复到术前的 70.4%、69.6% 和 68.0%。除限制性通气障碍外，手术引起的功能残气量的减少和通气血流比例失调是术后低氧血症的重要原因。与下腹部或浅表手术相比，胸部及上腹部手术更易引起功能残气量的降低，术后 24 小时功能残气量减少至术前的 70% 左右，并在数天内保持低水平，最终导致肺部感染、肺不张和低氧血症。

2. 胸廓运动受限 因为肌肉松弛药的残余作用，胸腹部弹力绷带过紧，限制了胸廓的运动，使肺通气量减少，继发肺不张和低氧血症。

3. 气道不畅 呼吸道堵塞、误吸、喉痉挛、支气管痉挛等，患者术后卧床，咳嗽反射被抑制，呼吸道纤毛功能障碍，肺内分泌物堵塞可引起肺炎或肺不张，并引起肺通气血流比例失调和分流量的增加，从而加重通气障碍。患者术后昏迷，呼吸道分泌物不易排出和肺部感染等，均是术后低氧血症的高危因素。

4. 机体氧耗增加 术后患者的高热、寒战可使耗氧量增加，造成低氧血症。

（四）其他因素

1. 采用不正确的吸痰方法 此为易被忽视的原因。在对患者吸痰时，应用过高的吸引负压、过粗的吸痰管和超时限吸引时，可引起患者动脉血氧分压（partial pressure of oxygen in arterial blood，

SaO_2)显著下降,造成低氧血症。此因素对危重及大手术后患者的影响更大。

2. 吸入氧浓度低下 因设备故障或计算错误,造成患者吸入氧浓度<0.21,即可造成患者低氧血症。

二、临床表现

(一)神经精神症状

脑组织细胞对缺氧耐受性较差,尤其是大脑皮质。缺氧使大脑皮质首先受损,其次影响皮质下及脑干生命中枢。所以缺氧时最早出现神经精神症状。急性缺氧可引起头痛、情绪激动、思维力、记忆力、判断力降低或丧失,以及运动不协调等。缺氧严重时,可导致烦躁不安、谵妄、癫痫样抽搐、意识丧失,以致昏迷死亡。

(二)心肌缺血

低氧时常表现为心率增快,血压升高。缺氧严重时可出现各种类型的心律失常,如窦性心动过缓、期前收缩、心室颤动等。循环系统以高动力状态代偿氧含量的不足,同时产生血液再分配。如进一步加重,可发展为心率变缓、周围循环衰竭、四肢厥冷,甚至心脏停搏。

(三)呼吸困难

缺氧时患者感到呼吸困难,胸部有重压感或窘迫感,兴奋、烦躁、端坐呼吸等。严重缺氧出现呼吸变浅、变慢甚至呼吸停止。

(四)伤口延期愈合或感染

氧气在伤口愈合及感染中起重要作用,组织氧供低会延缓伤口愈合及对感染的抵抗力,导致住院时间延长。

三、诊断

低氧血症是指循环系统中的氧分压低于正常,定义为 PaO_2 低于 60mmHg,PaO_2 是判断有无低氧血症的唯一指标。

四、治疗

低氧血症可在手术后最初的几个小时内发生,是需紧急抢救的急症。对它的处理要求迅速、果断、有效。数小时或更短时间的犹豫、观望或拖延,均可造成心、脑、肾、肝等重要器官的功能障碍,甚至发生不可逆的损害。因此,强调麻醉者、手术者和护士有高度的责任意识,加强围手术期患者的巡视、管理、监护与防范,将低氧血症的发生率及风险降到最低。

(一)维持气道通畅

对于麻醉手术后并发急性呼吸道梗阻,而引起的低氧血症患者,最急迫的处理应当是解除呼吸道梗阻(可用提下颌法或清除口咽分泌物等)。通畅的气道是进行各种呼吸支持治疗的必要条件。

(二)氧疗

1. 时机和指征 氧疗是治疗低氧血症的一项基本措施。麻醉手术后所有类型的低氧均是氧疗的明确指征。大多学者主张 $PaO_2 \leq 60mmHg$(1mmHg=0.133kPa)时才需要氧疗。但应认识到,麻醉与手术对机体来说是一次较大打击,导致机体发生较强烈的应激反应。组织细胞耗氧量增加,况且麻醉手术后早期病情尚可能不稳定。有相当数量的麻醉患者在麻醉手术后早期容易进入更加活跃的快速眼动睡眠状态,这种活跃的睡眠状态常伴随一些生理变化,如呼吸不规则、低氧和心率、血压剧烈波动等。因此,给予氧疗,尤其对于老年患者,一方面,可以适当增加氧供,以适应耗氧量增加的应激状态,另一方面,可以增加氧储备,增加机体耐受缺氧的能力,预防一些难以预测的病情变化下可能出现的机体严重缺氧。

2. 分类 临床上根据对吸氧浓度控制程度的要求不同,可将氧疗分为控制性和非控制性两大类;又可根据吸氧浓度的高低,将氧疗分为低浓度氧疗($FiO_2<30\%$)、中浓度氧疗($FiO_2<50\%$)和高浓度氧疗($FiO_2>50\%$);也常根据所用氧流量大小将氧疗简单分为低流量氧疗(氧流量<4L/min)和高流量氧疗(氧流量≥4L/min)两大类。

3. 具体方法 通常采用鼻导管法或面罩给氧法。对氧分压降低造成的低氧血症或是通气血流比例失调引起的氧分压的下降,给氧治疗可以改善低氧血症,提高肺泡氧分压,降低呼吸做功及心血管做功。

使用氧疗时应根据患者的病情特点,选择适宜的给氧方式,以避免并发症,并充分了解机体对氧的摄取、代谢及其在体内的分布情况。轻度低氧血症者可用鼻导管给予低流量(2~3L/min)的氧气;重度低氧血症者用面罩和高浓度高流量(5~6L/min)氧气,用以提高肺泡氧分压。

(三)呼吸和循环支持

机械通气是治疗严重低氧血症的最主要的有效措施。可以借助麻醉呼吸机或治疗用呼吸机完成。机械通气一般需要进行气管插管或气管切开造口。全身麻醉后，自主呼吸恢复到一定程度后常用间歇指令通气（intermittent mandatory ventilation，IMV）方式进行脱机前的呼吸支持治疗。机械通气可按 10~15ml/kg 计算潮气量。呼吸频率：成人 10~16 次/min，小儿 16~20 次/min；呼吸比率常用 1∶(1.5~2.0)。吸入气氧浓度一般在60% 以下，要定时根据动脉血气分析结果调整呼吸参数设置，防止通气不足或明显过度通气。

（四）补充血容量及扩血管

对因血容量过低造成循环功能不稳定的患者，应及时补充血浆和全血，在平均动脉压等血流动力参数的严密观察下，应考虑降低后负荷的措施，如静脉滴注硝酸甘油、硝普钠等；可减少心脏做功，增加射血分数。

五、预防

（一）术后早期进行血氧饱和度监测

脉搏血氧饱和度监护主要用于监测组织氧合功能和循环功能，与血气相比，相关性良好，能早期发现低氧血症。一般术后监测 24~72 小时。在监测前应剪短指/趾甲，以保证监测的准确性。如果患者有低血压或循环障碍，应每 4~8 小时更换探头夹测部位 1 次。

（二）早期进行氧疗

采用鼻导管或面罩吸氧治疗低氧血症，可迅速提高动脉血氧饱和度，改善低氧血症，维持组织的氧供/氧耗平衡。如血氧饱和度持续低于 90% 时，应给予大流量高浓度吸氧。如仍不能改善或怀疑 ARDS 时，应立即建立人工气道，使用呼吸机支持呼吸。

如为预防性，可给予低流量、低浓度、持续性吸氧，直至麻醉作用消失。同时，密切注意呼吸道是否通畅及通气量的变化，对术后早期因呼吸不畅而引起的低氧血症，首先通畅呼吸道。对麻醉药物的残留作用所致的低氧血症，吸氧能提高动脉血氧分压，但不能解决二氧化碳蓄积问题，有条件者仍应同时监测呼吸末二氧化碳浓度。

（三）保持呼吸道通畅

一般术毕回病房 4 小时后即鼓励患者进行有效咳痰及深呼吸。对痰液黏稠者，进行雾化吸入。对老年且肺功能低下者，吸痰时间不宜过长。

（四）充分止痛

术后早期应选用止痛作用快、抑制呼吸轻的药物，如布桂嗪、哌替啶等。有利于增加术后血氧饱和度，减少耗氧量。

麻醉手术后低氧血症作为围手术期高发生率的并发症已为广大麻醉、手术医师所重视。在现代的监测、治疗手段支持下该病的防治已无根本上的技术障碍。然而，此病症有效而合理的防治更多地取决于麻醉医师的综合评估判断能力及医护人员的责任心。早判断、早预防、早处理能最大限度地减少或避免麻醉手术后低氧血症的发生，并改善预后。

（张娜　尉楠　郝敏）

第十节　手术后性功能障碍

女性性功能评价是患者术后生存质量的一个重要方面。妇科恶性肿瘤及其治疗可使患者性功能严重损伤。研究显示，大约 90% 妇科肿瘤患者治疗期间会发生性功能障碍，约 50% 的患者治疗结束 2 年后仍有性功能未完全恢复。妇科肿瘤患者性功能障碍的严重性、普遍性已被公认。

手术治疗中，妇科医生的治疗决策、治疗方法、医疗技巧及高度的责任心对患者性功能的保护可谓举足轻重。首先，阴道解剖形态的维护在治疗中至关重要，因其可以维持基本的性交活动；其次，为卵巢的保护，因其可以维持性欲和性高潮；继之，要考虑外阴形态的维持和子宫的保留，因其对性心理产生极大影响；最后，要考虑到根治性手术或腹膜粘连可能引起严重的性交疼痛，严重降低性生活质量。为了在保证疗效的同时尽量地保护性功能，长期以来妇科医生做出了种种探索，经典治疗原则和规范不断被改进和完善。总的变化趋向是手术的微创化（内镜手术、经阴道手术、缩小范围）、个体化（因人、因病）、人性化（尽量维持生理功能、器官重建）。因此，尽可能采取恰当的手术方式保护女性性功能，同时做好手术前后的心理干预和性健康教育，才能更好地预防和减少术后性功能障碍的发生。

一、病因

术后性功能障碍的原因有以下几点。

（一）手术因素

手术移除或改变局部器官的解剖结构，从而直接或间接损伤女性性功能。

1. **阴道解剖改变** 术后性生活能否成功直接取决于阴道切除的范围。广泛性子宫切除术者由于阴道变短,在术后半年会产生性交疼痛和高潮障碍,术后2年仍可能存在性欲缺乏;根治性外阴切除术可能会造成阴道口狭窄、性交困难;因阴道癌行全阴道切除使性生活成为不可能。

2. **内分泌改变** 卵巢切除后可引起绝经症状,导致性欲降低、阴道干涩缺乏润滑。

3. **其他** 子宫切除、盆腹膜切除、手术粘连等导致性交疼痛等均可造成性功能障碍。

(二) 病变部位

性功能障碍的程度因病变部位而异,由重到轻依次为阴道、卵巢、外阴、子宫。

(三) 年龄

年轻患者由肿瘤和治疗引起的性功能障碍较绝经后妇女更为显著。

(四) 心理因素

1. **错误的心理** 如认为性生活可以使肿瘤传染给对方、可以促进肿瘤复发,特别是宫颈癌患者认为宫颈癌是由人乳头状瘤病毒(human papilloma virus,HPV)感染引起的,因此即使在康复期也排斥性生活。

2. **不同程度的抑郁** 使性欲明显降低。

3. **治疗导致形体改变、脱发等** 使患者失去信心。

4. **其他** 患病带来的经济压力、社会和/或家庭角色的改变及与伴侣关系的紧张等均是造成性功能损伤的因素。

二、临床表现

妇科手术后性功能障碍大多表现为阴道狭窄、阴道短缩和性功能低下。

1. **阴道狭窄** 表现为阴道弹性减弱、性交困难。妇科肿瘤手术后追加放疗会使阴道逐渐纤维化、弹性消失,产生明显的性交困难、疼痛,甚至性厌恶。

2. **阴道短缩** 阴道变短、阴道残端瘢痕、阴道干涩、性交疼痛等不适。

3. **性功能低下** 主要表现为性欲减低、性唤起或性高潮功能障碍,甚至性厌恶等。

三、诊断

主要通过手术病史和妇科检查作出诊断。

1. **阴道狭窄** 阴道指诊时阴道内不能放入两指或放入两指困难,有些高位阴道狭窄患者在检查时可在阴道内扪及索条状瘢痕或挛缩的瘢痕。

2. **阴道短缩** 正常阴道前壁长7~9cm,后壁长10~12cm。妇科检查时测量阴道长度,如小于正常值即可做出诊断。

3. **性功能低下** 由于此类疾病与女性的生理和心理相关,原因复杂,诊断有一定困难。应该结合主观诊断和客观诊断两方面,对女性性心理和生理作全面评价。

(1) 主观诊断:最简单可行的方法是调查问卷,不仅用于诊断,也用于普查,缺点是比较主观。比较著名的问卷表有:①女性性功能指数(Female Sexual Function Index,FSFI);②简明女性性功能指数(Derogatis Sexual Function Inventory,BSFI-W);③性功能问卷(Sexual Function Questionnaire,SFQ);④亚利桑那性体验量表(Arizona Sexual Experience Scale,ASEX);⑤德诺伽提斯性功能自评报告量表(Derogatis Interview for Sexual Functioning-Self Report,DISF/DISF-SR);⑥Golombok-Rust性满意度量表(The Golombok-Rust Inventory of Sexual Satisfaction,GRISS);⑦女性自我效能感量表(General Self-Efficacy Scale-Female,GSES-F);⑧简要性史问卷;⑨Mccoy女性性行为问卷(the McCoy Female Sexuality Questionnaire,MFSQ);⑩性功能变化问卷(Changes in Sexual Functioning Questionnaire,CSFQ)等。

(2) 客观诊断:每日日记和性活动日志是简单的方法,优点在于能对女性性功能提供量化资料。缺点是不适合评价一些主观指标,如性欲和性唤起等。

(3) 体格检查:体格检查主要是盆腔的检查、是否存在阴道萎缩干燥、有无疼痛的触发点。

需注意,与性相关的生理变化往往很隐匿,所以体格检查"阴性"并不一定就是心理性的性功能障碍。

(4) 内分泌检查:在怀疑有内分泌方面问题的患者中可以进行内分泌检查,包括卵泡刺激素、黄体生成素、血清雌二醇、脱氢表雄酮、总睾酮、游离睾酮、泌乳素的水平。

(5) 其他:部分方法可用于作为女性性功能障碍的直接证据:①光学体积描记法(photoplethysmograph),通过测量阴道充血和内径胀大的程度来评价女性性功能障碍,可以记录阴道血流量和阴道脉冲幅(vaginal pulse amplitude,

VPA）。VPA 被认为是最敏感可靠的指标,常常被用于观察疗效。目前还没有应用于临床。②多普勒超声可用于观察和测量阴蒂、阴道、阴唇在性刺激中的变化。③其他评价女性生殖器充血的方法,如测量阴道内温度和感觉变化,测量阴道内松弛度、阴唇温度、阴蒂血流和 MRI,也在研究中,但在临床均未广泛应用。

需指出,对于性功能低下的诊断需要此类指标与调查表结合起来,可以比较全面地评估女性的性生活质量。

四、治疗

(一) 心理干预和性健康教育

1. 利用模型讲解女性生殖系统生理解剖知识,疾病发生的部位,以及手术的目的、范围,术后生理解剖发生的变化。让患者了解子宫全切术后只是丧失了生育能力,只对术后短期性生活有影响,对远期性生活基本无影响,增加患者信心。

2. 术后解剖改变,膀胱失去子宫的支撑直接贴近阴道前壁,在性生活前要先排空膀胱或改变性交体位,以减轻性生活时的不适。

3. 术后初期性生活要轻柔。

4. 生活方式的调节

(1) 食物:含精氨酸的食品、大豆类食品、银杏、参类可缓解阴道内干涩并提高性欲。

(2) 盆底肌训练、定期性生活有利于提高性生活质量。

(3) 戒烟:吸烟降低性欲和性生活质量。

5. 主动了解患者的性生活情况,并提供建议和指导以提高性生活质量。

6. 康复期的患者可能认为性生活能够加重病情、引起肿瘤复发或传染给对方,应当给予充分的解释,以释放患者的心理负担。

7. 专门的性心理治疗可以有效改善症状,必要时转诊,由性学家进行专门治疗。

(二) 阴道扩张器治疗

对于阴道狭窄和短缩者,可应用阴道扩张器治疗。型号有 1、1½、2、3、4、5、6,共 7 种,涂好润滑剂,从最小号扩张器逐步进行阴道扩张,使之逐渐变宽、变大。每日可行 3~5 次,每次持续 10~15 分钟,待有一定疗效后可令女方佩戴扩张器入睡,使用阴道扩张器是一种辅助治疗办法,持之以恒是成功的保证。

(三) 药物治疗

1. **非激素治疗**　对于阴道干涩者,定期应用以水、矿物油、甘油为主要成分的保湿剂,可使阴道保持湿润状态。性交前应用无味、无刺激性、非油性润滑剂可明显改善性生活满意度。口服或局部应用 100~600U 维生素 E 可增加阴道润滑。另外,还可通过食物或药物来补充维生素 B_2,如多吃五谷杂粮、带皮的水果等。维生素 B_2 补充剂也可让体内营养物质达到平衡,缓解阴道干涩,口服,每次 10mg,每日 3 次。也可用阴道润滑剂。

2. **激素治疗**

(1) 雌激素补充疗法:适用于手术后性激素水平低的患者。代表性药物是替勃龙,有效成分是 7-甲基异炔诺酮,每片含 2.5mg,具有雌、孕激素活性和弱的雄激素活性,能稳定所以原因引起的卵巢功能衰退所致的下丘脑-垂体系统的功能障碍。每天服替勃龙 2.5mg 可改善血管舒张异常症状,如潮红、多汗,抑制骨质丢失,刺激阴道黏膜,对抗凋亡与萎缩;并可增加阴蒂的敏感性和性欲,减轻性交疼痛,对性欲与情绪有良好的作用,可作为全面性激素替代药物。

另外,局部用雌激素制剂可消除阴道干燥,卵巢切除后的妇女均有阴道刺激痛或干燥,这些症状均由阴道萎缩引起,可以局部用雌激素软膏来减轻症状,如阴道用雌三醇软膏 2.5mg/d,或使用阴道雌激素环每日在局部释出低剂量雌激素,适用于有乳腺癌及不能口服或经皮应用雌激素药物的患者。

(2) 睾酮替代疗法:缺乏睾酮的妇女会出现性反应周期各期(性欲、唤起、高潮和消退)的性反应丧失,可给予此方法。由于生殖器组织萎缩或缺乏受体,最初对口服睾酮可能没有反应,最好每天 1 次在会阴局部直接涂抹睾酮乳膏。1~2 周后乳膏涂抹可以扩展到大腿内侧或腰,每周 5 次,会阴处每周 2 次。剂量应尽可能低至恢复生理水平所需的剂量,每天 0.25~0.80mg。

五、预防

1. **心理干预和性健康教育**　加强医务工作者的训练,使其具有良好的人文修养、交流技巧。术前、术时对患者及其配偶进行健康教育,将有关知识变成通俗易懂的语言与患者及其配偶沟通,告知治疗后机体结构和功能的改变,可帮助患者减少甚至解除手术可能引起的焦虑、抑郁、恐惧情绪;会使患者感到一切都在控制中,让患者了解治疗后机体结构和功能的改变是不可避免的,缓解患者的心理压力和精神负担,并对术后性心理的改变有明显的调适作用,有助于性功能的恢复。

2. 改进手术方式 手术尽量维护阴道解剖形态和结构,尽量不改变阴道的长度。广泛性子宫切除术中同时行阴道延长术。

3. 治疗后尽早开始性生活 有助于防止阴道狭窄。

4. 恢复盆底肌肉张力 陈旧性会阴Ⅲ度裂伤修补及阴道前后壁修补时,应注意恢复盆底肌肉的张力,并且不使修补后的阴道口过于狭窄,造成性交困难或性交疼痛。

5. 妇科手术中女性性功能的保护

(1)卵巢功能保护:卵巢是维持女性内分泌活动的主要器官,与女性正常性功能关系密切。卵巢功能不全或丧失除了可影响女性正常性功能外,还会造成雌激素水平低落带来的各种症状及并发症,如血管舒缩功能紊乱、骨质疏松症、脂代谢紊乱、心血管疾病的发生率增高以及性器官萎缩等。因此,在妇科手术中卵巢功能的保护尤为重要。

1)良性疾病子宫切除术:育龄妇女因良性疾病行子宫切除术时,原则上应保留正常卵巢。近年来一些研究结果表明,绝经后卵巢内的始基卵泡在一定时期内仍能分泌甾体激素,因而认为绝经后妇女的卵巢仍然是有作用的。在进行良性疾病(如子宫肌瘤)子宫切除术时,对健康的卵巢应予以保留,不主张因避免日后发生卵巢肿瘤而预防性切除正常卵巢。

2)恶性子宫疾病手术:依照患者病情,尽量保留卵巢功能。早期子宫颈鳞癌的卵巢转移罕见。因此对宫颈鳞癌Ⅰb期以下的年轻患者,术时可酌情保留卵巢。如有盆腔淋巴结转移,术后准备辅以放疗者,应在术时将卵巢移位至照射范围以外;宫颈腺癌的卵巢转移率明显高于鳞癌,因而多主张宫颈腺癌术中同时切除双侧卵巢;子宫内膜癌即使早期亦有约10%的卵巢转移,因而手术中应同时切除双侧附件;恶性滋养细胞肿瘤(尤其是侵蚀性葡萄胎)对化疗较为敏感,甚至通过化疗可达根治目的,此时保留卵巢不成问题。但在某些病例中,如子宫病灶过大,经化疗后hCG已转为阴性而子宫病变消退不完全,或某些病变局限于子宫的耐药病例,仍可考虑手术治疗。目前多主张行次广泛性子宫切除术,但年轻患者应保留一侧卵巢。术中可将病灶所在侧或卵巢静脉较为充盈的一侧卵巢切去

而保留对侧。

3)良性卵巢肿瘤手术:对青少年及性成熟期妇女,如术中快速病理切片为良性肿瘤,宜行肿瘤剔除术,尽可能多地保留正常卵巢组织,并注意勿伤卵巢门血管。如简单地施行患侧附件切除术,则临床上常发现保留的健侧卵巢有再发良性肿瘤的情况,对再次手术时保留卵巢造成困难;围绝经期或绝经期妇女,即使肯定为良性卵巢肿瘤,也以行患侧附件切除术为宜。

4)卵巢恶性肿瘤手术:①目前公认,卵巢恶性肿瘤原则上行全子宫及双侧附件切除术。年轻(尤其是要求保留生育功能的)患者保留健侧卵巢的条件:a.临床Ⅰa期;b.瘤细胞分化良好;c.交界性或低度恶性肿瘤;d.术中剖检对侧卵巢活检未发现肿瘤;e.术后有条件接受严密随访。②Ⅰ期卵巢生殖细胞肿瘤除无性细胞瘤外,极少两侧卵巢同时受累,且术后辅助化疗(如VAC方案)或放疗(如无性细胞瘤)可收到较好疗效,有报道Ⅰ期卵巢恶性生殖细胞肿瘤的5年生存率接近90%。因而术中仔细检查对侧卵巢,如大小、外形、性质正常,且经楔形切除活检证实无肿瘤存在时,可酌情保留健侧卵巢;③卵巢交界性上皮性肿瘤的双侧发生率约为24.5%,且对化疗和放疗均不敏感,故保留健侧卵巢时应十分慎重。

5)卵巢子宫内膜异位囊肿手术:卵巢是子宫内膜异位症最常见的发生部位,约80%累及双侧卵巢。部分学者建议,除外恶性囊肿后,囊肿较大者可先行药物治疗而后手术,为较多地保留正常卵巢组织创造条件;对囊肿较小者,应尽量行异位囊肿剔除术。术中应注意保护卵巢门的血液供应。

(2)子宫功能保护:子宫的存在对女性性欲、高潮有着重要作用。临床上有许多原因须行子宫切除术,术后往往伴有不同程度的性功能改变。这种改变除手术因素外,可能主要是社会、心理因素,应引起手术医生的重视。例如,部分患者听信传言,自认为切除子宫会引起性功能下降,表现为性欲降低,甚至性欲淡漠、性感缺乏。实际上,女性性高潮的出现不只是一种肉体刺激的反射,还主要是一种精神产物。有文献报道,即使是瘫痪或有身心障碍的女性患者,只要夫妻感情协调,性生活中仍然可以出现满意的性高潮,说明性快感中心在脑而不在生殖器。其中丈夫对子宫切除的态度是决定日后性生活质量的一个重要因素,因而手术前后应对夫妻双方进行必要的解释和指导。

（3）其他妇科手术中女性性功能的保护：①盆腔子宫内膜异位症可引起严重的性交痛而影响女性性功能，在药物治疗效果不佳而施行保守或半根治手术时，应尽可能清除直肠子宫陷凹、子宫骶韧带、子宫后壁及直肠前壁的病灶，有助于妇女恢复正常的性功能及性快感；②各种妇科恶性肿瘤行子宫根治术时，应尽量避免盆腔神经或腹下神经损伤；③前庭大腺囊肿宜行囊肿造口术而不宜行囊肿切除术，以保留前庭大腺的功能；④输卵管结扎术可消除妇女对妊娠的担忧，增加妇女对性生活的兴趣及满意度，但术中应注意正确处理输卵管系膜的血管及避免术后感染，否则日后可能引起盆腔静脉瘀血或子宫周围粘连而导致性交疼痛；⑤此外，医者应该重视妇科肿瘤患者的生命质量，特别是重视治疗后的性功能恢复。

（姬艳飞）

第十一节　术后精神异常

手术是妇科疾病主要的诊断和治疗手段之一，但患者对此存在不同的认识、心理应激和心理反应，甚至术后可能发生心理或精神异常，影响手术效果及疾病的转归。面对不同年龄、职业、文化层次的患者，手术前后的心理问题应受到重视。

妇科最常见的肿瘤手术是子宫切除术，其次是卵巢切除术及输卵管绝育术，受术者的性与生殖问题是患者和妇科医生关注的重要问题。如术前考虑不周，患者认识有误，医生解释不够，都可导致术后患者心理或精神异常，如果术后产生并发症、后遗症则将使心理或精神异常问题变得更加复杂和严重。

常见的术后精神异常包括术后抑郁症、焦虑症等。

一、病因

1. 子宫或卵巢切除术后　包括担心术后性功能改变，影响夫妻生活；担心术后体形改变、性别改变；担心术后体力难以恢复；担心肌瘤为恶性；担心手术疼痛及伤口感染等。

2. 妇科肿瘤手术后　包括怀疑疾病为不治或难治之症、面临死亡等；担心肿瘤转移，惧怕癌症晚期的折磨，产生严重的心理压力；认为女性生殖系统受到癌肿侵犯，女性特征、性功能、性关系均将被破坏，危及患者在婚姻、家庭中的地位和作用，年龄较轻、结婚时间较短、没有子女的患者，其精神负担和压力更重，出现自卑感和不安全感。

3. 女性生殖器官畸形术后　包括疾病的特殊性给患者带来严重的自卑感；长期处于对自身生理状态的极度不满；担心丈夫和周围人群不能接受自己等。

二、临床表现

术后精神异常主要为抑郁和焦虑。

1. 抑郁症　可以表现为单次或反复多次的抑郁发作。

（1）心境低落：主要表现为显著而持久的情感低落，抑郁悲观。轻者闷闷不乐、无愉快感、兴趣减退，重者痛不欲生、悲观绝望、度日如年、生不如死。典型患者的抑郁心境有晨重夜轻的节律变化。在心境低落的基础上，患者会出现自我评价降低，产生无用感、无望感、无助感和无价值感，常伴有自责自罪，严重者出现罪恶妄想和疑病妄想，部分患者可出现幻觉。

（2）思维迟缓：患者思维联想速度缓慢，反应迟钝，思路闭塞，自觉"脑子好像是生了锈的机器"。临床上可见主动言语减少，语速明显减慢，声音低沉，对答困难，严重者交流无法顺利进行。

（3）意志活动减退：患者意志活动呈显著、持久的抑制。临床表现行为缓慢，生活被动、疏懒，不想做事，不愿和周围人接触交往，常独坐一旁或整日卧床，闭门独居、疏远亲友、回避社交。严重时连吃、喝等生理需要和个人卫生都不顾，蓬头垢面、不修边幅，甚至发展为不语、不动、不食，称为"抑郁性木僵"，但仔细精神检查，患者仍流露痛苦、抑郁情绪。伴有焦虑的患者，可有坐立不安、手指抓握、搓手顿足或踱来踱去等症状。严重的患者常伴有消极自杀的观念或行为。消极悲观的思想及自责自罪、缺乏自信心，可萌发绝望的念头，认为"结束自己的生命是一种解脱""自己活在世上是多余的人"，并会使自杀企图发展成自杀行为。这是抑郁症最危险的症状，应提高警惕。

（4）认知功能损害：主要表现为记忆力下降、注意力障碍、反应时间延长、警觉性增高、抽象思维能力差、学习困难、语言流畅性差、空间知觉、眼手协调及思维灵活性等能力减退。认知功能损害导致患者社会功能障碍，而且影响患者远期预后。

（5）躯体症状：主要有睡眠障碍、乏力、食欲减退、体重下降、便秘、身体任何部位的疼痛、性欲减退、阳痿、闭经等。躯体不适的主诉可涉及各脏器，如恶心、呕吐、心慌、胸闷、出汗等。自主神经功能失调的症状也较常见。病前躯体疾病的主诉通常加重。睡眠障碍主要表现为早醒，一般比平时早醒2~3小时，醒后不能再入睡，这对抑郁发作具有特征性意义。有的表现为入睡困难，睡眠不深；少数患者表现为睡眠过多。体重减轻与食欲减退不一定成比例，少数患者可出现食欲增强、体重增加。

2. 焦虑症　是一组以焦虑症状为主要临床表现的情绪障碍。

（1）情绪症状：患者感觉自己处于一种紧张不安、提心吊胆、恐惧、害怕、忧虑的内心体验中。紧张害怕什么呢？部分患者可能会明确说出害怕的对象，也有部分患者说不清楚害怕什么，但就是觉得害怕。

（2）躯体症状：患者紧张的同时往往会伴有自主神经功能亢进的表现，如心慌、气短、口干、出汗、颤抖、面色潮红等，有时还会有濒死感，严重时还会有失控感。

三、诊断

术后精神异常的诊断标准如下。

1. 术后抑郁症的诊断标准

（1）抑郁发作须持续至少2周。

（2）在患者既往生活中，不存在足以符合轻躁狂或躁狂标准的轻躁狂或躁狂发作。

（3）此种发作不是由于使用精神活性物质或任何器质性精神障碍所致。

2. 术后焦虑症的诊断要点　一次发作中，患者必须在至少数周（通常为数月）内的大多数时间存在焦虑的原发症状，这些症状通常应包含以下要素。

（1）恐慌：为将来的不幸烦恼，感到"忐忑不安"，难以集中注意力等。

（2）运动性紧张：坐卧不宁、紧张性头痛、颤抖、无法放松。

（3）自主神经活动亢进：头重脚轻、出汗、心动过速或呼吸急促、上腹不适、头晕、口干等。

四、治疗

（一）心理治疗

针对不同手术后患者内心的抑郁或焦虑症状，

予以适时、适当、适度的解释和疏导，消除不良刺激，恢复和增强患者信心。必要时由心理医师专门实施治疗，心理治疗的技术和方法有认知疗法、暗示、催眠术、精神分析、行为矫正、家庭治疗、团体治疗、生物反馈、气功、瑜伽、体育运动、音乐、绘画、心理剧等。

（二）药物治疗

1. 抗抑郁药　主要用于治疗抑郁症及其他精神异常伴发的抑郁情绪。

（1）第一代经典抗抑郁药：包括单胺氧化酶抑制剂（monoamine oxidase inhibitor，MAO）和三环类抗抑郁药（tricyclic antidepressive agents，TCA）。三环类抗抑郁药为抑郁症治疗的首选药，包括丙米嗪、阿米替林、氯丙米嗪及多塞平等，其中以阿米替林为最常用。药物起效时间为1~2周，剂量范围50~250mg/d，缓慢加量，分次服。因镇静作用较强，晚间剂量宜大些。药物在体内代谢存在个体差异，故必须监测血药浓度。丙米嗪和阿米替林的治疗范围的血药浓度为50~250ng/ml。副作用较重者，宜减量、停药或换用其他药。一般不主张两种以上抗抑郁药联用。由于本病有较高复发率，症状缓解后尚应维持治疗4~6个月，以利巩固疗效，防止复发。四环类抗抑郁药临床常用的有马普替林等，其作用和三环类相似。

（2）第二代新型抗抑郁药：以选择性5-羟色胺再摄取抑制剂（selective serotonin reuptake inhibitor，SSRI）为主，已广泛用于临床。氟西汀、氟伏沙明适用于各型抑郁症，帕罗西汀常用于抑郁伴有焦虑、睡眠障碍及惊恐发作。此类药物治疗时要逐渐加量，2~4周显效。抑郁症状消失后仍应服用治疗量1个月左右，然后逐渐减少，维持治疗6个月左右。药物的副作用是困倦、口干、视物模糊、便秘、心率加快、排尿困难和体位性低血压，这类副作用一般不影响治疗，在治疗过程中可逐渐适应。严重的心血管副作用、尿潴留和肠麻痹少见。过量可致急性中毒，甚至死亡。

2. 抗焦虑药　以苯二氮䓬类为主，包括氯氮䓬、地西泮及其衍生物。这类药物治疗效果好，安全度大，副作用小，兼具抗焦虑、松弛肌紧张、抗癫痫及镇静安眠等作用，临床应用最为广泛。用于缓解各种原因引起的焦虑和紧张。药物口服后很快吸收，主要在肝内代谢，由尿排出。这组药物的药理作用及疗效虽然相似，但使用方法并不完全相同。例如，氯氮䓬和地西泮作用时间长，一般每天用药 1~2 次即可收效，多数患者每晚睡前用药 1 次，既可改善夜间睡眠，又能控制白天的焦虑症状；奥沙西泮、阿普唑仑等作用时间短，每日需给药 3~4 次；氟西泮、硝西泮等，因具有较好的安眠作用，作为安眠药使用，每晚睡前服 1 次。本组药物长期用药可产生依赖性，一般不宜超过 6 周。停药时要逐渐减量，以免产生戒断反应，如失眠、头痛、烦躁、兴奋、恶心、呕吐、肌肉疼痛或抽动，严重者可有癫痫发作或呈急性兴奋状态。该组药相对安全，甚至大量用药也很少产生严重中毒或死亡。

（三）电休克

电休克，亦称电抽搐治疗，指以一定量电流通过患者头部，导致全身抽搐，使患者产生暂时性休克而达到治疗疾病的目的。这种治疗通常能使患者的机能迅速恢复正常。电休克适应证：①严重兴奋躁动、冲动、伤人损物者，需尽快控制精神症状者；②有严重抑郁，有强烈自责、自罪、自伤、自杀行为者；③拒食、违拗和紧张木僵者；④药物治疗无效或对药物不能耐受者。

五、预防

1. 建立良好的医患关系，减少不良的心理应激。医护人员给患者的第一印象应该是能给患者带来希望。因此，在诊治疾病时要以同情理解的心情、和蔼的态度引导患者倾吐内心的苦恼，针对不同疾病做必要的检查，让患者感到医生已掌握了她的病情，给患者带来心理上的安慰和信心。

2. 帮助患者正确认识疾病和手术，进行心理疏导。向患者介绍该类疾病的知识，解除患者因缺乏医学知识带来的不安，如患者的丈夫对妻子子宫切除有顾虑，可以让其丈夫参加病情分析及术前讨论，以纠正其错误观念，使丈夫对妻子的疾病了解、理解与支持，改变其对患者的认识和态度，减轻患者的思想压力，强调主观因素在术中和术后恢复过程中的作用，使患者以良好的心情接受手术。

3. 严格遵守医疗制度，对患者的隐私应保密。手术中医护人员精神集中，作风严谨，以无声的"体态语言"给予患者依赖和安全感。

4. 术后患者心理上有缺失感，情绪低落、睡眠障碍、食欲下降、疼痛等，医护人员应体贴关怀，根据患者的不同情况给予针对性处理，并鼓励患者从自身的心理和身体两方面积极锻炼，进行心理调适，正确对待疾病与健康。

总之，根据生理—心理—社会医学模式，围手术期调适，应针对患者的需求特点，及时消除患者的不良心理状态、负面行为，使患者在心理上得到安抚和激励，情绪上由焦虑不安变为安定，意志上由懦弱变为坚强，信念上由悲观变为有信心，心理控制上由盲目变为自觉，治疗态度上由被动变为主动。使患者安全度过心理矛盾冲突期，避免术后精神异常，达到身心康复的目的。

（姬艳飞）

第十二节　麻醉并发症

妇科手术进行麻醉时有以下特点：①脏器位于盆腔深处和经阴道操作，手术要求完善的腹肌松弛；②常采取头低仰卧位，以机械方式将肠管推向膈肌，对呼吸有一定影响；③多数患者为中年以上女性，常合并有全身疾病，如高血压、心脏病、糖尿病等；④有些妇科急症手术如异位妊娠、子宫穿孔、卵巢破裂等，常合并低血容量，病情危重需急行手术，麻醉前往往无充分的时间进行输液等调控治疗。

一、椎管内麻醉并发症

椎管内麻醉包括脊髓麻醉（又称蛛网膜下腔麻醉）和硬膜外阻滞。其并发症是指药物作用或技术操作给机体带来的不良影响，有一定的发生率，有的不可避免，虽有一定的预防方法，但尚不能完全被控制。

（一）脊髓麻醉的并发症

脊髓麻醉适用于手术时间较短者，特别是经阴道手术。多采用单次法，穿刺点为 $L_3 \sim L_4$，0.5% 丁哌卡因 2~3ml 控制麻醉平面不高于 T_6。

1. 低血压

（1）病因：低血压是脊髓麻醉最常见的并发症，由于交感神经广泛阻滞，静脉回流减少，心排血量降低所致。静脉回流减少的程度与交感神经阻滞的范围及患者的体位相关。麻醉前进行血管内扩容，麻醉后调整患者的体位可能改善静脉回流，从而增加心排血量和提高动脉血压。

（2）临床表现与诊断：麻醉阻滞作用产生后出现血压下降和低血压。目前麻醉后低血压的诊断在临床上无统一的标准。一般是指收缩压下降值>基础值的 20%~30%，或收缩压 <90~100mmHg

时为低血压。低血压是剖宫产脊髓麻醉下最常见的副作用，其发病率甚至高达90%。对于妊娠期患者，因胎盘供血依赖于母体的血压，收缩压不能低于100mmHg。

（3）治疗：许多麻醉医师提倡在低血压发生后迅速治疗。方法包括吸氧、静脉补液、子宫左倾位以及应用血管升压药。对于血管升压药物疗法，长期以来都推荐使用麻黄碱，动物实验已经证明麻黄碱可以维持子宫的血流。由于α受体激动剂去氧肾上腺素可引起子宫血管收缩，因此需保守使用，常用于不宜发生心动过速的患者，如二尖瓣狭窄患者。

（4）预防：①选择适当的局麻药浓度和剂量；②控制阻滞平面；③调整患者于适当体位；④输液负荷：在椎管内麻醉前快速输入胶体溶液（羟乙基淀粉或明胶）或晶体加胶体溶液，能更有效降低麻醉诱导后低血压的发生率和血压下降程度；⑤血管收缩药：椎管内阻滞后低血压的发生机制，主要是交感阻滞后外周血管扩张，因此主张使用血管收缩药防治椎管内麻醉后低血压；⑥输液负荷联合血管收缩药。

2. 头痛

（1）病因：由脑脊液通过硬膜穿刺孔不断丢失，使脑脊液压力降低所致，发生率在3%~30%。

（2）临床表现与诊断：典型症状为直立位头痛，而平卧位则好转。疼痛多为枕部、顶部，偶尔也伴有耳鸣、畏光。女性的发生率高于男性，发生率与年龄成反比，与穿刺针的直径成正比。头痛的发生率与局麻药本身无关，但与局麻药中加入的辅助剂有关，加入葡萄糖可使头痛发生率增高，而加入芬太尼头痛发生率则降低。

（3）治疗

1）镇静、卧床休息及补液：80%~85%脊髓麻醉后头痛的患者，5天后可自愈。补液的目的是增加脑脊液的量，使其生产量多于漏出量，脑脊液的压力可逐渐恢复正常。

2）静脉或口服咖啡因：脊髓麻醉后头痛是机体为了恢复颅内容量，代偿性扩张颅内血管的结果。咖啡因为脑血管收缩药，可用于治疗脊髓麻醉后头痛。在1 000ml乳酸林格液中加入500mg咖啡因静脉滴注，80%的患者症状可改善。口服300mg咖啡因同样可以改善症状。

3）硬膜外生理盐水输注：单次注射生理盐水并不能维持较高的硬膜外压力以防止脑脊液漏，需

大剂量（至少24小时滴注，15~25ml/h）才有效。

（4）预防：术后去枕平卧8小时或适当补液可降低脊髓麻醉后头痛的发生。

3. 恶心、呕吐 脊髓麻醉中恶心、呕吐发生率高达13%~42%。

（1）病因：与患者的情况、手术及麻醉均有关。如饱胃或胃排空延缓、颅内高压、胃肠疾病（肠梗阻、急性胃炎等）；另外，还发现女性比男性、小儿比成人，年轻人比老年人，更易发生恶心、呕吐。

（2）治疗：术后氟哌啶（75μg/kg，静脉注射）对发生恶心和呕吐的患者非常有效。甲氧氯普胺是安全、有效的止吐剂，可用于预防和治疗。研究表明，在术前数小时给予皮肤东莨菪碱贴片，能有效降低与硬膜外给阿片类药相关的恶心的发生率，但对中年以上患者有视觉模糊和精神紊乱的副作用。

（3）预防：包括尽量缩短手术时间，缩短麻醉时间；预防性使用止吐药物；术后去枕平卧8小时后；减少使用镇痛泵的时间；纠正低钠血症等电解质紊乱。

4. 背痛 脊髓麻醉后严重的背痛少见。可能是由于穿刺时骨膜损伤、肌肉血肿、韧带损伤及反射性肌肉痉挛均可导致背痛。截石位手术因肌肉松弛可能导致腰部韧带劳损。脊髓麻醉后出现背痛须排除神经损伤的可能性。对背痛的处理包括休息、局部理疗及口服止痛药，如背痛由肌肉痉挛所致，可在痛点行局麻药注射封闭治疗。通常脊髓麻醉后背痛较短暂，经保守治疗后48小时可缓解。

5. 麻醉平面过高 脊髓麻醉中任何患者都可能出现麻醉平面过高，通常出现于脊髓麻醉诱导后不久。麻醉平面过高的症状和体征包括恐惧、焦虑、恶心、呕吐、低血压、呼吸困难，甚至呼吸暂停、意识不清。治疗包括给氧、辅助呼吸及恢复血压。可通过输液、调节体位及用血管加压药物来维持血压。如果通气不足或患者有误吸危险，可行气管内插管控制呼吸。如果平面过高时局麻药物的用量并不大，这种平面过高的状况较短暂，呼吸功能很快可以恢复正常。

6. 神经系统并发症 神经系统并发症是脊髓麻醉后严重的并发症，但这种并发症越来越罕见，一旦出现，往往引起患者部分神经功能丧失。最常见的原因有穿刺损伤、化学或细菌性污染、马尾综合征、蛛网膜下腔出血、脊髓缺血等。脊髓麻醉后神经损伤的治疗原则是对症处理，有血肿或脓肿须

行清除术，解除压迫后神经功能可恢复。患者的预后与其神经损伤的部位、范围有关，大部分患者可完全恢复，一部分有终身残疾，少部分患者死亡。最好的预防方法是操作谨慎，一旦证实腰椎穿刺困难，最好放弃脊髓麻醉。

（二）硬膜外阻滞并发症

硬膜外阻滞最常用于妇科手术且可留管用于术后镇痛。常用一点穿刺法和两点穿刺法。前者可经 $L_{2\sim3}$ 间隙穿刺，向头侧置管，经腹手术阻滞平面达 $T_8\sim S_4$ 为宜；后者一点可经 $T_{12}\sim L_1$ 间隙穿刺，向头侧置管；另一点经 $L_{3\sim4}$ 间隙穿刺，向尾侧置管，阻滞平面控制在 $T_6\sim S_4$，可用于广泛性子宫切除术。此外，还可经 $L_{3\sim5}$ 置管注药，同时用镇静药进行辅助，如异丙酚 $4\sim5mg/(kg\cdot h)$ 静脉滴注，可以保证上界阻滞平面达 T_6，同时使骶神经完全阻滞。

1. 局麻药全身中毒反应

（1）病因：由于硬膜外阻滞通常需要大剂量的局麻药（脊髓麻醉剂量的 $5\sim8$ 倍），容易引起全身中毒反应，尤其是局麻药误入血管更甚，发生率为 $0.2\%\sim2.8\%$。

（2）临床表现：局麻药中毒的早期征兆有麻木、嘴唇麻刺感、言语模糊、精神错乱及头晕。进一步发展则会引起意识丧失、惊厥、深昏迷和呼吸停止。

（3）治疗：与脊髓麻醉相似。局麻药中毒发作时应予以地西泮 $2\sim10mg$ 和心肺复苏，必要时可使用进一步生命支持。

（4）预防：导管置放就位后应抽吸，验证有无血液，避免导管误入血管；常规通过导管先注入实验剂量麻醉药，观察有无中毒反应。

2. 误入蛛网膜下腔

（1）病因：局麻药误入蛛网膜下腔而产生全脊神经阻滞现象。据报道，全脊髓麻醉的发生率平均为 0.24%，是硬膜外麻醉最危险的并发症。

（2）临床表现与诊断：患者在注药后迅速出现呼吸困难、血压下降、意识模糊或消失，甚至呼吸、心搏停止。

（3）治疗：全脊髓麻醉的处理原则是维持患者循环和呼吸功能。患者意识消失，应行气管插管人工通气，加速输液及输注血管收缩药升高血压。若能维持循环功能稳定，30 分钟后患者可清醒。全脊髓麻醉持续时间与使用局麻药有关，利多卡因可持续 $1.0\sim1.5$ 小时，而布比卡因可持续 $1.5\sim3.0$ 小时。

（4）预防：重视每次硬膜外穿刺，按正规操作规程施行，对初学者严格要求；熟练掌握各种入路，必要时改换进针方式；根据各种指示进入硬膜外间隙的指征综合分析判断，尤其要重视第一次试验量。

3. 硬膜穿破和头痛 硬膜穿破是硬膜外阻滞最常见的并发症，据报道其发生率为 1%。硬膜穿破后除了会引起阻滞平面过高及全脊髓麻醉外，最常见的还是头痛。由于穿刺孔处较大，穿刺后头痛的发生率较高。这种类型的头痛同患者的体位有关，即直立位头痛加剧而平卧位好转。头痛常出现在穿刺后 $6\sim72$ 小时。一旦诊断为穿刺后头痛，应尽快行硬膜外自体血填充治疗，治疗越早效果越好。抽取自体血 $10\sim15ml$，注入硬膜外腔，因靠血凝块来堵塞穿刺孔，无须在血中加入抗凝剂，操作时注意无菌技术，此法有效率达 90%。

4. 神经损伤

（1）病因：硬膜外阻滞麻醉后出现持久的神经损伤比较罕见，引起损伤的主要原因为操作损伤、脊髓前动脉栓塞、粘连性蛛网膜炎及椎管内占位性病变引起的脊髓压迫。

（2）临床表现与诊断：开始时出现背痛，短时间内出现肌无力及括约肌功能障碍，最后发展为完全性截瘫，诊断主要依靠脊髓受压迫后出现的临床症状和体征、椎管造影、CT 或 MRI。

（3）治疗与预防：预后取决于早期诊断和及时手术，手术延迟者常导致永久残障，故争取时机尽快手术减压为治疗的关键。预防硬膜外血肿的措施：有凝血障碍及正在接受抗凝治疗的患者应避免椎管内麻醉；穿刺及置管时应轻柔，切忌反复穿刺。万一出现硬膜外腔出血，可用生理盐水多次冲洗，待血色回流变淡后改用其他方法麻醉。

二、全身麻醉并发症

全身麻醉适用于腹腔镜手术及妇科恶性肿瘤经腹手术。对于巨大卵巢肿瘤患者难以平卧、一般情况弱的患者，高血压同时伴有冠心病、心绞痛史或有左/右束支完全性传导阻滞者，或对硬膜外阻滞有禁忌者，宜选全身麻醉。全身麻醉有静脉麻醉和吸入麻醉两种方式，静脉麻醉药以丙泊酚为代表，吸入麻醉药以七氟醚为代表。

（一）反流、误吸和吸入性肺炎

1. 病因

（1）麻醉诱导时发生气道梗阻，在用力吸气时使胸腔内压明显下降；同时受头低位的重力影响。

（2）胃膨胀除了与手术前进食有关外，麻醉前用药、麻醉和手术也将削弱胃肠道蠕动，胃内存积大量的空气、胃液或内容物，胃肠道张力下降。

(3) 用肌松药后，在气管插管前用面罩正压吸氧，不适当的高压气流不仅使环咽括约肌开放，使胃迅速胀气而促其发生反流，同时喉镜对咽部组织的牵扯，又进一步使环咽括约肌功能丧失。

(4) 患者咳嗽或用力挣扎。口咽部或胃内大量出血，胃食管反流或器官衰竭的患者都易于发生误吸。麻醉下发生呕吐或反流有可能导致严重的后果。胃内容物误吸，导致急性呼吸道梗阻和肺部其他严重的并发症，仍然是目前全身麻醉患者死亡的重要原因之一。据有关报道，麻醉反流的发生率约为 4%~26.3%，其中有 62%~76% 出现误吸，误吸大量胃内容物的死亡率达 70%。

2. 临床表现与诊断 拔管后呛咳，出现呕吐和反流；胃内容物的误吸，可引起气道梗阻和黏膜化学性炎症。

3. 治疗 关键在于及时发现和采取有效的措施，以免发生气道梗阻窒息和减轻急性肺损伤。使患者处于头低足高位，并转向右侧卧位，因受累的多为右侧肺叶，如此则可保持左侧肺有效的通气和引流。迅速用喉镜检查口腔，以便在直视下吸引、清除胃内容物；当气管内有黏稠性分泌物时，用生理盐水 5~10ml 注入气管内，边注边吸和反复冲洗。应用机械性通气，使用吸气末正压通气(PEEP) 5~10cmH$_2$O 纠正低氧血症。

4. 预防 对于误吸患者的预防，主要是针对构成误吸和肺损伤的原因采取措施。

(1) 减少胃容量和提高胃液 pH 值。

(2) 降低胃内压，使其低于食管下端括约肌阻力。

(3) 保护气道，尤当气道保护性反射消失或减弱时，更具有重要意义。对于刚进食的患者，若病情允许，理应推迟其手术时间。对饱胃患者应尽可能采取局部麻醉或椎管内阻滞，若有全身麻醉适应证，不允许推迟手术时间，则可采取以下措施：置入硬质的胃管(直径为 7mm)，通过吸引以排空胃内容物，细而软的胃管难以吸出固体食物的碎块。

(二) 支气管痉挛

1. 病因 在麻醉过程和手术后由于气道高反应性、牵拉反射、疼痛反射、气管插管等局部刺激等，均可发生支气管痉挛。

2. 临床表现与诊断 表现为支气管平滑肌痉挛性收缩，气道变窄，气道阻力骤然增加，引起严重

的缺氧和 CO$_2$ 蓄积。若不及时予以解除，患者因不能进行有效通气，不仅发生血流动力学的变化，甚至发生心律失常和心搏骤停。

3. 治疗 明确诱因、清除刺激因素，若与药物有关应立即停止并更换；如因麻醉过浅所致，则应加深麻醉；面罩吸氧，必要时行辅助或控制呼吸；静脉输注皮质类固醇药物(如氢化可的松和地塞米松)、氨茶碱等；若无心血管方面的禁忌，可用 β 受体激动剂，如异丙肾上腺素稀释后静脉滴注或雾化吸入。

4. 预防 对既往有呼吸道慢性炎症和支气管哮喘史的患者应仔细了解其过去的发病情况，分析可能存在的诱发因素。术前应禁烟 2 周以上。若近期有炎症急性发作，则应延迟择期手术 2~3 周。术前患者要行呼吸功能的检查，必要时应用激素、支气管扩张药、抗生素等作为术前准备。避免应用可诱导支气管痉挛的药物。

(三) 气道阻塞

1. 病因

(1) 舌下坠：舌下坠引起的咽部堵塞是未清醒患者术后气道阻塞的最常见原因。

(2) 喉痉挛和气道的直接损伤：常与咽喉部操作、异物、分泌物刺激有关。

(3) 咽喉部痰液、血块，胃内容物呕吐、反流与误吸。

2. 临床表现与诊断 术后出现胸闷、呼吸困难、口唇发绀、吸气性喘鸣、三凹征、血氧饱和度下降；检查动脉血气提示 PCO$_2$ 升高，PO$_2$ 降低，呼吸性酸中毒。

3. 治疗

(1) 咽堵塞：①吸引或直视下清除咽部异物。②舌下坠时，将患者头部后仰，并使下颌一定程度前移(向前托起下颌)，这是解除咽堵塞的最有效的方法。如果堵塞不是即刻可逆，应放置鼻咽或口咽通气道。应优先用鼻咽通气道，因为全身麻醉恢复中的患者能更好地耐受。另外，口咽通气道刺激可引发恶心、呕吐和喉痉挛。必要时气管插管。③用面罩高浓度吸氧。

(2) 喉痉挛：①立即停止已有的咽喉部操作。②有时用手法开放上呼吸道能使之缓解。③静脉注射地塞米松 10~20mg，小儿剂量酌减。④小剂量琥珀胆碱(10~20mg)静脉注射，但有引起非特异性全身肌肉松弛的危险，包括膈肌。如已使用，即使气道梗阻已缓解，也必须连接辅助通气至少 5~10

分钟。⑤如气道已通畅，应使用面罩高浓度吸氧。⑥必要时，用呼吸囊、面罩、纯氧作正压通气。⑦如果用简单的物理和药物方法不能建立通畅的气道，应在喉镜下行气管插管术。对不能进行气管插管的罕见病例，应紧急环甲膜切开以缓解堵塞；紧急环甲膜切开或许比紧急气管切开更安全，因后者在紧急状态下常发生大量出血。

4. 预防

(1) 喉痉挛大多在浅麻醉下发生，诱因包括气道分泌物、血液、误吸胃液、气道异物、气管插管等，在气管插管前气道内喷洒利多卡因进行充分的表面麻醉是预防喉痉挛的有效措施，但必须在达到足够的麻醉深度时进行，在麻醉深度不足时喷洒液对气道的刺激反而可能诱发喉痉挛。

(2) 气管拔管后喉痉挛最容易发生在由深麻醉状态转为清醒状态的患者，因此应待手术患者意识清醒后拔管，避免立即拔管。

(3) 拔除气管插管后立即清除咽部异物和分泌物。

(4) 拔管时应注意：提前准备好各种有效通气应急设备和做好重新插管的准备；避免咳嗽和过度吸痰对气道的刺激；拔管前应用激素，完成拔管前应保留所有应有的监测。

(四) 低氧血症

低氧血症不仅是全身麻醉后常见的并发症，而且可导致严重的后果。患者的年龄大于65岁、体重大于100kg、麻醉时间大于4小时等原因均可导致低氧血症的发生。采用脉搏血氧饱和度检测的方法，能及时发现低氧血症。有关低氧血症的临床表现、诊断、治疗和预防的内容详见本章第九节。

(五) 体温降低

体温适度降低几乎是全身麻醉术后不可避免的结果。可能是由于体内热量向体表的再分布（反之亦然），其次是麻醉剂导致的表面毛细血管舒张。与采用腹腔镜还是开腹手术方式无关，因为手术中大部分的体内热量丢失在腹腔镜和开腹手术过程中是一样的：麻醉诱导，继之以凉消毒液消毒手术野、全裸患者的皮肤。显著的体温降低不常见，其发生率随麻醉和手术时间的延长而上升。明显的低体温使患者出院延迟，可能导致术后不适，在个别严重病例中，能够因机体剧烈的寒战产热反射而导致高危患者发生心肌缺血。有关低体温的临床表现、诊断、治疗和预防的内容见本章第五节。

(六) 术中知晓

术中知晓是指麻醉清醒，即手术进行全身麻醉时，患者的运动神经被麻痹而意识却依旧清晰。

1. 病因 微创手术的特点是手术程序加快和快速出院，麻醉师使用浅麻醉。在所有的全身麻醉方法中都报道过术中知晓的发生。使用全静脉麻醉（total intravenous anesthesia，TIVA）可能会增加术中知晓的危险，是通常使用的输液泵的"过分精确"的特点导致的。当然患者希望整个手术过程中处于睡眠状态，但每1 000例中就有1~2名患者在全身麻醉中会有术中知晓。据此所有手术室内的人员都应假定麻醉患者可能会存在术中知晓，并且手术室内任何时候都应言行适当。

2. 临床表现与诊断 术中知晓是由于浅麻醉的深度过浅。麻醉过浅（导致术中知晓危险增加）的症状有高血压、心动过速、出汗和患者出现活动。这些表现不是特异性的，但在腹腔镜手术中出现都不"正常"，都应该想到是麻醉不当所致。

3. 治疗 应从预防方面着手，麻醉队伍在手术过程中应努力确保适当的麻醉深浅和良好的镇痛效果。对手术有明显记忆的患者应尽快给予抗焦虑药，并且立即到精神科就诊。其目的是通过治疗以减少创伤后心理紊乱的可能性。

在出院前，应对所有的患者就有关手术过程的记忆进行询问，问题如下：

"在手术前你记得的最后一件事是什么？"

"那之后的下一件事件你记得是什么？"

"你记得在术中发生过什么事情吗？"

肯定回答的患者应推荐其到精神科就诊。在随访中自述有焦虑症状或睡眠障碍的患者也应引起注意，因为他们可能是术中记忆症状的表现。

4. 预防 预防术中知晓有赖于采取措施确保麻醉的深度适宜，麻醉方案可以采用联合麻醉。联合麻醉的方法之一是使用低剂量的联合麻醉药物代替单一用药。从TIVA数据可以看出患者麻醉药物剂量是否足够，因为其标志物为彩色显示，可以看到它通过静脉输液进入循环系统。

(七) 心律失常

1. 病因 心律失常在术中常见，发生率为70%，其中90%的患者被认为是健康的［即美国麻醉医师协会（American Society of Anesthesiologists，ASA）生理状态分类为Ⅰ类或Ⅱ类］。总之，这种心律失常是良性的，并且在麻醉结束后很快恢复。例如,室性期前收缩在腹腔镜中经常发生。心室额外收缩通常为自限性,并且对患者无影响。

2. 临床表现与诊断 心律失常可以从监护仪上连续显示的心电图中发现。腹腔镜常见的心律失常为心动过缓,术中发生率大约为5%~20%。这种异常通常是由突然向腹腔内灌注气体导致内源性迷走神经紧张、网膜和肠系膜的牵拉或宫颈操作引起的。对于迷走神经导致的心动过缓,若联合应用迷走神经兴奋药物可能会使病情恶化,如芬太尼加维库溴铵。

其他可能发生的心律失常与室性期前收缩相似,其发生率在所有的手术患者中相同,偶有个案报道在腹腔镜中出现过因电凝导致的心室颤动。

3. 治疗 腹腔镜手术中,心动过缓偶尔会导致心搏骤停,需要心肺复苏(cardiopulmonary resuscitation, CPR)和高级心脏生命支持(advanced cardiac life support, ACLS)复苏,如果发生心搏骤停应暂停电手术操作。应确保有心脏方面的专家会诊。

当显著的心律失常发生时,通常能找到其诱因(如开始形成气腹、腹腔牵拉),应该立即停止刺激,通常心律失常能够缓解,而且当轻柔地重复以前的刺激动作时心律失常不会再次发作。持续性和导致机体血液动力异常的心律失常的处理应该遵从相关的ACLS数据,手术应尽可能早结束。抢救成功的患者如果血流动力学指标稳定、没有拔管禁忌证则不需要保留气管插管。

腹腔镜手术中置入心脏起搏器和植入型心律转复除颤器(implantable cardioverter defibrillator, ICD)的患者数量逐渐增加。对带有这类设备的患者的处理必须认真考虑,因为手术室内的电凝操作会影响这些设备的功能。带有心脏起搏器的患者可能不完全依靠起搏器调节心率。仔细查阅每一个患者的病例,并和患者的心脏科医生会诊,评估其对起搏器的依赖程度,因为在手术过程中完全依赖起搏器的患者如果其起搏器停止工作未被发现,会导致灾难性的后果。所有ICD患者应被视为对ICD具有依赖性,因为ICD通常是被植入体内以用来监测和治疗致命的心律失常。麻醉师应在手术前检查带有起搏器和ICD的患者,并且了解患者携带置入设备的资料和其心脏科医生的联系方式,以便对患者进行麻醉前评估。

总之,不要干扰起搏器的工作,并在手术期间进行电操作时保护起搏器。应安放负极板,使电流不通过起搏器和ICD。

当患者带有ICD,最好的做法是在手术室内关掉其心律失常检测功能,但是保持其治疗功能。这是最安全的做法,因为电凝时输出的高频电通常会导致心室颤动,引起ICD错误的发动电击复律。大多数ICD的心率检测功能受环形磁铁影响。当拿走磁铁时,其心律失常检测功能重新恢复。如果拿开磁铁后出现真正的心律失常,通常在10秒内可重新恢复心律监测功能和治疗功能。

无论是必需的还是防止因磁性器械干扰而必须关闭ICD,都应有体外控制心率和除颤的仪器,在麻醉诱导前在患者身上连接好外置起搏器电极。此外,在手术后患者出院前应该由医院的电生理工作人员测试ICD的功能。

(八)围手术期心肌缺血

1. 病因 心肌缺血是由动脉粥样硬化斑块破裂、急性血栓或心肌耗氧量超过血液供氧量导致的。术中可能会发生严重的生理紊乱,扰乱心肌氧供和氧需之间的平衡。手术导致的感染和高凝状态,增加了动脉粥样硬化斑块破裂和血栓形成的可能。这两种机制被认为是导致围手术期心肌缺血和损伤的原因。

2. 临床表现与诊断 心内膜下层缺血是围手术期最常见的心肌缺血模式,心电图的ST段降低。在有右束支传导阻滞的患者中心肌缺血导致的心电图改变很难被发现,可出现心室肥大的紧张波形或心房颤动。在左束支传导阻滞的患者和起搏器依赖的患者中,心电图无法发现心肌缺血。V_5导联是术中监测心肌缺血的唯一敏感导联(这一导联的75%节段变化明显);共同监测Ⅱ和V_5导联使其灵敏度增加80%。三个导联系统(Ⅱ、V_4、V_5导联)共同检测,96%的心肌缺血能够被监测到。最近的研究显示,只有V_4和Ⅱ导联联合才是最有效的。计算机监测ST段变化是监测心肌缺血的有效方法,一段时间内的ST段抬高或下降的变化对心肌缺血诊断有较高的灵敏度。然而,心电图导联必须在麻醉诱导前连接好,并且在手术过程中不应被移动。

3. 治疗 当术中发生心肌缺血时,麻醉师会通过控制麻醉的深浅度来改善心肌需氧和供氧的平衡,控制心率、改善血流动力学。麻醉师应和腹腔镜医生充分沟通治疗意见,因为气腹导致的腹腔内压力增加对血流动力状态有不利的影响。另外,气腹导致静脉回流减少和静脉血管阻力增加,使心肌负荷过重。因此,降低气腹压是改善心肌需氧和供氧平衡的重要目标。

当术中出现心肌缺血时,手术医师应迅速采取果断措施。当患者的病情控制不佳时,心肌缺血在术后期间很常见。事实上,术后心肌氧供需平衡受多种因素影响,如心律失常、输液、失血、疼痛、血儿茶酚胺浓度、凝血状态和氧供。针对这些诱因的治疗是降低术后心肌缺血和损伤的基础。继续术前的心脏药物治疗方案是很重要的,术前给予β受体拮抗剂治疗的患者应该在手术当日和术后继续用药。β受体拮抗剂的突然中断可能会解除其对心肌的保护作用,并且导致心动过缓症状反弹和高血压。在术前开始使用β受体拮抗剂的患者应在术后继续使用直至出院。出院后与患者的心脏科医生或初诊医生会诊后决定是否继续使用。

4. 预防 心肌缺血损伤的预防方案取决于受损心肌的层面、危险诱因和术中心肌需氧和供氧的平衡。在高危患者中,β受体拮抗剂对围手术期心血管意外有明显的预防作用,最近的研究显示可乐定产生的α_2受体激动作用有相似的效果。

应根据美国心脏病学院和美国心脏协会2022年的修订指南对患者进行筛查。对因手术操作而可能发生有临床意义的心动过缓的患者给予β受体拮抗剂,在围手术期心肌缺血的患者接受治疗的长期随访中显示其结果是有益的。

在手术前试图做冠状血管再通术的患者,要明确指出其腹腔镜手术至少延迟6周才能进行。冠脉支架手术则要等到术后3个月后才能做腹腔镜手术。即使如此也可能会出现围手术期急性支架血栓,甚至可能致命。

(九)眼损伤

眼损伤几乎很少在全身麻醉的患者中发生,发生率<0.1%。角膜擦伤是术中眼睛损伤最常见的损伤类型,其中最常见的损伤方式为直接损伤和化学损伤。全身麻醉中由于肌松药的作用,使得眼轮匝肌松弛,导致眼睑闭合不全、角膜长时间暴露,引起损伤。使用阿托品类药物使泪腺分泌泪液减少、角膜干燥,致角膜上皮细胞损伤或脱落,角膜对外界直接损伤(氧气面罩、纱布等)的抵抗力减弱。此时外界的致损物轻微的接触就可以引起角膜的擦伤,引起患者术后眼睛疼痛。化学物质的损伤主要是消毒液溅入眼中引起的,防止术中眼损伤的方法有人为闭合患者眼睑,用石蜡纱布覆盖眼睛等。术后失明是一种极为少见的并发症,发生率为0.0008%,发生原因与麻醉中眼部血流灌注减少、视神经缺血,导致视神经坏死有关。

(十)口腔损伤

口腔损伤在全身麻醉中发生率为5%,牙齿损伤多见。全身麻醉中牙齿损伤的发生率为1%,其中上切牙最容易受损伤,常见于50~70岁的老年人,损伤主要是气管插管或喉镜检查时导致的,为了避免牙齿损伤,一般在手术前给患者戴牙套以保护牙齿。如喉镜置入不当,误将下唇或舌尖挤在喉镜与下切牙之间,会造成下唇或舌尖切伤、血肿;用喉罩或面罩时,口腔没有给予足够的保护而引起口腔黏膜的损伤。因此,除了通过提高麻醉师的操作技术外,加强保护也是很有必要的。

(十一)气管、支气管插管相关损伤

麻醉中气道损伤的常见部位有喉部(33%)、咽部(19%)、食管(18%)和气管(15%)。气道损伤虽少见但却可能危及生命,所以气管插管时应当非常小心,即使急诊手术也不例外。

常见的喉部损伤类型有声带麻痹(34%)、声带小结(17%)、勺状软骨损伤和杓状会厌襞血肿(3%)。80%的喉部损伤由麻醉插管引起,在麻醉过浅时,气管插管插入喉部可能发生喉痉挛,损伤咽后壁及悬雍垂,导致咽喉痛;插管位置不当还可引起气道部分梗阻。

常见的咽部损伤类型有咽部穿孔(37%),撕裂伤和擦伤(31%),局部感染(12%),咽痛(12%),其他损伤(8%)。51%的咽部损伤和68%的咽部穿孔与插管困难有关,其中咽部穿孔的后果更严重。

62%的食管损伤与插管困难有关,食管穿孔多发生于60岁以上的老年女性患者。19%的食管损伤会引起死亡,需格外注意。

气管插管引起的气管损伤中穿孔占33%、感染占3%,其中气管穿孔导致的后果有皮下血肿和气胸等。

颞下颌关节损伤都是由气管插管造成的,占气道损伤的10%,85%的颞下颌关节损伤发生于60岁以下的女性患者,包括颞下颌关节脱位和疼痛。

(梁婷婷)

第十三节 合并内科疾病的术后并发症

一、合并甲状腺功能亢进的术后并发症

甲状腺功能亢进简称甲亢,是一种全身性疾病,可引起全身各脏器功能改变,特别是心血管系统的改变。妇科手术、感染、过度劳累、手术前后精神紧张等各种刺激都可以引起严重的合并甲亢的妇科手术患者的术后并发症,如甲亢危象和甲亢性心脏病。其中甲亢性心脏病,是甲亢最常见、最严重的并发症之一,也是妇科手术合并甲亢患者死亡的主要原因。

(一)病因

妇科手术和麻醉作为一种特殊的刺激引起大量甲状腺素过度释放进入血液循环,增强了儿茶酚胺的作用,而机体却对这种变化缺乏适应能力,出现甲亢危象、甲亢性心脏病等严重并发症。常见于术前未能很好地控制甲亢而进行手术,或术前未注意到患者有甲亢的症状而未进行相关检查,或因为急腹症而急诊手术等情况。

(二)临床表现

1. **症状** 手术后出现心悸、畏热、多汗、食欲亢进、大便次数增加等,严重者可出现心力衰竭、休克及昏迷。如果迅速出现面色潮红、烦躁、恶心,短时间内体重明显减轻,提示甲亢危象可能。

2. **体征** 出现消瘦、突眼、甲状腺肿大并可触到震颤,听到血管杂音。一旦出现高热,心率超过140~160次/min,伴有烦躁不安、谵妄、嗜睡、昏迷等精神症状及气急等,提示有甲亢性心脏病可能。

(三)诊断

合并甲亢的妇科手术患者手术后出现以下情况可以诊断甲亢危象。

1. 起病急骤,多汗、面色潮红、烦躁、恶心,短时间内体重明显减轻提示患者有发生甲亢危象的先兆。

2. 心率超过140~160次/min。

3. 体温达39~40℃,甚至达41℃以上。

4. 发生危象时伴有烦躁不安、谵妄、嗜睡、昏迷等精神症状及气急。

5. 恶心、呕吐、腹泻、黄疸、脱水、电解质紊乱和酸碱平衡失调。可出现急性血压升高,水肿加重,氮质血症,谵妄,抽搐,昏迷。若抢救不及时,多因高热、心力衰竭、肺水肿、感染或电解质紊乱而死亡。

6. 少数患者意识淡漠、嗜睡、虚弱无力、反射降低、体温低、心率慢、脉压小,最后陷入昏迷而死亡,此为淡漠型甲亢危象,极易误诊。

7. 实验室检查 白细胞总数及中性粒细胞百分比异常升高,血三碘甲状腺原氨酸(triiodothyronine, T_3)和甲状腺素(thyroxine, T_4)升高,但未必高于一般甲亢患者。

(四)治疗

1. **降温** 物理和药物降温,必要时行人工冬眠。禁用阿司匹林解热,因阿司匹林能与甲状腺结合球蛋白(thyroid-binding globulin, TBG)结合,置换出 T_3 和 T_4,使游离甲状腺激素增多。

2. **镇静** 对兴奋、躁动、谵妄者给予镇静剂,首选苯巴比妥钠100mg肌内注射,可以加速血中 T_3 和 T_4 的代谢,使血中甲状腺激素水平降低。也可用冬眠合剂。

3. **阻断甲状腺激素的合成** 丙硫氧嘧啶(propylthiouracil, PTU)服药量加倍,每日800~1 000mg,分4~6次给予,对不能口服者可以鼻饲给药,一旦症状缓解应及时减量。

4. **抑制甲状腺激素释放** 碘溶液能迅速抑制与球蛋白结合的甲状腺激素的水解,减少甲状腺激素向血液中释放。用法:服用PTU后1小时,开始口服饱和碘化钾,每次5滴,6小时1次,每日20~30滴。碘化钠溶液0.5~1.0g加于10%葡萄糖溶液500ml中静脉滴注。

5. **抗交感神经药物** 普萘洛尔20~40mg,每4~6小时1次,应用时注意心脏功能及心率变化。

6. **肾上腺皮质激素** 氢化可的松200~400mg/d静脉滴注或地塞米松20mg静脉滴注。

7. **预防感染** 给予大剂量抗生素预防感染。吸氧、纠正水和电解质紊乱及心力衰竭。经及时控制,一般可于36~72小时好转,危象持续时间1~14天不等,多在1周左右恢复。

(五)预防

1. **甲亢的围手术期处理原则** 手术前应控制甲亢的代谢亢进症状,进行严密的系统检查,特别是心血管系统,并进行相应的处理,同时进行严格的术前准备。手术时尽可能减少甲状腺激素的释放,必要时术中给予适当的处理,重点是预防甲亢危象等严重并发症的发生。

2. 术前准备

(1) 了解甲状腺功能状态：注意甲亢病史，明确服药情况。非急诊患者术前测心率、基础代谢率及血 T_3、T_4、FT_3、FT_4、促甲状腺激素等指标，以了解甲亢的程度。急诊患者也应进行术前准备，并做相关检查，防止出现甲亢危象时措手不及。

(2) 了解心脏功能：做心电图、心脏超声、心脏 X 线片、24 小时动态心电图。

(3) 完善检查后请相关科室会诊：包括内分泌科、甲状腺外科、心内科、麻醉科等，共同制订治疗方案，特别是对存在甲状腺外科手术指征的患者，应根据妇科疾病性质及紧急程度，征求患者和家属意见，慎重制订手术方案。

(4) 做好患者术前思想工作：术前患者一般有较多思想顾虑，尤其是甲亢患者，常常情绪紧张、烦躁不安。患者的不安情绪和诸多顾虑将影响手术的正常进行，同时也会引起家属的担心，而其家属的担心又会直接影响患者的情绪。因此，术前要做好患者及其家属的心理工作，耐心地说明情况，争取积极配合治疗。

(5) 调整心率：口服鲁氏碘液，每次 3 滴，每日 3 次，逐日增加 1 滴，增到 16 滴时维持 2~3 天。心率快或门静脉高压症患者加用普萘洛尔，每次 30~60mg，舌下含服或静脉滴注，要将患者心率控制在 100 次 /min 以下，但低血压、腹腔内出血、休克和心力衰竭者禁用。

(6) 术前镇静：术中或术前给予地西泮等镇静剂。

(7) 及时合理用药，防治甲亢危象：需急诊手术的患者，应采用即时起效、能保证患者安全度过围手术期的方法。

1) 应用抗甲状腺药物：首选丙硫氧嘧啶，因该药吸收快，可鼻饲。剂量为首剂 600mg，以后 200mg 每 4 小时 1 次，术后继续鼻饲(2~4 天)至可进饮食后改为口服。

2) 应用碘剂：碘化钠静脉滴注可迅速起作用，抑制已合成的甲状腺激素的释放。甲状腺滤泡内的甲状腺激素可持续释放 50~120 天。因此，患者术前服抗甲状腺药物 <4 个月或血 FT_3 和 / 或 FT_4 高于正常者，给予碘剂静脉滴注，围手术期可以不再用碘。

3) 应用肾上腺皮质激素：肾上腺皮质功能相对或绝对不足可能是甲亢危象发生的主要原因之一。甲亢未很好控制者，包括服抗甲状腺药 <4 个

月，特别是 <2 个月，或不规则服药，或 FT_3 和 / 或 FT_4 高于正常平均值者，并发甲亢危象的机会明显增多，应于术前 1 次、手术后连续 3 天予以地塞米松 10mg 静脉滴注。此法也可用于碘过敏的甲亢患者的围手术期处理。

(8) 积极、尽快处理原发疾病：是预防甲亢危象的关键。在需急症手术时，在经积极、有效的术前准备后，1~2 小时内应及时进行手术治疗，处理原发病。抢救重症患者，应在积极治疗内科并发症的同时，抓紧时机处理原发病；术式选择应以简单、有效为原则，尽量减少手术创伤。

(9) 甲亢性心脏病患者应做好术前准备。

1) 心动过速：甲亢性心脏病者心率多在 120 次 /min 以上，应给予足量的抗甲状腺药物和普萘洛尔治疗。

2) 心房颤动：给予足量抗甲状腺药物，并根据病情考虑是否需要给快作用类强心剂，如去乙酰毛花苷，然后再给维持量。若甲亢控制 2 个月以上仍有心房颤动，自行复律可能性很小，可用奎尼丁、维拉帕米或电复律治疗。胺碘酮复律治疗效果良好，但是该药每片 200mg 中含有机碘 75mg，半衰期长，可使大量碘潴留体内，反而使甲亢难控制，且可诱发碘甲亢，故最好不用，除非确实心房颤动迁延，纠正后即能手术者方考虑短时间应用。

3) 心力衰竭：较少见。关键在于积极控制甲亢，同时应用强心苷和利尿剂，卧床休息，保护心肌等。只有在甲亢控制后，对心脏病的治疗才能发挥作用。由于甲亢患者洋地黄代谢快，机体对洋地黄的敏感度下降，需要量增大，且易发生中毒反应，故宜选用排泄快的洋地黄制剂，剂量也适当减小，一旦出现毒性反应应立即停药。

4) 传导阻滞：有明显的传导阻滞、心室率低于 45 次 /min 者易发生脑缺氧，应进行心电监护，必要时安装临时起搏器，并适当应用糖皮质激素。

3. 术中处理 术中主要危险在于心血管系统，患者处于高代谢状态，心排血量增加，在手术应激时，易导致心力衰竭。

(1) 术中避免交感神经兴奋：患者不宜紧张、焦虑或激动，为此，神经阻滞一定要充分，镇静效果要确切，辅助药量适当加大，避免牵拉刺激等；对于异常紧张的患者，用一般镇静药不满意，可用 2.5% 硫喷妥钠，待患者熟睡后再进行手术。氯胺酮具有升高血压、增快心率的作用，不适用于甲亢患者。

(2) 积极预防甲亢危象：对伴有甲亢的手术患

者，必须严密监测血压、心率、心律及体温变化，尤其心率和体温异常升高常是甲亢危象的信号。术中可用氢化可的松100mg预防甲亢危象的发生。当术中体温上升至38℃、心率大于120次/min时，即行降温处理，高浓度吸氧，静脉滴注冬眠合剂，常能预防甲亢危象的发生。一旦出现甲亢危象，应采取紧急措施，分秒必争，可用大剂量皮质激素，高浓度吸氧，用冰袋体表降温，注射普萘洛尔，纠正水、电解质紊乱等，使患者转危为安。

（3）术中应留置导尿管：可便于观察尿量，因尿量的多少直接反映心功能状况，可作为指导补液及应用利尿剂的参考。

（4）中心静脉压测定：有心力衰竭史或年纪大者，最好连续测定中心静脉压，以便确定补液量和滴注速度。有心力衰竭者应少用含钠液体，以免加重心脏负担。

4. 术后一般处理

（1）术后严密的监护：应及时处理前期的甲亢危象，包括心电监护，注意体温、呼吸、神志及肺部情况。

（2）应用氢化可的松：术后第1天静脉滴注氢化可的松100mg，每日2次。

（3）术后继续口服鲁氏碘液：每次16滴，每日3次，逐日减1滴，减至3滴，维持3~5天后停用，随后再给予抗甲亢药物治疗。

（4）预防感染：甲亢患者术前长期服用抗甲状腺药物，常有不同程度的白细胞减少，抗感染能力较差，术前、术后应使用广谱抗生素。术后甲亢继续存在，在注意甲亢危象发生的同时，还应注意心脏并发症，并加强营养支持。

二、合并糖尿病的术后并发症

糖尿病是妇科手术患者常见的内科合并症，妇科手术、感染、过度劳累、手术前后精神紧张等各种刺激均可导致血糖水平异常波动，如果处理不当可以导致感染、反应性低血糖，特别是糖尿病酮症酸中毒及非酮症高渗高糖性昏迷，它们是糖尿病最常见、最危险的并发症，若不及时处理，常导致死亡。

（一）病因

妇科手术和麻醉使糖尿病患者处于应激状态，通过各种胰岛素调节激素（儿茶酚胺、皮质醇、生长激素等）效应，可影响糖尿病患者的代谢，使代谢亢进，同时全身代谢紊乱也相应增加。手术后分解代谢亢进，经口进食又受限制，使大多数患者接近于饥饿状态，高分解代谢产生多量CO_2增加肺负担，尤其是原来已存在的慢性阻塞性肺病等肺功能受损病例，均易发生昏迷。当以脂肪氧化供能为主，且氧化不完全时，产生大量酮体，可引起糖尿病酮症酸中毒，使患者术后恢复较为困难，且使糖尿病病情加重。如糖尿病控制不良极易发生感染。糖尿病多伴有小血管改变，导致周围组织血流减少，氧分压随之下降，因而微需氧或厌氧菌都有条件繁殖。另外，由于部分年龄较大和糖尿病两种原因，使患者的心、肾、脑等重要脏器产生并发症的概率增加。

（二）临床表现

1. 症状

（1）反应性低血糖：患者可出现出汗、神经质、颤抖、无力、眩晕、心悸、饥饿感；严重者出现意识混乱、定向障碍、癫痫发作，甚至昏迷。

（2）糖尿病酮症酸中毒或非酮症高渗高糖性昏迷：患者出现食欲减退、恶心、呕吐、腹痛，并有头痛、嗜睡、呼吸加深加快、呼气有烂苹果味。感染患者可出现发热、多尿、头晕、食欲缺乏、呕吐，直至意识不清。严重者出现意识混乱直至昏迷。

2. 体征

（1）反应性低血糖：患者可出现皮肤苍白，心动过速和血压升高。个别患者可出现痛觉过敏、阵挛和舞蹈样动作。严重者瞳孔散大、癫痫样大发作，最后进入昏迷阶段（各种反射消失，瞳孔缩小，肌张力低下，呼吸减弱，血压下降）。

（2）糖尿病酮症酸中毒或非酮症高渗高糖性昏迷：患者常有严重的脱水征，可见皮肤干燥和弹性减退，眼球凹陷，舌干并可有纵行裂纹。严重者可出现精神症状，如淡漠、嗜睡，血压下降，甚至休克等。

（三）诊断

1. 反应性低血糖的诊断标准　低血糖是指血糖水平低于2.8mmol/L。多发生于使用胰岛素期间，但个体差异性较大，必要时结合症状、体征和既往的血糖水平来确诊。

2. 糖尿病酮症酸中毒症的诊断标准　①尿糖、尿酮体强阳性。②血糖升高，一般在16.7~33.3mmol/L（300~600mg/dl）。③血酮体强阳性，定量多在5mmol/L以上。④血pH值低于7.35，碱剩余、阴离子间隙、碳酸氢根符合代谢性酸中毒表现。⑤血钾正常、降低或偏高；血钠、血氯正常或降低；血尿素氮和肌酐偏高。⑥白细胞计数升高，即使无合并感染,也可超过 $10 \times 10^9/L$,中性粒细胞比例升高。⑦血清淀粉酶升高可见于 40%~75% 的糖尿病酮症酸中毒患者。

3. 非酮症高渗高糖性昏迷的诊断标准 ①血糖 >33.3mmol/L(600mg/dl);②血钠 >145mmol/L;③血浆渗透压 >350mmol/L;④尿糖强阳性,尿酮阴性或弱阳性。

(四)治疗

1. 反应性低血糖的治疗

(1)一般治疗:妇科手术后已能进食的患者可以口服葡萄糖水以缓解低血糖,但需要注意监测血糖水平。

(2)静脉推注:当症状严重或患者不能口服葡萄糖时,应静脉推注 50% 葡萄糖溶液 50~100ml,继而 10% 葡萄糖溶液持续静脉滴注。开始 10% 葡萄糖溶液静脉滴注几分钟后应用血糖仪监测血糖,以后要反复多次测血糖,调整静脉滴注速率以维持正常血糖水平。

2. 糖尿病酮症酸中毒的治疗

(1)静脉滴注普通胰岛素:为防止治疗过程中因血糖下降过快、酸中毒纠正过速,导致脑水肿甚而死亡的严重后果,可应用"小剂量胰岛素"治疗方案:初次胰岛素静脉滴注(于生理盐水中),剂量按 5~10U/h 计算[0.1U/(kg·h)],同时肌内注射 10~20U。严密观察血糖情况。如果用胰岛素及液体治疗 2~3 小时后血糖仍不下降,则可能有胰岛素抵抗,应将每小时胰岛素剂量加倍。治疗中应避免胰岛素用量过大、操之过急而发生低血糖,或因血糖下降过速,导致脑水肿及低血钾。

(2)纠正失水、电解质紊乱、酸中毒。

1)补液:基本原则为"先快后慢,先盐后糖"。初始 2~4 小时补液 2 000ml,第 1 日共 4 000ml 左右。年老及心肾功能不全者补液不宜过快过多。至血糖下降至 13.9mmol/L(250mg/dl)以下,改用 5% 葡萄糖液,或 5% 葡萄糖液 4/5 份及生理盐水 1/5 份。当患者能进食时,鼓励进流食、半流食。

2)及时补钾:如血钾低或正常,尿量充分,于治疗开始即静脉滴注氯化钾 1.0~1.5g/500ml,第 1 日可补钾 6~9g。治疗前有高血钾者,于治疗后 3~4 小时注意补钾。补钾时宜在心电图监护下进行,或 2~3 小时测血钾,防止高血钾。当血钾在 5mmol/L 以上时,终止补钾。

3)纠正酸中毒:血 pH 值 >7.15 时不用碱剂,pH 值 <7.0 时用 5% 碳酸氢钠溶液 150ml,pH 值 7.0~7.15 时用半量。

3. 非酮症高渗高糖性昏迷的治疗

(1)纠正高渗性失水、电解质丧失:立即静脉滴注生理盐水,在开始 2 小时内用 2~3L,以后亦可从胃管中注入相当量温开水;若血容量恢复,血压升至正常,而渗透压不降,特别是高血钠时,可输低渗溶液(0.45% 或 0.6% 氯化钠溶液)500~1 500ml/d;待血糖下降至 16.7mmol/L(300mg/dl)以下时,改用 5% 葡萄糖液静脉滴注。血钾 <5mmol/L 即开始补钾,使血钾维持于 4~5mmol/L。

(2)胰岛素:用量应少于酮症酸中毒(4~6U/h),一般用普通胰岛素,可参考上述"小剂量"方案,静脉滴注。但强调早期诊断和治疗。在 24~48 小时内不应使血糖低于 13.9mmol/L(250mg/dl)。

(3)去除诱因治疗,并注意监测生命体征,血、尿糖,电解质,尿素氮等。

(五)预防

1. 糖尿病的围手术期处理原则 胰岛素抵抗和高血糖是手术应激后分解代谢增加的主要现象,克服高血糖症可使机体分解代谢下降,排氮量减少,有助于患者的恢复,减少手术后并发症的发生。其处理原则如下。

(1)尽可能减轻手术创伤引起的应激反应。

1)麻醉如选用全身麻醉插管,应加用硬膜外脊神经阻滞,使手术创伤向下丘脑传入刺激得以较为充分地阻断。

2)应用微创手术,则创伤相对轻。

3)术后良好镇痛(定期给药止痛,不要等待患者诉痛后才给药),也能有效控制术后的应激反应,减少分解代谢,减轻高血糖症和胰岛素抵抗。

(2)连续监测血糖水平,静脉滴注正规胰岛素,控制血糖水平在 4.4~6.1mmol/L。围手术期应用胰岛素以控制血糖水平,胰岛素的主要效应器官是肝、骨骼肌和脂肪,它介导葡萄糖的摄取、贮存和糖的氧化,促进蛋白质和脂肪合成,抑制糖原异生。

2. 胰岛素用量及给药途径 目前均主张静脉给药,有两种方法。

(1)葡萄糖-胰岛素-氯化钾(G-I-K)输注:即 5% 葡萄糖液 500ml 中加入胰岛素 10U+ 氯化钾 0.5~1.0g(根据血钾浓度及肾功能情况调整),输入速度控制在 50~100ml/h。此法缺点是胰岛素与输液容器有 18%~27% 的吸附,很难使血糖降至要求水平。一旦血糖过低,需更换输液。

(2)胰岛素微泵输注:即将胰岛素 20U,用生理盐水稀释至 50ml，以 0.5~4.0U/h 输注。注意定期监测血糖，调整用量。

3. 术前血糖监测及降糖措施

（1）术前血糖监测：除隔日测定清晨空腹血糖外，每天做早餐前空腹和三餐后 2 小时外周血糖的快速测定，并指导糖尿病饮食和三餐后适当运动。当空腹血糖<8mmol/L，餐后 2 小时血糖<10mmol/L，三餐后血糖未出现大的波动时再安排手术。

（2）降糖措施：①糖耐量减低或 2 次空腹血糖<7.0mmol/L 者，通过饮食控制和 / 或口服降糖药控制血糖，其余全部用速效胰岛素治疗。②从小剂量开始，一般普通胰岛素早 12U、中 8U、晚 10U 三餐前 15 分钟皮下注射，同时，根据空腹和餐后 2 小时血糖情况调整用量，每次增加 2~4U。对病史长、血糖较难控制者与内分泌科医生共同治疗。③术前治疗时间 3~7 天。④单用速效胰岛素效果不佳者可在晚餐前加用长效胰岛素 4U 控制血糖。

4. 术中和术后血糖监测和降糖治疗

（1）手术当日晨胰岛素用量减半并禁食。术后补液按 1∶4 速效胰岛素中和葡萄糖，对手术时间长和老年患者在术中、术后测定血糖、血气分析和电解质，防止酮症酸中毒。

（2）术中血糖>15mmol/L 者加用胰岛素静脉滴注。

（3）术前首次血糖>13mmol/L 者，术后 8 小时即采用胰岛素治疗，即 6U 胰岛素每 8 小时皮下注射，同时加强血糖水平监测，防止低血糖的发生；或可以在晚间加用长效胰岛素 4U。

（4）手术前血糖水平控制较理想的患者恢复肛门排气后，继续术前胰岛素用量或口服降糖药治疗，同时监测空腹和三餐后血糖，根据三餐后血糖调整胰岛素用量。

（5）个别患者术后胰岛素用量可能需要增加 4~8U；术前服用降糖药的患者，术后先改用胰岛素治疗。

（6）大手术后加强控制血糖水平所需时间较短，而心肌梗死、脑卒中、脓毒症等危重病例需更长时间控制血糖，尤其是开始营养支持后更需要胰岛素控制血糖。

（7）由于胰岛素抵抗的存在，胰岛素用量显著增加，甚至可超过正常的自身每日胰岛素合成分泌量，即 50U 左右。

5. 停用胰岛素的指征
当胰岛素的用量<20U/d，空腹血糖<8mmol/L，三餐后 2 小时血糖平稳，可改用口服降糖药。

6. 注意事项

（1）术前尽量缩短禁食时间，以防血糖波动过大。

（2）尽量缩短手术时间，提高手术技巧，减少术中出血等并发症发生。术中尽量采取对血糖影响较小的硬膜外麻醉，并做好术中监测及麻醉管理。

（3）术后禁食及流质饮食的情况下，为保证基础代谢每天给 150~250g 葡萄糖，同时给予中和量的胰岛素用量。术中适量补钾，防止低钾血症，使胃肠功能尽快恢复。通气后，鼓励进食，并及时调整胰岛素剂量。

（4）感染是糖尿病的常见并发症之一，故术前应给予一定的预防性用药，特别注意用药时间要控制在手术开始前 0.5~1.0 小时。术后合理使用抗生素，并积极预防呼吸道、尿路感染，阴道的霉菌感染，加强会阴和尿道口护理，避免感染的诱发因素，以确保糖尿病患者安全度过围手术期。

7. 妇科糖尿病患者围手术期的高危因素

（1）空腹血糖>13.3mmol/L。

（2）年龄>65 岁。

（3）糖尿病病史>5 年。

（4）合并高血压病和冠心病。

（5）手术时间>90 分钟。

三、合并心血管疾病的术后并发症

妇科手术合并心血管疾病的患者在接受手术治疗时，由于疾病本身、术前准备及手术应激所造成的体液转移往往非常显著，容易因机体内环境的紊乱导致体液失衡而危及生命。因此，围手术期患者的心脏功能监测与相应的液体治疗极其重要，特别是对于合并心血管疾病的患者，必须密切关注其心血管功能，谨慎而合理地给予液体治疗，减少手术后体液失衡诱发心功能失代偿而导致心功能不全的发生。最常见的手术后并发症是有效循环血量不足和过多过快补液导致的急性肺水肿。

（一）病因

1. 心血管疾病与液体负荷异常　心脏最主要的功能是提供并维持机体血液循环的动力。当心脏本身因疾病而导致功能受限时，其有限功能的维持就更加取决于适宜的循环容量（前负荷）和血管阻力（后负荷），为了使受损的心脏以最小的做功获得维持机体组织、器官灌注的有效输出量，给予适宜的液体容量，并通过补充液体及其所携带的药物调节血管张力,以保持相对最佳的前、后负荷状态。这对于接受妇科大型手术的患者尤其重要。妇科大型手术治疗,将会极大地改变机体的体液分布状态,引发内环境失衡。

2. 原发疾病与术前准备对于机体容量分布的影响 许多内科原发疾病都会影响患者的体液容量及其分布。炎性肠病和胰源性内分泌肿瘤引起的腹泻,术前肠道准备,胸腔积液、腹水患者的第三间隙体液大量积聚,患者因活动和排泄困难而尽量减少摄入等,都可能导致患者在术前即存在隐匿的低容量状态。相反,长期因禁食而输液、消瘦患者的体脂储备减少而内生水增加,以及急性休克液体复苏后急诊手术的患者,则有可能处于较高的容量负荷状态。

3. 术中液体补充 手术中麻醉(无论是硬膜外麻醉还是全身麻醉)往往阻断了患者机体的交感神经反射,使患者对于血容量的变化,特别是血容量的减少,失去反射性的血管张力调节的保护,从而导致需要在术中较快地输注较大量的液体,以尽可能维持正常的心输出量。所以,手术人员可以观察到麻醉诱导后患者的血压、心率会有波动。随着手术结束、麻醉终止,患者的交感应激反射逐渐恢复,血管张力的增加和组织间液向血管内的回流使得有效循环容量骤增,极易诱发心功能失代偿而导致心功能不全的发生。

另外,术中大量失血或丢失胸腔积液、腹水、肠液等,若未获得及时补充,也会因为容量骤减导致心肌缺血,进一步损伤心功能;反之,大量失血、失液的快速输液,也会使肺血流量大大增加而致肺毛细血管静水压上升,诱发急性肺水肿。

4. 手术本身对于患者体液的影响 一些大型妇科手术本身,即可造成患者体液的大幅度波动而加重心功能负担。例如,一些大型卵巢肿瘤细胞减灭手术对转移部位肿瘤切除后腹腔容量骤减,使得容量血管床的大量液体回流入有效循环,极易加重心脏负担,合并心血管疾病的患者必须密切注意。

(二)临床表现

1. 症状

(1)有效循环血量不足:患者意识淡漠、烦躁、头晕、视物模糊,或从卧位改为坐位时出现晕厥。

(2)急性肺水肿:患者常感到胸闷、恐惧、咳嗽,有呼吸困难;继而患者面色更苍白,呼吸困难,出冷汗等。

2. 体征

(1)有效循环血量不足:患者表现为皮肤弹性差、干燥、冷厥、静脉管壁塌陷、眼球凹陷。当血容量降低>15%~30%时,可因交感神经兴奋而出现心率加快,血压下降。

(2)急性肺水肿:面色苍白、呼吸急速、心动过速、血压升高,可闻及哮鸣音。严重者口唇、甲床发绀,涌出大量粉红色泡沫痰,全身麻醉患者可表现为呼吸道阻力增加和发绀,经气管导管喷出大量粉红色泡沫痰;双肺听诊闻及满肺湿啰音,血压下降。

(三)诊断

1. 有效循环血量不足的诊断 ①有手术中失血较多或手术后补液不足的病因;②意识异常或晕厥;③脉搏超过100次/min,细或不能触及;④四肢湿冷,胸骨部位皮肤指压阳性(压后再充盈时间大于2秒),皮肤花纹,黏膜苍白或发绀;⑤尿量小于30ml/h或无尿;⑥收缩压小于80mmHg;⑦脉压小于20mmHg;⑧原有高血压者收缩压较原有水平下降30%以上。

2. 急性肺水肿的诊断 ①有典型的症状和体征;②X线检查:主要是肺泡状增密阴影,相互融合呈不规则片状模糊影,弥漫分布或局限于一侧或一叶,或见于肺门两侧,由内向外逐渐变淡,形成所谓蝴蝶状典型表现;③血气分析:$PaCO_2$ 偏高和/或 PaO_2 下降,pH值偏低,表现为低氧血症和呼吸性酸中毒;④早期诊断方法:测定肺小动脉楔压和血浆胶体渗透压,如压差小于4mmHg时不可避免会出现肺水肿。

(四)治疗

1. 有效循环血量不足的治疗

(1)密切观察患者心率、血压及中心静脉压变化,根据电解质水平确定所需要的液体成分和剂量。

(2)补液速度宜适当放缓,有时患者虽然体循环灌注仍有不足,但极差的心功能使之不能耐受快速输液,只能恒速逐渐补充。

(3)失血量达全身血容量的20%~30%时,可输电解质溶液、代血浆、血浆、白蛋白溶液及浓缩红细胞;中度失血时单纯输注晶体液即可维持血容量;大量失血时则需输入晶体液和浓缩红细胞,或晶/胶体液和浓缩红细胞,必要时(失血时超过全身血容量的30%)应输全血。若以晶体液替代血液输注,应按每失血1ml补晶体液3ml计算,足量补充;胶体液和浓缩红细胞或全血输入量与实际输入量之比约为 1:1。

2. 急性肺水肿的治疗

(1)严格控制液体输注速度及总量,必要时结合液体负荷试验协助判断并调整治疗方案。应时刻关注液体输注的速度,因为输液速度较之液体总量,更易引发心功能失代偿。

(2)吸氧:肺水肿患者通常需要吸入较高浓度氧气才能改善低氧血症,最好用面罩给氧。湿化器内置 75%~95% 乙醇或 10% 硅酮有助于消除泡沫。低氧血症难以纠正者可应用呼吸机经面罩或人工气道给氧,有助于升高间质静水压、减少心输出量,并降低微血管内静水压,减少液体滤出血管外,但禁用于心输出量不足者。

(3)吗啡:每剂 5~10mg 皮下或静脉注射可减轻焦虑,并通过中枢性交感抑制作用降低周围血管阻力,将血液从肺循环转移到体循环。还可松弛呼吸道平滑肌,改善通气。对心源性肺水肿效果最好,但禁用于休克、呼吸抑制和慢性阻塞肺病合并肺水肿者。

(4)利尿剂:静脉推注呋塞米 20~40mg,以期迅速减少有效循环血量,减轻心脏前负荷、肺淤血及水肿。

(5)血管扩张剂:经上述处理,心力衰竭仍未能得到控制时,可采用酚妥拉明或硝普钠等血管扩张药治疗。用药前后必须严密观察血压、心率及临床症状改善情况。硝酸甘油或硝酸异山梨醇酯舌下含化,在病情早期应用亦有效。

(6)强心剂:目前多用去乙酰毛花苷注射液 0.2~0.4mg 加入 5% 葡萄糖液 20ml 静脉缓注。

(7)地塞米松:5~10mg 静脉滴注,可增强心肌收缩、扩张周围血管、解除支气管痉挛、利尿,并有降低肺毛细血管通透性的作用。

(8)肺水肿:出现严重发绀或微循环明显障碍者,可酌情选用阿托品、东莨菪碱、山莨菪碱等缓慢静脉注射,以改善微循环灌注。

(五)预防

1. 术前判断心脏功能

(1)心血管疾病不等于心功能不全,因此在判断心血管疾病对于围手术期患者治疗的影响时,应该重视对于心脏功能的检查与判断。重度高血压、严重心律失常、先天性心脏病、冠心病以及心肌梗死,都是非常严重的心血管疾病,但未必都出现心力衰竭或心脏储备能力的显著降低。因此,在术前详细询问病史,了解患者既往心血管疾病程度及治疗经过的同时,还必须结合相应的检查,对患者的心脏功能及代偿储备能力进行评价。

(2)心功能评价:长期以来,临床多采用纽约心脏病学会(New York Heart Association,NYHA)的分级标准,依据心血管疾病患者对于体力活动的反应将心脏代偿功能分为 4 级。该分级标准虽然因简便易行而被临床广泛接受,但由于多依据主观症状,并不能真正客观地反映心脏功能和代偿储备能力。即便是心电图,也只在心肌缺血时才会发生变化,而当冠状动脉多支狭窄但仍有部分血流通过时,未必能真实地反映出心肌供血和储备能力的下降。

(3)在有条件的情况下,对于既往有心血管病史的患者,术前应争取行多普勒超声心动图检查,了解左、右心各腔室大小及运动状态,瓣膜有无狭窄或关闭不全,特别是左(右)心室的射血分数(ejection fraction,EF;正常值 50%~70%);必要时,甚至应考虑进行冠状动脉造影检查。对于严重的心律失常则必须重视心室节律,保证有效的心脏搏出量。

2. 围手术期在目标指导下的液体治疗

(1)术前准备:近年来趋向于尽量缩短术前准备过程,术前禁食者应酌情补充当日生理需要量的液体,可能涉及胃肠道的手术(清洁)灌肠的患者,还应注意额外补充由于灌肠而丢失的肠液。对于一些卧床而进食、进水减少的患者,在鼓励其进食的同时,也应酌情补液,以弥补进食不足,纠正其隐匿的低血容量状态。

对于存在上述病史的患者,或预计手术创伤较大可能造成体液容量大范围波动的患者,宜留置中心静脉导管,甚至右心漂浮导管,以监测心血管系统压力与容量的改变,指导围手术期的液体治疗。

(2)术中处理:对于既往存在心血管疾病、预计手术创伤较大或需时较长的手术,宜建立有效而敏感的心功能与容量状态监测手段,即留置中心静脉导管或右心漂浮导管。在麻醉诱导开始后要密切注意血压、心率的变化,若诱导后迅即出现血压下降或心率变化,应考虑可能存在有效循环血量的绝对或相对不足,须及时予以液体补充。由于手术应激使机体对于葡萄糖的利用速度明显减慢,故液体的选择多考虑非糖晶体液(平衡盐溶液)或人工胶体液。血液制品的输注需要特别注意:长期以来,当遇到术中大出血时,许多医生习惯即刻补充大量新鲜全血或浓缩红细胞;但即便是新鲜全血也多在体外 4℃条件下保存超过 1 天，其中绝大部分的凝血因子早已失活，而浓缩红细胞更是几乎不含凝血因子。因此，若术中失血尚未造成患者氧输送障碍时，在外科积极止血的同时，应首先给予新鲜冰冻血浆以补充凝血因子，提供止血的必需底物。

(3) 术后液体管理：这是围手术期最重要的任务之一。首先需要了解患者术后的容量状态及其变化规律，并合理应用与解读有关的监测指标。

一方面，随着麻醉结束，患者逐渐苏醒，交感神经张力恢复，循环血量将重新分布；腹腔切口的关闭也会增加体腔内压，改变血管床容积；有可能因有效循环血量骤增而使心功能失代偿，尤其对于合并心血管疾病的患者，更易诱发心力衰竭。近年来许多研究证明，在保证心肌和其他组织器官有效灌注与氧合的前提下，如心率、血压正常，尿量 ≥ 1ml/(kg·h)，适当限制液体入量，有助于改善机体氧合与物质交换，减少术后并发症。

另一方面，若手术应激仍未完全消除，炎症反应改变毛细血管通透性而使一部分液体渗漏并滞留于组织间隙，此时若过度限制液体输注，势必导致有效循环血量减少，冠状动脉灌注不足，心肌缺血，甚至诱发心肌梗死或加重心力衰竭。

心率与血压是临床最易获得的监测指标，在除外发热和疼痛等影响因素后，心率过快往往提示心脏不能输出有效的容量——心功能不全或有效血容量不足。进一步的判断应结合患者术前、术中液体出入量与心功能状态，并结合中心静脉压（CVP）监测和液体负荷试验观察。

需要强调的是，正确应用液体负荷试验非常重要。应选择人工胶体溶液以 300~500ml/h 的速度或非糖晶体溶液以 500~1 000ml/h 的速度快速滴注，同时密切观察患者心率、血压及 CVP 变化。若心率继续上升 >10% 和 CVP 上升 >3mmHg，应警惕心功能不全，液体负荷过大；反之，若心率逐渐下降而 CVP 无变化，甚至下降，则提示有效循环血量不足。对于合并心血管疾病的患者，特别是心功能储备差的患者，液体负荷试验的速度宜适当放缓，有时患者虽然体循环灌注仍有不足，但极差的心功能使之不能耐受快速的输液，只能恒速逐渐补充。

术后应激的持续存在往往使机体对于葡萄糖的利用速率显著下降，因此输糖速度宜控制在 5g/h 左右 [0.1g/(kg·h)]，保持血糖水平在 4.5~8.3mmol/L（80~150mg/L）。若需快速大量输液，则可开放 2 条输液通路，一路保持葡萄糖溶液输注速度不变，另一路快速输注非糖溶液。钾、钠、钙、镁等电解质对于维持心肌细胞的兴奋性和兴奋 - 收缩耦联非常重要。因此，补充上述电解质至正常水平，甚至应用 G-I-K 溶液等，有利于提供心肌能量。既往曾有担心术中组织损伤、崩解会使大量细胞内钾释放入血，但事实证明上述担心只是理论臆测，相当多的术后患者反而血钾水平低于正常。另外，尤其是在大量输血时，血清游离钙水平也会显著降低，而钙作为重要的凝血因子和动作电位必需的重要离子，也须及时补充。

（王永红）

第十四节　合并外科疾病术后并发症

一、合并消化道溃疡的术后并发症

妇科疾病患者常见的消化道溃疡合并症为胃、十二指肠溃疡。胃、十二指肠溃疡是指胃、十二指肠局限性圆形或椭圆形的全层黏膜缺损，因溃疡的形成与胃酸 - 蛋白酶的消化作用有关，也称消化性溃疡。妇科手术合并消化道溃疡常见的手术并发症为胃、十二指肠穿孔、出血。

消化道溃疡的外科并发症影响了患者的预后，胃、十二指肠溃疡难以愈合，导致穿孔、出血，甚至失血性休克，溃疡的反复发作增加了幽门梗阻的概率。从而危及患者生命，因此有必要做好该并发症的预防。

（一）病因

1. 重视不足　在妇科手术围手术期对消化道溃疡没有足够的重视，如对消化道溃疡未做预防性处理。

2. 术前准备不充分　在妇科疾病合并消化道溃疡患者的术前准备中，对消化道溃疡的各种诱发机制未给予重视，从而使溃疡进一步加重，如术前肠道准备中使用了非甾抗炎药，术前灌肠对胃黏膜屏障的破坏，术前对幽门螺杆菌未有效控制，未向患者告知消化道溃疡的饮食注意事项。

3. 术中体位变化　消化道溃疡患者术中长时间处于头高臀低位，使胃酸长时间地在胃内滞留，同时也未给予胃黏膜保护剂，导致了溃疡的进一步加重。

4. 术后禁食 妇科手术术后常规禁饮食,未给予相应的内科保护,如胃黏膜保护剂、抑制酸剂等,导致胃酸分泌相对过多。

5. 手术应激 由于手术的应激作用,导致组织低灌注状态,另外胃肠道对缺血比较敏感,胃黏膜继发性缺血,使胃、十二指肠黏膜血流减少,进而出现黏膜水肿、充血、表浅性糜烂、溃疡形成及出血。

(二)临床表现、诊断与治疗

详见第本章第三节。

(三)预防

妇科疾病合并消化道溃疡的患者首先应控制溃疡的发展,使患者能度过围手术期,其次是对手术过程中及术后的各种造成溃疡加重的因素进行预防。

1. 对于妇科疾病合并消化道溃疡者,围手术期药物控制主要包括降低胃酸的药物、根除幽门螺杆菌感染的药物和增强胃黏膜保护作用的药物。

(1)降低胃酸的药物:详见第本章第三节。

(2)幽门螺杆菌感染的治疗:在抑酸基础上加克拉霉素、阿莫西林、甲硝唑、四环素、呋喃唑酮、左氧氟沙星中的两种抗生素联合用药,如奥美拉唑 40mg/d+ 克拉霉素 1 000mg/d+ 阿莫西林 2 000mg/d。

(3)加强胃黏膜保护作用的药物:详见第本章第三节。

2. 术前准备

(1)在应用药物控制溃疡发展的同时,注意术前肠道准备中避免使用非甾体抗炎药物,如阿司匹林、吲哚美辛、布洛芬、芬必得、扶他林和舒林酸等。

(2)术前灌肠注意对胃黏膜屏障的保护,可在灌洗液中加入胃黏膜保护剂。

(3)饮食注意事项:尽量选择营养价值高、细软、易消化的食物,如鸡蛋、精白面粉、豆浆、鱼、瘦肉等;食用含纤维少的瓜果、蔬菜;戒刺激性、酸性及产气性食物;限制多渣食物和含粗纤维较多食物等。

(4)缓解患者的紧张情绪。

3. 术中处理 为减少术中体位变化导致胃酸滞留引起的胃酸相对增多,以及术中应激造成的胃、十二指肠黏膜水肿、充血情况,可予以术中插胃管,胃肠减压,术中输注 H_2 受体拮抗剂,如西咪替丁 0.4g。

4. 术后处理

(1)术后继续输注 H_2 受体拮抗剂,如西咪替丁 0.4g,1 天 2 次;或质子泵抑制剂,如奥美拉唑 40mg,1 天 2 次。

(2)嘱患者多翻身,以尽早排气,缩短禁食的时间。

(3)注意观察患者的生命体征和不适症状,以便及早发现消化道溃疡并发症。

二、合并门静脉高压的术后并发症

妇科疾病合并门静脉高压,是妇科围手术期常见的外科合并疾病之一。门静脉高压是指门静脉的血流受阻、血液淤滞时,引起的门静脉系统压力增高。其临床表现有脾大、脾功能亢进、食管胃底静脉曲张、呕血、腹水等,即门静脉高压症。

食管胃底曲张静脉破裂出血是门静脉高压最常见、最严重的并发症之一,常导致失血性休克、肝性脑病等。因此,在妇科疾病合并门静脉高压患者手术前后积极、正确的准备,能有效预防其并发症的发生。

(一)病因

1. 胃内酸性反流物侵蚀食管黏膜。

2. 输液量过多引起血容量增多。

3. 患者手术体位的变化。

4. 手术过程中器械性损伤。

5. 术后粗硬食物所致损伤、患者情绪波动等因素易引发破裂出血。

(二)临床表现

曲张的食管、胃底静脉一旦破裂,立刻发生急性大出血,呕吐鲜红色血液。由于门静脉高压常有不同程度的肝功能损害及脾功能亢进,而引起凝血功能障碍及血小板减少,因此出血不易自止。

(三)诊断

患者术前即有门静脉高压症状,如脾大、黄疸、腹水和前腹壁静脉曲张等。急性活动性出血的诊断标准如下。

(1)食管、胃、十二指肠镜检查提示下列任一情况,即可诊断食管胃底静脉曲张破裂出血:①曲张静脉有活动性出血;②曲张静脉上覆"白色乳头";③曲张静脉上覆血凝块或无其他潜在出血原因的静脉曲张。

(2)已存在食管胃底静脉曲张的患者出现上消化道出血表现(呕吐鲜血、血凝块、黑便,严重者合并出血性休克),同时排除其他出血可能。需注意的是,并非所有肝硬化合并上消化道出血都是食管胃底静脉曲张破裂出血,消化性溃疡和门静脉高压性胃病也可能导致出血。当患者肝脏硬度<20kPa且血小板计数>150×10⁹/L时,可不行内镜检查。

(四)治疗

根据患者的具体情况,可采用药物、内镜、介入放射和外科手术的综合治疗措施。

1. 对于有黄疸、大量腹水、肝功能严重损害的患者应采取非手术治疗,重点是输血、注射垂体加压素,以及应用三腔管压迫止血。

(1)建立有效的静脉通道,扩充血容量,采取措施监测患者生命体征。避免过量扩容,防止门静脉压力反跳性增加引起再出血。

(2)降低门静脉压力的药物:①生长抑素及其类似物(如奥曲肽):包括生长抑素类药物,可连续使用5天或更长时间。八肽生长抑素首次静脉推注 50μg,继以 50μg/h 持续静脉滴注。②血管升压素:为最强的内脏血管收缩剂,能减少所有器官的血流,导致门静脉入肝血流减少并降低门静脉压力。可选择特利加压素(N-α-三甘氨酰-8-赖氨酸-加压素),首剂 2mg 静脉推注,继以 2mg 每 4 小时推注 1 次,如出血控制可逐渐减量至 1mg,每 4 小时静脉推注,主要不良反应有心脏、肠道、外周器官缺血及心律失常、高血压。

(3)内镜治疗:经内镜将硬化剂直接注射到曲张静脉内,使曲张静脉闭塞,其黏膜下组织硬化,以治疗食管静脉曲张出血和预防再出血。

(4)三腔管压迫止血:原理是利用充气的气囊分别压迫胃底和食管下段的曲张静脉,以达到止血的目的。通常用于对血管升压素或内镜治疗食管胃底静脉曲张出血无效的患者。

(5)经颈静脉肝内门体分流术:采用介入放射方法,经颈静脉途径在肝内静脉与门静脉主要分支间建立通道,置入支架以实现门体分流。

2. 对于没有黄疸、没有明显腹水而发生大出血的患者,应积极手术治疗,手术方式主要包括:一是通过不同的分流手术来降低门静脉压力,如经颈静脉肝内门体分流术;二是阻断门奇静脉间的反常血流,如贲门周围血管断离术,可达到止血的目的。

(五)预防

1. 术前准备

(1)休息:应有足够的时间卧床休息,减少患者的体力消耗,改善肝脏循环,有利于肝组织再生,病重者必须完全卧床。

(2)饮食:给予热量充足、高蛋白质、高糖、低脂和维生素丰富的食物。

(3)保护肝脏:应用维生素 B₆、维生素 C、叶酸等。可用复方甘草酸苷,口服,每次 25~75mg,1 日 2~3 次;或静脉注射,每次 40~60ml,1 日 1 次。也可用辅酶 A,静脉滴注或肌内注射,50~100U/次,1 日 1~2 次或隔日 1 次,一般 7~14 日为 1 个疗程;或辅酶 Q₁₀,随餐服用,100mg,一日 1~3 次。

2. 术中处理 在妇科手术中,因手术方式不同,手术所选择的体位也不同。在选择头低臀高位的术式时,应给予预防性的门脉减压。

(1)血管升压素:特利加压素为人工合成在体内经酶裂解缓慢释出的赖氨酸,血管升压素的生物半衰期较长,全身性作用较小。一般术前 1 小时开始,1~2mg 静脉滴注。

(2)生长抑素及其类似物:生长抑素能抑制生长激素和大多数胃肠激素分泌。开始先静脉滴注 250μg(3~5 分钟内),继以 250μg/h,静脉滴注。

(3)严格控制术中补液量。

(4)请相关科室同台手术,预防并发症的发生。

(5)监测门静脉压。

3. 术后处理

(1)术后严密监测患者生命体征。注意询问患者的不适症状。

(2)术后一定要严格控制患者的出入量,做到出入量的平衡。

(3)术后注意在禁饮食期间胃酸的反流对食管、胃底静脉的影响,应给予减少胃酸的药物,如氢氧化铝 0.5~1.5mg,3 次/d。

三、合并肝外胆管结石的术后并发症

肝外胆管结石是妇科围手术期常见的外科合并症。肝外胆管结石主要的并发症是急性和慢性胆管炎。如果胆管炎不能很好地控制,容易导致全身感染,甚至脓毒血症,同时会引起肝细胞的破坏、损伤,发展为肝脓肿、肝硬化等远期并发症。相关文献报道,胆管炎远期并发症甚至有多器官功能衰竭,其中肾衰竭发病率最高(23.14%),其次依次为呼吸衰竭(14.88%)、肝衰竭(13.22%)、循环衰竭(9.92%)和弥散性血管内凝血(3.31%)。多器官功能衰竭的病死率为 94.4%,明显高于单器官衰竭的病死率(33.3%)。

(一)病因

1. 胆结石长期存在,引起胆汁淤滞,胆汁含菌量剧增,并在胆道内过度繁殖,形成持续性菌胆症,感染造成胆管壁黏膜充血、水肿,加重胆管梗阻,当胆管内压>2.9kPa时,细菌及其毒素即可反流入血而出现临床感染症状。

2. 手术的有创性,使患者机体的抵抗力降低。

(二) 临床表现

其典型表现为沙尔科(Charcot)三联症,即腹痛、寒战高热、黄疸。

1. **腹痛** 发生在剑突下或右上腹,多为绞痛,呈阵发性发作,或为持续性疼痛阵发性加剧,可向右肩或背部放射。

2. **寒战、高热** 胆管梗阻继发感染导致胆管炎,胆管黏膜炎症水肿,加重梗阻,使胆管内压升高,细菌及毒素逆行入血,造成全身性感染。约2/3的患者可在病程中出现寒战、高热,一般表现为弛张热,体温可高达39~40℃。

3. **黄疸** 黄疸的轻重程度、发生和持续时间取决于胆管梗阻的程度、部位和有无并发感染。部分梗阻时,黄疸较轻;相反较重。胆管炎使胆管黏膜与结石的间隙变小甚至消失,黄疸逐渐明显,随着炎症的控制,黄疸呈间歇性和波动性。出现黄疸时常伴有尿色变深,粪色变浅,有些患者会出现皮肤瘙痒。

(三) 诊断

既往具有胆石症者,经历妇科手术后出现上述症状及体征,辅以辅助检查,即可明确诊断。

1. **实验室检查** 白细胞计数和中性粒细胞百分比升高,血清总胆红素及结合胆红素增高,血清转氨酶和碱性磷酸酶升高,尿中胆红素升高,尿胆原降低或消失,粪便中尿胆原减少。可行血培养辅助判断感染情况。

2. **影像学检查** B超检查能发现结石并明确大小和部位,可见结石为回声增强的光团或光斑,其后方常伴有声影,是首选的检查方法。在合并梗阻时,可见肝内、外胆管扩张等情况。磁共振胆胰管成像能清楚显示肝内外整个胆道系统,可提供胆道内正确的解剖关系、病变部位、范围和性质,因此可发现胆管及胆囊有无结石、胆管有无扩张或狭窄等改变,对诊断及鉴别诊断有较大帮助。

(四) 治疗

1. **抗生素** 经验治疗可选择胆汁浓度高的、主要针对革兰氏阴性菌的抗生素。然后根据药敏试验结果,更换为敏感抗生素,其用药原则可归纳为经验性治疗用药→药敏调整用药→结合临床用

药三个阶段。一般采用3种抗生素的联合用药,方案是氨基糖苷类(如阿米卡星)联合第三代(如头孢他啶)或第四代(如头孢吡肟)头孢菌类和甲硝唑治疗,根据病情调整药物剂量。

2. **解痉镇痛药物** 常用的药物有阿托品或山莨菪碱等。用法:阿托品,口服,每次1mg,每日3次,宜饭前空腹服用;或山莨菪碱10~20mg,肌内注射。

3. **胃肠减压** 可使胃、十二指肠排空,有利于胆汁引流和排出,以减少胆绞痛的发作和减轻疼痛的程度。

4. **利胆药物** 常用的有消炎利胆片、硫酸镁等。用法:消炎利胆片,口服,一次6片,一日3次。

5. **饮食** 进食流质或半流质,禁油腻食物,以使胆囊适当休息,减少胆汁分泌,以利于消除炎症。

(五) 预防

1. **手术前准备** 肝外胆管结石并发症的预防主要是针对原发病的控制,使患者度过妇科疾病的围手术期。

(1) 全面检查:包括血常规、肝功能、腹部超声等检查,并请相关科室会诊,评估手术风险。

(2) 中医中药治疗:通里攻下、利胆排石、护肝治疗,主要采用泻药和利胆的中药,可选用清胆汤、胆道排石汤。根据中医辨证原则,扶正祛邪,清热解毒,疏肝利胆,活血化瘀,健胃健脾等,调理和改善机体脏器功能,提高抗病能力,增强免疫力和清除内毒素,防治并发症,提高治愈率。也可口服胆宁片、爱活胆通片、消炎利胆胶囊、胆维他片等药物,再配合应用一些保护肝功能的药物,如益肝灵胶囊、肝宁胶囊、肝得治片等。用法:消炎利胆胶囊,口服,一次4粒,一日3次;益肝灵胶囊,口服,一次2粒,一日3次。

(3) 对于有胆道感染症状的患者,根据药敏试验结果选择抗生素。

(4) 营养和代谢支持:胆管结石患者处于相对较高的全身代谢状态,同时由于肝脏首先受累而易发生"代谢危机"。因此,应充分考虑到胆管结石患者的代谢病理特征设计合理的肠外营养配方,输入富含支链氨基酸的氨基酸溶液,以促进体内氨基酸的利用和肝脏蛋白质合成。肝功能异常患者宜采用中、长链混合脂肪乳。谷氨酰胺对胃肠道具有特殊的营养作用,肠黏膜的生长需要大量的谷氨酰胺,它在保护胃肠道黏膜屏障、防止细菌和毒素移位方面具有重要价值。

2. 术中处理 术中监测患者生命体征,并给予非手术胆道减压。胆管梗阻所致的胆管内高压是炎症发展和病情加重的根本原因。因此,在妇科疾病手术中及手术后给予有效的胆管减压是缓解病情的关键。

(1)内镜鼻胆管引流:通过纤维十二指肠镜,经十二指肠乳头向胆管内置入鼻胆管引流管由十二指肠、胃、食管、鼻引出体外。

(2)内镜胆管内支撑管引流:经纤维内镜置入胆管内支撑管引流,它不仅可以解除胆管梗阻,通畅胆汁引流,排出淤滞的胆汁,而且保证了胆肠的正常循环。

3. 术后处理

(1)妇科手术对患者的创伤使患者的抵抗力有所降低。在预防性使用抗生素时,可选择胆汁浓度高的抗生素,如甲硝唑等。

(2)监测患者的生命体征及血常规变化。

(3)禁饮食期间,注意合理的肠外营养,补充维生素等。

(田小庆)

参 考 文 献

［1］ 中国医师协会血管外科医师分会静脉学组. 常见静脉疾病诊治规范 (2022 年版). 中华血管外科杂志, 2022, 7 (1): 12-29.

［2］ 林蓓, 凌斌, 张师前, 等. 妇科恶性肿瘤盆腔淋巴结切除术后淋巴囊肿诊治专家共识 (2020 版本). 中国实用妇科与产科杂志, 2020, 36 (10): 959-964.

［3］ 孔为民, 张赫. 妇科肿瘤治疗后下肢淋巴水肿专家共识. 中国临床医生杂志, 2021, 49 (2): 149-155.

［4］ 张福先, 侯本新, 吴勇金. 抗凝药物治疗静脉血栓栓塞症争议与共识. 中国实用外科杂志, 2021, 41 (12): 1348-1352.

［5］ 中华医学会心血管病学分会, 中国医师协会心血管内科医师分会肺血管疾病学组, 中国肺栓塞救治团队 (PERT) 联盟. 急性肺栓塞多学科团队救治中国专家共识. 中华心血管病杂志, 2022, 50 (1): 25-35.

［6］ 中华医学会妇产科学分会产科学组. 妊娠期及产褥期静脉血栓栓塞症预防和诊治专家共识. 中华妇产科杂志, 2021, 56 (4): 236-243.

［7］ 中华医学会外科学分会脾及门静脉高压外科学组. 门静脉高压合并肝细胞癌临床诊断与治疗中国专家共识 (2022 版). 中华消化外科杂志, 2022, 21 (4): 444-455.

［8］ 中华医学会急诊分会, 中国医师协会介入医师分会, 中华医学会放射学分会介入学组, 等. 门静脉高压出血急救流程专家共识 (2022). 中华内科杂志, 2022, 61 (5): 496-506.

［9］ YU R, NANSUBUGA F, YANG J, et al. Efficiency and safety evaluation of prophylaxes for venous thrombosis after gynecological surgery. Medicine (Baltimore), 2020, 99 (25): e20928.

［10］ MAZZOTTA E, VILLALOBOS-HERNANDEZ E C, FIORDA-DIAZ J, et al. Postoperative ileus and postoperative gastrointestinal tract dysfunction: pathogenic mechanisms and novel treatment strategies beyond colorectal enhanced recovery after surgery protocols. Front Pharmacol, 2020, 11: 583422.

［11］ CAO T T, WEN H W, GAO Y N, et al. Urodynamic assessment of bladder storage function after radical hysterectomy for cervical cancer. Chin Med J (Engl), 2020, 133 (19): 2274-2280.

［12］ JIANG, Y H, CHEN S F, KUOH C. Role of videourodynamic study in precision diagnosis and treatment for lower urinary tract dysfunction. Ci Ji Yi Xue Za Zhi, 2020, 32 (2): 121-130.

［13］ ROSIER P. Contemporary diagnosis of lower urinary tract dysfunction. F1000Res, 2019, 8 (F1000): 644.

［14］ AUE-AUNGKUL A, KIETPEERAKOOL C, RATTANAKANOKCHAI S, et al. Postoperative interventions for preventing bladder dysfunction after radical hysterectomy in women with early-stage cervical cance. Cochrane Database Syst Rev, 2021, 1 (1): CD012863.

［15］ CHENG L Q, GUANG NL, XIN L, et al. Analysis of the artificial vaginal microecology in patients after laparoscopic peritoneal vaginoplasty. Scientific Reports, 2019, 9 (1).

［16］ DU M, WANG L, ZHAO L, et al. Independent risk factors of postoperative lymphatic leakage in patients with gynecological malignant tumor: a single-center retrospective study. Med Sci Monit, 2021, 27: e932678.

［17］ CHEN L, LIN L, LI L, et al. Lymphatic leakage after pelvic lymphadenectomy for cervical cancer: a retrospective case-control study. BMC Cancer, 2021, 21 (1): 1242.

［18］ PAN F, RICHTER G M, DO T D, et al. Treatment of postoperative lymphatic leakage applying transpedal lymphangiography-experience in 355 consecutive patients. Rofo, 2022, 194 (6): 634-643.

[19] KADOTA H, SHIMAMOTO R, FUKUSHIMA S, et al. Lymphaticovenular anastomosis for lymph vessel injury in the pelvis and groin. Microsurgery, 2021, 41 (5): 421-429.

[20] NGUYEN T K, LUONG T H, NGUYEN N C, et al. Hepatic lymphorrhea following pancreaticoduodenectomy: Preliminary diagnosis and treatment experience from case series of four patients. Ann Med Surg (Lond), 2021, 68: 102648.

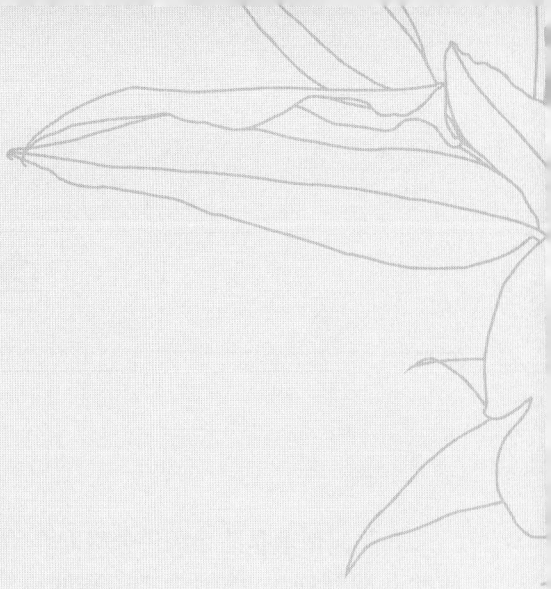

第三篇
产科手术并发症

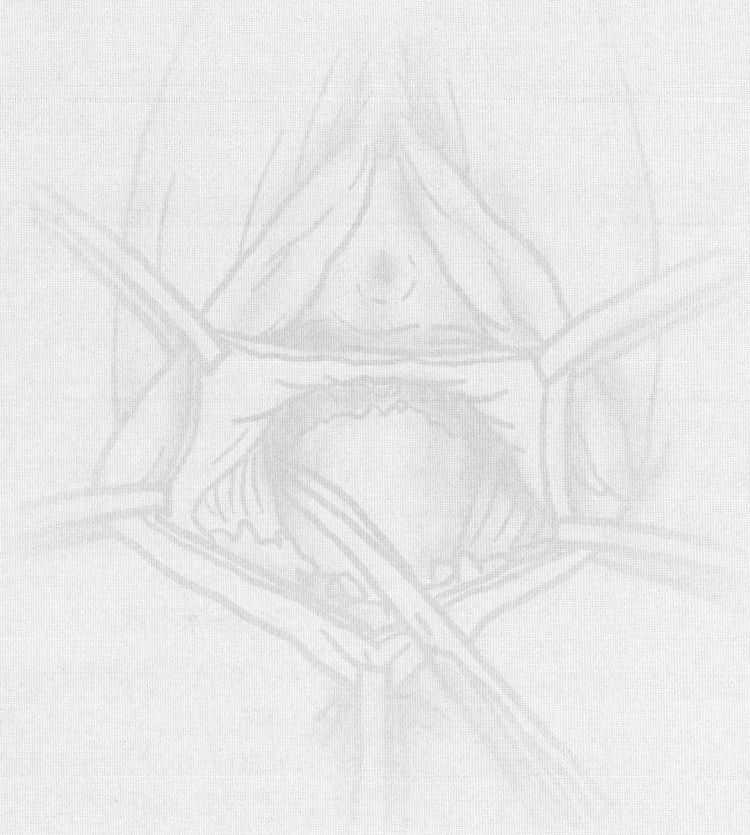

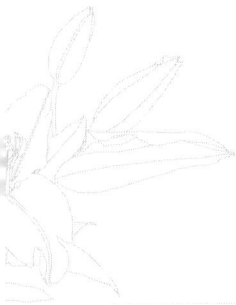

第九章
会阴侧切术并发症

会阴侧切术是防止阴道分娩时会阴严重裂伤，使胎儿顺利娩出，缩短第二产程的应对方法。该手术处理不当可产生并发症，应引起助产人员的重视。

第一节　会阴切口裂开

会阴部血管丰富，抗感染的能力很强，只要侧切时注意严格消毒，做到无菌操作，掌握缝合技巧，伤口裂开率较低。

一、病因

1. 会阴切口血供不足　局部血液循环障碍，一方面使组织再生所需要的氧和营养物质减少，另一方面对坏死物质的吸收和控制局部感染的作用减弱，引起继发感染。化脓菌产生毒素和酶，引起组织坏死，溶解基质和胶原纤维，导致渗出物增多，增加伤口局部的张力。若张力过大，可引起局部血液循环障碍进一步加重。

2. 切口感染　切口感染可影响切口愈合，导致切口裂开。

3. 切口缝合不妥　缝合留有死腔可扩大局部炎症反应；组织层次对合不良可致愈合过程延缓；缝扎过紧时可影响血液循环使组织坏死；缝线过密易引起排斥反应。以上这些都不利于切口愈合，可导致切口裂开。

4. 营养不良　患者有内外科合并症，表现为营养不良、贫血、低蛋白血症等，影响蛋白及胶原的合成，可使切口局部组织愈合力减低而造成切口裂开。

5. 会阴侧切加裂伤　为会阴侧切后再呈倒"V"字形分裂出另一裂口（新裂口常位于会阴体中

部），致伤口愈合不良（图 9-1-1），切口加裂伤会引起位于两裂口之间的组织血供障碍，中间组织易营养不良而坏死，拆线后切口裂开。

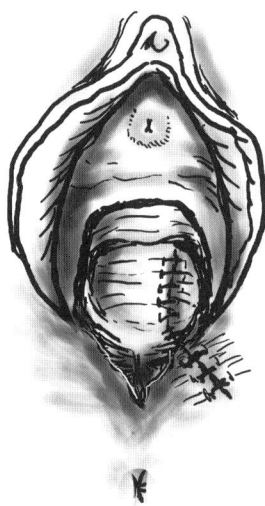

图 9-1-1　会阴侧切加裂伤

6. 反复消毒伤口　术后反复消毒伤口，每日达 5 次以上，此类伤口无感染迹象，切口清洁，两边不黏合。创伤修复的基础是再生，肉芽组织的数量、质量的好坏是修复关键。消毒液不仅杀灭病原微生物，还改变伤口组织外环境，影响伤口愈合。频繁伤口换药使患者反复疼痛刺激、内分泌系统激素水平改变，导致伤口肌肉紧张，微循环紊乱，组织修复所需的氧气及营养物质减少，影响创面愈合。

二、临床表现

会阴伤口全层裂开前有不同程度的"硬结"，或有明显的红肿，部分患者无红肿、无脓性分泌物。检查切口缝合情况，发现有漏缝或缝线过紧、过密，切口对合不好，部分切口皮下有积血、空隙或死腔。

三、诊断

经会阴侧切术阴道分娩后 4~5 天可拆线,于拆线当天或拆线 10 天内出现的会阴切口部位部分或全部裂开者,即可诊断为会阴裂开。

四、治疗

1. 对拆线前已出现切口周围红肿、压痛、硬结、按压针眼处有少量脓性分泌物溢出者,可用大黄、芒硝粉按体积比 1∶3 配合装入纱布袋敷于切口处,2 次/d,持续敷;再辅以电磁波理疗,2 次/d,30min/ 次,并延长拆线时间(延长至产后 5~6 天),此法减少伤口拆线后裂开效果明显。

2. 对于拆线后切口裂开者,可用生理盐水稀释的碘伏冲洗,局麻后搔刮创面,直至形成新鲜创面,裂口周边皮肤剪去约 0.2cm 形成新鲜创缘,然后全层缝合并注意皮肤对合,术后抗生素(头孢类或青霉素类)预防感染。

五、预防

1. 存在产前感染、胎膜早破>12 小时、羊水Ⅲ度粪染、产程长、产后出血、阴道手术助产者,产后应用头孢类或青霉素类药物预防感染,可用 3~5 天,并监测血常规、C 反应蛋白。其中产前已存在感染、羊水Ⅲ度粪染者,用 0.5% 甲硝唑溶液冲洗阴道及切口后再缝合。

2. 重视健康教育,嘱产妇保持会阴部清洁、勤换会阴垫,大小便后擦洗会阴,会阴健侧卧位,避免恶露流入切口,预防伤口感染。

3. 应加强对接产人员缝合技术的培训,使其掌握正确的缝合技巧。在缝合时力求各层组织对齐,尽量恢复其原有解剖位置,每处缝合必须穿过裂伤肌层底部,不留死腔;缝合针距以 1cm 为宜,避免缝扎过紧或过松,影响血液循环。

缝合时应注意:①不要留有空隙或死腔,如有活动性出血应先行结扎止血,如组织太厚可分层缝合;②缝线不宜过紧过密,这样会影响组织的血液供应,造成组织缺血、水肿而影响愈合;③严格遵守无菌操作规程,尤其注意肛门或大便污染;④缝合结束前需常规检查伤口有无漏缝。

4. 术后加强会阴局部护理,必要时可用红外线照射促进局部血液循环,利于伤口愈合。

5. 对于营养不良的患者,应注意纠正贫血与低蛋白血症,嘱产妇进高蛋白饮食,必要时输血与输白蛋白。

6. 加强接产人员保护会阴技术的培训,掌握正确的侧切方法(图 9-1-2)。正确评估胎儿大小及会阴松紧度,以决定会阴侧切的深浅度,避免会阴侧切加裂开的发生。

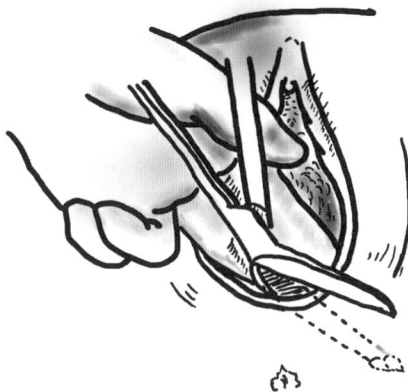

图 9-1-2 侧切方法

7. 术后避免用消毒剂反复消毒伤口,保障组织修复所需的氧气及营养物质,以利于伤口愈合。

(平 毅)

第二节 会阴切口感染

会阴侧切缝合术是产科的常见手术,会阴侧切术后感染概率较高(10%~17%)。

一、病因

会阴侧切术合并阴道助产、Ⅲ度和Ⅳ度会阴裂开及胎粪是导致切口感染的最重要因素。

(一)内源性因素

1. **解剖位置** 会阴侧切术切口虽较小,但由于解剖位置特殊(前近尿道、后近肛门),易引起感染。

2. **合并症** 例如,妊娠高血压疾病产妇的局部组织厚、脆、水肿;妊娠合并贫血产妇的机体抵抗力弱、精神状态不佳、分娩过程中失血等,均易诱发产妇会阴侧切术后感染。

(二)外源性因素

1. **产房内环境因素** 产房内无消毒设备或消毒时间不足,达不到灭菌的效果,使产房内空气及物体表面细菌总数超标,增加会阴侧切术后感染率。

2. 病房环境因素 分娩后的产妇一般住普通病房,陪护人及探视者频繁出入,导致病房内病原微生物密集、细菌毒力增强。当空气中细菌总数达较高水平时,空气传播的概率明显增加,成为会阴侧切术后感染的危险因素之一。

3. 医务人员因素 如果分娩量大且接生人员不足、接生前刷手不严格、会阴消毒不彻底、接生过程中手套破裂等,均易诱发术后感染。

4. 技术因素 接生人员会阴侧切及缝合技术不佳、组织对合不良、留有死腔或缝合过密,均会不同程度影响切口愈合。

5. 患者因素 部分产妇保健意识、经济条件相对较差,术后穿化纤内裤、使用未经消毒的卫生纸且不及时更换内裤等,均是影响切口愈合的重要因素。

6. 其他因素 随着现代医学的发展,一次性医疗用品如一次性产包、可吸收缝线、一次性尿管等,已广泛应用于临床医疗护理工作中。合格的一次性医疗用品的应用能有效的预防和控制医院感染,提高工作效率,但有一定弊端。经随访观察,部分感染的产妇对可吸收缝线不吸收;另外,消毒液污染也不容忽视。

二、临床表现

产妇有会阴切口处疼痛,发热等症状。查体可见会阴切口处红、肿、硬,针孔处有脓性分泌物溢出。

三、诊断

1. 切口红、肿、热、痛,针孔脓性分泌物溢出,有时伴有发热(≥38℃)。

2. 临床诊断基础上,病原学诊断(即分泌物培养阳性)即可确诊。

大多数会阴伤口感染发生在出院后的前3周内。评估内容应包括产妇发热、会阴疼痛、水肿、红肿、瘀斑的存在和程度,并检查组织的愈合程度和伤口分泌物。

四、治疗

对有感染的会阴切口应提前拆线,进行清创,双氧水、生理盐水清洗伤口,然后用呋喃西林药水棉球敷于感染创面,每日3次,根据病情适量应用抗生素。红外线照射局部,产后7~8天待创面干燥、清洁、红润后可行二期肠线或其他可吸收缝线缝合,术后7~10天拆线。

五、预防

1. 实施母婴安全工程 加强孕产妇的围产期保健工作,积极筛查高危因素,做到早诊断、早治疗,降低妊娠并发症的发病率。加强孕产妇孕期及产后饮食指导,合理调整饮食结构,加强营养,增强机体抵抗力。

2. 产房内严格消毒灭菌 合理建设产房结构,明确划分限制区和半限制区,开设2个以上产房,交替紫外线消毒,或采用空气消毒机,3h/次,3次/d,适时开窗通风,减少产房环境内的细菌数,达到空气细菌数低于200CFU/m³的标准。

3. 产时消毒 产时常规对外阴进行肥皂水、清水冲洗后碘伏消毒。会阴侧切时,选择正确的麻醉方法,麻醉效果好可防止会阴水肿。产后用甲硝唑溶液冲洗切口后再行缝合,可减少污染,有利于伤口愈合,降低术后感染发生率。

4. 提高会阴侧切缝合技巧 精湛的会阴缝合技术是预防会阴侧切术后感染的关键。应加强接生人员技术培训,严格无菌操作,分清解剖关系,正确对合受损组织,有效止血,消除死腔,运用连续缝合阴道壁的方法减少缝合线头。用2-0可吸收缝合线缝合阴道黏膜层及黏膜下组织,至处女膜缘内侧(图9-2-1A),从左侧缘外侧进针跨过处女膜,针头从右侧处女膜外缘穿出,将缝线接紧,对好处女膜缘,在阴道黏膜与皮肤交界处缝一针打结,可防止恶露流出时渗入会阴切口处,有效预防会阴切口处感染。会阴体有较深裂伤、出血活跃者,可先间断"8"字缝合会阴肌肉及筋膜层,有效止血和关闭死腔,避免形成会阴血肿(图9-2-1B)。间断缝合皮下脂肪及肌层,最后以可吸收缝合线行皮内缝合皮肤,无须拆线;或丝线间断缝合。由里向外的缝合过程中,注意缝线不宜过紧、过密,组织过多,勿穿透直肠壁。

5. 产后注意 注意观察切口有无渗血或血肿形成,发现裂开或感染等问题及时给予对症处理。外阴水肿者可用50%硫酸镁或5%硫酸氢钠湿热敷及红外线灯照射、微波理疗,改善局部的血液循环,增强新陈代谢和白细胞的吞噬能力,促进渗出物的吸收,减轻局部肿胀,达到消肿止痛的作用。

6. 术后正确护理 会阴侧切术后,应让产妇健侧卧位,保持外阴清洁,使用消毒的会阴垫,并用

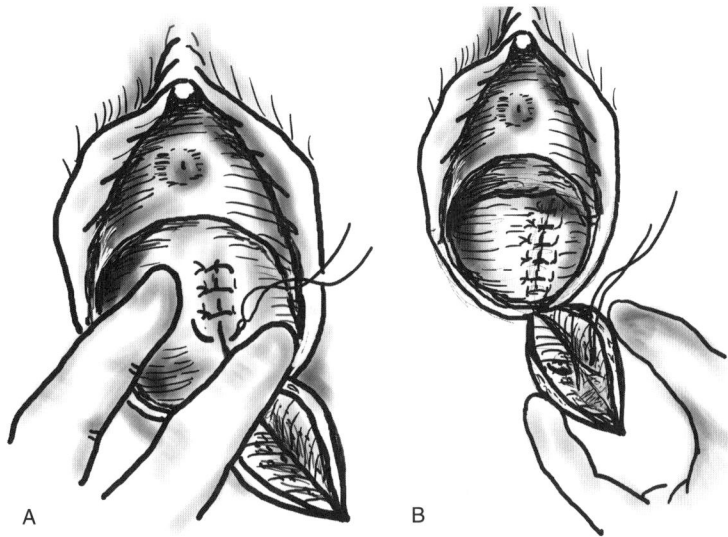

图 9-2-1　会阴侧切缝合

0.5%碘伏溶液冲洗外阴部。鼓励产妇早排尿,以免膀胱过度充盈,造成排尿困难而影响切口愈合。如产妇主诉切口疼痛,并伴红、肿、热症状,应加强抗感染治疗,正确合理使用抗生素;如切口挤压时有脓液流出,应立即拆线引流,进行消毒、消炎处理。

7. 加强病房管理和消毒液的污染检测工作　尽量减少陪护和探视人员进出病房的次数。动员产妇开窗通风,采用湿式清扫地面。加强对消毒液的污染检测。选择合格、优质的一次性医疗用品,确保无菌,消除感染诱发因素。

(平　毅)

第三节　会阴与阴道血肿

会阴与阴道血肿是产科比较常见的并发症之一,如处理不当,可引起严重后果,甚至威胁产妇的生命安全,其发生率约为 2.37%。

一、病因

1. **产程异常**　如第二产程延长,胎头压迫会阴、阴道时间过长;或因急产,阴道盆底肌肉未充分扩张,均易损伤阴道及盆底肌肉的血管,在行会阴侧切术助产后易形成会阴与阴道血肿。

2. 为缩短第二产程,手术助产,会阴侧切口大、深;或沿切口有裂伤,易形成血肿。

3. **助产者操作技术不熟练**　操作中擦伤会阴部组织及损伤血管,会阴侧切部位修复时,会阴周围组织、血管未被完全缝住,留有死腔,有持续渗血或出血,而发生血肿。

4. **存在妊娠合并症**　如妊娠高血压疾病患者分娩时因血管壁痉挛、缺血、缺氧而脆性增高,当分娩时,行会阴侧切术,容易发生阴道黏膜下血管破裂、离断、出血,如止血不彻底,则形成血肿;妊娠合并血小板减少的患者,其止血及凝血功能均降低,同时毛细血管的脆性和通透性增加。这样的患者行会阴侧切术助产时,较易形成会阴或阴道血肿。

二、临床表现

产后会阴伤口剧烈疼痛,伴明显的肛门坠胀,严重者甚至排尿困难。血肿通常在缝合伤口时或产后 4 小时之内发现。

仔细检查会阴、阴道,可见血肿突出,会阴不对称,血肿侧张力大,发紫(图 9-3-1)。较大血肿可堵塞阴道,失血较多,可出现休克;较小血肿肛查时可触到波动感,触痛明显。

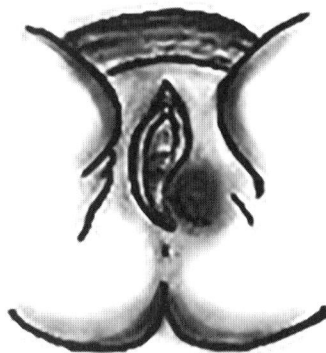

图 9-3-1　会阴血肿

三、诊断

1. 有产程异常或阴道手术助产史，阴道伤口裂伤或有凝血功能异常的患者产后 4 小时内伤口剧痛，肛门坠胀，首先要考虑到会阴、阴道血肿的可能。

2. 查体时发现会阴部出现紫色有波动感的包块，触痛明显，或阴道口见有张力大包块，肛门检查可触及阴道深处的血肿。

3. 产后子宫收缩好，阴道无活跃出血。产妇主诉伤口疼痛逐渐加重，并伴有休克征象时，应考虑到阴道有较大血肿。

4. 可行骨盆超声、CT 或 MRI 检查来评估血肿的大小、部位和增大情况。经会阴超声检查是一种简单的非侵入性技术，可用于对接受外阴血肿期待治疗患者的随访和监测。骨盆 MRI 血管造影有助于检测动脉瘤。

四、治疗

（一）保守治疗

对于产道小血肿、没有渐进性增大，生命体征平稳者，可给予保守治疗。局部冷敷，观察血肿无继续增大即可。

（二）手术治疗

产道血肿体积较小的，可于血肿部位"8"字缝合 1~3 针。而复杂的血肿，如发生在阴道旁、直肠旁或阔韧带，血肿多不易及早发现，且随着血肿的胀大，累及范围较广时，涉及的盆膈上、下及阔韧带可同时积血，故手术处理难度较高。应在输液或输血的情况下，采用局部麻醉或辅助静脉麻醉，充分暴露阴道进行血肿切开缝合术。先切开血肿，清除血块，寻找出血点，结扎止血，分辨解剖层次，逐层缝合避免留有死腔。缝合宜用可吸收缝线。如无会阴伤口，则于血肿侧阴道与皮肤交界处切开至血肿，清除血肿后闭合血肿腔。如血肿腔暴露后，找不到血肿，则应用大圆针 1-0 可吸收缝线缝合后加压止血，或在血肿腔内填塞有止血药物的纱布压迫止血，24~48 小时后取出纱布，并进行局部冷敷。

如有继续出血，应想到有较大血管损伤或凝血障碍因素存在，可给予止血药物、输血、输液，针对病因处理，同时给予足量、有效的抗生素。

五、预防

1. 在使用缩宫素助产时，助产人员要严密观察产程，掌握缩宫素的浓度和滴速，若宫缩过频、过强，应及时纠正，防止胎儿娩出过快。

2. 注意切口止血，防止会阴血肿形成。会阴切开后，应以纱布压迫创面止血，出血活跃的小动脉应钳夹。胎盘娩出后，对活动性出血（尤其是小动脉）应单独结扎或"8"字缝扎。缝合前应仔细检查切口有无延伸，缝合阴道黏膜的第一针应超过切口顶端 1cm。缝合深度应达部分黏膜下组织，缝线应适度拉紧止血。术毕将一根手指伸入直肠内，另一只手伸入阴道内，对合检查有无血肿。

3. 产后 2 小时内，产妇应继续在产房严密观察，其间除注意阴道有无明显流血外，还应该重视产后会阴、肛门坠胀、便意感明显等自诉情况，应详细检查会阴侧切及会阴裂伤的修补情况，包括肛门检查、阴道检查，及时发现并处理血肿。

（平　毅）

第四节　会阴裂伤

一、会阴Ⅰ度裂伤

（一）病因

1. 宫缩过强，胎儿娩出过快，对胎儿大小估计不足，行会阴侧切术时切口太小，导致切口在原来基础上延伸或出现新裂口。

2. 分娩时虽然行会阴侧切术助产，但并未及时、正确地保护会阴或会阴保护不当导致会阴裂伤。

3. 产道狭窄及原瘢痕愈合不良所致。

（二）临床表现与诊断

会阴切口Ⅰ度裂伤的常见部位有阴唇系带、处女膜环、前庭黏膜及小阴唇内侧等，常延及阴道黏膜，深度一般不超过 1cm，出血不多（图 9-4-1）。有时累及尿道旁、阴蒂及阴蒂脚，则出血稍多。

（三）治疗

对于Ⅰ度裂伤，没有足够的证据推荐任何一种治疗方案。对于会阴裂伤浅、能自然对合者可不进行缝合。有出血或深及阴道黏膜下或皮下组织者皆应缝合。手术应在产后 8 小时内进行。若无感染，最迟亦应在 24 小时内完成。

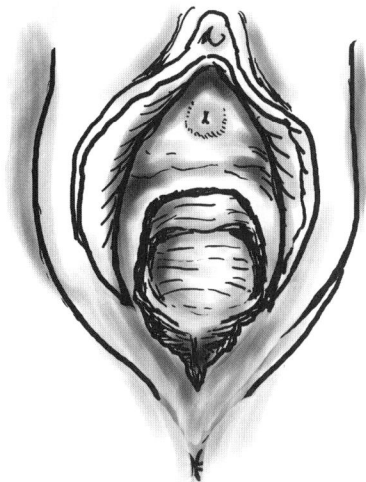

图 9-4-1　会阴Ⅰ度裂伤

手术缝合要点：检查裂伤的部位及深度；碘伏消毒黏膜。用 2-0 可吸收缝线连续缝合黏膜。中号三角针穿 4 号慕丝线，于裂缘外 0.5~1cm 处进针，至伤口底部露针 0.2cm，再经对侧组织相应处出针，结扎，留 1cm 线头，两针间距约 1cm。对合皮缘。

（四）预防

1. 接产人员要详细了解产妇的病史，掌握产妇目前的病情。对阴道有较重瘢痕性狭窄或严重的外阴阴道炎症者，可考虑及早剖宫产结束分娩。

2. 正确应用缩宫素。在产程中使用缩宫素特别是第二产程应严密观察，避免因使用不当，引起较强子宫收缩，导致急产，造成外阴阴道撕裂。

3. 加强接生人员培训，特别是基层人员，使其熟悉分娩机制，提高产科操作技能。第一产程中，指导产妇合理呼吸、休息，不要过早应用腹压；第二产程中，耐心做好指导工作，指导产妇用力，让胎儿按分娩机制以最小径线通过会阴，防止胎儿娩出过快。接产时应注意不要使阴道前壁和膀胱损伤。第三产程常规做外阴、阴道检查，对裂伤及时诊断、及时处理。

4. 阴道手术切开时，会阴侧切切口要充分，避免因切口过小而向其他方向延伸撕裂，实施产科手术时，应注意方法和方向，缓慢牵引，避免产道承受压力过大而导致裂伤。产后常规做阴道检查。做到及时诊断、处理，以免造成严重后果。

二、会阴Ⅱ度裂伤

（一）病因

同会阴Ⅰ度裂伤。

（二）临床表现与诊断

会阴Ⅱ度裂伤主要撕裂会阴体中心腱、球海绵体肌、会阴浅横肌及深横肌，重者累及肛提肌内侧及其筋膜，但肛门括约肌是完整的。裂伤常延及阴道两侧沟，使阴道后壁呈舌状掀起（图 9-4-2）。阴道裂伤向上可达穹窿，向侧方沿肛提肌内缘达直肠侧壁，暴露直肠筋膜，使修补难度增加。

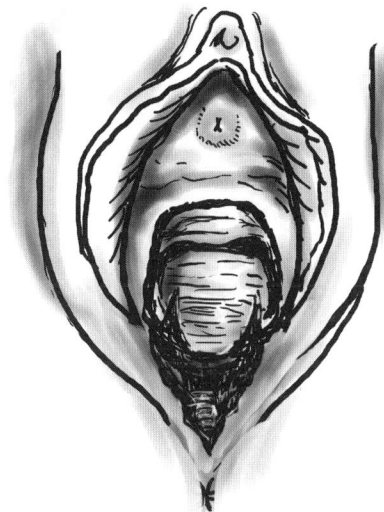

图 9-4-2　会阴Ⅱ度裂伤

（三）治疗

一旦诊断明确，立即做缝合术。会阴裂伤易发现，而深部阴道裂伤易被忽略，如不及时有效缝合，可引起产后大出血及产后阴道血肿。此时应使用器械充分暴露阴道，自阴道顶端穹窿起，仔细检查有无阴道裂伤，确定裂伤深度，动作应轻柔。根据不同程度的裂伤及时修补缝合。缝合前充分清洗外阴及伤口，缝合时应由内向外、由深向浅逐层缝合，筋膜对筋膜、肌肉对肌肉、皮肤对皮肤，创面紧密相贴，裂伤顶端与下端缝合时要超过裂口端 0.5~1.0cm，不留死腔。解剖层次要分明，达到止血并恢复原来解剖关系的目的。

（四）预防

同会阴Ⅰ度裂伤。

三、会阴Ⅲ度和Ⅳ度裂伤

（一）病因

会阴Ⅲ度和Ⅳ度裂伤多发生在产力过强、胎儿头娩出时俯屈不足或产钳助产时，尤易发生在胎儿头未达盆底、阴道扩展不充分且会阴切口不够大的情况下，以及产钳助产时。

(二)临床表现与诊断

会阴Ⅲ度裂伤多为会阴体裂伤的延伸,使肛门括约肌断裂。Ⅳ度裂伤累及内、外层肛门括约肌和直肠肛门黏膜。裂伤常伴有阴道流血,严重裂伤时可有大量出血(图9-4-3)。

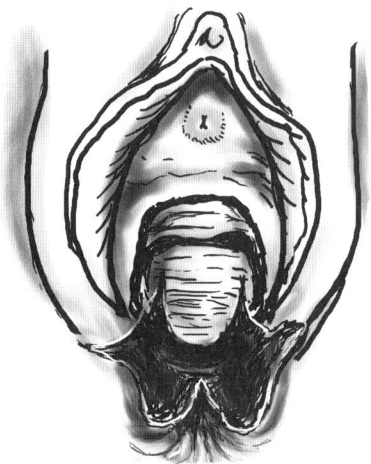

图9-4-3 会阴Ⅳ度裂伤

全面的会阴裂伤评估包括:①再次向患者解释指检的目的;②确保有效的局部麻醉;③肉眼观察会阴裂伤的程度,评估裂伤顶点及出血量;④指检判断外层和内层肛门括约肌是否受损。检查见肛门皮肤裂开,裂口两侧皮肤可见直径0.5cm的隐窝,即退缩的肛门外括约肌断端所在,有时可见一侧断端露出于皮下裂口处。裂口常不整齐,致括约肌不易辨认,有时误将会阴浅、深横肌的肌束当作括约肌缝合,使修补失败。

(三)治疗

会阴Ⅲ度和Ⅳ度裂伤需分步修复。

对会阴Ⅲ度裂伤的缝合,先使用肠线间断缝合肛门括约肌断端及筋膜鞘,然后用肠线缝合肛提肌、会阴深横肌、会阴浅横肌及球海绵体肌等组织,并逐层缝合阴道黏膜、会阴皮肤及皮下组织。术后常规进行肛诊,检查肛门收缩是否良好。术后保持会阴清洁,大便后用消毒液冲洗或擦洗创面。全身用足量抗生素。

在Ⅳ度裂伤中,直肠黏膜从裂伤上方1cm处开始缝合。注意不要穿透直肠黏膜。然后缝合肛门括约肌,注意修复包裹肌肉的筋膜鞘。如有可能,应将肛门内括约肌与肛门外括约肌分开修复。直肠黏膜和肛门括约肌修复后,裂伤的剩余部分以与Ⅱ度裂伤相同的方式闭合。

1. 手术注意要点

(1)因产后疲劳,刚缝合后的肛门括约肌往往收缩力不强。若手术时解剖关系清楚,操作规范,可待产后数日观察功能恢复情况。

(2)肛门括约肌部分断裂者,肛管常完整,断裂的肌纤维有时不易寻找,若断裂纤维较少,可不缝,但必须缝合肛提肌以确保盆底修复。

(3)遇局部感染严重,当日不宜修补,或产妇病情危急,如心力衰竭、羊水栓塞等,需全力抢救生命时,可给予局部清洗、消毒后用铬制肠线将肛门括约肌断端缝合1、2针,外表皮肤再缝1针加固,伤口的其余部分置盐水纱布引流,待感染控制或病情好转后再予以修补。

2. 手术注意事项

(1)伤口必须洗净,消毒完善;查明裂伤的部位、深度和累及的肌肉。除Ⅲ度裂伤外,应以无菌巾或敷料盖住肛门,接触过肛门的器械、敷料和手套必须立即更换。手持持针器进针前,可先将线尾搭在术野上方的无菌巾上,以减少污染机会。首先用慢吸收缝线黏膜外缝合肛管直肠壁(图9-4-4A),折叠缝合肛门外括约肌和肛提肌(图9-4-4B),最后缝合浅表组织(图9-4-4C)。

(2)有活动性出血处,先缝扎止血,缝合阴道裂伤的第1针必须超过顶端0.5cm,以防漏扎出血。

(3)操作轻柔,组织层次要对齐,缝线不宜过密,结扎不宜过紧,以免影响血供。一般黏膜或皮肤进针处至伤口边缘的距离与缝针间距离之比约为1:1.5,尽量深入足够组织,但注意勿穿透直肠,必要时以手指伸入直肠引导缝合。

(4)阴道内不得填塞无尾纱布;较深裂伤缝合后常规检查肛管和直肠。

(5)术后给予抗生素预防感染;无渣饮食5天,进食后给予石蜡油保留灌肠促使排便;观察排便情况,术后7天拆线。若能控制排便及排气,表示肛门功能恢复良好,若控制欠完善或仍不能控制,则需观察6个月,无改善者再次修补。

(四)预防

1. 严密观察产程进展情况十分重要。对宫缩强、产程进展快、产道未能充分扩展者,必须提早做好保护会阴的准备。

2. 不合作的产妇往往有恐惧心理,助产人员要耐心解释,指导正确运用腹压,必要时给予哌替啶等镇静药物。

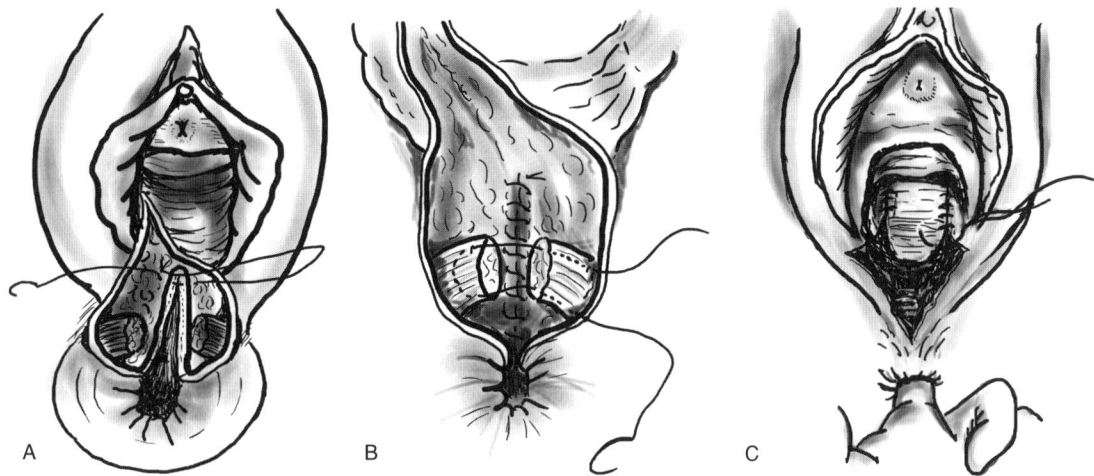

图 9-4-4　Ⅲ度裂伤修复
A. 黏膜外缝合肛管直肠壁；B. 折叠缝合肛门外括约肌和肛提肌；C. 缝合浅表组织。

3. 对产道组织伸展度、胎儿大小要有充分估计，对不适合阴道分娩者宜行剖宫产术。阴道助产手术要掌握分娩时机，不能仰伸过早。

4. 温热加压是指在宫缩时和宫缩间歇对会阴进行持续温热压迫。Cochrane 系统评价指出，温热加压可以有效减少Ⅲ度、Ⅳ度会阴裂伤的发生。

（平　毅）

第五节　会阴子宫内膜异位症

当具有生长功能的子宫内膜出现在子宫腔被覆黏膜以外的机体其他部位时，称子宫内膜异位症。会阴子宫内膜异位症指发生于会阴部位的子宫内膜异位症，占全部子宫内膜异位症的 1%，临床罕见，症状明显，产后发病时间早，发病年龄小，应引起人们的重视。

一、病因

阴道裂伤及会阴侧切术的伤口为内膜种植提供了机会。

二、临床表现

患者会阴部瘢痕处发现肿块，可发生于阴道黏膜瘢痕处或会阴侧切口近阴道口处，并于月经期病灶明显增大，局部疼痛，进行性加重，经期后肿块缩小，疼痛逐渐减轻至消失。会阴肿块呈紫蓝色，边界不清，活动度差，触痛明显。

三、诊断

1. **临床表现**　阴道分娩后，出现与月经密切相关的痛性结节，月经期疼痛加重，肿块增大，经后疼痛缓解，肿块缩小。典型症状对本病诊断很重要。

2. **体格检查**　可见会阴肿块呈紫蓝色，边界不清，活动度差，触痛明显。

3. **超声检查**　皮下或肌层内低至无回声肿块，边界清但不规则，其内未见血流。

四、治疗

1. **手术治疗**　首选局部病灶切除术。一般以切除病灶外 5~10mm 的组织为切净（包括周围的纤维组织），尽量不损伤周围组织，并注意对肛门括约肌的保护。术中还需注意切除病灶时不要切破病灶，以免增加二次种植的发生风险。

2. **激素治疗**　有学者认为，各种用于盆腔内膜异位症的激素对瘢痕子宫内膜异位症无效。应用短效口服避孕药治疗，可以缓解疼痛但不能根治，适用于暂无生育要求、肿块较小的会阴子宫内膜异位症患者，对于肿块较大者治疗 2~3 个周期后手术为宜。

五、预防

临床医生或助产士行会阴侧切或裂伤缝合时，一定要用无菌纱布填塞阴道保护创口，尽量减少宫腔内血液污染。同时严格消毒，冲洗伤口，尤其在手取胎盘、胎膜后，及时更换无菌手套，是预防子宫内膜种植的关键；另外，行会阴侧切口缝合时，用生理盐水或甲硝唑注射液冲洗伤口,避免宫腔血液污染伤口。

（平 毅）

第六节 会阴切口硬结与瘢痕

一、病因

1. 缝线因素 用 0 号铬制肠线传统缝合会阴。肠线通过蛋白水解酶作用而逐渐吸收,吸收时间长,容易引起广泛组织反应,产生硬结,且持续时间长。产褥期内常出现肠线脱落或裂开,排出许多线结,是切口感染,甚至愈合不良的重要原因。

2. 缝合技术不佳 缝合过程中由于怕血肿形成,缝合过紧过密,可造成硬结形成。

3. 异物遗留 切口内异物引起组织广泛反应而形成硬结,如纱布丝、棉花丝、手套上的滑石粉、断裂的缝针头。

4. 会阴侧切 伤口毗邻肛门,阴道检查和肛门检查次数增多,可引起切口感染,形成硬结。

二、临床表现与诊断

产后数天肛诊,阴道后侧壁及会阴侧切处有明显硬结伴有触痛。

三、治疗

应用抗生素,加强会阴护理,保持局部清洁,缝合 24 小时后红外线照射会阴伤口 30 分钟,每日 2 次以促进血液循环,增加组织吸收能力,软化硬结。

四、预防

1. 选择合适的缝线 选用医用可吸收缝线缝合阴道黏膜、黏膜下组织、会阴皮肤,可使硬结发生率明显下降。通常产后 10~14 天会阴侧切硬结基本消失,切口感染率明显下降,美观、无须拆线,产妇易接受。所以从防治硬结及提高社会效益上考虑都应选用合适的缝合材料。

2. 注意缝合技巧 要熟悉会阴的解剖层次,缝合前注意检查,对损伤重、有活动出血的切口应单线结扎或 "8" 字缝合。力求恢复解剖层次,注意阴道黏膜和筋膜内有丰富的血管网络。为预防血肿,不影响血液循环,阴道缝合第一针应超过切口顶端 1cm,深度达部分黏膜下组织,不留死腔及裂口,但不能过紧、过密,避免增加肠线量,影响血液循环而增加硬结形成。

3. 减少肠线用量及其他异物遗留 切口内为减少肠线用量,接生时注意保护会阴,防止会阴严重撕裂。胎儿较大需阴道助产时,会阴侧切口应适当延长,娩出胎儿时用力不应过猛过快,产钳术时更应注意。同时应避免其他异物遗留切口内引起组织广泛反应而形成硬结,如纱布丝、棉花丝、断裂的缝针头。

4. 预防感染 硬结可引起感染,感染也可加重硬结,因此应注意无菌操作,减少细菌的侵入。减少阴道检查和肛门检查。阴道检查前必须严格冲洗消毒会阴,用消毒纱布或棉球遮盖肛门,肛诊时用敷料遮盖阴道口。切口缝合前再次消毒铺巾,换手套,接触肛门、大便后的手套及时更换,缝线下坠到肛门处后,剪去污染部分,确保缝针不要接触肛门,勿穿过直肠腔隙,术毕嘱产妇健侧卧位。

（平 毅）

第七节 术后前庭大腺囊肿

一、病因

外阴部污染后,病原体容易侵入会阴切口而引起炎症,侵及前庭大腺导管后,会阴切口瘢痕可使前庭大腺分泌引流受阻,引起分泌物滞留感染而形成囊肿或脓肿。

二、临床表现与诊断

初期仅限于腺管开口处,局部微红、触痛,分泌物可增多,伴有轻度外阴不适;炎症向深部浸润,累及腺管和腺体时,局部红、肿、热、痛,腺管闭锁,炎症分泌物不能排出,积留于腺腔内而形成囊肿,疼痛剧烈(图 9-7-1)。

三、治疗

1. 较小的前庭大腺囊肿可无症状,无须治疗。

2. 囊肿较大或反复感染时可不同程度地影响患者生活,甚至给患者带来巨大痛苦,需手术治疗。

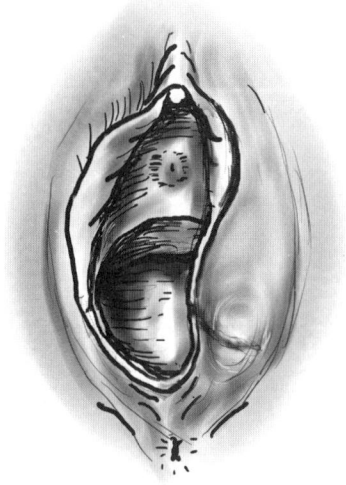

图 9-7-1 前庭大腺囊肿

内容物,使用注射器抽取生理盐水冲洗囊腔,脓肿者以 0.5% 甲硝唑溶液彻底冲洗后,取用医用橡皮手套自制的长 5~7cm、宽约 1cm 的无菌引流条,贯穿囊肿两切口后用缝线拴扎无菌引流条,并且将缝线和引流条尾放入囊内,拴扎松紧适度,避免因拴扎过紧使组织坏死导致瘘失败。术后 24 小时开始 1:5 000 高锰酸钾粉坐浴 7 天,同时给予口服抗生素治疗 5 天,术后 28 天拆除引流条,第 2 个月、4 个月、6 个月各复查 1 次,以后每隔 1 年复查 1 次。

(1)引流条造瘘:于囊肿内侧皮肤与黏膜交界、距囊肿下缘约 0.5cm 处,取一 0.3cm 的切口,切开小阴唇黏膜及囊肿壁;然后以特制小弯止血钳自此切口进入囊腔,以钳尖向上挑起并刺破囊肿对侧囊壁及小阴唇内侧黏膜,露出钳尖,彻底排出囊

(2)传统造口术:消毒、麻醉完毕,在小阴唇内侧皮肤与黏膜交界处切开囊肿,切口应与囊肿等长(图 9-7-2A),排出囊内容物,使用 0.5% 甲硝唑冲洗囊腔后,用可吸收线分 4 点缝合外阴黏膜及囊壁后(图 9-7-2B),其间置入用橡皮手套自制的引流条。术后每天冲洗囊腔并更换引流条 1 次,3 天后撤除引流条,用 1:1 500 高锰酸钾液坐浴,水温 40℃左右,每次 15~30 分钟,1 次/d。脓肿者术后配合静脉滴注抗生素,需住院治疗,卧床休息,术后 1 个月、2 个月、4 个月、6 个月各复查 1 次,以后每隔半年复查 1 次。

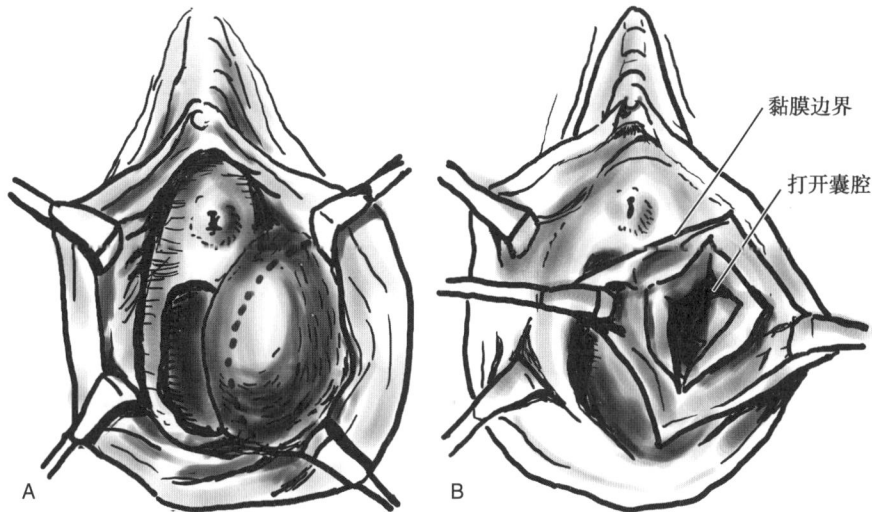

黏膜边界

打开囊腔

图 9-7-2 前庭大腺囊肿造口术

(3)激光治疗:CO_2 激光气化切割时光斑直径约 3mm,凝固气化时光斑直径 3mm。患者取膀胱截石位,1% 利多卡因局部浸润麻醉,将调试好的激光聚焦刀头对准小阴唇内侧的皮肤黏膜交界处,距组织 1~2cm,由上至下垂直切开囊肿的下 1/2,流尽囊内容液,用干纱布拭去内壁附着的黏液或脓液,暴露内壁。换激光散焦刀头,凝固气化整个内壁。若术中遇小血管出血,压迫后,可用 CO_2 激光逐点凝固止血。CO_2 激光术耗时 10~15 分钟。术后次

日开始用 3% 硼酸溶液清洗和外敷伤口,每次 15 分钟,每日 1~2 次,共 5 日。脓肿患者口服甲硝唑片 0.4g,每日 2 次,或环丙沙星片 0.25g,每日 3 次,共 3 日。

四、预防

详见本章第二节。

(平 毅)

第八节　会阴包涵囊肿

一、病因

会阴切开术后小片表皮种植到真皮组织内，毛囊皮脂腺导管阻塞形成包含囊肿。

二、临床表现

会阴包涵囊肿多由小逐渐增大，多数囊肿为单发，直径<5mm，少数为多发性。若囊肿小且无感染，患者可无自觉症状，常于妇科检查时才发现；若囊肿大，患者可有外阴坠胀感或性交不适感。

三、诊断

大多数需经病理检查才能确诊。囊肿内容物为大量胆固醇和少量脂肪。镜下，囊内壁被覆复层鳞状上皮，壁内无平滑肌组织，囊内常见角化坏死物。

四、治疗

1. 在2%利多卡因局麻下行囊肿切除或开窗术，但有术野小、出血相对较多、解剖复杂、易损伤尿道和膀胱等缺点。

2. 激光开窗术可减少出血和尿道、膀胱损伤。

3. 因囊肿内壁为单层立方上皮或带纤毛柱状上皮，具有分泌功能，无水乙醇对组织蛋白具有固定作用，可使其丧失活性，达到破坏腺体分泌、粘连闭锁囊腔的目的（图9-8-1）。因此无水乙醇阴道壁囊肿注入法安全无痛、无毒副作用、疗效可靠、简单可行，适于基层医院开展。治疗前应除外膀胱膨出和尿道憩室。3%碘酊可代替无水乙醇，碘过敏者禁用。

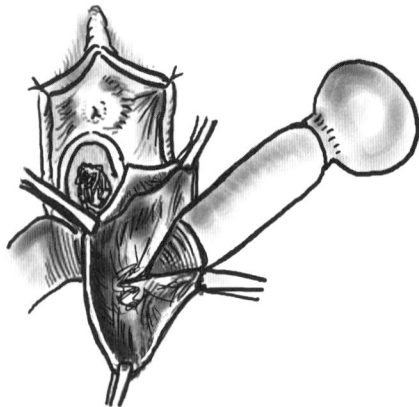

图9-8-1　无水乙醇阴道壁囊肿注入法

五、预防

分娩裂伤或会阴切开手术缝合时应使创面清洁，避免表皮种植到真皮组织内而使包涵囊肿形成。

（平　毅）

第九节　会阴窦道

一、病因

会阴侧切口反复感染、溢脓，窦道形成。

二、临床表现与诊断

产后会阴切口一期愈合后，出现会阴切口处溢脓，表皮处出现红肿、硬结。患处溢脓多次发作，发病时局部红肿、疼痛，服抗生素、高锰酸钾溶液坐浴后好转。妇科检查示外阴侧切口瘢痕挛缩靠近肛门处，切口中部条索状硬结向表面突起，局部红肿，见一破溃小孔溢脓，探针可自破溃孔处进入，触痛明显（图9-9-1）。三合诊示侧切口条索状硬结位于阴道后壁和直肠前壁之间，贴近直肠壁及肛门，未穿透直肠和阴道黏膜。

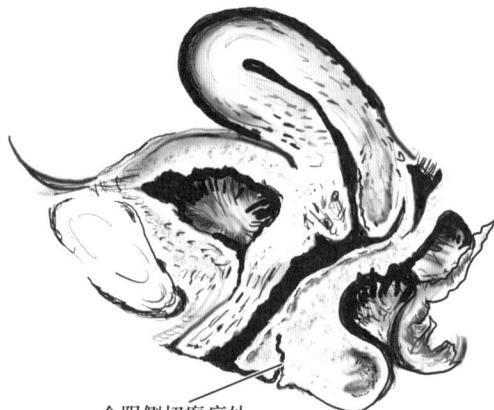

会阴侧切瘢痕处

图9-9-1　会阴窦道

三、治疗

硬膜外麻醉下行会阴侧切瘢痕、窦道切除及修补术。术中可见局部窦道达直肠肌层，与直肠仅有黏膜之隔。行瘢痕及窦道切除术，以肠线彻底缝闭死腔。

四、预防

1. 如切口有延裂或裂伤已近直肠黏膜下肌层和肛门处，缝合时应辨明解剖关系，查明伤口深度，排除肛门括约肌和直肠的损伤后再缝合。助手可将一只手的示指伸入直肠内作引导，以免缝合时穿透直肠壁引起直肠阴道瘘。

2. 止血应彻底，避免血肿。

3. 直肠筋膜暴露者，可将筋膜层间断缝合数针，不留死腔。

4. 缝线不可过密，以免影响血供，导致组织坏死。

5. 伤口必须清洗干净，消毒完善，手套沾有胎粪或接触到肛门必须更换，尽量减少切口污染的机会以防感染发生。

6. 术后应给予局部消肿、清洁、理疗等处理，促进伤口愈合。

（平　毅）

第十节　部分阴道粘连

一、病因

部分阴道粘连是会阴侧切术后罕见的并发症，发生原因是分娩时，会阴切开处阴道前、后或侧壁的黏膜因胎头反复摩擦或缝合时拉钩过分用力而脱落，分娩后前后壁紧贴而发生粘连，有时至性生活时才发现。

二、临床表现与诊断

产后恢复正常性生活时出现性交困难，每次不能进入，且疼痛难忍。

妇科检查示外阴已产式，处女膜陈旧性裂伤，阴道可见粘连闭合，其间可见小孔，尿管可穿入（图9-10-1）。肛诊示宫体正常大小，质中，双附件正常。

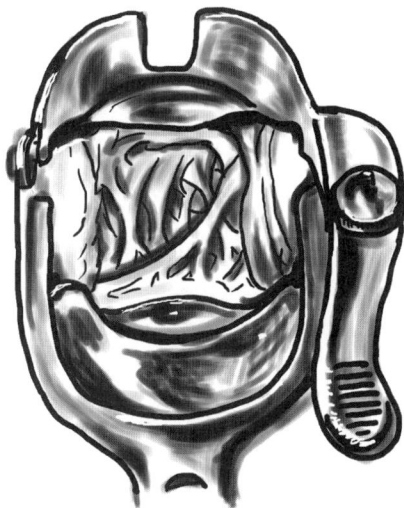

图 9-10-1　部分阴道粘连

三、治疗

行阴道粘连瘢痕分离术，术中避免损伤膀胱及直肠（图9-10-2A），分离后缝合创缘（图9-10-2B），阴道内予以油纱卷填充48小时后取出。

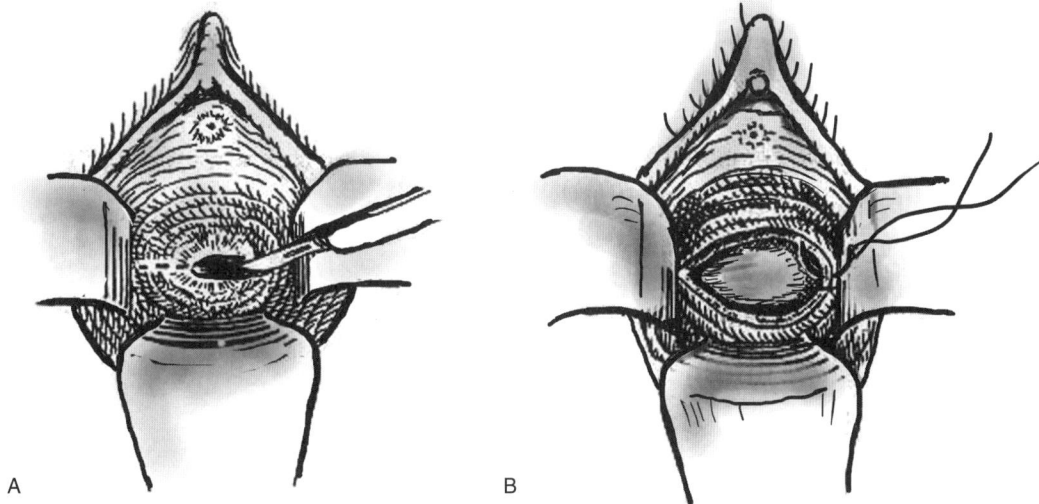

A　　　　　　　　　　　　B

图 9-10-2　阴道粘连瘢痕分离术

四、预防

1. 提高并严格规范接生技术,分娩后仔细检查软产道,避免遗漏裂伤部位的缝合,造成产后阴道粘连。

2. 分娩后仔细检查软产道,防止感染,预防产后阴道粘连。

(平 毅)

第十一节 阴道异物

一、病因

由于医务人员遗忘,未将棉球、纱布等及时取出。

二、临床表现与诊断

异物长时间存留于阴道,引起阴道黏膜炎症、损伤,可表现为有腐臭气味的白带增多,阴道流血或血性分泌物,局部疼痛等。一般情况下,有异物置入阴道的病史,出现上述临床表现,结合查体阴道内见明显异物,可明确诊断。

三、治疗

阴道扩张器扩开阴道,用手指或血管钳取出异物。如果有阴道损伤或膀胱直肠穿孔等新鲜损伤,应给予缝合修补。

四、预防

手术前后严格清点器械、纱布及肠垫,避免异物遗留。

(平 毅)

参 考 文 献

[1] LEVINE E M, FERNANDEZ C M. Trends in and factors associated with episiotomy in the setting of nonoperative vaginal delivery. Obstet Gynecol, 2022, 139 (4): 694-695.

[2] GHULMIYYAH L, SINNO S, MIRZA F, et al. Episiotomy: history, present and future-a review. J Matern Fetal Neonatal Med, 2022, 35 (7): 1386-1391.

[3] DUDLEY L, KETTLE C, THOMAS P W, et al. Perineal resuturing versus expectant management following vaginal delivery complicated by a dehisced wound (PREVIEW): a pilot and feasibility randomised controlled trial. BMJ Open, 2017, 7 (2): e012766.

[4] JONES K, WEBB S, MANRESA M, et al. The incidence of wound infection and dehiscence following childbirth-related perineal trauma: A systematic review of the evidence. Eur J Obstet Gynecol Reprod Biol, 2019, 240: 1-8.

[5] FOX R, ANDERSON J, YOUNG N, et al. Medical management of secondary postpartum haemorrhage: A prospective cohort study. Aust N Z J Obstet Gynaecol, 2023, 63 (1): 52-58.

[6] 耿志洁, 侯明艳, 耿秀晨, 等. 阴道分娩产妇会阴裂伤防治的研究进展. 继续医学教育, 2020, 34 (4): 80-82.

[7] GOH R, GOH D, ELLEPOLA H. Perineal tears-A review. Aust J Gen Pract, 2018, 47 (1/2): 35-38.

[8] 穆曦燕, 刘兴会. 英国皇家妇产科医师学会 (2015) 的Ⅲ、Ⅳ度会阴裂伤指南解读. 实用妇产科杂志, 2017, 33 (4): 268-271.

[9] MEISTER M R, ROSENBLOOM J I, LOWDER J L, et al. Techniques for Repair of Obstetric Anal Sphincter Injuries. Obstet Gynecol Surv, 2018, 73 (1): 33-39.

[10] 杨玲. 5 例妇产科手术切口子宫内膜异位症患者的治疗. 中国继续医学教育, 2017, 9 (5): 124-126.

[11] 董娅. 妇产科手术切口子宫内膜异位症的致病原因与治疗措施. 中国农村卫生, 2017 (23): 34.

[12] LONG N, MORRIS L, FOSTER K. Bartholin gland abscess diagnosis and office management. Prim Care, 2021, 48 (4): 569-582.

[13] ILLINGWORTH B, STOCKING K, SHOWELL M, et al. Evaluation of treatments for Bartholin's cyst or abscess: a systematic review. BJOG, 2020, 127 (6): 671-678.

[14] 张亚荣, 杨艳. 会阴侧切伤口感染导致窦道形成后的换药与护理策略研究. 山西医药杂志, 2019, 48 (18): 2331-2333.

[15] 杨亚敏, 阚志超, 张富玉, 等. 会阴侧切伤口感染形成窦道一例报告. 天津医药, 2010, 38 (4): 352.

[16] GU S, PEI J, ZHOU C, et al. Selective versus routine use of episiotomy for vaginal births in Shanghai hospitals, China: a comparison of policies. BMC Pregnancy Childbirth, 2022, 22 (1): 475.

[17] MATALLIOTAKIS M, MATALLIOTAKI C, ZERVOU M I, et al. Abdominal and perineal scar endometriosis: Retrospective study on 40 cases. Eur J Obstet Gynecol Reprod Biol, 2020, 252: 225-227.

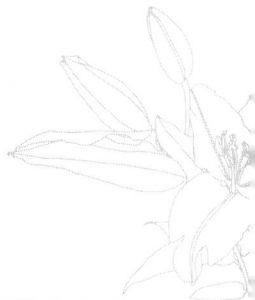

第十章
阴道助产术并发症

第一节　母体并发症

一、产道损伤

(一) 会阴裂伤

除浅表的 I 度裂伤外,会阴裂伤常发生累及盆底组织的深 II 度裂伤,有时还发生损伤累及肛门括约肌的会阴 III 度裂伤,最严重的是累及肛门括约肌复合体和肛门黏膜,此种裂伤称为会阴 IV 度裂伤。会阴裂伤常与阴道撕裂共存。

1. 原因　阴道助产术发生会阴裂伤的原因主要为会阴切开过小,或错误地选择了会阴正中切开,也与助产技术如产钳牵引时未按产道轴的方向行牵引、产钳牵引速度过快等有关。

2. 临床表现与诊断　详见第九章第四节。

3. 治疗　详见第九章第四节。

4. 预防　除第九章第四节所述会阴裂伤的预防外,指南还推荐在第二产程中应用会阴热敷和会阴按摩减少 III 度、IV 度裂伤的发生,而且会阴侧切术由于损伤肛门括约肌的风险更低,因此优于会阴中切术。

(二) 阴道裂伤

阴道裂伤可以为表浅的黏膜裂伤,也可以为深且累及大面积盆壁或盆底组织的裂伤。如会阴侧切部位的顶点向上纵行裂伤,严重者可延伸至阴道顶端,深度裂伤可达耻骨下支,有时可有数个裂口直到穹窿。阴道裂伤亦可向外阴延伸,甚至累及小阴唇或尿道旁组织。

1. 原因　与宫颈裂伤相似,包括胎儿过大、急产、产钳使用不当等,其中产钳使用不当是主要原因。胎头旋转不完全而产钳勉强交合,牵引时又未按产道轴方向进行,以致未以最小的径线通过产道;中、高位的产钳则可能造成更大伤害。阴道裂伤严重者甚至可延至穹窿。

2. 临床表现与诊断　主要表现为阴道出血,一般无明显疼痛。妇科检查可以在直视下确诊阴道裂伤部位及程度。

3. 治疗

(1) 浅层的阴道撕裂伤处理较容易,即对损伤处予以缝合止血修补。

(2) 严重的阴道撕裂伤处理比较复杂。如裂伤部位较深、出血多,往往难以分辨动脉和静脉的出血,故一般在恰当的暴露下迅速做大的"8"字缝合结扎以达到迅速止血的目的。止血后仔细寻找并辨明阴道撕裂部的顶端,裂伤缝合的高度应超过裂伤顶端的 0.5cm 左右,以免漏缝较高部位的血管而发生血肿;阴道表层裂伤缝合以间断缝合较好,裂伤面积大、出血多的部位缝合后应留置橡皮片以利引流,避免再次发生血肿。此类较大的裂伤在缝合后局部衬以纱布,于指加压 10~20 分钟,亦有助于避免再次发生出血或血肿。

(3) 对裂伤范围大且有较多的弥漫性出血、难以缝合者,局部以大纱布填塞加压止血,可令助手在裂伤部位相对应的一侧向下加压,在两个合力作用下,达到止血效果,纱条则可在 24~48 小时内取出。这种方法虽然少用,但在紧急状况下还是行之有效的;纱条取出后一般不再出血,如无感染,裂伤部生长迅速,一般 2~3 周内即可愈合。

(4) 阴道穹窿裂伤增加缝合的难度,延长缝合时间,缝合前必须仔细探查伤口的大小及深度,有无腹膜、膀胱、直肠的损伤,缝合采用间断缝合,不能缝合过深,以防止损伤周围组织。例如,阴道侧穹窿裂伤的缝合易损伤输尿管,阴道后穹窿裂伤的缝合易损伤直肠,阴道前穹窿裂伤的缝合易损伤膀胱。伤口两端的缝合以超过 0.5cm 伤口边缘为宜,防止血管回缩而发生再次出血。

4. 预防

(1) 术者须对骨产道及胎头径线有较准确的估计,阴道检查是阴道助产术成功至关重要的一步。术前要明确宫口开全情况、确定胎方位和胎先露的高低、排除头盆不称等产钳禁忌证。胎方位可依据胎头矢状缝及大小囟门的位置来确定,当受胎头水肿或颅骨重叠影响而不能确定时,可将手进一步伸入,体会耳郭的朝向,以胎头双耳的标志最为准确。

(2) 提高产钳助产术的技巧。常规行会阴侧切,尤其枕后位产钳或巨大胎儿时会阴切口应加大,胎头位置不正时,要尽量用手旋转胎头成正枕前位或正枕后位。置钳动作要轻巧,将钳匙紧贴,术者引导手的掌侧,顺骨盆弯及胎头轻轻滑入,切忌直进直出,谨防钳匙刮伤胎儿面颊。牵引产钳应循宫缩起伏,间歇性牵引,牵引力量应缓慢、均匀、平稳。为防止会阴Ⅲ度裂伤,要十分注意保护会阴,卸下产钳时应分叶滑出,防止二叶产钳与胎儿头同时娩出。

(3) 在分娩的第二产程指导产妇合理运用腹压,合理使用缩宫剂。对于宫缩过紧过强的产妇,宫口开全后,劝其做深呼吸运动,以防胎头娩出过快。

(4) 预计产程紧急,做好接产准备,以免保护会阴不及时致软产道撕裂伤。

(三) 宫颈裂伤

宫颈裂伤是指分娩时,宫颈裂口大于 1cm,伴有不同程度的出血。

1. 原因 宫颈裂伤常发生在胎儿过大、急产、宫口未开全而强行做产钳助产(产钳的钳叶误置于宫颈之外,或用产钳旋转胎头的方法不当),对臀位牵引术的后出头处理用过大力量牵拉。

2. 临床表现 一般是纵行裂伤,裂伤常在顺时针方向 3 点或 9 点处,裂伤有时可深达穹窿部(图 10-1-1)。子宫颈环形裂伤较少见,环形裂伤是指子宫颈的上唇或下唇的内面因暴力而发生环形撕裂和翻出。裂伤过大、过深或累及血管均可导致大量出血。

3. 诊断 ①产后 2 小时内阴道持续性流血,色鲜红;②子宫收缩好,轮廓清晰,质地硬;③胎盘娩出时检查完整,排除组织残留;④胎盘娩出后,用两把卵圆钳钳夹宫颈并向下牵拉,从宫颈 12 点处起顺时针检查宫颈一周,尤其注意宫颈两侧(3 点、9 点处)及宫颈裂口 ≥1cm 者。

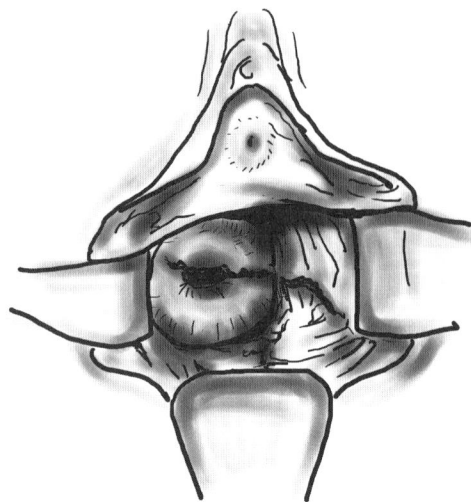

图 10-1-1 宫颈裂伤

4. 治疗

(1) 纵行宫颈裂伤:一般均需缝合修补。在阴道充分暴露后,卵圆钳夹住撕裂整齐的两侧撕裂面的下端,轻轻向下牵引,缝合自裂伤最上端以上 0.5cm 处开始,缝合第 1 针后,以缝合线轻轻向下牵引并撤去卵圆钳,间隔 1.0cm 左右,直至宫颈游离缘 0.5cm 处停止,并剪去多余缝线(图 10-1-2)。

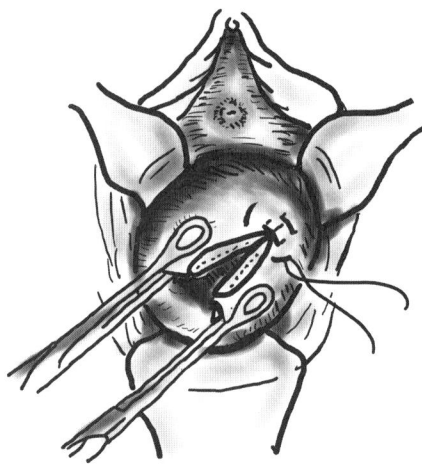

图 10-1-2 纵行宫颈裂伤缝合修补

(2) 横行宫颈裂伤:少见,处理比较困难,因裂伤的组织外翻,裂伤部的上端无法窥见,所以无法缝合,必须用纱条填塞法,即将翻出的裂伤的组织回纳后,迅速用纱条填塞阴道顶端及中端,同时用手在阴道内加压,助手则在腹部将产后的子宫向下推压,在两者的合力下达到止血的目的。术时注意应用子宫收缩剂,并及时排空膀胱,腹部及阴道压迫 20 分钟后,可以用沙袋加压于子宫底部并用腹带固定以代替手加压,纱条可在 48 小时后轻轻抽出,如无感染,一般止血可以成功,裂伤部可以迅速愈合,但需注意在短期内不可行阴道检查。

5. 预防

(1)胎儿过大、宫颈有瘢痕,有宫颈内口松弛矫正手术史者,可行剖宫产,不必强行阴道试产。

(2)宫颈有炎症者产前应予以适当治疗,合理应用子宫收缩剂,指导产妇合理应用腹压,以免出现宫颈水肿及裂伤。

(3)避免用暴力增加腹压助产。

二、产道血肿

分娩时,当胎儿整个身体中径线最大但可变性较小的胎头通过阴道时,阴道的周径明显增加,尽管妊娠期产妇阴道充血、柔软,但在难产需助产时,易导致阴道黏膜下组织因过分牵引而撕裂、出血形成外阴及阴道血肿。助产造成的阴道或会阴撕裂缝合不当,留有死腔,并且有腔内出血而形成血肿,其范围可不断扩大,可在阴道深部形成大的血肿。

(一)原因

血肿可发生在外阴、阴道等处,其中以外阴、阴道血肿较为常见。

1. 在妊娠期间,盆腔组织充血,血管扩张,分娩过程中当胎儿下降扩张、压迫产道时,造成产道深部血管缺血或断裂出血,由于该处的皮肤黏膜仍然完整,血液不能外流而积存于局部,逐渐增大形成血肿。

2. 由于会阴侧切术后,阴道或会阴撕裂伤缝合不当,留有死腔,同时腔内有出血,沿筋膜向上蔓延而形成血肿。

3. 妊娠合并肝病,因肝脏合成凝血因子减少而影响孕产妇的凝血功能,同样容易引起产道血肿。

(二)临床表现与诊断

产妇自觉外阴阴道胀痛、肛门坠胀、排尿困难、下腹疼痛,全身症状与出血量有关,严重者可有面色苍白、头晕、心慌、出冷汗、脉速、血压下降等休克表现。

1. **外阴血肿(vulvar hematoma)** 发生在会阴、阴唇、肛提肌及盆筋膜下。常发生在邻近侧切伤口或会阴裂伤一侧,血液积聚有时可以很慢。主要症状为会阴部逐渐加重的胀痛及局部增大,表面呈紫色,触痛明显,有肿块。出血快者可在产后当时或数小时后出现以上症状;出血缓慢者可在产后12~48小时才出现明显症状,若血肿增大压迫直肠可出现肛门坠胀感,压迫尿道时可出现尿路刺激症状,甚至发生尿潴留。由于没有筋膜的限制,血肿可以扩展到坐骨直肠窝,血量可达500ml,甚至更多。少数出血严重者可崩破黏膜使血液外流,出血多者可导致休克。

2. **阴道血肿(vaginal hematoma)** 血肿在阴道旁组织内。最常见的是发生在阴道黏膜和肛提肌筋膜间的血肿,血肿突向阴道,故在外阴部不可见。血肿增大,向下在直肠周围发展,向上可延伸至宫旁组织。阴道下段血肿症状与外阴血肿相似;中、上段血肿,小的可以无症状,大的突向阴道,产生剧痛、大便感、有尿意或排尿困难。肛门指诊可扪及张力较大的肿物;阴道检查可触到边界不清、张力大、有波动感并突向阴道的肿块,触痛明显,表面呈紫蓝色。

(三)治疗

产道血肿应早诊断、早处理,根据血肿大小及发展情况决定处理方式。发展缓慢的小血肿可以保守治疗;而发展迅速者一般多系小动脉断裂出血,需手术止血。

1. **外阴血肿** 外阴血肿小且无增大时多采用保守治疗,血肿大或继续出血时应采取手术彻底止血。手术在局部浸润麻醉下进行,在闭合性血肿最下端做约3cm的小切口,彻底清除血肿中的血块,探明血肿范围。血肿伴皮肤或黏膜裂伤者,就原裂口清除血块,修剪裂口边缘,再用4号丝线、三角针并成双线从血肿外皮肤、黏膜进针,两针距离约2cm,超过血肿范围间断缝合,血肿周边阻断缝合;切口及裂口处用皮片引流,避开皮片引流条间断缝合血肿,并保留导尿管;外用消毒纱布包裹后,再将冰块装入消毒手套内,其口结扎后,局部加压包扎,可12小时更换1次。术后24小时去除冰块,抽出引流条。待局部水肿缓解后拔除导尿管。若术后局部红肿明显,予以大黄10g、芒硝40g压迫。缝线4天拆线,观察有无感染及切口裂开。若血肿大、积血块多、出血量大、贫血重,则行输血治疗。

2. **阴道血肿** 由于阴道血管的来源多且呈网络状交叉,故止血较困难。阴道下段血肿清除后采取与血管走向垂直的方向缝合止血。手术中如找不到出血点,只有大片渗血时,可用凝胶海绵、止血粉、止血药等贴敷创面,待无活动性出血后再闭合血肿腔。阴道堵塞纱布24小时后取出,术后放置导尿管,外阴部以纱布卷兜丁字带压迫。

（四）预防

1. 预防产道血肿，除注意是否存在引起血管病变的妊娠并发症、血小板减少等高危因素外，还应了解患者是否服用过影响凝血功能的药物。

2. 预防早产，同时更要密切注意产程进展，对于产程进展不顺利的孕妇，应及时行阴道或肛门检查，了解是否头盆不称或胎位不正，及时明确梗阻的原因，避免产道长时间受压，引起局部缺血，血管坏死，导致血肿的形成。高度警惕产道血肿的发生，一旦发生应做到早诊断、及时恰当处理。

3. 产后应仔细观察，预防产道血肿的发生。

三、阔韧带血肿

1. **原因** 大多为子宫破裂或宫颈裂伤向上延伸所致。

2. **临床表现与诊断** 盆膈以上的血管断裂可形成阔韧带血肿。常见的为宫颈及阴道穹隆部的深撕裂、子宫侧壁的不全裂伤等，少数可由于血管自发性破裂所致（图 10-1-3）。出血多时，血液可沿腹膜后间隙向上延伸到肾周围甚至膈下。由于该处组织疏松、容量大，疼痛症状不明显，常在产妇出现贫血或休克症状时才被发现，出血量多时可向阴道或腹腔内破裂。在患侧腹股沟上方或宫体旁可触及肿块，压痛明显。

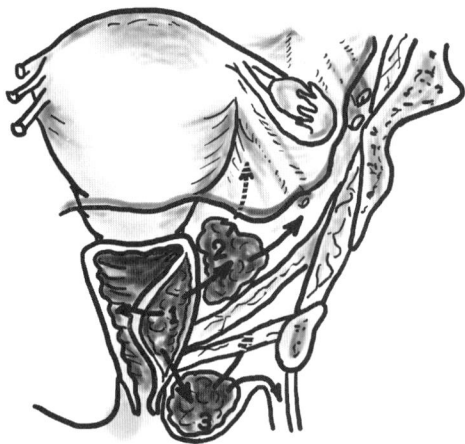

图 10-1-3 阔韧带血肿

3. **治疗** 一般行剖腹探查术止血。手术不可大块缝扎止血，应打开阔韧带，游离子宫动脉及其上行支和伴随静脉，推开输尿管及膀胱，再结扎止血，避免损伤输尿管及膀胱。如腹膜后的出血来自卵巢血管，应同时结扎卵巢血管，并切除同侧附件。出血活跃又难以找到出血点、止血无效时，可行同

侧或双侧髂内动脉结扎以控制出血。根据止血是否彻底、有无感染可能等情况决定是否放置引流，术后应用大量抗生素预防和控制感染。少数自发性血肿可在严密观察下保守治疗，但发现血肿继续增大时，应手术止血。

4. **预防** 密切注意产程进展，防止子宫破裂和宫颈裂伤的发生。

四、产后宫内感染

1. **原因** 未做到无菌操作，人工剥离胎盘时反复进入宫腔等；术后未及时应用缩宫药物，子宫出血较多、时间较长。

2. **临床表现** 产妇出现腹痛，阴道出血增多，恶露腥臭，可伴有体温增高。

3. **诊断** 产后发热（体温>38℃）、头痛头晕、恶露异常、外阴产道或剖宫产切口有感染，结合血液学和病理学检验结果综合判断。

4. **治疗** 给予广谱抗生素治疗，阴道分泌物行细菌培养加药敏试验，选择敏感抗生素对症治疗；严重感染者，必要时切除子宫。

5. **预防** ①手术时外阴重新消毒，铺消毒巾，换手套及手术衣；②徒手剥离胎盘应一次完成，不可反复进入宫腔，以减少感染机会；③术后给予抗生素并密切观察有无子宫出血。

五、产后阴道出血

产后出血是指胎儿娩出后 24 小时内，阴道分娩者出血量≥500ml，剖宫产者≥1 000ml，包括子宫收缩乏力、软产道裂伤等引起的出血。

1. **原因** 阴道手术助产（如产钳助产、臀牵引术等）造成软产道裂伤后未及时发现。

2. **临床表现** 产妇在产褥期可发生阴道反复大出血或长时间出血。如短期内出血过多，可致休克，甚至危及生命。慢性失血可造成贫血。妇科检查示子宫复旧不良，大而软，宫颈口松。

3. **诊断** 主要依据临床表现和超声诊断：①分娩后 4~8 周有反复阴道流血病史，严重者甚至伴休克；②分娩后，体温升高，持续数天伴血性恶露者；③妇科检查：仔细检查软产道，可见宫颈裂伤、阴道裂伤或会阴裂伤。宫颈裂伤常发生在 3 点与 9 点处，有时可上延至子宫下段、阴道穹隆。

4. **治疗** 应彻底止血，按解剖层次逐层缝合裂伤。宫颈裂伤<1cm 且无活动性出血不需缝合；若裂伤>1cm 且有活动性出血应缝合。缝合第 1

针应超过裂口顶端 0.5cm,常用间断缝合;若裂伤累及子宫下段,缝合时应避免损伤膀胱和输尿管,必要时可经腹修补。修补阴道和会阴裂伤时,需按解剖层次缝合各层,缝合第 1 针应超过裂伤顶端,不留死腔,避免缝线穿透直肠黏膜。软产道血肿应切开血肿、清除积血、彻底止血、缝合,必要时可置橡皮引流。

5. 预防 ①正确处理产程:严防产程延长,第二产程胎头娩出时注意保护会阴,胎肩娩出时静脉推注缩宫素 10U,加强子宫收缩促进胎盘剥离,缩短第三产程。胎盘剥离前不可乱拉脐带及揉搓子宫以免发生胎盘部分剥离出血。胎盘娩出后应仔细检查胎盘胎膜是否完整。胎儿胎盘娩出后,应常规仔细检查软产道有无裂伤、出血。②加强产后观察:产后 2 小时的失血量占产后 24 小时失血量的 80%,所以产后 2 小时内一定要在产房内严密观察阴道出血量,正确估计出血量并及时处理。

六、子宫内翻

子宫内翻(inversion of the uterus)是指子宫底部向宫腔陷入,甚至自宫颈翻出的病变。是第三产程严重的并发症,一旦发生即出现出血及休克,未及时抢救者,往往在发病 3~4 小时死亡。按发生时间分为急性子宫内翻或慢性子宫内翻,发生在产后 3 天以上为慢性。按内翻程度分为完全性内翻(图 10-1-4A)和不完全性内翻(图 10-1-4B);另外,还有内翻子宫脱垂,内翻的子宫脱垂于阴道口外(图 10-1-4C)。

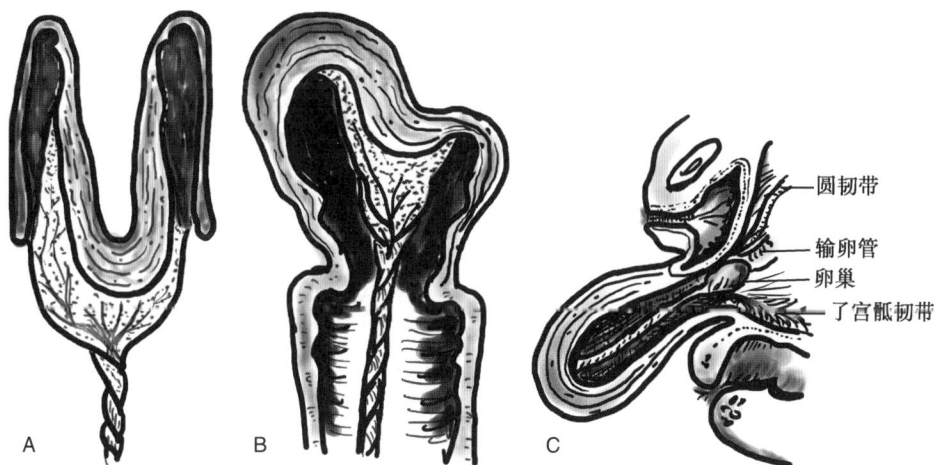

图 10-1-4 子宫内翻
A. 完全性内翻;B. 不完全性内翻;C. 内翻子宫脱垂。

1. 原因 内因是子宫壁肌软弱无力,宫颈松弛扩张;外因为子宫底部有一自上而下的牵拉力或推动力,致使子宫底与胎盘一起娩出。

2. 临床表现与诊断 子宫内翻发生时产妇立即上休克,与失血量不成比例,这与疼痛和牵拉腹膜有关。出血和下腹剧痛、阴道口有红色球状物是急性子宫内翻的症状。慢性子宫内翻常是急性子宫内翻未被发现者演变而来,常在产后表现为下腹坠痛或阴道坠胀感,大小便不畅通,阴道不规则流血或白带臭味,甚至有脓液排出,有贫血表现。急性子宫内翻应该与黏膜下肌瘤、子宫脱垂鉴别。

临床上可将内翻子宫分 3 度:Ⅰ度为宫底内翻至宫颈;Ⅱ度为宫底内翻达阴道内;Ⅲ度为宫底内翻达阴道外口。

妇科检查可见阴道内有血性、绒球样圆形包块,触之易出血,包块根部可触及宫颈环。盆腔内查不到子宫底,而在耻骨联合上方或耻骨后触到一凹陷环。

3. 治疗 原则上是纠正休克后,在麻醉下行手法复位,成功率可达 90%。但有时特殊情况需特殊处理:如不具备麻醉条件时,可用镇静止痛剂(哌替啶、吗啡等)、输液、输血并及时行使手复位(详见第十三章第三节)。

4. 预防 ①正确指导产妇运用腹压,避免腹压突然增加过速,避免腹部加压助娩;②注意有胎盘剥离征象后再推压子宫,先按摩子宫底,再向下推压胎盘;③胎盘未剥离时,勿用手牵拉脐带;④胎肩娩出后常规使用缩宫药物,促进宫缩及胎盘娩出;⑤产后出血不多而有不明原因的休克,尽早做阴道镜检查,以便及早发现子宫内翻。

七、子宫破裂

子宫破裂（rupture of uterus）是指晚期妊娠胎儿已能成活时子宫发生破裂。主要发生在分娩期，极少数可发生在妊娠期，是妊娠期和分娩期最严重的并发症之一。

（一）原因

见于不适当的各种助产手术。如宫口未开全时施行产钳术、臀位牵引术等，常致子宫颈裂伤延伸至子宫下段造成子宫破裂；忽略性横位内倒转术及毁胎术中断头、断臂、断脊柱等操作不慎；臀位牵引手法粗暴；腹部加压宫底；困难的人工剥离胎盘术或植入性胎盘手术等，均有可能导致子宫破裂。

（二）临床表现与诊断

详见第十一章第一节。

（三）治疗

详见第十一章第一节。

（四）预防

1. 严格掌握阴道助产手术的适应证和条件，术前详细检查以确定是否已出现子宫破裂或先兆子宫破裂。

2. 操作时认真仔细、缓慢、轻柔，避免损伤子宫下段正常组织。

3. 宫颈口未开全时，不做产前助产手术。

八、部分阴道粘连

因头盆不称、滞产、子宫下段阴道及软产道长时间受压造成损伤，组织坏死脱落后，宫颈与阴道部分粘连、闭锁。详见第九章第十节。

九、生殖道瘘

（一）舟状窝瘘

1. **原因** 头盆不称、胎位异常等原因导致滞产，产道软组织长时间受压于耻骨和胎儿先露之间，组织发生水肿、缺血坏死及溃烂，坏死组织常在产后 10 天左右脱落，形成瘘孔。

2. **临床表现** 瘘管位于直肠前壁与阴道前庭舟状窝之间。内瘘口常开口于直肠前壁近齿状线处，最远不超过 2cm，外瘘口开口于舟状窝，瘘管短。腹泻和稀便时自阴道口不自主有粪液溢出。

3. **治疗** 一经发现应待炎症消退后立即行手术修补。手术方法：行基础加骶管麻醉，取截石位探查瘘内口，将其后唇钳起，做弧形切口，两端止于肛缘，长约肛门周径的 1/3，将瘘口至肛缘间直肠壁

连同瘘管及瘘口周围瘢痕组织完全切除；再以后唇为最低点，沿直肠阴道间隙向上游离直肠前壁约 2.0~3.0cm，使之拉至肛缘无张力。缝合直肠前壁与肛门创缘，缝合时将直肠前壁翻出肛门皮缘，置油纱条填塞直肠腔压迫止血，术毕。术后 4~6 小时取出油纱条，用 1:1 000 高锰酸钾液冲洗肛门，配合烤电等物理治疗，常规应用抗生素 3~5 小时，缝线自行脱落或 8~10 天拆线。

手术注意事项：①严格的术前肠道准备；②完整剔除瘘管；③严密关闭瘘管剔除后余留的创面，不留死腔；④直肠黏膜瓣应无张力地覆盖于创面；⑤阴道前庭与直肠完全分离。

直肠舟状窝瘘术后复发主要有两点原因：①直肠黏膜瓣的回缩或移位；②创面的感染。直肠黏膜瓣回缩是因为直肠黏膜瓣游离不够，直肠黏膜瓣移位是因为黏膜的剥离不完全，黏膜瓣上带有直肠黏膜下肌层，这一点容易解决，只要手术中完全、准确地游离黏膜，并向上游离达 3cm 以上，左右达半圈以上即可。引起创面感染的因素较多，包括大便污染、残留瘘管黏膜继续分泌、创面留有死腔、会阴污染源进入创面等。

4. **预防**

(1) 孕期定期产前检查以便早期发现异常情况。

(2) 产时应有经过训练的医生接生，及时发现滞产。

(3) 及时采取适当手术助产。

（二）直肠阴道瘘

1. **病因** 分娩时会阴Ⅲ度裂伤手术缝合失败，或行会阴切开时缝线穿透直肠黏膜。

2. **临床表现** 不能控制排气。若瘘孔小、大便干燥，大便可自肛门排出；大便稀时，则自阴道排出。若瘘孔大，则大便从瘘孔经阴道排出。外阴和阴道受粪便刺激常发生外阴皮炎或阴道炎，影响性生活。

大瘘孔用阴道扩张器即可看见。小瘘孔在阴道后壁可见一鲜红的小肉芽组织，自此处探入子宫探针，另一手指伸入肛门，手指与探针可相遇。

3. **治疗** 直肠阴道瘘一经诊断，均需手术治疗。但根据瘘管的大小等可有不同的手术时间和手术方式。直肠阴道瘘治疗应等待所有炎症消退、瘢痕软化，在受伤或已行修补术后 3 个月后进行。如果瘘管大则等待 6 个月。同时所有炎症一定要做适当引流。

(1) 手术修补

1) 低位直肠阴道瘘修补术：①沿中线剪开肛门括约肌达瘘孔，使其成为Ⅲ度会阴裂伤状态；②分离阴道黏膜和直肠黏膜；③缝合直肠壁、括约肌和会阴。操作方法与Ⅲ度会阴裂伤修补术相同。

2) 高位直肠阴道瘘修补术：①暴露瘘孔。用单叶拉钩将阴道前壁向上牵拉，暴露瘘孔。②缝合拉线。根据需要可在距瘘孔约 0.5cm 的阴道壁上用细丝线将阴道壁贯穿缝合。缝线作为牵拉阴道壁用，有助于进行瘘孔处的分离。③分离瘘孔周围组织，使阴道壁与直肠壁分开。注意瘘孔边缘瘢痕及阴道瘢痕应切除。④用 2-0 可吸收缝线连续或间断缝合直肠壁。为确保瘘孔不再复发，可用 1 号丝线缝合直肠肌壁，以免出现肠线吸收后瘘孔修补处裂开。⑤用 2-0 可吸收缝线间断或连续缝合阴道壁。

(2) 手术注意事项：术前少渣半流食，术前晚清洁灌肠。术后控制排便 3~4 天，保持外阴清洁。

4. 预防

(1) 加强围生期保健，提高产科质量，正确助产，产时避免会阴裂伤。

(2) 会阴切开缝合时切勿透过直肠黏膜，术后常规肛门指检，发现直肠黏膜有缝线及时拆除。

（三）膀胱阴道瘘

1. 病因　由于头盆不称、胎位异常等导致滞产，产道软组织长时间受压于耻骨和胎儿先露之间，组织发生水肿、缺血坏死及溃烂，坏死组织常在产后 10 天左右脱落，形成瘘孔。当梗阻发生在骨盆入口处，可发生膀胱阴道瘘。

2. 临床表现　瘘孔大时患者完全不能自己控制排尿。外阴及臀部因长期受尿液浸泡，发生皮疹或湿疹，继发感染，可有泌尿系统感染症状，并影响性生活。

检查时令患者胸膝卧位，用阴道扩张器的下叶向上方提拉阴道后壁，可发现膀胱或尿道的瘘孔。注意瘘孔的大小及部位，瘘孔周围有无瘢痕组织。瘘孔较大时，可看见向外翻出的红色膀胱黏膜。瘘孔较小时，可令患者咳嗽，观察流出尿液的部位，此时用探针插入尿道，可见探针自瘘孔露出。

3. 治疗

(1) 治疗时机：膀胱阴道瘘的修补时机是基于瘘管周围组织状况而定的。对于初发膀胱阴道瘘者，首次手术修补成功率最高，尽量避免二次手术。多数外科医师倾向于选择延期修补，即明确诊断后

6~12 周进行；此时，无论是产科还是盆腔手术所致的膀胱阴道瘘，瘘管周围已无活动性炎症、感染和坏死组织，修补成功率较高。当组织状况满足手术要求时，对于简单、无炎症的膀胱阴道瘘，术后立即修补或损伤后 1~6 周进行早期修补，也能取得类似延期修补的成功率。肿瘤放射治疗诱发的膀胱阴道瘘，瘘管周围组织损伤严重，若发生急性炎症，应避免早期修补；组织炎症可在放疗结束后 1 年左右自愈，此类患者修补时间可放宽至放疗结束后 6 个月左右。

(2) 治疗方法：巨大的膀胱阴道瘘可采用经腹与经阴道联合手术。手术时应充分游离瘘孔周围组织，游离缘最好达 1~2cm，并切除周边瘢痕，以 3-0 可吸收缝线缝合瘘孔，切勿穿过膀胱黏膜，再以 2-0 可吸收缝线缝合阴道黏膜。术后在膀胱内放置导尿管，瘘孔小者可放置 3~5 天，瘘孔大者需放置 12~14 天。

4. 预防　孕期定期产前检查以便早期发现异常情况，产时应有经过训练的医生接生，及时发现滞产，及时采取适当手术。

十、心理伤害

1. 原因

(1) 恐惧焦虑心理：产妇（尤其是首次经历分娩者）害怕疼痛又缺乏相关的知识，对分娩存在恐惧心理，担心难产、害怕助产术对胎儿有影响、环境陌生等，都会使其精神过度紧张，恐惧和焦虑。

(2) 很多医师从多年的助产工作中体会到，医务人员的言行和神态都将对产妇有很大影响。

2. 临床表现　随着产程的进展，频繁的子宫收缩和胎儿先露部的下降给产妇带来了疼痛和不适感，是形成产妇紧张、恐惧心理的主要因素。这时产妇的心理特征是希望能减轻疼痛，尽快结束分娩，渴望医护人员给予鼓励和帮助。但分娩的疼痛和不适感是因人而异，有的产妇对疼痛较为敏感，有的有较强的耐受力。当产妇心理状态不佳时，常表现为一有宫缩就呻吟不止，不能进行自我控制，甚至拒绝进食，使体力、精力消耗过大。

3. 处理　这时应对产妇进行耐心、细致的心理护理，鼓励其饮食、休息，避免因宫缩乏力而导致难产。应根据产妇的不同心理状态尽量给予鼓励、安慰和帮助，使其消除紧张的情绪，保持心情愉快、情绪稳定、思想放松，并用交谈等方式来分散产妇的注意力，有利于减轻宫缩的疼痛，使她们用积极

的态度来对待分娩。在检查时应注意动作轻柔,防止更多的疼痛刺激,使接生的各项工作忙而不乱地正常进行,产妇积极主动配合,保证顺利分娩。

4. 预防 助产人员在产妇的产程护理过程中要耐心说服、指导产程,根据需要进食和休息,使产妇情绪稳定、养足精力,顺利分娩。

心理护理应用于产房助产工作,给予产妇心理和精神上的支持,将会使产妇在产房感受到舒适和亲人般的温暖,保持情绪稳定、精神舒畅,对自然分娩充满信心,使手术产率、新生儿窒息率下降,同时增加了产妇及家属对医院的信赖感和满意度。心理护理适应了新型医学模式的转变,体现了以患者为中心,以人为本,以健康为中心的宗旨。

(平 毅 李卓莉)

第二节 新生儿与胎儿并发症

一、头面部皮肤损伤

头面部皮肤损伤多由产钳擦伤面部皮肤所致,看到皮肤擦伤即可诊断。对于浅层擦伤,局部保持清洁,防止感染,即可愈合;如系刀割伤,有时需要小针细线缝合。重点在于预防,严格掌握阴道助产的指征,经阴道助产时注意器械放置在正确的位置,严格按照规程操作,避免造成损伤。

二、头皮血肿

(一)原因

头皮血肿是由于胎儿娩出时颅骨和母体骨盆相摩擦或受挤压致颅骨骨膜损伤、骨膜下血管破裂,血液积聚在颅骨与骨膜之间而形成。

(二)临床表现

1. 骨膜下血肿 又称头颅血肿,血肿部位以顶部多见。血肿多于出生后数小时至数天内逐渐增大,小者如鸡蛋,大者如颅骨块大小。由于颅缝处骨膜与颅骨连接较紧,所以血肿界限清楚,不超过骨缝范围。血肿常为一侧,偶亦可发生在两侧顶骨,范围局限于顶骨区域内。头皮血肿吸收较慢,往往需数周或数月,先在血肿周围机化、钙化变硬呈硬环感,中心有波动感,易误诊为凹陷性骨折,由此可与头皮水肿相鉴别,后者往往在数小时内消退。如由产钳牵拉或胎头吸引所致,皮肤常有溃破

或呈紫红色。血肿机化后变硬,常需 6~8 周吸收恢复。血肿大者常致黄疸加重及贫血,严重者甚至可发生胆红素脑病(图 10-2-1)。

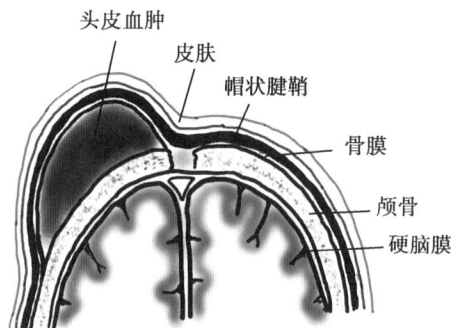

图 10-2-1　骨膜下血肿

2. 帽状腱膜下血肿 血肿发生于头颅的帽状腱膜与骨膜之间,因有小动脉损伤,出血易扩散,由于帽状腱膜下组织疏松,出血向外扩散,一般比皮下血肿大。生后不久即见头皮局限性肿胀,出血可通过软组织扩散,出血量较少时血肿范围较局限;出血量多时,肿胀范围逐渐扩大,可累及整个头皮,甚至波及额、眼周、枕或颈背部。血肿有波动感,常使前囟不易扪清,所覆皮肤可呈青紫色。出血严重时可致贫血或低血容量休克,若不及时治疗可引起死亡(图 10-2-2)。

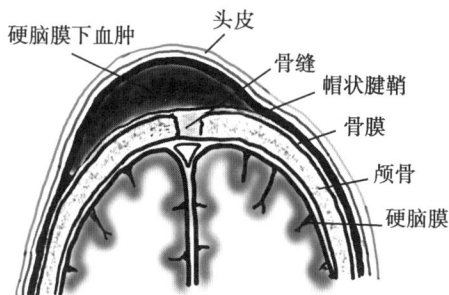

图 10-2-2　帽状腱膜下血肿

因此处骨膜紧贴骨缝,不如其他处的易于分离,所以血肿的范围从未有越过颅骨缝者,须与脑膜膨出及胎头水肿区别。

婴儿在出生后 1~2 天,头颅血肿可隐于胎头水肿下。但胎头水肿消散后即见血肿的特殊波动。至于脑膨出与脑膜膨出,皆出现于颅缝或囟门,常与呼吸共振动,压之减小。

(三)诊断

1. 病史 在分娩过程中,有头盆不称、胎位不正、产钳助产牵引史。

2. 临床特点 发生于出生后 1~4 天,外观见局部头皮肿胀、隆起(图 10-2-3)。帽状腱膜下血肿的特点为血肿发生于头颅的帽状腱膜与骨膜之间,大多在 2~3 天内缩小、逐渐消失。头颅血肿部位多在顶部,多于出生后数小时至数天逐渐增大,血肿边界清楚,不超过骨缝范围,中心有波动感,无全身症状,血肿消退较慢。

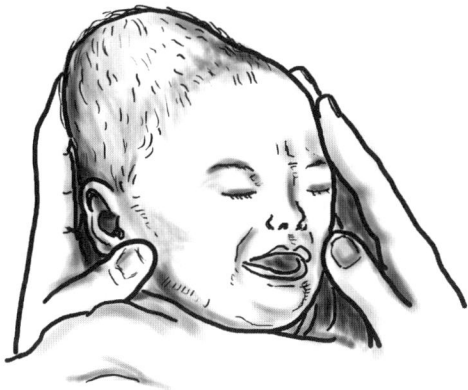

图 10-2-3 头皮血肿

3. 辅助检查

(1)血常规检查:因失血可有红细胞计数、血红蛋白量减少。

(2)血生化检查:胆红素增高以间接胆红素增高为主,肝功能检查正常。

(3)颅骨 X 线检查:头颅血肿往往单独存在,仅有局部血肿,做颅骨 X 线检查以除外骨折;脑膜膨出者,头颅 X 线片可见局部颅骨有缺损,可助鉴别。

(4)头颅 B 超和 CT 检查:排除颅内出血。

(四)治疗

1. 观察,勿揉挤局部,不穿刺抽吸,以防引起感染。

2. 血肿大、发展快时可冷敷或加压包扎,注意新生儿贫血和失血性休克,应用维生素 K_1 5mg/d,肌内注射,共 3 天。

3. 局部应用中成药或跌打丸外敷。将跌打丸以 75% 乙醇调成糊状,涂于患处,2~3 次 /d。

4. 如有黄热病感染,宜抗生素治疗。

5. 出现高胆红素血症时,予以光疗、输白蛋白或血浆等治疗。

6. 头皮血肿一般无须特别处理,如血肿不断长大,则应做头颅 X 线、血小板及凝血因子检查,以除外其他病变。

7. 血肿较大者必要时行穿刺抽吸治疗。

(五)预防

1. 做好围产期检查,产前明确诊断,防止难产和手术产。

2. 加强产程监护,及时发现问题,及时采取相应措施。

3. 改进手术助产方式,加强培训,提高接生技术,防止分娩损伤。

三、颅内出血

(一)原因

新生儿颅内出血可分为两型:①缺氧型是毛细血管因缺氧后渗透性增加而血液渗出,可发生在出生前、出生时和出生后;②损伤型则都发生在出生时。实际上有相当多的颅内出血是在缺氧基础上,在组织失常的情况下才发生损伤。损伤型颅内出血发生率随出生体重增大而增加,在极低出生体重儿的难产中,颅内出血也以损伤型为主,而在自然分娩的新生儿中则以缺氧型为主。难产中的损伤比例明显高于自然分娩。从出生体重分析,发生颅内出血的基本规律是体重越小,缺氧型越多;体重越大,损伤型越多;缺氧越重,越易损伤。由于新生儿出生第 1 周内凝血因子少,有出血倾向,可加重颅内出血的程度和后果。少数病例是因维生素 K 缺乏、颅内血管瘤破裂、快速静脉注射碳酸氢钠或扩容等导致的出血所引起。

(二)临床表现

1. 多数病例出生时有窒息,复苏好转缓慢,建立呼吸困难,12 小时内出现大脑皮质受刺激、兴奋性增高的症状,如烦躁不安、呻吟、拒乳、单声哭叫、体温不升、拥抱反射亢进、肌震颤、抽搐、凝视、斜视、眼球颤动、两侧瞳孔大小不等、对光反射消失、呼吸紊乱等,由于新生儿骨缝未合,颅内压增高症状常不甚明显,前囟可能紧张,但少有隆起和喷射性呕吐,角弓反张并不多见。继之,出现皮质抑制症状,如嗜睡、昏迷、四肢张力降低、呼吸不规则、拥抱反射减弱或消失等,重症儿和早产儿可无兴奋症状而仅表现为抑制状态。一般损伤型颅内出血较缺氧型的症状出现更早且重,少数病例在生后 2~3 天,才显现症状,个别患儿维生素 K 缺乏导致的颅内出血可到生后 1~2 个月才出现症状。

2. 轻症或脑室周围脑实质少量出血的症状出现偏晚,可以兴奋与抑制交替,呈时而呆滞、时而激惹的跳跃型,易被忽视。另有一些寂静型患儿,症状更少,往往仅有活动少,常因肌张力低和红细胞压积下降等表现而引起注意。近年来,利用CT开展颅内出血检查时,已发现在正常对照组中检出颅内出血患儿,说明本病极轻型可以无症状而被遗漏。Burstion等报道了一组1 500g以下的室管膜下出血的早产儿,68%无临床症状。

3. 小脑幕下出血表现为脑干受压,呼吸循环障碍,病情较重。大脑出血表现为兴奋尖叫、激惹和惊厥;硬脑膜下出血,轻症可无症状,重者可有偏瘫、局限性抽搐;颅窝下血肿或小脑出血表现为延髓受压,病情进展很快。

总的来说,本病按出血原因、类型、部位和数量的不同,临床表现可以相差悬殊,不典型病例的神经系统症状常被呼吸功能紊乱、呼吸不规则所遮盖。

(三)诊断

1. 病史中多有异常分娩史或围产期窒息史,发病多数为3日以内。

2. 足月儿出生后短时间内可出现烦躁、呻吟、尖叫、抽搐等兴奋症状,未成熟儿常见嗜睡、反应差、拒奶、肌张力低下、反射消失等症状。

3. 常有呼吸不规则,前囟饱满或紧张,神经反射消失和瞳孔改变等体征。

4. 颅脑B超可以早期明确出血及其部位。

5. 患儿常伴有肺不张、低氧血症、酸中毒及胎粪吸入。为除外先天性心脏病、肺不张、膈疝、呼吸窘迫综合征及肺炎,可借助放射线检查。对颅内病变可用头颅超声、CT或MRI,不但可协助诊断颅内出血,还可明确病变部位。

(四)治疗

1. 一般治疗 加强护理,保暖,保持安静,减少惊扰;给予氧气吸入,抬高床位,保证液体和热量供给。

2. 对症治疗

(1)有凝血障碍时,肌内注射或静脉注射维生素K₁ 5mg/d,共3天。

(2)烦躁不安或惊厥时,用地西泮0.2~0.5mg/kg或苯巴比妥10~15mg/kg,肌内注射,总量不超过30mg/(kg·d)。

(3)颅内压明显增高可致呼吸不规则,发生脑疝时可用脱水剂,20%甘露醇1.0g/kg于30分钟内静脉滴注,2~4次/d。一般病例可用地塞米松1~2mg静脉注射,以后按0.2~0.4mg/kg,q.8h.,可减轻脑水肿。

(4)纠正酸中毒:尤其是合并呕吐、抽搐、高热时易出现酸中毒,应及时纠正。

(5)硬脑膜下穿刺:确诊硬脑膜下出血,病情危重时可及时行硬脑膜下穿刺,以免血液凝固后无法抽出,从前囟侧面或冠状缝垂直刺入,约5mm(<15mm),每次抽血量少于15ml。

(6)及早使用抗生素,预防肺部感染。

(7)改善脑细胞缺氧及代谢障碍,可用能量合剂,1次/d,连用1~2周。

(五)预防

1. 做好孕期保健,及时发现胎位异常和骨盆狭窄。产程中严密观察产程进展,切不可盲目试产。

2. 提高助产技术,正确运用产钳,以及熟练掌握臀牵引术、内倒转术等助产技术要点。分娩过程中预防和及时处理胎儿窘迫。不可滥用催产药物和中枢神经系统抑制剂。

3. 对未成熟儿、难产儿、手术产儿和有过缺氧的高危新生儿,加强护理,延迟开奶,保持安静,肌内注射维生素K₁ 5mg/d,共3天,以预防颅内出血。

4. 一旦出现颅内出血症状、体征,及早诊断,正确处理。

四、骨折

(一)锁骨骨折

1. 原因 锁骨骨折发生率在9%~18%,易发生于助产操作中,如肩难产助产、臀位助产,但自然分娩时亦可发生。

2. 临床表现 患儿临床表现为哭闹、患侧上肢活动受限,患侧锁骨局部肿胀、淤血、骨擦音,骨折部位常在锁骨外1/3。

3. 诊断 ①多数为单侧性,好发于锁骨外1/3,骨折可以是完全性或不完全性(青枝骨折);②完全骨折时受伤侧肩部活动受限,移动上臂时患儿哭吵不安,伤处局部肿胀,折断处有骨摩擦音;③不完全骨折时局部表现不明显,活动也不受限制,往往在为婴儿洗澡时仔细触摸,发现骨擦音;④X线检查可协助诊断。

4. 治疗 治疗方法较多,如将一压舌板横置于后颈项下背部水平,然后以小绷带绕过两侧肩部做"8"字形固定,使肩部处于挺直状态,以免锁骨重叠交错,2周后即可愈合。

5. 预防 关键在于产前正确估计胎儿体重,正确选择分娩方式,掌握分娩机转,不断提高助产技术和产科质量。

（二）肱骨骨折

1. 原因 肱骨骨折多发生在肩难产抽臂或臀位助产时助臀娩出手法不当，患儿受伤侧活动受限，如骨折部位在肱骨下 1/3 处，易有成角畸形。

2. 临床表现与诊断 ①多发生于骨干中段，多为横断骨折，移位明显；②抬举病侧上肢时，患儿疼痛啼哭，病侧上肢活动受限；③局部肿胀，折断处有骨擦音；④如合并桡神经损伤，则出现腕下垂，伸指活动障碍；⑤X 线检查可确诊。

3. 治疗 ①对位后小夹板固定 3~4 周；②亦可将患肢屈肘，用绷带直接固定于胸壁；③合并桡神经损伤时，无须特殊处理，一般 2 个月内可自行恢复，预后良好。

4. 预防 正确估计胎儿体重，预计发生肩难产的可能性较大时，及时选择剖宫产结束分娩则可避免。

（三）股骨骨折

1. 原因 多因臀位用力钩取下肢所致，剖宫产亦偶有发生。

2. 临床表现与诊断 ①骨折多发生于中 1/3；②发生股骨干骨折时，助产者可清楚听到骨折声；③患侧下肢活动受限，按压患处小儿疼痛啼哭，局部肿胀严重，有骨擦音；④由于屈肌收缩，使近侧断端向前移位，造成向前外成角的短肢畸形；⑤X 线检查可确诊。X 线片可见骨折多发生于中 1/3，断肢近端向外移位、远端向上移位的成角畸形。

3. 治疗

（1）暖箱内垂直悬吊牵引：调节暖箱在适宜的温湿度，在暖箱内婴儿足侧顶部正中，沿婴儿身体纵轴向两侧各 7~8cm 处钻一小孔，除去患儿所有衣服，穿纸尿裤，双下肢皮肤清洁后，从婴儿大腿根部沿大腿内侧贴宽胶布，延长超足底约 3cm，自制一横弓，内垫硬纸板，横弓中间钻小孔引一牵引线穿过暖箱顶端小孔后，两条牵引线相系固定，调整患儿臀部离开箱内床面约 2cm，大腿贴宽胶布外两侧用长条形海绵条保护，外加绷带包扎。其间观察患儿下肢轴线与躯干轴线之间的角度不大于 90°，分别于固定牵引 1 周后、2 周后和出院前摄片复查，同时在牵引 1 周左右加用维生素 A、维生素 D、钙剂等促骨痂形成。

（2）躯干固定法（Crede 法）：此法适合瘦小或对胶布过敏、皮肤溃烂者。采用此法时需注意，患肢与胸腹壁间应以棉垫相隔，防止皮肤糜烂；注意骨折端向后成角畸形的矫正。若出现成角畸形，需将

肢体远端与胸壁间加厚棉垫矫正；注意绷带松紧适度，每天观察，适时调整，以免发生血循环障碍。

（3）小夹板固定法：适用于中 1/3 骨折的无成角畸形者。可用小夹板固定或小腿皮肤牵引 3~4 周，可愈合，一般无后遗症。

4. 预防 严格遵守操作规程，特别是臀位时，下肢不能牵拉过猛，应顺势利导，方可避免发生骨折。

（四）颅骨骨折

1. 原因 多为产钳损伤，偶见于吸引器助产。

2. 临床表现

（1）颅骨受压致凹陷性骨折、脑部无损伤者，一般无明显临床症状，仅在出生后查体时发现。

（2）产钳挤压或胎头吸引时吸力过大，造成裂纹形骨折或线状骨折。轻者无其他组织损伤；重者并发硬脑膜下出血或脑组织损伤，则有颅内出血症状与体征。

线状骨折的一个少见并发症是软脑膜囊肿，又称外伤性脑膨出、生长型颅骨骨折，系颅骨骨折致硬脑膜撕裂后，骨折线逐渐增宽，蛛网膜、软脑膜及脑组织疝入骨折缝并向外突出，形成进行性增大的软脑膜囊肿。多数在骨折 3 个月后出现。临床表现为头皮波动性肿物，触之软，透光检查阳性。穿刺检查囊肿内为清亮的脑脊液。随着患儿年龄的增长，骨折线不断扩大。

（3）合并颅内出血的严重病例，常很快死亡，幸存者也多遗留神经系统后遗症。

3. 诊断

（1）助产史。

（2）触诊伤处患儿啼哭，触到凹陷或有裂纹感，可助诊断。

（3）X 线检查可确诊。如为线状骨折所致软脑膜囊肿，X 线显示骨折线增宽，类似颅骨缺损，缺损边缘向外翘起。

（4）颅骨缝分离的线状骨折 CT 扫描表现为骨缝的距离增宽，颅骨内板边缘连接欠佳。

（5）需与胎头水肿、头颅血肿鉴别。

4. 治疗

（1）凹陷性骨折凹陷不超过 0.5cm、无临床症状者常可自行复位，一般在几周内有望愈合，无需特殊治疗。

（2）骨折面积大、凹陷深度超过 0.5cm 或有颅内出血者应尽早做复位手术，以解除压迫，保护脑部功能，防止癫痫发生。

（3）除开放性骨折需急诊手术外，线状骨折本

身通常无须治疗，3个月内均可完全愈合，不影响小儿以后的正常发育。如线状骨折合并软脑膜囊肿一般主张手术切除囊肿，修补硬脑膜，如膨出不明显或颅骨缺损不大也可不手术。

（4）合并颅内出血的严重病例，常很快死亡，幸存者也多遗留神经系统后遗症。如合并颅内出血需急诊手术。

5. **预防** 减少产伤导致的骨折关键在于严密观察产程，及时处理异常情况。如持续性枕横位、枕后位，在活跃晚期发现，徒手转胎头或产妇变换体位（如蹲位、半坐位）可有效使胎头转为枕前位，如果不成功，及早手术，减少产伤。产科医生对持续性枕横位、枕后位应及时检查，及早判断，掌握剖宫产时机。

五、外周神经损伤

（一）面神经瘫痪

1. **原因** ①多见于顶先露，产钳助产分娩，产钳钳叶安放不当，产钳后叶压迫茎乳孔（面神经出颅部位）时间较久，压迫面神经所致；②胎儿头通过产道骶岬时受压，伤及面神经的周围部分，致使面部肌肉瘫痪，属周围性面神经损伤。

2. **临床表现** 面瘫可以在出生时就很明显，也可以在生后短时间内出现，面部可能有明显的产钳压痕。面神经麻痹通常是单侧的，啼哭时仅见半边脸活动，此时麻痹症状显著。患侧嘴角下拉，嘴角流口水，吮吸无力。眼睑部分张开或完全无法闭眼，无法皱起眉头。

3. **诊断** 产钳助产史结合患儿鼻唇沟变浅或消失，啼哭时口角向健侧歪，患者眼睑不能闭合。要与眼周围肌肉损伤、先天性面肌瘫痪相鉴别。

4. **治疗** 面神经麻痹大多为面神经单纯受压所致，预后良好，往往出生后数小时至数天可自行恢复。如数天后症状加重需考虑面神经核上部或颅侧部分损伤。

5. **预防** 严格遵守操作规程，产钳放置恰当，用力不宜过猛，时间不宜太久。

（二）臂丛神经损伤

1. **原因** 在产钳助产中用力牵拉小儿头颈部，使臂丛神经处于过度紧张状态而造成损伤。多见于体重较重的胎儿，特别是巨大胎儿。

2. **临床表现**

（1）上臂型（Erb瘫痪）：最常见的一种，约占60%~70%，是指神经损伤在 C_5~C_6 连接处，称为Erb点。此神经干中含有支配肱三头肌和前臂的肌皮神经，支配三角肌的腋神经，支配肱桡肌、旋后肌的桡神经纤维以及支配冈下肌的肩胛上神经。由于这些肌群瘫痪，表现为患肢下垂紧贴躯体一侧，上臂内收内旋，肘关节伸直，前臂旋前，腕、指关节屈曲状，但腕部及手指仍能自由活动。这种瘫痪在出生后最初几天表现不明显，仅在检查新生儿时患肢无拥抱反射。由于肩关节内收肌和内旋肌收缩过强，致使肩部肌肉很快发生痉挛，被动活动发生障碍。严重时合并膈神经损伤，表现为呼吸困难。

（2）前臂型（Klumple瘫痪）：较少见。损伤部位在 C_7、C_8 和 T_1 神经。由于臀位助产时将胎儿肩部上举，躯干向下牵拉，引起下臂丛神经损伤，其中含有正中神经和尺神经纤维，受损后表现为前臂瘫痪。手和腕部屈肌、骨间肌及蚓状肌等麻痹，大小鱼际肌萎缩并伴有水肿，握持反射消失，臂部感觉受影响。严重者可波及颈交感神经，出现霍纳综合征，表现为受损侧瞳孔缩小，上眼睑下垂，眼裂稍小，眼球轻陷，同侧面部少汗。

（3）全臂型：整个上肢几乎完全瘫痪，感觉消失，肩关节内旋内收，肘关节伸直，前臂旋前，屈指屈腕，病变多在脊髓膜处撕裂，预后差。

3. **诊断** 常有难产史，产钳助产牵引。根据临床表现（患侧肢体瘫痪）结合 X 线检查排除骨折即可诊断。

4. **治疗**

（1）以保守治疗为主，可配合按摩和针灸治疗，应用神经营养类药物如维生素 B_1 等。

（2）上臂型将患臂置于外展、外旋位及肘关节屈曲位，使麻痹的肌肉处于松弛状态，在腕部绕布条将肩外旋、外展、上举，固定于头后枕上，固定8~12周，每日放下，行上下肢活动，各关节 3 次。3 个月后仅在睡眠时外展固定 2~4 个月。如治疗 6 个月仍无效，考虑外展支架固定。

（3）如上臂型 3 个月肩、肘关节功能无改善，前臂型 6 个月腕、手关节功能无改善，全臂型 6 个月后无功能改善，考虑手术治疗。

5. **预防**

（1）加强孕期保健，发现胎位异常及时纠正处理。

（2）正确掌握产钳助产手术操作规范，切忌过度牵拉胎儿颈、躯干及上肢。

（3）巨大胎儿、耻骨弓低平、角度小、宫缩乏力是造成新生儿臂丛神经损伤的原因。注意产程的观察，调整良好的宫缩，采用恰当的分娩方式可有效减少此类并发症的发生。

六、头皮水肿

1. 原因 头皮水肿和产瘤系胎头在产道持续受压，使局部血液循环受阻、血管通透性增加，致淋巴液淤积，形成先露部头皮水肿（图10-2-4）。

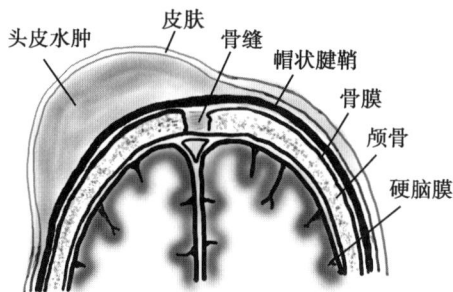

图10-2-4 头皮水肿

2. 临床表现 头皮水肿于出生后即可出现，其特点是：骨膜上局部头皮水肿超越骨边缘，无明确界限，很快消失，出生时最大，小的生后数小时消失，较大的2~3天消失，局部无波动感。

3. 诊断 出生后1~2天内，头部出现边缘清晰的软性肿块，多位于一侧顶骨处，其范围不超过颅缝，有明显波动感即可诊断。需与头皮血肿和脑膨出鉴别。

（1）头皮血肿：特点是多见于顶、枕骨骨膜下，不超越骨缝，有明确边界。出生时可不明显，以后逐渐明显，吸收较慢，多在生后3~8周消失，肿物局部可触及波动感。

（2）脑膨出：发生在身体中线部位，当小儿哭闹、咳嗽时张力增高，超声检查可助鉴别。

4. 治疗 头皮水肿属生理性，无须治疗。

5. 预防 ①加强产程监护，及时发现问题，及时采取相应措施；②改进手术助产方式，加强培训，提高接生技术，防止生产损伤。

七、新生儿缺血缺氧

新生儿缺氧缺血性脑病（hypoxic ischemic encephalopathy，HIE）是围产期新生儿缺氧、缺血引起的脑部病变。多见于足月儿，主要由于宫内窒息、新生儿窒息所致。严重病例可在新生儿早期死亡，或造成永久性神经功能损害，如智力低下、脑性瘫痪及癫痫等。

（一）原因

1. 胎儿缺氧 占90%。①母亲血氧不足，如麻醉、心力衰竭、贫血及CO中毒；②母亲低血压，如麻醉及仰卧位低血压；③子宫强直收缩；④胎盘供血不足，如胎盘早剥、前置胎盘及妊娠期高血压疾病；⑤脐带血流受阻，如脐带受压、打结及脱垂；⑥分娩异常，如急产、滞产及臀位阴道分娩。

2. 生后缺氧 占10%。①严重呼吸系统疾病，如肺透明膜病、胎粪吸入综合征及反复呼吸暂停等；②心搏骤停、严重心动过缓、心力衰竭及休克。

（二）临床表现

可分为轻、中、重3度。轻度表现为过度兴奋、肢体颤动、反射活跃等，症状多于1天内好转；中度表现为嗜睡、反应迟钝、肌张力低、反射减弱、惊厥、呼吸不规则等，症状多在1周后消失，10天后仍不消失者可能有后遗症；重度表现为昏迷、肌张力松软、间歇性伸肌张力增高、原始反射消失、呼吸衰竭等，一般于1周内死亡，存活者症状可持续数周，后遗症较大，如脑瘫、智力低下、癫痫等。症状轻重与缺氧时间密切相关。

（三）诊断

中华医学会儿科学分会新生儿学组制定的新生儿缺血缺氧性脑病的诊断标准如下。

1. 临床诊断依据

（1）有明确的可导致胎儿宫内缺氧的异常产科病史，以及严重的胎儿窘迫表现，如胎动明显减少，胎心变慢（<100次/min），胎粪污染羊水呈Ⅲ度以上混浊。

（2）出生时有窒息，尤其是重度窒息，如1分钟Apgar评分≤3分，5分钟≤6分；经抢救10分钟后始有自主呼吸；需用气管内插管正压呼吸2分钟以上。

（3）生后12小时内：意识障碍，如过度兴奋（肢体颤抖、睁眼时间长、凝视等），嗜睡、昏睡，甚至昏迷；肢体肌张力改变，如张力减弱、肢体松软；原始反射异常，如拥抱反射过分活跃、减弱或消失，吸吮反射减弱或消失。

（4）病情严重时可有惊厥或频繁惊厥发作，因脑水肿出现囟门张力增高。

（5）重症病例可出现脑干症状，如呼吸节律不齐、呼吸减慢、呼吸暂停等中枢性呼吸衰竭，瞳孔缩小或扩大，对光反射迟钝，甚至消失，部分患儿出现眼球震颤。

(6) HIE 应注意与产伤性颅内出血区别,并需除外宫内感染性脑炎和中枢神经系统先天畸形。

2. 影像学检查 影像学检查的目的是进一步明确 HIE 的病变部位和范围,确定是否合并颅内出血和出血类型,动态系列检查对评估预后有一定意义。由于出生后病变继续进展,不同病程阶段的影像学检查所见不同:通常生后 3 天内以脑水肿为主,也可检查有无颅内出血;如要检查脑实质缺氧缺血性损害及脑室内出血,则以生后 4~10 天检查为宜;3~4 周后检查仍有病变存在,与预后关系密切。

(1) CT 检查:① CT 扫描时要测定脑实质的 CT 值,正常足月儿脑白质 CT 值在 20HU 以上,如 ≤18HU 则为低密度。②要排除与新生儿脑发育有关的正常低密度现象,即在早产儿的额-枕区和足月儿的额区呈现低密度时为正常表现。③双侧大脑半球呈弥漫性低密度影,脑室变窄甚至消失,提示存在脑水肿。④双侧基底神经节和丘脑呈对称性密度增高,提示存在基底神经节和丘脑损伤,常与脑水肿并存。⑤在脑大动脉分布区见脑组织密度降低,提示存在大动脉及其分支的梗死。⑥在脑室周围,尤其是侧脑室前角外上方呈对称性低密度区,提示脑室周围白质软化,常伴有脑室内出血,早产儿多见。⑦根据 CT 检查,脑白质低密度分布范围可分为轻、中、重 3 种程度,CT 分度并不与临床分度完全一致。2~3 周后出现的严重低密度(CT 值<10HU)则与预后有一定关系。a. 轻度:散在局灶性低密度影分布于 2 个脑叶内;b. 中度:低密度影超过 2 个脑叶,白质灰质对比模糊;c. 重度:弥漫性低密度影,灰质白质界限消失,但基底节、小脑尚有正常密度。中、重度常伴有蛛网膜下腔出血、脑室内出血或脑实质出血。

(2) B 超:①脑实质内广泛、均匀分布的轻度回声增强,伴脑室、脑沟及半球裂隙的变窄或消失,以及脑动脉搏动减弱,提示存在脑水肿。②基底神经节和丘脑呈双侧对称性强回声反射,提示存在基底神经节和丘脑损伤。③在脑动脉分布区可见局限性强回声反射,提示存在大脑大动脉及其分支的阻塞。④在冠状切面中,见侧脑室前角外上方呈倒三角形、双侧对称性强回声区;矢状切面中沿侧脑室外上方呈不规则分布强回声区,提示存在脑室周围白质软化。

3. 脑电图检查 脑电图可反映疾病时脑功能障碍的改变,在 HIE 的早期诊断及预后判断中有一定作用。①脑电图表现以背景活动异常为主,以低电压(任何状态下电压都低于 10μV)、等电位(电静息现象)和暴发抑制最多见;②生后 1 周内检查脑电图异常程度与临床分度基本一致,2~3 周后脑电图仍无显著好转,对判断预后有一定意义;③在脑电图检查过程中,要注意清洁头皮、去除胎脂,使头皮电极电阻<10kΩ,走纸速度为 15mm/s。24 小时动态脑电图能提供更高的临床价值。

(四) 治疗

1. 保暖与监护 保持皮肤温度在 36.5~37.0℃,监测呼吸频率和节律、脉搏、血压及经皮血氧饱和度。注意记录排尿情况。

2. 维持内环境稳定

(1) 由于患儿可能存在脑水肿、肾脏及心功能损害,部分患儿有抗利尿激素分泌增高,故生后 1~2 天内入液量应适当控制。

(2) 纠正酸中毒:呼吸性酸中毒要从改善通气着手,必要时机械通气,代谢性酸中毒必要时予以碳酸氢钠,混合性酸中毒应先有效通气,否则应用碳酸氢钠有加重呼吸性酸中毒的可能。轻度代谢性酸中毒一般经改善氧合状态及建立有效循环有望纠正,不一定需给予碳酸氢钠。

(3) 纠正低氧血症。

(4) 维持血糖在 4.4~5.0mmol/L。

3. 保持血氧稳定 足月儿血氧平均压保持在 45~50mmHg,体重为 1 000~2 000g 的婴儿维持在 35~40mmHg,体重<1 000g 的婴儿维持在 30~35mmHg。

4. 及时控制惊厥 首选苯巴比妥,负荷剂量 15~20mg/kg,15~30 分钟内静脉滴入;如未能控制,在严密监测下分 2 次再增加 10mg/kg(原则上剂量不超过 30mg/kg)。给负荷量 12 小时后按每天 5mg/kg 维持。

5. 脑水肿的治疗 避免输液过多,若有明显的颅内高压症状或体征,如前囟饱满、呼吸节律不整时,静脉给予甘露醇 0.75~1.0g/kg,以后 0.5~0.75g/kg,q.4~6h.。

(五) 预防

1. 加强围产期保健,积极预防高危妊娠。

2. 及时诊断胎儿窘迫,及时治疗;加强对高危儿的监测。

八、脏器损伤

脏器损伤在新生儿产伤中较少见，最常见的是肝破裂。眼、耳、口腔的损伤多由产钳助产用力不当所致。

1. 原因

(1)头位娩出时，胎儿头部已经娩出后强力牵拉腹部或将胎儿躯干用力向上提等可导致胎儿肝破裂。

(2)胎儿自身先天性肝血管瘤或血管畸形在受压力后破裂所致。

2. 临床表现 轻者常无明显临床表现，重者出现内出血、休克，甚至死亡。

3. 诊断

(1)先产生肝包膜下血肿，以后血肿逐渐增大，右上腹可扪及肿块，在出生后1周内血肿常发生破裂，致大量血液流入腹腔，患儿迅速出现失血性休克、循环衰竭的症状与体征。

(2)亦有发生于生后12~24小时内者。患儿突然出现面色苍白，呼吸急促，进行性腹胀和贫血，红细胞压积降低，腹部皮肤可呈蓝色，血液亦可进入鞘状突，出现交通性鞘膜积血。X线见腹水征，腹腔穿刺有血，可帮助诊断。

4. 治疗

(1)立即输血，纠正休克，为抢救患儿生命、争取手术治疗创造条件。

(2)一旦明确，立即剖腹探查，手术修补。

5. 预防 严格遵守操作规程，产钳助产时用力不宜过猛。

九、死产

胎儿在分娩过程中死亡称为死产。

1. 原因

(1)胎儿原因：有25%~40%的死产存在胎儿方面的原因，包括先天性畸形、感染、营养不良、非免疫性胎儿水肿、抗D同种免疫（Rh血型不合）。

因为胎儿感染导致死产的发生率一直没有显著变化，大约为6%，大多数诊断为绒毛膜羊膜炎、胎儿或宫内败血症。先天性梅毒在贫困人群中是比较常见的胎儿死亡原因，其他可能的致死性感染包括巨细胞病毒、人类细小病毒B19、风疹病毒、水痘病毒及李斯特氏菌病。

(2)胎盘原因：大约有15%~25%的胎儿死亡与胎盘、胎膜或脐带有关，胎盘剥离是最常见可辨认的单一性胎儿死亡原因。

有临床意义的胎盘和胎膜感染在没有明显胎儿感染的情况下极为罕见，对胎盘和胎膜的显微镜检查可以帮助发现感染的原因。绒毛膜羊膜炎的特征表现为单核细胞和多形核白细胞的绒毛浸润，但是不具有特异性。

胎盘梗死显示有滋养层纤维样变性、钙化，以及螺旋动脉阻塞引起的梗死。在母亲重度高血压的情况下，大约2/3的胎盘有梗死出现。胎儿-母体输血可以严重到引起胎儿死亡，危及生命的输血与母体的严重创伤有关。

胎儿-胎儿输血是常见导致胎儿死亡的胎盘原因，出现在单绒毛多胎妊娠。

(3)母体原因：母体原因导致死产仅仅占死产原因的很少一部分，高血压和糖尿病是两个比较常见的与婴儿死产有关的母体疾病（占死产总数的5%~8%）。狼疮抗凝物和抗心磷脂抗体与蜕膜血管病变、胎盘梗死、胎儿生长受限、习惯性流产及胎儿死亡有关。近来发现，遗传性血栓形成与胎盘剥离、胎儿生长受限及死产有关。

(4)阴道助产过程中产钳安放位置不当，分娩时间过长导致胎儿宫内缺氧，可致死产。

2. 临床表现 阴道助产过程中听不到胎心。

3. 诊断 分娩过程中行阴道助产后胎心消失。

4. 治疗 产后检查胎盘、脐带、胎儿情况，以查明死因，必要时做尸体解剖。

5. 预防 重视产前检查，加强高危妊娠管理，尤其是妊娠期高血压疾病的预防处理，对高危妊娠进行系统管理，积极诊断并及时处理产前出血性疾病、过期妊娠，预防、控制妊娠期高血压疾病，对降低死产发生率有重要意义。对胎位异常的产妇注意产前宣教，以便及时采取有效措施，避免死产的发生。对怀孕妇女做好孕期宣教，及时纠正臀位、横位，防止胎膜早破。

（平　毅　李卓莉）

参 考 文 献

［1］霍彦, 邓波儿. 1 例自然分娩经产妇宫颈裂伤致严重子宫撕裂的个案报道并文献复习. 中国计划生育和妇产科, 2021, 13 (3): 94-96.

［2］杨烨. 阴道分娩宫颈裂伤分析. 世界最新医学信息文摘, 2018, 18 (33): 60.

［3］MAYNE L, SUDHAHAR A, VEERASINGHAM M. Partial annular cervical tear: A case report. Case Rep Womens Health, 2021, 31: e00320.

［4］王娟, 周艳, 赵井苓. 足月妊娠阴道分娩阴道裂伤的原因及改良埋线法修复治疗效果分析. 中国美容医学, 2018, 27 (11): 103-106.

［5］韩清. 1 080 例产妇无保护会阴接生法减少会阴裂伤程度的分析. 中国医药指南, 2013, 11 (28): 192-193.

［6］李小平. 足月阴道分娩产妇会阴裂伤发生情况相关因素及其护理对策分析. 山西医药杂志, 2022, 51 (4): 465-468.

［7］刘馨. 分娩致会阴裂伤的原因分析. 基层医学论坛, 2015, 19 (11): 1562-1563.

［8］丘秋金, 林玉平, 刘秀武, 等. 初产妇产道血肿高危因素的病例对照研究. 中外医学研究, 2021, 19 (25): 180-185.

［9］符春凤, 冯莹, 饶燕珍, 等. 阴道分娩导致产道血肿产妇的管理策略. 实用临床护理学电子杂志, 2020, 5 (21): 161.

［10］宋小侠, 卢燕玲, 翁廷松, 等. 马来酸麦角新碱、卡贝缩宫素及卡前列素氨丁三醇预防和治疗宫缩乏力性产后出血效果的比较. 广东医学, 2017, 38 (18): 2850-2852.

［11］覃夏玲, 覃欢. 阴道分娩后急性子宫内翻抢救成功 1 例报道. 内科, 2021, 16 (5): 707-708.

［12］张建平, 王曌华. 子宫破裂的诊断和治疗. 中国实用妇科与产科杂志, 2011, 27 (2): 118-120.

［13］孙荣荣, 金雅芳, 顾颖, 等. 瘢痕子宫再次妊娠分娩发生子宫破裂的危险因素分析. 中国妇幼健康研究, 2021, 32 (11): 1553-1557.

［14］王慧, 罗蓓, 曹丽芳, 等. 新生儿头颅血肿与围生期相关因素的临床分析. 中国妇幼健康研究, 2019, 30 (2): 224-227.

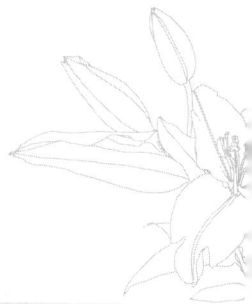

第十一章
晚期妊娠引产术并发症

第一节　母体并发症

一、子宫收缩过强

子宫收缩过强是指一次子宫收缩持续 2 分钟以上。过强收缩的连续发生可导致急产、胎儿窘迫,甚至胎死宫内。

(一) 病因

1. 外因　子宫收缩过强多是外来因素造成的,如使用催产剂剂量过大,或产妇对催产剂敏感,多见于缩宫素引产过程中,少数见于低位水囊引产。

2. 其他原因　明显头盆不称致胎儿下降受阻,胎盘早剥血液浸润肌层。

(二) 临床表现

子宫呈强直性收缩,宫缩间歇时间短或无间歇。由于子宫的持续性收缩,触之如木板。在短时间强直性收缩后,胎儿缺氧,胎心率明显减慢,甚至引起胎儿宫内死亡。临产后,如胎头下降受阻,子宫体的上段加强收缩而下段越来越大、变薄,致使上段与下段的生理性缩复环逐渐上升而超过耻骨联合上 10cm 水平,严重者可达脐部,下腹部可见一环状凹陷,即病理性缩复环。产妇常伴有剧烈腹痛,烦躁不安,子宫下段有明显的压痛,腹部扪诊可触及凹陷的缩复环。

(三) 诊断

1. 宫缩过频　每 10 分钟宫缩 ≥6 次,连续 2 个 10 分钟。

2. 强直性宫缩　单次宫缩持续时间 ≥2 分钟。

3. 子宫过度刺激综合征　在上述宫缩异常基础上出现胎心异常。

具备以上任何一项即可诊断。

(四) 治疗

1. 由缩宫素引产引起者,应立即停止缩宫素静脉滴注,同时给予持续低流量吸氧,并进行胎心监测。准备接产并保护好会阴。必要时给予麻醉。因为宫缩过强,产程进展会特别快。

2. 病理性缩复环的出现是子宫破裂的先兆,应紧急处理。立即给予产妇全身麻醉以便迅速抑制宫缩,给氧、输液。如胎儿尚存活,应急诊行剖宫产术。如胎儿已死亡,宫口开全或接近开全,先露为头者,可行穿刺术和碎颅术;横位或臀先露者,可做臀牵引术,逐渐加大牵引力,使宫口逐渐扩大以致娩出胎儿。

(五) 预防

1. 严格掌握缩宫素引产指征。由于个体对缩宫素的敏感性区别较大,一般均从低浓度开始调整,每 10~15 分钟调整滴数直到出现规律宫缩。整个引产过程必须在医护人员的监护下进行,一旦发现宫缩过强立即停止点滴缩宫素,同时吸氧对症处理。

2. 放置水囊后,应密切注意宫缩情况,如发现宫缩过强,可提前取出水囊,让其自然分娩。

3. 密切观察产程,及时识别异常。

二、出血

(一) 病因

1. 胎盘滞留,胎盘、胎膜残留。

2. 凝血功能障碍。

3. 前置胎盘　羊膜腔外注射引产时,羊膜腔穿刺时可因误穿前置的胎盘而出血(图 11-1-1),多见于边缘性前置胎盘。

4. 胎盘早剥　宫腔内羊膜腔外注射引产或水囊引产在进行宫腔内操作时,可损伤胎盘,导致胎盘剥离出血(图 11-1-2)。

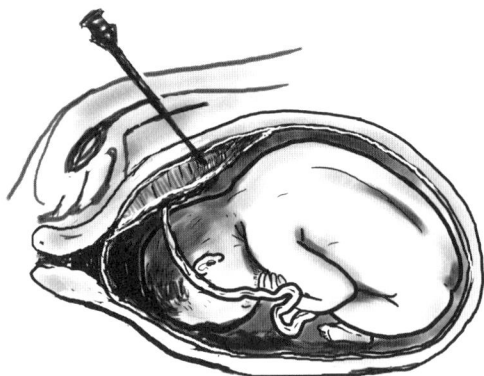

图 11-1-1 羊膜腔穿刺

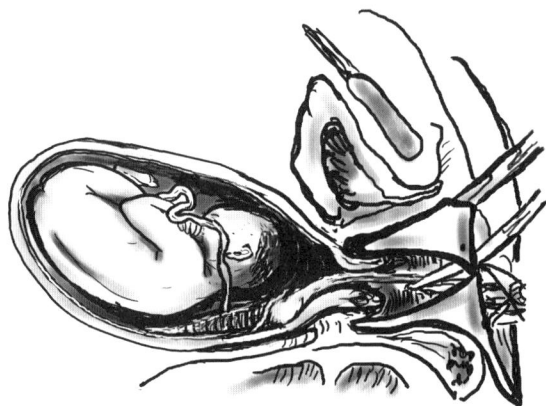

图 11-1-2 宫腔内操作损伤胎盘

(二）临床表现与诊断

1. 羊膜腔穿刺误伤前置胎盘时会引起出血，阴道出血常出现于引产后宫缩开始前后，常伴有阵发性下腹痛。超声检查可以确诊。

羊膜腔内穿刺形成的胎盘早剥，表现为隐性出血，患者腹痛、宫底升高、持续变硬、疼痛、压痛，但常无或仅为少量阴道出血。而宫腔内羊膜腔外给药引起的胎盘早剥以显性阴道出血为主，在宫缩开始前，少有腹痛或仅感下腹隐痛，出血可在给药时出现。

2. 出血也是水囊引产较常见的并发症，出血量一般在 100ml 以内，少数患者的出血量会超过 400ml。

3. 孕囊排出后出血时间长或突发大出血是药物引产的主要问题，平均出血 15~18 天。

（三）治疗

1. 边缘性前置胎盘的处理应根据阴道出血量、胎儿大小、宫颈口开大情况综合考虑。

(1) 阴道出血量不多、胎儿较小、宫颈已软化者可进一步加强宫缩，但应密切观察阴道出血情况。

(2) 阴道出血量多，胎儿较大，宫颈口开大不足 2cm，立即剖宫取胎结束分娩；宫颈口开大 2cm 以上，进一步稍加扩张宫颈，可将胎儿肢体拉下，起到压迫子宫颈口处胎盘止血及进一步扩大宫口的作用。如果宫口已经扩大，也可行碎胎法取出胎儿及胎盘。

(3) 术中建立静脉输液通路，严密观察患者反应，及时发现有无羊水栓塞及子宫损伤。

2. 穿刺所致的隐性出血，量不多时，可继续严密观察；量较多、短时间内不能结束分娩者，应剖宫取胎终止妊娠。

3. 失血多者应补液、输血，并给予头孢类抗生素预防感染。

（四）预防

1. 出血是水囊引产较常见的并发症，但大多数水囊引产出血量在 100ml 以内。水囊引产出血量大，主要由胎盘早剥、产后宫缩不良及胎盘胎膜残留所致。水囊引产时，少数孕妇出血量会超过 400ml，一般都是胎盘早剥所致。临床上，医生可能会降低水囊放置的位置，采用低位水囊的方法，不仅可以有效地引起宫缩，还可减少胎盘早剥的发生率。

2. 药物引产用药前完善检查，确保凝血功能正常。引产排出的胎盘，应仔细检查。如疑有不全，应在宫口关闭之前行清宫术。

3. 经腹羊膜腔穿刺引产时仔细操作，避免操作时损伤胎盘，有条件者应在超声引导下穿刺，确保不损伤胎盘。

三、感染

（一）病因

1. 引产药物使用不当、器械消毒不严，细菌等直接进入宫腔内或羊膜腔内。

2. 未严格掌握引产禁忌证与适应证，忽略引产前已存在的生殖道感染。

3. 术中无菌操作不严，特别是容易接触到阴道壁的操作。

4. 引产后多次清宫。

5. 引产术后，受术者未注意外阴部清洁、过早发生性生活、盆浴或游泳等。

6. 产时、产后大出血或产前严重贫血者抵抗力下降。

（二）临床表现与诊断

1. 产妇在胎儿娩出前后突发寒战、高热，严重者表现为面色苍白、四肢厥冷、表情淡漠,甚至抽搐、昏迷。有时伴有顽固性腹泻。

2. 产妇血压下降、脉搏微细。

3. 产妇阴道分泌物浑浊,有臭味。

4. 体检下腹或宫体有压痛,甚至有反跳痛与肌紧张。

5. 血常规示白细胞、中性粒细胞增多,有核左移。

6. 血或宫颈分泌物培养呈阳性。

7. 继发弥散性血管内凝血(DIC),可有脏器出血和心、肺、肝、肾功能衰竭。

（三）治疗

1. 积极控制感染,联合应用大剂量的广谱抗生素和抗厌氧菌药物,如青霉素类、头孢菌素类、甲硝唑等。尽可能根据细菌培养和药敏试验结果选择敏感抗生素。

2. 静脉滴注糖皮质激素,提高机体应激能力以预防和控制休克。

3. 补充有效血容量,纠正微循环障碍,抢救休克。右旋糖酐 500ml,静脉滴注,每日量不超过 1 000ml;补充新鲜血和血浆。

4. 纠正代谢性酸中毒,常用 5% 碳酸氢钠 250ml 静脉滴注。

5. 血管活性物质的选择应用。多巴胺 10~20mg 加入 10% 葡萄糖注射液 250ml,静脉滴注;或间羟胺 20~80mg 加入 5% 葡萄糖注射液 500ml 中,静脉滴注,每分钟 20~30 滴,可根据血压调整。

6. 尽快清除感染源。

7. 防止心肺功能不全和肾功能衰竭。

（四）预防

1. 实施水囊引产前,对孕妇进行阴道分泌物检查,确认无阴道感染后放置水囊,严格无菌操作。

2. 水囊放置时间不宜超过 24 小时;如果发现产妇有体温超过 38℃ 等感染迹象时,应及时告知医生,及时取出水囊,加用抗生素,尽快结束分娩;在引产术后,常规给予有效的抗生素,通常可以控制和避免感染的发生。

四、羊水栓塞

（一）病因

1. 羊膜腔内穿刺时,刺破胎膜,羊水自穿刺针处溢出进入母血循环。

2. 羊膜腔外注药或水囊引产时,损伤子宫颈或子宫壁内静脉及胎膜,导致羊水进入母血循环。

（二）临床表现

1. **前驱症状** 突然发生烦躁不安、寒战、恶心、呕吐、气促、胸闷。

2. **典型临床表现** 分为三个阶段。

(1)呼吸循环衰竭和休克:开始出现烦躁不安、寒战、呛咳、恶心、呕吐、气急等先兆症状。继而出现呼吸困难、发绀、抽搐、昏迷,血压下降;严重者发病急骤,仅惊叫一声后,血压迅速下降,数分钟内死亡。

(2)DIC 引起的出血:难以控制的大量阴道流血、切口渗血、全身皮肤黏膜出血、血尿及消化道大出血。产妇可死于失血性休克。

(3)急性肾衰竭:后期出现少尿或无尿和尿毒症表现。

3. **体征** 典型病例的三个阶段按顺序出现,但有时不全出现,不典型者可仅有大量阴道流血和休克。钳刮术中出现羊水栓塞也可仅表现为一过性呼吸急促、胸闷后出现大量出血。

（三）诊断

1. **有引产操作史**

2. **上述临床表现**

3. **镜检** 抢救时应抽取下腔静脉血,镜检有无羊水成分,可作为羊水栓塞确诊的依据。

4. **床旁胸部 X 线检查** 可见双肺有弥散性点片状浸润影,沿肺门周围分布,伴有右心扩大。

5. **床旁心电图** 提示右心房、右心室扩大,ST段下降。

6. **凝血功能障碍** 纤溶活性相关检查通常有 PT 和 APTT 延长,纤维蛋白原水平降低,血小板计数减少,纤维蛋白降解产物和 D- 二聚体水平升高,外周血涂片见红细胞碎片,凝血酶 - 抗凝血酶及抗凝血酶Ⅲ的含量减少。优球蛋白溶解时间、纤维蛋白降解产物和 D- 二聚体检测反映纤溶活性增强,鱼精蛋白副凝试验(3P 试验)阳性支持诊断,反映纤维蛋白早期存在溶解产物碎片 X、Y,但后期可呈阴性。

7. **肺动脉造影术** 是诊断肺动脉栓塞最可靠的方法,然而往往来不及或不宜行此检查。

8. **死亡后诊断** ①可抽取右心室血液,离心沉淀后,取沉淀物上层做涂片检查,如找到羊水中的有形成分,即可确诊;②尸体解剖时,心内血液不凝固,利用特殊染色可在肺小动脉或毛细血管内见到羊水有形物质。

（四）治疗

一旦出现症状，及早诊断，给予抗休克、抗过敏、解痉、抗凝的综合治疗。

1. 抗过敏

（1）吸氧，保持呼吸道通畅：面罩给氧或行气管插管，正压给氧，必要时行气管切开，保证供氧，减轻肺水肿，改善脑缺氧。

（2）抗过敏治疗：早期使用大剂量糖皮质激素。氢化可的松 100~200mg 加入 5%~10% 葡萄糖注射液 50~100ml 中，快速静脉滴注，再用 300~800mg 加入 5% 葡萄糖注射液 250~500ml 静脉滴注，每日量可达 500~1 000mg；也可用地塞米松 20mg 静脉缓慢注射后，再将 20mg 加入 5%~10% 葡萄糖注射液中静脉滴注。

（3）缓解肺动脉高压：解痉药物能改善肺血流灌注，预防右心衰竭所致的呼吸循环衰竭。

1）盐酸罂粟碱：30~90mg 加入 20ml 10%~25% 葡萄糖注射液中缓慢静脉注射，每日量不超过 300mg。

2）阿托品：1mg 加入 10ml 10%~25% 葡萄糖注射液中，每 15~30 分钟静脉注射 1 次，直至患者面色潮红和症状缓解为止，心率>120 次/min 者慎用。

3）氨茶碱：250mg 加入 20ml 25% 葡萄糖注射液中缓慢推注。

4）酚妥拉明：5~10mg 加入 100ml 10% 葡萄糖注射液中以 0.3mg/min 的速度静脉滴注。

2. 抗休克

（1）补充血容量：右旋糖酐 500ml 静脉滴注（每日量不超过 1 000ml），并补充新鲜血和血浆。

（2）适当应用升压药：多巴胺 10~20mg 加入 10% 葡萄糖注射液 250ml 中，静脉滴注；或间羟胺 20~80mg 加入 5% 葡萄糖注射液中 500ml，静脉滴注，每分钟 20~30 滴，可根据血压调整。

（3）纠正酸中毒：常用 5% 碳酸氢钠 250ml 静脉滴注。

（4）纠正心力衰竭及肺水肿：去乙酰毛花苷 0.2~0.4mg 加入 10% 葡萄糖注射液 20ml 中，缓慢静脉注射；必要时，4~6 小时后再给予 0.2~0.4mg。呋塞米 20~40mg 静脉注射。

3. 防治 DIC

（1）肝素钠：用于早期高凝状态时，发病后短期内使用，或病因未消除时用肝素钠 25~50mg（1mg=125U）加入生理盐水或 5% 葡萄糖注射液

100ml 内静脉滴注 1 小时，4~6 小时后再将 50mg 加入 5% 葡萄糖注射液 250ml 中缓慢滴注，用药过程中凝血时间控制在 20~25 分钟左右，24 小时总量可达 100~200mg；肝素过量（凝血时间>30 分钟）可用鱼精蛋白对抗，1mg 鱼精蛋白对抗肝素 100U。

（2）补充凝血因子：及时补充新鲜血、血浆、纤维蛋白原等。

（3）抗纤溶药物：氨基己酸（4~6g）、氨甲苯酸（0.1~0.3g）、氨甲环酸（0.5~1.0g）加入生理盐水或 5% 葡萄糖注射液 100ml，静脉滴注；补充凝血因子Ⅰ，每次 2~4g。

4. 预防肾衰竭和感染　血容量补足后仍尿少，可用呋塞米 20~40mg，静脉注射，或 20% 甘露醇 250ml，快速静脉滴注。但有心力衰竭时慎用。

5. 预防感染　选用肾毒性小的广谱抗生素预防感染。如青霉素类（注射用青霉素 G 钠、注射用哌拉西林钠），头孢菌素类（注射用头孢唑林钠、注射用头孢唑肟钠）等。

6. 产科处理　先改善母体呼吸循环功能，纠正凝血功能障碍，待病情稳定后立即行剖宫取胎术终止妊娠。如产后有大量子宫出血又不能控制时，在输新鲜血与应用止血药的情况下行子宫切除术。

（五）预防

1. 羊膜腔穿刺术时，针头应尽量选择口径较细者，重复穿刺不宜超过 3 次。

2. 羊膜腔穿刺注药过程中，要注意孕妇有无呼吸困难、发绀等羊水栓塞征象。

3. 中期妊娠引产钳刮时，最好先破膜再钳夹；在中期妊娠引产或钳刮术破膜后出现胸闷、呼吸困难、发绀、烦躁不安、呛咳等症状，应想到羊水栓塞，立即进行相应的治疗。

4. 引产过程中或引产后、中期妊娠钳刮术时出现不明原因的休克或子宫出血与外出血不成比例时，应想到羊水栓塞可能。

5. 严格掌握缩宫素引产应用指征。

6. 对死胎、胎盘早期剥离等情况，应严密观察。一旦高度怀疑，应立即采取针对性处理。

五、胎盘早剥

胎盘早剥（placental abruption），即在分娩前胎盘自其正常附着部位发生剥离。这是一种起病急、发展较快的晚期妊娠并发症，可导致胎儿死亡、严重的产妇休克、子宫胎盘卒中及 DIC 等一系列严重的产科并发症，甚至是孕产妇死亡。

（一）病因

1. 妊娠期高血压疾病和妊娠合并慢性高血压 特别是重症子痫前期患者子宫动脉及子宫底蜕膜血管亦发生痉挛，持续痉挛导致远端毛细血管坏死、出血，血液积聚而推开胎盘，致胎盘早剥。

2. 人工破膜引产术 宫腔压力突然改变致胎盘早剥（图11-1-3），或水囊引产术操作中水囊放置太深造成胎盘早剥。

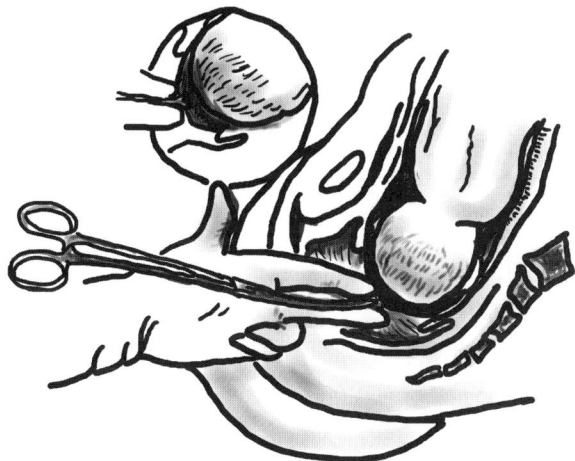

图 11-1-3　人工破膜引产术

（二）临床表现

1. 症状 无节律性腹痛，可伴有少量阴道出血或无明显阴道出血。

2. 体征 查体宫底升高、子宫持续变硬、压痛明显，胎心监测提示胎心率变异消失、胎心率减慢或消失。

根据临床表现可将胎盘早剥分为4级。0级：分娩后回顾性产后诊断；Ⅰ级：外出血、子宫软，无胎儿窘迫；Ⅱ级：胎儿窘迫或胎死宫内；Ⅲ级：产妇出现休克症状，伴或不伴DIC。

（三）诊断

引产过程中出现阴道出血、腹痛、伴有子痫前期或慢性高血压者，应高度警惕此病。超声显示胎盘后有界线不清晰的液性暗区，提示有胎盘早剥可能。胎儿存活、有胎动，提示有轻型胎盘早剥可能；若在胎盘后有较大的液性暗区，有时出现光点反射，胎儿胎动消失，心率慢，甚至胎儿死亡，提示为大面积的重型胎盘早剥。

（四）治疗

1. 及时终止妊娠

（1）阴道分娩：经产妇、胎盘剥离面积小、显性胎盘早剥或轻型患者，宫口已扩张，并估计能在短

时间内结束分娩，可试行阴道分娩。第一步，经阴道穿破胎膜，使羊水缓慢流出，子宫收缩而紧贴于胎儿上，以免剥离面积进一步扩大；第二步，为避免剥离面积进一步扩大，在母体腹部用腹带加压紧紧包住，同时密切观察产妇及胎儿变化，若宫缩不强，可静脉滴注缩宫素。胎儿娩出后，除静脉滴注缩宫素外，可予以肌内注射麦角新碱0.2mg。

（2）剖宫产术：①Ⅰ级胎盘早剥，出现胎儿窘迫；②Ⅱ级胎盘早剥，不能在短时间内结束分娩；③Ⅲ级胎盘早剥，产妇病情恶化，胎儿已死，不能立即分娩；④破膜后产程无进展；⑤产妇病情急剧加重危及生命时，无论胎儿是否存活，均应立即剖宫产。

2. 失血性休克的处理 胎盘早剥的患者，特别是重型或隐性，其出血量往往很多，常出现失血性休克，需立即抢救。一方面，立即面罩正压给氧；另一方面，补液、输血，补足血容量，以便迅速做进一步处理，常先输入晶体液，继而补充血液，以新鲜血最好。输液、输血时应注意滴速。

（五）预防

1. 人工破膜 引产时需用细针头破膜，避免羊水流出过快过多。只有做好围产期的护理工作，才能减少胎盘早剥的发生，确保母婴安全。

2. 低位水囊法 不仅可以有效地引起宫缩，还可降低胎盘早剥的发生率。放置水囊后，如阴道流血多，腹部张力高不能放松，或宫底有上升趋势，应考虑有胎盘早剥的可能。如确诊为胎盘早剥，应及时终止妊娠，术前备血。

3. 水囊引产 术前应用B超定位胎盘，严格手术操作，适时使用缩宫素，可以预防胎盘早剥的发生。放入水囊时，操作要轻柔缓慢，不要把水囊放入过深。术中如遇阻力或出血，应立即退出水囊，切勿多次进出宫腔。

六、子宫破裂

（一）病因

1. 梗阻性难产 为最常见和最主要的发病原因。可由骨盆狭窄、头盆不称、胎位异常、忽略性横位、胎头脑积水及肿瘤阻塞产道等所致。为克服先露下降受阻，宫体部肌层强烈收缩，致子宫下段肌层被过度牵拉、变薄与伸长，最终于最薄处撑裂。此种情况好发于子宫肌壁有病理改变者。

2. 子宫肌壁有病理改变者 ①先天性因素：子宫肌层发育不良，单角子宫、双角子宫或残角

子宫妊娠等;②后天性因素:有多次分娩或多次刮宫史、流产史、子宫穿孔史、宫腔有过严重感染史、人工剥离胎盘及植入胎盘史,均可诱发子宫破裂。

3. 子宫瘢痕破裂 常见于子宫有过切口,如剖宫产或子宫切开、子宫肌瘤挖除术后、子宫颈功能不全矫治术后、妊娠子宫破裂或子宫穿孔行子宫修补术后、子宫纵隔切除术后、输卵管及子宫角部切除术后等,子宫肌层留下薄弱部分。切口瘢痕愈合不良,不能承受妊娠增大子宫内压力,特别在分娩期,子宫收缩过强致瘢痕破裂。如同时合并梗阻性难产或滥用子宫收缩药,则旧瘢痕更易发生破裂。

4. 缩宫素 适应证选择不当、应用剂量或使用途径不妥,或由于水囊中充水量过多,子宫收缩过强而水囊阻塞在子宫下段等,致使子宫收缩过强而发生破裂。

5. 宫颈不成熟 宫颈扩张相对缓慢,当子宫内容物被强烈的宫缩挤到子宫下段时,宫口却未相应扩张,致使阴道后穹窿膨出,过度伸展的宫颈组织受压后变薄,缺血缺氧,甚至坏死,再加上强烈的宫缩作用,即可发生裂伤或子宫破裂。

(二)临床表现与诊断

1. 子宫先兆破裂 产妇自觉下腹剧烈胀痛,排尿困难,宫缩强而产程无进展。子宫轮廓清楚,高度膨隆如冬瓜形的子宫,子宫上下段之间呈现一明显的病理性凹陷环,随宫缩而上升,达脐或脐部以上,压痛明显,膀胱充盈。胎心音正常或过快,不规则,导尿呈淡红色或血性尿。

2. 子宫不全破裂 产妇自觉撕裂性腹痛,难以忍耐,胸闷,辗转不安,阴道少量出血。腹部压痛明显,子宫轮廓尚清,有宫缩;胎心音尚可闻及,不规则。若子宫裂口累及两侧子宫血管,可导致阔韧带内血肿,于子宫旁一侧可触及增大的包块,移动性受限。

3. 完全性子宫破裂 产妇感到撕裂样腹痛,突然宫缩停止,腹痛消失,瞬间又出现持续性剧烈腹痛,阴道出血增多。产妇面色苍白,表情痛苦,出冷汗,呼吸急促,心率增快,腹部拒按,压痛及反跳痛明显,出现移动性浊音。子宫轮廓消失,无宫缩,腹壁下可明显触及拳头大小的包块(已破裂收缩的宫体)及胎儿肢体(图11-1-4)。阴道检查发现原已下降的胎先露缩回,有时可触及子宫破裂口或腹腔内容物,导尿呈血性。

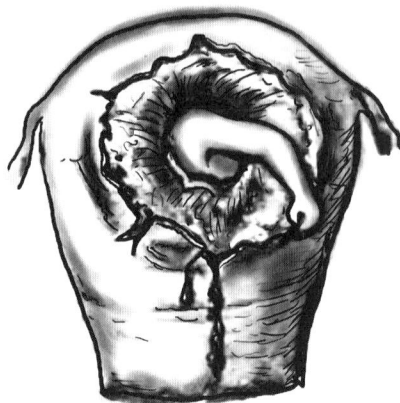

图 11-1-4　完全性子宫破裂

(三)治疗

1. 先兆子宫破裂 发现先兆子宫破裂,必须立即给予抑制宫缩的药物,如静脉滴注硫酸镁,肌内注射或静脉注射镇静剂(如盐酸哌替啶),争取尽早手术结束分娩。

(1)抑制宫缩:常用的抑制宫缩药物:①硫酸镁,25% 硫酸镁 20ml 加入 10% 葡萄糖注射液 10ml 中,缓慢静脉推入,5~10 分钟推完;②盐酸哌替啶,100mg,肌内注射;③注意,正常孕妇血清镁离子浓度为 0.76~1mmol/L,当血清镁离子浓度超过 3mmol/L 即可发生镁中毒。

(2)立即行剖腹探查及剖宫产术

1)手术的关键步骤:选择下腹部正中纵切口为宜,具体手术操作同剖宫产。

2)注意事项:胎盘娩出后仔细检查子宫有无部分破裂处,逐处缝合。出血处缝扎止血。有阔韧带血肿者应打开、清除血块、缝扎。出血不止者可结扎子宫动脉上行支,无效时结扎髂内动脉。

2. 子宫破裂 无论子宫是完全或不完全破裂,胎儿是否存活、是否已娩出,均需立即行剖宫产术或剖腹探查术,不可再尝试其他阴道操作。因为此时胎儿常压迫在子宫破裂口处,在一定程度上正在起着压迫止血的作用,一旦阴道操作则可能使此压迫解除而增加出血,并增加组织创伤和感染扩散的机会;且阴道手术往往使裂口扩大,造成修补困难或引起再度出血而危及患者生命,或造成腹腔内其他脏器的损伤。子宫保留与否应根据产妇的年龄、产次、一般情况,子宫破裂的程度、部位,距破裂发生的时间、有无感染,以及医生的经验和医院的设备而定。

(1)术前准备:建立两条有效的静脉通路,必要时行静脉切开或颈静脉穿刺,以保证快速输血、输液。输血或其他血浆代用品及晶体液,以维持血容量、抗休克。同时做好其他术前准备,如备皮、与患者及其委托人谈话、抢救新生儿等。

在出血控制之前,低血容量性休克可能不会很快得到纠正。因此,不但不能推迟手术,反而必须在输血的同时行剖腹探查。在危急情况下,压迫主动脉可降低出血量,或用卵圆钳从阴道侧穹窿向破裂侧宫旁进行钳夹,一般可钳夹 2~8 把,以期钳闭破裂侧的血管,达到暂时止血的目的。

(2)子宫切除术:①适应证:患者已无再生育要求,子宫破裂后已发生感染或严重撕裂无法保留子宫。根据破裂的范围及局部情况,决定行子宫次全切除或全切术。②注意事项:a. 子宫次全切除术,与剖宫产子宫次全切除术基本相同,但应注意对破裂侧裂口的处理,尤其是子宫颈峡部破裂。缝合和结扎止血过程中,应注意勿伤及宫颈附近的输尿管及膀胱。如裂口下缘处已有感染或坏死,应进行修剪使其形成新创面,再做缝合,既有利于断端愈合,又可减少术后感染的机会。b. 子宫全切术,与一般子宫全切术的不同点在于子宫破裂后破裂侧局部解剖形态已发生变化,尤其当阔韧带内有血肿时,变化更明显。当钳夹、切断卵巢悬韧带、主韧带及子宫骶韧带时,必须事先从阔韧带后叶找到输尿管,辨清其走行后,进行钳夹、切断与缝合结扎,以免损伤输尿管。

(3)子宫破裂修补术:①适应证:破裂时间较短(一般不超过 24 小时)、无感染体征、无严重休克、未伤及子宫动脉、强烈要求保留生育功能的年轻无子女产妇,可做修补术;②注意事项:如子宫破裂严重,出血多,合并阔韧带血肿或腹膜后血肿,辨认子宫动脉较难,盲目钳夹不但不能止血,反而会伤及输尿管和膀胱,可行同侧髂内动脉结扎术。如子宫破裂损伤较大血管,裂口形状复杂或破裂时间久,存在感染或破裂延长至宫颈,应行子宫切除术。如患者出血多,心血管代偿功能不能耐受长时间手术也可行子宫次全切除术。裂口达宫颈需全切时,可先切除宫体,再切除宫颈,可使盆腔解剖部位易于辨认,以免引起副损伤。

(四)预防

1. 建立健全的妇幼保健制度,加强围产期保健检查。凡以往有剖宫产史、子宫手术史、难产史,或产前检查发现骨盆狭窄、胎位异常者,强调住院分娩,于预产期前 1~2 周入院。

2. 密切观察产程,及时识别异常。出现病理

性缩复环等时,应及时行剖宫产术。因中期妊娠引产的宫缩较强,应严密观察产程,发现宫缩强烈、产妇烦躁不安时,应及时了解子宫颈口开大的情况,以及穹窿部是否膨出。如子宫颈口不能相应扩张,应给予镇静剂如哌替啶、冬眠合剂,肌内注射,尽快制止宫缩。胎儿胎盘娩出后,必须常规检查宫颈有无裂伤,后穹窿有无穿孔,如发现软产道损伤,应立即给予修补。

3. 严格遵循各种引产手术指征 低位小水囊用于晚期妊娠引产,如果注入液体过多,或使用缩宫素不当可造成子宫破裂,故应严格掌握液体注入量。

4. 宫颈坚硬、宫缩时宫口不能适当扩张可导致子宫破裂,故术前对宫颈坚硬者可采用促宫颈成熟法或宫颈局部麻醉,以及使用阿托品类药物松弛平滑肌,促使宫颈变软、扩张。

5. 水囊引产过程中宫缩过强而不规则时,须注意子宫形状,如果呈葫芦形,说明子宫下段延长过度,可能是由于水囊阻碍胎儿娩出所致,应及时取出水囊,防止子宫破裂。水囊取出前,不应静脉滴注缩宫素。

(平 毅)

第二节 胎儿与新生儿并发症

一、胎儿窘迫

(一)病因

1. **母体因素** 母体血液含氧量不足是重要原因,如孕晚期引产致胎盘早剥、急产或不协调性子宫收缩乏力等。

2. **胎盘或脐带因素** 引产时脐带血运受阻、胎盘功能低下、胎盘感染等。

3. **胎儿因素** 如严重的先天性心血管疾病、颅内出血等、胎儿畸形、母胎血型不合、胎儿宫内感染等。

4. **难产处理不当** 引产时产程过长,胎儿颅内出血、大脑产伤,止痛与麻醉药使用不当。

(二)临床表现

1. **胎动减少或消失** 妊娠近足月时,12 小时胎动 <10 次为胎动减少,或较正常胎动基线次数减少 50% 以上也可诊断为胎动减少。

胎动减少是胎儿窘迫的一个重要指标,每日监

测胎动可预知胎儿的安危，而胎动过频往往是胎动消失的前驱症状。胎动消失后，胎心在 24 小时内也会消失，应予以注意以免延误抢救时机。

2. 胎心率减慢 引产过程中胎心率>160 次/min，尤其是>180 次/min，为胎儿缺氧的初期表现。胎心率<110 次/min 可确诊。

（三）诊断

1. 急性胎儿窘迫 胎心率的改变是急性胎儿窘迫最明显的临床征象。

（1）胎心率>160 次/min，尤其是>180 次/min，为胎儿缺氧的初期表现。

（2）随后胎心率减慢，胎心率<120 次/min，尤其是<100 次/min，为胎儿危险征。

（3）胎心监护仪图像出现以下变化，应诊断为胎儿窘迫：①出现频繁的晚期减速，多为胎盘功能不良；②重度变异减速的出现，多为脐带血运受阻的表现；③重度变异减速若同时伴有晚期减速，表示胎儿缺氧严重，情况紧急，可随时胎死宫内。

2. 慢性胎儿窘迫 多为孕妇全身疾病（如糖尿病、严重贫血等）或妊娠期疾病（如子痫前期或子痫、重型胎盘早剥）引起胎盘功能不全或胎儿因素所致。应做如下检查以助确诊。

胎儿电子监测：连续描记胎心率 20~40 分钟，正常胎心率基线为 110~160 次/min。正常情况下，胎动后胎心率加速达 15 次/min 以上，持续时间大于 15 秒。若胎动时胎心率加速不明显，基线变异频率<5 次/min，持续 20 分钟，无应激试验（non-stress test，NST）表现为无反应型，宫缩刺激试验（contraction stress test，CST）可见频繁变异减速或晚期减速，提示胎儿窘迫。

（四）治疗

1. 左侧卧位。

2. 最好采用高流量纯氧面罩法间断给氧，流量为 10L/min，20~30 分钟后，间隔 5 分钟，进入第二产程时可持续吸氧。通过提高母体血氧含量以改善胎儿血氧供应，若胎心率变为正常，可继续观察。

3. 同时积极纠正脱水、酸中毒、电解质紊乱，可静脉补液加 5% 碳酸氢钠 250ml。

4. 缩宫素引产引起过强宫缩应立即停用缩宫素，并给予皮下或静脉注射特布他林 0.25mg，或哌替啶 100mg 肌内注射；也可给予硫酸镁 5g 肌内或静脉注射抑制子宫收缩。

5. 若为胎盘早剥或羊水栓塞，尽快终止妊娠，根据产程进展，决定分娩方式。

（1）宫口未开全：应立即行剖宫产。指征：①胎心率低于 120 次/min 或高于 160 次/min，伴羊水 Ⅱ度污染；②羊水 Ⅲ度污染，B 型超声显示羊水池深度 ≤2cm，或羊水指数 ≤5cm；③持续胎心缓慢达 100 次/min 以下；④胎儿电子监护显示 CST 或催产素激惹试验（oxytocin challenge test，OCT）反复出现晚期减速或重度变异减速；⑤胎儿头皮血 pH 值<7.20。

（2）宫口开全：骨盆各径线正常，胎头双顶径已达坐骨棘平面以下 3cm 者，吸氧的同时应尽快助产，如采取会阴侧切术、低位产钳助娩术或胎头吸引术经阴道娩出胎儿。

（五）预防

1. 严格掌握晚期妊娠引产指征

2. 引产过程中严密监护，做好应急预案和各种急救准备。

3. 加强分娩期的胎心监护。

二、新生儿低血糖

低血糖在新生儿期常见，目前通常将全血血糖<2.2mmol/L 作为诊断新生儿低血糖症的标准。

（一）病因

1. 早产儿和小于胎龄儿在孕晚期引产时由于肝糖原、脂肪、蛋白储存少，糖异生途径中的酶活力低，生后所需的能量高，容易发生低血糖。

2. 孕晚期引产时新生儿发生窒息缺氧、寒冷损伤等会出现一过性低血糖。在疾病状态下，新生儿对营养的摄入不足、消化吸收功能减弱加重低血糖。

（二）临床表现

低血糖以无症状性低血糖者多见，确诊有赖血糖测定；有症状者亦为非特异性症状，如喂养困难、淡漠、嗜睡、气急、发绀、异常哭声、颤抖、震颤、激惹、肌张力降低、惊厥、呼吸暂停等，在输注葡萄糖后上述症状消失、血糖恢复正常者应考虑本症。新生儿期一过性低血糖多见，持续顽固性低血糖多由先天性代谢缺陷或内分泌疾病引起。

（三）诊断

1. 血糖测定 高危儿应在生后 1 小时内测定血糖，并在第 3 小时、6 小时、12 小时、24 小时、48 小时复查；持续反复发作低血糖者应做血胰岛素、胰高血糖素、T_4、TSH、生长激素和皮质醇等激素测定，必要时做血和尿的氨基酸与有机酸测定。

2. 其他检查 疑有胰岛细胞增生症或胰岛腺瘤存在时,可做腹部 B 超或 CT 检查;疑有糖原贮积症时应选择进行刺激试验和肝活检送肝糖原和酶活力测定。

（四）治疗

对低血糖症高危儿应定时检测血糖,确诊低血糖症者不管有无症状,血糖值低于正常者均应给予治疗。

1. 有症状低血糖 按 0.2~0.5g/kg 给予 10%~25% 葡萄糖注射液,每分钟 1.0ml 静脉注射;以后改为每分钟 8~10mg/kg;每 4~6 小时监测血糖 1 次,正常 24 小时后逐渐减慢滴速,48~72 小时停用。

2. 无症状低血糖 先给进食,如血糖值不升高改为静脉输注葡萄糖,每分钟 6~8mg/kg,4~6 小时后根据血糖测定结果调整滴速,稳定 24 小时后停用。

3. 持续或反复低血糖 葡萄糖输注速率可提高至每分钟 12~16mg/kg;急症情况下加用胰高血糖素 0.03mg/kg(不超过 1mg)肌内注射,4~6 小时可重复;也可每日加用氢化可的松 5mg/kg,静脉注射;或泼尼松 1~2mg/kg 口服,共 3~5 天。高胰岛素血症者可用二氮嗪,每日 10~25mg/kg,分 3 次口服。胰岛细胞增生症则需行胰腺次全切除。

（五）预防

生后 1 小时内应检测血糖,对可能发生低血糖者,于生后第 3 小时、6 小时、12 小时、24 小时监测血糖。对可能发生低血糖者从生后 1 小时即开始喂(或鼻饲)10% 葡萄糖液,每次 5~10ml/kg,1 次/h,连续 3~4 次,生后 2~3 小时提早喂奶,24 小时内每 2 小时喂 1 次,体重低于 2kg 或窒息儿复苏困难或延长时,尽快给予 5%~10% 葡萄糖液 26ml/kg,静脉注射,浓度不应太高,以防止溶液高渗和诱发反跳性高血糖。及时正确处理新生儿低血糖,以减少脑损伤及神经系统后遗症,改善预后,对提高人口素质意义重大。

三、新生儿窒息

新生儿窒息一般是指新生儿出生时出现的以呼吸、循环障碍为主的综合征,是新生儿常见的疾病,其发生率在 6% 左右。

（一）病因

新生儿窒息大部分是胎儿宫内窘迫的延续,病因可从母体、胎儿、产程三个方面分析。

1. 母体因素 ①各种妊娠并发症和合并症:如妊娠期高血压疾病、糖尿病、循环呼吸功能不全,以及各种急、慢性心脏与肺部疾病;②胎盘、脐带原因:如胎盘早剥、前置胎盘、脐带打结、绕颈、脱垂,羊水过多或过少。

2. 胎儿因素 ①早产、过期产、多胎;②各种畸形,尤其是先天性心脏病、肺畸形、膈疝等;③宫内病毒、细菌感染引起胎儿脏器损害,如肺炎、脑炎、心肌炎,常见病原体为巨细胞病毒、大肠埃希菌等。

3. 产程因素 ①产程异常:过长或过短造成胎儿缺氧;②胎位不正造成难产;③产程中母亲用药不当,如硫酸镁、吗啡、缩宫素使用不当;产妇低血糖、脱水引起酸碱平衡失调。

（二）临床表现

1. 新生儿表现 主要依据新生儿出生时的呼吸、心率、肤色、肌张力和喉反射来判别,前三者为快速判断指标。

2. Apgar 评分 目前新生儿出生后评判通用 Apgar 评分表(表 11-2-1)。

表 11-2-1 Apgar 评分表

体征	评分		
	0 分	**1 分**	**2 分**
心率	0	<100 次/min	≥100 次/min
呼吸	无	浅慢,不规则	良好,哭声响亮
肌张力	松弛	四肢稍屈曲	四肢活动好
喉反射	无	有些动作	咳嗽、哭
肤色	苍白	躯干红、肢体紫	全身红润

（三）诊断

Apgar 评分 4~7 分为轻度窒息,0~3 分为重度窒息。生后 1 分钟、5 分钟、10 分钟各评估 1 次。Apgar 评分是对新生儿出生后 1 分钟和 5 分钟时窒息程度的客观评价,但不能作为决定是否需要复苏的依据。但是它对复苏效果的判断是很重要的,尤其 5 分钟以后的评分可预测预后。

（四）治疗

1. 复苏的准备 因为新生儿窒息不能被 100% 地预测,因此,所有的新生儿无论以何种方式分娩,均应有能实施复苏的人员在场。准备好复苏用具(吸球、吸痰管和喉镜等)和必备药品(如肾上腺素等),能随手可用。

2. 快速评估 包括:①是否足月;②羊水是否清亮;③呼吸是否好或有无哭声;④肌张力是否

好。如果快速评估的4项均为"是"，新生儿可与产妇在一起，放在产妇胸或腹部，快速擦干后进行皮肤接触和常规护理；如4项中任一项为"否"，则需要放在辐射保暖台上进行初步复苏。

3. 初步复苏　顺序如下：①娩出后立即保温；②摆成鼻吸气体位（肩背稍垫高）；③清理口鼻咽内分泌物，如果为胎粪样羊水，应在第1次呼吸前查看喉头有无胎粪，如有应及时清理，并行气管内吸引；④紧接着擦干体表，给予触觉刺激（轻拍足底或摩擦背部）；⑤评估呼吸、心率和肤色。

4. 以上5步初步复苏应在30秒内完成。绝大多数新生儿或原发性呼吸暂停者，经以上5步初步复苏则会很快建立自主呼吸。对少数继发性呼吸暂停者，需急性复苏纠正低氧血症和酸中毒。在复苏过程中应监测新生儿的脉搏血氧饱和度。

5. 评估、决策、操作的循环程序

（1）触觉刺激→无呼吸→呼吸气囊正压人工呼吸（节律：40~60次/min）。

（2）同时查心率→<100次/min→给氧30秒再评估。

（3）如给氧30秒后心率<60次/min，气囊正压人工呼吸同时配合胸外心脏按压（节律：30次人工呼吸：90次胸外心脏按压）。

（4）心率≥100次/min，查看肤色→青紫→常压给氧。

（5）正压给氧：足月儿给空气即可，必要时氧浓度30%~40%，面罩气囊给氧。早产儿可给氧浓度30%~40%，必要时给纯氧，注意不能长时间给纯氧，可能导致早产儿失明。

6. ABCD复苏方案

（1）A（airway）：保持呼吸道通畅（吸黏液或气管插管）。

（2）B（breathing）：建立呼吸（触觉刺激、正压通气）。

（3）C（circulation）：建立有效循环（心脏按压）。

（4）D（drug）：药物（少数重度窒息儿，胸外心脏按压30秒后，心率仍<60次/min为给药指征；或部分患儿出生前有心跳，而出生后无心跳，在插管人工呼吸、胸外心脏按压的同时，应立即给药。首选药物为1:10 000肾上腺素，0.1~0.3ml/kg，脐静脉导管内给药。给药30秒内心率仍<60次/min，可3~5分钟重复1次）。

7. 复苏后监测

（1）监测呼吸、心率、心律、体温、肌张力、肤色和神经系统症状。如合并意识改变、呼吸异常、抽搐等症状，应行神经系统检查、B超、CT等除外缺血缺氧性脑病和颅内出血，及时进行治疗。

（2）注意尿量、尿比重、尿蛋白、尿血细胞和管型变化，必要时查尿素氮。

（3）有条件时应查血气，酌情处理。

（4）维生素K_1 1~2mg，肌内注射1次。

（5）苯巴比妥，负荷量为15~20mg，静脉注射不少于10~15分钟，维持量5mg/(kg·d)，口服剂量为每次1.5~2.5mg，每天3次。

（6）抗生素预防感染。

（7）保护大脑。

（五）预防

产程中密切监护，若引产过程中出现宫缩过频过强，应及早处理，避免胎儿窘迫的发生，降低新生儿窒息率。

（平　毅）

参 考 文 献

［1］黄畅晓，李力. 产后出血预防中存在的问题及管理策略. 中国计划生育和妇科, 2022, 14 (4): 23-25.

［2］马宏伟，刘兴会. 再谈产后出血的预防与急救处理. 实用妇产科杂志, 2022, 38 (1): 10-12.

［3］郑峥，顾向应，刘欣燕，等. 中期妊娠稽留流产规范化诊治的中国专家共识. 中国实用妇科与产科杂志, 2021, 37 (9): 928-932.

［4］谢鹏飞，林育娇，唐琳. 20例孕中晚期完全性子宫破裂临床分析. 中国实用医药, 2022, 17 (2): 201-203.

［5］张阳，邹丽. 胎儿窘迫诊断相关问题. 中国实用妇科与产科杂志, 2019, 35 (9): 1058-1062.

［6］吴淑燕，张建平. 急性胎儿窘迫的诊断与处理. 中华产科急救电子杂志, 2018, 7 (1): 14-19.

［7］张阔，陈莹，刘丹. 基于深度学习的胎心监护对胎儿窘迫风险的识别分析. 中国数字医学, 2021, 16 (10): 86-92.

［8］巨容，包蕾，母得志，等. 新生儿低血糖临床规范管理专家共识（2021）. 中国当代儿科杂志, 2022, 24 (1): 1-13.

［9］庄颖，邹丽，郑雅宁，等. 低血糖高危新生儿在院血糖

管理方案的最佳证据应用. 护理研究, 2022, 36 (1): 133-137.

［10］邵天伟, 唐仕芳, 陈龙, 等. 昆士兰临床指南: 新生儿低血糖 (2019 版) 解读. 重庆医学, 2021, 50 (24):

4146-4149.

［11］张纹, 程湘玮, 王培红, 等. 新生儿低血糖预防与管理策略的构建. 中国护理管理, 2020, 20 (11): 1694-1699.

第十二章
剖宫产术并发症

第一节　术中和术后近期并发症

一、出血和血肿

近年来随着剖宫产率的上升,手术并发症的发生率也相应升高。出血是术中最常见且严重的并发症,若处理不及时或措施不当可危及产妇生命。剖宫产出血可分为产后出血和晚期产后出血两类,前者指胎儿娩出后 24 小时内出血超过 1 000ml;后者指胎儿娩出 24 小时后到产褥期的大出血,这两种类型的出血均与手术指征、术式、手术熟练程度及手术时间等有关。另外,宫旁血肿也是剖宫产术中常见的并发症。

(一) 术中出血和血肿

1. 原因

(1) 宫缩乏力:是产后出血最常见的原因。①全身因素:产妇精神过度紧张,对分娩恐惧,体质虚弱、高龄、肥胖或合并慢性全身性疾病等;②产科因素:产程延长、前置胎盘、胎盘早剥、妊娠期高血压疾病、宫腔感染等;③子宫因素:子宫过度膨胀(如多胎妊娠、羊水过多、巨大胎儿),子宫肌壁损伤(剖宫产史、肌瘤剔除术后、产次过多等),子宫病变(子宫肌瘤、子宫畸形、子宫肌纤维变性等);④药物因素:过多使用镇静剂、麻醉剂或子宫收缩抑制剂等。

(2) 胎盘因素:①主要原因是前置胎盘,胎盘附着于子宫前壁或与切口邻近时,容易引起大出血;②胎儿、胎盘娩出后,由于子宫下段菲薄,胎盘种植部位血管丰富,子宫缺乏有力的收缩,既不能使附着胎盘完全剥离,又不足以使胎盘剥离面血窦缩紧闭合,故可发生产后大出血而难以控制。

(3) 切口撕裂:①子宫下段横切口过小、过低。②胎头过大、过低,致胎头娩出困难而强行用力,不仅裂伤宫颈甚至阴道穹窿部,也可上延至子宫上部,甚至达子宫圆韧带处。严重者累及宫旁、宫颈旁甚至阴道壁的血管丛,发生难以控制的出血。③产程过长,局部受压,组织水肿、变脆。

(4) 凝血功能障碍:①患者自身凝血功能障碍或合并全身出血性疾病,如白血病、血小板减少性紫癜等。②剖宫产并发 DIC 出血:原有基础疾病,如胎盘早剥、前置胎盘、重度妊娠期高血压疾病、严重感染等;剖宫产术时血窦开放,羊水沿子宫切缘的血窦或胎盘剥离面血窦进入母体循环导致羊水栓塞、DIC,特别是胎粪污染的羊水更易诱发;术中大出血仅输晶体溶液、库存血而导致血小板和可溶性凝血因子缺乏(V、$\mathbb{W}$、$\mathbb{X}$因子)造成大出血,称稀释性凝血障碍。

(5) 术中损伤子宫动静脉导致出血。

2. 临床表现

(1) 手术野出血和阴道流血:胎儿娩出后大量鲜红色出血多见于切口撕裂,暗红色出血伴子宫软且无张力多见于子宫收缩乏力,胎盘粘连及植入可引起短时间内大量出血,如果出血不能较快制止可出现大量不凝血。当损伤子宫动静脉时,可迅速形成阔韧带内大血肿。

(2) 休克体征:患者可出现烦躁,脉搏细数,皮肤苍白甚至晕厥;重者出现休克,血压下降,甚至危及生命。

3. 诊断　剖宫产术中及术后胎儿娩出 24 小时内出血量 ≥ 500ml 为异常出血,超过 1 000ml 为术中大出血。出血量的估计采用容积法 + 面积法:术中用吸引器将血液吸入有刻度的采集瓶中,所有敷料术前、术后分别称量,以净增重量折算出血量(1g=0.94ml)。面积法:术中使用纱布的数量及血湿润纱布的面积,血湿面积按 10cm × 10cm 对应 10ml 计算。也可选择休克指数(shock index,

SI）法：休克指数（SI）＝脉率／收缩压，当 SI=0.5，血容量正常；SI=1.0，失血量为 10%~30%（500~1 500ml）；SI=1.5，失血量为 30%~50%（1 500~2 500ml）；SI=2.0，失血量为 50%~70%（2 500~3 500ml）。

4. 治疗

（1）宫缩乏力

1）应用子宫收缩药：①缩宫素：10~20U 加入晶体液 500ml 中静脉滴注，也可 10U 肌内注射或子宫肌层注射，因缩宫素有受体饱和现象，无限制加大用量反而效果不佳，并可出现副作用，故 24 小时内总量控制在 60U 内。卡贝缩宫素为长效缩宫素九肽类似物，100μg 缓慢静脉推注或肌内注射，2 分钟起效，半衰期为 1 小时。②麦角新碱：尽早加用马来酸麦角新碱 0.2mg 肌内注射或静脉推注，每隔 2~4 小时可以重复给药。但禁用于妊娠期高血压疾病及其他心血管病变者。③卡前列素氨丁三醇：为前列腺素 $F_{2\alpha}$ 衍生物，能引起全子宫协调、强有力的收缩。用法为 250μg 深部肌内注射或子宫肌层注射，3 分钟起作用，30 分钟达作用高峰，可维持 2 小时；必要时重复使用，总量不超过 2 000μg。哮喘、心脏病和青光眼患者禁用，高血压患者慎用；常见的副作用有暂时性的呕吐、腹泻等。④米索前列醇：系前列腺素 E_1 衍生物，可引起全子宫有力收缩，在没有缩宫素的情况下也可作为治疗子宫收缩乏力性产后出血的药物。应用方法：米索前列醇 200~600μg 顿服或舌下给药。但米索前列醇副作用较大，恶心、呕吐、腹泻、寒战和体温升高较常见；高血压，活动性心、肝、肾疾病及肾上腺皮质功能不全者慎用，青光眼、哮喘及过敏体质者禁用。⑤卡前列甲酯：剖宫取胎术患者可在胎儿娩出后，舌下含化 1mg；存在产后出血高风险因素者，分娩后即启动联合用药；当阴道出血达 200ml 而子宫收缩不良并继续出血时，及时启动缩宫素与卡前列甲酯栓联合用药。

2）宫腔填塞：有宫腔水囊压迫和宫腔纱条填塞两种方法，术中加强宫缩效果不好时应尽早填塞，可降低产后大出血的发生率，其操作关键是要自宫底开始填塞，不留空隙（图 12-1-1），下端置于阴道内，术后继续运用子宫收缩药及加强感染治疗，24~48 小时抽出纱条。

3）B-Lynch 缝合术：如图所示，可以将上、下行缝线穿过前后子宫壁肌层，避免子宫收缩后缝线滑脱，使子宫收缩变硬，取得较好的效果，达到止血的目的（图 12-1-2）。

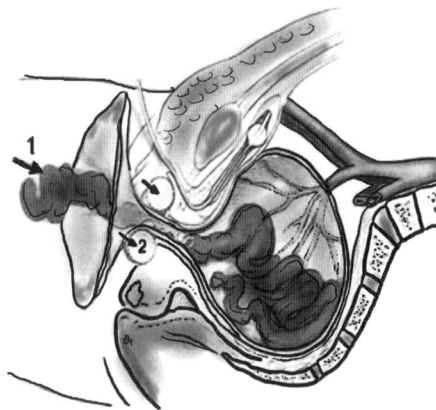

图 12-1-1　宫腔填塞

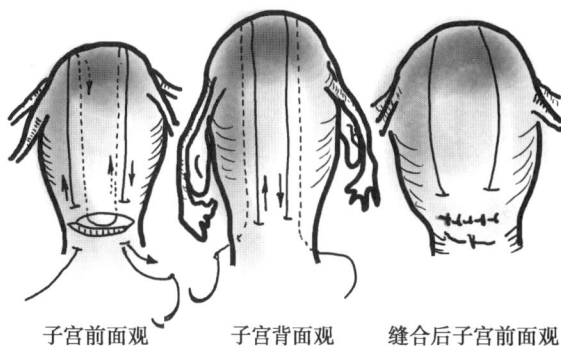

子宫前面观　　子宫背面观　　缝合后子宫前面观

图 12-1-2　B-Lynch 缝合术

4）子宫动脉上行支结扎术：用可吸收线圈缝扎双侧子宫动脉上行支时可暂时阻断子宫体的血供，且对卵巢功能无影响，有效控制产后严重宫缩乏力性出血，避免切除子宫和希恩综合征（Sheehan syndrome）等不良结局（图 12-1-3）。在紧急情况时术者可用拇指与其余四指置于子宫两侧的子宫颈体交界处用力紧握，也可阻断子宫体血供而达到止血的作用。

5）血管内介入技术（vascular interventional technique，VIT）：建立在腹主动脉及盆腔动脉造影的基础上，包括经导管动脉栓塞术（transcatheter arterial embolization，TAE）及腹主动脉／髂内动脉球囊预置术（temporary abdominal aorta or internal ilia cartery occlusion，TA-AC/TIIAC）。TAE 可分为经皮髂内动脉栓塞术（internal iliac arterial embolization，IIAE）、子宫动脉栓塞术（uterine arterial embolization，UAE）及其他责任动脉栓塞术。目前，病情危重的患者可选择 IIAE；对部分一般情况较好的产后出血患者，若术者插管技术熟练、团队配合默契，可选择 UAE 或对其他责任动脉行精细栓塞，以减少并发症的发生。子宫收缩乏力

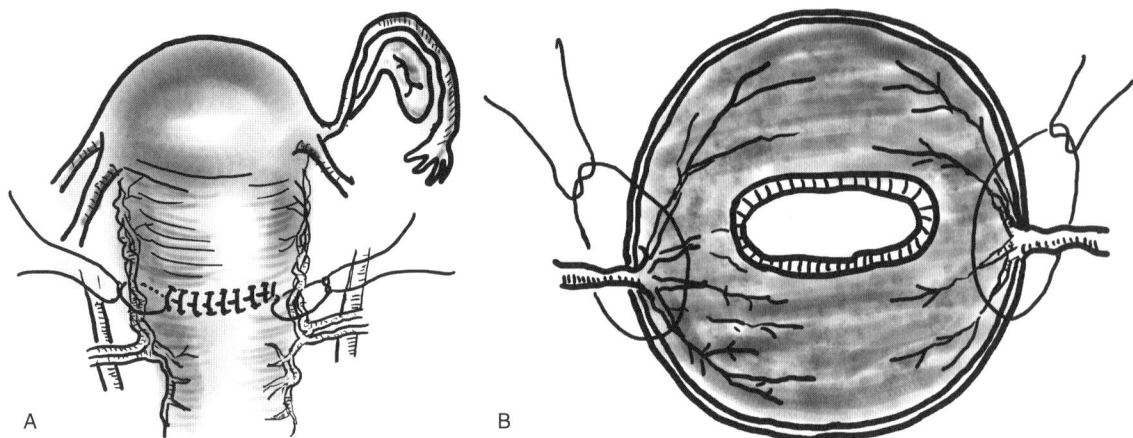

图 12-1-3　子宫动脉上行支结扎术

所致产后出血的血管内介入治疗干预时机建议：经子宫按摩、药物促进宫缩、输血及宫腔球囊填塞等保守处理之后，如仍有活动性出血，建议在患者血流动力学失稳前，及时行双侧子宫动脉栓塞。胎盘因素所致产后出血血管内介入治疗的干预时机建议：当常规的方法无法去除胎盘因素或已经去除导致产后出血的因素但仍有持续性出血时，采用血管内介入栓塞技术治疗是有效且安全的。对凝血功能障碍所致产后出血的血管内介入治疗，若经各种保守处理效果均不理想，在决定子宫切除前，可尝试介入栓塞止血。但患者发生凝血功能障碍时选择 VIT 的循证医学证据尚不充分。对于羊水栓塞所致凝血功能障碍导致的产后出血不建议首选血管内介入栓塞治疗，及时切除子宫是第一选择。

6）子宫切除术：适用于各种保守性治疗方法无效者。一般为子宫次全切除术，如前置胎盘或部分胎盘植入子宫颈时行子宫全切除术。操作注意事项：由于子宫切除时仍有活动性出血，故需以最快的速度"钳夹、切断、下移"，直至钳夹至子宫动脉水平以下，然后缝合打结，注意避免损伤输尿管。对子宫切除术后盆腔广泛渗血者，可用大纱条填塞压迫止血，并积极纠正凝血功能障碍。

（2）胎盘因素：剖宫产术中引起大出血的胎盘因素以前置胎盘最多见。首先，开腹后切口位置应避开胎盘种植部位。避开胎盘在另一侧做纵切口；或先切开对侧，最后迅速切开部分胎盘附着区，立即取出胎儿及胎盘，以减少出血。其次，如果出血不止，不宜采用一般的子宫动脉上行结扎术。因结扎部位高，子宫动脉上行支被阻断，通往宫颈部血管的下行支压力反而增高，出血更多。应当应用子宫收缩药及按摩子宫，可采用 0 号可吸收缝线或 7 号丝线在出血处做"8"字缝合，对少量渗血区可用

纱布压迫、填塞。有时出血量大，局部缝扎止血效果不好，可直接用手指压迫子宫动脉，以阻断其血供，同时纱布条填塞宫腔，术后 24 小时取出。对于胎盘植入者可据实际情况行子宫部分切除术，严重者行子宫全切术。胎盘早剥时用热盐水纱布包裹按摩子宫，待子宫色泽逐渐好转后尽早缝合子宫切口，恢复其解剖关系，有助于子宫收缩。

（3）切口撕裂：一旦发生撕裂，迅速钳夹并缝合止血，第一针务必超过裂口顶端 0.5cm。

（4）凝血功能障碍：输入血浆和凝血因子，必要时切除子宫。《产后出血患者血液管理专家共识（2022 年版）》强调应把纠正止血异常和凝血功能障碍放在优先的地位。

（5）子宫切口出血的处理：①术中如发现子宫壁切口有粗大曲张血管时，可先在预定切口上、下将血管缝扎，可避免切开宫壁时失血；②遇有子宫切口出血时，可先捏住或钳夹出血部位，待吸净视野血液后再缝扎止血；③通常按常规缝合子宫切口后即可止血。如仍有出血。可用 0 号可吸收缝线或丝线缝合止血，注意缝线不应穿透子宫内膜层。缝合切口两侧角时均应超过切口 0.5cm 左右，以免因血管退缩而漏缝。

（6）一旦出现宫旁血肿，需立即缝合止血。有时缝扎出血的血管很困难，采用局部缝合止血方法可能使出血范围扩大，组织糟脆不易缝合时，压迫缝合法更为简单、有效，但在缝合过程中要避免损伤输尿管。具体的缝合方法：于血肿下方边缘水平、旁开血肿 3cm 平行子宫切口，缝合子宫前壁浆肌层，然后到子宫后方正中部位且与前一针在同一水平线上，缝合浆肌层，拉紧，打结 5 个以上，使血肿不再继续扩大，观察约 5 分钟，血肿无扩大，即成功。以上方法可重复使用缝合大的血肿，如未缝合

的子宫切口影响血肿的缝合,可由助手先压迫血肿,术者迅速缝合子宫切口后,再缝合血肿。

5. 预防

(1)加强孕产期保健,积极治疗妊娠期并发症及合并症,正确掌握剖宫产指征及手术时机,控制剖宫产率,提高手术质量。

(2)术者应熟练掌握手术技巧,充分做好术前准备是预防和减少剖宫产术中大出血的重要措施。子宫下段形成良好时,于胎头耳郭水平做横切口,两端向上呈半弧形,长 10~12cm。下段形成不佳或胎头过大时,宜从两端向上延长切口,以预防切口撕裂,或避免做倒"T"字切口。做切口前,常规扶正右旋子宫。

(3)一旦发生大出血,要沉着冷静,分析原因,当机立断,迅速采取有效措施处理,这是减少出血量、降低孕产妇死亡率的关键。

(二)术后出血和血肿

剖宫产术后仍可能发生一系列并发症,如产后出血及剖宫产后发现阔韧带血肿或腹膜后血肿;另外,剖宫产手术如止血不彻底、缝合不当、患者本身有凝血功能障碍或切口深处形成无效腔,也可形成腹壁深层、浅层的血肿。据报道,清洁切口发生血肿者约占 1%~3%,其中肥胖妇女和腹壁横切口者较易发生。产后出血的原因、诊断、治疗及预防详见(一)术中出血和血肿的相关内容。

1. 原因 腹直肌有固有的供应血管,其下部肌肉较厚、结实,血供也较丰富,在纵切分离腹直肌时,肌束内的血管隐蔽在深处,发生渗血或出血不易被发现,缝合切口后继续出血形成血肿;或下腹部行横切口,纵行的血管被剪断或剪断的腹直肌缝扎不结实,继续渗血也可以形成血肿。小的血肿可以被吸收,大的血肿不易被吸收。较大的血肿多位于腹直肌鞘内,可使创缘组织分离而影响切口愈合。另外,在剖宫产术中,缝合子宫下段切口未超过切口两端 1~2cm,受损回缩的血管未缝扎,引发阔韧带、后腹膜血肿。

2. 临床表现 剖宫产手术后患者可能有 1~2 天的低热(38℃左右),称反应热,局部切口也常有轻度疼痛,但在 1~2 天后多能逐渐恢复正常。若创口内有血肿,术后的反应热往往持续很久,常在术后 4~7 天仍有低热,切口处的压痛也比较明显。小的血肿不易被发觉,仔细检查时常可发现在切口下方有硬结,或有轻微的或明显的压痛,周围界线不明显。表浅的血肿甚至可以出现波动感,有时在皮肤上可看到瘀斑。腹直肌鞘内的血肿除疼痛外,常可出现一侧下腹部腹直肌部位的局限性肿块,伴明显压痛,早期局部穿刺可抽出不凝的血块,抽出血液后肿块即缩小,一般多可做出正确的诊断。B 超检查可发现局部液性暗区,X 线腹部侧位摄片显示病变侧腹直肌影变宽。对于剖宫产术后阴道出血正常、子宫收缩正常、按压子宫无明显血液流出,却出现进行性贫血和剧烈腹痛伴腹部包块者应考虑血肿形成的可能。

3. 治疗

(1)切口血肿的治疗

1)较小的血肿常能自行吸收,无须特殊处理。较大的血肿,特别是有波动感的血肿,可以用粗针头穿刺,用注射器抽吸,直至将大部分血液和小血块抽出,肿块变小后再用腹带包紧压迫止血,或将血肿上面的皮肤缝线拆除 1~2 针,用血管钳将切口撑开少许,使积血溢出后再插入一小条橡皮片引流,12~24 小时后拔出引流,再压紧包扎,多能自愈。

2)切口内有明显的活动性出血、皮肤上有明显的瘀斑、患者自感局部胀痛明显,或血肿内血液已经凝固不能抽出者,最好重新打开切口,清除外腔内的凝血块和积血,再将看到的出血点电凝或结扎止血,打开的切口、外腔可再行缝合。对于血肿造成的无效腔,应放置引流,停止渗血后方可取出。为避免创口继发感染,应使用抗生素。同时可用沙袋压迫、绷紧腹带压迫止血,还可给予止血剂。

(2)阔韧带血肿、腹膜后血肿的治疗

1)保守治疗:监测生命体征,4~6 小时复查血常规、凝血功能。B 超检查动态观察血肿有无进行性增大。快速补充足够的血容量,抗休克治疗。

2)急诊剖腹探查:腹膜后血肿是否需切开探查须按其血肿范围、血流动力学相关指标变化情况来决定,不可以盲目地剖腹探查,增加手术的风险性。腹膜后血肿多由盆壁静脉丛、骨盆小血管出血形成,由于血肿能在腹膜后产生填塞及压迫作用,出血可能自行停止。此种血肿若切开,会破坏后腹膜完整性,引起无法控制的危险出血。若动态观察见血肿属稳定型、范围不大、张力小、无搏动等,无须切开探查。反之,观察见血肿属扩张型、范围大、张力高、有搏动,应及时切开探查并做相应处理。阔韧带血肿一般行剖腹探查止血。拆除子宫下段切口可吸收缝线,重新全层连续缝合子宫下段切口。缝合子宫下段切口时超过子宫下段切口两侧

1.5~2.0cm,观察切口无出血,阔韧带、后腹膜血肿无增大后,常规关闭腹腔;若子宫破裂合并感染则切除子宫。

3)介入治疗:选择性子宫动脉栓塞术适用于阔韧带血肿难以找出子宫动脉者,可寻找出血部位直接进行出血部位栓塞。

4. 预防 剖宫产术中仔细操作,避免损伤血管,缝合切口前反复检查是否有出血部位及渗血部位,腹直肌鞘内血管尽量结扎止血,确保腹直肌缝合严密,避免血肿发生。术后积极应用抗生素,避免因创口感染而形成血肿。

(三)晚期产后出血

晚期产后出血是指分娩24小时后,在产褥期内发生的子宫大量出血。以产后1~2周发病最常见,亦有产后2月余发病者。出血可为突发,出血量一次可达500~1 000ml以上或更多,造成重度贫血,甚至发生失血性休克,有的需要切除子宫。近年来,由于剖宫产率逐渐升高,剖宫产术后各种并发症也相应增多,其中剖宫产术后晚期产后出血的发生率也呈上升趋势,直接威胁产妇的生命安全。

1. 原因

(1)胎盘、胎膜残留:黏附于宫腔内的残留胎盘组织发生变性、坏死、机化,当坏死组织脱落时,暴露基底部血管,引起大量出血。

(2)蜕膜残留:若蜕膜剥离不全,长时间残留,影响子宫复旧,继发子宫内膜炎症,引起晚期产后出血。

(3)子宫胎盘附着面复旧不全:可引起血栓脱落,血窦重新开放,导致子宫出血。

(4)感染:以子宫内膜炎症多见。感染引起胎盘附着面复旧不良和子宫收缩欠佳,血窦关闭不全导致子宫出血。

(5)剖宫产术后子宫切口愈合不良

1)多见于子宫下段横切口,因该切口的两端切断子宫动脉向下斜行的分支,造成局部供血不足。术中止血不良,形成局部血肿或局部感染组织坏死,致使切口不愈合。多次剖宫产切口处菲薄、瘢痕组织多造成局部供血不足,影响切口愈合。因胎头位置过低,取胎头时造成切口向下延伸撕裂,因切口对合不好而影响愈合。

2)横切口选择过低或过高:横切口过低,宫颈侧以结缔组织为主,血供较差,组织愈合能力差,且靠近阴道,增加感染机会;横切口过高,切口上缘宫

体肌组织与切口下缘子宫下段肌组织厚度相差大,缝合时不易对齐,愈合不良。

3)缝合不当:组织对位不佳;手术操作粗糙;出血血管缝扎不紧;切口两侧角部未将回缩血管缝扎形成血肿;缝扎组织过多过密,切口血液循环供应不良等,均可导致切口愈合不良。

4)切口感染:因子宫下段横切口与阴道靠近,术前有胎膜早破、产程延长、多次阴道检查、前置胎盘、术中出血多或贫血,易发生切口感染。

2. 临床表现 阴道流血是主要的临床表现,往往发生于剖宫产术后1~2周左右。主要临床表现如下。

(1)阴道流血:若为胎盘、胎膜残留,临床表现为血性恶露持续时间延长,反复出血或突然大量流血。检查发现子宫复旧不全,宫口松弛,有时可见有残留组织。若为蜕膜残留宫腔,刮出物病理检查可见坏死蜕膜,混以纤维素、玻璃样变的蜕膜细胞和红细胞,但不见绒毛。若为子宫胎盘附着面复旧不全则多发生在产后2周左右,表现为突然大量阴道流血,检查发现子宫大而软,宫口松弛,阴道及宫口有血凝块。

(2)感染:剖宫产术后切口裂开引起晚期产后大出血,虽然多数产妇临床感染征象不明显,但剖腹探查时局部均有炎症、坏死的现象。

(3)下腹痛:由于子宫出血刺激子宫收缩,患者可表现为下腹胀痛。出血向盆腔后腹膜渗出者,可诉有下腹部血肿侧胀痛,局部有压痛,妇科检查可扪及腹部包块。

(4)晕厥和休克:由于急性出血,出血量在1 000~2 000ml者占50%,轻者可出现晕厥,重者出现休克,血压下降,面色苍白,甚至危及生命。

3. 诊断 主要依靠临床表现结合以下特殊检查结果来确诊。

(1)经腹部妇科超声:除观察子宫整体形态外,还可以观察子宫切口情况。切口愈合良好时,子宫下段前壁轻度隆起,浆膜层增厚,可连续、光滑、完整;感染严重、裂开出血时,可观察到切口处凹凸不平,浆膜层断续、不光整,子宫肌壁连续不佳或断裂,其后方常出现无回声区。

(2)经阴道超声常应在出血停止、经腹超声后进行,能准确判断较小残留物附着的部位。

(3)血常规:了解贫血和感染情况。

4. 治疗 治疗原则是针对原因迅速止血,补充血容量,纠正休克,及时控制感染。对于产后出

血,尤其是出现休克表现的患者,首先要尽快建立有效的静脉通道,迅速止血、输血、积极补充血容量,并给予吸氧纠正休克,同时尽快找出出血原因。

(1)补充血容量及纠正休克:①输液:对于有明显出血的病例,应建立两条静脉通道以便输血、输液。严重的病例可采用大隐静脉高位插管或股动脉加压输血。②输液程序:尽早给予输血,最好是新鲜血。未配好血之前,可先输平衡液、右旋糖酐、5%碳酸氢钠,最后为葡萄糖液。③注意观察患者意识、皮肤温度及色泽情况。④大量输入库存血时,可引起游离钙的抑制,引发出血倾向,需适当补充钙盐,每输入 800ml 库存血,可静脉注 10%葡萄糖酸钙 10ml 或输入 1 600ml 库存血后加输新鲜冰冻血浆 400ml,可减少或防止凝血功能障碍的发生。

(2)针对出血原因可进行下列紧急处理:①疑有胎盘、胎膜、蜕膜残留者,在静脉输液、备血及准备手术的条件下行清宫术,操作应轻柔,以防子宫穿孔。刮出物送病理检查,以明确诊断。术后继续给予抗生素及子宫收缩药。②子宫切口裂开出血处理:部分患者经输血、使用止血药物及抗感染等治疗后,裂开的子宫切口可愈合。一旦出血不止,可改行手术治疗。对非手术治疗的病例,如需清洁创口,可用碘仿纱条将宫腔的伤口轻轻覆盖,切忌填压,以免裂口扩大,引起再出血。对年轻、需保留生育功能的女性,可选用选择性双侧髂内动脉造影、药物栓塞术来治疗其出血,此法止血效果可靠,不影响生育。对有局部炎症的患者,可将栓塞微粒吸附抗生素后再注入,既可控制出血,又可控制感染。③晚期产后出血伴休克的危重患者,在抗休克和抗感染的同时,立即行子宫次全切除术;反复多次出血,经保守治疗,效果不佳者,应行剖腹检查。术中检查如切口裂开有瘘孔、周围组织愈合不良,应行子宫切除;如感染不重,切口愈合不良处的周围组织血运好,或裂开范围小,可将切口扩创后再缝合,必要时可行髂内动脉结扎术。术后应用足量抗生素。

5. 预防

(1)产前做好营养指导,及早发现妊娠糖尿病,积极治疗,减少巨大胎儿的发生,相应降低剖宫产率。

(2)另外应在整个孕期、分娩时向孕妇及家人宣传自然分娩的好处,严格掌握剖宫产手术指征,减少社会因素导致的剖宫产。

(3)重视切口位置的选择,取下段横切口时,应在宫体交界处下方 3~4cm,不宜靠近宫体交界处或过低。

(4)提高手术操作技巧:剖宫产手术操作须稳、准,减少弓状动脉断裂;扩大切口时,应采用切、撕、剪三结合法。先切开 2~3cm,然后顺肌纤维向两侧钝性撕开切口约 6~7cm,再以手指作引导,用绷带剪从两侧向上弧形剪开,使切口长达 10~12cm;手托胎头动作要轻柔,利用杠杆原理娩出胎头;术中仔细检查胎盘是否完整剥离,认真清理宫腔,排除感染诱因;缝合切口勿过密、过紧。注意缝合切口两角,必要时可采取间断缝合或"8"字缝合法止血(图 12-1-4)。层次应对合良好,止血彻底,出血点应缝扎,但不可大块缝扎,以免影响切口血运;对头盆不称、胎头高浮者,切开子宫下段后应下压宫底,使胎头直径达切缘,再用手或产钳助产。产程延长、宫颈水肿、子宫下段过度伸展变薄者,切口不宜过低。如有潜在的感染因素如胎膜早破等,可尽量选用腹膜外剖宫产。前置胎盘、严重贫血患者的组织脆弱,撕扩切口时应小心;子宫切口裂开与产褥感染关系密切,合理选用抗生素可使术后感染率下降。

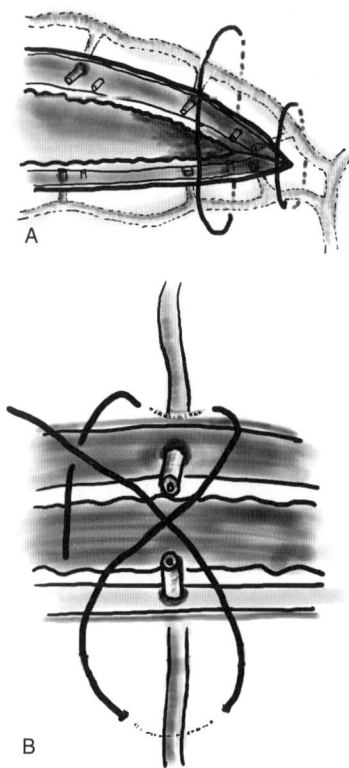

图 12-1-4 间断缝合与"8"字缝合法

二、脏器损伤

(一)膀胱损伤

1.原因

(1)膀胱黏膜损伤:见于腹膜外剖宫产钝性分离膀胱时,或因膀胱内导管插入过深;或因胎头娩出困难时挫伤;或因产程过长,胎头压迫时间较久所致(非剖宫产本身原因)。

(2)膀胱肌层损伤:膀胱位置较高,切开壁层腹膜时误伤膀胱,见于胎头位置较低,压迫膀胱三角,局部水肿;因导尿因素致膀胱不能完全排空;有腹部或盆腔手术史导致严重粘连致膀胱异位、因膀胱膨胀顶部上升、发育或解剖异常;因子宫下段拉长,膀胱位置随之上升而误伤膀胱;子宫下段剖宫产分离膀胱时,因粘连而损伤;腹膜外剖宫产,止血钳分离膀胱筋膜时(图12-1-5A)或剪刀剪开时层次不正确而损伤膀胱(图12-1-5B);娩出胎头时子宫切口撕裂而累及膀胱。

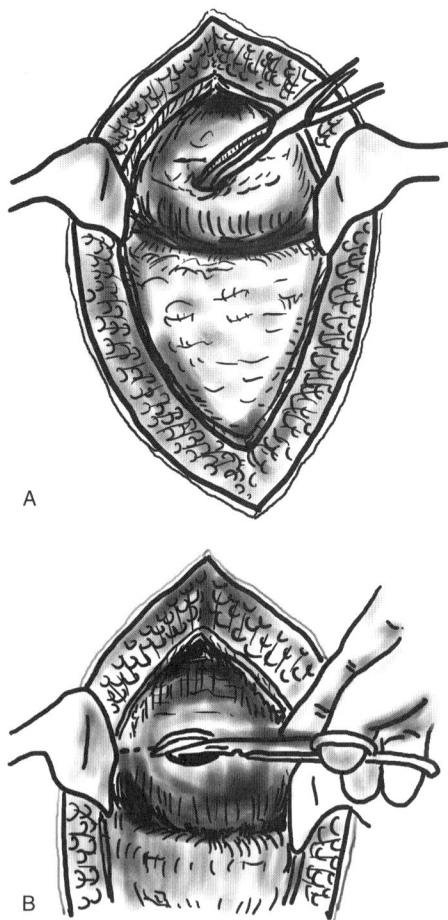

图 12-1-5 膀胱肌层损伤
A.止血钳分离膀胱筋膜;B.剪刀剪开时层次
不正确而损伤膀胱。

2.临床表现

(1)术中表现:膀胱黏膜损伤者,术中可出现血尿,持续24~48小时,一般可自然消失。部分肌肉损伤术中可见外露的膀胱肌肉,有时可出现血尿。膀胱肌层全部损伤可造成膀胱破裂,出现尿液外溢,甚至可见膀胱腔内的导尿管气囊。

(2)术后表现:术后发现血尿、下腹痛、排尿障碍等。

3.诊断 详见第三章第一节。

4.治疗 详见第三章第一节。

5.预防

(1)术前应导尿,术中保持导尿管通畅。

(2)切开壁层腹膜时尽可能靠近头端,确认腹膜后方可切开。对有严重粘连者,分离膀胱应谨慎。避免行子宫下段纵切口,如采用纵切口者,打开腹膜时应从脐下开始;腹膜外剖宫产必须辨清膀胱子宫反折腹膜。子宫下段剖宫产时,必须紧贴子宫下段推开膀胱。另外,注意纵切口腹膜下端不宜切至膀胱顶部浆肌层,以免缝合时累及深肌层及黏膜,造成术后局部感染、炎症反复发作。

(3)分娩胎头时勿粗暴。

(二)输尿管损伤

1.原因

(1)止血缝扎不当:多为子宫下段横切口,因切口过小,胎头娩出时两侧撕裂而出血,以及在紧急情况下,为止血未辨清解剖关系就盲目钳夹、缝扎组织止血。

(2)输尿管移位:晚期妊娠子宫多向右侧旋转,而输尿管又紧贴子宫下段,剖腹后未能将旋转的子宫扶正,尤其是腹膜外术式,很容易将子宫切口向左边移,这样有可能在切口出血时误缝扎左侧输尿管。

2.临床表现与诊断 详见第三章第一节。

3.治疗 详见第三章第一节。

4.预防

(1)切开子宫前应扶正子宫,使子宫切口大小与胎头径线相适应。如腹膜外剖宫产,子宫右旋不能扶正者,可将手术台向左倾斜15°~30°。

(2)凡遇切口撕裂出血者,首先用无齿卵圆钳钳夹止血,然后仔细检查出血部位,不能盲目缝扎。

(3)子宫颈旁触摸输尿管位置,并推开子宫切口周围组织,清楚显露切口两侧缘后,再予以缝扎止血,如果裂伤局部出血或形成血肿无法触辨者,应找出该侧髂内动脉,予以结扎后再找出血的血管。

(三) 肠管损伤

1. 原因 剖宫产术中肠管损伤罕见。主要危险因素如下。

(1)前次腹部手术史和可能导致粘连形成的盆、腹腔感染史。

(2)产程延长或麻醉不满意而致肠膨胀者。

遇有上述因素在切开腹膜时易损伤肠管,小肠损伤的机会较结肠多,而腹膜外剖宫产术则可避免肠管损伤。

2. 临床表现与诊断 详见第三章第一节。

3. 治疗 详见第三章第一节。

4. 预防 剖宫产术中肠道损伤多因手术操作不当、不熟悉盆腔解剖结构所致,应重视基本理论、基本知识、基本技能,提高人员素质、加强责任感,才能减少或避免损伤的发生。术前应详细询问病史,认真做妇科检查,做好术前讨论和术前准备,切不可因盲目行事而造成损伤。

三、剖宫产切口并发症

(一) 切口感染

剖宫产是产科最常见的创伤性操作,随着手术技能和麻醉水平的提高,大多愈合良好,但受诸多因素的影响,仍有部分患者切口发生感染,不仅延长了住院时间,而且增加经济负担,浪费医疗资源,还可导致溃疡形成,引起晚期产后出血、子宫切除,甚至危及患者生命。

1. 原因

(1)肥胖者皮下脂肪厚,血运较差;手术暴露困难,反复来回移动、牵拉拉钩,使组织压榨伤严重;切口暴露时间长;切口部位缝线增多等。

(2)基础疾病的存在使机体免疫防御功能低下,切口感染率有所增加,特别是糖尿病患者的高血糖环境易引起组织水肿,利于细菌生长,易致感染。

(3)胎膜早破后,阴道和宫颈处细菌易进入宫腔,增加了切口感染的机会。

(4)夏季由于温、湿度逐渐升高,有利于微生物的生长繁殖,又由于现代病房大都是中央空调装置,病室通风较差。

(5)急诊剖宫产术前多种病理状态的存在(如贫血、低蛋白血症、糖尿病等)、手术时间较择期手术延长都使其易于发生感染。

(6)瘢痕子宫由于盆腔粘连使再次手术的复杂性和困难性大为增加,同时手术时间延长;随着手术时间延长,导致较长时间暴露,手术野受手术室环境、术者及手术人员携带的病原菌污染的机会也会增加,加上手术创面大,术中出血多及局部组织损伤严重,成为术中定植创面细菌生长繁殖的培养基,导致感染。

(7)子宫下段横切口剖宫产因其美观的特性,是目前临床上广泛使用的一种方法,但此切口与产妇子宫下段的形成情况密切相关。横切口过低,宫颈侧以结缔组织为主,血供较差,组织愈合能力差,且靠近阴道,增加感染机会;横切口过高,切口上缘宫体肌组织与切口下缘子宫下段肌组织厚度相差大,缝合时不易对齐,愈合不良。

2. 临床表现 感染的程度不同其表现也不同。一般可分为急性感染和慢性感染两种。根据病情的轻重及发展的阶段又分为炎症、化脓、坏疽等并发症。

(1)炎症:单纯的皮肤感染多发生在缝线周围,表现为皮肤发红、轻度水肿,而全身反应不明显,这种情况多发生在手术后 3~4 天内,多因皮肤缝线结扎过紧,局部血运不良所致,拆除缝线后炎症可迅速消退。

(2)缝线周围脓肿:这是比较表浅的脓肿,多在针孔处出现,往往在缝线尚未拆除前就已形成。这些小脓肿多由皮肤表面的葡萄球菌感染引起,往往因缝线太紧、组织血运不良、组织损伤过多所致。一般可自愈。

炎症若累及整个皮肤和皮下组织,局部皮肤出现明显的红肿、压痛,患者表现为持续发热,有时伴有寒战。由于皮肤水肿显著,缝线可以深陷在皮内,有时切口有浆液性渗出,至病变后期可以形成皮下脓肿,病变多局限于筋膜外,其致病菌多为链球菌,若为溶血性链球菌,局部可形成蜂窝织炎。腹壁伤口蜂窝织炎常在术后 24 小时出现,患者表现为高热、心动过速,炎症范围可迅速扩大,发展成典型的蜂窝织炎。

(3)坏死性感染

1)梭状芽孢杆菌坏死性感染:潜伏期通常为 2~3 天,也有在感染 6 小时内出现症状者,最早出现的症状为进行性加重的疼痛。感染早期表现为局部水肿和压痛,局部引流物为污浊、有臭味、含大量细菌但多形核白细胞极少的血清样液。伤口局部存有气体,在水肿部位可出现捻发音,感染初期伤口邻近皮肤的色泽正常,但随着伤口肿胀,伤口邻近皮肤变为黄色或青铜色。可出现体温升高,但通常低于 38.3℃,休克时患者可表现为体温不升。常在疼痛出现后不久即出现全身不适、苍白及出汗,进一步出现脉快、血压下降、休克、肾衰竭、谵妄及昏迷。

2)非芽孢菌坏死性感染:常于术后第 3 天被发现,典型表现为从伤口渗出黑色伴臭味的水样物。局部组织中有气体聚积。在感染初期很难鉴别坏死性蜂窝织炎、坏死性筋膜炎和坏死性肌炎。腹部伤口坏死性感染目前已很罕见,一旦出现,则十分严重,即使应用广谱抗生素,病死率仍高达20%~50%。及早识别坏死性感染及败血症可降低患者的病死率。

3. 诊断 ①参照《医疗相关感染诊断标准》,具备下列条件之一即可诊断:切口有红、肿、热、痛或有脓性分泌物;深部切口引流出脓液或穿刺抽出脓液;自然裂开或由外科医师打开的切口,有脓性分泌物或伴有发热(≥38℃),局部有压痛;再次手术探查、组织病理学检查发现涉及切口脓肿或其他感染的证据。②在临床诊断基础上,伴随病原学诊断依据,即分泌物培养阳性。③排除标准:切口脂肪液化,液体清亮。

4. 治疗 全身应用抗生素是治疗感染的关键。一般的感染使用青霉素即可控制,严重感染要根据分泌物细菌培养及药敏试验,选择有效的抗生素,并结合伤口情况局部处理。

(1)炎症早期:可行超短波透热或红外线照射理疗。也可用青霉素 40 万 U 加 0.5% 利多卡因40ml,距炎症周围 1cm 处局部封闭注射。

(2)蜂窝织炎:处理蜂窝织炎时无须打开伤口及引流,关键是诊断和抗生素的选择。临床上常选广谱抗生素,如头孢西丁、氨苄西林、舒巴坦等。

(3)腹部伤口脓肿:首先要拆除伤口缝线,否则会导致感染扩散。常联合应用抗生素或应用广谱抗生素。较小的脓肿经过穿刺抽出脓液后加压包扎可以痊愈。较大的脓肿需要切开排脓,切口要足够大,使脓液排出通畅,创面用生理盐水或双氧水彻底冲洗,然后用抗生素纱条或凡士林纱条填塞。

(4)坏死性感染:对梭状芽孢杆菌感染首选青霉素,2 000 万 ~4 000 万 U/d,如为非梭状芽孢杆菌的感染则可加用克林霉素和氨基糖苷类抗生素。同时应尽早清创,切除被感染的肌肉,少数病例需要多次清创,并辅以高压氧舱治疗。

5. 预防

(1)加强围产期保健及宣教,指导孕妇尽可能使 BMI 达到合理范围内。

(2)对患有各种基础疾病和术前身体较虚弱如低蛋白血症等的患者,积极治疗各种基础疾病,设法改善患者全身情况,增强抵抗力。

(3)胎膜早破者保持外阴清洁,每日用 0.05%的碘伏棉球擦洗外阴 2 次,密切观察,适时终止妊娠。

(4)夏季特别要注意加强无菌操作,并注意病室的通风换气及温、湿度调节。

(5)加强手术医生业务素质的培训,提高技术熟练程度,参与手术的人员与手术者密切配合,使手术有序进行,尽量缩短手术时间。

(6)术前预防性应用抗生素。手术切口被细菌感染的危险期一般在 24 小时内,因此,提倡围手术期应用抗生素,一般手术开始前 30 分钟静脉滴注足量的抗生素,使抗生素能在切口周围保持有效浓度,利于预防切口感染。

(7)应定期对常规应用于预防术后感染的抗生素进行药敏监测,对已发生手术感染者选择治疗用抗生素。

(二)其他切口并发症

除了切口感染外,常见的还有腹壁切口裂开、腹部切口液化、腹壁切口窦道、腹壁切口疝等,相关内容详见第三章第四节。

四、羊水栓塞

羊水栓塞(amnionic fluid embolism,AFE)指在分娩过程中,羊水进入母体血液循环后引起的肺栓塞、休克、DIC、肾衰竭或骤然死亡等一系列严重症状的综合征。是产科严重的并发症,其发生率为 1/(20 000~30 000),占孕妇死亡率的 10%,起病迅速、急骤。

(一)原因

过强的子宫收缩、急产、羊膜腔压力高是羊水栓塞的主要诱因;胎膜早破、前置胎盘、胎盘早剥、子宫破裂、剖宫产术中生理病理性血窦开放是其发生的诱因。

1. 羊水中的内容物有胎儿的角化上皮细胞、胎脂、胎粪和黏液等有形颗粒物质,这些物质进入母体血液循环后能引起肺动脉栓塞。羊水中也富含促凝物质,进入母体后可引起 DIC。此外羊水中的有形物质对母体可能是一种变应原,导致母体过敏性休克。

2. 羊水进入母体的途径

(1)宫颈内静脉：在产程中宫颈扩张可能使宫颈内静脉断裂，或在手术扩张宫颈、剥离胎膜时引起宫颈内静脉损伤，静脉壁的破裂、开放是羊水进入母体的一个重要途径。

(2)胎盘附着处或其附近：胎盘附着处有丰富的静脉窦，如胎盘附着处附近胎膜破裂，羊水则有可能通过此裂隙进入子宫静脉。

(3)胎膜周围血管：如胎膜已破裂，胎膜下蜕膜血窦开放，强烈的宫缩亦有可能将羊水挤入血窦而进入母体循环。另外，剖宫产子宫切口也是羊水进入母体的一个重要途径。

（二）临床表现、诊断

详见第十一章第一节。

（三）治疗

详见第十一章第一节。

（四）预防

1. 胎儿娩出前，术者和助手应配合牵拉切口保证一定的张力，充分吸引干净宫腔内的羊水，减少羊水通过切口处血窦静脉进入母体体循环的机会。新式剖宫产子宫切口撕开法，减少了子宫血管的损伤，但切开子宫后欲行人工破膜前应当保护好切口，吸净羊水后再扩大子宫切口并娩出胎儿。

2. 胎儿娩出后、胎盘娩出前注意吸净剩余的羊水，此时由于切口处肌肉松弛，静脉血窦开放，容易导致羊水栓塞的发生。

五、血栓性静脉炎

产后血栓性静脉炎（postpartum thrombophlebitis）是剖宫产后少见的一种并发症，其发病与产后感染及妊娠期血液高凝状态有密切关系，系盆腔静脉炎向下扩展或继发于周围组织炎症所致。感染栓子易脱落随血液循环至肝、肾、脑或肺，直接威胁产妇的生命安全。

（一）原因

行剖宫产的孕妇，麻醉时静脉壁平滑肌松弛，使内皮细胞受牵拉而胶原暴露，术后取半卧位或膝下垫枕呈屈曲状，造成下肢和盆腔静脉回流障碍，加之手术后有肠胀气及伤口疼痛，使呼吸浅慢以致下肢和盆腔静脉回流障碍，从而发生血栓栓塞。由于解剖原因，左侧髂总静脉位于左髂中动脉之下，受压后使左侧下肢及盆腔静脉血流阻力大于右侧，故左下肢血栓性静脉炎发生率高。

（二）临床表现

1. **盆腔血栓性静脉炎**　多于产后1~2周，继子宫内膜炎后，连续出现寒战、高热。常在严重的寒战后体温急剧上升，达到甚至超过40℃，1~2小时又下降至36℃左右。如此反复发作，持续数周。同时可伴有下腹部持续疼痛，疼痛也可放射至腹股沟或肋脊角。由于病变部位较深，多无肯定的阳性体征。下腹软，但有深压痛。子宫活动受到限制，移动宫颈时可引起患侧疼痛，有时可扪及增粗及触痛明显的静脉丛。有少数人表现为急性腹痛，开腹探查后方能确诊。

2. **下肢血栓性静脉炎**　患者多于产后1~2周出现持续发热和心动过速。下肢血栓性静脉炎多以感染性宫内膜炎为首发症状，患者可有畏寒、发热，最早低热时体温37.5~38.5℃，呈弛张热型，恶露增多而臭，逐渐表现为一侧或双侧下肢突发肿胀、疼痛、增粗，皮肤潮红，皮温升高，可伴有术后持续发热，血常规偏高，患肢周径较健肢增粗3cm以上。

（三）诊断

1. 依据病史和临床表现，结合血浆D-二聚体检测及静脉彩色多普勒血流显像检查可确诊。同时初期表现为小腿部疼痛、压痛及轻度肿胀，活动后加重。直腿伸踝试验阳性、腓肠肌挤压试验阳性，腹部深压痛，可触及条索样静脉。小腿深静脉栓塞时出现腓肠肌或足底部疼痛或压痛。血栓感染化脓时形成脓毒血症，导致感染性休克、肺脓肿、胸膜炎、肺炎及肾脓肿等，出现相应的症状和体征；也可累及皮肤、关节引起局部脓肿，或因过度消耗、全身衰竭而死亡。

2. 辅助检查

(1)下肢静脉压测定：正常人站立时下肢静脉压为130cmH$_2$O，踝关节伸屈活动时，压力下降为60cmH$_2$O，停止活动20秒后压力回升。下肢主干静脉有血栓形成时，无论休息或还是活动，下肢静脉压力均明显升高，停止活动后压力回升时间一般为10秒。

(2)其他检查方法：下肢静脉彩超、下肢静脉血流图、下肢静脉造影等。

（四）治疗

1. **一般治疗**　卧床休息、抬高患肢、增加营养、局部热敷中药活血化瘀。

2. **抗感染**　文献报道，约47%的病例有明确的子宫内膜炎，感染源为内源性细菌，多为需氧菌和厌氧菌的混合感染,抗生素使用原则为选择广谱、高效的抗生素,足量、足疗程治疗;选用强有效的抗菌药物,常用甲硝唑及阿莫西林钠/克拉维酸钾。

3. 肝素抗凝及抗血小板疗法 经大量抗生素治疗后体温仍持续不降者,可加用肝素治疗。肝素 50mg 加入 5% 葡萄糖液 200ml 中,静脉滴注 6 小时,连用 10 天,一般用药后 1~2 天病情即可改善。肝素治疗无效者应考虑有无盆腔脓肿形成;下肢静脉血栓可在使用肝素的基础上应用尿激酶及低分子右旋糖酐,尿激酶的初次用量为 8 万 U,溶于低分子右旋糖酐或 5% 葡萄糖液中静脉滴注,每日 2 次,以后根据纤维蛋白原含量决定用量及是否用药。

4. 手术治疗 手术治疗仅适用于药物治疗无效、脓毒性血栓继续扩展及禁忌使用抗凝治疗者。手术范围包括下腔静脉结扎、卵巢静脉结扎和下肢静脉结扎。术后继续使用抗生素及抗凝治疗。

(五)预防

1. 术前 了解有无静脉栓塞病史及其他高危因素如凝血功能。

2. 术中 手术操作仔细轻柔,尽量减轻组织损伤和对盆腔静脉的刺激,尽量避免下肢静脉输液和输注对血管有刺激的药物,缩短手术时间。

3. 术后 护士和家属按摩患者双下肢比目鱼肌和腓肠肌,活动足关节,注意保暖,勤翻身。

4. 早期进行功能锻炼,应用凝血酶阻滞剂和改善微循环的药物,是产后血栓性静脉炎早期阶段进行康复护理干预的手段。

六、仰卧位低血压综合征

仰卧位低血压综合征是指产妇因仰卧时间过长而发生的头晕、面色苍白、出汗、心率加快、血压下降,转向左侧卧位后症状立即消失。常发生在硬膜外麻醉下剖宫产。

(一)原因

1. 由于仰卧位妊娠子宫压迫下腔静脉使回心血量不足。

2. 硬膜外麻醉范围过广,交感神经广泛阻滞导致周围血管扩张,静脉回心血量减少,甚至因交感神经阻滞而使心肌收缩力减弱;有效循环血量减少,引起血压下降或伴有头晕、眼花,甚至晕厥等症状。

(二)临床表现与诊断

主要表现为孕妇仰卧数分钟后出现血压下降,收缩压下降至 80mmHg 或下降 30mmHg,面色苍白、出冷汗、心动过速、脉搏加快、虚脱甚至晕厥,增加了孕妇与胎儿的应激反应。孕产妇的应激反应主要表现为恐惧、焦虑和强烈的不适感,而低血压、缺氧易引起产妇呕吐与误吸。对胎儿的影响则为减少子宫胎盘的血流灌注,妨碍胎盘的气体交换,会出现胎儿窘迫,表现为胎心率加快,胎动增强,继而胎心率缓慢,胎动减弱,易引起新生儿缺氧。多胎妊娠、羊水过多者更易出现此征。

出现以上临床表现者应考虑为仰卧位低血压综合征,经改变体位或胎儿娩出后症状迅速改善或完全消失,即可确诊。

(三)治疗与预防

1. 术前对脱水、失血者尽量补足血容量。

2. 选 L_2~L_3 间隙进针,防止麻醉平面过高。

3. 施行椎管内阻滞时,应先建立静脉通道,及时补充血容量。

4. 术时取左侧 15°~30° 卧位,或仰卧位血压下降后改左侧卧位。

5. 进入腹腔后操作要轻巧,避免牵拉刺激。

6. 吸氧。

7. 当血压降至 90/60mmHg 或下降原值的 20% 时,可发生胎儿窘迫,应进行必要的升压处理,如限制麻醉用药、加快补液速度、使用麻黄碱 15~20mg 静脉注射等,并停止操作,待血压回升后尽快娩出胎儿。

七、胎儿损伤

(一)术中对胎儿的误伤

1. 锐器损伤 即切、剪伤。胎儿的常见损伤部位为头、面及臀部。胎儿的常见剪伤部位为胎唇、耳、手或足。切口小、浅、无活动出血者,不必处理。切口大、深、出血多者,应用小针、细线间断缝合,及早拆线。为避免切开子宫时损伤胎儿,最好仅切开子宫肌壁,而保留完整的胎膜。

2. 胎头水肿或头颅血肿 胎头水肿和产瘤系胎头在产道持续受压,使局部血液循环受阻,血管通透性增加,致淋巴液淤积,故而形成先露部位水肿或产瘤。头颅血肿则由于胎儿娩出时颅骨和母体骨盆相摩擦或受挤压致颅骨骨膜损伤、骨膜下血管破裂,血液聚集在颅骨与骨膜之间而形成。胎头水肿属生理性,无须处理;如头颅血肿大、发展快,可冷敷或加压包扎,注意贫血或失血性休克,如合并感染宜静脉滴注抗生素治疗。

3. 神经损伤

(1)脊柱损伤:在臀位牵引时,用较大力量娩出胎头或产钳用力旋转可导致高位截瘫,虽然极少见,但其预后极差。

(2)臂丛神经损伤:往往发生于臀位时或巨大胎儿发生肩难产后,其中常见的是 Duchenne-Erb 综合征,三角肌、冈上肌、前臂的内旋肌均瘫痪,可致全臂的伸展、内旋作用丧失,但手指的功能仍保存,这是臂丛神经上端神经($C_{5~6}$)被撕伤的结果。一般采用对症治疗,应用神经营养药物,保持功能体位。部分轻症患儿可在短时间内恢复。Erb 瘫痪一般预后良好,大多于 1 年内功能恢复,但偶有终身瘫痪者。少数臂丛神经下端瘫痪即 Klumple 瘫痪导致的手瘫痪预后不良。

(3)面神经瘫痪:用产钳助产,若胎头位置为枕横位或斜位,未能将胎头位置完全拨正而产钳交合易发生此并发症。本症无须特殊处理,一般数日内可自然恢复。

4. 骨折

(1)锁骨骨折:其发生率在 9%~18%,骨折部位常在外 1/3,症状不明显者如不认真检查或未以 X 线协助诊断常可被忽略,偶有受伤侧活动受限、局部肿胀、拥抱反射消失。多数为单侧性,好发于锁骨外 1/3。骨折可以是完全性的或不完全性的。完全性骨折时双侧锁骨不对称,病侧有增厚模糊感;受伤侧肩部活动受限,移动上臂患儿哭闹不安;伤处局部组织肿胀、压痛;折断处有骨摩擦感;拥抱反射减弱,以双侧锁骨不对称为主。不完全性骨折时局部表现不明显,活动也可不受限,往往在为婴儿洗澡时仔细触摸,可触及骨折处成角,与健侧锁骨弯曲度不同,或有骨摩擦音,或在 2 周后形成的骨痂时才发现。X 线检查可确诊。治疗方法较多,如将一压舌板横置于后颈项下背部水平,然后以小绷带绕过两侧肩部作"8"字形固定,使肩部处于挺直状态,以免锁骨重叠交错,2 周后即可愈合。

(2)肱骨骨折:多发生在肩难产抽臂或臀位助产时,助臂娩出手法不当所致,患儿受伤侧活动受限,折断多发生于骨干中段,多为 1/3 横断骨折,移位明显,如骨折部位在肱骨下 1/3 处,易有成角畸形。对位后小夹板固定,如合并桡神经损伤,一般 2 个月内可自行恢复。

(3)股骨骨折:多因臀位用手暴力钩取下肢所

致,剖宫产亦偶有发现,骨折部位常在中 1/3,患肢活动受限,局部肿胀,并因屈肌收缩而发生成角畸形,可用 X 线检查确诊。小夹板固定或小腿皮肤牵引 3~4 周后可愈合,一般无后遗症。

(4)颅骨骨折:大多为产钳损伤,如发生颅骨骨折可用 X 线检查确诊。发生部位常在颞部,偶见顶部、枕部。线形骨折或小的凹陷性骨折可迅速愈合,如为明显的顶部凹陷性骨折,其凹陷深度超过 1cm,宜用手术矫正。

(5)肌肉损伤:主要是臀位牵引头部时胸锁乳突肌损伤,导致出血,肌肉弹性减少,在以后的生长过程中发生斜颈。1954 年 Romer 曾报道 44 例斜颈婴儿中,27 例有臀位分娩史。Romer 认为,可能是臀位下降过程中,胎头遇到骶岬而使胎头过度外展所致,当然也不排除臀位胎头娩出时牵引所致。

（二）预防

首先,医生必须术中仔细操作,分清解剖层次。其次,对紧急情况的处理,要做到心中有数,忙而不乱。对胎头深入盆腔者,可在羊水吸出前即取胎头,必要时先上拉胎肩或由助手在阴道内上推胎头;对需产钳助产者,要查清胎头位置,准确放置;对臀位助产者,最好手握胎儿双足牵引,或双手十指牵拉胎儿臀部,娩出胎肩的过程中注意方法得当,不可强行牵拉胎儿前臂,着力点应在胎儿肘关节;此外,剖宫产臀位助产和阴道臀位助产方式、方法有所不同,阴道助产时孕妇骨盆相对固定,而剖宫产时,子宫活动度大,术中助手的密切配合也非常重要。

八、剖宫产儿综合征

剖宫产术能使处于慢性缺氧状态下的胎儿迅速脱离险境,免受子宫收缩或脐带因素的影响,有利于降低新生儿窒息率,但术时由于麻醉和仰卧位低血压综合征的影响,使子宫胎盘血流量降低,可引起或加重胎儿缺氧。剖宫产娩出的新生儿,由于未受产道挤压,体内缺乏纤溶酶和免疫因子,容易发生呼吸困难、发绀、呕吐及肺透明膜病而致呼吸窘迫,称为剖宫产儿综合征(baby by caesarean section syndrome)。

（一）原因

胎儿在产程中受产道挤压而引起变化,多属于生理性改变,具有可逆性,且对新生儿有利。

1. 胎儿胸部受挤压,可使 1/3 的肺液,包括肺泡内液、支气管及气管内液,近 20ml 被排出,有利于预防湿肺及新生儿吸入性肺炎。

2. 胎头在产道内受挤压后，头皮软组织产生微小损伤，释放出组织凝血活酶，使血液处于高凝状态，于是受压局部附近毛细血管内出现凝血，也称局部弥散性血管内凝血（DIC），进而使血中纤维蛋白原减少，纤维蛋白溶酶活性升高，纤维蛋白降解产物增多，这些改变都是局部 DIC 的佐证。局部 DIC 使得纤维蛋白溶酶活性升高，能溶解肺泡液蒸发及吸收后残留并贴附于肺泡表面的纤维蛋白，从而有效地预防了肺透明膜病。

3. 呼吸系统的改变　由于胎儿在肠道内受挤压，使胎儿血液中 PO_2 降低和 PCO_2 的升高程度均比剖宫产儿重，这种改变在新生儿出生以后能有效刺激并兴奋呼吸中枢，迅速地建立自主呼吸，可以提高新生儿 Apgar 评分，预防新生儿窒息。

4. 血液系统改变　剖宫产儿血红蛋白、红细胞、白细胞均降低。因为阴道产儿生后数分钟内，由贮存处释放出大量红细胞，生后 1 小时大量生成红细胞。而剖宫产儿则是产后半小时由贮存处释放出大量红细胞，生后 2 小时大量生成红细胞，红细胞的释放与生成均较阴道产儿晚。剖宫产儿血液中的水分较阴道产儿多。受挤压新生儿血液中，免疫球蛋白 IgA、IgG、IgM 等均较剖宫产儿水平高。因此，阴道分娩儿的抗感染能力也较剖宫产儿强。

5. 激素水平的改变　在自然分娩过程中，产妇处于紧张状态，促肾上腺皮质激素和肾上腺皮质甾体激素分泌增多，在第二产程时比妊娠 39~40 周末临产时有大幅度的提高。同时，受到产程刺激的胎儿也产生紧急代偿反应，体内促肾上腺皮质激素及肾上腺皮质甾体激素水平亦升高。虽然在娩出后血中肾上腺皮质甾体激素水平有所降低，但在最初数小时还是处于较高水平，这个激素水平对新生儿最初数分钟和数小时适应外环境是非常有利的。然而，剖宫产儿的激素水平却有其不同特点，表现为胎儿缺乏下丘脑 - 脑下垂体 - 肾上腺活动的准备。因此，不仅完成适应——代偿反应较迟缓，而且主要依靠新生儿本身的保护机制来实现，无阴道产儿的母体影响。剖宫产儿娩出后既要紧急适应外环境，又要保持内环境的平衡，故其主要系统及器官的功能便出现紧张的代偿反应。

正因为剖宫产儿未受产道挤压，缺少阴道分娩儿上述"挤压综合征"的功能改变，所以极易发生以缺氧为主的肺透明膜病变，即新生儿呼吸窘迫综合征。

（二）临床表现

剖宫产儿综合征的临床特点是出生当时正常，生后 4~6 小时发病，出现进行性呼吸困难，最初表现为呼吸浅快，每分钟 60~80 次以上，鼻翼扇动，呼气延长，吸气出现三凹征现象，逐渐出现口唇发绀，但反应正常，哭声响，吃奶不受影响，有时呕吐，多为白色黏液及水。症状较重者发绀明显，伴呼气性呻吟、拒乳及呼吸障碍等以缺氧为症状。

双肺呼吸音减低或出现粗湿啰音。血气分析示 pH 值、PCO_2 和 BE 大都在正常范围内，重症可出现呼吸性酸中毒、代谢性酸中毒、低氧血症和高碳酸血症。此病更易发生于早产和有糖尿病母亲的新生儿。病情严重者，可在 12~18 小时内死亡，病程超过 72 小时，则有存活可能。该病预后良好，症状不严重者 4~6 小时或 1 天左右呼吸恢复正常。并发肺透明膜病者，则呼吸障碍症状加重，时间延长，约 4~5 天恢复。

（三）诊断

有剖宫产史，结合症状、体征及辅助检查不难诊断。

1. 胸部 X 线检查　轻者仅为双肺纹理增多、增粗、模糊，可见弥漫性小片状浸润影伴代偿性肺气肿；较重者双肺野大片状、不对称、边缘模糊影，肺门更为明显。双肺透亮度普遍降低，呈毛玻璃样，伴有支气管充气征。

2. 血气分析　大多数新生儿 $PaO_2<10.7kPa$，血氧饱和度（SaO_2）在 0.90 以上，即低氧血症。部分新生儿 $PaO_2<10.7kPa$，为 I 型呼吸衰竭，提示换气功能障碍；如伴 $PaCO_2>6.7kPa$，为 II 型呼吸衰竭，提示通气功能障碍，病情较为严重。

3. 外周血实验室检查　红细胞和白细胞计数及血清皮质激素、生长激素水平低于阴道产儿，纤溶酶活性低下。

（四）治疗

1. 加强护理。将患儿放入暖箱中保温并提高湿度，尽可能使其接近在羊水中生活的状态，以减缓肺泡内水分蒸发。

2. 保持呼吸道通畅，用面罩吸氧。充足供氧可防止无氧代谢，减轻肺动脉痉挛，促进动脉导管关闭。

3. 纠正水、电解质及酸碱平衡。当有代谢性酸中毒时，用 5% 碳酸氢钠 3~5ml/kg，加等量的葡萄糖液稀释或等张稀释后，缓慢静脉注射。呻吟、烦躁者用苯巴比妥，每次 5~10mg/kg。两肺湿啰音多时可用呋塞米 1mg/kg，并注意纠正心力衰竭。

4. 给予广谱抗生素预防感染。

（五）预防

1. 应严格掌握剖宫产指征，杜绝社会因素剖宫产，对高危妊娠适当地放宽剖宫产指征，确实能有效地降低围产儿死亡率，保证母儿健康。

2. 选择性剖宫产时，最好先静脉滴注小剂量的催产素诱发宫缩，使胎儿受到宫缩刺激；对于早产者促胎肺成熟；胎儿娩出后，及时清理口鼻内液体。

（平 毅 陈逢振）

第二节 术后远期并发症

一、再次妊娠瘢痕子宫破裂

剖宫产术后瘢痕子宫破裂是剖宫产术后再次妊娠的严重并发症。若前次剖宫产为古典式子宫切口、"T"形子宫切口、子宫下段纵切口，前次虽为子宫下段剖宫产但切口愈合欠佳，术后有感染史或子宫破裂史，此次妊娠距上次剖宫产<2 年等，均可能发生子宫破裂。子宫破裂可能发生在妊娠期，也可能发生在分娩期，分为完全性和不完全性子宫破裂。

（一）原因

子宫破裂的原因可与以下几点有关。

1. 前次剖宫产的术式与缝合技术 子宫体部切口纵行切断了横行的肌纤维，损伤重，不如下段横切口愈合好，已逐渐被摒弃。

2. 前次剖宫产与此次妊娠的间隔 有研究证明，术后 2~3 年子宫瘢痕肌肉化的程度达到最佳状态。

3. 前次剖宫产术后愈合情况 孕期出现营养不良、贫血、严重组织水肿、低蛋白血症等均可影响切口愈合；首次手术感染，切口未能 I 期愈合，切口瘢痕大、弹性较差，再次妊娠较易裂开。

4. 晚期妊娠胎动、羊水流动、巨大胎儿、头盆不称造成宫壁压力不均匀，使本来脆弱的子宫瘢痕处发生渐进性破裂。

（二）临床表现

子宫破裂的发生通常是渐进性的，多数由先兆子宫破裂进展为子宫破裂。胎儿窘迫是最常见的临床表现，大多数子宫破裂有胎心异常。子宫破裂常见的临床表现还包括电子胎心监护异常、宫缩间歇仍有严重腹痛、阴道异常出血、血尿、宫缩消失、孕妇心动过速、低血压、晕厥、休克、胎先露异常、腹部轮廓改变等。

1. **先兆子宫破裂** 常见于产程长、有梗阻性难产因素的产妇。表现为：①子宫呈强直性或痉挛性过强收缩，产妇烦躁不安，呼吸、心率加快，下腹剧痛难忍；②因胎先露部下降受阻，出现病理性缩复环，随着产程进展，可见该环逐渐上升平脐或脐上，压痛明显；③膀胱受压充血，出现排尿困难及血尿；④因宫缩过强、过频，无法触清胎体，胎心率可加快、减慢或听不清。

2. **子宫破裂**

（1）不完全性子宫破裂：多见于子宫下段剖宫产切口瘢痕破裂，常缺乏先兆破裂症状，仅在不全破裂处有压痛，体征也不明显。若破裂口累及两侧子宫血管可导致急性大出血。若破裂发生在子宫侧壁阔韧带两叶之间，会形成阔韧带血肿，多有胎心率异常。

（2）完全性子宫破裂：常发生于一瞬间，产妇突感下腹一阵撕裂样剧痛，子宫收缩骤然停止。腹痛稍缓和后，因羊水、血液进入腹腔刺激腹膜，出现全腹持续性疼痛，并伴有低血容量性休克的征象。全腹压痛明显，有反跳痛，腹壁可清楚扪及胎体，子宫位于侧方，胎心、胎动消失。阴道检查可有鲜血流出，胎先露部升高，开大的宫颈口缩小，若破口位置较低，部分产妇可扪及子宫下段裂口。

（三）诊断

1. 孕妇有前次剖宫产史，出现上述症状，经辅助检查多可确诊。

2. 超声检查如发现子宫下段瘢痕出现缺陷或下段厚薄不均，子宫下段局部失去肌纤维结构或羊膜自菲薄的子宫下段向母体腹部前壁膀胱方向膨出，应考虑先兆子宫破裂。

（四）治疗

1. **原则** 子宫破裂的治疗原则是早期诊断，及时恰当处理，包括抗休克和抗感染。

2. **先兆子宫破裂** 应立即抑制子宫收缩，肌内注射哌替啶 100mg，或经静脉全身麻醉，尽快手术。

3. **子宫破裂** 在抢救休克的同时，无论胎儿是否存活均应尽快手术治疗。

(1)经腹腔取出或剖宫产娩出胎儿及其附属物。对破裂口及子宫的处理视破裂情况而定：若子宫破口整齐、距破裂时间短、无明显感染者，可行破口修补术；若多处破裂、裂口大或不整齐、有明显感染者，应行子宫次全切除术；若破口大，累及子宫颈、阴道或膀胱者，应行子宫全切术。

(2)术中仔细检查宫颈、阴道、膀胱及输尿管有无损伤，并加以处理。阔韧带内血肿需予以清除，为避免损伤周围脏器，必须打开阔韧带，游离子宫动脉的上行支及其伴随静脉，将输卵管与膀胱从将要钳夹的组织中推开。如术时活跃出血、止血困难，必要时结扎腹下同侧髂内动脉以控制出血。

(3)术后均应放置引流，以减少感染的机会，引流时间一般为24~48小时。且足量、足疗程使用广谱抗生素控制感染。

（五）预防

1. 诊断子宫瘢痕的愈合情况，是预测产前子宫破裂危险性的一种安全、可靠的方法。将超声检查结果分为子宫瘢痕愈合良好（Ⅰ级瘢痕）和子宫瘢痕愈合不良（Ⅱ级瘢痕、Ⅲ级瘢痕）。具体诊断标准：①Ⅰ级瘢痕：子宫前壁下段厚度≥3mm，子宫下段各层次回声连续、均匀；②Ⅱ级瘢痕：子宫前壁下段厚度<3mm，其回声层次失去连续性，追踪扫查见局部肌层缺失，加压时羊膜囊无膨出；③Ⅲ级：子宫前壁下段厚度<3mm，可见局部羊膜囊或胎儿隆起，或见到子宫前壁间羊水中的强光点或强光斑。

2. 严格掌握第一次剖宫产手术指征，加强剖宫产术中的手术技巧和缝合技术，预防感染，可预防下次妊娠时子宫破裂。

3. 对怀疑有子宫不全破裂的产妇，应放宽剖宫产指征，防止完全性子宫破裂给母婴带来的危害。

二、慢性盆腔痛

慢性盆腔痛（chronic pelvic pain，CCP）指盆腔同一部位疼痛持续超过6个月，一般药物疗效不佳，同时伴有部分生理功能障碍及精神症状。剖宫产术后发生慢性盆腔痛多由感染、盆腔粘连或盆腔静脉淤血所致。此外，心理因素也起着重要作用。

（一）病因

1. 术后盆腔粘连、感染　多由手术创伤、感染或异物排斥反应所引发，常见粘连部位是大网膜。

2. 盆腔静脉淤血症　盆腔静脉丛曲张、淤血，引起慢性下腹部疼痛、下腰痛、性交后疼痛、极度疲劳感、痛经以及自主神经功能紊乱等综合征，与手术导致的血运受阻有关。

（二）临床表现

1. 症状

(1)下腹痛：为最常见症状，疼痛以酸胀、坠痛感为主，多位于耻骨联合上区或两侧下腹，以右侧多见，有时可累及大腿根部及髋部，常感酸痛无力。疼痛与体位有关，站、蹲过久时疼痛加重。

(2)痛经：半数以上患者有此症状。

(3)性交痛：性交时，阴道深部有不同的痛感。

(4)月经改变：月经过多、白带过多等。

(5)自主神经系统症状：多数患者有心情烦躁、易激怒、多梦、头痛、气短、关节疼等。

2. 体征　妇科检查外阴、阴道呈紫蓝色，部分可见静脉曲张；子宫颈肥大、软，有时有举痛；宫体稍大，常呈后位；附件区可触及增厚感，有压痛，若缓慢加大压力，增厚感和压痛反而减轻或消失。

（三）诊断

主要根据症状、体征及辅助检查确诊。

1. 体位试验　取胸膝卧位，下腹痛减轻或消失；若臀部向后紧贴足跟，使头部和胸部稍高于下腹部，股静脉回流受阻，下腹痛出现或加重，为体位试验阳性。

2. 经阴道彩超　可发现盆腔静脉丛曲张、淤血。

（四）处理

1. 轻度慢性盆腔痛者可予以抗生素抗感染治疗，同时配合下腹部理疗、体育锻炼等。

2. 症状较重或难以忍受者，可行腹腔镜下骶前神经切除术。操作要点：辨认骶骨岬，在输尿管与髂总动脉交叉的平面，于骶前横行切开后腹膜，长度约2cm，再沿矢状线向上切开后腹膜，直达腹主动脉分叉平面以上1cm。暴露腹膜下的含有神经纤维的脂肪组织，在腹膜与脂肪组织间分离，与腹主动脉分叉的1cm处，血管鞘的前面找到骶前神经干，提起神经干向下游离直达骶骨岬平面，在骶骨与第五腰椎前切断骶前神经，去除约0.5cm的神经组织（图12-2-1）。切除的神经组织送病理检查，如为子宫腺肌病则行子宫全切或次全切除，如为粘连则行粘连分解术，并放置引流管。

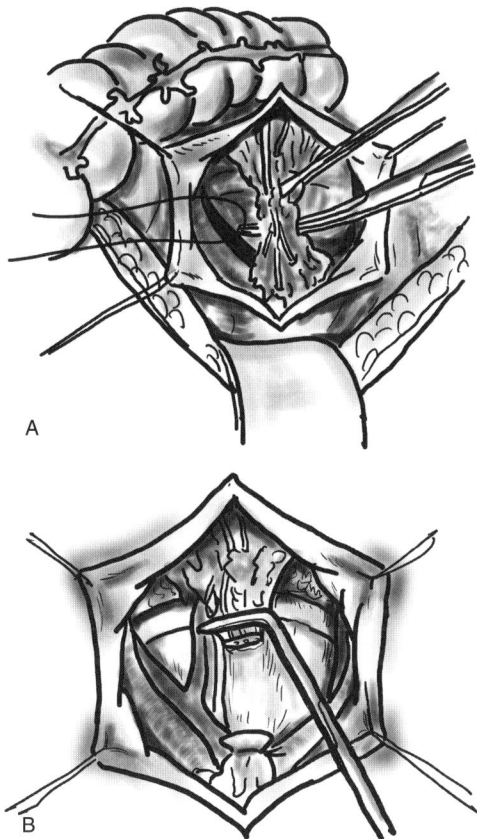

图 12-2-1 骶前神经切除术

（五）预防

慢性盆腔痛是剖宫产最常见的远期并发症之一，虽然不对生命造成威胁，但严重影响患者的身体健康和生活质量。到目前为止，没有很好的治疗方法，关键在于预防。

1. 严格掌握剖宫产指征。

2. 提高剖宫产手术技巧。加强无菌观念，规范操作，减少腹腔内不必要的干预，减少组织创伤，保证组织血供。

3. 注意围手术期用药，防治产褥感染。尤其对胎膜早破或合并羊膜腔感染者、头盆不称、产程长者，可使用抗生素灌洗腹腔。

4. 药物屏障。透明质酸钠、低分子右旋糖酐、聚乙烯吡咯酮等高黏度的溶液或水凝胶，可减少术后粗糙面、创伤面与其他脏器的接触，起润滑和隔离作用。

三、腹壁子宫内膜异位症

腹壁子宫内膜异位症（abdominal wall endometriosis）亦称为腹壁切口瘢痕部位子宫内膜异位症（abdominal scar endometriosis），是子宫内膜异位症的特殊类型。剖宫产术是常见原因之一。据报道，极少数患者会发生恶性变。

（一）原因

腹壁子宫内膜异位症的发病机制至今尚未完全阐明，目前有两个最重要的理论。一是化生理论，该理论认为原始的间质细胞，经过相应的分化，转化为子宫内膜组织，造成子宫内膜异位。二是种植理论，此理论认为具有生长功能的子宫内膜细胞可转移到子宫腔以外的部位，并种植和生长形成子宫内膜异位病灶。目前大多数学者认为腹壁子宫内膜异位症的发生是由手术将子宫内膜组织带到切口部位引起的。各种侵入宫腔的手术，如剖宫产术、子宫切除术、子宫切开术，是造成腹壁子宫内膜异位症的重要原因。

（二）临床表现

1. **症状** 患者自腹部手术到出现包块或疼痛症状的时间即潜伏期可以从数月到数年不等，平均为 21 个月。患者多因腹部瘢痕部位出现包块就诊，表现为与月经周期相关的周期性疼痛、肿胀，甚至出血。但不是所有患者腹部的包块都有周期性的疼痛，随每次月经来潮，包块体积可逐渐增大。

如果患者属于腹壁子宫内膜异位症手术后短时间复发，病灶体积迅速增大时，应高度警惕子宫内膜异位症恶变的发生。

2. **体征** 查体时可于腹部瘢痕部位或其周围触及包块，数量可为一个或数个，多数质硬、边界不清，移动性差，表面皮肤可有轻度的色素沉着，可有触痛也可无触痛。

（三）诊断

1. **症状和体征** 临床上，瘢痕部位子宫内膜异位症的特异性表现是瘢痕部位与月经周期相关的逐渐增大的包块，伴出血及皮肤颜色改变。结合剖宫产手术或侵入性子宫手术的病史，一旦出现上述症状可以作为确诊的诊断依据。

2. **腹壁超声检查** 因其可靠性高，是广泛用于术前诊断的辅助检查。超声可以帮助判断包块是囊性还是实性，多普勒超声可以提高诊断的准确性，还可以探明血管的分布。

3. **MRI** MRI 能提示组织中含铁血黄素的沉积，所以 MRI 分辨出血性损伤的灵敏度高，可以显示出隐藏在黏液中的病灶，这使得 MRI 这种无创的图像检查技术，在瘢痕部位子宫内膜异位症确诊上的价值被广泛重视。子宫内膜异位症的 MRI 典型表现：T_2 加权成像表现为低信号；T_1 加权成像表现为高信号；在 T_1 加权成像上，脂肪为低信号,通过出血灶和脂肪之间显著的界限,可以区分小病灶。这些影像学特点也可以反映出子宫内膜异位症的慢性病程:经过数月或数年反复出血,包块内有大量铁、蛋白、细胞内高铁血红蛋白沉积。

4. 超声或 CT 引导下穿刺组织活检 是有创的确诊方法。由于此检查有造成新的播散种植和损伤周围脏器的风险,其应用受到限制。在脐部子宫内膜异位症的诊断中,腹腔镜检查和穿刺组织活检有一定的应用价值。

通过详细询问病史和体格检查,有典型临床表现的腹壁子宫内膜异位症很容易诊断,影像学检查不是诊断的必要手段。但腹壁子宫内膜异位症还需要与脓肿、血肿、伤口的缝线肉芽肿、淋巴瘤、纤维瘤、脂肪瘤、腹壁子宫内膜异位症恶性变和其他恶性肿瘤等鉴别。

(四)治疗

1. 药物治疗 主要有达那唑和 GnRHa(促性腺激素释放激素激动剂)。但这些药物的治疗效果有限,同时有明显的副作用(闭经、性欲减退)。瘢痕部位子宫内膜异位症通过药物完全、永久治愈概率很小。

药物治疗主要用于控制子宫内膜异位症的临床症状。虽然药物治疗不是首选的治疗手段,但是有的学者认为术前激素治疗可以控制包块体积,为手术做准备;对于部分患者,药物治疗可以长期控制症状,降低恶变的风险。

2. 手术治疗 手术应在月经前进行,此时病灶包块体积较小,容易完整切除,且此时病灶没有出血,避免术中子宫内膜组织播散。局部手术切除是首选的方法,术中快速冰冻切片检查可以为术中诊断及手术切除范围提供依据。鉴于包块的大小和深度不同,手术方式的选择也不同,为减少复发,手术切除的范围应适当扩大,至少将病灶周围 1cm 范围内的组织全部切除。对于浸润深达前鞘、肌肉、腹膜的患者,手术需切除肿物及周围的腹壁肌肉;对于切除术后腹壁缺损范围大者,需要人工补片修复。

(五)预防

1. 降低剖宫产率 强调孕前及孕期的检查和宣传教育,降低难产及妊娠合并症的发生率,降低剖宫产率。严格掌握剖宫产手术指征,对无指征者尽量经阴道分娩以减少术后并发症。

2. 手术中注意事项 ①由于剖宫产时没有完全缝合子宫壁及脏层腹膜会增加术后瘢痕部位子宫内膜异位症发生的风险,因此应在剖宫产的同时关闭腹膜。②在进行剖宫产手术时还应注意,应将子宫移到腹壁外缝合,缝合子宫和腹壁要用不同的针。③胎盘娩出后擦拭宫腔的纱布不要接触周围组织。④注意对切口的保护,可以用纱布或无菌单遮挡,将腹壁与子宫隔离,既要充分暴露术野,又要注意防护纱布不宜压塞过紧,避免引起局部缺血。⑤关腹前切口周围应用生理盐水反复冲洗,减少切口部位子宫内膜组织的残留。

3. 母乳喂养、非哺乳者口服避孕药等均可减少腹壁子宫内膜异位症发生。

四、剖宫产切口部妊娠

剖宫产切口部妊娠(cesarean scar pregnancy, CSP)是异位妊娠中的罕见类型,并非妇产科的常见病,文献报道其发生率约为 1/2 216~1/1 800,占有剖宫产史妇女的 1.15%,占有前次剖宫产史妇女异位妊娠的 6.1%。在孕早期行人工流产术时,忽略 CSP,常可发生致命性的严重大出血,甚至子宫破裂。

(一)原因

此病至今病因不明,多数学者认为与手术所致子宫内膜的损伤有关,如有剖宫产史、刮宫史、子宫肌瘤剔除手术史等。由于术后子宫切口愈合不良如瘢痕宽大,或因炎症感染形成瘢痕部位的微小裂隙,以后再次妊娠时受精卵穿透剖宫产瘢痕处的微小裂隙并在此处着床,由于底蜕膜发育不良或缺损,滋养细胞可直接侵入此处的子宫肌层,并不断生长,绒毛与子宫肌层粘连植入,甚至穿透子宫肌层。CSP 有两种不同的结局:①羊膜囊种植在瘢痕上,在子宫峡部和宫腔中生长,此种可进展为活产,但也增加了植入部位大出血的风险,加之此处缺乏肌纤维,有手术瘢痕不能有效止血,从而容易发生难以控制的大出血。②妊娠囊深深种植在剖宫产切口瘢痕部位,向子宫肌层生长,在早期即可导致子宫破裂或大出血。

(二)临床表现

CSP 在孕早期无特异性的临床表现,或仅有类似先兆流产的表现,如阴道少量流血、轻微下腹痛等。

(三)诊断

1. 超声检查 CSP 的诊断方法首选超声检查,特别是经阴道和经腹超声联合使用,不仅可以帮助定位妊娠囊,更有利于明确妊娠囊与子宫前壁下段肌层和膀胱的关系。典型的超声表现：①宫腔内、子宫颈管内空虚，未见妊娠囊；②妊娠囊着床于子宫前壁下段肌层（相当于前次剖宫产子宫切口部位），部分妊娠囊内可见胎芽或胎心搏动；③子宫前壁肌层连续性中断，妊娠囊与膀胱之间的子宫肌层明显变薄，甚至消失；④彩色多普勒血流成像（color Doppler flow imaging，CDFI）显示妊娠囊周边高速低阻血流信号。可根据超声检查显示的着床于子宫前壁瘢痕处的妊娠囊的生长方向，以及子宫前壁妊娠囊与膀胱间子宫肌层的厚度，对CSP进行分型。此分型方法有利于临床的实际操作。Ⅰ型：①妊娠囊部分着床于子宫瘢痕处，部分或大部分位于宫腔内，少数达宫底部宫腔；②妊娠囊明显变形、拉长、下端呈锐角；③妊娠囊与膀胱间子宫肌层变薄，厚度>3mm；④CDFI显示瘢痕处见滋养层血流信号（低阻血流）。Ⅱ型：①妊娠囊部分着床于子宫瘢痕处，部分或大部分位于宫腔内，少数达宫底部宫腔；②妊娠囊明显变形、拉长、下端呈锐角；③妊娠囊与膀胱间子宫肌层变薄，厚度≤3mm；④CDFI显示瘢痕处见滋养层血流信号（低阻血流）。Ⅲ型：①妊娠囊完全着床于子宫瘢痕处肌层并向膀胱方向外凸；②宫腔及子宫颈管内空虚；③妊娠囊与膀胱之间子宫肌层明显变薄，甚至缺失，厚度≤3mm；④CDFI显示瘢痕处见滋养层血流信号（低阻血流）。其中，Ⅲ型中还有1种特殊的CSP超声表现，即包块型，其声像图的特点：①位于子宫下段瘢痕处的混合回声（呈囊实性）包块，有时呈类实性；包块向膀胱方向隆起；②包块与膀胱间子宫肌层明显变薄，甚至缺失；③CDFI显示包块周边有较丰富的血流信号，可为低阻血流，少数也可仅见少许血流信号或无血流信号。包块型多见于CSP流产后（如药物流产后或负压吸引术后）子宫瘢痕处妊娠物残留并出血。

2. **MRI**　矢状面和横断面的T_1、T_2加权成像连续扫描均能清晰地显示子宫前壁下段内的妊娠囊与子宫及其周围器官的关系。MRI可显示异位妊娠的特异性表现——血块内部的树状结构，这是超声检查所不能发现的。但因为MRI费用较昂贵，所以不作为首选的诊断方法。

3. **血清β-人绒毛膜促性腺激素**（β-human chorionic gonadotropin，β-hCG）　血清β-hCG对于CSP的诊断并无特异性，有胎心的CSP血清β-hCG水平可以高过100 000U/L。对于异常升高的β-hCG也要警惕是否合并妊娠滋养细胞肿瘤。

β-hCG在治疗后的随诊中评价治疗效果时非常重要。

（四）治疗

1. **药物治疗**　目前，较为公认的治疗药物是甲氨蝶呤（methotrexate，MTX），MTX治疗孕早期CSP的适应证：①生命体征平稳，血常规、肝肾功能基本正常。②不愿意或不适合手术治疗的孕早期CSP患者。孕周越小，β-hCG水平越低，成功率越高。③Ⅱ型和Ⅲ型CSP患者在行清宫手术或CSP妊娠物清除手术前的预处理，可及时阻止妊娠的进一步发展，降低术中出血的风险。④手术治疗后血β-hCG水平下降缓慢或再次升高，不适合再次手术的患者，可采用MTX保守治疗。美国食品药品监督管理局（FDA）关于单剂量MTX治疗异位妊娠的标准是否适合CSP，目前尚无很好的循证医学证据。临床上，有MTX联合UAE（MTX 25mg，分别在双侧子宫动脉注射后栓塞，总量50mg），也有超声引导下妊娠囊内局部注射（25~50mg）或全身单剂量注射MTX（50mg/m²）等方案治疗CSP。研究结果显示，无论单独应用MTX还是联合UAE治疗CSP都有一定的效果，但治疗总时间长，并且有治疗失败的可能，成功率在71%~83%。如治疗效果满意（每周检测1次，每次β-hCG下降幅度>15%，可视为有效），则血流明显减少甚至消失，包块明显缩小。如血β-hCG下降不满意，或高速低阻血流信号持续存在，提示患者对MTX治疗反应差，可1周后增加药物治疗次数，或改变治疗方法。应用MTX保守治疗的CSP患者，在血β-hCG下降至50U/L或正常后，可在B超监护下行清宫手术以缩短治疗时间，减少大出血的风险。单纯药物治疗不作为治疗CSP的首选方案。

2. **子宫动脉栓塞术**（UAE）

（1）适应证：①用于CSP终止妊娠手术时或自然流产时发生大出血需要紧急止血；②Ⅱ型和Ⅲ型CSP，包块型血液供应丰富者，手术前预处理，以减少清宫手术或CSP妊娠物清除手术中的出血风险。

（2）注意事项：①剖宫产术后子宫下段可出现异生血管，故UAE较其他情况更困难，栓塞剂使用量大，术后发生栓塞剂脱落的风险增高；栓塞不完全的概率增加，术中止血的保障功效下降。②建议使用新鲜明胶海绵颗粒（直径1~3mm），栓塞双侧子宫动脉，如有其他髂内动脉分支供血，可栓塞髂内动脉前干。③建议在 UAE 后 72 小时内完成 CSP 妊娠物的手术清除操作，以免侧支循环建立，降低止血效果。

3. 手术治疗 手术方法分为清宫手术、子宫瘢痕修补术、子宫切除术。清宫手术包括超声监视下清宫手术、宫腔镜下妊娠物清除术等。妊娠物清除术及子宫瘢痕修补术可通过开腹、腹腔镜（或联合宫腔镜），也有报道可经阴道途径手术。子宫切除术是在紧急情况下为挽救患者生命或患者无生育要求时的选择，可选择开腹或腹腔镜途径。

（1）超声监视下清宫手术

1）适应证：生命体征平稳，孕周<8 周的 Ⅰ 型 CSP。Ⅱ 型、Ⅲ 型 CSP 及孕周 ≥8 周的 Ⅰ 型 CSP 行清宫手术前需进行行术前预处理，如 UAE 或 MTX 治疗，以减少术中出血。

2）注意事项：清宫时应先吸除子宫中上段及下段后壁的蜕膜组织，再尽量吸去妊娠囊，之后以较小的压力（200~300mmHg；1mmHg=0.133kPa）清理前次剖宫产子宫瘢痕处的蜕膜和残余的绒毛组织；尽量避免搔刮，尤其是过度搔刮。对于孕周<8 周的 Ⅰ 型 CSP 术前也应做好随时止血及 UAE 的准备。术中出血多时，可使用缩宫素静脉或子宫颈局部注射促进子宫收缩，也可使用球囊压迫子宫下段瘢痕处，或使用前列腺素制剂直肠放置等紧急处理，必要时行 UAE 止血。Ⅱ 型、Ⅲ 型 CSP 以及孕周 ≥8 周的 Ⅰ 型 CSP 均应先预防性行 UAE 后，再行超声监视下清宫手术。如清宫后仍有残留，可酌情选择 MTX 治疗或再次清宫，必要时可选择妊娠物清除术及子宫瘢痕修补术。对于Ⅲ 型，特别是Ⅲ 型中的包块型 CSP，子宫瘢痕处肌层厚度菲薄、明显凸向膀胱者，清宫手术风险较大，发生残留、出血的风险均增加，不建议行清宫手术，可选择妊娠物清除术及子宫瘢痕修补术。

（2）宫腔镜下 CSP 妊娠物清除术：文献报道，对 Ⅰ 型 CSP 采用宫腔镜下妊娠物清除术有一定的效果，但缺乏更多的临床数据；同时，宫腔镜对施术者要求高，术中如联合超声监视，可降低手术并发症的风险。但宫腔镜下妊娠物清除术无法修复薄弱的子宫前壁瘢痕处的肌层。

（3）CSP 妊娠物清除术和子宫瘢痕修补术：手术目的是清除妊娠物的同时，切除子宫瘢痕组织，并行子宫前壁的修补术，修复薄弱的前壁肌层，恢复正常的解剖结构。手术方式可以通过开腹、腹腔镜，也有报道可经阴道完成，手术者可根据患者的情况及自身的手术技术水平选择合适的手术途径。

1）适应证：Ⅱ 型和Ⅲ 型 CSP，特别是Ⅲ 型中的包块型，子宫前壁瘢痕处肌层菲薄，血流丰富，有再生育要求并希望同时修补子宫缺损的患者。术前应充分评估术中出血的风险，可行预防性 UAE。也可预备 UAE，术中如有难以控制的出血，迅速行宫腔填塞后及时行 UAE，或结扎髂内动脉。如无条件行 UAE，术中发生无法控制的大出血危及生命时，可行子宫切除术。

2）注意事项：清除子宫瘢痕处妊娠物后，应全面吸刮宫腔，减少术后出血、蜕膜残留等。子宫瘢痕处菲薄的瘢痕组织应尽量切除，保证对合的上下缘有正常的子宫肌层，缝合时应仔细对合，严密止血，尽可能双层缝合。术中注意分离膀胱子宫颈间隙，如子宫前壁与前腹壁粘连，子宫下拉困难时，可辅助腹腔镜下子宫前壁粘连松解术。虽然经阴道途径可完成妊娠物清除术和子宫瘢痕修补术，但要求术者有丰富的经阴道手术的经验。阴道操作空间小，对于妊娠周数超过 10 周或包块直径>6cm 者则不宜选择经阴道手术。

（五）预防

1. 降低剖宫产率，严格掌握剖宫产手术指征，对无指征者尽量经阴道分娩以减少术后并发症。

2. 有剖宫产史者，一旦确定妊娠，尽早经阴道彩超检查确定妊娠部位，排除 CSP。

五、儿童感觉统合失调

感觉统合就是大脑和身体各感觉器官相互协调的学习过程，指机体在环境内有效利用自身的听觉、嗅觉、触觉等身体的各种感觉器官传来的信息进行多次的组织分析、综合处理，从而作出正确的决策，使个体和谐有效地运行。大脑的不同部位，必须经过统一协调的工作，才能完成人类高级而复杂的认识活动，包括注意力、组织能力、自我控制、概括能力和理解能力。当大脑对感觉信息的统合发生问题时，就会发生运作"失灵"，这种"失灵"被称为感觉统合失调。

（一）原因

1. 胎儿在 3 个月时就具备了触觉反应的能力，能对压觉、触摸刺激作出反应，4 个月时有冷觉和味觉，5 个月时有温热觉，7 个月时有痛觉。但在子宫里胎儿能接收到的主要是动觉（前庭觉和本体觉）和碰触觉信息。分娩过程中由于子宫肌、腹肌和肛提肌的收缩，最后经过狭窄而屈曲的产道挤压,使胎儿脑血管舒缩改变而增加管壁的弹性,皮肤、关节、头部都受到节律性挤压的刺激,使其接受了强有力的触觉、本体感觉、前庭觉的学习。当胎头娩出后胎儿肺、脾、肾、肠等受挤压,脑部血流量增加,起到保护作用。

快捷的剖宫产使胎儿失去了产程和分娩过程中被挤压的经历,从而产生以触觉防御性反应过度为主的诸多行为问题。另外,剖宫产儿呼吸系统并发症多,如窒息、湿肺、羊水吸入、肺不张及肺透明膜病等。剖宫产时气道内液体潴留,增加了气道阻力,影响通气换气,严重时造成胎儿缺氧、窒息,影响脑功能。

2. 儿童的行为与母亲的养育方式及母子关系密切相关。母亲的生理状态和精神状态直接影响着母婴关系的建立。新生儿出生后的1~2小时内是母子感情建立的最佳时间。剖宫产母亲经历了手术的创伤和麻醉药物的影响,体力和精力都恢复较慢,难以顾及婴儿,母婴相互作用时间推迟,影响母子关系的建立。

(二)临床表现与诊断

人的感觉统合系统分为视觉统合系统、听觉统合系统、触觉统合系统、平衡统合系统与本体统合系统等。儿童的感觉统合失调会削弱其生活和学习中的认知能力与适应能力。

1. 前庭平衡功能失常 表现为好动不安,注意力不集中,上课不专心,爱做小动作。这类患儿比一般孩子更容易出现行为问题,如挑三拣四,很难与其他人同乐,也很难与别人分享玩具和食物,不能考虑别人的需要。有些儿童还可能出现语言发展迟缓、语言表达困难等。

2. 视觉统合失调 儿童在课内、课外阅读时,常会出现读书跳行、翻书页码不对、演算数学题常会抄错等视觉上的错误,从而造成学习障碍。时间久了,必然会造成孩子学习成绩下降,跟不上学习进度,在心理上产生自己不如他人的自卑感。

3. 听觉统合失调 多数表现为经常忘记老师口头布置的家庭作业或下节课要带什么学习用具,上课时总是东张西望,难以集中精力学习。同时,这类儿童记忆力差,课堂学习效益不佳,也会影响课外的正常生活。这种现象如不纠正,长期发展孩子会在心理上怀疑自己的能力,甚至厌学、逃学。

4. 触觉统合失调

(1)婴儿期表现为情绪波动、脾气暴躁、哼哼唧唧、多动不安;睡眠不好,不睡或不醒;黏人与厌恶触摸并存;常常莫名其妙地哭闹;注意力分散,往往视而不见、听而不闻,但对某些很小的声响可能产生过强反应,以至惊醒、哭叫。

(2)儿童期后,部分小儿的行为问题可能表现为多动、注意力涣散、情绪化、胆小退缩、缺乏自信等;触觉防御反应迟钝的小儿 表现为过分乖、渴求较少、睡多动少、对信息反应迟钝。

(3)幼儿期后,手足笨拙,动作协调性差,缺乏自我意识。

5. 平衡统合失调 会让孩子在学习与生活中常观测不准距离,做事时协调能力较差,甚至穿鞋子也会在不知不觉中将左右穿反。由于距离观测不准,会让孩子无法正确掌握方向;孩子对事物的兴趣逐渐减少。平衡统合失调往往会在心理上严重影响孩子的学习与认知热情。

6. 本体统合失调 多数表现为上体育课时不会跳绳,跑步时动作不协调、不准确;在上音乐课时,常发音不准,甚至与人交谈、上课发言时口吃等。

(三)治疗

1. 专业治疗 有关专家认为,感觉统合失调确实会造成孩子动作技巧不成熟、动作缺乏协调性等,但这些现象也有可能是由于孩子本身发育较慢,或还没有达到成熟年龄,或还在发展、学习某个动作,所以只是表现不够熟练而已。因此,对孩子的异常表现不能一概而论,究竟是发展步调较慢,还是孩子存在生理、心理问题,这需要专家鉴定。

当然,促进孩子感觉统合功能的协调发展仍是值得父母重视的问题。儿童在8岁以前神经的可塑性很强,父母如果在此期间发掘孩子脑功能的优势,将使其终身受益。

2. 运动游戏疗法 是一种有效的训练方法,该疗法通过一些特制的器具,如滑板、滑梯、平衡木、滚筒、独脚凳等,根据每个孩子的不同特点,设立一系列游戏方案,如用独木桥帮助孩子改善平衡统合能力,用滑板梯帮助孩子提高触觉统合能力。通过游戏活动,促进孩子身体和大脑之间的协调功能,帮助孩子找回失落的感觉运动统合能力,从根本上解决学习困难、多动、注意力不集中、语言发育迟缓、人际关系淡漠等问题。

(四)预防

广泛开展健康教育,开设"孕妇学校",宣传围产期保健知识,积极开展新生儿抚触,大力提倡母乳喂养,以促进儿童感觉统合功能正常发育。

对经剖宫产娩出的儿童进行定期随访、感觉统合能力评估及父母培训,会使伴有感觉统合失调的小儿早期得到干预,减少行为问题的发生,提高学习成绩,改变"高智商、低成就"状况。

(平 毅 陈逢振)

第三节 剖宫产术其他并发症

一、术后静脉血栓栓塞

静脉血栓栓塞(venous thromboembolism, VTE)包括深静脉血栓形成(deep venous thrombosis, DVT)和肺栓塞(pulmonary embolism, PE),妊娠期和产褥期机体发生特殊的生理和解剖改变,使得孕产妇同时具备静脉血栓形成的三大因素,即血管壁损伤、血流缓慢和血液高凝,从而成为 VTE 的高危人群。近年来,随着人们生活方式的改变和我国生育政策的调整,高龄孕产妇、肥胖、辅助生殖技术受孕、多胎、妊娠并发症或合并症日趋增多,妊娠期及产褥期 VTE 的发病率明显增高,严重威胁孕产妇的生命安全。妊娠期和产褥期妇女 VTE 的发生率是非妊娠妇女的 4~5 倍,其中,妊娠期和产褥期 PE 的发病率高达 0.09‰~0.7‰,病死率高达 20%~30%。

(一)病因

1. 妊娠期和产褥期 妊娠期和产褥期本身就是 VTE 发生的危险因素,妊娠期的孕妇处于高凝状态,有些妊娠期的生理变化和危险因素,会增加与凝血相关的并发症的风险。孕妇凝血因子水平升高,其中以纤维蛋白原活性增强最显著,血小板功能亢进,而抗凝因子纤溶活性下降,血液处于高凝状态;此外,妊娠期间雌孕激素水平升高,静脉张力下降、子宫增大,引起静脉阻塞,导致静脉淤滞。

2. 辅助生殖技术 辅助生殖技术协助妊娠后,孕早期出现的卵巢过度刺激综合征,能引起毛细血管通透性增加,体液从血管内转移至血管外积聚在组织间隙,导致血容量减少、血液浓缩,加上疾病本身导致孕妇不适、活动减少,血栓形成风险显著增加。

3. 妊娠剧吐 孕妇频繁呕吐,不能进食,引起体液失调、电解质紊乱、血容量减少、血液浓缩,显著增加血栓形成风险。

4. 手术 剖宫产手术致静脉壁损伤,血管内

皮细胞受损,激活内外凝血酶原系统,引起血小板黏附、聚集能力增强,使血液处于高凝状态,血栓形成的危险性增加。研究显示,剖宫产术是产褥期 VTE 的独立危险因素,术后 VTE 的发病率约为 3/1 000,是阴道分娩的 4 倍。且急症剖宫产组产褥期 VTE 风险[$OR=4.0, 95\% CI(3.0, 5.3)$]高于择期剖宫产组[$OR=2.7, 95\% CI(1.8, 4.0)$]。

5. 制动 妊娠期妇女由于各种原因如先兆流产等、妊娠期和产褥期因外伤或其他原因需要制动或卧床休息,下肢静脉血液回流不畅,引起静脉血流淤滞。产后过于重视营养及卧床休息,大量进食高蛋白、高脂肪食物等,血液黏稠度增加,活动减少或不活动,加重静脉血液循环淤滞,增加 VTE 的发生风险。产后 VTE 的发生风险最高,特别是在产后 3~6 周。

6. 感染 细菌或病毒感染导致炎症发生,释放炎症因子,刺激血管内皮细胞,血管内皮细胞受损,通透性增加,局部渗出、增生,血流动力学改变,内皮下胶原暴露,启动凝血机制,促进血栓形成。急性感染导致 VTE 发生风险在感染发作的最初 2~4 周最高,此后逐渐下降。

(二)临床表现与诊断
详见第八章第一节。

(三)治疗
详见第八章第一节。

(四)预防
VTE 是孕产妇死亡的重要但可以预防的原因,针对孕产妇的特殊时期,做好规范预防,可有效降低妊娠期和产褥期 VTE 的发生率。

1. 一般预防

(1)健康宣教:对所有孕产妇都需要反复开展 VTE 相关知识的健康教育。在门诊或病房对所有孕产妇进行 VTE 的危险因素、发病过程及预防措施等多方面的健康教育。可以通过自媒体反复播放、发放宣传手册,在候诊大厅和病房宣传栏张贴宣传知识等方法,告知孕产妇在妊娠期和产褥期要合理膳食,避免高脂肪、高蛋白饮食,避免长时间卧床或制动。

(2)鼓励孕期活动:对于没有并发症和活动禁忌证的孕产妇,应将活动作为健康生活方式的一部分,每天保持中高强度活动 20~30 分钟。妊娠期和产褥期手术后尽早下床活动,促进血液流动,减少卧床或静止不动。长时间卧床的孕产妇可以在床上进行足背屈、伸屈腿等下肢活动,增加腓肠肌泵

作用,增加下肢静脉回流,减少下肢静脉淤血。

(3)避免脱水:孕产妇每天应保证充足液体摄入,包括白开水、牛奶等。孕妇平均每天摄入液体量不少于 2 300ml;而产妇出汗多、母乳喂养等,丢失水分更多,每天摄入液体量应在 2 600ml 以上。

2. 机械预防 在孕产妇无法进行有效主动活动的情况下,可采用被动活动、物理方法如穿弹力袜、充气加压装置等预防血栓形成。梯度加压弹力袜、防血栓栓塞袜和间歇充气加压或顺序充气加压装置与其他预防措施相结合,能有效改善下肢静脉的血流速度和血流淤滞,促进下肢静脉回流,减轻水肿,降低 VTE 的发生风险。

(1)梯度加压弹力袜:妊娠期和产褥期不可自由活动或需长时间卧床的孕产妇需穿梯度加压弹力袜,或在用药物预防治疗的同时穿梯度加压弹力袜,可使用至出院或恢复正常下床活动。

(2)间歇充气加压或顺序充气加压装置:能覆盖双腿,或仅覆盖小腿或足部,能有效改善腿部的血液流动,适用于长时间卧床或需制动的孕产妇。对于不适宜穿梯度加压弹力袜的孕产妇可整夜使用。

(3)防血栓栓塞袜:可预防腿部的静脉血液淤滞,非卧床患者或术后可以立即应用。

3. 药物预防 由于低分子量肝素(LMWH)的半衰期长、生物利用度高、出血风险小,而且不通过胎盘,对胎儿影响小;进入乳汁的浓度非常低,对新生儿的影响也很小,妊娠期和哺乳期使用安全,因此妊娠期和产褥期 VTE 的药物预防首选 LMWH,采用标准预防剂量皮下注射。根据体重给予不同的预防剂量,如体重<50kg,依诺肝素 20mg/d;如体重 50~90kg,依诺肝素 40mg/d;体重 91~130kg,依诺肝素 60mg/d;体重 131~170kg,依诺肝素 80mg/d;体重 ≥171kg,依诺肝素 0.5mg/(kg·d)。在应用 LMWH 前应评估其风险,排除大出血风险疾病,如前置胎盘、血友病、凝血功能异常、严重肝肾疾病、活动性消化道溃疡、血小板减少症、未控制的高血压等。不需要常规监测抗 Xa 因子水平,需要考虑基础血小板计数,但不需要常规监测。

4. 其他 详见第八章第一节。

二、术后胃肠道功能障碍

(一)麻痹性肠梗阻

1. 病因 剖宫产术后麻痹性肠梗阻又称 Ogilvie 综合征,是一种罕见的剖宫产术后并发症,指在无机械性肠梗阻的情况下,结肠急剧性扩张导致的一系列综合征。相关发病因素有:①孕激素增高:孕期体内孕激素水平升高,导致肠管平滑肌张力下降,肠蠕动减少,术后容易发生麻痹性肠梗阻;②手术刺激:剖宫产时难以避免羊水、血液等流入腹腔,对肠管有一定的刺激;③产程过长,产妇过度疲劳;④产妇消瘦、体质差,产后进食少或不思饮食,疼痛导致呕吐等;⑤体液丢失,电解质及酸碱平衡失调,尤其是低钾血症不能及时纠正,容易引起肠腔过度膨胀;⑥低蛋白血症:血浆白蛋白减少导致腹水增多,肠蠕动减弱。

2. 临床表现、诊断

3. 治疗 详见第八章第三节。

4. 预防 一般经阴道分娩者很少发生麻痹性肠梗阻,剖宫产术后发生率高,因此要严格掌握剖宫产指征,降低剖宫产率。其余预防内容详见第八章第三节。

(二)肠粘连与粘连性肠梗阻

1. 病因 剖宫产术后并发症以术后粘连居多,严重影响产妇的身体恢复和生活质量。剖宫产粘连形成的影响因素包括个体体质,手术次数,手术切口类型,手术技巧,腹膜缝合与否,有无子宫切口撕裂、缺血和感染、盆腔炎症,腹腔内异物(滑石粉、纱布、缝线或胎粪)刺激或污染,宫口开大程度,止血是否充分等。剖宫产术后粘连发生率随着剖宫产次数增加而上升,首次剖宫产后粘连发生率是 12%~46%,第 2 次剖宫产后粘连发生率是 26%~75%,第 3 次剖宫产后粘连发生率是 48%~83%。此外,剖宫产手术采用横切口是术后粘连发生和粘连程度的独立危险因素,手术切口长,术中易造成肌肉组织纤维损伤,且术后腹壁松弛,腹直肌与腹膜间隙变大,术后难以愈合,均可增加术后粘连的风险。横切口发生术后粘连的风险是竖切口的 5.042 倍。

2. 临床表现、诊断和治疗 剖宫产粘连主要发生在腹壁与子宫之间、子宫与膀胱之间以及肠管和其他脏器之间。粘连常导致解剖结构不清晰,造成再次手术时手术时间延长、出血增多,严重者造成附近脏器的损伤和手术困难。一般无特异的临床表现,大多在再次手术时被证实有剖宫产粘连的存在。肠粘连导致粘连性肠梗阻的临床表现、诊断及治疗详见第八章第三节。

3. 预防 剖宫产术后粘连重在预防,预防粘连的关键在于规范的手术操作,对有高危因素者可选用适当的防粘连材料。

（1）基本原则：减少组织损伤，恢复解剖结构，充分止血，防治感染。

（2）与粘连相关的手术技巧：①清除积血、胎粪、羊水：术中避免粗暴操作，尽量减少擦拭过程中对腹腔和肠道浆膜层的擦伤。②子宫切口缝合：建议子宫切口采用双层连续缝合，注意止血、缝线选择、针距、缝针距切缘的距离及缝线松紧度。③腹膜缝合：建议缝合腹膜，关闭盆腹腔，以减少粘连的形成。

其余预防内容详见第八章第三节。

（三）其他胃肠道功能障碍

便秘与排便困难、急性胃扩张、应激性溃疡、腹泻详见第八章第三节。

三、手术后下尿路功能障碍

妊娠期尿路感染比非妊娠期高至少2倍，这主要是由于妊娠期输尿管扩张、屈曲、尿流缓慢，容易并发感染。在晚期妊娠及产褥期，尿路感染尤为常见。急性肾盂肾炎和膀胱炎是妊娠期和产褥期最常见的尿路合并症。发病与以下因素有关：①妊娠子宫机械性压迫，肾盂、输尿管扩张；②孕激素作用于输尿管壁，使其肌张力降低，蠕动减弱、减慢；③肾排糖阈降低，尿液中葡萄糖、氨基酸含量增高，细菌易滋长；④产时、产后导尿，剖宫产术后留置尿管等操作，增加细菌感染机会；⑤输尿管内有尿液逆流（反流现象）；⑥分娩或剖宫产术时，膀胱底受到牵拉和创伤，产褥早期膀胱对张力的敏感性减弱，因而易出现过度充盈，排尿不完全使残余尿增多，为细菌在膀胱的繁殖创造了条件。

剖宫产术后尿路感染的临床表现、诊断、治疗及预防详见第八章第四节。

四、手术后体温异常

剖宫产术后体温异常以发热较为多见，可由于各个系统感染或风湿性疾病等，也可以是手术吸收热、输血反应等引起的非感染性发热。其中，盆腔感染性血栓性静脉炎（septic pelvic thrombophlebitis，SPT）的重要特点是细菌感染和静脉血栓同时存在，受累静脉表现为静脉炎，患者有严重的发热、白细胞升高，常见于产褥感染，即产褥期盆腔感染性血栓性静脉炎。对于剖宫产后合并子宫内膜炎的患者，SPT发病率可达到1%~2%。

1. 病因 盆腔静脉血栓形成和细菌感染是SPT的两个必要因素，但两者之间的先后和因果关系至今不明，可以简单理解为静脉血栓形成后继发细菌感染，也可以认为盆腔严重细菌感染，损伤静脉壁，在产后血液高凝状态下，形成感染性血栓，目前多倾向后者。无论何种病因和发病机制，最基本的环节如下。

（1）围产期和产褥期血栓形成的高危因素：血栓形成的三要素是血管壁损伤、血流缓慢或淤滞及血液的高凝状态。易造成产妇血栓形成的因素包括血液的高凝状态；阴道产或手术产后卧床休息，血流缓慢；血管壁及组织损伤导致凝血系统激活；手术或分娩创伤和盆腔感染均可造成盆腔血管壁损伤；围产期严重失血后血管内血栓形成等。以上因素都可以导致盆腔静脉内血栓形成。

（2）产褥期盆腔感染：产褥期盆腔感染是围产期常见病。产褥感染的病原菌种类繁多，来源复杂，目前多认为是外源性或内源性致病菌或条件致病菌混合感染所致。这些致病菌通过产道的损伤部位上行感染，累及子宫壁、宫旁组织和子宫静脉。需氧菌消耗局部氧分，造成乏氧环境，促进厌氧菌生长；厌氧菌，如脆弱拟杆菌，可以产生肝素酶，分解肝素，促进血栓形成，感染性血栓在局部不断扩大，形成恶性循环。

（3）受累静脉：SPT常累及的静脉包括卵巢静脉、子宫静脉、髂内静脉、髂总静脉和阴道静脉，其中受累最多的静脉是右侧卵巢静脉。这是因为产褥期女性在站立的姿势下，盆腔静脉血流有从左侧向右侧流动的趋势，这种趋势造成细菌在右侧盆腔静脉系统内流动和播散较左侧严重，容易发生感染性静脉炎和血栓形成。少数患者同时合并髂内静脉血栓形成。

2. 临床表现、诊断、治疗和预防 详见第八章第五节。

五、术后疼痛

剖宫产术后急性疼痛的发生率为1%~18%，危害主要包括：①影响产妇的心理状态，患有严重急性产后疼痛的女性产后抑郁的风险是正常分娩女性的3倍；②引起交感神经反射性增高，导致患者体内儿茶酚胺等内源性递质的释放增加，可引发机体心率增快、血压升高，不利于产后早期哺乳及术后快速康复；③影响催乳素（prolactin，PRL）分泌，使初次哺乳时间延后，影响新生儿的健康发育；④若术后急性疼痛控制不当，可引起外周伤害性刺激感受器敏化,使兴奋性阈值降低,增加术后慢性疼痛的发生率。剖宫产术后疼痛的原因、临床表现、诊断、治疗及预防详见第八章第八节。

需要指出的是,曲马多的镇痛、镇静作用较哌替啶稍小,不产生欣快感,治疗剂量不抑制呼吸,对心血管系统和各器官平滑肌基本无影响。适用于剖宫产术后宫缩痛,既起到镇痛作用,又不影响子宫收缩。静脉注射和椎管内用药剂量相同。曲马多生物利用度高,成人常用首服剂量为100mg,一般剂量为50mg,每日可用2~3次。口服后20~30分钟生效,维持时间约4~8小时。其镇痛作用可被纳洛酮部分拮抗(因其与μ受体的亲和作用仅为吗啡的1/6 000)。

六、术后精神异常

产后抑郁症是一种围产期常见的并发症,是影响产妇心理状态及不当行为的重要病变。一方面,不利于产妇身心状态的恢复;另一方面,不利于母婴间情感的联系及新生儿的正常发育,严重者甚至存在自杀、杀婴倾向,需要积极干预并防范。

(一)病因

1. 术后体内激素水平的突然改变。妊娠后期体内雌激素、孕酮显著增高,皮质类固醇、甲状腺素也有不同程度增加,分娩后这些激素突然迅速撤退,孕酮和雌激素水平下降,致脑内和内分泌组织的儿茶酚胺减少,从而影响高级脑活动。

2. 患有内科合并症(如甲状腺功能减退症、糖尿病、先兆子痫前期等)的孕产妇,其器官的病理性改变及对婴儿健康的担忧给产妇带来极大的精神压力。

3. 由于难产而接受手术的孕产妇,对手术的效果与安全性产生怀疑或矛盾的心理。

4. 担心婴儿是否健康或畸形,胎儿性别与患者预期的性别不符。

5. 过去有抑郁型精神病病史或产前已患抑郁症者,产后复发机会较高。

(二)临床表现与诊断

典型的产后抑郁症常于产后6周发病,也有些患者在产后2~3个月发病。多数学者认为诊断必须具备下列症状中的5条,且持续2周以上,或具备下列中的1条,但必须每日出现。

(1)出现忧郁情绪。

(2)几乎对所有事情失去兴趣。

(3)食欲改变,大增、大减,致体重增加或减轻。

(4)睡眠不佳或严重失眠。

(5)精神焦虑不安或呆滞。

(6)疲劳或虚弱。

(7)不恰当的自责或自卑感,缺乏自信心。

(8)思想不集中,综合能力差。

(9)反复有自杀企图。

(三)治疗

药物治疗中的抗抑郁药,第一代经典抗抑郁药包括单胺氧化酶抑制剂(monoamine oxidase inhibitor,MAO)和三环类抗抑郁药(tricyclic antidepressive agent,TCA)。三环类抗抑郁药为抑郁症治疗的首选药,这类药物不进入乳汁,故可用于产褥期抑郁症。其余治疗详见第八章第十一节。

(四)预防

利用"孕妇学校",上好宣教课,加强思想交流,使孕妇增进对妊娠不同时期和分娩期的知识了解,做好自我保健,克服恐惧心理。孕期常规筛查精神疾病,注意精神健康。产妇临产后实行导乐陪伴分娩,即产程进入活跃期由有经验的助产士陪伴,进行心理安慰、医学知识宣教、生活照顾等,必要时可进行分娩镇痛,使患者安全度过分娩期。对难产或有内科合并症者,应严格把握手术指征,与患者及家属做好思想沟通工作,及时选择剖宫产终止妊娠,树立孕妇信心,保护母婴安全。

七、产科麻醉并发症

1. 孕妇的生理变化

(1)呼吸系统:①妊娠期间呼吸道的毛细血管充血,黏膜水肿,气管内径及声门张开程度均变小。因此,气管插管时应小心,并选择内径稍小的导管,以避免对呼吸道的损伤。②肺容量和肺活量降低不明显,但功能残气量(functional residual capacity,FRC)可降低15%~20%,易发生肺不张。加上代谢增加,氧耗量增加,呼吸加速,$PaCO_2$降低,易发生碱血症和低氧血症。

(2)循环系统:①血容量增加和稀释性贫血。②每搏输出量增加约30%,而心率增加约15%,结果心输出量增加约40%,胎儿娩出后达最高峰。一般来说,血压无明显升高,外周血管阻力降低。③仰卧位综合征:孕妇仰卧位时,子宫压迫下腔静脉,静脉回心血量显著减少,心输出量降低或血压明显降低。这时应将子宫移向左侧,或将手术台向左侧倾斜。

(3)中枢神经系统:①吸入麻醉药的剂量可降

低 40%,可能与分娩期间的激素和内源性阿片类物质的改变有关;②椎管内麻醉所需药量明显减少,可能与硬膜外充血及脑脊液蛋白含量有关。

(4)产科患者常合并妊娠期高血压疾病。

2. 剖宫产术的麻醉选择 麻醉处理原则:①无痛。②不或较少影响胎儿娩出后的子宫收缩。③保证母子安全。关键是不降低胎盘血流量,必要时可静脉快速输入平衡盐液 500~1 000ml。胎儿娩出前不用可能抑制新生儿呼吸的药物。④母体吸氧至胎儿娩出后,可增加胎盘血氧分压。⑤做好新生儿的抢救准备。

3. 麻醉方法

(1)局部浸润麻醉:目前较少采用,主要适用于突发的、严重、持续性胎儿窘迫或疑为子宫破裂,需立即处理,同时不实施其他麻醉的产妇。局部浸润麻醉不能完全无痛,宫缩仍存在,肌肉不够松弛,使手术操作不便。局麻药用量过大有引起母胎中毒的可能,特别对子痫或高血压产妇,中毒发生率较高。

(2)脊髓麻醉与硬膜外联合阻滞:近年来该法已普遍应用于剖宫产手术的麻醉。由于脊椎麻醉穿刺针细,前端为笔尖式,对硬脊膜损伤少,故脊髓麻醉后头痛的发生率大大降低。产妇脊髓麻醉用药量为非孕妇的 1/2~2/3 即可达到满意的神经阻滞平面。

(3)硬膜外阻滞:止痛效果可靠,麻醉平面和血压的控制较容易,控制麻醉平面不超过 T_8,可缓解宫缩引起的疼痛,但宫缩强度无明显的抑制,腹壁肌肉松弛,对胎儿呼吸循环无抑制。麻醉效果好。麻醉平面上界应达 T_8,腹膜外剖宫产时,骶神经必须麻醉完善,可加用骶管阻滞或硬膜外双管阻滞。血压波动小,可降低仰卧位综合征的发生率。如血压下降,即使用血管收缩药提高血压,子宫动脉的血流依然减少。罗哌卡因不易透过胎盘屏障,应用后胎儿血药浓度低,优于利多卡因。为了缩小麻醉范围(T_8~L_1)以防止血压下降,可辅以耻骨上腹膜外封闭(1% 利多卡因 10ml)。胎儿娩出后,必要时可加用以哌替啶为主的辅助药。

(4)全身麻醉:适用于硬膜外阻滞禁忌或病情特别紧急者(如脐带脱垂并受压等)。麻醉开始前先吸入大流量氧气(>5L/min)至少 5 分钟,使体内储氧量有所增加。麻醉诱导先给 0.5mg 泮库溴铵(预防胆碱类药物副作用,如肌束阵缩、胃内压升高),3~5 分钟后,静脉注射异丙酚(1.5mg/kg)或硫

喷妥钠(4mg/kg)和氯化琥珀胆碱(1.5mg/kg)。未禁食者不做加压给氧。呼吸停止后,立即行气管插管(导管比正常要细、柔软,附低压套囊),助手下压气管环(Sellik 法,可防止反胃和便利插管)协助气管插管。维持用药 50% 氧化亚氮(N_2O:O_2=1.0L/min:1.0L/min)加 1% 浓度以下的安氟醚或异氟醚;切子宫下段时停止吸入,改为纯氧。肌松药可用阿曲库铵或维库溴铵。手术中保持适当通气,避免呼吸性碱中毒或呼吸性酸中毒。夹阻脐带后,即可适当加深麻醉。产妇完全清醒后,再拔除气管插管。整个操作技术要求轻、快,减少损伤。

全身麻醉可消除产妇的紧张、恐惧心理,麻醉诱导迅速,低血压发生率低,能保证良好的通气,适用于精神高度紧张的产妇,以及合并精神病、腰椎疾病或感染的产妇。其最大的缺点是容易呕吐或反流导致误吸,甚至死亡;麻醉用药不当或维持过深有造成新生儿呼吸抑制的危险,难以保证母儿安全。因此,全身麻醉一般只在硬膜外阻滞或局部浸润麻醉有禁忌时才采用。

根据上述原则,连续硬膜外麻醉应列为首选,取其对胎儿影响较全身麻醉更少的优点。蛛网膜下腔阻滞应严格控制阻滞平面,积极防止血压下降过速、过剧。

4. 有合并症者的麻醉注意事项

(1)心脏病:以风湿性心脏病多见。占心力衰竭产妇的 60% 左右,主要发生在第二产程,故当心功能 Ⅱ~Ⅲ 级时,多考虑行剖宫产术。减轻前后负荷为主要措施。已有心力衰竭者,应以正性肌力药物使心功能调整,尽可能达最佳状态。一般病例可在硬膜外阻滞下完成手术。加强术后监测,预防心力衰竭的发生。

(2)妊娠期高血压疾病:特别是子痫和子痫前期,对母婴影响最大,也是剖宫产的适应证。硫酸镁治疗虽为传统方法,但有发生高镁血症的危险,治疗的有效血清镁浓度需达 2mmol/L(正常为 0.8~1.2mmol/L),如超过 2.5mmol/L,可抑制心肌收缩力。膝腱反射减弱或消失、呼吸频率小于 16 次/min 都表明血镁已很高,麻醉易发生意外,麻醉前应予以检查。麻醉方法一般可选连续硬膜外阻滞,穿刺点在 $L_{2~3}$。

(3)胎盘早剥:与母体血管病变(如妊娠高血压综合征、高血压、慢性肾病等)有关。胎盘早剥的严重性在于引起内出血、羊水栓塞、诱发 DIC、胎死宫内、子宫胎盘卒中等。一般在发生胎盘早剥后 6 小

时以内行剖宫产术。警惕发生肺栓塞(由深静脉血栓或羊水引起)。羊水栓塞也可致过敏性休克。当子宫卒中需摘除子宫时,常合并有纤维蛋白原减少,造成凝血障碍,治疗应用纤维蛋白原、新鲜血及大剂量抗纤溶药物,如 6- 氨基乙酸。给予适量的激素和葡萄糖酸钙。麻醉仍以硬膜外阻滞为主,如有休克可采用局麻,切除子宫者可选用全身麻醉。

5. 麻醉并发症

(1)脊髓麻醉的并发症:包括低血压、头痛、恶心、呕吐、背痛、平面过高及神经系统并发症。大多与妇科手术脊髓麻醉后并发症的处理相同,不同的是,产妇低血压定义为收缩期血压<100mmHg,是剖宫产脊髓麻醉下最常见的副作用,发病率甚至高达 90%。预防和治疗低血压对改善产妇的血流动力学及胎盘血供,减少对胎儿酸碱平衡的干扰非常重要。预防产妇低血压的常用方法包括使用最小安全有效剂量的局部麻醉药实施腰椎麻醉、补液、改变体位、输注血管活性药物等,其中最根本的是采用小剂量腰椎麻醉;最有效的治疗方法仍是应用血管活性药物。脊髓麻醉后可预防性输注血管活性药物,如去氧肾上腺素、甲氧明、麻黄碱及去甲肾上腺素等,将术中收缩压维持在 ≥90% 基础水平,可以防止低血压引起的恶心、呕吐及子宫胎盘灌注不良。目前去氧肾上腺素为一线推荐用药,建议椎管内麻醉后从小剂量开始预防性输注,并根据血压和心率调整输注速率,必要时可以给予负荷量

推注。子痫前期产妇由于其血管舒缩功能障碍,不易发生麻醉后低血压,无须预防性输注血管活性药物,亦不建议积极的容量扩充。研究显示,与单独使用麻黄碱相比,剖宫产时单独使用去氧肾上腺素发生胎儿酸中毒和产妇恶心、呕吐的概率更低。将去氧肾上腺素和麻黄碱联合使用没有益处,因为这样可增加恶心、呕吐的发生率,而且与单独使用去氧肾上腺素比较也不能提高胎儿血氧含量。

由于区域麻醉后全身血管阻力降低和静脉容量增加,可引起低血压。收缩压低于基础血压的 25% 以上或低于 100mmHg 被认为是低血压。子宫胎盘的血流灌注取决于母体的灌注压。分娩中维持好的平均动脉压可保持较好的脐带血氧含量。低血压似乎更易发生于非临产的女性。

许多麻醉医师在腰椎麻醉前预防性肌内注射麻黄碱 25~50mg 或静脉使用 5~10mg 来维持血流动力学稳定。研究证明,这样可减轻因脊髓麻醉引起的低血压。没有研究证明其对胎儿的预后有影响。

(2)硬膜外麻醉的并发症:详见第八章第十二节。

(3)全身麻醉的并发症:详见第八章第十二节。值得注意的是,晚期妊娠孕妇体内高水平的孕酮可以影响括约肌功能,导致全身麻醉后发生反流、误吸和吸入性肺炎的概率较高。

(赵卫红 任晶晶)

参 考 文 献

[1] 中华医学会妇产科学分会产科学组. 产后出血预防与处理指南 (2014). 中华妇产科杂志, 2014, 49 (9): 641-646.

[2] 马宏伟, 刘兴会. 再谈产后出血的预防与急救处理. 实用妇产科杂志, 2022, 38 (1): 10-12.

[3] 余燕, 郑小花, 徐颖. 宫缩乏力和胎盘因素致剖宫产产后出血的临床分析. 中华保健医学杂志, 2021, 23 (1): 54-56.

[4] 刘兴会, 何镭. 产后出血的预防和处理. 中国实用妇科与产科杂志, 2020, 36 (2): 123-126.

[5] 程芳, 马乐. 慢性盆腔疼痛物理治疗的研究进展. 中国妇产科临床杂志, 2021, 22 (2): 205-206.

[6] 何鸿雁, 张艺, 杨艳, 等. 分娩方式对学龄期儿童感觉统合各维度的影响. 中国儿童保健杂志, 2013, 21 (12): 1336-1338.

[7] 汪瑜. 论儿童感觉统合失调的预防及其训练. 郑州师

范教育, 2020, 9 (2): 31-34.

[8] 王连明. 剖宫产术后腹壁切口子宫内膜异位症的临床治疗. 名医, 2021 (20): 88-89.

[9] 衣海燕, 李军. 腹壁子宫内膜异位症的 MRI 特征分析. 医学影像学杂志, 2021, 31 (12): 2093-2095.

[10] FAN J Y, XIE J Y, LU Y L, et al. Successful laparoscopic management of type Ⅰ cesarean scar pregnancy a case series. J Reprod Med, 2016, 61 (9/10): 4.

[11] 高素芳, 吴永华. 剖宫产术后 CSP 采用 MRI 动态增强与经阴超声检查的影像学表现及诊断效能对比. 分析仪器, 2022 (2): 142-147.

[12] 刘志强, 徐铭军. 剖宫产术后加速康复麻醉实践专家共识. 中国医刊, 2022, 57 (7): 717-722.

[13] 中华医学会妇产科学分会产科学组. 妊娠期及产褥期静脉血栓栓塞症预防和诊治专家共识. 中华妇产科杂志, 2021, 56 (4): 236-243.

［14］段涛. 预防剖宫产粘连的中国专家共识 (2016). 中国实用妇科与产科杂志, 2016, 32 (7): 651-652.

［15］赵洁静, 胡刚. 剖宫产术后粘连危险因素分析和预测模型的建立. 中国妇幼保健, 2021, 36 (19): 4547-4550.

［16］蔡雨佳, 曲音音. 区域阻滞麻醉在剖宫产术后镇痛中的研究进展. 中国微创外科杂志, 2022, 22 (7): 585-589.

［17］陈汉青, 王子莲. 妊娠期及产褥期静脉血栓栓塞症暂时性危险因素的应对策略. 实用妇产科杂志, 2022, 38 (5): 327-329.

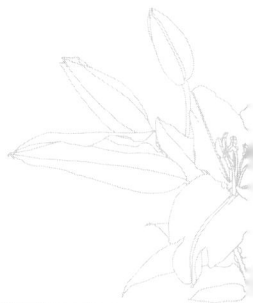

第十三章
产科其他手术并发症

第一节　转胎位术并发症

一、外倒转术的并发症

倒转术即用手将从不利于分娩的胎位转变成另一种有利于分娩的胎位的手术,如将横位、斜位或臀位转变成头位,或将横位、斜位转变为臀位等。根据倒转术的目的,将胎头转向骨盆入口,成为头先露,称头式倒转术;如将胎儿的足和臀转为先露部,称足式倒转术。

2017年英国皇家妇产科医师学会指南中指出,应向臀位孕妇强烈推荐外倒转术,所有非复杂性臀位妊娠者都应知晓外倒转术。2020年美国妇产科医师学会(American College of Obstetricians and Gynecology,ACOG)再次更新了2016年外倒转术的临床指南,指出若无手术禁忌证,应向所有近足月的臀先露孕妇强烈推荐外倒转术。相对于西方国家,在我国外倒转术重新得到重视的时间稍晚些。自2005年以来,具备紧急剖宫产术的医院在麻醉科、超声科、新生儿科等多学科联合下,对外倒转术的开展和相关研究的报道日益增多。然而,外倒转术在中国的接受程度仍偏低,当医护人员向适宜的臀位孕妇推荐并解释外倒转术的过程和手术风险后,最终选择该手术的比例约20%,而在美国接受率可达70%~80%。

2017年英国皇家妇产科医师学会指南推荐外倒转的手术时机为初产妇孕36周,经产妇孕37周。2020年法国国家妇产科医师学院发布的指南认为孕36周可尝试外倒转术;与≥37周相比,37周之前实施手术,分娩时头位的可能性更大,因此推荐臀位外倒转术的实施孕周在孕36~37周。而2020年ACOG指南则推荐孕36周开始评估母胎情况,手术时机应≥孕37周,无上限孕周。因孕37周之前分娩为早产,在37周后实施可减少早产的发生。目前我国大多数医疗机构实施外倒转的孕周在孕37周及37周之后。

外倒转术的目的是使胎儿顺利经阴道分娩,减少剖宫产率。但目前的回顾性资料结果提示:①外倒转术成功率低,仅能降低1%的臀位发生率;②臀位外倒转术易发生胎盘早剥、脐带缠绕、胎膜早破等外倒转术并发症,发生率约3%~5%,不利于产妇。故外倒转术必须在正确掌握适应证和禁忌证的情况下,谨慎施行。

(一)病因

施行外倒转术时可引起胎心率异常、胎盘早剥、胎膜早破、脐带脱垂、复合先露、脐带缠绕和子宫破裂等并发症,原因分述如下。

1. 胎心率异常　倒转术后出现胎心率减慢或不齐是常见现象。其发生原因可能系妊娠增大的子宫压迫主动脉、下腔静脉,加上手术操作诱发子宫收缩,两者作用使子宫与胎盘之间的有效循环血量减少,胎儿暂时缺血、缺氧致胎心率减慢或不齐。

2. 胎盘早剥　外倒转术可导致胎盘早剥,如腹壁或子宫较紧、有频繁宫缩而强行用力,加上操作不得法,可能致胎盘早剥(图13-1-1)。

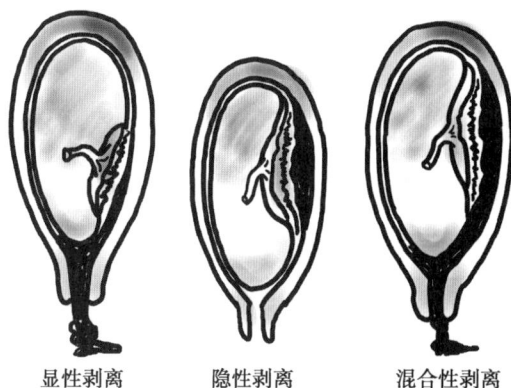

显性剥离　　隐性剥离　　混合性剥离

图 13-1-1　胎盘早剥

3. 胎膜早破和脐带脱垂 存在导致胎膜早破的因素,如异常胎位先露部不能很好衔接、前羊水囊承受压力不匀,加上外倒转术的操作用力可致胎膜早破。如果先露部与骨盆间有间隙,脐带随破膜羊水流出使脐带受压,在胎头与宫壁之间造成隐性脐带脱垂(图 13-1-2A),或直接滑出宫腔而脐带脱垂(图 13-1-2B、图 13-1-2C)。

4. 复合先露倒转术 术后易出现头手复合先露或头足复合先露(图 13-1-3),胎儿肢体占据骨盆入口平面以下的空间,阻止胎头下降、入盆与固定,如不及时处理,易复变成臀位及分娩中出现异常;如在倒转术中发现应及时给予纠正,术者可在孕妇腹部触动胎体,促使胎动时回收肢体,胎头即可到母体骨盆入口正中部。

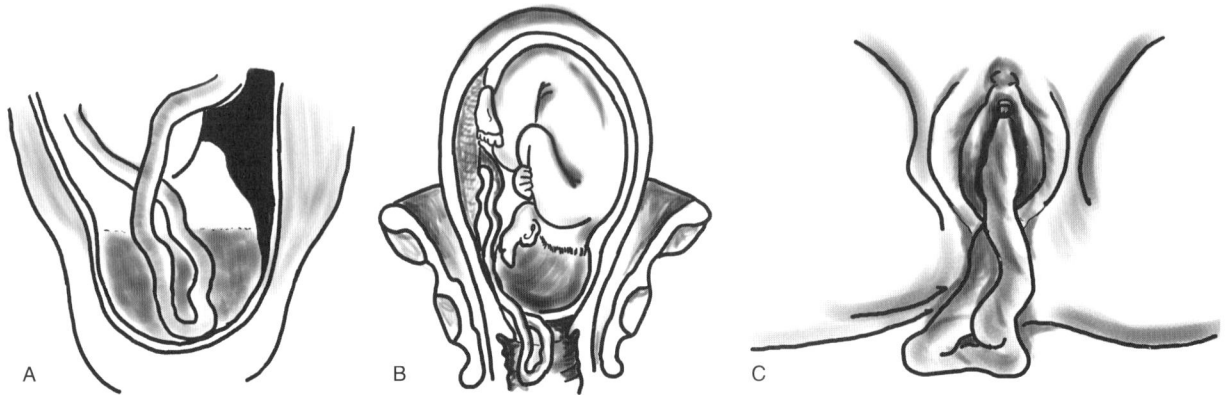

图 13-1-2 脐带脱垂
A. 隐性脐带脱垂;B、C. 脐带脱垂。

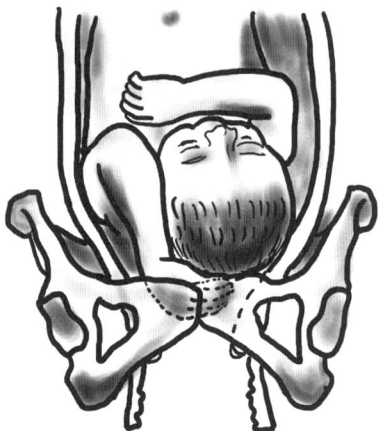

图 13-1-3 头手复合先露

5. 脐带缠绕 脐带围绕胎儿颈部、四肢或躯干者称为脐带缠绕。其中约 90% 为脐带绕颈,以绕颈一周者居多,占分娩总数的 20% 左右。多存在脐带过长、胎儿过小、羊水过多及胎动过频等高危因素,倒转术后出现脐带缠绕。

6. 子宫破裂 主要发生在瘢痕子宫,与病例选择不当和操作粗暴有关。

(二)临床表现与诊断

1. 胎心率异常 包括胎动异常和胎心率异常。同时孕妇可伴恶心、头晕等不适。严重者可出现胎儿窘迫表现如胎动频繁直至胎动消失。胎心

监测可协助诊断。

2. 胎盘早剥 详见第十一章第一节。

3. 胎膜早破 主要表现为腹痛和阴道排液,增加腹压时阴道流液量增多,足月胎膜早破时检查触不到前羊膜囊,上推胎先露部阴道流液量增多。阴道扩张器暴露,见液体自宫颈口内流出或后穹窿处有液池形成,可行阴道流液酸碱度检查及阴道分泌物涂片检查。

4. 脐带脱垂 胎膜未破,于胎动、宫缩后胎心率突然变慢、改变体位、上推胎先露部及抬高臀部后迅速恢复者,应考虑有隐性脐带脱垂的可能;胎膜已破出现胎心率异常,应立即阴道检查,脐带在胎先露部旁或其前方,以及阴道内触及脐带或脐带脱出外阴,即可确诊。超声有助于明确诊断。

5. 复合先露 胎头或臀伴随上肢或下肢共同作为先露部同时进入骨盆,称为复合先露。早产时发生复合先露者较足月产高 2 倍。一般为胎儿一手或一前臂沿胎头脱出,形成头与手复合先露。头与足复合先露或臀与手复合先露者均极少见。复合先露多导致产程进展缓慢。

6. 脐带缠绕 倒转术后出现胎心率异常,行彩超时可在胎儿颈部发现脐带血流信号,脐带缠绕处皮肤有明显压迹,脐带缠绕 1 周呈 "U" 形压迹,

内含一小圆形衰减包块，并可见其中小短光条；脐带缠绕 2 周呈"W"形；脐带缠绕 3 周或 3 周以上，呈锯齿形，其上为一条衰减带状回声。

7. 子宫破裂 详见第十一章第一节。

（三）治疗

1. 胎心率异常 外倒转术结束后，应检查胎心音。倒转术后胎心率可能增快或减慢，如由于操作刺激所致，可让孕妇侧卧、吸氧，约 5~10 分钟即可恢复正常，如不能恢复正常，可能是脐带缠绕，血运受阻所致，应立即转回原来的胎位以缓解。为避免发生胎心异常，在外倒转取卧位时，避免仰卧而采取头部垫高的斜坡卧位或身体向一侧倾斜 15°~20° 的卧姿，使腹部松弛，预防子宫压迫主动脉、下腔静脉。另外，注意用沙丁胺醇者，孕妇可有心悸，超过 90 次 /min，胎心率也同时增快大于 160 次 /min，不必特殊处理，可自行恢复。

2. 胎盘早剥 详见第十一章第一节。

3. 胎膜早破 鉴于目前我国大多数医疗机构实施外倒转术的孕周在孕 37 周及之后，故对于胎膜早破的处理遵循足月胎膜早破的处理。

首先评估母胎状况，包括有无胎儿窘迫、绒毛膜羊膜炎、胎盘早剥和脐带脱垂等。随着破膜时间延长，宫内感染风险增加，破膜 12 小时以上者应预防性使用抗生素，同时尽量避免频繁阴道检查。

若无明确的剖宫产指征，宜在破膜后 2~12 小时内积极引产。对宫颈成熟的孕妇，首选缩宫素引产；宫颈不成熟且无阴道分娩禁忌证者，可应用前列腺素制剂促宫颈成熟，试产过程中应严密监测母胎情况。有明确剖宫产指征时宜行剖宫产术终止妊娠。

4. 脐带脱垂

（1）剖宫产：一经确诊应立即使孕妇取臀高位或膝胸卧位，密切监测胎心，如胎儿存活应即刻行剖宫产。其间应特别注意：①解除脐带受压，恢复血液循环。立即将胎先露上推，减少脐带受压并尽快将脱出的脐带轻轻回纳阴道内，使脐带避免外界刺激以减少胎儿因脐血管痉挛及迷走神经兴奋所致的循环障碍。②应用子宫松弛剂抑制宫缩，使子宫血管扩张。如静脉滴注 25% 硫酸镁 5~10g。

（2）阴道分娩：如胎心音消失，脐带搏动停止，可待其自然分娩。如宫口开全，胎心音尚存而无头盆不称，可行产钳助娩。如胎儿较小，估计不能成活，也可待其自然分娩。

（3）脐带还纳术：胎儿存活，宫口未开全又无剖宫产条件，可行脐带还纳术。术者手托脐带进入阴道，手指将先露向上推，助手腹部向上推胎体并要求产妇张口深呼吸，同时予以吸氧。还纳脐带从近端开始单方向旋转，争取在宫缩间歇时迅速完成，脐带处于先露之上越高效果越好，等宫缩后将手慢慢退出，直至先露部固定（图 13-1-4）。但还纳术有一定困难，常边送边滑脱；术者往往用力过大，使脐带受刺激，脐血管痉挛、收缩，加重胎儿缺氧情况，导致在回纳的过程中胎儿死亡。

5. 复合先露

（1）如先露部已入盆，则待宫口近开全或开全时将小肢体上推，使其还纳。小肢体所在的位置越高越易还纳。还纳肢体时操作应轻柔，不可勉强，待肢体还纳入宫腔后，立即下推宫底，促使胎头下降，以防肢体再度脱出。此后，可待其自然分娩或产钳助产。

（2）若肢体还纳失败，阻碍分娩，使产程停滞或脐带脱垂、胎儿窘迫、宫颈扩张不全、胎头较高时，应立即剖宫产终止妊娠。

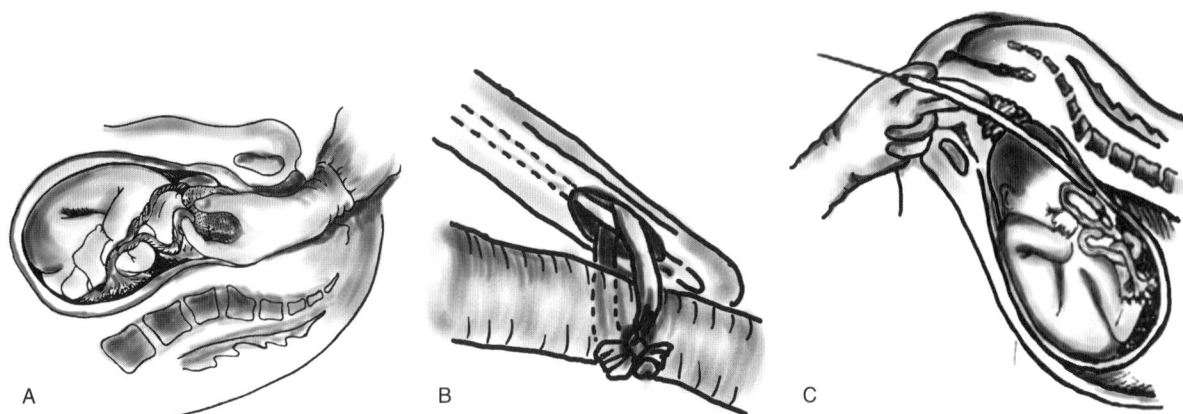

A   B   C

图 13-1-4 脐带还纳术

6. 脐带缠绕

(1)倒转术后出现胎心率减慢或不齐时,立即让孕妇侧卧,吸氧,此时如胎心率异常不但不能恢复,反而越来越慢,提示胎儿窘迫,应立即原路回转恢复原位,再听胎心可好转,此时需放弃外倒转术。

(2)胎动异常时及时就诊。

(3)产程中出现胎儿窘迫或先露下降受阻时,警惕可能为脐带缠绕所致。

(4)胎儿监护出现频繁的变异减速,经吸氧、改变体位等不能彻底缓解时,应及时终止妊娠。

(5)临产前多普勒血流或B超可疑有脐绕颈时,不是剖宫产指征,但在妊娠末期及临产后必须严密监护,发现胎儿窘迫应及时处理。

7. 子宫破裂 详见第十一章第一节。

(四)预防

1. 臀位头式外倒转术实施的抉择,首先取决于孕妇是否同意,再根据具体情况全面考虑、个体化对待,尤其适应证要掌握得当、时机适宜、执行医生技术水平要高,回转成功后腹部用腹带固定使胎儿不能自由转动。为避免外倒转术的并发症,术前必须掌握:

(1)熟悉孕产史:询问以往孕产中是否有异常经过、异常胎位和难产史。了解本次妊娠经过,末次月经、早孕反应或胎动日期以确定实际孕周;询问本次妊娠经过中有无阴道出血史,以排除前置胎盘。

(2)进行仔细全面的查体:①测身高、骨盆各径线以排除骨盆狭窄可能;②测血压,确定有无妊娠期高血压疾病;③视、触腹壁,检查腹壁是否过度肥厚、有否紧张,触及子宫是否敏感;④测宫高(超过32cm时,矫正难度增加)、腹围,检查子宫外形,排除子宫畸形;⑤检查胎儿发育有无异常,是否双胎,胎儿大小与孕周是否相符,估计胎儿体重;⑥仔细四步触诊检查确定胎方位,胎背、四肢位置与屈曲分布范围,臀先露的类型,是否入盆,入盆者其固定程度;⑦寻找胎心最强音的部位,判断心音情况,排除胎儿窘迫;⑧肛诊骨盆入口后半部有无胎儿肢体等。

(3)辅助检查:应常规腹部B超检查,以确定是否为单胎臀先露、子宫无畸形、羊水深度适中、无前置胎盘,排除脐带绕颈或绕身,复测胎心率。

2. 严格掌握外倒转术的适应证和禁忌证

(1)适应证:孕妇和胎儿情况正常者,包括:①经产妇横位、斜位,腹壁松弛,可试外倒转术;双

胎第1胎分娩后,第2胎为异常胎位可立即以手法矫正为头位或臀位。②臀位无禁忌证者。

(2)禁忌证:①子宫畸形如鞍形子宫、双角子宫等,宫腔容积小、转动胎儿困难;②骨盆狭窄或畸形,需要剖宫产术,外倒转无意义;③有习惯性早产史、宫颈功能不全或先兆早产;④前置胎盘,脐带绕颈或绕身;⑤羊水过少,羊水池深度少于5cm,胎儿在宫内无转动的余地;⑥羊水过多;⑦妊娠期高血压疾病、胎儿宫内发育迟缓、慢性宫内缺氧;⑧多胎妊娠;⑨盆腔肿瘤阻塞产道,妨碍倒转;⑩宫体剖宫产术、子宫肌瘤挖除术或子宫下段剖宫产术后有感染者。

3. 掌握手术步骤

(1)孕妇仰卧于床上,B超确定胎位。术前30分钟口服硫酸沙丁胺醇4.8mg,使子宫松弛。孕妇排空膀胱。听诊胎心正常。

(2)孕妇臀高仰卧位露出整个腹壁,两腿膝关节屈曲并稍外展,术者站于孕妇右侧,摸清胎方位及先露衔接程度,检查胎心良好。

(3)用超声多普勒胎心监护仪监测胎心音、脐带血流音及胎盘血流音,以判断胎心率、胎儿是否有慢性缺氧、胎盘的附着位置及是否有脐带绕颈等。

(4)松动先露部:术者以两手插入先露部的下方,将先露上提并使之松动(图13-1-5A)。若此法不能松动,则应使孕妇取头低骨盆高位仰卧半小时,使胎儿随子宫上升,助手协助从阴道内上推先露部也易于离开盆腔而松动(图13-1-5B)。

(5)倒转胎儿:术者两手分别握胎儿两端,一只手先将胎头沿胎儿腹侧轻轻地向骨盆入口下推,另一手再将臀部轻轻上推于子宫底部(图13-1-5C)。下推胎头,上推胎臀交替、断续进行,终可完成倒转术。沿胎腹一侧先下推胎头,增加胎体曲度,防止胎头仰伸,同时减少胎儿头臀间距离及胎儿的容积,易使倒转成功(图13-1-5D)。腿直臀位时,如按上述正规倒转法失败后,改按相反方向倒转反而可成功(图13-1-5E)。故在臀位时,如按胎儿腹侧方向倒转不成功,亦可试向相反方向倒转。

4. 并发症的预防

(1)胎盘早剥:①外倒转纠正胎位时避免在宫缩频繁、腹壁紧时操作。如遇阻力过大,不允许粗暴强行用力施术。②外倒转术后除观察胎心外,还必须注意宫缩、腹痛及阴道流血等情况。如果有宫缩,可嘱孕妇卧床休息,给镇静剂;如果有少量阴道

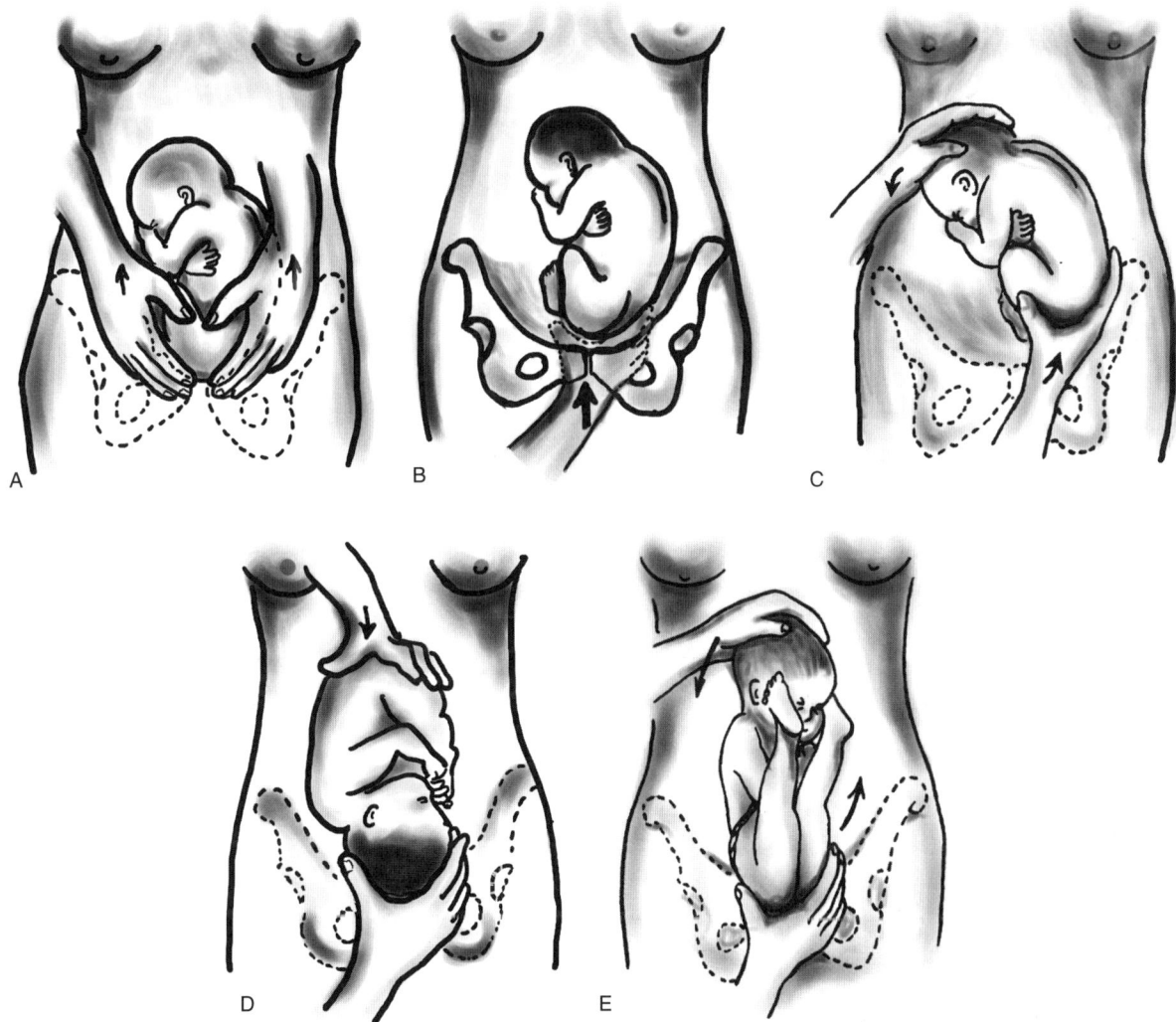

图 13-1-5 外倒转术

出血,则应给予止血药。③脐带过短或脐带绕颈致脐带相对过短时,避免施行外倒转术,以免过度牵拉脐带而导致胎盘早剥。④孕妇长期仰卧或半卧位,使增大的子宫压迫下腔静脉,阻碍静脉回流,导致蜕膜层静脉淤血或破裂,引起部分或全部胎盘剥离。故在施行外倒转术时应掌握手术操作时间,避免仰卧,采取头部垫高的斜坡卧位或身体向一侧倾斜 15°~20° 的卧姿,使腹部松弛。

(2)胎膜早破和脐带脱垂:①施行外倒转术时动作要轻柔,以防胎膜受力不均,发生胎膜早破;②施术前注意治疗生殖道病原微生物,如细菌、病毒、弓形虫或沙眼衣原体,这些微生物上行感染易导致胎膜早破;③施术前禁止性交;④注意营养因素,如缺乏维生素 C、锌、铜时,及时纠正。

(3)复合先露和子宫破裂:①操作要轻柔、稳、准,不可动作粗鲁,操之过急;②严格掌握手术适应证和禁忌证,子宫有手术史、子宫畸形者禁止实施

外倒转术。

(4)脐带缠绕:①施行外倒转术前,用超声多普勒胎心监护仪监测胎心音、脐带血流音及胎盘血流音,以判断是否有脐带缠绕。如术前已有脐带缠绕,慎重施行外倒转术。②外倒转术完成后,立即听胎心。倒转术操作可使胎心音增快或减慢,但5~10 分钟即可恢复正常。如不能很快恢复正常,可能是脐带缠绕,血运受阻,应立即转回原来的胎位以缓解。

(5)胎儿窘迫:施术后立即听胎心,观察胎动,如考虑胎儿窘迫,则原路转复原位,再听胎心。

二、内倒转术的并发症

内倒转术一般指足式内倒转术,是指伸手入子宫腔抓住胎儿的单足或双足牵出子宫颈,将其他胎位转变为臀位的手术。子宫下段横切口剖宫产胎头高浮,如需内倒转成臀位牵出,也属此种内倒

转术。

内倒转术常导致子宫下段裂伤、脐带脱垂、误取一手、足部滑脱、胎手脱出等。母婴死亡率高，曾被认为是产科最危险的手术。但在过去剖宫产指征掌握严格的年代及医疗条件差的地区，曾被视为解决横位产特别是忽略性横位，挽救母婴快捷而有效的手段之一。

(一)病因

内倒转术并发症的发生除与严格无菌操作及施术者的操作技术熟练程度有关外，还与下列因素密切相关。

1. 骨盆是否正常 如产道狭窄、头盆不称时，行内倒转术可导致子宫破裂。

2. 宫口开大程度 当宫口开全或近开全时，术者才能将一只手进入宫腔，找到胎儿的足部，仔细辨别手、足，如遇阻力及时调整牵引方向，否则易致子宫下段裂伤、误取一手、足部滑脱等。

3. 羊水量 当羊水流失至羊水过少(羊水指数≤5cm)时，胎儿在宫腔内无回旋余地，易致子宫破裂。

4. 施行麻醉条件 只有施行麻醉，子宫才能完全松弛、无宫缩，手术得以顺利进行，子宫不易破裂，切不可粗暴用力。

(二)临床表现与诊断

1. 脐带脱垂 同外倒转术的并发症。

2. 子宫破裂 以子宫下段裂伤为主，且多无子宫破裂先兆，其表现和诊断详见第十一章第一节。

3. 其他并发症 在施行内倒转术时易发生误取一手、胎手脱出、足部滑脱等。

(三)治疗

1. 脐带脱垂 同外倒转术的并发症。

2. 子宫破裂 详见第十一章第一节。

3. 其他并发症

(1)一旦发现误取一手或胎手脱出，无须将手再送回宫腔去，否则对母儿损伤极大，很危险，只需继续寻获胎足即可。

(2)发生足部滑脱时，施术者切不可心急，动作要柔和。头位时，应考虑牵引靠近前腹壁的一只足；左肩后位时，应抓住其上面的一只脚，即左脚。但实际操作都在紧急状况下，重要的是用拇指、示指及中指直接抓住一只足，在牵引向下时注意旋转，要使胎腹向下，以便完成以后的臀位牵引和臀位娩出术。

(四)预防

1. 严格掌握内倒转术的适应证和禁忌证

(1)适应证：①横位活胎而又无条件行剖宫产者。②额位、颏后位或高直位，难以头位分娩而又无条件行剖宫产者。③双胎的第二胎为横位，或胎儿窘迫、脐带脱垂不能立即经阴道娩出者。④子宫下段横切口剖宫产术胎头高浮，急需娩出胎儿者。⑤个别横位死胎，胎儿较小或颈部高，使断头术难以进行时。⑥头位未入盆并发脐带脱垂，不能立即阴道分娩，还纳失败，且无剖宫产条件者。⑦经产妇横位，宫口开全，胎膜未破，无头盆不称者；刚破膜羊水流出不多者仍可争取进行。⑧横位或肩难产胎儿死亡，断头术失败而子宫肯定未破裂者。内倒转术的重要条件为宫口开全或近全开。

(2)禁忌证：①估计头盆不称，不能从阴道分娩的活胎；②先兆子宫破裂或子宫破裂者；③子宫瘢痕，易发生子宫破裂者；④胎膜已破，宫腔内羊水少，或子宫强直性收缩，胎儿无回旋余地；⑤忽略性横位。

2. 把握施行内倒转术的手术时机

(1)宫口开全或近开全时，能容术者一只手进入宫腔。

(2)无子宫破裂先兆。

(3)活胎(除用于横位死胎时)。

(4)无明显产道狭窄、头盆不称。

(5)胎儿在宫内有一定的回旋余地(羊水尚未流尽，子宫无强直性收缩)。

(6)必须有条件施行麻醉。

3. 掌握手术步骤

(1)施行麻醉后，子宫完全放松，基本无宫缩，则手术可较顺利，子宫不易破裂。

(2)产妇取膀胱截石位：手术野消毒，术者立于两腿之间，导尿使膀胱空虚。做阴道检查，仔细查明子宫颈口是否已经开全，骨盆大小是否能经阴道生产。查明胎位及先露部位后刺破胎膜。

(3)胎背在产妇左侧，应伸进左手；胎背在右侧，应伸进右手。也可以伸入自己易于操作的手，一般为右手。在头位时，须先将胎头向胎背所在一侧推移，方能将手伸进宫腔，且伸入宫腔的深度远较横位时要深(图13-1-6A)。

(4)找抓胎足最可靠的方法是"顺藤摸瓜"，即沿胎儿侧面摸至臀，沿大腿摸到胎儿足踝(图13-1-6B)。选抓哪一只脚很重要，牵拉的这只脚应使胎儿倒转成背部朝前臀位足先露。例如，在头位时应选抓靠产妇腹壁的一只脚；在胎儿背朝前的横位，应选抓下面的一只脚；胎儿背朝后的横位则选抓上面的一只脚；胎儿背朝上的横位应抓靠产妇腹壁的一只脚（图 13-1-6C）；胎儿背朝下的横位应抓靠后面的一只脚（图 13-1-6D）。

已经确定胎背、胎腹方向，或胎儿的下肢在子宫下部，可直接寻获胎足并抓住，随即进行牵引，但必须先鉴别足和手。其鉴别要点是足有明显突起的足跟，而手则没有。足趾较手指短而齐，手指较足趾长，且长短不一。这种直接寻找胎足的方法可能使脐带缠绕在一只脚上，还可能把胎儿的手误当足，更不易选择左右脚，若抓错甚至可能拉出一只手，此时无须将手或足再送回宫腔去，否则很危险，

只需继续寻获胎足即可。

（5）倒转胎儿用拇指、示指和中指抓住胎足，慢慢向下牵引，同时另一手在腹壁外协助，先向下压送胎臀，待胎足被拉至阴道内时，再向上推胎头，继续牵引胎足。胎儿为背部朝后的横位时，应抓靠上面的一只脚（图 13-1-6E）。

（6）立即臀位牵引娩出胎儿，并准备新生儿窒息急救。

（7）胎盘娩出后检查宫颈、宫腔有无损伤。施行内倒转术向下牵引胎足时，动作要轻柔、稳，避免用猛力，带出脐带，必要时可嘱孕妇取头低臀高位。

（8）胎儿为背部朝下的横位时，应抓靠后面的一只脚（图 13-1-6F）。

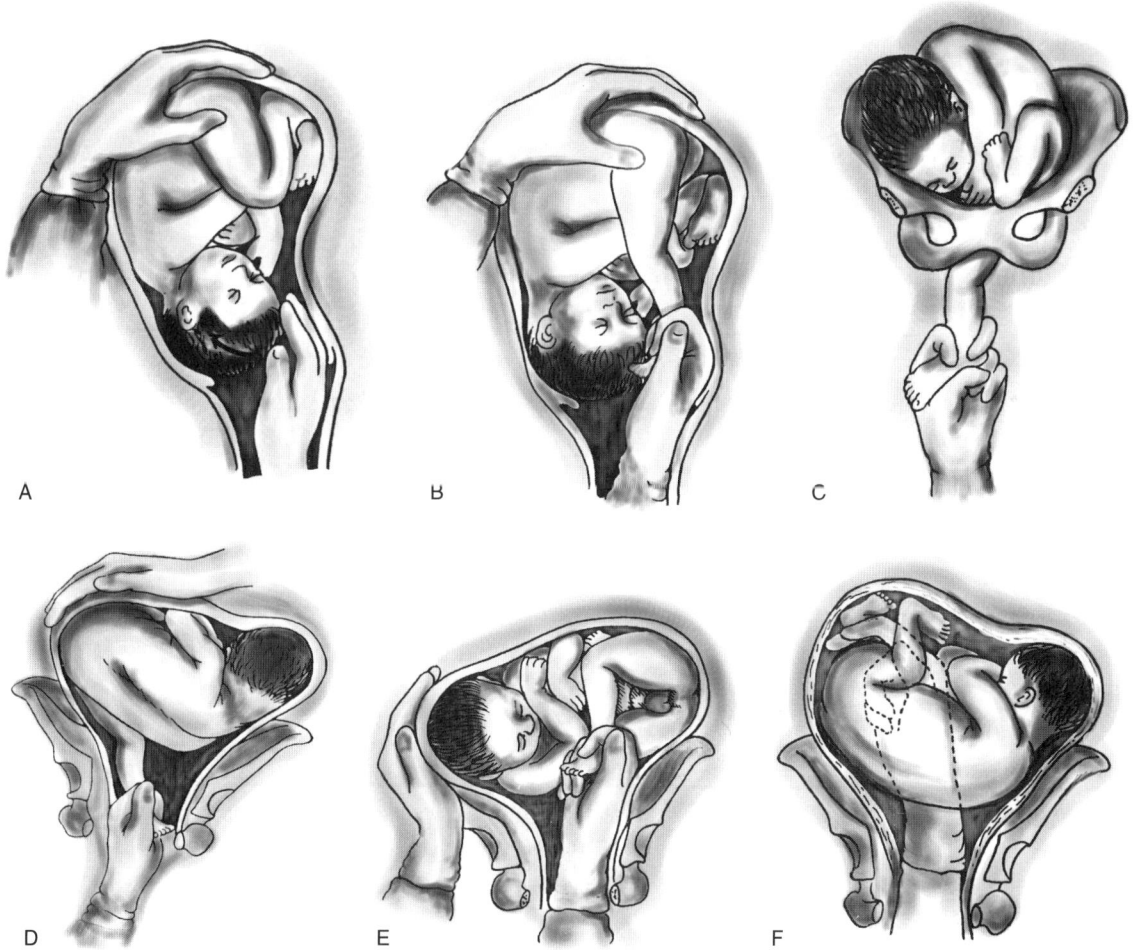

图 13-1-6　内倒转术手法

（周建政　袁莉萍）

第二节 碎胎术并发症

碎胎术的目的是将胎体破坏或分离,使胎儿的体积缩减,以利从阴道娩出。在现代产科学中,由于妇幼卫生工作的加强和产科技术水平的提高,难产多能被及时处理,因难产施行碎胎术已甚少见,仅用于死胎、畸形胎儿及极少数特殊情况。

碎胎术常见的并发症有子宫破裂、宫颈裂伤、阴道裂伤、感染。

一、子宫破裂

碎胎术时发生的子宫破裂为损伤性破裂,常为完全性子宫破裂。

1. 病因

(1)碎胎术所用器械使用不合适,碎胎术中断头、断臂、断脊柱等操作不熟练。

(2)产程过长,胎先露压迫子宫下段时间过长。

(3)子宫瘢痕破裂。

(4)子宫肌壁病理性改变:①先天性因素:子宫肌层发育不良,单角子宫、双角子宫、残角子宫妊娠;②后天性因素:多次分娩史、宫腔操作史、流产史、子宫穿孔史、宫腔严重感染史、人工剥离胎盘及胎盘植入史。

(5)子宫收缩药使用不当。

(6)原有先兆子宫破裂,术前未发现而此时破裂。

2. 临床表现、诊断及治疗 详见第十二第一节母体并发症。

3. 预防

(1)实施碎胎术时要严格掌握手术适应证和禁忌证,把握手术时机。

(2)施术时动作一定要轻柔、准确,避免造成损伤性子宫破裂。

二、宫颈或阴道裂伤

1. 病因

(1)行穿颅术时由于头皮较韧,穿颅器滑向侧方及将胎头推上而损伤宫颈或阴道。

(2)穿颅术中钳颅器两页之间夹有阴道壁或宫颈组织而损伤。

(3)除脏术时,胸腹腔位置较高,深入剪刀误伤软产道。

(4)宫颈本身病变,如宫颈炎症、水肿、坚韧或过长。

(5)宫颈原有裂伤瘢痕、畸形、癌变等。

2. 临床表现、诊断及治疗 详见第十章第一节。

3. 预防

(1)严格掌握手术时机。无明显骨盆入口狭窄,宫颈口开全或近开全,先露已固定骨盆入口时,方可施术。

(2)根据胎先露的部位选择相应的手术方式,如头先露选择穿颅术或碎胎术。

(3)术前导尿,排空膀胱。

(4)避免暴力操作,防止母体软组织损伤。

三、感染

1. 病因

(1)产妇体质虚弱、营养不良、孕期贫血、孕期卫生不良、胎膜早破、羊膜腔感染、慢性疾病、产科手术、产程延长、产前与产后出血过多、多次宫颈检查。

(2)病原体感染:链球菌、杆菌、葡萄球菌、革兰氏阳性球菌、厌氧杆菌、梭状芽孢杆菌、支原体与衣原体。

(3)外源性感染:医务人员消毒不严或被污染衣物,用具、各种手术器械污染,产妇临产前性生活。

2. 临床表现

(1)急性盆腔结缔组织炎和急性输卵管炎:多发生于急性子宫内膜炎或宫颈深度裂伤之后,病原体经淋巴管和血行到达宫旁组织,向周围的疏松结缔组织扩散。临床特点为寒战、高热,伴一侧或双侧下腹痛;肛门检查发现宫旁组织增厚或触及包块,压痛明显。病灶化脓后积聚在直肠子宫陷凹形成盆腔脓肿,若脓肿溃破可形成弥漫性腹膜炎。

(2)腹膜炎:炎症局限于盆腔腹膜则为急性盆腔腹膜炎,若炎症扩散或脓肿穿破入腹腔,则引起弥漫性腹膜炎。产妇出现寒战、高热、全腹剧痛、呕吐、腹胀等症状,检查可有腹肌紧张,全腹压痛及反跳痛明显,血常规提示白细胞明显升高伴有核左移。

(3)血栓性静脉炎:一般分为两大类,即盆腔内血栓性静脉炎(包括卵巢静脉、子宫静脉及腹下静脉)和下肢血栓性静脉炎(股静脉、腘静脉及隐静脉),厌氧菌为常见病原体。病变单侧居多,产后1~2周多见,常出现在急性子宫内膜炎后,与产妇血液高凝状态和产后卧床过久有关。临床表现有寒战、高热,呈弛张热型;若为盆腔内血栓性静脉炎,局部体征不明显,仅有局部深压痛;下肢血栓性静脉炎表现为持续性患肢疼痛、胀肿、皮肤发白,习称"股白肿"。检查患肢,足趾的皮温比健侧高,栓塞部位有局限性压痛,有时可触及硬索状、压痛明显的静脉,超声多普勒检查有助于诊断。

(4)脓毒血症:是感染最严重的阶段,由于产妇抵抗力低下,感染经血行播散至全身或远处脏器引起败血症,患者出现持续高热、寒战,全身中毒症状明显,谵妄、昏迷、休克,严重时危及生命。

3. 诊断

(1)详细询问病史及分娩全过程,对产后发热者,首先考虑为产褥感染,再排除引起产褥病率的其他疾病。

(2)全身及局部检查:仔细检查腹部、盆腔及会阴切口,确定感染部位和严重程度。

(3)辅助检查:超声检查、CT、MRI 等检测手段能够对感染形成的炎性包块、脓肿做出定位及定性诊断。检测血清 C 反应蛋白升高,有助于早期诊断感染。

(4)确定病原体:对宫腔分泌物、脓肿穿刺物、后穹窿穿刺物做细菌培养和药敏试验,必要时需做血培养和厌氧菌培养。病原体抗原和特异抗体检测可以作为快速确定病原体的方法。

4. 治疗 一旦诊断,原则上应给予广谱、足量、有效的抗生素,并根据感染的病原体调整抗生素治疗方案。对脓肿形成或宫内残留感染组织者,应积极进行感染灶处理。包括一般疗法、抗感染药物治疗、局部病灶处理、血栓性静脉炎治疗、手术及中药治疗等。

(1)一般疗法:产妇取半卧位,有利于炎症局限于盆腔和恶露的排出;宜饮食高营养、易消化的食物;鼓励患者多饮水,若不能进食则静脉补液,注意纠正水、电解质平衡紊乱;高热患者应行物理降温;重症患者应少量多次输新鲜血和血清白蛋白,以增强机体抵抗力。

(2)抗感染药物治疗

1)根据药敏试验结果选择适当的抗生素。在药敏试验未出结果前,应选用广谱抗生素。具体药物选择详见第三章第五节。

2)首选联合应用对革兰氏阳性菌和革兰氏阴性菌有效的药物。

3)应用对抗厌氧菌有效的药物,如甲硝唑、林可霉素、氯霉素。

4)使用敏感抗生素48小时后仍无显著效果时,应考虑有盆腔脓肿或盆腔化脓性栓塞性静脉炎的可能。

5)重症产褥感染:在应用大剂量广谱抗生素的前提下,可短期加用肾上腺皮质激素类药物,以发挥其抗炎、抗毒素和抗休克的作用。

(3)局部病灶的处理:外阴伤口感染应拆除缝线后局部用红外线照射,如伤口已化脓,则扩创引流。盆腔脓肿可经阴道后穹窿切开、排脓引流。

(4)血栓性静脉炎的治疗:详见第八章第五节。

(5)手术治疗:会阴伤口或腹部切口感染,应及时切开引流;盆腔脓肿可经腹或后穹窿穿刺或切开引流;子宫严重感染,经积极治疗无效,炎症继续扩展,出现不能控制的出血、脓毒血症及感染性休克时,应及时行子宫全切术,清除感染源,挽救患者生命。

(6)中医中药治疗:产后湿热邪毒侵入子宫,可出现小腹疼痛、恶露异常、便秘、舌红、脉数,治疗宜清热解毒、活血化瘀。可用加味银翘解毒汤。遇产后发热、畏寒,面色苍白、舌质淡、苔薄白、脉细浮者,可用当归、川芎、白芍、熟地、荆芥、丹皮、柴胡;遇恶露鲜红、腹痛拒按、心烦、口渴、舌红、脉数者,可用当归、川芎、赤芍、桃仁、银花、败酱草、连翘、甘草;遇恶露不断者,用牡蛎、五味子、龙骨、地榆、益母草、姜、枣;恶露止而腹痛拒按,大便秘结,舌质紫,脉弦涩者,可用当归、熟地、白芍、桃仁、蒲黄、五灵脂;高热、神志不清者,可用安宫牛黄丸。

(周建政)

第三节　子宫内翻矫治术并发症

子宫内翻是由于产后子宫壁肌肉松弛,子宫颈松弛扩张、突然增加腹压致使子宫底部向宫腔陷入,甚至自宫颈翻出的病变,子宫完全翻出并脱垂在阴道口外。大多发生在第三产程。临床表现为突然发生急剧的腹痛,产妇很快便陷入休克状态,可伴有阴道出血,但出血量与休克程度不符。腹部检查时在膀胱排空的情况下摸不到子宫底,在耻骨后上方可触及子宫凹陷呈漏斗状,在凹陷内可有输卵管、卵巢、阔韧带或腹腔其他脏器如肠管、大网膜等。子宫内翻发病急、病情重,一旦明确诊断应果断进行处理,主要是抗休克和子宫复位。仅少数患者需要行经腹子宫次全切除术或经阴道子宫全切术。常见的复位方式包括经阴道徒手复位术、经腹鼠齿钳牵拉子宫还纳术、经腹子宫后壁切开复位术、经腹子宫前壁切开复位术、经阴道子宫后壁切开复位术、经阴道子宫前壁切开复位术。子宫内翻矫正术的并发症包括子宫再度内翻、子宫穿孔、继发感染、术后直肠粘连、再次妊娠子宫破裂、直肠损伤、膀胱损伤等。

一、病因

1. 子宫再度内翻 复位的子宫很易再度翻出。

2. 子宫穿孔 用力不均手指顶在子宫底时易引起子宫穿孔。

3. 继发感染 手术后均有继发感染可能。

4. 术后直肠粘连于子宫后壁 经腹子宫后壁切开复位术后,子宫后壁有切口,有直肠粘连发生可能。

5. 再次妊娠子宫破裂 经腹子宫前或后壁切开复位术后,子宫为瘢痕子宫,再次妊娠有子宫破裂的可能。

6. 直肠损伤 经阴道子宫后壁切开复位术和经阴道次全子宫切除术中均可能损伤直肠。

7. 膀胱损伤 经腹子宫前壁切开复位术、经阴道子宫后壁切开复位术和经阴道次全子宫切除术中均可能损伤膀胱。

二、临床表现、诊断及治疗

1. 复位的子宫再度脱出 脱出后一般首选经

阴道徒手复位术,如果失败可考虑麻醉下抗休克的同时经腹手术复位。

2. 子宫穿孔 详见第十六章。

3. 继发感染 发热,阴道分泌物有异味,有脓性分泌物排出。

4. 术后直肠粘连于子宫后壁 患者在术后可出现肠粘连或肠梗阻,出现排气功能障碍。部分患者出现腰骶部不适及排便异常。

5. 再次妊娠子宫破裂 详见第十一章第一节。

6. 膀胱损伤和直肠损伤 详见第四章第一节。

三、预防

1. 子宫再度内翻 重点在于预防。

(1)宫腔中的手握拳停留3~5分钟以支撑子宫,避免随手退出再次翻出。

(2)复位成功后,静脉滴注催产素或肌内注射麦角新碱。促使子宫收缩。

(3)宫腔填塞纱布条,以免子宫再度内翻。

(4)注意取纱布前需静脉滴注催产素。

2. 子宫穿孔 注意用力均匀,最先脱出部分最先还纳,切忌以手指顶子宫底。

3. 继发感染 术后应使用有效、足量的抗生素预防感染。

4. 术后直肠粘连 经腹子宫后壁切开复位术和经阴道子宫后壁切开复位术术中同时悬吊子宫呈前位,可减少此类并发症的发生。

5. 再次妊娠子宫破裂 术后避孕2年,再次妊娠时注意定期检查,同时要排除子宫瘢痕处妊娠可能。

6. 直肠和膀胱损伤 手术者切忌过于紧张,严格按照手术操作流程,打开后穹窿后可在直视下操作,避免损伤。

(李东燕)

参 考 文 献

［1］李玉霞, 张可可, 周倩, 等. 顺产后完全性急性子宫内翻抢救成功 1 例报道. 中国妇幼健康研究, 2020, 31 (6): 829-831.

［2］SENTILHES L, SCHMITZ T, AZRIA E, et al. Breech presentation: Clinical practice guidelines from the French College of Gynaecologists and Obstetricians (CNGOF).

Eur J Obstet Gynecol Reprod Biol, 2020, 252: 599-604.

［3］HAMOU B, SHEINER E, COREANU T, et al. Intrapartum cervical lacerations and their impact on future pregnancy outcome. J Matern Fetal Neonatal Med, 2020, 33 (5): 883-887.

第十四章
妊娠期胎儿宫内手术并发症

第一节　早期妊娠绒毛吸取术并发症

早期妊娠绒毛活检术（chorionic villus sampling, CVS）是在早期妊娠取胚胎绒毛做产前检查的方法。CVS 主要有以下 3 种：①经宫颈管绒毛活检术（transcervical chorionic villus sampling, TC-CVS）（图 14-1-1）；②经腹壁绒毛活检术（transabdominal chorionic villus sampling, TA-CVS）（图 14-1-2）；③经阴道后穹窿穿刺绒毛活检术（transvaginal chorionic villus sampling, TV-CVS）。

经过 40 多年的研究和发展，CVS 已被公认为是一种安全、可靠的孕早期产前诊断方法，是降低和减少先天性遗传病和出生缺陷患儿的重要手段。在孕早期，由于胎盘绒毛的体积是相对最大的，有利于穿刺取材。TC-CVS 手术操作简便、过程安全，无需特殊仪器就可操作，妇产科医生容易掌握，但对技术的熟练程度要求很高。韩安国报道，取材的成功率在 95% 左右。许代娣等报道，TC-CVS 用于地中海贫血的产前诊断，取材成功率为 95.62%。Papp 等总结其 15 年的 CVS 经验，取材的成功率为 96%，认为 CVS 既不增加早产率也不增加产前胎儿的死亡率。自 20 世纪 90 年代以来，由于 TC-CVS 容易并发流产、感染和母体组织污染，在国外，已逐渐被 TA-CVS 所取代。TA-CVS 在 B 超引导下采用双针技术穿刺活检，其取材的成功率更高，高达 100%。综上，CVS 是一种获取胎儿组织进行产前诊断的有效、可行的方法，而在方法上，TA-CVS 优于 TC-CVS。

但 CVS 是一种有创检查，会对母胎造成一定影响，可导致并发症，包括近期并发症和远期并发症。

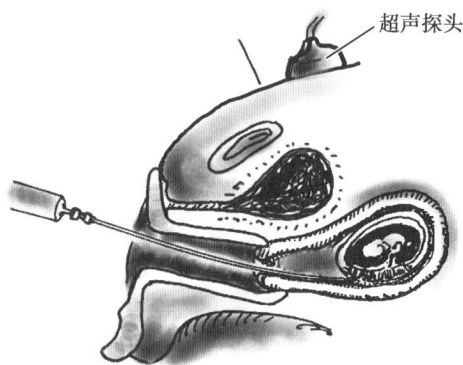

图 14-1-1　经宫颈管绒毛活检术

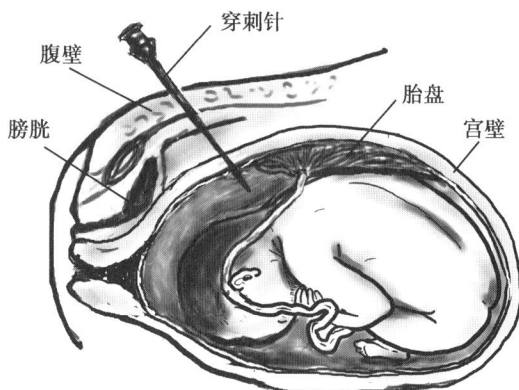

图 14-1-2　经腹壁绒毛活检术

一、近期并发症

（一）胎儿丢失

胎儿丢失（fetal loss）是指 CVS 后的自然流产、人工流产和死胎，由于人工流产的原因不同，有些死胎发生的孕周过大不易追踪，因此大多数文献评价以自然流产率来评估 CVS 的胎儿丢失情况。CVS 后流产的发生率是人们最为关心的问题，也是评价 CVS 安全性的前提。胎儿丢失率的研究结果并不一致，为 0.5%~7%，平均为 4%，与自然流产率(2.6%~4.5%)接近。

1. 原因

(1)适应证掌握不严格:如阴道炎时行 TC-CVS 或 TV-CVS,可导致宫腔内感染。取样时间不合适,在孕 9 周前,此期为流产高峰期,过早取样不好定位,其成功率低。

(2)取样方法:CVS 后胎儿丢失率与获取绒毛的途径有关,TA-CVS 的流产率较 TC-CVS 要低。文献报道,TA-CVS 相关的胎儿丢失率为 1% 左右,而 TC-CVS 流产率为 3%~5%。此外,盲吸法刺破羊膜抽到羊水的危险性较大。

(3)技术熟练程度:术后并发症很大程度上与操作者的技术熟练程度有关,特别是与取材的时间和进针的次数有关。操作次数过多,可造成绒毛损伤、绒毛感染、母体蜕膜损伤等概率增加,从而造成流产率及术后出血的概率均增加。熟练者的操作,胎儿丢失率为 0.5%~1%。操作不熟练者,可能损伤蜕膜或刺破胎盘血管,还可致出血。

(4)操作不规范:经宫颈盲目抽吸,可使自然流产率升高至 9.3%。导管消毒不严格,可导致宫内感染。

(5)产妇年龄:绒毛活检胎儿丢失率可能与产妇年龄有关。Brambati 等报道年龄 <30 岁的孕妇 CVS 后的胎儿丢失率为 1.22%,而年龄 >40 岁的孕妇 CVS 后的胎儿丢失率为 3.8%。

(6)产妇自身因素:胎盘位于宫底,可增加术后流产率。一般前位子宫、后壁胎盘者术后出血较多,因为这种位置的子宫屈度,绒毛吸管较难伸入取材部位。

2. 临床表现与诊断

(1)近期并发症

1)临床表现

Ⅰ.CVS 后自然流产、人工流产和死胎。

Ⅱ.阴道流血:术后常有轻到中度的阴道流血。可伴有腹胀或腹痛。

Ⅲ.宫内感染:可表现为体温升高、阴道分泌物有臭味。

Ⅳ.刺破胎膜:误入羊膜腔,可抽出羊水或血水。

Ⅴ.胎 - 母输血:严重的胎盘出血可导致胎儿死亡。

2)诊断:根据有 CVS 操作史、临床表现,结合以下辅助检查,即可诊断。

Ⅰ.感染时,羊水涂片革兰氏染色可以检查到

细菌,阴道分泌物白细胞超标,母体血 C 反应蛋白增高。

Ⅱ.超声检查可提示胎儿心管搏动消失。

(2)远期并发症

1)临床表现

Ⅰ.胎儿或新生儿肢体缺陷。

Ⅱ.胎儿或新生儿其他畸形。

2)诊断:根据有 CVS 操作史,结合上述临床表现,并除外其他原因导致的胎儿或新生儿肢体缺陷和 / 或其他畸形,即可诊断。

3. 治疗

(1)取材后平卧半小时,注意休息 1 个月,暂禁性生活 1 个月。

(2)必要时应用黄体酮,预防流产。黄体酮 10~20mg,每日或隔日肌内注射 1 次;维生素 E 0.1g,口服,1~2 次。

(3)阴道流血较少,多在术后 1~2 日内自行停止,不需用止血药,亦不影响妊娠的进展;如果出血较多,可酌情用止血药物。同时严密观察有无流产迹象。

(4)术后给抗菌药物预防感染宫内感染。根据具体情况可选用头孢类、β- 内酰胺霉素或大环内酯类抗菌药物。

4. 预防

(1)术前预防

1)严格掌握手术适应证和禁忌证(如全身出血性疾病、先兆流产、生殖道感染者)。

2)注意取材时间,核实孕周。绒毛活检的取材时间依照检测项目的不同,可选取妊娠 50 天 ~13 周不等。多数学者认为,最佳的 CVS 取样时间:经宫颈管绒毛活检应在妊娠 9~11 周;经腹壁绒毛活检应在妊娠 11~13 周。虽然 CVS 与肢体缺陷的关系尚无一致的结论,但从各家报道来看,CVS 的时间选在孕 9 周后(美国妇产科学会建议 CVS 的时间不小于 10 周),取材样本量在 35mg 以下,是防止胎儿肢端发育障碍的关键。

3)术前常规超声检查,了解子宫位置、大小,胎儿情况,以及胚胎种植的位置、胎囊大小,测量头臀长度以核实孕周,定位胎盘绒毛部位。

4)选择合适的绒毛取材器械并消毒。可选用塑料细管,长 20cm、直径 1.5mm,带金属细芯或不带两种;也可用细软的金属导管,外径为 2mm,其内套以 1.2mm 直径的导管,内管比外管长 1cm。

5)由有经验的操作者施术。操作熟练(≥10

次/年）者施术，并发症的发生率相对较低。

（2）术中预防

1）手术方法：绒毛取材大体分为经宫颈和经腹两条途径。经宫颈途径有可能发生标本污染、胎儿或母体感染以及操作不便等缺点。超声引导下经腹穿刺绒毛活检术可有效防止标本污染及可能发生的感染，且经腹穿刺易于达到胎盘绒毛部位，发生胎膜损伤而致流产的危险较经宫颈途径小，目前经腹方法已逐渐取代了经宫颈 CVS。

2）术中 B 超严密监视导管插入的方向和位置，防止插入羊膜腔。

3）尽可能选用 7 号腰椎穿刺针，避免穿刺针过大而引起胎盘出血污染羊水。

4）术中操作时必须轻柔，不可硬性进入，一定要避免将空气注入或反复进退（<4 次）；避免吸管左右摆动，以免增加损伤及出血。

5）严格无菌操作，避免感染。

6）绒毛需在肉眼或显微镜下仔细挑选，去除蜕膜组织，可减少母体细胞污染。

7）绒毛活检量：以最小有效量为好，不要超过35mg，否则有增加胎儿肢体畸形的危险。不同的诊断目的所需的组织量不同，染色体核型分析约需 10mg，基因分析需 5mg，生化测定需 3~5mg。因此，1 次吸取样本的量通常在 10~30mg。

（3）术后预防

1）拔针后，需立即在 B 超下观察胎盘部位有无出血及胎心的情况。

2）术后不能立即下床活动。一般术后平卧 30分钟、休息 90 分钟方能离院；外地孕妇次日方能离开。术后 1 个月内避免劳累，禁性生活。这是降低术后出血的有效措施。

3）术后给予黄体酮、维生素和抗菌药物，以预防流产和感染。黄体酮 10~20mg，每日或隔日肌内注射 1 次；维生素 E 0.1g，口服，1~2 次。必要时应用 β- 内酰胺霉素，如阿莫西林 0.5g，口服，3~4 次 /d。

（二）阴道流血

术后常有轻到中度的阴道流血。可伴有腹胀或腹痛。20% 的经宫颈绒毛活检者可发生少量的阴道出血，也有少数患者因损伤血管出现血肿，血肿大者可致流产。

（三）宫内感染

CVS 有可能导致病原微生物侵入宫内，引起胎膜早破、胎死宫内或流产等。但是这种并发症较少见，发生率为 0.2%~0.5%。Hogge 在 600 例受术

者中仅发现 3 例发生绒毛膜羊膜炎，发生率约为0.5%。

（四）刺破胎膜误入羊膜腔

可抽出羊水或血水。盲吸法取材的孕周越小，刺破胎膜的危险性越大，流产发生率高达 35.7%。有报道表明，妊娠 7~10 周时，能安全吸取羊水量5ml，孕 10 周后，抽取羊水量可达 10ml 以上，故刺破胎膜对胎儿影响不大。

（五）胎 - 母输血

胎儿和母体的循环是延续的，明显的胎母输血会导致胎儿向母体输血，而这种输血可经母体血清AFP 升高检测出来。严重的胎母输血可导致胎儿死亡，而低程度的出血可以允许妊娠继续。

二、远期并发症

1. 肢体缺陷　1991 年 Firth 等首先报道了在539 例孕 56~66 天行 CVS 患者的妊娠结局，其中 5例发生严重的肢体缺陷，4 例下颌 - 肢体发育不良，1 例是末端横断肢体缺损，这一报道引起人们的广泛关注，认为肢体缺陷与孕早期施术有关，并推测手术操作可能使胎盘血管障碍、血栓形成，使受累部位血液灌流不足或陷入体腔外间隙，使胎儿正常发育的肢体损坏或发育不全。随着技术进步，肢体缺陷发生率较低，Brambati 等对 10 000 例 CVS 的研究未发现 CVS 增加任何肢体缺损的发生率。

2. 其他畸形　1994 年 Richard 对 1988—1992年间 1 048 例进行 TC-CVS 和 TA-CVS 的患者进行分析，其中妊娠到晚期的 938 例中，无脑儿、脑积水、脐疝、心脏畸形、尿道下裂等先天畸形 27 例，其中 1 例为横断肢体缺陷。Richard 进一步把 938 例分为正常组和畸形组，对与操作有关的各项参数进行了对比，结果显示虽然畸形组于孕 9~10 周手术的比例数较正常组稍多，但是在两组间术时平均孕龄、手术方法、单次抽吸成功率、所取绒毛的平均总重量及所有与操作相关的差别等参数的差异均无统计学意义，即未观察到上述因素与畸形有关。

（郝　敏　尉　楠　张　娜　冯　波）

第二节　脐带血管穿刺术并发症

脐带血管穿刺术（cordocentesis）是在超声引导下经母体腹壁穿刺采集脐带静脉血的技术。由

于此技术操作简便、快捷,直接采取胎儿血样,诊断的准确度和灵敏度高,是妊娠中晚期常用的产前诊断技术之一,同时为胎儿宫内治疗开辟了一条新途径。术中及术后对胎儿的影响一直为国内外学者所关注,手术可导致出血、胎儿心动过缓、流产及死胎等并发症。

国外报道脐带血管穿刺采血部位出血率为20.2%,胎儿心动过缓发生率为4.3%,宫内感染率0.6%,早产率9.0%,胎儿死亡率可达3.2%,最高达5.0%,穿刺直接导致的胎儿丢失率为1.0%;国内报道,胎盘出血发生率为29.2%~31.0%,脐带出血发生率为17.8%~43.2%,胎心心动过缓发生率为4.0%~5.2%。

一、原因

脐静脉穿刺术并发症除与严格无菌操作及施术者的操作熟练程度有关外,还与下列因素密切相关。

1. 穿刺的定位及胎盘位置 没有选择脐带显示清晰、较固定,且离胎盘、胎体较远处取血。

2. 孕周 妊娠20周至足月的任何孕周均可穿刺取血,但以孕18~35周为宜,最佳孕周为22~25周,此时脐静脉直径较适宜。未在最佳孕周穿刺可增加并发症。

3. 羊水量 羊水过少(<1.5cm)、较多(>6.5cm),均可导致手术时间延长,成功率降低。羊水过少时,穿刺区域回声杂乱,针尖、脐带显示不清。羊水过多时,脐带游离部浮动过大,穿刺时脐带易如浮球样滑脱,取血最佳点应选脐带进入胎盘部(根部)。如胎盘附着子宫后壁,羊水越多,根部距体表越深,定位准确性要求越高,加上胎体遮挡等,均可使手术时间延长,成功率降低。

4. 手术时间 穿刺时间不宜过长,应在15~20分钟内,穿刺次数不应多于4次。穿刺针在宫壁穿插次数过多,可造成持续性子宫收缩,使穿刺针进针困难及上下移动受阻,导致穿刺失败或引起胎儿心动过缓,严重者导致胎死宫内。

5. 孕妇血糖 孕妇低血糖可导致胎儿低血糖,穿刺过程中易出现胎儿心动过缓。

6. 孕妇情绪 孕妇精神紧张会引起宫缩、腹壁紧张,使穿刺针体移动困难,导致穿刺失败;再者,宫缩引起胎盘血管受压,胎儿供血不足而出现胎儿窘迫、躁动,不利于穿刺;另外,焦虑心理和行为反应可直接影响生理平衡,严重者甚至直接影响手术过程和术后恢复。

二、临床表现与诊断

(一)一过性并发症

1. 临床表现

(1)子宫收缩导致腹痛:有报道,92.8%的子宫收缩为子宫前壁局部应激性收缩,7.2%为子宫体收缩,子宫变硬。子宫收缩的发生除与子宫敏感性有关外,还与手术时间及针杆抽插频率成正比。手术时间≤10分钟,发生率为5.7%;11~20分钟为8.6%;21~30分钟为86.4%;>30分钟以上为100%。

(2)胎盘或脐血管穿刺点出血:常见于针杆多次抽插时或抽血完毕拔出穿刺针后,出血速度由快变慢然后自行停止,持续时间多在10~70秒,大多在15秒内自行止血,报道的最长出血时间为5分钟,止血后穿刺成功。即使胎儿患有出血性疾病,穿刺点凝血也较快,一般不会出现穿刺点出血不止的情况,这可能与羊水对胎盘和脐血管有一定的压力及羊水中含促凝物质有关。胎盘或脐血管渗血在15~30秒内停止被认为是安全的。至今尚无此种出血致胎儿死亡的报道。

(3)胎儿心动过缓:其发生与手术时间过长、穿刺、子宫收缩、抽取脐血过快导致脐血管痉挛、孕周过小、胎儿发育异常、血糖较低、仰卧位低血压综合征及孕妇紧张等因素有关。其中脐血管痉挛是引起胎心过缓的重要原因。Daffos报道的病例中,有5例(0.25%)胎儿死于心动过缓,病理检查脐带既无血栓形成亦无血肿。李秋明报道的1 460例脐血管穿刺术中有72例出现胎心过缓,其中55例在5分钟内胎心自然恢复正常,11例经急救处理后胎心在15分钟内恢复正常,6例死亡;36例出现脐血管痉挛者中有27例合并胎心过缓。据报道,正常胎儿在穿刺中平均心率变化仅17次/min,均可在5分钟内恢复到术前范围,而异常胎儿术中心率变化较大,可高达60~70次/min,且术后恢复较慢。

2. 穿刺点出血诊断 根据以上临床表现结合超声多可诊断。

(1)子宫收缩时超声图像上可见穿刺部位肌层局部增厚、隆起,施术者感觉针杆抽插困难。

(2)穿刺点出血时声像图可观察到血管穿刺处有出血现象,其特点为如同串珠自血管溢出,胎盘位于前壁时的胎盘血管也会有这种现象。

（二）严重并发症

1. 临床表现

（1）脐带撕裂或血肿：脐带撕裂多系穿刺针进入脐血管时胎体扭动所致，可继发脐带血肿，其发展迅速，不可预料，常伴不良结局。

（2）胎盘早剥：正常位置的胎盘早期剥离非常少见。多次穿刺、穿刺针过度摇摆及深度不够，不能避开胎盘组织，对胎盘组织造成损伤、出血所致。

（3）宫内感染：感染的机会随穿刺次数的增加而增加，可表现为体温升高、阴道分泌物有臭味。

（4）流产、早产、胎死宫内。

（5）胎儿溶血：操作中胎儿血进入母血循环者约占 1/3，其危害是母胎血型不合，尤其是 Rh 血型不合者，可能引起或加重溶血。胎儿水肿。

2. 诊断
根据以上临床表现结合下列辅助检查即可诊断。

（1）脐带血肿或胎盘血肿：超声可探及脐带增厚和/或胎盘异常增厚，其中有血流影像。

（2）胎盘早剥：超声提示宫内妊娠囊内见胚胎或胎儿，大小符合孕周，有胎心搏动，胚囊与子宫壁之间见云雾状暗区；或子宫比相应孕周小，宫腔内见不规则斑状、团状高回声，有时可见少许液性暗区。

（3）早产：超声探及：①宫颈长度<3cm；②宫颈内口扩张，>1cm；③羊膜囊向颈管内突出；④子宫下段厚度<6mm。具备其一即可诊断早产。

（4）死胎：典型的超声表现为不能探及胎心，胎儿颅骨开始重叠或塌陷。

（5）胎儿溶血：在抽取脐血前、后，查母血 AFP 浓度，上升 20% 为胎血进入母血的标准，有助于诊断胎儿溶血。超声下胎儿表现为胎儿水肿、肝脾大。

三、治疗

（一）一过性并发症

1. 子宫收缩的治疗 必要时给予硫酸沙丁胺醇 2.4~4.8mg 含服，2~3 分钟多可缓解，胎心率正常者待缓解后可继续手术。需注意，有子宫收缩并发胎儿心动过缓，胎心正常后 40 分钟胎死宫内的报道。

2. 胎盘或脐血管穿刺点出血的治疗 穿刺点凝血也较快，一般不会出现穿刺点出血不止的情况，胎盘或脐血管渗血在 15~30 秒内停止被认为是安全的。一般无须特殊治疗。

3. 胎儿心动过缓的治疗 术中一旦发现脐血管痉挛或胎儿心动过缓，应立即停止手术操作，按压穿刺点；让孕妇改左侧卧位，加大氧流量至 6~8L/min，嘱孕妇深呼吸；必要时给予 50% 葡萄糖注射液 20~40ml 加维生素 C 0.5~1.0g、地塞米松 5~10mg 及阿托品 0.5mg 静脉推注，甚至静脉推注 5% 碳酸氢钠注射液 20ml，情况多可改善。出现胎儿心动过缓应推迟离院时间，进行胎心监护和无应激试验，无异常情况后离院。

（二）严重并发症

预后较差，但较少见，出现时应及时对症处理。

1. 脐带撕裂或血肿的治疗 处理上相当困难，提高操作的安全性与手术者的熟练程度是改善不良结局的有效方法。严密观察病情变化，必要时终止妊娠。

2. 胎盘早剥的治疗 根据胎盘早剥的严重程度决定治疗方式。

（1）Ⅰ度胎盘早剥的孕妇，全身情况较好者，可严密观察。

（2）Ⅱ度、Ⅲ度胎盘早剥病情较重时对症处理，必要时终止妊娠。

1）纠正休克：应积极补充血容量，纠正休克。输血必须及时，尽量输新鲜血，既能补充血容量，又可补充凝血因子；如没有新鲜血，先输血浆、冷沉淀，必要时输血小板，后输浓缩红细胞。

2）必要时终止妊娠：胎盘早剥危及孕妇生命时，必须及时终止妊娠，必要时剖宫取胎。

3. 流产、早产的治疗

（1）先兆流产的治疗：主要需要严密观察，卧床休息、避免性生活，必要时用黄体酮治疗；完全流产时，如果症状已经消失，则不需要特殊治疗，需在 4 周左右进行尿妊娠试验，阴性结果提示妊娠完全结束；而难免流产、不完全流产和稽留流产，需要进行清宫术，出血多的需要及时止血及抗感染治疗。

（2）早产的治疗原则：如果胎膜完整，在母胎情况允许时尽量应该保胎至 34 周。

1）卧床休息，暂禁性生活。

2）抑制宫缩治疗：通过适当的控制宫缩能够明显延长孕周，宫缩抑制剂虽然不能阻止早产临产的患者早产，但是可能延长孕龄 3~7 日，为促胎肺成熟治疗和宫内转运赢得了时机，常用的宫缩抑制剂包括硫酸镁、利托君、阿托西班。

A. 硫酸镁作为宫缩抑制剂仍有争议。2016 年 ACOG 指南认为，硫酸镁不是首选的宫缩抑制剂，不推荐用于抑制宫缩的维持治疗。但可在母胎风险小于早产风险之前，于 24~34 周短期（48 小时）使用。

B. β$_2$ 受体激动剂：利托君是唯一被 FDA 批准用于抑制子宫收缩的药物。然而，利托君引起产妇死于肺水肿被报道后，利托君主动退出美国市场。但是目前在我国以利托君抑制宫缩治疗早产仍十分普遍。

C. 缩宫素受体拮抗剂：阿托西班静脉推注 6.75mg 后，以 300μg/min 持续输注 3 小时，之后以 100μg/min 维持，最多输注 45 小时。阿托西班的副作用极少，只有轻度的心动过速、胸闷、头晕、头痛、恶心、呼吸困难，一般无须特殊处理，很少因副作用而停药。且该药的血浆半衰期较短，较少通过胎盘循环进入胎儿体内，并不在胎儿循环中蓄积。

无论使用何种宫缩抑制剂，使用时间均不宜超过 48~72 小时。因 ≥2 种宫缩抑制剂联合使用可能增加不良反应，应尽量避免联合使用。

3）促胎肺成熟治疗：对于妊娠小于 34 周、1 周以内有可能分娩的孕妇，应使用糖皮质激素促胎儿肺成熟。方法是地塞米松注射液 6mg，肌内注射，每 12 小时 1 次，一共是 4 次，妊娠 32 周以后选用单疗程治疗。

4）控制感染：感染是早产的重要原因之一，对未足月胎膜早破，先兆早产和早产临产的孕妇做阴道分泌物细菌学检查，尤其是 B 族链球菌的培养，有条件时可以做羊水感染指标相关检查，阳性者根据药敏试验选用对胎儿安全的抗菌药物。对未足月胎膜早破者，必须预防性使用抗菌药物，如头孢类、β- 内酰胺酶类或大环内酯类等。

5）必要时终止妊娠，如果有以下情况出现需要终止：①宫缩进行性增强，经过治疗无效、无法控制；②宫内感染；③胎膜破裂；④妊娠达到 34 周。

4. 胎儿溶血的治疗 轻度的溶血，可以选择静脉用丙种球蛋白或血浆，减少胎儿核黄疸的发生。严重的溶血，则需要选择置换血浆的方法进行治疗。

四、预防

（一）术前预防

1. 提高施术者的熟练程度，严格执行无菌操作。

2. 在最佳手术孕周（22~25 周）施术。孕 18 周以前脐血管较细，直径<0.3cm，不易刺中血管，成功率降低。

3. 穿刺前给予低流量吸氧 20~30 分钟，以预防仰卧位低血压综合征引起的缺氧，从而减少胎心过缓的诱发因素。

4. 穿刺时间不应超过 20 分钟。

5. 穿刺部位的选择 穿刺应尽量避开胎盘血管，选择直而固定的脐静脉，提高穿刺成功率，同时减少胎盘出血及血肿并发症。故取血的最佳部位是距脐带进入胎盘处 10~20mm，此处固定，易穿刺；其次为游离部，它不受胎盘附着部位的限制，可选位置多，但脐带易活动，技术要求高；脐带根部穿刺点适用于前壁胎盘，穿刺针通过胎盘，易致胎盘出血，有时易误入胎盘血窦内，受母血污染。

6. 心理护理 医生术前谈话时告知孕妇此手术的风险，如有感染、胎儿死亡、流产、早产、手术不成功等，孕妇易产生恐惧、紧张、焦虑心理，表现为失眠或睡眠欠佳、心率加快等。因此，需针对不同的问题加以解释。例如，让孕妇观看穿刺图片，讲解穿刺是在 B 超动态观察下进行的，不会伤及胎儿。介绍手术者的技术水平，穿刺的成功率及并发症的低发生率。告知此手术对绝大多数胎儿是安全的；用于穿刺的针比较细，疼痛感觉类似肌内注射，以消除孕妇的紧张情绪及焦虑心理，以良好的心态配合穿刺。

7. 患者与环境准备

（1）嘱孕妇术晨进食，进食与穿刺间隔时间一般不超过 2 小时。若未进食，术前 30 分钟进食牛奶、巧克力、甜点等高热量、高蛋白食物，因孕妇低血糖可导致胎儿低血糖，穿刺过程中易出现胎儿心动过缓。

（2）术前测血压、体温及胎心率，若体温超过 37.5℃，则暂停手术。

（3）术前 30 分钟可肌内注射苯巴比妥 0.1g，以减少胎动，缓解孕妇的紧张情绪。

（4）术前嘱孕妇排空膀胱，避免膀胱充盈影响穿刺。协助孕妇摆好体位，一般取平卧位，对羊水过多或晚期妊娠的孕妇，床头摇高 30°~40°，以利于呼吸，术中根据需要可稍左侧或稍右侧卧位。

（5）穿刺室可播放悠扬、舒缓的轻音乐，音量适中，使孕妇精神放松，从而使腹肌放松，以利穿刺。

（二）术中预防

提高手术技巧、缩短手术时间以减少对脐带的刺激是预防手术并发症的关键。

1. 严格无菌操作，尽量争取一次穿刺成功。

预防反复穿刺招致感染。

2. 穿刺时注意不要离胎体太近,定位离胎体过近有损伤胎儿的可能,且有在穿刺中因胎动导致脐带撕裂的危险。

3. 进针时嘱孕妇全身放松,尽可能作胸式呼吸,以减少腹部上下活动幅度。穿刺时,监视器上要清晰显示脐血管与针尖保持在同一平面,选择脐带周围无肢体干扰、羊水暗区清晰且相对较多的区域,穿刺针与脐带表面呈45°~90°夹角,要求脐带能水平显示于监视器上,确定好位置、方向后固定探头。在穿刺过程中,当针尖到达脐带表面时快速刺入,以减少脐带游走的机会。进针次数尽量减少,进针力度适中(图14-2-1)。

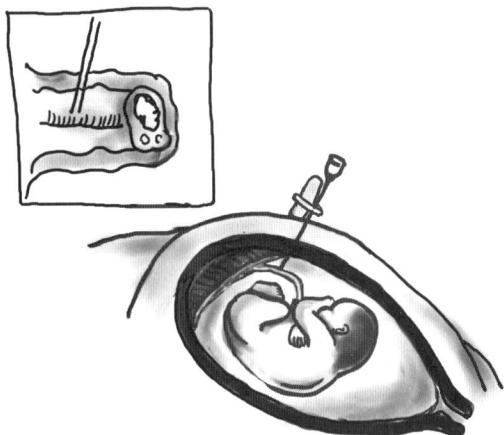

图 14-2-1 脐带血管穿刺术

4. 穿刺次数不可多于4次。

5. 抽血时避免过快。

6. 整个操作过程中,严密观察孕妇的反应、胎心率、有无宫缩等情况。

7. 出现子宫收缩、脐带痉挛、胎心过缓均应暂缓手术,采取相应处理措施;出现胎动较频及幅度较大时,暂缓进针,以免引起脐带撕裂或血肿。

(三)术后预防

1. 局部处理　穿刺针拔出后立即按压穿刺点3~5分钟。B超下观察胎心率、脐带和胎盘有无渗血。

2. 卧位　术后予以左侧卧位,卧床休息1~2小时,可根据孕妇的具体情况适当更换体位,无异常情况方可离院。对于母胎Rh(D)血型不合,胎儿脐静脉抽血后宜给抗D抗体,3天内肌内注射抗Rh(D)-IgG 300μg,以预防母体产生相应抗体造成胎儿溶血。

3. 注意事项　术后预防性口服抗菌药物3天;口服宫缩抑制剂硫酸沙丁胺醇2.4~4.8mg,3次/d,持续2~3天。卧床休息3天,相对休息1周;禁性生活1个月;腹部敷料24小时内避免污染;出现阴道流血、流水,腹痛,穿刺处红肿,胎动明显减少或增多,发热等情况,应及时就诊,定期复诊。

(郝 敏　尉 楠　张 娜　冯 波)

第三节　胎儿宫内输血术并发症

宫内治疗是近年从国外引进的围产医学前沿技术。胎儿宫内输血术(intrauterine transfusion)是宫内手术治疗的一种,主要用于免疫性因素和非免疫性因素导致的胎儿重度贫血及水肿、免疫性血小板减少症等(图14-3-1)。随着产前诊断技术的进展,胎儿宫内输血由1963年的胎儿腹腔内输血(intraperitoneal transfusion,IPT)逐渐发展为在超声引导下经脐静脉胎儿输血术(intravascular transfusion,IVT)。目前宫内输血技术日趋成熟,但也会出现并发症。

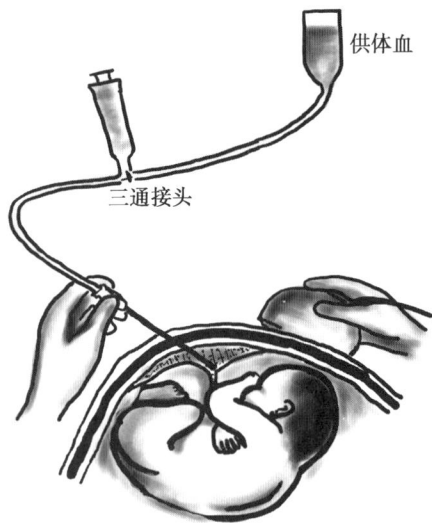

图 14-3-1 胎儿宫内输血术

有报道,非水肿胎儿出现并发症的概率为1%~3%,水肿胎儿则高达20%。Van Kamp等对1988—2001年的254例宫内输血胎儿进行了一项回顾性队列研究,logistic回归分析发现254名胎儿的总生存率为89%(225/254),死亡的7例中

5 例与操作过程有关,2 例因大肠埃希菌引起了宫内感染,1 例胎膜早破引起的早产;另有 15 名孕妇在输血后紧急分娩,总的并发症发生率相对较低(3.1%)。

一、原因

胎儿宫内输血并发症的发生除与严格无菌操作、施术者的操作熟练程度有关,同时因 IVT 需行脐静脉穿刺,亦与脐静脉穿刺术的病因有关外,还与下列因素密切相关。

1. 胎儿患病的严重程度 水肿胎儿的耐受力差,输血过程中易发生血流动力学变化,同时因穿刺难度大,胎儿并发症发生率高。

2. 输血的量和速度 宫内输血若过多、过快,可增加胎儿心脏负荷,增加死亡率。

二、临床表现与诊断

(一)母体并发症

1. 感染 主要是穿刺引起的急性绒毛膜羊膜炎。

2. 胎膜早破 可能与输血超负荷有关。

3. 早产 有报道,约 1/5 的病例可诱发早产。

4. 胎盘早剥 可因输血超负荷导致。

根据临床表现结合辅助检查即可诊断,辅助检查详见本章第二节。

(二)胎儿并发症

根据下列临床表现及辅助检查可做出诊断。

1. 损伤 操作不慎,尤其是穿刺部位有胎儿重要器官如面部时,输血针穿刺偏位可造成胎儿损伤。也可损伤血管,造成脐带堵塞、血栓。IPT 可有胎儿腹部脏器损伤的危险,可能将血液输入胎儿肠道、肝脏及腹壁内。

2. 心动过缓、心脏损伤 术时出现心动过缓或心率不规则。若一次输血量过多或过快,会使胎儿心脏超负荷。Rizzo 报道过 IVT 后立即出现左、右心输出量下降等,胎心率可发生一过性降低。关于 IVT 所致的胎儿心脏效应的研究较多,但尚无决定性结论。但是,上述报道仍可说明 IVT 可使胎儿心血管系统超负荷。

3. 胎 - 母输血综合征(feto-maternal hemorrhage,FMH) 胎母输血综合征是指胎儿红细胞由胎盘的绒毛间隙进入母体血液循环,引起胎儿不同程度的失血及母体溶血性输血反应的一组综合征。其病因尚未完全明确。宫内输血时发生胎 - 母输血多见于前壁胎盘,可能与穿刺引起胎母血液沟通,同时输血超负荷或脐静脉血栓造成脐静脉血管压异常升高,使胎儿血进入母体血液循环有关。胎 - 母输血程度与穿刺时间、穿刺后出血时间有关。其表现隐匿,多数情况下不易做出诊断,若胎儿失血量>5ml,围产儿死亡率较高。

4. 脾脏破裂 当胎儿与母体 Rh 血型不合而发生溶血时,脾脏发生肿胀,输注红细胞后,腹内压增高,可促使脾脏破裂。

5. 脐动脉痉挛 经脐动脉输血可致胎儿心动过缓,因此,应尽量避免,而选择脐静脉输血。若穿刺误入脐动脉,易引起脐动脉痉挛,可危及胎儿安危。

6. 输血相关移植物抗宿主病(transfusion associated graft versus host disease,T-GVHD) 由输入含免疫活性淋巴细胞的血液引起,是一种致命性输血并发症。主要是因为免疫功能缺陷者在接受输血过程中,输入的供者免疫活性淋巴细胞不被受血者免疫系统识别,在受血者体内激活、增殖并攻击、破坏受血者体内的组织器官及造血系统。宫内输血的胎儿免疫功能缺陷,故可发生 T-GVHD。

7. 脐疝、股疝 胎儿脐环或股环尚发育不全,IVT/IPT 可造成胎儿腹压升高,胎儿可发生脐疝或股疝。

8. 诱导针对外源性红细胞抗原的异体抗体产生 Vittor 于 1987—1992 年采用 IVT 为 91 例患严重溶血性贫血的胎儿输无亲缘关系供血者的红细胞共 280 次,并于每次 IVT 前测母体血清中针对外源性红细胞的特异性异体抗体,然后对有异常抗体孕妇的胎儿进一步检测其体内供血者和父系红细胞的特异抗原表型。结果发现,91 例中有 24 例(26%)母体中有针对红细胞抗原产生的特异性异体抗体,其中已明确上述抗体来源的有 14 例(11 例为胎儿抗体,3 例为供血者抗原的抗体)。针对供血者抗原而产生的异体抗体,可以明显降低供血者红细胞的存活率。大部分患儿用母亲红细胞进行 IVT 也不能完全预防红细胞异种抗体的产生。另外,异种抗原使异种抗体效价增高,可能产生迟发性溶血输血反应,或使将来的妊娠更为复杂,并影响输入胎儿的红细胞的存活,产生对母胎有害的后果。

9. 胎儿死亡 14%~25% 的胎儿在宫内或出生后死亡,是因疾病严重程度及未成熟所致。

10. 其他 有报道因多次输血造成胎儿体内铁含量过多,引起新生儿肝功能异常、凝血功能障碍和门静脉高压。Smith 报道了 1 例输血后造成脐动脉退行性变。至今未发现宫内输血对胎儿有不良的远期影响。

11. 胎儿血流动力学改变

(1)脐静脉压升高:Vill 报道,IVT 后脐静脉压显著升高。Hollak 指出,IVT 后脐静脉压>10mmHg,尤其对于严重水肿的胎儿,有胎死宫内的危险。当压力变化(压力变化 = 输血后压力 – 输血前压力)超过 1.3kPa 时可导致胎儿死亡。故当压力变化达 1.3kPa 时,应停止输血;如变化超过 1.3kPa,则抽出部分血并以相应的生理盐水代替。

(2)胎儿全血黏度增加:Welch 对 31 例孕妇进行了 95 次 IVT,并于术前、术后采取胎儿血样,测胎儿红细胞压积、不同切变率的全血黏度、血浆黏度、胎儿纤维蛋白原和胎儿血浆蛋白。发现 IVT 后胎儿全血黏度增加,有时极显著。黏度增加主要由于红细胞压积增加。有研究表明,严重水肿及贫血胎儿的最终死亡与 IVT 或红细胞压积升高密切相关。

三、治疗

(一)母体的并发症

宫内输血对母体影响较小,主要是穿刺引起的胎盘急性绒毛膜羊膜炎,还有早产、胎膜早破、胎盘早剥等,具体治疗详见本章第二节。

(二)胎儿的并发症

对胎儿的影响较为常见,主要有穿刺引起的血管、心脏损伤、胎 - 母输血,少见的有腹腔输血时腹压过高引起的脐静脉血流中断、脐疝和股疝等,重在预防。

四、预防

宫内输血的并发症处理相对困难,应注重预防。除脐静脉穿刺术的注意事项外,还应注意以下方面。

(一)术前预防

1. 手术时间 通常认为首次治疗最好在妊娠 20 周后,但也可早在 17 周左右。

2. 宫内输血途径 腹腔输血疗效受胎儿水肿和腹水的限制,经脐静脉进行宫内输血较好,故根据胎盘、脐带情况,首选 IVT。如果脐带血管穿刺困难,则选用 ITP。

3. 输入血液的要求 首先,输血用的血液应满足一般的输血要求,首次输血选用 Rh 阴性 O 型洗涤浓缩红细胞,与母亲血清交叉配型无凝集现象。最好经射线照射以防止移植物抗宿主反应。其次,红细胞压积在 0.7~0.8,以 0.8 最为合适,可避免或减少同种抗原抗体溶血反应。可用孕妇自体血制成的洗涤浓缩红细胞,与用其他供血者的血比较,输母体血母胎间免疫反应较小,母亲红细胞在胎儿体内消耗速度慢,可减少输血次数。同种免疫性血小板减少者应输注免疫球蛋白和抗体阴性的浓缩血小板或经洗涤的母体血小板,HLA 相合的血小板更为理想。

另外,如果胎儿经血管输血后,大部分异体抗体均是针对供血者红细胞而产生的,宜改变供血者,以避免或减少同种抗原抗体溶血反应,选择高红细胞压积供血者的血液,用较高流量的硅胶针输血;清洗供血者血液,以除去其中的血浆蛋白成分,另选替代介质将红细胞输入。

4. 输入血量 宫内胎儿的最大输血量,目前尚无统一标准。通常认为可按照公式(妊娠周数 –20)× 10ml 计算。亦有人主张在妊娠 20~22 周输血量为 20ml;23~24 周为 30ml;25~26 周为 35ml;27~29 周为 40ml;30~31 周为 60~75ml。胎儿严重水肿合并腹水时,应先抽出腹水,抽水量与将要输入的血量相等,以免过度增加胎儿腹压。一般在第 1 次输血后间隔 1~2 周再输第 2 次,以后每隔 2~4 周 1 次直到分娩。

5. 胎儿监护 宫内输血应进行胎儿监护,在术前和输血间隔期应每周 1 次胎儿电子监护。胎心音加快一般预后较好,胎心音减慢预后较差,输血过程中出现胎儿心动过缓,应停止输血。严重胎儿贫血和心力衰竭,可出现正弦形胎心率曲线,宫内输血后使其逆转。超声检查应每 12 周 1 次,以评价胎儿生长发育、宫内安危及有无水肿情况。

6. 镇静、抑制胎动 输血前孕妇用镇静药,胎儿用肌松药 1 小时后无胎动时行宫内输血。为有利于穿刺和输血的顺利进行,防止胎儿活动的干扰,Cooperbe 等提出术前用大剂量镇静剂,如巴比妥和地西泮等;Crespigny 等主张在羊膜腔穿刺后给胎儿肌内注射神经肌肉阻滞剂如泮库溴铵,使胎儿肌肉松弛,为脐带血管输血创造良好的条件。神经肌肉阻滞剂在 2 分钟内便出现阻滞效应,持续时间大约为 40~50 分钟。

7. 穿刺针的选择 根据直径、长度、硬度、对血流的阻力等特点选择。理想的穿刺针应具备：①足够长，能达到目标血管；②硬度足够控制方向，且有一定的可弯曲度（当胎动时）；③足够小而不干扰血管的血流；④有最大的内径使血液通过时产生阻力最小。一般是用硅制的 20 或 22 号针取胎儿血样，22 号针输血。

（二）术中预防

1. 输血速度 腹腔输血速度为 5~10ml/min；脐静脉输血速度为 2~5ml/min。胎儿越小，输血速度越慢。

2. 监测 输血期间应注意胎心率，持续监测脐血管内针端的典型血流图像情况，胎心变慢或输注阻力大时应随时中止输血。

（三）术后预防

1. 应用宫缩抑制剂 预防子宫收缩及流产、早产。常用药物有硫酸沙丁胺醇，2.4~4.8mg，3 次 /d，持续 2~3 天。

2. 预防感染 输血后给予静脉滴注青霉素或头孢类抗生素，每天 2 次，连续用药 3 天，观察孕妇阴道有无流血，腹部穿刺点有无红肿。

3. 观察 输血后住院观察 24 小时有无破膜、早产、感染等合并症。

4. 嘱孕妇与医生配合确认使用肌松药后胎儿胎动恢复的时间。

五、预后

对宫内输血存活婴儿的随访，目前仍缺乏对照研究。文献报道，经 IVT 治疗成活率多在 86%~92%，经 IPT 治疗成活率在 50%~60%。输血后的胎儿成活率与其疾病状态、医生的技术水平、输血方式及新生儿治疗和护理等有关。总的来说，脐静脉输血后，无水肿者成活率为 85%~95%，而水肿者预后较差，成活率为 70%~85%。一般随访结果提示宫内输血患儿的智力、行为、身高、体重、免疫和肝肾功能均正常。Sainio 等报道了产前母体静脉注射免疫球蛋白和泼尼松并进行宫内胎儿输注浓缩血小板治疗严重免疫性血小板减少性紫癜的效果，出生新生儿均无颅内出血，情况良好，无死亡病例。Radder 等的随访结果亦提示宫内输注血小板不影响患儿神经和免疫系统发育，婴儿免疫系统淋巴细胞的活性和成熟度正常。

（郝 敏 尉 楠 张 娜 冯波）

第四节 胎儿宫内治疗性手术并发症

随着围产医学的飞速发展及各种医学检测技术在临床上的广泛应用，特别是超声检查、超高速磁共振成像技术、羊膜穿刺等产前诊断技术的发展，给胎儿畸形和代谢异常等先天性疾病的诊断带来了飞跃性的进展，也为胎儿宫内外科手术的开展提供了可能。胎儿外科是当今世界医学的前沿和最活跃的研究、诊疗领域之一。目前，胎儿外科治疗包括宫内输血、宫内移植、胎儿体内积液引流、胎儿镜手术、开放性胎儿手术以及子宫外产时处理。

胎儿外科始于 20 世纪 60 年代初，但由于当时诊疗条件（影像、麻醉、器械等）的限制，只限于初步尝试。1960 年 Liley 通过宫内输血成功地对 1 例 Rh 同种免疫引起胎儿水肿的患者进行了治疗。对胎儿结构异常的矫治始于 20 世纪 80 年代。在反复对胎羊肾积水进行宫内治疗实验的基础上，1982 年美国加利福尼亚州大学旧金山分校的 Harrison 等首次报道了对先天性肾积水的胎儿的外科治疗，该院成为胎儿外科的发源地，并且多年来引领着胎儿外科的发展方向。2004 年国际胎儿学会宣言称"胎儿是一个患者"。20 世纪 80 年代末我国重庆、北京等地已有胎羊膈疝等动物模型的制作和治疗探索，90 年代末沈阳曾报道对胎儿肾积水的诊断、分型及生后的治疗随诊。与国外大量的基础研究和已用于临床的数种胎儿畸形治疗相比，我国尚处在起步阶段。全国仅有少数医院可开展此类手术。

目前，胎儿宫内手术治疗的方法有以下几类（表 14-4-1）。

1. 开放式胎儿宫内手术 目前开展得较为普遍，但开放性手术胎儿死亡率较高，有报道可达 50%，且母胎并发症较多。

2. 胎儿镜宫内手术 同开放式胎儿宫内手术相比，手术性胎儿镜具有切口小、母体失血少、损伤小、子宫刺激小、不改变分娩方式、早产和死产的发生率低等优点，是目前宫内手术治疗的主要方式。简单的胎儿镜手术如双胎输血综合征时内镜激光闭锁血管，早已应用于临床。一些先天畸形胎儿的内镜手术需要精细的辅助仪器和微型光学系统等，也在临床逐步开展。

3. 胎儿成像引导下的介入手术 治疗不需内

镜,甚至是没有切口的胎儿介入治疗方法,操作在实时横断面超声指示下进行,对胎儿干扰最小,并发症最少。其中膀胱/胸膜羊膜腔引流作为一项较为成熟的技术开始于20世纪80年代,首先应用于胎儿下尿道梗阻导致的膀胱或肾盂积水的引流,报道大多数胎儿经治疗后会好转,1年生存率达91%。引流同样也适用于心包积液、脑积水。

表 14-4-1 胎儿宫内手术治疗的分类

分类	方式	适应范围
开放式胎儿宫内手术	子宫切开术	先天性膈疝、肺叶切除术(肺纤维囊腺瘤等胸腔占位性病变)、畸胎瘤切除术(骶尾部畸胎瘤)、泌尿系统梗阻和脊膜膨出等 产时手术:颈部包块、先天性高位气道阻塞综合征、胸部包块(气管插管、严重的心肺疾病需要心肺支持)
胎儿镜宫内手术	手术性胎儿镜	气管气囊阻塞(先天性膈疝)、激光消融(双胎输血综合征)、脐带结扎/分割(无心双胎)、膀胱镜瓣膜切除(膀胱流出道梗阻)、羊膜带分割(羊膜带综合征)、胎儿肿瘤的血管栓塞及唇裂修补术等
胎儿成像引导下的介入手术治疗	超声介入	羊水减少术/灌注术、膀胱/胸腔羊膜腔引流、脐带单极电灼术、主动脉狭窄球囊扩张术等

关于手术的孕妇安全问题,美国加利福尼亚州胎儿治疗中心的统计结果表明,47例手术者中尚无孕妇死亡的报道,其中4例发生肺水肿,5例发生羊水外漏,5例需要输血治疗。在Bruner的研究中,进行宫内手术的妇女发生羊水过少者为48%,相比之下对照组仅为4%;足月早产破膜宫内手术妇女为28%,对照组为9%;未足月发生子宫收缩者分别为50%和9%。手术并不影响孕妇再生育功能,但所有以后的妊娠都需要剖宫产分娩,因为行胎儿外科手术时子宫的切开均位于上段。总的来说,产科并发症的增加使人们进一步意识到权衡胎儿益处与母体并发症的重要性。

一、原因

1. 感染 不注意严格无菌操作、应用抗生素而出现感染。

2. 肺水肿 与接受大剂量的缩宫抑制剂有关。几乎所有孕妇均需术前预防性及术后治疗性使用宫缩抑制剂,特别是子宫肌层及胎膜破损后,可以激发血管内活性因子释放,造成孕妇肺毛细血管通透性增加,引起肺水肿。

3. 羊水外漏、羊水过少 液体透过羊膜丢失或液体循环障碍导致羊水外漏、羊水过少。

4. 流产或早产 绒毛膜羊膜炎、胎膜早破等可以导致流产或早产。此外,还与胎盘和脐带损伤、羊水渗漏有关。有时为防治母体水肿而限制液体输入,也可影响母体-胎儿-胎盘循环,诱发早产。

5. 胎盘早剥 与绒毛膜羊膜分离(发生率约47%)及宫腔内羊水压力的改变有关。

6. 心肌受损 卤素吸入剂可给母亲和胎儿提供满意的麻醉,但达到术中子宫松弛时的药物浓度将造成母体心肌受损并可影响胎盘灌注。一般剂量不会导致心肌受损。

二、临床表现

(一)母体并发症

1. 感染 无论母体或胎儿都有可能发生感染,有报道绒毛膜羊膜炎的发生率约29%。可出现发热,腹痛,阴道分泌物增多、臭。

2. 肺水肿 突然出现严重的呼吸困难,端坐呼吸,伴咳嗽,常咳出粉红色泡沫样痰,患者烦躁不安,口唇发绀,大汗淋漓,心率增快,两肺布满湿啰音、哮鸣音;严重者可出现晕厥及心搏骤停。

3. 羊水外漏、羊水过少 阴道流水用pH试纸检测变蓝,说明羊水外漏。孕妇感觉腹部变小。B超提示羊水最大暗区垂直深度≤2cm为羊水过少;羊水指数≤5cm。

4. 未足月胎膜早破 与绒毛膜羊膜炎、绒毛膜羊膜分离有关,发生率约63%。阴道流水。

5. 流产或早产 有报道27例行胎儿手术的孕妇,术后至分娩平均时间为8周,分娩时平均孕龄为32.5周,早产发生率约57%。

6. 胎盘早剥 腹痛、阴道流血。

7. 心肌受损 常见急性心肌梗死、心肌细胞坏死。早期轻度心肌受损时,其临床症状表现不明显,随着病情发展会出现心慌、胸闷、胸痛、呼吸困难,发热、乏力、出汗多,严重的会出现晕厥,心律失常,心功能改变。

(二)胎儿并发症

1. 胎儿宫内生长受限(FGR)

(1)内因性匀称型FGR:①新生儿体重、头围、身长匀称,但与孕周不符,外表无营养不良状态,器官分化和成熟度与孕周相称,但各器官的细胞数均减少;脑重量低,神经功能不全和髓鞘形成延缓;胎盘较小,除非胎盘受到感染,否则组织无异常。②半数胎儿有严重先天性畸形。③无胎儿缺氧现象,但有轻度代谢不良。④新生儿生长发育有困难,常伴有脑神经发育障碍。

(2)外因性不匀称型FGR:①胎儿发育不均匀,头围和身长与孕周符合,体重偏低,胎头较大而腹围较小;外表有营养不良或过熟情况;各器官细胞数正常,但细胞体积缩小,尤其是肝脏内细胞团数目减少;胎盘常有病理变化,但体积不小,DNA含量基本正常。②常有胎儿缺氧现象及代谢不良。③由于肝脏较小,要供应葡萄糖给相对大的大脑,故出生后常发生新生儿低血糖。④新生儿出生后躯体发育正常,但由于在围产期缺氧,常有神经损伤。

(3)外因性匀称型FGR:①新生儿体重、身长与头径均减少,发育匀称,但有营养不良表现;各器官均小,肝脾更严重;器官的细胞数目可减少15%~20%,有些细胞体积也缩小;胎盘小,外表无异常,但DNA量减少。②在新生儿期还受到营养不良的影响,60%的患儿脑细胞数目也减少。

2. 胎死宫内 孕妇自觉胎动消失,腹部不再增大,乳房松软变小;腹部检查宫底小于孕周,无胎动及胎心。

3. 脑损害 远期观察研究显示,约21%的婴儿出现中枢神经系统损害,这可能是由母体缺氧或使用宫缩抑制药物之后胎儿脑血流量突然增多引起的。此外,胎儿镜光源产生的高热也是胎儿中枢神经系统致畸的原因,研究表明在妊娠第21~25天接受高热,可发生神经管畸形。

4. 栓塞 血栓栓塞事件可引起胎儿脏器损害包括肠管闭锁和肾发育不全等。

三、诊断

1. 肺水肿出现临床表现,结合以下辅助检查可诊断。

(1)动脉血气分析:在疾病早期主要表现为低氧,吸氧能使 PaO_2 明显增高。低 PCO_2,后期则出现高 PCO_2,出现呼吸性酸中毒和代谢性酸中毒。

(2)当肺血管外液量增加30%以上时,胸部X线检查才出现异常阴影。①胸膜下水肿:叶间胸膜及肋膈角处胸膜增厚,有时可发生少量胸腔积液。

②肺门阴影:模糊和增大。③支气管周围及血管周围阴影增强(袖口征):支气管及血管断面外径增大且边缘模糊。④其他:心脏改变、肺纹理增粗及上肺静脉扩大等。

2. 羊水外漏 阴道流水用 pH 试纸检测变蓝,有助于诊断羊水外漏。羊水过少:孕妇感觉腹部变小,结合B超提示羊水最大暗区垂直深度≤2cm、羊水指数≤5cm,可诊断。

3. 心肌受损 临床表现结合以下辅助检查可诊断。

(1)心电图 ST 段压低,提示心肌缺血;心肌梗死最早期时 ST 段抬高。

(2)心肌酶检查提示肌红蛋白、肌钙蛋白、肌酸激酶同工酶升高,有助于诊断。

4. 其他并发症 根据临床表现结合辅助检查(详见本章第一节)可做出诊断。

四、治疗

1. 肺水肿 大剂量缩宫抑制剂导致肺水肿的孕妇应尽早停药,同时限制液体入量,给予利尿剂、吸氧等措施。用药期间液体入量应<2 500ml/d,多胎孕妇的液体入量应更少。严密监测心功能状况,早期发现心功能不全并予及时处理。

2. 羊水外漏和羊水过少 胎儿没有缺氧症状,妊娠周数不足37周,可以暂时观察,监测胎心、胎动,尽量延长妊娠周数,如果发现异常则及时处理。妊娠周数不足34周,羊膜腔内羊水量绝对过少,需要考虑在羊膜腔内注射生理盐水增加羊水量,缓解症状、延长妊娠周数,同时使用药物促进胎肺发育。出现胎儿缺氧症状时,均应该及时终止妊娠。

3. 心肌受损的治疗 ①增加心肌营养:口服药有三磷酸腺苷、曲美他嗪、辅酶 Q_{10}、维生素 C 等;②改善心肌代谢:常用药有曲美他嗪、肌酐、环磷酸腺苷、辅酶 Q_{10},其中曲美他嗪主要是改变心肌能量代谢,心肌在缺氧的状态下是使用脂肪酸 β- 氧化途径来产生能量的,使用曲美他嗪之后,可以使心肌尽量用葡萄糖氧化的途径来产生能量,可以最大限度产生更多的能量供应,减少心肌缺血、缺氧。

其余并发症的治疗详见本章第二节。

五、预防

(一)术前预防

1. 术前详细检查及评估 行胎儿超声心动

图、羊膜腔磁共振成像及脐血穿刺等明确诊断，了解孕妇有无吸烟史及妊娠期高血压疾病等高危因素存在。

2. 应严格掌握手术指征

3. 抑制宫缩、抗生素预防感染

（二）术中预防

1. 术中超声定位胎盘并确定胎方位，给胎儿注射镇静催眠剂及肌肉松弛药。

2. 近胎儿病变部位切开子宫，切开子宫的前壁或后壁取决于胎盘的位置，切开时子宫需完全放松。为了避免增加羊水渗漏、绒毛膜羊膜炎、早产的风险，一般不在下段切开。

3. 微型脉搏血氧仪放置于胎儿手内，通过无线电遥测技术检测术中胎儿心电图、血氧饱和度、体温及宫腔内压力。

4. 仅仅将施行手术的胎儿部分取出，其余部分仍然在羊水中，持续灌注温盐水。

5. 手术结束后，子宫分两层关闭。连续缝合子宫全层，包括胎膜。在缝合子宫切口的同时，给予 6g 硫酸镁持续滴入。在切口之间可使用纤维蛋白胶，以促进胎膜的封闭，防止羊水漏出。

（三）术后预防

1. 术后吲哚美辛 50mg 置入肛门，4~5 小时重复 1 次，直至术后 48 小时。并且每日行胎儿超声心动图检查，了解吲哚美辛对胎儿的不利影响。

2. 术后用宫缩抑制剂

（1）硫酸镁：根据子宫的敏感性维持在 2~4g/h，并用至术后 48~72 小时。监测血镁离子浓度，注意避免镁中毒。硫酸镁作为宫缩抑制剂仍有争议。2016 年 ACOG 指南认为，硫酸镁不是首选的宫缩抑制药物，不推荐用于抑制宫缩的维持治疗；但可在母胎风险小于早产风险之前，于 24~34 周短期（48 小时）使用。

（2）缩宫素受体拮抗剂：阿托西班推注 6.75mg 后，300µg/min 持续输注 3 小时，之后 100µg/min 维持，最多输注 45 小时。副作用极少，只有轻度的心动过速、胸闷、头晕、头痛、恶心、呼吸困难，一般不需特殊处理，很少因副作用而停药。且该药血浆半衰期较短，较少通过胎盘循环进入胎儿体内，且不在胎儿循环中蓄积。

无论使用何种宫缩抑制剂，使用时间均不宜超过 48~72 小时。因 ≥2 种宫缩抑制剂联合使用可能增加不良反应的发生，应尽量避免联合使用。

3. 每日监测胎心及子宫收缩情况。

4. 产科超声检查至术后 5~7 天，了解胎动及羊水情况。

5. 由于中期妊娠的子宫切口不在子宫下段，为了避免子宫破裂，应行剖宫产结束分娩。

有研究结果表明，外源性一氧化氮可减少子宫切开引起的早产，术中及术后静脉应用硝酸甘油对防治胎儿外科术后早产有一定效果。但需仔细监测以防并发症的发生。子宫肌肉的局部阻滞麻醉对减少胎儿外科手术后早产的发生也有一定的作用，但最为重要的防治措施还是加强术中、术后对母亲和胎儿的监护，保持母亲和胎儿血流动力学的稳定，尽量减少对胎儿的创伤，及时发现和处理可能发生的早产或流产。

（郝 敏　尉 楠　张 娜　冯 波）

第五节　胎儿宫内复苏术并发症

近年来，由于胎儿生物物理监测手段和生化实验室检测手段不断被开发并应用于临床，以及围产期监护水平的提高，使胎儿在子宫内的安危预测成为可能，与此相关的胎儿宫内复苏技术也有了长足的进步。

胎儿宫内安危与母体、胎儿及母胎双方三方面因素均密切相关。母体如患有高血压、慢性肾炎或妊娠高血压疾病等使微小动脉供血不足时，子宫胎盘血流量不足影响母胎双方的气体交换，致胎儿缺氧，当缺氧发展到危及胎儿健康和生命时称胎儿窘迫。孕妇合并心力衰竭、前置胎盘、胎盘早剥时，子宫血管内红细胞携氧不足或通过胎盘的血量减少，影响胎儿氧供，引起胎儿宫内窘迫。母体病毒感染是胎儿宫内感染的主要原因，可导致流产、死胎、死产、胎儿宫内发育迟缓等。胎儿因素包括双胎输血综合征、先天畸形（先天性肾盂积水、脑积水和腹壁疝）、阵发性室上性心动过速等。若胎心率长时间超过 180 次/min，可导致胎儿心力衰竭甚至胎死宫内。母胎双方因素如母胎血型不合性溶血病，可导致流产、死胎等。因此，把胎儿作为诊断和治疗对象受到越来越多的专家、学者的关注，日新月异的胎儿诊断技术推动了胎儿医学的进步，同时胎儿宫内复苏技术日益引起人们的关注。

目前已开发的胎儿宫内复苏技术大体上分为手术性胎儿宫内复苏术和药物性胎儿宫内复苏术

两大类。手术性胎儿宫内复苏术包括对先天性肾盂积水、先天性脑积水、先天性腹壁裂等患儿的复苏;药物性胎儿宫内复苏术分为经母体给药和羊膜腔内药物治疗。该类手术并发症较少见,主要包括感染、损伤胎儿、胎膜早破、流产及早产。

一、感染

(一)原因

1. 手术中无菌操作不严格,可致感染。

2. 手术中反复操作增加感染的机会。

3. 术前患者存在未控制的生殖系统感染。

(二)临床表现与诊断

1. 术后出现感染征象,如发热,阴道分泌物增多、有臭味,腹痛。

2. 根据以上临床表现,结合血白细胞计数增高等可诊断感染。

(三)治疗

详见第三章第五节。

(四)预防

1. 手术中严格无菌操作。

2. 手术前设计好手术路径,减少反复进入的次数。

3. 术前治愈生殖道感染。

4. 术后严密观察体温、血常规及阴道分泌物等,酌情给予抗菌药物。

二、损伤胎儿

(一)原因

1. 手术进针穿到胎儿导致损伤。

2. 手术中孕妇及胎儿组织的阻力较大、较难操作时,损伤胎儿。

3. 术中孕妇不配合或胎动增加了损伤的风险。

(二)临床表现与诊断

术中出现血性羊水,并见到胎体有出血,可以诊断伤及胎儿。

(三)治疗

1. 严密观察胎心、胎动。

2. 酌情给予抗菌药物预防感染。

(四)预防

1. 穿刺前设计好穿刺路径,可从胎儿侧肋腹部进针,尽可能减少穿刺次数。

2. 术前做好手术计划,可较少损伤胎儿的概率。

3. 必要时术前给胎儿注射神经肌肉松弛剂,防止或减轻胎动。

4. 酌情给予孕妇少量镇静剂,以减少伤及胎儿的可能。

三、胎膜早破

(一)原因

1. 手术中穿刺到子宫发生胎膜早破。

2. 术中伤口太靠近宫颈容易导致胎膜早破。

(二)临床表现与诊断

阴道流血、流水,结合 pH 试纸检测阴道流水变蓝,可诊断。

(三)治疗

详见第十三章第一节。

(四)预防

1. 小心操作,一般可预防。

2. 熟练掌握手术技巧,可减少胎膜早破的可能。

3. 根据手术情况选择合适的穿刺器械。

4. 切口选择避免靠近宫颈以防胎膜早破。

四、流产、早产

(一)原因

1. 手术中穿刺到子宫发生破膜或羊水外漏,造成流产或早产。

2. 术中伤口太靠近宫颈容易导致胎膜早破,术后流产或早产。

3. 手术刺激子宫收缩导致流产或早产。

4. 孕妇过度紧张。

5. 胎儿腹壁缺损手术时,需胎儿和子宫持续在 38~40℃的温盐水中进行胎儿手术,如果温度不适宜可刺激宫缩导致流产或早产。

6. 术中激惹胎儿。

(二)临床表现与诊断

1. 阵发性腹憋、腹痛,阴道流血等。

2. 检查发现频繁的子宫收缩、宫口开大,甚至在宫口可触及或可见胎体。

3. 根据宫缩、宫口开大情况等可诊断流产及早产。

(三)治疗

详见本章第二节。

(四)预防

1. 手术前做好手术路径的计划,减少破膜风险,以免造成流产或早产。

2. 选择好切口,尽量避开距离宫颈太近的部位,小心操作。

3. 减少操作次数,尽可能少刺激子宫。

4. 操作前给孕妇注射 10mg 地西泮,或在操作中及术后 2 小时内孕妇静脉滴注羟苄羟麻黄碱,可预防流产或早产。

5. 胎儿腹壁缺损手术时,注意胎儿和子宫持续在 38~40℃温盐水中进行胎儿手术,防止温度不适宜刺激宫缩导致流产或早产

6. 术中可根据情况肌内注射芬太尼及泮库溴铵,以减少术中胎儿应激反应,防止出现流产或早产。

(郝 敏　尉 楠　张 娜　冯 波)

参 考 文 献

[1] 李巨. 产科理论与手术. 沈阳: 辽宁科学技术出版社, 1998.

[2] 魏丽惠, 王山米, 胡娅莉, 等. 妇产科手术精要与并发症. 北京: 北京医学出版社, 2012.

[3] 宋殿宽, 高凤桐. 妇产科急重症的抢救. 吉林: 吉林科学技术出版社, 1995.

[4] 李巨, 尚丽新. 临床妇产科急症学. 北京: 人民军医出版社, 2002.

[5] 杨金英, 刘慧姝. 胎儿宫内复苏. 中国实用妇科和产科杂志, 2012, 28 (8): 600-604.

[6] 李秀兰, 代秀凤. 经腹壁羊膜腔穿刺及临床应用. 中国误诊学杂志, 2010, 10 (19): 4653-4654.

[7] 谢幸, 孔北华, 段涛. 妇产科学. 9 版. 北京: 人民卫生出版社, 2013.

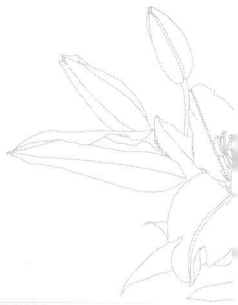

第十五章
产科内镜手术并发症

第一节　胎儿镜手术并发症

　　胎儿镜手术(图 15-1-1)是采用显微外科和电视内镜技术,在超声和内镜的引导下进行手术,在羊膜腔或胎儿体内治疗胎儿缺陷或高危疾病。在治疗胎儿畸形方面,胎儿镜手术已逐渐代替其他方法,适合胎儿镜手术治疗的胎儿疾病包括无心双胎、羊膜带综合征、先天性膈疝、不一致性单绒毛膜双胎、胎儿膀胱梗阻、单羊膜囊双胎及双胎输血综合征。

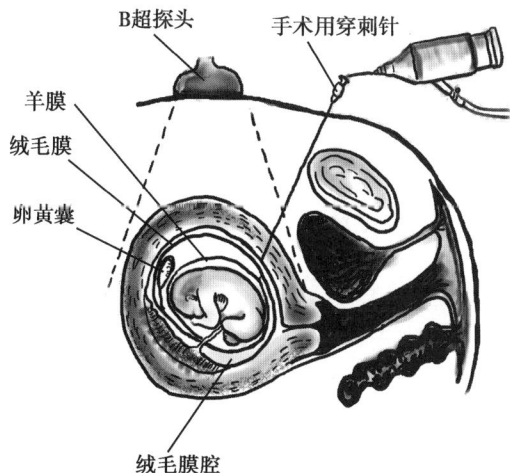

图 15-1-1　胎儿镜手术

　　该项操作技术要求高,需要熟练操作并借助性能良好的内镜方可完成。同时对于复杂的胎儿畸形(如肿瘤),该技术操作困难,胎儿、胎盘的位置均可影响手术的实施。进行胎儿镜手术时,可引起一些并发症,包括出血,感染,胎儿丢失如流产、早产,胎死宫内,羊水漏出,羊膜炎,胎儿镜检查失败,光和热对胎儿发育的影响等。使用时应权衡利弊,做好预防措施,出现并发症时应及时、正确、有效的处理。

一、出血

　　据文献报道,术中出血的发生率为 4.6%。

(一)原因

　　1. 穿刺未避开腹壁或子宫壁血管。

　　2. 同一区域反复穿刺。

　　3. 选择子宫下段进行穿刺,因为子宫下段收缩性差,穿刺后易导致出血。

　　4. 穿刺过程中损伤胎盘吻合血管。

(二)临床表现与诊断

　　可以表现为穿刺部位的皮下淤血和疼痛,出血较多时可以出现失血性休克表现。可以通过术后监测血红蛋白水平和超声检查盆腹腔辅助诊断。

(三)治疗

　　大多数穿刺点出血的出血量少、速度慢,无须特殊处置,出血均可自行停止。若皮下或盆腹腔出血较多,应立即停止手术,进行止血治疗。

(四)预防

　　1. 进行穿刺操作时,应尽量避开腹壁和宫壁血管丰富的区域,严禁同一区域反复穿刺操作。

　　2. 穿刺点应选择子宫前壁、侧壁及宫底部,一般不选择子宫下段,因为子宫下段收缩性差,穿刺后易出血。

　　3. 由于胎儿镜直径大,穿刺针粗,操作抽胎儿血时,容易损伤脐带的大血管致出血。因此,建议抽血时,采血针不能刺入太深,手术时间不能超过 15 分钟,取胎儿血标本时,将镜远端接近脐带附着于胎盘部位,待清晰地看到胎盘胎儿面血管后,于脐带与胎盘附着点上 2~3cm 处的脐带血管分支穿刺抽血,一般抽血量为 0.2ml,此量对胎儿无明显影响。

二、感染

(一)原因

　　1. 操作不符合严格无菌原则。

2. 母体或本身存在感染。

（二）临床表现与诊断

可表现为术后发热、下腹部压痛、羊水细菌培养阳性、血白细胞计数升高等，以上改变要引起重视，可能是羊腹腔感染的征兆。

（三）治疗

一旦出现感染迹象，应在细菌培养的结果出来之前使用广谱抗生素，且抗生素应对胎儿的毒性小，易通过胎盘，同时兼顾厌氧菌感染，可使用氨苄西林、林可霉素、克林霉素及甲硝唑等。也可通过羊膜腔内给药，预防宫内感染和绒毛膜羊膜炎，一般效果较满意。

（四）预防

1. 术前充分准备。

2. 合理应用抗生素预防感染。

三、胎儿丢失

胎儿丢失是胎儿镜手术的主要并发症，发生率为 3%~3.7%。

（一）原因

1. 胎盘和脐带损伤。

2. 羊水漏出。

（二）临床表现与诊断

主要表现为下腹痛、阴道流水、阴道流血、胎心异常等，进而导致不可避免的流产、早产等。

（三）治疗

同流产、早产处理原则（详见第十四章第二节）。

（四）预防

1. 术前镇静　术前排空膀胱，术前 10 分钟给予 10mg 地西泮静脉注射，可使孕妇镇静并减少胎儿活动，也可给予哌替啶 50mg 肌内注射。

2. 术前行 B 超检查　确定胎盘定位和胎方位，选择合适胎儿镜的穿刺点。穿刺点应根据胎盘位置而定：后位胎盘穿刺点位于小肢体部位；前位胎盘应选择胎盘周围或胎盘很薄的边缘部位，对于入路困难的前壁胎盘病例建议选择 30° 胎儿镜或弧形胎儿镜。

3. 选择合适的穿刺时机　正常情况下，妊娠 18~28 周前羊水透明度好，以后随着妊娠的进展，羊水中胎儿脱落细胞、无机盐类小片状物混于羊水中，会影响透明度。此外胎儿神经管缺陷病、腹壁缺损或胎儿缺氧等也会影响羊水成分。因此，孕 16~18 周为体表检查及皮肤活检的最佳时间，此时

羊水达足够量，胎儿也较小，适宜观察外形。如果个别病例须拖延到妊娠中、晚期，可以用林格乳酸盐置换或稀释羊水后进行检查，孕 18~22 周平均羊水量由 250ml 逐渐增加至 455ml，脐带增粗，且胎儿血容量由 32ml 迅速增加至 75ml，而每次胎儿镜检查胎儿失血量为 1~3ml，再加上取血标本 1ml，总量不大，与其全身血容量相比，不会引起损害。因此，于孕 18~22 周期间取胎血检查较为安全，成功率高。亦可延至 26 周前，但成功率较前降低。根据临床指征不同，检查目的不同，穿刺时间的选择也不同。①若进行染色体核型分析或生物化学分析，穿刺时间可在孕 13~20 周进行，以孕 15~17 周最佳。此时子宫已出盆腔，羊水达 250ml 左右，且羊水中活细胞含量高，此期被认为是羊水穿刺的最佳时期。②若要测羊水内甲胎蛋白（AFP）的含量，则穿刺最好在孕 16~20 周进行。③若要判断胎儿成熟度，则穿刺时间应在终止妊娠前适时进行。

4. 必要时术前预防性应用宫缩抑制剂。

5. 测量子宫颈长度，必要时做好子宫颈环扎准备。

6. 手术操作尽量要轻柔，避免不必要的刺激和损伤。

7. 熟练掌握穿刺技术。有研究报道，中期妊娠在穿刺后 1 周内流产或早产与穿刺技术有关，因此胎儿镜手术需要有高超的操作技巧。

四、胎死宫内

正常妊娠妇女在第 16 周活胎死亡率接近 4‰，有人提出由于胎儿镜手术造成的胎儿死亡率可能是其 20 倍。

（一）原因

主要是手术损伤脐带造成脐带血肿、胎儿损伤、胎儿感染等。

（二）临床表现与诊断

主要表现为胎心、胎动消失，可以通过超声检查辅助诊断。

（三）治疗

处理原则同死胎。

（四）预防

1. 严格遵守无菌原则。

2. 注重施术者的操作熟练程度，尽量避免手术引起的损伤。

五、羊水漏出

据文献报道,羊水漏出率大约在10%。

(一)原因

羊水漏出的发生率与穿刺套管的粗细直接相关,直径越大,子宫壁和羊膜的创口越大,越易发生渗漏。

(二)临床表现与诊断

穿刺后若羊水由穿刺点漏出羊膜外,经宫壁由宫颈流出,即可能为羊水漏出。如术者术中、术后见羊水经阴道外溢,阴道后穹窿取样测 pH 值>7,或羊水结晶检查阳性,即可明确诊断。

(三)治疗

羊水漏出发生后一般可自行停止,无须特殊处理,但为安全起见,应安静卧床避免感染,观察病情变化。不提倡应用沙丁胺醇、硫酸镁等抑制子宫收缩的药物,因子宫肌松弛,易发生羊水漏出,且不利于宫壁创口闭合及愈合。除非发生宫缩,才可给予沙丁胺醇口服以抑制宫缩。有学者尝试采用不同方法修补穿刺部位的胎膜损伤,如羊膜腔内注射母体血小板及纤维蛋白冷凝物质或纤维蛋白胶冻,通过内镜在宫颈内口上方放置胶原蛋白栓等,但目前临床上尚未形成常规技术。

(四)预防

1. 缩小手术镜的直径 胎儿镜手术用一个直径很小的纤维光束内镜插入羊膜腔,在直视下观察胎儿外形及取胎儿组织,以前采用儿童膀胱镜,由于手术镜直径太大,拔出后可引起羊水漏出而致胎儿丢失,如流产、早产,后改为针镜(needle scope),直径仅为 2mm,有一侧管可取胎儿血标本,应用于临床取得了良好效果。羊水漏出与带芯套管的外径直接相关,直径越大,宫壁和羊膜的创口越大,就越容易发生羊水漏出。穿透面积按 πr^2 计算,直径 2.7mm 时面积为 $5.7mm^2$,直径 5mm 时面积为 $19.6mm^2$,后者面积为前者的 3.4 倍。因此,缩小胎儿镜直径是提高安全性的重要措施之一。

2. 穿刺点选择 一般不选择子宫下段,因为子宫下段收缩性差,穿刺后易导致羊水漏出。

3. 注重施术者的操作熟练程度。

4. 操作完毕后穿刺部位以纱布压迫 5 分钟,覆盖敷料。注意观察孕妇有无羊水渗漏,观察时间应不少于 3 小时。

(姬艳飞 林湖滨 郝 敏)

第二节 羊膜镜手术并发症

羊膜镜检查是晚期妊娠胎膜完整时,将内镜插入宫颈,在强光照射下观察羊水颜色、量等,监护胎儿宫内情况,了解胎儿是否受到缺氧的威胁。

一、胎膜早破

据报道,羊膜镜检查过程中胎膜早破的发生率为 2%~3%。

(一)原因

主要由于检查者的操作技术、熟练程度以及手法原因而发生。

(二)临床表现与诊断

主要表现为阴道流水,阴道后穹窿取样测 pH 值>7,或羊水结晶检查阳性,可明确诊断。

(三)治疗

处理原则同胎膜早破。

(四)预防

1. 娴熟的技术和轻柔的方法 可避免发生胎膜早破。

2. 羊膜镜检查条件和观察方法 羊膜镜检查的条件应为宫颈管消失,宫口开大>1cm;宫颈管不宜过度后屈,因为这样不容易进镜,会导致用力不均匀,而后可能因为用力过度致使胎膜破裂。观察的方法:放置好羊膜镜、拔出探芯、接上光源后,确认羊膜镜已放入正确位置,且无分泌物或血覆盖视野,取下阴道上下叶拉钩即可开始观察。观察中可轻轻旋转和移动,仔细观察、分析羊水量、色及其他物质,如胎脂、毛发等。操作时,需小心谨慎,操作要轻、慢、稳,避免刺破胎膜。操作过程中勿碰伤宫颈组织黏膜或蜕膜上的小血管,以免出血影响观察。分娩期检查宜在阵缩间歇期进行。

二、出血

(一)原因

主要系边缘性前置胎盘引起的。

(二)临床表现与诊断

主要表现为阴道出血,一般指羊膜腔外的出血,如胎盘剥离出血,特别是有前置胎盘时,很容易出血。结合超声检查可辅助诊断。

(三)治疗

在无前置胎盘的情况下,一般不会大量出血。

有少量出血时,可卧床休息、观察,必要时使用止血药物。

（四）预防

1. 检查前常规行 B 超检查排除前置胎盘。

2. 阴道检查时要注意宫颈内口及阴道后穹窿部位是否可触及胎头,检查手指与胎头之间无海绵状的胎盘组织。

三、上行感染

上行感染的主要病原体有厌氧性链球菌、大肠埃希菌、金黄色葡萄球菌、真菌等。

（一）原因

1. 孕妇原有阴道炎或宫颈炎等合并症。

2. 羊膜镜检查后破膜已超过 24 小时,仍未能结束分娩。

3. 操作不符合无菌原则。

（二）临床表现与诊断

主要表现为羊膜镜检查后发热、脉搏增快、胎心率加速、羊水混浊、血白细胞升高,应考虑有感染的可能。

（三）治疗

积极应用抗生素抗感染治疗。

（四）预防

1. 为避免宫内感染,羊膜镜检时应强调住院检查。

2. 术前需对镜体、镜头、套管和内芯进行严格的消毒。

3. 严格遵守无菌操作,操作前、后及过程中术者和助手均应严格无菌操作,仔细消毒外阴和阴道,插入镜头时,应尽量避免触碰阴道壁,以免将细菌带入宫腔内,术中尽量减少反复操作,以避免感染。

4. 确保在胎膜完整的情况下进行羊膜镜检查。

5. 羊膜镜检查后禁止性生活和盆浴。

6. 必要时术后给予抗生素预防感染。

四、诱导宫缩

据文献报道,羊膜镜检查诱导宫缩的发生率为 25%~30%。

（一）原因

主要因宫颈内口松弛,或由胎膜早破诱导。

（二）临床表现与诊断

主要表现为阵发性下腹痛,结合胎心监护可辅助诊断。

（三）治疗

如妊娠不足 37 周,应积极给予抑制宫缩、保胎治疗,如妊娠大于 37 周,可严密观察,做好分娩准备。

（四）预防

1. 有习惯性早产史和宫颈内口松弛的孕妇是羊膜镜检查的禁忌证,因为更容易刺激松弛的宫颈,诱发宫缩,导致早产。

2. 羊膜镜检查时间应选择在 37 周以后,这样可降低早产率,即使胎膜早破或引起宫缩而诱导分娩,此时胎儿已成熟。对不足 37 周者应慎用羊膜镜检查,一旦出现早产,对胎儿不利。

（姬艳飞　林湖滨　郝　敏）

参 考 文 献

［1］刘彩霞. 胎儿常见疾病诊断与处理. 北京: 人民卫生出版社, 2015.

［2］尹少尉, 张志涛, 刘彩霞, 等. 胎儿镜激光治疗双胎输血综合征技术规范 (2021 年更新版). 中国实用妇科与产科杂志, 2021, 37 (1): 67-69.

［3］AKKERMANS J, PEETERS S H, KLUMPER F J, et al. Twenty-five years of fetoscopic laser coagulation in twin-twin transfusion syndrome: a systematic review. Fetal Diagn Ther, 2015, 38 (4): 241-253.

［4］VAN DER VEEKENL, COUCK I, VAN DER MERWE J, et al. Laser for twin-to-twin transfusion syndrome: a guide for endoscopic surgeons. Facts Views Vis Obgyn, 2019, 11 (3): 197-205.

［5］OLUTOYE O A, BAKER B W, BELFORT M A, et al. Food and Drug Administration warning on anesthesia and brain development: implications for obstetric and fetal surgery. Am J Obstet Gynecol, 2018, 218 (1): 98-102.

［6］SALOMON L J, NASR B, NIZARD J, et al. Emergency cerclage in cases of twin-to-twin transfusion syndrome with a short cervix at the time of surgery and relationship to perinatal outcome. Prenat Diagn, 2008, 28 (13): 1256-1261.

［7］SAGO H, HAYASHI S, SAITO M, et al. The outcome and prognostic factors of twin-twin transfusion syndrome following fetoscopic laser surgery. Prenat Diagn, 2010, 30 (12-13): 1185-1191.

[8] AARONSON J, GOODMAN S. Obstetricanesthesia: not just for cesareans and labor. Semin Perinatol, 2014, 38 (6): 378-385.

[9] SUTTON D, MILLER R. Neurologic outcomes after prenatal treatment of twin-twin transfusion syndrome. Clin Perinatol, 2020, 47 (4): 719-731.

[10] 石一复. 实用妇产科诊断和治疗技术. 北京: 人民卫生出版社, 2002.

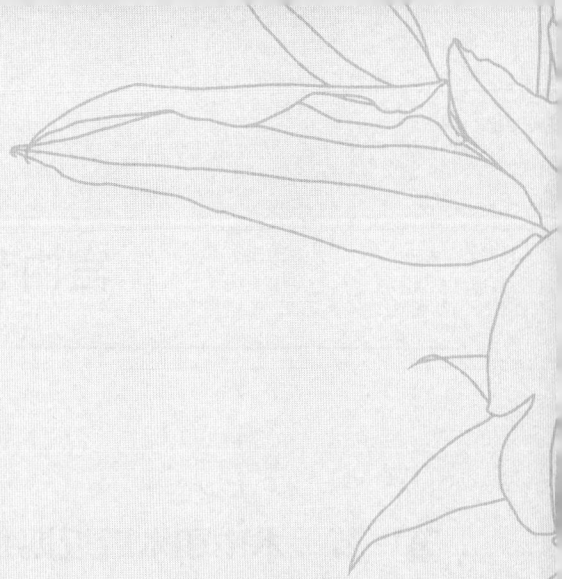

第四篇
计划生育和辅助生殖手术并发症

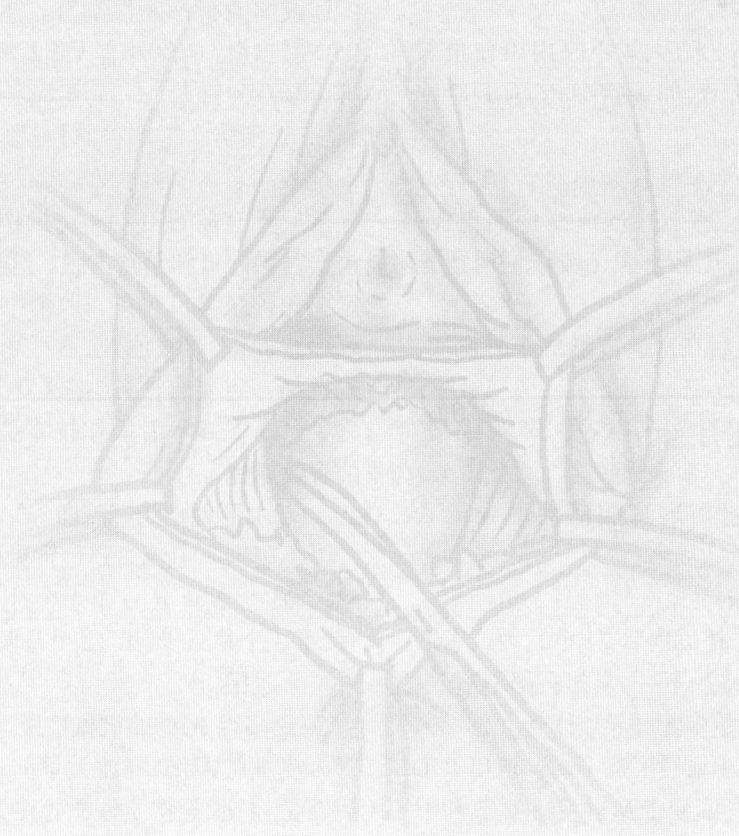

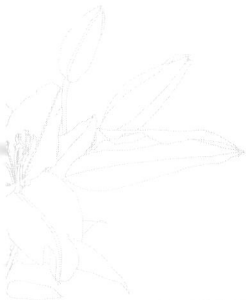

第十六章
宫内节育器置取术并发症

第一节　术中和术后近期并发症

宫内节育器（intrauterine device，IUD）是目前最广泛使用的可逆性生育控制方法。尽管采用此法避孕的并发症发生率不高，但由于应用 IUD 的人数很多，故实际发生 IUD 并发症的人数却不容忽视。与放置相比，取出 IUD 的并发症临床发生率较高。由于 90% 不在直视下操作，当子宫位置、大小及软硬度变化时，操作者稍有不慎易导致并发症，如不及时处理，可有生命危险。

一、出血和疼痛

（一）术中和术后出血
1. 原因

（1）术中组织损伤：术后 24 小时内出血量较大，为术中组织损伤所致，如子宫穿孔、宫颈管损伤、子宫内膜损伤等。

（2）子宫内膜受压：术后数天出血者，多为局部子宫内膜受压坏死、感染并形成溃疡而出血，尤以哺乳期妇女多见，也见于人工流产同时放置 IUD 者。

（3）子宫内膜出血后在宫腔内形成小凝血块，刺激宫缩影响内膜愈合。

（4）IUD 过大：直接刺激子宫内膜引起宫缩，影响内膜愈合。

（5）宫腔内纤维蛋白溶解酶活性增强导致出血。

（6）凝血机制障碍等。

2. 临床表现　放置 IUD 后 24 小时内或术后阴道流血，色鲜红，量多少不一，常伴腹部不适，少数患者可有发热，出血量多者可导致休克。

3. 诊断　①原无出血性疾病，放置、取出 IUD 时外出血或有内出血、阔韧带血肿等。②放和取

IUD 手术时，术后 24 小时内出血量超过 100ml，或术后少量流血 7~14 天。符合以上两条即可诊断为放置 IUD 出血，出血多者可导致休克。

4. 治疗

（1）治疗原则：外出血时可用止血药和子宫收缩药；内出血及阔韧带血肿则根据病情决定保守治疗还是开腹手术；若异位于子宫外需开腹或腹腔镜下取出 IUD。

（2）具体处理方法：①手术当时出血：首先用止血药及子宫收缩药，及时补充血容量。疑有损伤，应试行取出 IUD，并探测宫腔深度，切忌做诊断性刮宫，根据患者情况选择非手术治疗或腹腔镜治疗，严重者需行剖腹探查术。②放置数天后出血：首先给予止血、抗感染等治疗，无效者应及时取出 IUD 或同时行诊断性刮宫。③人工流产同时放置 IUD 后出血：应除外有无组织残留，宜取出 IUD 并行诊断性刮宫术。

5. 预防　①严格掌握适应证，对疑诊有血液系统疾病者，先做血液常规及凝血功能检查，若有异常暂不宜放置 IUD。②操作要轻柔、准确，避免损伤宫颈内口和子宫内膜。③子宫颈口过紧时，一定要先扩张宫口。在勾取牵拉 IUD 时，遇有阻碍，要停止操作，寻找原因，不可暴力强拉。④IUD 号码选择一定要合适，严格遵守无菌操作规程，避免感染。⑤提高术者操作技能是防止损伤引起出血的有效措施。

（二）不规则阴道流血
不规则阴道流血是最常见的并发症，发生率为 5%~10%。放置 IUD 第 1 个月发生率最高，第 2 个月、第 3 个月减少，第 12 个月明显下降。

1. 原因

（1）多因 IUD 的机械性压迫引起子宫内膜和血管内皮细胞损伤，释放大量前列腺素、纤溶酶原激活因子、激肽等物质致血管渗透性增加、纤溶活性

增加所致。

(2) 左炔诺孕酮宫内释放系统放置后由于局部释放左炔诺孕酮可引起子宫内膜暂时性的萎缩,可出现暂时的阴道点滴出血。

2. 临床表现 ①月经量增多或过多、流血时间延长、点滴或不规则出血,常发生于 IUD 放置后 1 年内。不规则出血是所有的单纯用孕激素方法存在的共同问题。②如果严重出血超过 6 个月,一定要除外其他器质性病变。

3. 诊断 ①放置 IUD 后月经量较上环前明显增多或造成贫血;②放置 IUD 后经期前后阴道出血淋漓不尽,超过 7 天;③放置 IUD 后月经周期紊乱,不规则阴道出血。符合以上 3 项之 1 者即可诊断。

4. 治疗

(1) 对于少量阴道流血、短期有下腹部不适,大多数人会很快消失。若发生出血多、明显腹痛、发热等情况,应及时检查治疗,可能为 IUD 脱落或怀孕,应给予相应处理。

(2) 若已发生月经紊乱,可适当选用抗纤溶药物、前列腺素合成酶抑制剂、类固醇及抗生素药物,如宫血宁胶囊、消炎止血胶囊、止血宝颗粒等药对症治疗。

(3) 药物治疗无效者应及时取出或更换 IUD,也可改用其他避孕方法。出血多需取出 IUD 者,随时可取。在除外子宫损伤后可同时做诊断性刮宫,刮出物送病理检查。因月经失调而取出 IUD 者,可在经前取出,同时行诊断性刮宫,组织物送病理检查,有利于月经失调的诊断。

(4) 激素疗法:屈螺酮炔雌醇每日 1 片,根据需要连用 21 日或 28 天。

5. 预防

(1) 严格掌握适应证和禁忌证。

(2) 正确选择 IUD 的类型及其大小,熟练掌握放置技巧。

(3) 在经期放置 IUD,但要避开月经量较多的时间。

(4) 围绝经期出血需做诊刮或宫腔镜检查内膜后再决定是否放置。

(三) 术中和术后疼痛

1. 原因 根据疼痛发生的时间不同,原因不同。

(1) 早期疼痛:放置后 10 天内发生,为 IUD 机械性刺激或化学刺激引起子宫频繁收缩所致。

(2) 延迟疼痛:疼痛持续 10 天以上,提示 IUD 大小与宫腔不匹配。

(3) 晚期疼痛:前两种类型疼痛缓解后 4 周以上出现,多因感染、IUD 变形、嵌顿等因素所致。

(4) 性交疼痛:多为 IUD 尾丝过硬、过短、过长或下移后刺激男性龟头引起。

2. 临床表现 放置 IUD 后腰腹坠胀感或性交疼痛。

3. 诊断 放置 IUD 后出现下腹坠痛、腰酸、腰痛或伴有性交痛者均可诊断。

4. 治疗 明确疼痛原因后可对症处理,严重者应考虑取出或更换 IUD,也可改用其他避孕方法。

5. 预防 ①正确选择 IUD 的类型及其大小,严格遵守无菌操作规程,避免感染;②IUD 尾丝保留长度以 1cm 为宜,避免过长导致性交疼痛。

二、术后盆腔感染

IUD 置取术后盆腔感染指术前无生殖器炎症,于 IUD 放置 1 周后发生子宫内膜炎、附件炎、盆腔炎等,以及生殖器感染而继发血栓性静脉炎、腹膜炎或败血症等。

(一) 急性盆腔感染

1. 原因 放置 IUD 是一种宫腔操作,可能引起感染。

(1) 适应证选择不当:如原有较重的生殖道炎症,未经治愈而放入 IUD,造成炎症扩散或急性发作。

(2) 消毒、灭菌不严格。

(3) 术时合并子宫穿孔、肠管损伤等。

(4) 人工流产同时放置 IUD,因人工流产不全而引起感染。

(5) 术后不注意阴部卫生或过早性生活。

2. 临床表现

(1) 术后出现腰酸、下腹疼痛、出血,阴道分泌物混浊有臭味,体温升高等征象。

(2) 严重感染时,子宫、附件增厚压痛;盆腔炎时可伴炎性包块;败血症时,可出现全身中毒症状。

(3) 血白细胞计数增高、中性粒细胞百分比增高。

3. 诊断 国际上对放置 IUD 引起的急性感染有明确的诊断标准:感染一般在放置 IUD 后 20 天内发生,同时具备下列 4 项中的 3 项,且前 2 项为必备条件:①体温 ≥38℃;②下腹部压痛和肌紧张；③阴道检查时宫颈举痛；④单侧或双侧附件压痛或伴有肿块。

4. 治疗

(1)抗感染治疗：有明确感染者,应立即取出IUD并选用有效的抗生素治疗。

(2)严重感染：行宫颈分泌物培养及药敏试验,选用敏感抗生素,全身支持治疗。

(3)盆腔脓肿、腹膜炎：先用药物治疗,无效者应经阴道后穹窿行切开引流术。

5. 预防

(1)严格掌握放置IUD适应证,如有阴道炎、盆腔炎者,暂不宜放置,待治疗好转后再放。

(2)放置IUD后2周内禁止性生活和盆浴。

(3)人工流产时宫缩不良、出血较多,或疑有组织残留,或病理性流产、吸刮子宫后,均不宜立即放置IUD。

（二）慢性盆腔感染

1. 原因

(1)IUD并发盆腔炎的原因多为放置IUD后阴道不规则出血或经期延长,有利于细菌生长繁殖,导致细菌上行感染。

(2)IUD尾丝易使阴道内细菌上行感染发生急性或亚急性盆腔炎症。

2. 临床表现

(1)置取术后腹痛、腰痛：主要表现为下腹坠胀痛、骶尾部痛、性交痛等。疼痛常在劳累、性交后、排便时及月经前、后加重。

(2)阴道分泌物增多、有异味；低热、精神不振、全身不适、失眠等。

(3)月经失调：表现为周期不规则,经量增多,经期延长或伴痛经。

(4)妇科检查：单侧或双侧附件压痛或伴有肿块。

若为盆腔结缔组织炎,子宫一侧或两侧有片状增厚、压痛,宫骶韧带常增粗、变硬,有触痛。

3. 诊断 上述临床表现结合辅助检查可诊断。

(1)血常规：血白细胞计数及中性粒细胞百分比升高、血沉增快。

(2)B超：有助于对输卵管脓肿、卵巢脓肿、盆腔积脓的诊断。

(3)有条件时可行：①宫颈管分泌物、细菌培养及药敏试验,血培养和药敏试验；②PCR检测淋病奈瑟球菌、衣原体和支原体；③后穹窿穿刺有助于

盆腔炎诊断,可送细菌培养(包括厌氧菌培养)及药敏试验；④必要时可进行腹腔镜检查,可见内生殖器周围粘连,组织增厚,包块形成。

4. 治疗 必须取出IUD,可用物理治疗或中药治疗。

(1)一般治疗：解除患者思想顾虑,增强其对治疗的信心。进行适当的体育锻炼,注意营养及劳逸结合。

(2)中药治疗：慢性盆腔炎以湿热型居多,中药治疗则以清热利湿、活血化瘀为主。方药用：丹参18g、赤芍15g、木香12g、桃仁9g、金银花30g、蒲公英30g、茯苓12g、丹皮9g、生地9g。痛重时加延胡索9g。亦可用桂枝茯苓汤加减。

(3)抗生素治疗：急性发作或亚急性期可用抗生素治疗。

(4)物理治疗：下腹短波或超短波透热物理治疗,每日1次,7~10次为1个疗程。

5. 预防

(1)术中严格无菌操作,术后预防性使用抗生素,注意外阴、阴道及性生活卫生,对有盆腔炎史者禁忌放置IUD。

(2)放置IUD后定期随访,尤其是有性传播疾病病史者更应严密监测。

三、子宫穿孔

子宫穿孔发生率低,为1/(350~2 500),但为手术并发症中较多见的一种,任何进宫腔的操作均能发生。国内外均有报道置取IUD时子宫穿孔合并肠损伤、感染,甚至死亡病例。

根据子宫损伤与邻近脏器的关系分为：①单纯性子宫穿孔：指仅损伤子宫本身；②复杂性子宫穿孔：指损伤子宫,同时累及邻近脏器,如肠管、大网膜。子宫穿孔多为单纯性损伤,复杂性损伤常合并内出血、阔韧带血肿、膀胱损伤及肠管损伤。

（一）单纯性子宫穿孔

1. 原因

(1)子宫本身存在高危因素：如子宫过度前屈、后屈,哺乳期子宫、瘢痕子宫、畸形子宫,多次人工流产史或近期人工流产史等。

(2)术者技术不熟练：如子宫后倾,术者按前倾操作,可在放入探针、宫颈扩张器或置、取IUD时发生穿孔(图16-1-1)。

(3)术前宫腔大小、深度测量不正确：操作时所用器械进入深度超过所测的子宫深度。

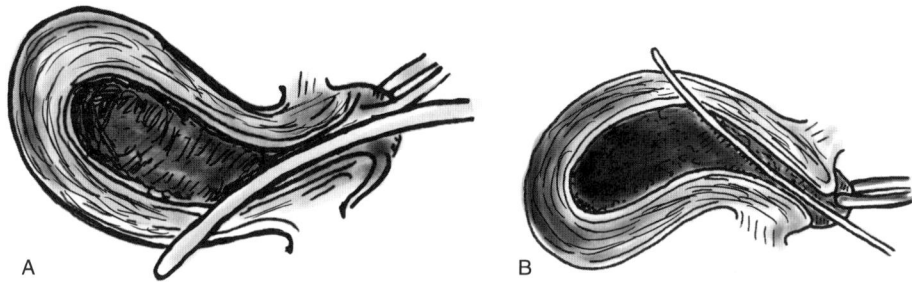

图 16-1-1 子宫前、后壁穿孔

2. 临床表现 与穿孔大小、部位有关。

(1)疼痛:①单纯性子宫穿孔多无自觉症状,少数感觉腹痛,经短时休息后,症状可缓解。②部分患者在手术过程中突然感到剧痛、撕裂样疼痛;术者在手术操作中有阻力消失感或"落空感""无底感"。③部分患者在术时疼痛不明显,但在术后因出血或感染而出现持续性隐痛、钝痛或胀痛。④腹部检查可有肌紧张、压痛、反跳痛。

(2)出血:出血量根据子宫穿孔的部位、有无损伤血管而不同,可表现为内出血或外出血。①穿孔部位较小(探针或宫颈扩张器穿孔),可无明显出血。②穿孔部位较大,可发生外出血,也可发生内出血,如损伤大血管可出现休克,处理不及时甚至可造成死亡。

(3)探测宫腔长度超过术前测量的宫腔长度:疑有子宫穿孔时,可用探针重测宫腔长度,如无阻力地送进探针并超过术前测量的宫腔长度,即可确定了宫穿孔。

(4)放置 IUD 术后用探针在宫腔内触不到IUD。

(5)妇科检查:子宫穿孔部位有明确的触痛。

(6)腹部检查:下腹部有压痛,如出血较多,可出现反跳痛。内出血者,出血量超过 500ml 时,一般腹部可出现移动性浊音。

3. 诊断 放置 IUD 后,出现上述症状和体征,应高度怀疑子宫穿孔的可能,可以行超声检查以明确诊断。超声检查提示有内出血时,盆、腹腔可见游离积液或阔韧带血肿。

4. 治疗

(1)发现或疑有子宫穿孔,须立即停止手术操作,严密观察,必要时可酌情收入院观察。

(2)保守治疗:如探针或小号宫颈扩张器等导致的穿孔小,未放入 IUD、无出血症状及腹膜刺激症状,患者一般情况良好,可在严密观察下保守治疗。严密观察血压、脉搏、体温、腹部情况,使用抗生素预防感染及子宫收缩药加强子宫收缩,促使穿孔处愈合。

(3)腹腔镜治疗:若 IUD 已放到子宫外(进盆腹腔),需在腹腔镜下取 IUD,同时在腹腔镜下电凝止血、修补穿孔部位。

(4)剖腹探查:如无腹腔镜条件或穿孔较大,特别是取出钩穿孔,症状严重者;因穿孔进行保守治疗过程中发现腹痛加重,体温升高,腹膜刺激症状加重者;出现休克等,应及时剖腹探查。

(5)事后发现 IUD 异位至子宫外,根据 IUD 异位情况,可行阴道穹窿切开、腹腔镜或开腹取器。

5. 预防

(1)重视术前妇科内诊。术前要查清子宫位置、大小、软硬度,对哺乳期、绝经前后、长期应用避孕药、有反复人工流产史或子宫手术史者要慎重。

(2)根据宫腔大小选择合适的 IUD。

(3)子宫颈口过紧或操作困难时,一定要先扩张子宫颈口,然后再放或取 IUD。

(4)取宫内节育器时,若无尾丝,应先做 X 线或B 超检查以明确宫内有无 IUD 及其位置、形状等。

(5)绝经 6 个月 ~1 年都应及时取器,取器难度太大时,应在超声辅助检查下进行,手术前 1 周可口服或阴道放入卡前列甲酯栓改变宫颈硬度和松弛宫口,术前宫口能顺利通过探针和 4~5 号宫颈扩张器再取,以防断裂、残留。

(6)取 IUD 时,在 IUD 出宫颈口时,应用力均匀,若向外牵拉阻力过大,不易取出,不宜强行用暴力拉,需考虑有无异位的可能。

(7)生殖器畸形如子宫纵隔、双角子宫、双子宫,均为置器禁忌证,应嘱其采取其他避孕方法。

(二)复杂性子宫穿孔

子宫穿孔的同时有肠管、膀胱或大网膜损伤或伴内出血,可出现急腹症,是 IUD 的严重并发症。

1. 原因 ①同单纯性子宫穿孔。②多因操作时解剖关系识辨不清所致。③内脏损伤主要是由取器误入腹腔反复钩取所致(图 16-1-2)。

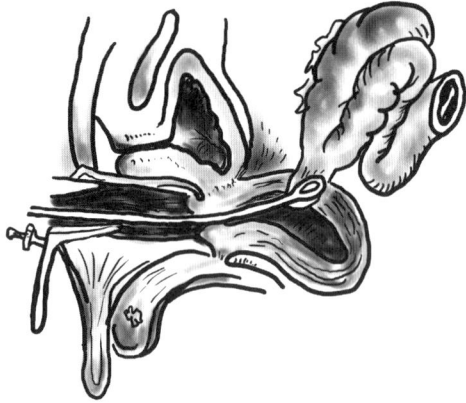

图 16-1-2　子宫穿孔并发肠道损伤

2. 临床表现与诊断　①同单纯性子宫穿孔；②腹膜刺激症状(腹肌紧张、反跳痛、压痛明显)，内出血多，可出现移动性浊音、休克体征等；③取器钩穿孔合并其他脏器损伤时，可钩出肠管、大网膜组织等，可伴剧痛和腹膜刺激症状。

3. 治疗　①剖腹探查手术：应立即剖腹手术，视损伤程度进行子宫修补或切除子宫，针对脏器损伤情况进行相应处理。②术后进行严密监护与治疗。

4. 预防　①同单纯性子宫穿孔；②确定子宫穿孔后，严禁取器钩反复钩取 IUD；③术者须严格遵守操作规程。

四、心脑综合征

1. 原因　可能因为患者过度紧张，术时扩张子宫内口、术中反复刺激或 IUD 压迫等因素，引起过强的血管 - 副交感神经反应。

2. 临床表现　表现为心动过缓、心律失常、血压下降、面色苍白、头晕、胸闷，甚至呕吐、大汗淋漓，严重者可发生昏厥、抽搐等症状，可发生于置、取 IUD 时或放置术后数小时内。

3. 诊断　①患者于放置 IUD 时或放置 IUD 后出现相应的临床表现；②严重者可出现一过性意识丧失、晕厥、抽搐；③心动过缓、心律失常，甚至心搏骤停；④血压下降至 90/60mmHg 以下，或收缩压比术前下降 30mmHg、舒张压比术前下降 15mmHg；⑤心率下降至 60 次 /min 以下，或比术前下降 20 次 /min，并伴有以上临床症状。

4. 治疗　①立即让患者平卧，下肢抬高；②不能立即恢复、症状明显者，可用阿托品 0.5~1.0mg

肌内注射或缓慢静脉滴注，并立即抢救；③如放置入 IUD 后症状持续，需取出 IUD。

5. 预防　①术前做好宣教，消除患者的思想顾虑，手术操作轻柔；②术前或术时肌内注射阿托品 0.5mg 可起到预防作用。

(侯勇丽　段　华)

第二节　术后远期并发症

一、IUD 断裂、变形

这类并发症发生率低，常与 IUD 的质量和放置操作技术有关，多数在随访时通过 X 线透视发现。

(一) 原因

1. IUD 质量不良或塑料老化等可发生断裂、变形或接头脱开。

2. 当 IUD 不适于宫腔形态时，也常发生 IUD 变形。

3. 困难取器手术时。

(二) 临床表现

一般无典型症状，损伤脏器者可出现相应的症状和体征，部分患者可出现少量的阴道不规则出血、腹部坠痛、腰痛等症状，若 IUD 断裂，患者性交时可有刺痛感。常在随访时发现。

(三) 诊断

1. 病史　常无症状，在随访时发现，亦可出现少量阴道不规则出血、下腹坠痛、腰酸等症状。

2. 妇科检查　金属环发生接头脱开(脱结)，有时一头可从宫口露出。

3. 超声检查　T 形节育器横臂可呈现折叠或金属环变形影像。

4. X 线检查　金属环变形；"T" 形 IUD 横臂可呈现折叠；"V" 形 IUD 可伸展开或嵌入肌层。"T""V" 形 IUD 在碘油造影下检查较为清楚。取出的金属 IUD 发生断裂时，金属丝短缺，X 线检查可见断端残留的金属丝影像。

(四) 治疗

1. 一旦发现，宜及时取出，可在 B 超监视下取出。如取出困难，无活动性出血，又无明显症状，可不必强取，暂密切观察。如不能自然排出，可在下次月经后，在宫腔镜下取出，或同时 B 超监护、宫腔镜下取出。

2. 取出断裂的 IUD 后,如有出血可给予子宫收缩药、止血药及抗生素等。

（五）预防

1. 选择合适的 IUD。

2. 放置时将 IUD 送至子宫底部位,放置过程中不可任意转动方向,必要时可行宫腔镜帮助检查核实放置位置。

3. 取出 IUD 有阻力时不可强行暴力牵拉。

二、IUD 异位

IUD 异位指 IUD 不在子宫腔正常位置,嵌入肌层或游离至盆腔、腹腔内。

（一）分类

1. 按 IUD 异位部位不同,分为三类。

（1）节育器部分异位:即 IUD 部分嵌入子宫肌层,部分游离在宫腔内。

（2）节育器完全异位:即 IUD 全部嵌入在子宫肌层,而尚未进入腹腔。

（3）节育器子宫外异位:指 IUD 异位在子宫外（如腹腔、阔韧带内、直肠子宫陷凹、膀胱腹膜反折处、膀胱、直肠等）。

2. 按 IUD 异位发生时间不同,分为两类。

（1）急性异位（急性穿孔）:手术直接将 IUD 送入子宫肌层或完全送到子宫外。

（2）慢性异位（慢性穿孔）:IUD 缺乏弹性,支架过硬,子宫壁过软、过薄,IUD 大小选择不合适,加之子宫受刺激而反复收缩。

3. IUD 异位种类　节育器嵌顿、节育器下移。

（二）原因

1. 术时子宫穿孔,将 IUD 放入宫腔外。多见于术者对子宫位置、大小、硬度等检查不够详细。如将后屈子宫误判断为前位而将上环器从子宫前壁穿出;反之,将前屈位误判断为后位,则造成子宫后壁穿孔或将小子宫误认为大子宫而在子宫底部穿孔,而穿孔器械多见于探针、扩张器或放置器。

2. IUD 压迫子宫壁,局部组织下陷,IUD 嵌入肌壁或移出子宫外。

3. 流产后或足月产后立即放器,因宫腔有创面加之子宫收缩,易使 IUD 嵌顿。

4. 某些特殊形状的 IUD,如"T"形 IUD 横臂端易嵌顿。

5. 哺乳期子宫壁薄、软,或绝经后子宫萎缩,可致 IUD 发生异位。在哺乳期及产后 12 个月内

放置者,子宫外异位比非妊娠期高 4 倍,尽管产后 6 周子宫已恢复正常,但子宫仍充血且较正常柔软,同时哺乳时可引起子宫反射性收缩,使 IUD 易嵌顿于子宫肌层,或子宫旁组织,甚至进入盆腔。IUD 由宫腔经嵌顿而游离到宫外约需 2 个月以上时间。

（三）临床表现

1. 症状

（1）无症状:IUD 异位多无任何症状,故不能及时发现,或有不同程度的下腹疼痛,往往是在取器前或取器困难时,经进一步检查（如 B 超、宫腔镜）时才发现。

（2）急性穿孔表现:放置 IUD 时突感剧痛,或伴有恶心、呕吐,出冷汗等。

（3）急腹症表现:少数患者出现急腹症,如异位于腹腔的闭合环,小肠袢可通过环孔,形成小肠瘘、肠扭转、肠坏死、肠梗阻等。

2. 取器困难　在取器时触及 IUD,但钩取有困难,或牵引时阻力较大,说明 IUD 已部分嵌入子宫肌层。

3. 妇科检查　IUD 异位于直肠子宫陷凹,经三合诊能触及 IUD;可通过检查发现盆腔内有无包块及宫体局部有无突起感等。

（四）诊断

根据症状、体征结合下列辅助检查可做出诊断。

1. B 超检查　主要确定宫腔内有无 IUD,明确 IUD 的具体位置,可在 B 超监视下用子宫探针探入宫腔了解探针位置与 IUD 的关系。

2. 宫腔镜检查　检查 IUD 是否在宫腔内,了解有无 IUD 嵌顿及嵌顿程度等。尤其对 X 线不能显影的 IUD,可采用宫腔镜检查。

（五）治疗

一旦发现 IUD 异位,应及时取出。应根据 IUD 异位情况进行处理。

1. 经阴道取出　若嵌顿在内膜下,可先用刮匙刮内膜后再取出;IUD 残留者,扩张宫口后,用有齿卵圆钳钳夹宫内残留部分带到宫口,再钳夹异位 IUD。或将 IUD 部分取出,逐渐牵拉,最后完整取出（图 16-2-1）。必要时做 X 线检查（腹部平片）,取出后应用抗生素、子宫收缩药和止血药。

2. 经阴道穹窿取出　IUD 异位于直肠子宫陷凹,经三合诊能触及 IUD,可经阴道后穹窿切开取出。若 IUD 在膀胱子宫腹膜反折处,可经阴道前

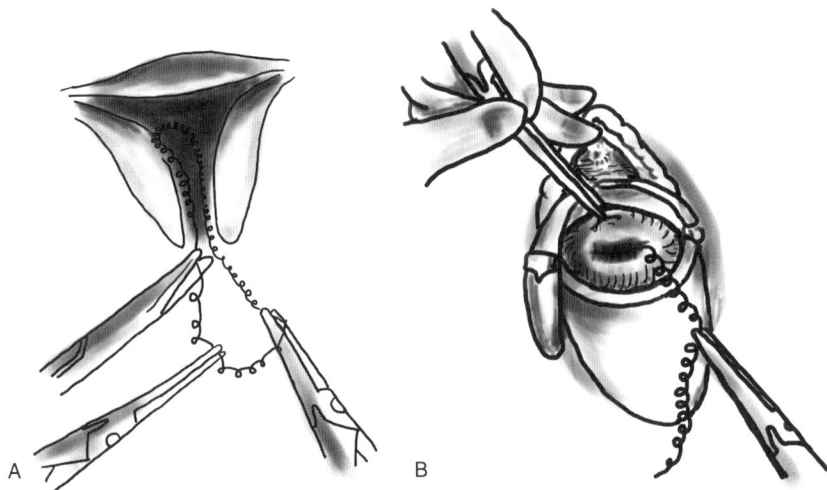

图 16-2-1　经阴道取出宫内节育器

穹窿切开取出。

3. 宫腔镜下取出　IUD 嵌入浅肌层，且经阴道取出困难者，可试在宫腔镜直视下钳住 IUD 轻轻外拉取出。

4. 腹腔镜下或开腹取出　①完全嵌入子宫肌层或断端残留于肌层内；②子宫外异位，根据有无脏器损伤，经腹腔镜或剖腹取出 IUD。

5. 子宫切除术　适用于子宫穿孔较大，伴有活动性出血，子宫已有严重感染或年龄较大，无生育需求及伴子宫肌瘤者。

（六）预防

1. 严格遵守操作规程，查明子宫位置及大小，选择合适类型、大小的 IUD。

2. 哺乳期、产后 12 周或长期口服避孕药后的妇女，其子宫肌层较脆弱，手术后易穿孔，故手术时更应小心，或暂改用其他避孕方法。

3. 取器前，应常规检查，了解宫内 IUD 的位置，若 IUD 已异位，则应按上述方法进行处理。

4. 绝经时间过久的妇女，IUD 有可能嵌入子宫肌层，故一般绝经后半年到 1 年应取出。

三、IUD 嵌顿

IUD 嵌顿属于 IUD 异位的一种，临床上较为常见。

（一）原因

1. IUD 过大或 IUD 损伤子宫壁引起，尤其是哺乳期子宫小、壁薄弱易受损，故在哺乳期放置将增加 IUD 嵌顿的发生率。

2. 放置时间过长。

3. 取器过晚。随着绝经时间的延长，子宫逐渐萎缩，肌层变薄，尤其绝经 1 年后萎缩最快，IUD 相对过大，易损伤宫壁发生嵌顿，甚至异位至宫外。

（二）临床表现

一般无症状，多于取器时才发现，一般需结合 X 线透视、超声检查或宫腔镜检查才能明确诊断。

（三）诊断

临床上常无明显症状，多因避孕失败或取出时困难而发现（其余同 IUD 异位）。

（四）治疗

1. "T" 形 IUD 横、纵臂嵌顿宫颈管造成取出困难时，可酌情扩张宫口，用止血钳夹住 "T" 形 IUD 纵臂向宫腔内推入约 1cm，然后边旋转边向外牵拉即可顺利取出，或在 B 超监视下挟出。

2. 宫腹腔镜联合　宫腔镜可在直视下挟取，如 IUD 嵌顿入宫壁内，穿过肌瘤或套于肌瘤上，则用电切环切开嵌顿环周围的肌壁或切除肌瘤后取出；嵌顿深者同时腹腔镜检查，以确定 IUD 是否已经穿出子宫浆膜层。

（五）预防

1. 注意选择与宫腔大小相适应的节育器械。

2. 哺乳期放置时必须小心谨慎，操作轻柔。

3. 绝经后应及时取器。

4. 在反复取不出 IUD 时，不可执意乱钩取。特别是受术者感到异常疼痛时，应立即停止手术，请有经验的医师处理。

四、IUD 位置下移

部分或全部 IUD 进入宫颈管，IUD 下缘已达子宫内口下称为 IUD 位置下移。多在置 IUD 后第 1 年，尤其是前 3 个月发生，近年来 IUD 的不断研制改进,已使下移率明显下降,本并发症是造成避孕失败的主要原因。

(一) 原因

1. IUD 过小　如宫腔大,而选型号过小的 IUD 易发生下移。

2. 放置不到位　放置时未能将 IUD 放到子宫底部,或在放置时用套筒式放置器,在退出套筒时如不注意,仍可将尾丝拉下,使 IUD 下移。

3. 宫口较松、长期站立劳动或过度增加腹压。

4. 子宫较敏感者受 IUD 刺激易引起子宫收缩而致 IUD 下移。

(二) 临床表现

在临床上,IUD 位置下移多无症状,多在随访、带器妊娠或取器时发现,少数患者可出现阴道不规则出血,下腹不适、下坠感,腰酸、腰骶部疼痛,白带增多或血性白带等表现。

(三) 诊断

1. 出现上述症状。

2. 可发生带器妊娠。

3. 临床诊断标准　IUD 下端下移到子宫颈内口以下、进入宫颈管,才能诊断。阴道扩张器检查时,可见到 IUD 下缘在宫颈管内;如为有尾丝的 IUD,当尾丝明显增长时或尾丝下降至子宫颈外口下方,检查时触到 IUD 下缘,应考虑到下移。

4. 超声检查　B 超能较好地诊断下移,B 超示 IUD 上缘距宫底距离 2cm 以上,一般可诊断为 IUD 下移。

(四) 治疗

及时取出,酌情重放。

(五) 预防

1. 根据测定的宫腔大小,选择大小、型号合适的 IUD。

2. 术前查清子宫位置,如子宫颈管较紧,应先扩张子宫颈管,以保证 IUD 顺利放至宫底。

3. 加强术后随访可尽早发现、及时更换。

五、IUD 尾丝消失

(一) 原因

1. 病理情况下,如合并子宫肌瘤、妊娠等,子宫大小、形态发生改变,IUD 的尾丝相对过短而缩至宫腔内或消失。

2. IUD 脱落或因 IUD 异位造成尾丝消失。

(二) 临床表现

一般无特殊不适,部分患者自觉下腹隐痛、腰酸、下坠感。若异位到其他脏器,可出现相应的症状和体征;如异位到膀胱,可出现尿频、尿痛等症状。

(三) 诊断

一旦发现 IUD 尾丝消失,可行 B 超检查以明确诊断及了解 IUD 的位置,或用探针探测宫腔内是否有异物感。

(四) 治疗

如确诊 IUD 仍在宫腔内的正常位置,可以继续存放。如 IUD 位置不正,则需及时取出,置入新的 IUD。

(五) 预防

放置 IUD 后应定期随访,及时了解 IUD 位置。

六、IUD 脱落

IUD 脱落多发生在放置后第 1 年,尤其是前 3 个月内,常与经血一起排出。近年来 IUD 的不断研制改进,已使脱落率明显下降。

(一) 原因

1. 多与 IUD 选择不合适有关,IUD 与宫腔大小、形态不符,如型号过小、IUD 支撑力和子宫收缩力不平衡等诸多因素。

2. IUD 放置操作不到位、没有放入子宫底部。

(二) 诊断

1. 病史　主诉有带器史,个别月经过多的患者有 IUD 随经血排出史。

2. B 超未见 IUD 影像。

3. 腹部 X 线片未见 IUD 影像。

(三) 治疗

如患者愿再放置 IUD,待下次月经后重新放置,使用一种较有效的 IUD。

(四) 预防

1. 放置前需做妇科检查,子宫过度前屈、过度后屈可能会脱落;放置前需探测宫腔深度,如果>10cm 易脱落。

2. 放置后应定期随访,放置后 3 个月、6 个月、12 个月各随访 1 次,直到 IUD 停用。随访内容包括妇科检查,并确定 IUD 是否还存在于宫腔内。

七、盆腔炎性疾病

放置、取出 IUD 后近期或远期可能发生盆腔感染或盆腔脓肿。国外报道,使用 IUD 者尤其是原有盆腔炎史者,发生盆腔炎的概率比健康妇女高 5~8 倍。

（一）原因

1. 放置前有未经治愈的阴道炎、盆腔炎等。

2. 放置术中未严格进行无菌操作。

3. 带器后阴道不规则出血或经期延长，利于细菌生长繁殖，导致细菌上行性感染。IUD尾丝易使阴道炎患者的阴道内细菌上行性感染发生盆腔炎症。

（二）临床表现

1. 放置、取出IUD后腹痛、腰痛。

2. 阴道分泌物增多，有异味；发热。

（三）诊断

1. 下腹部肌紧张。

2. 阴道检查时宫颈举痛。

3. 单侧或双侧附件区触痛或触及包块。

有两项临床表现，并有以上三项中之一，即可诊断。

（四）治疗

1. 有明确感染者，应立即取出IUD并选用有效抗生素。

2. 中药或物理治疗。

（五）预防

1. 放置前治疗阴道炎、盆腔炎等。

2. 放置术中严格进行无菌操作。

3. 放置IUD后暂禁性生活、禁盆浴2周防感染。

其余详见第三章第五节。

八、带器妊娠

发现带器妊娠者，首先应鉴别宫内妊娠、异位妊娠。国内外大量研究表明，IUD并不增加异位妊娠的发生率，但随着带器时间的延长，尤其是超过4年者，发生异位妊娠的机会将增大，估计随时间延长，与IUD产生的异物反应的影响也趋于稳定有关。

（一）原因

1. 多见于IUD移位或异位于子宫肌壁、盆腔、腹腔等情况。

2. IUD未放置到子宫底部。

3. 与放置IUD的时间、IUD的大小有关（如哺乳期放置IUD，停止哺乳后子宫恢复原来的大小，此时IUD相对较小）。

4. 在极少数人中IUD位置正常也可怀孕。

5. IUD粘连于一侧宫壁时即失去了对另一侧宫壁的刺激，达不到避孕目的。

（二）临床表现与诊断

1. **带器宫内妊娠**

（1）放置IUD后有停经、早孕反应，有时可有少许阴道出血。

（2）妇科检查示子宫增大。

（3）尿妊娠试验阳性。

（4）B超检查宫内有妊娠胎囊及IUD。

2. **带器异位妊娠**

（1）放置IUD后有停经、阴道出血、腹痛等典型异位妊娠症状。

（2）妇科检查提示子宫正常大或稍大，附件可触及包块。

（3）尿妊娠试验阳性。

（4）B超检查提示宫内无妊娠囊，但有IUD。一侧附件区有低回声包块及胎心。有内出血时盆腔、腹腔可有游离液。

（5）诊断性刮宫时，宫内未刮出绒毛及胎囊。

（三）治疗

1. **带器宫内妊娠**

（1）终止妊娠，同时取出IUD。带器妊娠可致胎儿损伤或畸形，故一旦发生带器妊娠，原则上应取出IUD并做人工流产。①带器早期妊娠者可于人工流产吸引术时取，根据IUD所在部位，先取器后吸宫或先吸宫后取器。②带器的妊娠中、晚期者应在胎儿、胎盘娩出时仔细检查IUD是否随之娩出，未排出者可做宫腔探查取出，或待产后3个月或月经复潮后，经B超或X线确诊IUD位置后再取。

（2）不宜药物流产。

2. **带器异位妊娠**　按照异位妊娠的原则处理，应及时取出IUD。可在术后出院前取出IUD，也可在下次月经复潮后取出。

（四）预防

1. 凡有月经延期或哺乳期闭经者应排除早期妊娠后才可放置。

2. 定期复查IUD情况，凡带环育龄妇女有停经史，宜及早妇科检查，明确是否带器妊娠，并及时鉴别宫内妊娠、异位妊娠。

九、铜过敏

目前常用的活性IUD均带有铜丝或铜套，在宫腔、宫颈、输卵管液中有较高铜离子浓度，对带铜IUD过敏者鲜见报道。

（一）原因

1. 子宫内膜分泌时可导致由铜离子和基团分

离引起的铜释放,因此存在分泌物带走铜离子及铜盐的可能。

2. 月经出血伴随铜的释放。

3. 一部分铜复合体可通过吞噬细胞或小噬细胞和巨噬细胞被排出。

4. 子宫内膜细胞主动 吸收铜而影响细胞膜代谢,并排斥锌。

以上原因均可导致铜离子和有机铜进入血液,从而提高血浆铜的水平,引起过敏反应。

(二)诊断

1. 局部和全身症状 放置带铜 IUD 过敏者术后 3 天即可出现局部及全身症状,多数出现皮疹、全身瘙痒,呈进行性加重,个别出现心慌、腹痛,罕见过敏性休克等。

2. 白带异常 带血、稀薄、量多,考虑局部过敏而致毛细血管水肿、通透性增加所致。

3. 有时伴有低热。

4. 用抗生素治疗症状无改善。

放置带铜 IUD 后排除其他原因导致的上述症状可诊断。

(三)治疗

临床上怀疑铜过敏者应及时取出 IUD,并给予抗过敏治疗。

(四)预防

今后不能用带铜 IUD,应改用其他节育措施。

十、宫腔、宫颈粘连

IUD 可防止宫腔及宫颈粘连,IUD 并发宫腔、宫颈粘连较为少见。

(一)原因

常有取器失败史。

(二)临床表现与诊断

1. 放置 IUD 数年后出现经期缩短、经量减少、渐进性痛经,甚至出现闭经伴周期性腹痛。

2. B 超检查提示宫腔分离,宫腔内有积液。

(三)治疗

1. 用探针按宫腔方向稍用力可分离粘连,并随即有陈旧血液流出,受术者腹痛随之减轻,诊断也可明确。

2. 在取器时探针不易探入宫腔,可用细号扩张器稍用力后即有突破感,并可触及 IUD,充分扩张宫颈后可顺利取出 IUD。

3. 也可在术后再放 IUD,防再次粘连。

4. 宫腔镜下取出 IUD,并行粘连分离术。

5. 术后给予抗生素,也可给予人工周期治疗。

(四)预防

1. 探测 IUD 位置时需轻巧,一次性探到异物感,避免多次进出宫腔反复探测致子宫颈管、子宫内膜损伤。

2. 只能在宫腔内钩取,避免向宫壁钩取,以免钩伤宫壁造成出血;如钩到后牵拉有阻力,不能强行牵拉,需退出取出钩,进一步查清原因,或在 B 型超声监护下取器。

3. 在反复取不出 IUD 时,不可执意乱钩取。特别是受术者感到异常疼痛时,应立即停止手术,请有经验的医师处理。

(侯勇丽 段 华)

参 考 文 献

［1］邹燕,吴尚纯.宫内节育器和皮下埋植剂放取手术并发症防治的标准操作程序.北京:中国人口出版社,2012.

［2］SEYMA F, ADILOGLU B, DILBAZ E, et al. Relationship between copper IUD complications and ultrasonographic findings. Archives of Gynecology and Obstetrics, 2018, 297 (4): 989-996.

［3］ATHAR R, ZOHRE C, AZADEH K, et al. Complications associated with intravesical migration of an intrauterine device. Obstet Gynecol Sci, 2020, 63 (5): 675-678.

［4］HICHAM B, HAMZA K, Ely C T, et al. Intraperitoneal migration of an intrauterine device (IUD): A case report. Ann Med Surg (Lond), 2021, 8 (68): 102547.

［5］SOUKAINA W, LAILA L. Spontaneously expelled IUD and missing fragments in the uterine cavity. Radiol Case Rep, 2020, 15 (9): 1654-1656.

［6］AHMED M M, ADEL M N, HALA A, et al. The value of ultrasound guidance during IUD insertion in women with RVF uterus: A randomized controlled trial. J Gynecol Obstet Hum Reprod, 2021, 50 (4): 101875.

［7］MARIANA R R, SARAH A, PRAVEENA S, et al. Complications after interval postpartum intrauterine device insertion. Am J Obstet Gynecol, 2022, 226 (1): 95.

［8］YAIR D, SHLOMO B, NISSIM A, et al. Verbal analgesia is as good as oral tramadol prior to intrauterine device (IUD) insertion, among nulliparous women: A randomized controlled trial. Eur J Obstet Gynecol Reprod Biol, 2021, 258: 443-446.

［9］赵真, 董白桦. 宫内节育器常见并发症及其诊断. 中国计划生育学杂志, 2012, 20 (5): 357-359.

［10］中华医学会计划生育学分会, 中华医学会围产医学分会. 产后无支架固定式宫内节育器临床应用专家共识. 中华妇产科杂志, 2020, 55 (07): 438-442.

［11］李昭润, 秦鸣妍, 钱序, 等. 我国绝经后妇女宫内节育器取出问题综述. 中华生殖与避孕杂志, 2022, 42 (00): 1-6.

［12］李莉, 祝鑫瑜, 蔡杰, 等. 人工流产术后即刻放置不同宫内节育器短期避孕效果. 中国计划生育学杂志,

2021, 29 (4): 679-681.

［13］胡丽芳. 宫内节育器不良反应调查及相关应对策略. 中国妇幼保健, 2018, 33 (2): 394-397.

［14］符琴, 刘玉珠, 贾利平, 等. 放置 IUD 术后生殖道感染发生及阴道灌洗液炎症因子水平. 中国计划生育学杂志, 2020, 28 (12): 2034-2037.

［15］张卫妮. 计划生育手术时致子宫穿孔的原因、处理与预防探究. 中外女性健康研究, 2020 (14): 98.

［16］侯晓曼, 仪雅洁, 关丹丹. 人工流产术后即时放置宫内节育器异位的诊治和预防. 中国计划生育学杂志, 2018, 26 (8): 733-735.

［17］胡世福, 夏伟, 朱长虹. 含铜宫内节育器异常出血不良反应机制的研究进展. 中华生殖与避孕杂志, 2021, 41 (8): 702-704.

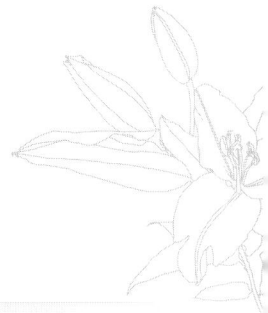

第十七章
人工流产术并发症

第一节　术中并发症

一、子宫出血

一般术时子宫出血与妊娠月份大小成正比,超过200ml为流产时出血。

(一)原因

影响人工流产术中出血量的因素,除吸宫技巧对术中出血量影响较大外,还有受术者的年龄、孕周和宫腔大小。

1. 胚胎或胎儿及其附属物未完全吸出或刮出　部分组织残留,影响子宫收缩。

2. 子宫收缩不良　人工流产次数多或其他原因导致的子宫收缩不良。

3. 子宫损伤　如子宫穿孔、宫颈裂伤等。

4. 器械选择不当　妊娠月份大,用的吸管较小,负压太低。

5. 凝血机制障碍　如严重肝脏疾病、血液病、血小板减少等。

6. 胎盘附着位置低　每次扩宫时都有一阵鲜血流出。

7. 宫颈妊娠或子宫下段妊娠　较少见,如术前未诊断明确进行刮宫,可导致大出血。

(二)临床表现与诊断

1. 术中自负压吸引器管中吸出多量血液。

2. 宫颈口有持续性多量出血,甚至为喷射状出血,患者可出现头晕、心悸、面色苍白、出冷汗等,甚至出现血压下降、脉搏细速等休克表现。

3. 部分患者可有腹腔内出血或阔韧带血肿。

4. 对于原无出血性疾病的患者,人工流产术中外出血量≥200ml,或有内出血、阔韧带血肿等;钳刮术时出血量≥300ml,即可诊断。

(三)治疗

1. **迅速清除宫腔内残留组织**　发现出血时,除给予肌内注射子宫收缩药外,应调节吸管的型号、负压的大小,迅速清除宫腔内残留组织,出血往往可迅速停止,这是止血的关键之一。

2. 子宫收缩不良的处理

(1)如宫腔内容物已刮净,应停止吸宫或刮宫,迅速注射子宫收缩药,必要时可静脉滴注缩宫素20~30U维持子宫收缩。

(2)有条件者可注射前列腺素制剂如$PGF_{2\alpha}$药物(无禁忌证者可用)。

(3)按摩子宫:从腹部用手指按摩子宫,或双合诊按摩与压迫子宫体,促进宫缩,控制出血。

(4)必要时可在阴道后穹窿置卡前列甲酯栓0.5~1.0mg,常可取得较好效果。

3. 如子宫穿孔,可根据子宫穿孔的情况选择保守治疗或剖腹探查。

4. 宫颈裂伤者可压迫或缝合止血。

5. 对于出血多者,应及时采取补液扩容措施,必要时输血,术后应用抗生素预防感染。

6. 超声检查疑诊宫颈妊娠或子宫下段妊娠者,子宫动脉栓塞术后再行刮宫。

(四)预防

1. **严格掌握手术适应证**　严格遵守操作规程,熟练掌握人工流产技术,做到稳、准、轻、柔。

2. **选择合适的吸管**　根据孕周和子宫大小,选择适当型号的吸管,橡胶管的硬度应适当,不宜太软。

3. **负压不宜过低**　负压过低,吸不出组织,需要多次吸引,反而增加出血。一般吸引术将负压控制在400~500mmHg。

4. **尽快寻找孕卵着床部位**　及时吸出能减少出血量,宫腔内容物已吸净时应避免多次反复吸刮。

5. 术前加强病史询问和检查 了解平时有无出血倾向，如有凝血机制障碍、多次人工流产史、孕周较大，术后应用止血药物和子宫收缩药。

6. 术前准备好子宫收缩药（如缩宫素、麦角新碱等）、葡萄糖注射液等。

二、人工流产综合征

人工流产综合征是由于手术时子宫颈或子宫局部受到强烈的机械性刺激，引起迷走神经兴奋，释放出大量乙酰胆碱，使血管收缩，而导致心、脑等器官供血不足，又称为心脑综合征。本病发病急，曾有处理不及时导致心搏骤停的报道。

（一）原因

1. 对子宫或宫颈的局部刺激 由于人工流产手术对子宫或宫颈的局部刺激引起迷走神经自身反应，出现迷走神经兴奋症状，释放大量乙酰胆碱，可对心血管系统产生一系列影响，引起脑供血不足等。

2. 孕妇情绪紧张 常与孕妇情绪紧张有关，人工流产综合征的发生同心理因素有很大关系。据临床观察，这种综合征比较容易发生在精神紧张、对人工流产手术充满疑虑的孕妇中。

3. 其他 与宫颈扩张困难、负压过高和强烈的子宫收缩等因素有关。

（二）临床表现与诊断

1. 受术者突然出现心动过缓、心律失常、血压下降、面色苍白、出冷汗、头晕、胸闷等症状，甚至出现一过性意识丧失、晕厥、抽搐等症状，多发生于精神高度紧张者。

2. 血压下降，收缩压比术前下降 30mmHg、舒张压下降 15mmHg，或血压下降到 90/60mmHg 以下、心率减少到 60 次 /min 以下。

3. 一般症状于手术接近结束时加重，术后数分钟内逐渐恢复。但如迅速起立，可使症状再次加重，亦有在术后起立时症状才出现的。

4. 可借助辅助检查如心电图等诊断。

（三）治疗

应及时停止手术操作，并给予吸氧，静脉或肌内注射阿托品。

1. 立即平卧，测量脉搏和血压，给予吸氧。

2. 阿托品 0.5~1.0mg 或消旋山莨菪碱 20mg 静脉注射。

3. 必要时给予 50% 葡萄糖溶液 60~100ml 静脉注射，也可开放静脉给予补液。

4. 无效时用异丙肾上腺素 1mg 溶于 5% 葡萄糖溶液内静脉滴注，根据心率恢复情况调节滴速。

5. 也可用麻黄素 30mg 肌内注射，必要时静脉注射多巴胺、间羟胺等。

6. 病情重或经上述处理仍不减轻者应在心电监测下进行急救处理。

（四）预防

1. 消除受术者的精神紧张因素。术前做好解释工作，做好心理护理，必要时可口服巴比妥类制剂。

2. 手术时操作应尽量轻柔，扩张宫颈口时不宜过快或用力过猛（包括牵拉、扩宫、搔刮宫壁等）。

3. 负压不宜过高，吸尽后勿再反复吸刮子宫壁。

4. 对于曾发生过人工流产综合征的孕妇，在再次行人工流产术时，可于术前 20~30 分钟，肌内注射阿托品 0.25mg，对预防人工流产综合征的发生可起到良好效果。

5. 宫颈过紧难以扩张时，应用镇痛剂，如宫颈口局部用地卡因棉球涂擦或宫颈管用润滑止痛胶涂抹；或用 0.5%~1.0% 普鲁卡因等行宫颈旁阻滞麻醉；或在术前 12 小时左右将宫颈扩张棒或导尿管（18 号）置于宫颈内，以利于宫颈扩张。

三、子宫穿孔

子宫穿孔是较为严重的并发症，国内发生率为 0.05%~0.88%，国外发生率为 0.09%~0.2%。多由探针及宫颈扩张器造成，穿孔部位常在子宫峡部与颈体交界处或宫角部，如合并内出血、感染、内脏损伤而又诊断不及时或处理不当，可危及生命。

子宫穿孔分单纯性子宫穿孔和复杂性子宫穿孔，后者指子宫损伤面积较大、多处损伤或有肌壁间血肿，以及并发腹腔内出血、阔韧带血肿、脏器损伤。

（一）原因

1. 术前对子宫大小、方位不明确。同时早期妊娠时子宫峡部柔软，一般在使用探针探宫腔或扩张宫颈时多从峡部穿孔。

2. 手术操作不够稳、准、巧，又未能认真遵守操作规程，过度吸宫导致穿孔。

3. 多发生在子宫过度屈曲、哺乳期和长期服用避孕药的妇女。

4. 剖宫产后瘢痕子宫，尤其是术后有感染。

5. 双子宫单宫颈，易在子宫分叉处造成穿孔。

6. 反复多次人工流产或两次人工流产间隔很近者，子宫易穿孔。

（二）临床表现

因穿孔大小、部位不同而有不同表现。

1. 穿孔小而未伤及大血管，可能不出现症状。

2. 穿孔大且又损伤血管，受术者突然感到腹痛。如伤及大血管，可于短时间内出现休克。

（三）诊断

主要依据施术者操作中的感觉和受术者的表现判断。子宫损伤的危险信号如下。

1. 子宫发生穿孔时患者自觉腹痛，甚至有休克等症状（常与穿孔大小有关系），术者可感觉到负压消失、落空感、宫底变深。

2. 探针进入宫腔的深度与妊娠周数或妇科检查的子宫大小不符。

3. 探宫腔或在宫腔内操作时，突然感到失去宫壁阻力，有"落空感"或"无底感"。

4. 术中发现手术器械进入深度超过原探测宫腔深度。

5. 开始扩张宫颈困难、阻力大而手术中突然感到器械进出宫腔松弛（警惕宫颈裂伤）。

6. 用吸管进行负压吸引时感到空荡而滑，但吸不出组织。

7. 术中感子宫位置发生变化或感到原来探查的子宫位置有误。

8. 吸出或夹出异常组织，如脂肪组织、网膜组织、肠管组织、输卵管伞端或卵巢组织，若看到有脂肪球或类似肠管的组织则确诊无疑。

9. 受术者感到下腹部剧烈疼痛，并在术后观察中继发休克、腹腔内出血或阔韧带血肿；B超检查盆、腹腔有游离液或附件出现包块。

10. 术中有固定痛点，牵引时疼痛加剧。

11. B超检查可见患侧宫壁上有穿孔迹象或有盆腔积液。

12. 术后受术者腹痛、腹胀进行性加重，检查有腹膜刺激征。如腹部叩诊肝浊音界消失、X线检查见膈下有游离气体，则有肠管损伤的可能。

（四）治疗

一旦发现穿孔，应立即停止手术，根据具体情况作全面分析，并正确处理。

1. 保守治疗

（1）立即停止手术：小的穿孔（多发生于吸宫前探针探入或扩张宫颈时），首先停止手术，给予抗生素、子宫收缩药，住院治疗；对于需要再刮宫者，观察2~3天后再行刮宫术。

（2）人工流产术已完成：单纯性子宫穿孔，如穿孔较小、宫腔内容物已清除干净、无内出血征象，可住院观察，给予子宫收缩药、抗生素，卧床休息，一般可以自愈。留院观察3~5天后无异常者可出院，如观察过程中出现明显内出血或脏器损伤症状，应立即剖腹探查。

（3）人工流产术尚未完成：穿孔较小，宫腔内妊娠组织尚未吸出，在保守治疗观察后1周，由有经验的医师避开穿孔处进行吸宫或在B超引导下手术，也可采用药物流产。

2. 手术治疗 大的穿孔（多系吸管、刮匙、卵圆钳所致），应注意检查有无合并腹腔内脏器损伤，若有或怀疑有脏器损伤，则立即行剖腹探查术或腹腔镜检查，在直视下清理腹腔，修补子宫及损伤的脏器，对无生育要求者可考虑行子宫切除术或输卵管结扎术。

（1）手术指征：①穿孔口大，如为吸管、卵圆钳损伤，或穿孔部位不明确；②有腹腔内脏器损伤或可疑时；③有内出血、休克征象；保守治疗过程中出现严重感染而不能控制者，应剖腹探查或行腹腔镜检查，并在其监视下行刮宫或修补术。

（2）手术方式：术中根据子宫损伤的部位、程度、有无感染和宫腔内容物是否清除干净而采取不同的手术方式。

1）清宫术：对于穿孔大但无内脏损伤、有大量出血者，应避开穿孔部位或在宫腔镜下细心完成清宫术，术后常规给予抗生素。

2）子宫修补术：创面比较整齐又不大、无明显感染者，行子宫穿孔部位缝合止血。

3）子宫切除术：子宫损伤严重、多处损伤或子宫侧壁穿孔伴有阔韧带血肿，或已并发严重感染者，应采取子宫切除术。

4）剖腹探查：术中必须探查肠管、膀胱、附件、输尿管等有无损伤，以免漏诊而造成严重后果，发现脏器损伤及时修补。

5）根据受术者要求及子宫损伤程度决定是否同时绝育，以防再次妊娠时发生破裂。

6）如无剖腹手术设备，应紧急转送有条件的医院进行抢救。

（五）预防

1. 术前详细询问病史，了解既往人工流产史及次数、间隔时间，有无子宫畸形，对哺乳期及长期服用避孕药而又妊娠者,术中更应谨慎。

2. 术前查清子宫的大小、位置、形态、软硬度,以及有无畸形。对前屈或后屈的子宫尽量纠正到中位。

3. 对上述的各种特殊子宫情况应特别重视,操作要轻柔。

4. 吸宫时正确掌握和调整负压,负压过大能使吸管吸住宫壁,不易移动,应先解除负压,再移动吸管,切勿强力牵拉吸管,以防穿孔。在子宫内容物快吸净时,应降低负压。

5. 扩张宫颈后,可酌情用子宫收缩药,促进宫缩,增加宫壁厚度。

6. 为避免流血过多和穿孔,术前可在宫颈旁注射促子宫收缩药物,如缩宫素。

7. 用刮匙清理宫角时,操作要特别轻柔,特别是在子宫收缩不佳时,更要引起注意。

8. 术中操作细致,所有进宫腔的器械都要顺着子宫腔的方向,切不可使用暴力。术者必须随时注意宫腔的大小变化,任何器械进入宫腔,不可超过原有深度。如器械进入宫腔有落空感或无底感,可能发生穿孔,应立即停止手术。

四、宫颈裂伤

宫颈裂伤指宫颈钳造成的环形撕裂及宫颈扩张器所致内口撕裂。

(一)原因

1. 多因宫颈阴道段短小而紧,宫颈钳反复钳夹、反复滑脱造成。

2. 宫颈扩张器引起的裂伤多发生于宫颈较紧,或不按顺序号进行宫颈扩张,或用力过猛。

3. 孕周大,胎儿骨骼硬,宫颈口扩张不充分。

(二)临床表现

1. 钳刮术扩宫困难时突然感到内口松弛,伴有活动性外出血或盆腔血肿。

2. 钳刮大块胎体感到有阻力,取出胎体后有活动性外出血。

3. 引产术后检查宫颈发现宫颈裂伤。

(三)诊断

施术过程中宫颈突然有失控感觉,子宫内有鲜血流出,窥诊可发现宫颈有裂痕,指诊可发现宫颈裂伤处。

(四)治疗

1. 轻度裂伤,局部用消毒纱布压迫。

2. 裂伤超过 2cm 者,需用可吸收肠线或合成

缝线缝合修补。

(五)预防

1. 扩张宫颈时不能用暴力,要顺着宫腔方向,按号顺序扩张宫颈。一般从 4 号开始,依次递增半号,切忌跳号。

2. 扩张有困难时,可在宫旁用普鲁卡因等进行阻滞麻醉。

3. 对孕周较大、宫颈较坚硬不易扩张者,可于手术前晚,在宫颈内放置宫颈棒或导尿管(18 号),促使宫颈软化。

五、空吸与漏吸

(一)空吸

人工流产空吸指非妊娠子宫误被认为宫内妊娠而行人工流产术。

1. **原因** 绝大多数因未明确诊断,但要警惕漏诊异位妊娠及滋养细胞疾病。①子宫肌瘤、子宫纤维化、子宫肥大、卵巢肿瘤或月经失调而未妊娠的子宫;②尿 β-hCG 假阳性;③异位妊娠也是空吸原因之一,对空吸病例需警惕异位妊娠及滋养细胞疾病。

2. **临床表现与诊断** ①人工流产术中未吸出绒毛及胎囊,术前亦无组织物排出;②术后复查尿或血妊娠试验阴性,吸出物病理检查无绒毛及滋养细胞,则为误诊;③术后复查尿或血妊娠试验阳性,B 超检查宫内无胎囊而附件有包块或盆、腹腔有游离液,病理检查无绒毛及滋养细胞,应警惕异位妊娠;④术后血 hCG 定量测定值高而上升快,B 超检查宫内无胎囊而肌壁内有异常回声,应警惕滋养细胞疾病。

3. **治疗** ①如确定为误诊,无须处理,但要做好受术者及家属工作。②可疑异位妊娠,必要时开腹探查或腹腔镜探查;如有急腹症、检查有内出血,应及时开腹手术。③可疑滋养细胞疾病,应确诊后按该病治疗。

4. **预防** ①首先应严格掌握手术适应证;②对人工流产吸出物应仔细检查,可及时发现;③术后复查 β-hCG,必要时做 B 超检查;④加强随访以便及早发现继续妊娠或异位妊娠,及时处理。

(二)漏吸

凡因宫腔内妊娠进行人工流产,但胚胎组织未能吸出,以致妊娠继续发展者,称为漏吸。

1. **原因** ①生殖器畸形如子宫纵隔、双子宫、双角子宫,为主要原因;②手术者操作失误;③妊

娠月份过小,往往发生于孕 6 周之内,由于孕囊小、宫腔相对较大而造成漏吸;④子宫过度前倾或后倾屈位等。

2. 临床表现与诊断 ①人工流产术后无阴道出血或有少许阴道出血;②术后仍有妊娠反应;③吸出组织中未见绒毛等胚胎组织,或吸出组织过少与孕周不符;④尿、血妊娠试验仍阳性;⑤B 超检查提示宫内妊娠、活胎或停育;⑥要警惕罕见的残角子宫妊娠。

3. 治疗 ①发现漏吸而宫内妊娠在 10 周内,可由有经验的医师行负压吸引术或钳夹术;②妊娠 10 周以上则入院引产;③对再次人工流产术者,应给抗生素预防感染;④残角子宫妊娠则需开腹手术,切除残角子宫。

4. 预防 ①要认真、仔细做好术前检查,明确子宫位置;②妊娠 40 天以内者,胚胎组织很小,常难以触及而造成漏吸,一般孕 45 天左右行人工流产术为宜;③对人工流产吸出物应仔细检查,可及时发现;④术毕吸出物若未见胚胎及绒毛,或组织物特别少,与孕周不符时,应将吸出物及时送病理检查;⑤术后复查血 β-hCG,必要时做 B 超检查。

六、羊水栓塞

少见并发症,多发生在钳刮术时,常在人工破膜后数分钟内发生。

(一)原因

1. 破膜后钳夹部分胎盘组织,导致血窦开放。

2. 注射催产素引起强烈的子宫收缩,羊水从宫颈裂口或宫壁血窦挤入血液循环。

(二)临床表现与诊断

孕妇突然出现胸闷、刺激性呛咳、口唇发绀,严重时出现烦躁、抽搐、昏迷或凝血功能障碍、出血倾向等。羊水栓塞的诊断详见第十二章第一节。

(三)治疗

1. 立即停止手术,给予氧气吸入。

2. 抗过敏药氢化可的松 100mg 或地塞米松 5~10mg 加入 25% 葡萄糖注射液 20ml,静脉推注。

3. 抗休克治疗,给予补液、输血。

4. 纠正酸中毒,4% 碳酸氢钠溶液 200~400ml,静脉滴注。

5. 如有心力衰竭可用呋塞米及洋地黄制剂注射。

6. 适当应用抗生素。

7. 确定 DIC 时,可早期应用肝素,近几年临床上常应用低分子量肝素。

(四)预防

1. 施行钳刮术时,术前一天应采用术前用药、宫颈管放置扩张棒或导尿管等方法扩张宫颈。

2. 要在人工破膜放尽羊水后再行钳刮术或注射子宫收缩药。

(于 冰 张利利)

第二节 术后近期并发症

一、吸宫不全

吸宫不全指人工流产后部分胚胎组织残留于子宫腔内,引起流产术后阴道不规则出血或大出血。

(一)原因

1. 术者技术不熟练,对子宫的方位、大小等掌握不确切。

2. 子宫过度屈曲,当吸管进入宫腔一定深度时遇到阻力,以为达到宫底部。

3. 手术中子宫位置发生改变,但未能及时发现。

4. 手术结束前未认真检查是否已吸净,尤其是子宫两角。

5. 未仔细检查吸出物与孕周是否相符合。

(二)临床表现

主要表现为术后阴道流血,色鲜红,量或多或少,伴有下腹痛、腰酸、腰痛,时间可长达 15 天以上,一般对症治疗无效。少数患者可因感染导致发热。妇科检查提示子宫稍大,或复旧不良,较软,子宫颈口松,有活动性出血。

(三)诊断

1. 人工流产术后 2 周,尿妊娠试验仍为阳性,或血 hCG 未降至正常水平。

2. B 超提示宫腔内有异常强回声。

(四)治疗

1. 保守治疗 阴道出血不多,估计宫腔残存组织物不多,给予抗生素预防感染的同时,给予口服米非司酮 100mg,连服 6 日;或米非司酮 25mg,每日 2 次,连服 12 日;或米非司酮 75mg,每日 2 次,连服 14 日;同时可以给予中药治疗。

2. 清宫术 所有宫腔刮出物均送病理检查。

(1)阴道出血多或大出血,应立即行清宫术,并按急诊处理。根据情况输液,必要时输血,术后给予抗生素及子宫收缩药。

(2)保守治疗无效者应及时清宫。

(3)流血多且伴有感染者,要将大块残留组织轻轻夹出,同时应用大量抗生素控制感染后再行清宫。

(4)因组织机化,紧贴宫壁,手术较困难,可给予适量雌激素后清宫。

(五) 预防

1. 术前查清子宫位置,提高人工流产技术操作水平。

2. 估计手术有难度,可在 B 超监护下手术,避免盲目手术操作。

3. 手术结束前,要常规检查吸出物或刮出组织物。如发现术中吸出组织与孕周不符,明确是否与过度屈曲或子宫畸形有关。同时要认真复查子宫位置、大小,重新探查宫腔,及时发现问题,及时认真处理。

二、感染

人工流产术后感染是指术后 2 周内,由于致病细菌的感染而发生生殖器官炎症,如子宫内膜炎、附件炎、盆腔炎,严重者可发生败血症、脓毒症休克等。

(一) 原因

1. 术前生殖道炎症未发现或未治疗。

2. 术中未能严格无菌操作。

3. 术后未能注意保持局部清洁卫生或过早有性生活,术后病原菌入侵所致。

(二) 临床表现

1. 发热为最常见的表现。术后因组织创伤吸收热,许多患者会出现不同程度的发热,但一般低于 38.5℃,如发热持续到术后第 4 天,且体温持续高于 38.5℃,应考虑存在感染的可能。

2. 多数患者可出现腹痛,程度轻重不一,下腹压痛、反跳痛,甚至出现肌紧张,伴发脓肿时可有下腹部包块。

3. 阴道持续性出血或有脓性分泌物排出,有臭味。

4. 术后感染的患者多出现腹胀、恶心、食欲差等胃肠道反应以及乏力、精神状态差等症状。

(三) 诊断

1. 多数患者出现发热、腹痛、阴道出血或脓性分泌物排出等临床表现。

2. 下腹有压痛、反跳痛,甚至可有肌紧张。

3. 妇科检查提示子宫体稍大、稍软,宫体或宫旁组织有压痛,有的出现附件增厚或盆腔包块。

4. 白细胞计数升高。

5. 宫颈分泌物细菌培养阳性,加药敏试验。

(四) 治疗

1. 抗生素治疗,积极控制感染,联合应用大剂量的广谱抗生素。病情严重者需选用广谱抗生素,亦可根据细菌培养及药敏试验选用敏感药物,一般采用静脉滴注。

2. 中药治疗以清热解毒为主,常用药物如银花、连翘、红藤、败酱草、蒲公英、地丁、黄柏等,可根据患者的情况选择配方加减应用。

3. 流产不全继发感染者,在控制感染的同时行清宫术。

4. 严重的子宫感染,有时需行子宫切除术。

5. 感染性休克抢救需请内科协同诊治。

(五) 预防

1. 严格掌握手术适应证,术前有生殖器感染者必须治疗后才能手术。

2. 术中严格执行无菌操作,器械进出宫颈口时,不要触及阴道。

3. 避免吸宫不全。

4. 术后 2 周内禁止性生活。

三、宫腔积血

多发生在妊娠 10 周以上的钳刮,术后子宫收缩差,宫腔内凝血块和血液排出困难而积存于宫腔。

(一) 原因

1. **子宫位置异常** 子宫过度前倾前屈或后倾后屈使宫腔血引流不畅。

2. **子宫收缩乏力** 如多次人工流产引起子宫平滑肌纤维化,收缩功能减退,或孕周大时人工流产术后子宫腔较大;合并子宫肌瘤,影响子宫收缩,且肌瘤阻碍血液排出宫腔。

3. **宫颈口过紧** 凝血块和血液从宫颈排出困难,多见于孕周较大者。

4. **子宫畸形** 宫腔迂回而使宫腔内血液引流不畅。

(二) 临床表现

1. 吸宫术或钳刮术后仍感下腹部疼痛,进行性下腹胀痛,持续性或阵发性坠痛。

2. 阴道少量流血或伴有恶心等。

3. 宫腔积血未及时诊治可导致流产后疼痛综合征,如出现心悸、晕厥、恶心、呕吐等症状。有报道,在流产术后 3 天,发生宫腔积血后的流产后疼痛综合征。应注意与流产不全、子宫穿孔、人工流产综合征鉴别,以明确治疗方案。

(三)诊断

1. 人工流产术后数小时或 2~3 天出现较严重的下腹痛伴下坠感。

2. 术后无或少量阴道出血。

3. 妇科检查子宫增大迅速,甚至超过术前;子宫壁张力较大,触痛明显。

4. B 超检查显示宫腔内暗区。

(四)治疗

1. 吸宫术 确诊后立即行吸宫术,清除宫腔内积血及残留蜕膜组织。

2. 给予缩宫素收缩子宫

3. 给予抗生素预防感染

(五)预防

1. 妊娠 10 周以上的吸刮术,破膜后可注射子宫收缩药促进子宫收缩,减少出血。

2. 人工流产结束前减少负压,避免因宫腔内容物减少而负压相对过大,使宫壁血窦开放、出血增多。

3. 子宫位置异常者,在人工流产术中可将子宫恢复至正常位置。

4. 孕周较大的人工流产,要常规扩张子宫颈口,防止子宫收缩后宫口过紧,阻碍子宫腔内血液流出。

四、血腹

负压电吸流产时,宫腔内血液可逆流到腹腔,形成血腹。

(一)原因

1. 吸刮流产时,宫腔内为正压,腹腔为负压,两者压差较大,若宫口较紧,即可引起血液逆流入腹腔。

2. 宫颈口扩张不够充分、较紧,子宫收缩时亦可使宫腔血液经输卵管逆流。

(二)临床表现

1. 术时患者可出现一阵剧烈腹痛,或伴有较重的人工流产综合征。

2. 术后仍感下腹部疼痛,但随血液的吸收腹部疼痛自然减轻或消失。

(三)诊断

1. 有人工流产病史。

2. 出现上述临床表现。

3. 盆腔检查时除下腹部附件部位有轻度压痛外,无明显异常体征。

4. 人工流产术后进行输卵管结扎时,可发现腹腔内有血液,多数为少量腹腔积血,个别患者腹腔血量多,有时误认为是子宫穿孔引起的内出血,但要注意与异位妊娠相鉴别。

5. B 超检查显示腹腔内积液。

(四)治疗

1. 一般无须特殊处理,为防止盆腔感染可给予预防性抗生素。

2. 人工流产术后腹痛持续时间较长,可行热敷、物理治疗等以促进血液吸收。

(五)预防

1. 吸刮时负压不宜太高。

2. 缩短吸刮时间。

3. 宫颈口扩张要充分。

4. 吸宫时,宫颈扩张度宜稍大于吸管径 0.1cm 左右,抽出吸管不宜太快。

5. 如用电动吸引器应事先关闭机器,不致因宫体内外压力悬殊,而引起少量血液经输卵管倒流入腹腔。

五、宫颈管或宫腔粘连

人工流产术后闭经或经量显著减少,有时伴周期性下腹疼痛或有子宫增大、积血,应考虑宫颈管或宫腔粘连。

(一)原因

刮宫术的创伤和术后感染是宫颈管和宫腔粘连的重要原因。

1. 宫颈管内膜和子宫内膜过度损伤 常因术中宫颈管扩张不够充分,吸刮宫时操作不温柔,或因不敢深入宫腔底部而反复在宫颈管处操作,或带负压反复出入宫颈管,造成宫颈管内膜和子宫内膜过度损伤,愈合时出现宫颈管及宫腔粘连。

2. 术后子宫内膜、宫颈管感染 术后继发子宫内膜、宫颈管感染后愈合形成粘连。

(二)临床表现

1. 出血量少 人工流产术后出血量少或术后无出血。

2. 周期性下腹痛 人工流产后闭经,无早孕反应,妊娠试验阴性,伴周期性下腹痛,肛门坠胀,严重者经血逆流到腹腔形成"血腹",出现腹膜刺激症状,后穹窿穿刺可为阳性,应疑为宫腔粘连,应注意与异位妊娠鉴别。腹痛发作周期与月经周期相同,持续天数与经期天数相同,腹痛数日后自行缓解。

3. 其他 人工流产后长期不育或反复流产,无宫颈内口松弛或明显感染者,应考虑有宫腔粘连的可能。

(三) 诊断

1. 负压吸引或刮宫史 次数越多,发病率越高。

2. 妇科检查 子宫增大,用探针探查宫腔,探针不能顺利进入宫腔或随探针流出紫黑色血液。

3. B超检查 宫腔有分离,宫腔有积液。

4. 子宫输卵管造影或宫腔镜 宫腔粘连可经子宫输卵管造影确诊,近年认为宫腔镜诊断与治疗宫腔粘连是最理想的方法。

5. 探针探查 腹痛发作时探针探查宫腔常有阻力,而按宫腔方向稍用力可有突破感,随即可有暗红色陈旧血液流出。

6. 宫腔镜检查 可直接观察到粘连部位、形态及萎缩的子宫内膜。

7. 宫颈管、宫腔粘连所致经血逆流入腹腔,可出现急腹症,后穹窿穿刺阳性时要与异位妊娠鉴别。

(四) 治疗

主要解除粘连及预防解除后的再粘连。

1. 宫颈管粘连

(1)周期性腹痛时,用探针按宫腔方向稍用力可分离粘连,并随即有陈旧、暗红色的黏稠经血流出,受术者腹痛随之减轻,诊断也可明确。

(2)再以宫颈扩张器扩至 7~8 号,可使潴留的经血流出。

(3)也可用碘仿纱条置于宫颈内口 48 小时,防止再粘连。

2. 宫腔粘连

(1)目前一般选择宫腔镜下粘连分离术,可在直视下分离粘连。

(2)将探针伸入宫腔后,前后左右摆动能分离其膜状及纤维素粘连部分。

(3)分离后均常规放置 IUD,以防再次粘连。

(4)希望生育者,可在 3~6 个月取出。

(五) 预防

1. 选择合适的吸管,吸引时负压不宜过高。

2. 吸刮子宫不宜过度,以免损伤子宫内膜基底层而发生粘连。

3. 吸头进出宫颈口时不能带负压,尽量减少进出次数,缩短手术时间。

4. 人工流产术同时可考虑放置 IUD 防止粘连。

5. 严格避孕措施,防止反复人工流产。

6. 预防人工流产术后感染,以防粘连形成。有感染因素存在时,应给予抗生素。

7. 宫腔粘连分离后,可用雌孕激素周期疗法治疗 2~3 个周期促进子宫内膜上皮生长,防止再次发生粘连。

8. 分离粘连后均需应用抗生素预防感染。

(于 冰 张利利)

第三节 术后远期并发症

人们不仅关心人工流产的安全性,而且对远期有无后遗症也特别关注,术后远期并发症发生率为16.6%。人工流产术后远期并发症的发生与流产方式、术者技术、妊娠大小、术后是否有感染及人工流产次数有关。

一、盆腔炎症疾病后遗症

炎症涉及子宫、输卵管、卵巢、盆腔腹膜及盆腔结缔组织统称为盆腔炎。炎症可局限于某一部位,但由于解剖特点,常常是几个部位同时存在。多数盆腔炎症疾病后遗症是由于急性期未及时彻底治疗而致,有时可有急性或亚急性发作。

(一) 原因

1. 上行感染 如无菌操作不严,原有生殖器炎症术前未经治疗,或术后感染未及时控制,负压电吸流产术时引起上行感染。

2. 术后感染 术后机体防御功能减低、宫颈内口松弛和宫腔创面,细菌上升侵入宫腔,发生内生殖器炎症。

3. 术时并发症 人工流产术时发生子宫或肠穿孔而未及时处理,亦可形成盆腔腹膜炎。

(二) 临床表现

详见第三章第五节。

(三) 诊断

详见第三章第五节。

（四）治疗

详见第三章第五节。

（五）预防

1. 严格掌握适应证。

2. 流产前要治疗可能引起术后感染的疾病，如滴虫或念珠菌性阴道炎等。

二、月经异常

（一）原因

1. 闭经与术后宫颈或峡部粘连有关。

2. 月经少可能与术后子宫内膜部分粘连有关。

3. 与术后下丘脑 - 垂体 - 卵巢轴调节功能失调有关。

（二）临床表现与诊断

人工流产术后经期延长或缩短，经量增多或减少，周期缩短或延长，甚至闭经。

（三）治疗

多数可自然恢复，少数不能恢复者，明确病因后对症处理，如按卵巢功能失调、宫颈管和宫腔粘连治疗。

（四）预防

1. 吸刮子宫不应过度，以免损伤子宫内膜。

2. 吸头进出宫颈时不能带负压，尽量减少进出次数。

三、子宫内膜异位症

（一）原因

1. 吸刮流产时，宫腔内为正压，腹腔为负压，两者压差较大，如此时宫腔内有血，可从子宫向腹腔流动，而使腹腔内有血或发生子宫内膜异位症。

2. 宫颈口扩张不够充分、较紧，子宫收缩时亦可使宫腔血液经输卵管逆流。

（二）临床表现与诊断

1. **临床表现** 主要为进行性痛经，月经异常，经期不适，性交痛，小腹胀坠，大小便时不适，里急后重。

2. **妇科检查** 子宫正常大或饱满，后倾固定，子宫骶韧带或直肠子宫陷凹有单个或数个大小不等的痛性结节。

（三）治疗

1. **期待治疗** 仅适用于轻度子宫内膜异位症患者。定期随访，并对症处理病变引起的轻微经期

腹痛，可给予前列腺素合成酶抑制剂等。希望生育者一般不用期待治疗，应尽早促使其妊娠，一旦妊娠，异位内膜病灶坏死萎缩，分娩后症状缓解并有望治愈。

2. **药物治疗** 包括抑制疼痛的对症治疗，抑制雌激素合成使异位内膜萎缩，以阻断下丘脑 - 垂体 - 卵巢轴的刺激和出血周期为目的的性激素治疗，适用于有慢性盆腔痛、经期痛经症状明显、有生育要求及无卵巢囊肿的患者。使患者假孕或假绝经的性激素疗法，已成为临床治疗子宫内膜异位症的常用方法。但对较大的卵巢内膜异位囊肿，特别是卵巢包块性质未明者，宜采用手术治疗。常用的药物包括避孕药、孕激素、孕激素受体拮抗剂、孕三烯酮、达那唑、GnRHa。

3. **手术治疗** 适用于药物治疗后症状不缓解、局部病变加剧、生育功能未恢复以及较大的卵巢内膜异位囊肿。腹腔镜手术是首选的手术方法，目前认为腹腔镜确诊、手术 + 药物为子宫内膜异位症的金标准治疗。手术方式有保留生育功能手术、保留卵巢功能手术、根治性手术。

（四）预防

1. 人工流产术时，宫颈扩张要按序充分扩张，不要反复多次深入宫腔，以免损伤蜕膜而出血。

2. 严格无菌操作。

3. 吸宫时掌握负压，一般以 400mmHg 为宜。

4. 进出宫颈时应关闭负压。

5. 对孕 11~15 周的患者，宜先口服米非司酮 50mg，每日 2 次。第 3 天再行钳刮术，这样孕囊与子宫壁易剥离，钳吸妊娠物不必太大负压，可减少子宫内容物逆流入腹腔的机会。

四、继发不孕

继发不孕指人工流产术后未避孕而一年未受孕。

（一）原因

1. **感染** 炎症使输卵管欠通畅，输卵管运动功能紊乱，或由于输卵管周围粘连，妨碍受精卵进入宫腔。

2. **宫颈管损伤** 宫颈管瘢痕性改变是造成宫颈峡部功能不全和不孕的基础。

3. **子宫内膜损伤、宫颈和宫腔粘连** 可使受精卵植入和着床发生障碍。

4. **内分泌失调** 人工流产术后并发子宫内膜异位症和内分泌紊乱而致不孕。

（二）诊断

人工流产术后未避孕而一年内未孕者。

（三）治疗

1. 治疗生殖道器质性病变

（1）输卵管因素不孕：一般男方精液指标正常、女方卵巢功能良好、不孕时间<3 年的年轻夫妇，可先行期待治疗，也可配合中药调理。对输卵管不通部位阻塞或粘连，可行腹腔镜下输卵管造口术、整形术、吻合术及输卵管子宫移植术等，以达到输卵管再通的目的。手术效果取决于伞端组织保留的完整程度。

（2）卵巢肿瘤：有内分泌功能的卵巢肿瘤可影响排卵，应予以切除；性质不明的，应尽量于不孕症治疗前确诊，必要时手术探查。

（3）子宫病变：子宫肌瘤、内膜息肉、宫腔粘连等如果影响宫腔环境，干扰受精卵着床和胚胎发育，可行宫腔镜下切除或粘连分离。

（4）子宫内膜异位症：首诊应行腹腔镜诊断和治疗，对于复发性子宫内膜异位症、卵巢功能明显减退者，慎重手术，可考虑辅助生殖技术。

（5）生殖系统结核：活动期应行抗结核治疗，用药期间应采取避孕措施。多数患者需借助辅助生殖技术生育。

2. 诱导排卵

（1）氯米芬：适用于体内有一定雌激素水平和下丘脑 - 垂体轴反馈机制健全者，可促使卵泡生长。

（2）绒促性素：常在促排卵周期卵泡成熟后注射，模拟内源性 LH 峰值作用，诱导卵母细胞成熟分裂和排卵发生。

（3）尿促性素：一般于周期第 2~3 日起，每日或隔日肌内注射，直至卵泡成熟。

3. 辅助生殖技术

（1）人工授精：具备正常发育的卵泡、正常范围的活动精子数量，健全的女性生殖道结构，至少一条通畅的输卵管的不孕症夫妇，均可实施人工授精。临床上较为常用的方法为宫腔内人工授精。

（2）体外受精和胚胎移植：临床上，输卵管性不孕症、原因不明的不孕症、子宫内膜异位症、男性因素不孕症、排卵异常、宫颈因素等不孕症患者，通过其他常规治疗无法妊娠，均为其适应证。

（3）卵细胞质内单精子注射：主要用于重度少、弱、畸形精子症的男性不孕症患者，体外受精与胚胎移植失败者也是其适应证。

（四）预防

1. 严格掌握人工流产适应证及禁忌证。

2. 术前做好严密消毒，注意无菌操作，术后酌情使用抗生素预防感染。

3. 注意外阴及个人卫生，术后禁性生活半个月。

4. 提高手术质量，减少宫腔粘连、子宫内膜异位症等手术并发症。

5. 术后加强随诊，特别是术后闭经者应尽早找出原因、治疗，防止继发不孕的发生。

6. 一旦感染，积极治疗，迅速控制病情，防止感染播散。

五、Rh 同种免疫问题

经人工流产大约有 3%~4% 的妇女会出现 Rh 免疫问题，国内 Rh(−) 人数较少，这类研究报道尚缺乏。

（一）原因

当一个 Rh(−) 血型妇女流产一个 Rh(+) 血型的胚胎，则可引起 Rh 免疫问题。据报道，红细胞抗原最早可在怀孕 38 天出现，只要有 0.1ml 血液从胎儿进入母体就可引起变态反应，产生 Rh 抗体，当再次妊娠时可对 Rh(+) 胎儿产生 Rh 溶血反应。

（二）诊断

因 Rh 血型不合而致新生儿溶血症一般发生于第二次妊娠时的婴儿，即可发生 Rh 自身免疫而出现新生儿溶血症。

1. 病史

母亲有流产、早产、死胎史或新生儿黄疸，则有血型不合的可能，应做血型检查。

2. 血型检查

Rh 血型不合者，母亲为 RhD(−)，父亲为 RhD(+)，Rh 不合的孕妇应夫妇双方查 Coombs 试验，阳性者应查抗 D 抗体及滴度，效价 ≥1:32 时提示病情严重。

（三）治疗与预防

临床认为 Rh(−) 血型妇女人工流产术后给予抗 D 免疫球蛋白 300mg，足以中和 30ml RhD 阳性胎儿全血，使母体不致敏。如超过 72 小时未给予，则可能对今后的妊娠产生影响。在美国大约有 5%~10% 同种免疫新病例是因为在流产时未给予抗 D 免疫球蛋白。

六、术后再次妊娠并发症

人工流产术后再次妊娠,产前出血、先兆流产、自然流产、产后出血、前置胎盘、胎盘粘连、胎盘残留等并发症发生率明显增高。人工流产次数越多,与再妊娠的间隔时间越短,其并发症越多。有学者提出,人工流产时吸引负压在53.33~6.67kPa较安全,在此范围内的压力并不增加再次妊娠时的妊娠期并发症发生率。

(一)自然流产、早产或低体重儿

人工流产术后是否增加今后妊娠的自然流产率,与许多因素有关。在早期妊娠扩张宫颈进行吸刮术,以后妊娠的流产率会增高,危险性为正常的1.5~2.5倍。有多次人工流产史的妇女,发生自然流产的危险性增高,出现早产或低体重儿的危险性增高约2.5倍。

(二)前置胎盘

1. 原因 人工流产可使子宫内壁损伤形成瘢痕,使内膜面积减少,致胎盘面积增加,有形成前置胎盘的危险。人工流产术后再次妊娠时间间隔越短,前置胎盘发病率就越高。

2. 临床表现与诊断 ①主要表现为无明显诱因、无痛性、反复发作性的阴道流血;②因反复出血,患者可出现贫血貌,急性大量出血可出现休克表现;③腹部检查示子宫软,无宫缩,胎位可查清,但有先露高浮或胎位异常,如出血多,可出现胎儿窘迫;④B超检查可明确前置胎盘的类型,了解胎儿的存活情况。

3. 治疗 ①一般治疗:平卧位,密切观察阴道出血情况,观察血压、脉搏等生命体征,保持静脉通道畅通,休克患者及时补充血容量并做好术前准备。②期待疗法:在保证患者安全的前提下,积极治疗,等待胎儿生长、延长胎龄以提高围产儿存活率。

4. 预防 避免多次人工流产、刮宫。

(三)产后出血

1. 原因 产后出血与胎盘因素密切相关。由于子宫壁曾多次被搔刮,可能受到损伤,妊娠后影响胎盘种植,胎盘血液循环障碍,或附着位置偏低,且胎盘粘连可能性大,以致产后剥离时间延长或需人工剥离,故产后出血率高。

2. 临床表现与诊断 产后出血主要表现为阴道流血过多及因失血引起的休克等相应症状和体征。胎儿娩出后立即发生阴道出血应考虑软产

道损伤;胎儿娩出数分钟后出现阴道流血常与胎盘因素有关;胎盘娩出后的出血多为子宫收缩乏力或胎盘胎膜残留;持续性阴道流血、无凝血块常为凝血功能障碍;流血不多但产妇失血表现明显,伴阴道疼痛,应考虑隐匿性软产道损伤(如阴道血肿)。

3. 治疗 ①原则是针对出血原因迅速止血;补充血容量,纠正失血性休克;防治感染。②对于子宫收缩乏力引起的出血,可选用按摩子宫,或促子宫收缩或止血类药物,也可采用宫腔纱条填塞法、子宫动脉或髂内动脉结扎、经导管动脉栓塞术、子宫切除术等方法。③对于胎盘因素引起的出血,胎盘剥离不全、滞留及粘连均可徒手剥离取出;部分残留、用手不能取出者,可用大号刮匙刮取残留物或行钳刮术;若徒手剥离胎盘时,手感分不清附着界限,则切忌以手指用力分离胎盘,因为很可能是胎盘植入,此情况应以施行子宫次全切除为宜。④对于软产道裂伤引起的出血,应及时、准确地按解剖层次缝合裂伤。⑤对于凝血功能障碍引起的出血,应尽快输新鲜血液、使用药物以改善凝血机制,补充血小板、纤维蛋白原、凝血因子等。

4. 预防 避免多次人工流产、刮宫。

(四)胎盘粘连

1. 原因 主要原因是有宫腔操作,如流产刮宫后很快再次妊娠。

2. 临床表现与诊断

(1)第三产程超过30分钟或者30分钟内出血较多,经积极处理仍无胎盘剥离征象,徒手剥离困难,甚至剥离成片状或团块状者。

(2)全部粘连者,可无出血;部分粘连者,可引起大出血。

(3)多数患者会出现下腹痛。

(4)B超提示有胎盘残留者。

(5)病理检查证实胎盘残留者。

3. 治疗

(1)胎盘粘连应根据不同的临床表现予以相应处理,如粘连程度较轻且粘连面积较小、患者一般情况良好,可保守治疗,使用子宫收缩药、按摩子宫,以及使用甲氨蝶呤、米非司酮、氟尿嘧啶等,同时预防感染,并观察阴道排出物。

(2)严重粘连者术前行髂内动脉气囊栓塞及结扎可使手术出血量降到最低,如阴道流血多或合并感染,或胎盘完全粘连徒手剥离困难者,一经确诊

应立即行子宫全切术。

（3）若出血较少，胎盘全部或部分可以留在原位，可待其自行脱落。胎盘局部植入肌层、出血较多者可行子宫楔形切除术，而植入面积大且出血多者应行子宫切除术，以确保患者的生命安全。

4. 预防

（1）避免多次进行人工流产：有效方法是避免多次进行人工流产，多次刮宫术，自然流产或药物流产等相关的清宫术，如果多次刮宫或刮宫过深会更容易损伤子宫内膜。

（2）采取有效的避孕措施：减少流产次数是预防胎盘粘连最关键的方法。

（3）特别需要注意的是，在手术的过程中应该以动作轻柔的方式为最佳，避免用力过度或刮宫过度而损伤子宫内膜。

（五）胎盘残留

1. 原因　胎盘粘连或胎盘植入，指胎盘娩出后小部分或部分胎盘组织粘连在子宫壁上或植入在子宫肌层内，多因妊娠前有子宫内膜炎或多次人工流产刮宫术后。

2. 临床表现与诊断　①流产后持续性阴道出血，或晚期阴道大出血；②检查胎盘有小叶部分缺如；③B超检查提示宫腔内有不均质强回声。

3. 治疗　①明确诊断后立即行清宫术；②术后给予抗生素预防感染；③酌情应用子宫收缩药。

4. 预防　同胎盘粘连。

为避免人工流产术后远期并发症，应注意以下几点：①需要反复强调人工流产是避孕失败后的补救措施，最重要的是采取避孕措施；②为降低人工流产术后再次妊娠分娩的并发症，除尽量避免和减少人工流产外，施术者应规范手术操作，把手术损伤程度降到最低；③对有人工流产史的产妇，应加强产时及产后监护，以及时发现和处理产科并发症。

七、子宫动静脉瘘

（一）原因

人工流产后子宫动静脉瘘主要是由于流产手段导致子宫损伤，受创的动静脉相互交联，导致局部组织破损出血，形成局部血肿区域，进而形成静脉瘘的囊壁，但并不会影响到周围组织。

（二）临床表现与诊断

1. 临床表现　主要表现为术后阴道不规则出血、突发性大出血，伴有"骤始骤停"现象，严重者

可引起失血性休克，并伴有不同程度疼痛。

2. 子宫动脉造影表现　子宫动脉造影仍是诊断子宫动静脉瘘的金标准，但属创伤性检查，常用于介入治疗，不适于常规检查。典型表现：双侧子宫动脉明显增粗，走行迂曲；病变部位血管增多，可见管状或囊状扩张的血管，血流量异常增大；动脉期可见静脉提早显影；合并活动性出血时可见对比剂外溢。

3. 彩色多普勒超声表现　特征为宫腔和子宫肌层的无回声及混合性回声病灶，内有丰富的血流信号，呈"五彩镶嵌样""湖泊样"；由于病灶处动静脉连通，血流阻力降低，血流速度提高，出现明显的高速低阻血流频谱。

（三）治疗

1. 子宫切除术是治疗子宫动静脉瘘导致大出血的有效手段。主要适用于没有生育要求、随访条件差或栓塞失败的患者。

2. 对有生育要求的女性，选择性盆腔动脉造影及子宫动脉栓塞术是治疗子宫动静脉瘘的最佳保守治疗方法。

（四）预防

1. 严格掌握人工流产适应证和禁忌证。

2. 术前做好严密消毒，注意无菌操作，术后酌情使用抗生素药物预防感染。

3. 提高手术质量，手术要轻柔，避免暴力手术。

八、妊娠滋养细胞疾病

（一）原因

绒毛膜癌可继发于正常或异常妊娠之后，前次妊娠可为葡萄胎，也可为流产、足月产或异位妊娠。前次妊娠至发病间隔时间不定，有的妊娠开始即可发生绒毛膜癌，有的间隔期可长达18年。

（二）临床表现

常见症状为流产后出现异常子宫出血。绒毛膜癌出现远处转移后的症状与转移部位密切相关，如阴道转移瘤破裂可发生阴道大出血；若发生肺转移，可出现咯血、胸痛及憋气等症状；若发生脑转移，可表现为头痛、呕吐、抽搐、偏瘫，甚至昏迷等。长期阴道流血者可发生严重贫血，甚至恶病质。

（三）诊断

诊断标准：①流产、足月产、异位妊娠终止后4周以上，血β-hCG水平持续在高水平，或曾经一

度下降后又上升,已排除妊娠物残留和再次妊娠;②组织学诊断为绒毛膜癌。

(四)治疗

治疗以化疗为主,辅以手术和放疗等其他治疗手段。治疗方案的选择根据 FIGO 分期、预后评分、年龄、对生育的要求和经济情况等综合考虑,实施分层或个体化治疗。

对于低危患者,可以采用单药化疗。常用的一线药物有 MTX 和放线菌素 D(Dactinomycin D,Act-D)。β-hCG 正常后巩固化疗 2~3 个疗程。对于 β-hCG 正常而影像学异常的患者不建议继续化疗,因为 β-hCG 是反映肿瘤活性的可靠指标。

高危患者的治疗以联合化疗为主,必要时结合手术、放疗等其他治疗。化疗方案首选 EMA-CO 方案或以 5- 氟尿嘧啶 / 氟尿苷为主的联合化疗方案。停止化疗的指征为 β-hCG 正常后再巩固化疗 3~4 个疗程。

对于极高危患者,可直接选择 EP-EMA 等二线方案。这类患者如果一开始就采用标准多药联合化疗,可能会造成严重的骨髓抑制导致大出血、败血症,甚至多器官衰竭,可在标准化疗前先采用低剂量的诱导化疗,如 EP 方案或 AE 方案,待病情缓解后,转为标准化疗方案。血 β-hCG 正常后巩固治疗 3~4 个疗程。

手术作为辅助治疗,在发生肿瘤浸润导致致命性出血、有耐化疗药病灶等特定情况下才行手术。放疗作为化疗的补充,主要用于脑转移,胸部、盆腔残存病灶和耐药病灶的治疗。

(五)预防

人工流产本身并不会增加绒毛膜癌的发病率。与大多数癌症一样,对绒毛膜癌的确切发病原因目前尚不清楚,但与妊娠有关这一点是可以肯定的。因此,良好的避孕才是预防绒毛膜癌的关键所在。在人工流产后,阴道持续流血,子宫恢复不好,血或尿液 hCG 测定持续高值者,应高度警惕绒毛膜癌。

(侯勇丽)

参 考 文 献

[1] NATHALIE K, PATRICIA A L. Modern methods to induce abortion: Safety, efficacy and choice. Best Pract Res Clin Obstet Gynaecol, 2020, 63: 37-44.

[2] MICHELLE H O, WILLIAM E S, KATHLEEN A K, et al. Management of postabortion complications for the emergency medicine clinician. Ann Emerg Med, 2021, 77 (2): 221-232.

[3] JESSICA K L, ANN B Z, CAROLYN S. Society of Family Planning clinical recommendations: Management of individuals with bleeding or thrombotic disorders undergoing abortion. Contraception, 2021, 104 (2): 119-127.

[4] BERHANU ELFU F, TEFERI E F, AZEZU A N, et al. The effects of stillbirth and abortion on the next pregnancy: a longitudinal study. BMC Womens Health, 2021, 21 (1): 340.

[5] 韦莉. 人工流产术中人流综合征的防治与护理. 世界最新医学信息文摘, 2019, 19 (9): 240-241.

[6] KATHERINE C W, BIANCA M S, JAMES M N D, et al. Standardizing abortion research outcomes (STAR): Results from an international consensus development study. Contraception, 2021, 104 (5): 484-491.

[7] LANDRY W T, AIMÉ N M, JOEL N T, et al. Transvaginal strangulated bowel evisceration through uterine perforation due to unsafe abortion: a case report and literature review. BMC Womens Health, 2021, 21 (1): 98.

[8] 刘伟. 浅谈人工流产手术所致子宫穿孔预防及处理. 中国现代药物应用, 2015, 9 (5): 240-241.

[9] ISABELLE C, KARIN B, LARSSON P-G. Complications related to induced abortion: a combined retrospective and longitudinal follow-up study. BMC Womens Health, 2018, 18 (1): 158.

[10] AIDYN G S, SERHIY M B, DMYTRO V K, et al. Healthcareassociatied infection after legal induced abortions in Ukraine: results a multicenter study. Wiad Lek, 2021, 74 (7): 1559-1565.

[11] 孙笑, 孙瑜, 韩萌萌. Rh 阴性孕妇应用抗 D 免疫球蛋白的相关问题. 中华围产医学杂志, 2021, 24 (2): 152-154.

[12] ALICE M, ANGEL M F, DANIEL G, et al. Foregoing Rh testing and anti-D immunoglobulin for women presenting for early abortion: a recommendation from the National Abortion Federation's Clinical Policies Committee. Contraception, 2019, 99 (5): 265-266.

［13］ JAANA M, MAARIT M, AINI B, et al. Induced abortion and future use of IVF treatment; A nationwide register study. PLoS One, 2019, 14 (11): e0225162.

［14］ 程慧芳, 叶咏菊, 程泾. 人工流产术后子宫动静脉瘘 1 例. 浙江中医杂志, 2021, 56 (12): 920.

［15］ 中国抗癌协会妇科肿瘤专业委员会. 妊娠滋养细胞疾病诊断与治疗指南 (2021 年版). 中国癌症杂志, 2021, 31 (6): 520-532.

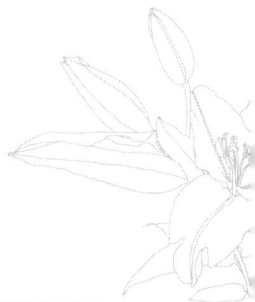

第十八章
中期妊娠引产术并发症

中期妊娠引产术是指在妊娠14~27周用人工方法终止妊娠。米非司酮联合米索前列醇药物引产、水囊引产及依沙吖啶引产是目前国内最常用的3种引产方法,临床疗效均比较满意,但引产时间长,易致宫颈撕裂、胎盘胎膜残留等并发症,临床应用中应重视。

第一节　依沙吖啶引产术并发症

将依沙吖啶注入羊膜腔内或宫腔内,引起子宫收缩,达到排出胎儿和胎盘的引产目的。临床引产效果可达90%~99%。有两种注药方式——羊膜腔内注药(图18-1-1)和羊膜腔外注药。由于羊膜腔内注药简单、方便、成功率高且感染率低,孕妇也没有任何不适,目前几乎替代了羊膜腔外注药。但临床操作过程中也可引起一些并发症。

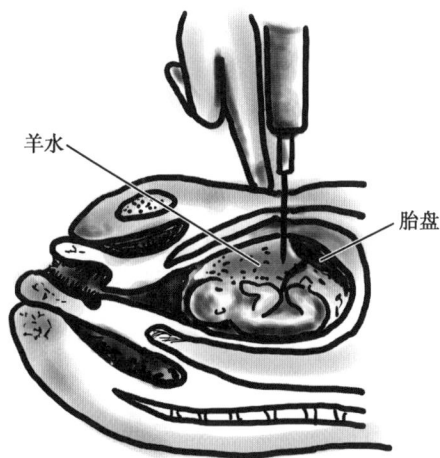

图18-1-1　羊膜腔内注药

一、感染

依沙吖啶引产后,感染的发生率较低。依沙吖啶有防腐消毒作用,用于中期妊娠引产时感染率低,根据大量资料报道其感染率约为0.1%。将导管经阴道放入宫腔内羊膜腔外,经导管将药物注入,这种途径不良反应较大,感染发生率也较高,故现已少用。目前多用羊膜腔内注药。

(一)原因

1. 消毒不严,通常是腹部皮肤未清洗干净,包括引产用的敷料及操作过程中的各环节消毒不严,细菌等直接进入宫腔内或羊膜腔内。

2. 术者无菌操作不严格将细菌带入所致,特别是容易接触到阴道壁的操作。

3. 术前受术者已有生殖器官的炎症如阴道炎、宫颈炎未经治疗,手术后炎症扩散。

4. 引产后胎盘残留在宫腔内时间较长。

5. 引产术后,受术者未注意外阴部清洁或过早进行性生活、盆浴或游泳等。

(二)临床表现

1. **症状**　引产术后持续性下腹部疼痛,阴道流脓性或脓血性分泌物,有臭味。

2. **体征**　严重者可出现体温升高、血压下降、脉搏细速、腹部拒按并有压痛及反跳痛。妇科检查提示子宫或附件区有压痛,输卵管变粗。

(三)诊断

1. 在引产过程中或引产2周之内,产妇发热,体温高达38℃以上,伴寒战,尤其在引产后持续高热24小时以上不降,即为并发感染。

2. 白细胞总数升高、中性粒细胞增多,有核左移。

3. 血或宫颈分泌物培养呈阳性。

4. 继发DIC,可有脏器出血和心、肺、肝、肾功能衰竭。

(四)治疗

患者一旦出现感染应立即处理,避免盆腔炎、腹膜炎或败血症等严重并发症的发生。

1. **积极控制感染**　联合应用大剂量的广谱抗

生素和抗厌氧菌药物,如青霉素类、头孢菌素类、甲硝唑等。必要时根据细菌培养和药敏试验结果选择抗生素。

2. 静脉滴注糖皮质激素 提高机体应激能力,预防和控制休克。

3. 补充有效血容量 纠正微循环障碍,抢救休克。

4. 纠正代谢性酸中毒 常用 5% 碳酸氢钠溶液 250ml 静脉滴注。

5. 血管活性物质的选择应用 多巴胺 10~20mg 加入 10% 葡萄糖注射液 250ml,静脉滴注;或间羟胺 20~80mg 加入 5% 葡萄糖注射液 500ml 中,静脉滴注,每分钟 20~30 滴,可根据血压调整。

6. 尽快清除感染源 如有胎盘残留,应及时消除宫腔内残留组织,并采用足量有效抗生素。

7. 其他 防止心肺功能不全和肾衰竭。

详见第三章第五节。

(五) 预防

1. 引产前一定要禁性生活 1 周,阴道炎、宫颈炎患者经治疗后再行手术。

2. 严格执行无菌操作,采用经腹羊膜腔内注药时,应按常规准备腹部皮肤;经阴道羊膜腔外注药时所用的橡皮导管必须无菌,最好采用新的导管,按常规消毒外阴及阴道。宫腔内注药时,进入宫腔的导管段应避免接触阴道壁,防止感染;操作要轻柔,切勿刺破胎膜。

3. 若体温和白细胞计数上升超过 24 小时而胎儿不排出,或胎儿排出后 24 小时内体温持续不下降,应结合病史和体征,及时诊断有无感染,并给予抗生素治疗。

4. 观察孕妇体温、脉搏、血压情况。依沙吖啶引产,一般不良反应轻,发热常为低热,体温在 38℃ 以下,可暂观察,超过 38℃ 者可行物理降温或给予解热镇痛药物,不宜使用前列腺素合成抑制剂,如阿司匹林、吲哚美辛等。

5. 有感染可能者,术后抗生素使用时间可视情况适当延长。

6. 引产后如有阴道出血、发热,应查明原因,清除宫腔内残留组织以止血及避免感染源的存在。

7. 警惕上述原因,不可因依沙吖啶有消毒作用而麻痹大意。

二、出血

依沙吖啶引产时平均出血量约为 100ml,可发生于给药时,也可发生于流产后,更多见于流产时。大约 80% 的患者有出血,但不超过 100ml,否则应清宫。

(一) 原因

1. **子宫收缩乏力** 一方面,中期妊娠引产时,子宫对催产素、前列腺素等敏感性较差;另一方面,部分孕妇流产后可因极度疲劳、恐惧、子宫肌瘤、子宫畸形等而发生子宫收缩乏力,导致产时、产后出血。

2. **胎盘滞留、胎盘胎膜残留** 依沙吖啶引产容易发生胎盘滞留或部分胎盘、胎膜残留而引起大量出血。

3. **前置胎盘** ①中期妊娠时,B超诊断前置胎盘的发生率为临产前的 5~7 倍,引产时可因前置胎盘而出血;②羊膜腔穿刺时可因穿到前置的胎盘而出血。

4. **胎盘早剥** 羊膜腔穿刺时刺入胎盘、穿刺针较粗、采用捻手法、多次重复穿刺等,均可导致胎盘后出血,血肿形成而致胎盘早剥。宫腔内羊膜腔外注射引产在行宫腔内操作时,可损伤胎盘,导致胎盘剥离出血。

5. **脐带断裂** 中期妊娠引产时,胎儿娩出多呈浸软状态,脐带容易断裂,若未及时发现钳夹住,可于胎儿排出后有较多阴道流血。

6. **凝血功能障碍。**

(二) 临床表现

临床表现与足月分娩时完全一致,常见的表现如下。

1. **前置胎盘** 出血常出现于引产后、宫缩开始前后,常有阵发性腹痛。

2. **胎盘早剥** 羊膜腔内穿刺形成的胎盘早剥多为隐性出血,患者有腹痛及宫底升高、持续变硬、疼痛、压痛,但常无或仅为少量阴道出血。而宫腔内羊膜腔外给药导致的胎盘早剥以外在性显性阴道流血为主,在宫缩开始前,少有腹痛或仅感下腹隐痛,出血可在给药时出现。

其余详见第十二章第一节。

(三) 诊断

依沙吖啶引产术后或胎儿娩出后阴道出血量较多,包括钳刮术流产时,出血量 ≥ 300ml 诊断为引产出血。严重者可导致出血性休克而危及生命。

(四) 治疗

1. **子宫收缩乏力性出血** 是引产后出血最常见的原因。以加强子宫收缩为主,如按摩子宫、应用子宫收缩药等。中期妊娠子宫对外源性子宫收缩药物敏感性较差，因此用药剂量可稍稍偏大。

2. 胎盘滞留 胎盘娩出后，应仔细检查是否完整，如怀疑有残留或肉眼检查完整但阴道有活动性出血时，立即行清宫术。即使无异常，亦可用卵圆钳进入宫腔，钳出蜕膜，以免产后出血。必要时，可在超声指导下清宫，可减少子宫穿孔可能。粘连者行人工剥离胎盘，胎盘植入时可视具体情况处理，必要时行子宫切除术。

3. 前置胎盘 应根据阴道出血量、胎儿大小、宫颈口开大情况综合处理。

（1）阴道出血量不多、胎儿较小、宫颈已软化者，可进一步加强宫缩，但应密切观察阴道出血情况。

（2）阴道出血量多、胎儿较大、宫颈口开大不足2cm，立即以剖宫取胎结束分娩；宫颈口开大2cm以上，进一步稍加扩张宫颈，可将胎儿肢体拉下，起到压迫子宫颈口处胎盘止血及进一步扩大宫口的作用。如果宫口已经扩大，也可行碎胎法取出胎儿及胎盘。

（3）术中建立静脉输液通路，严密观察患者反应，及时发现有无羊水栓塞及子宫损伤。

（4）引产前若考虑为前置胎盘可能，属于高风险引产，可选择先行双侧子宫动脉栓塞术，再给予引产药物，可减少出血。

4. 胎盘早剥 处理基本上与前置胎盘相同。穿刺所致的隐性出血，量不多时，可继续严密观察；量较多、短时间内不能结束分娩者，应剖宫取胎终止妊娠。

5. 软产道损伤 应仔细检查子宫、宫颈和阴道等软产道，注意有无宫颈和阴道穹窿的撕裂伤，一旦发现应及时缝合。

6. 补充血容量 有血压、脉搏等血流动力学改变者，应输血、输液；出现休克者，应抗休克治疗，补充血容量是关键，并用抗生素预防感染。

7. 脐带断裂出血 立即行钳刮术娩出胎盘。

8. 凝血功能障碍 详见本节六、弥散性血管内凝血。

（五）预防

1. 用药前完善检查，确保凝血功能正常。若术前发现孕妇有凝血障碍，应在术前或术中使用止血药，必要时输新鲜血液改善凝血功能。

2. 仔细操作，避免操作时刺激胎盘。

3. 胎儿排出后，轻揉宫体，静脉滴注或肌内注

射缩宫素10U，以促进胎盘完全剥离、排出。

4. 正确处理第三产程。依沙吖啶引产时，胎儿娩出后胎盘或胎膜滞留者较常见，必要时应协助胎盘排出，以免出血过多。胎盘排出后应仔细检查是否完整；发现不完整时，应及时在消毒情况下用卵圆钳将残留胎盘钳出，并用刮匙清宫。由于依沙吖啶引产者胎盘及胎膜残留的发生率高，有学者主张胎盘排出后常规清宫以防出血。

5. 常规检查软产道，特别是宫颈、穹窿部有无裂伤。

6. 引产后可服用活血化瘀、消炎止血的中药，如消炎生化汤（处方组成：当归、川芎、益母草、五灵脂、桃仁、炮姜、蒲黄、蒲公英、丹皮、炙甘草）或益母草膏等，以促进子宫收缩。

三、不全流产

依沙吖啶羊膜腔内注射引产的胎盘、胎膜残留率最高，达50%~80%，可分为胎盘滞留与部分胎盘残留。

（一）原因

1. 用药者本身对依沙吖啶不敏感。

2. 引产药物使绒毛与蜕膜组织变性、坏死不完全，或作用于绒毛与蜕膜界面最为明显，常导致胎儿部分较完整排出，而蜕膜排出不全。

3. 既往有人工流产史或曾有宫腔感染，使子宫内膜受损，再次妊娠后发生胎盘粘连或植入。

（二）临床表现

流产后持续性阴道出血，或晚期阴道大出血。

（三）诊断

1. 胎儿、胎盘排出后，持续性阴道流血，宫缩时增多，仔细检查发现胎盘、胎膜有缺损，应诊断胎盘、胎膜残留。

2. 胎儿排出30分钟后胎盘迟迟不排出，可伴或不伴阴道流血，可诊断胎盘滞留。

3. B超发现宫腔内残留物。

（四）治疗

疑有胎盘、胎膜残留者应行清宫术，防止感染、出血。

1. 出血多者，应立即清宫。若为胎盘粘连，行人工剥离胎盘术，娩出胎盘后应常规用大号刮匙清宫；若疑为植入性胎盘，立即开腹手术。

2. 术后给予抗生素预防感染，并严密观察阴道流血情况，出血多或持续时间长时应行B超检查，必要时清宫。

（五）预防

胎儿、胎盘排出后，应仔细检查胎盘、胎膜有无缺损。

四、子宫破裂与宫颈裂伤

中期妊娠引产中软产道损伤发生率为 0.5%~3%，常见为宫颈撕裂、宫颈管前壁或后壁穿孔，其次引产过程中过强宫缩或不协调宫缩，或子宫发育不良、瘢痕子宫等均可引起子宫破裂，是中期妊娠引产中少见而严重的并发症。

（一）原因

主要原因为宫颈不成熟。中期妊娠引产所引起的宫缩与生理性宫缩不尽相同，宫体部收缩明显，因宫颈不成熟，宫颈扩张相对缓慢。当子宫内容物被强烈的宫缩挤到子宫下段时，宫口却未相应扩张，致使阴道后穹窿膨出，过度伸展的宫颈组织受压后变薄、缺血、缺氧，甚至坏死，加之强烈的宫缩作用，即可发生裂伤或子宫破裂。

（二）临床表现

1. 子宫破裂

（1）引产中宫缩过强，痉挛性腹痛，且宫体有压痛，为先兆子宫破裂症状。

（2）继之腹痛突然缓解，宫缩消失，出现内出血腹膜刺激征，伴休克，休克程度与阴道外出血量不相符合。

（3）腹部或妇科检查提示子宫缩小，而子宫外可清楚地扪及胎体。

（4）有时并发羊水栓塞和 DIC。

2. 宫颈裂伤

（1）钳夹术困难扩宫时突然感到内口松弛，伴有活动性外出血或盆腔血肿。

（2）钳夹大块胎体感到有阻力，取出胎体后有活动性外出血。

（3）引产术后或出院前检查宫颈发现宫颈裂伤。

（三）诊断

1. 子宫破裂

（1）易发生于有多次孕产史、产褥感染史、多次宫腔手术史致局部炎症、坏死、纤维化、壁薄的患者。

（2）主要表现为下腹部撕裂样剧痛，伴阴道流血，出现腹膜刺激征，移动性浊音阳性，甚至有休克征象。胎儿死亡，在腹壁下触及胎体。

（3）超声检查：子宫下段瘢痕出现缺陷或下段厚薄不均，下段局部失去肌纤维结构或羊膜囊自菲薄的子宫下段向母体腹部前壁膀胱方向膨出，应考虑先兆子宫破裂或子宫不完全破裂。子宫破裂发生后，胎儿及附属物均排入腹腔，超声图像非常复杂，应按一定顺序进行检查：①先找已收缩的子宫；②寻找胎儿是否在腹腔内；③寻找胎盘。

（4）腹腔穿刺及后穹窿穿刺：明确腹腔内有无出血。但是这项检查阳性的患者其症状和体征往往也较明显，多可诊断，因此该项检查并非必需。

2. 宫颈裂伤

（1）术中突感失控感，子宫内有鲜血流出。

（2）妇科检查，在阴道扩张器下见宫颈有裂痕，触诊可发现裂伤处。

（四）治疗

子宫破裂确诊后应立即剖腹探查，根据子宫损伤程度决定是否行子宫切除术。

1. 子宫破裂

（1）先兆子宫破裂：一旦发现破裂征象，立即停用子宫收缩药，抑制子宫收缩，给予肌内注射哌替啶 100mg 或静脉全身麻醉，尽快手术。

（2）子宫破裂：确诊子宫破裂，应立即补充血容量，迅速开腹手术，修补破口。裂口大、边缘不整齐、破裂已久且发生感染者，应行子宫切除，如有膀胱损伤时应修补膀胱。

（3）子宫损伤修补后，给予抗生素抗感染治疗。

（4）并发羊水栓塞或 DIC 应积极抢救。

2. 宫颈损伤

（1）宫颈撕裂深度不超过 1cm，无明显出血，无须特殊处理。

（2）宫颈撕裂较深的撕裂，伴有活动性出血的可见性宫颈撕裂应缝合止血。

（五）预防

1. 扩张宫颈时，要顺子宫腔的方向，按号扩张宫颈，避免短时间用暴力扩宫。

2. 如宫颈有炎症时，水肿、变脆，易发生裂伤。对孕周较大（11 周以上）、宫颈较坚硬不易扩张者，可于手术前晚，在宫颈内放橡胶管，使宫颈软化，便于扩大。

3. 严密观察子宫收缩，一般在给药后 24~30 小时宫缩开始，过强宫缩可引起软产道损伤，肌内注射哌替啶 50~100mg 可缓解宫缩，防止软产道损伤。

4. 依沙吖啶引产时，慎用其他引产药（如催产素静脉滴注），以免导致软产道损伤。

5. 胎儿、胎盘娩出后必须常规检查宫颈有无裂伤，后穹窿有无穿孔。

五、羊水栓塞

中期妊娠引产的羊水栓塞发生率为 1‰~6.68‰，明显高于晚期妊娠，但孕周越小，死亡率越低。羊水栓塞发病迅猛，常来不及做许多实验室检查患者已经死亡。由于羊水中的有形物质，如胎脂、胎毛、胎粪、上皮等，作为栓子突然大量进入母体血液循环中，引起的肺栓塞、休克、凝血功能障碍、急性心肾衰竭等一系列危急的症状。

（一）原因

1. 羊膜腔内穿刺时，刺破胎膜，羊水自穿刺针处溢出进入母血循环。

2. 羊膜腔外注药时，损伤子宫颈或子宫壁内的静脉和胎膜。

（二）临床表现

1. **前驱症状**　突然发生烦躁不安、寒战、恶心、呕吐、气促、胸闷。

2. **典型临床表现**　分为 3 个阶段。

（1）呼吸、循环衰竭和休克：开始出现烦躁不安、寒战、呛咳、恶心、呕吐、气急等先兆症状。继而出现呼吸困难、发绀、抽搐、昏迷，血压下降；严重者发病急骤，仅惊叫一声或打一个哈欠后，血压迅速下降，数分钟内死亡。

（2）DIC 引起的出血：难以控制的大量阴道流血、切口渗血、全身皮肤黏膜出血、血尿及消化道大出血。产妇可死于出血性休克。

（3）急性肾衰竭：后期出现少尿或无尿和尿毒症的表现。

3. **体征**　典型病例的 3 个阶段按顺序出现，但有时不全出现，不典型者可仅有大量阴道流血和休克。钳刮术中出现羊水栓塞也可仅表现为一过性呼吸急促、胸闷后出现大量流血。

（三）诊断

羊水栓塞应基于临床表现和诱发因素进行诊断，是排除性诊断。目前尚无国际统一的羊水栓塞诊断标准和实验室诊断指标。常用的诊断依据如下。

1. **临床表现**　出现以下表现之一：①血压骤降或心搏骤停；②急性缺氧如呼吸困难、发绀或呼吸停止；③凝血功能障碍或无法解释的严重出血。

2. **诱发因素**　以上临床表现发生在阴道分娩、刮宫术或产后短时间内。

3. 以上临床表现不能用其他疾病来解释。

4. **辅助检查**　血常规、凝血功能、血气分析、心肌酶谱、心电图、X 线检查、超声心动图、血栓弹力图、血流动力学监测等有助于羊水栓塞的诊断及病情监测。

X 线检查：床旁胸部 X 线摄片可见双肺有弥散性点片状浸润影，沿肺门周围分布，伴有右心扩大。

下腔静脉血镜检：在抢救时应抽取下腔静脉血，镜检有无羊水成分，可作为羊水栓塞确诊的依据。

（四）治疗

一旦出现症状，及早诊断，给予抗休克、抗过敏、解痉、抗凝的综合治疗。羊水栓塞的处理原则是维持生命体征和保护器官功能。一旦怀疑羊水栓塞，立即按羊水栓塞急救。推荐多学科密切协作参与抢救处理，及时、有效的多学科合作对于孕产妇抢救成功及改善其预后至关重要。

1. **呼吸支持治疗**　立即保持气道通畅，充分给氧，尽早保持良好的通气状况是成功的关键，包括面罩给氧、无创面罩或气管插管辅助呼吸等。

2. **循环支持治疗**　根据血流动力学状态，在羊水栓塞的初始治疗中使用血管活性药物和正性肌力药物，以保证心输出量和血压稳定，并应避免过度输液。

（1）液体复苏：以晶体液为基础，常用林格液。在循环支持治疗时一定要注意限制液体入量，否则很容易引发心力衰竭、肺水肿，且肺水肿也是治疗后期发生严重感染、脓毒症的诱因之一。

（2）维持血流动力学稳定：使用去甲肾上腺素和正性肌力等药物维持血流动力学稳定。羊水栓塞初始阶段主要表现为右心衰竭，心脏超声检查可提供有价值的信息。针对低血压，应使用去甲肾上腺素或血管升压素等药物维持血压，如去甲肾上腺素 0.05~3.30μg/（kg·min），静脉泵入。多巴酚丁胺、磷酸二酯酶抑制剂兼具强心和扩张肺动脉的作用，是首选的治疗药物，可用多巴酚丁胺 2.5~5.0μg/（kg·min），静脉泵入，磷酸二酯酶抑制剂（米力农）0.25~0.75μg/（kg·min），静脉泵入。

（3）解除肺动脉高压：使用前列环素、西地那非、一氧化氮及内皮素受体拮抗剂等特异性舒张肺血管平滑肌的药物。前列环素即依前列醇 10~50ng/（kg·min），吸入；或伊洛前列素（iloprost）10~20μg/ 次，吸入，6~9 次 /d；或曲前列尼尔

（treprostinil）起始剂量 1~2ng/（kg·min），静脉泵入，逐步增加直至达到效果；西地那非 20mg/ 次，口服，3 次 /d，也可通过鼻饲和 / 或胃管给药；一氧化氮 5~40ppm，吸入。也可给予罂粟碱、阿托品、氨茶碱、酚妥拉明等药物。

（4）当孕产妇出现羊水栓塞相关的心搏骤停时，应即刻进行标准的基础心脏生命支持和高级心脏生命支持等高质量的心肺复苏。

（5）应用糖皮质激素：糖皮质激素用于羊水栓塞的治疗存在争议。基于临床实践的经验，尽早使用大剂量糖皮质激素，应作为有益的尝试。氢化可的松 500~1 000mg/d，静脉滴注；或甲泼尼龙 80~160mg/d，静脉滴注；或地塞米松 20mg 静脉推注，然后再给予 20mg 静脉滴注。

（6）新的循环支持策略：羊水栓塞发生后，对于血管活性药物无效的顽固性休克孕产妇，进行有创性血流动力学支持可能是有益的。

3. 防治 DIC

（1）肝素钠：用于早期高凝状态时，发病后短期内使用或病因未消除时，用肝素钠 25~50mg（1mg=125U）加入生理盐水或 5% 葡萄糖注射液 100ml 内，静脉滴注 1 小时，4~6 小时后再将 50mg 加入 5% 葡萄糖注射液 250ml 中，缓慢滴注，用药过程中凝血时间控制在 20~25 分钟，24 小时总量可达 100~200mg；肝素过量（凝血时间＞30 分钟）可用鱼精蛋白对抗，1mg 鱼精蛋白对抗肝素 100U。

（2）补充凝血因子：及时补充新鲜血、血浆、纤维蛋白原等。

（3）抗纤溶药物：氨基己酸（4~6g）、氨甲苯酸（0.1~0.3g）、氨甲环酸（0.5~1.0g）加入生理盐水或 5% 葡萄糖注射液 100ml，静脉滴注，补充凝血因子 Ⅰ，每次 2~4g。

4. 预防肾衰竭 血容量补足后仍尿少，可用呋塞米 20~40mg，静脉注射，或 20% 甘露醇 250ml，快速静脉滴注。但有心力衰竭时慎用。

5. 预防感染 选用肾毒性小的广谱抗生素预防感染，如青霉素类（注射用青霉素 G 钠、注射用哌拉西林钠）、头孢菌素类（注射用头孢唑林钠、注射用头孢唑肟钠）等。

6. 产科处理 先改善母体呼吸循环功能，纠正凝血功能障碍，待病情稳定后立即行剖宫取胎术终止妊娠。如产后有大量子宫出血又不能控制时在输新鲜血与应用止血药的情况下行子宫切除术。

（五）预防

1. 羊膜腔穿刺术时，针头应细，穿刺不宜超过 3 次。

2. 中期妊娠钳刮时，最好先破膜再钳夹；在中期妊娠引产或钳刮术过程中，破膜后出现胸闷、呼吸困难、发绀、烦躁不安、呛咳等症状应想到羊水栓塞，立即进行相应的治疗。

3. 注药过程中，要注意孕妇有无呼吸困难、发绀等羊水栓塞征象。

4. 引产过程中或引产后、中期妊娠钳刮术时出现不明原因的休克或子宫出血与外出血不成比例，应想到羊水栓塞的可能。

5. 掌握缩宫素应用指征。

6. 对死胎、胎盘早剥等情况，应严密观察。

六、弥散性血管内凝血

应特别注意少数情况下，中期妊娠引产时可发生 DIC。

（一）原因

1. 与晚期妊娠相同，常见诱因有胎盘早剥、子痫前期重度、羊水栓塞、产后大出血性休克等，易引起血管内皮损伤，促凝物质进入母血循环、激活凝血系统，发生微循环内广泛的血管内凝血，微血栓形成，导致 DIC 的发生。

2. 引产时使蜕膜和绒毛组织发生不同变性、坏死，释放出大量组织凝血活性物质，进入母血循环，同时消耗大量凝血因子和血小板，继发性纤维蛋白溶解（纤溶）过程加强，导致出血、休克、器官功能障碍和贫血等。

3. 羊水栓塞。

（二）临床表现

1. 出血 有 70%~80% 的患者以程度不同的出血为初发症状，如紫癜、血疱、皮下血肿、采血部位出血、手术创面出血、外伤性出血和内脏出血等。

2. 多系统器官功能衰竭 临床上常同时或相继出现两种或两种以上脏器功能障碍的不同症状，如呼吸困难、少尿、无尿、恶心、呕吐、腹部疼痛、背部疼痛、发热、黄疸、低血压、意识障碍（严重者发生昏迷）及各种精神神经症状。

3. 休克 不同个体内在条件的差异和病因性质、对凝血 - 抗凝血平衡或微循环功能影响的严重程度不同，可以首先出现 DIC 或休克的特征性病理变化，也可几乎同时地出现这两种病理变化。

4. 微血管病性溶血性贫血 DIC 早期溶血较轻,不易察觉,后期易在外周血发现各种特殊形态的红细胞畸形。外周血破碎红细胞数大于 2% 对 DIC 有辅助诊断意义,但这种红细胞碎片并非仅见于 DIC。慢性 DIC 及有些亚急性 DIC 往往因出现溶血性贫血的临床症状,被称为微血管病性溶血性贫血。

(三) 诊断

对临床征象可疑者,如切口、黏膜损伤和静脉穿刺处广泛出血应提高警觉,考虑 DIC 的可能性。

实验室检查变异大,和原发疾病有关。通常有 PT 和 APTT 延长,纤维蛋白原水平降低(感染、创伤、休克和妊娠等情况下升高),血小板计数减少,纤维蛋白降解产物和 D- 二聚体水平升高,外周血涂片见红细胞碎片,凝血酶 - 抗凝血酶及抗凝血酶 Ⅲ 的含量减少。优球蛋白溶解时间测定和纤维蛋白降解产物测定反映纤溶活性增强,鱼精蛋白副凝固试验(3P 试验)阳性支持诊断,反映纤维蛋白早期存在溶解产物碎片 X、Y,但后期可呈阴性,应注意其假阳性和假阴性。

(四) 治疗

抗凝,补充凝血因子,抗纤溶(详见第十七章第一节)。

(五) 预防

详见第十七章第一节。

七、药物中毒

依沙吖啶的安全用药量为 100mg/ 次,其反应量为 120mg,中毒量为 500mg。实践证明,依沙吖啶 50~100mg 适用于各孕期,且均能取得最佳效果,认为增大剂量可以增进引产效果是错误的。

(一) 原因

多是由于依沙吖啶超量所致。

(二) 临床表现与诊断

1. 依沙吖啶引产用药超量史。

2. 表现为少尿、无尿、黄疸及血压下降等,大剂量依沙吖啶进入体内可致肝肾功能严重损害,表现为肝、肾中毒及溶血性血尿,甚至因急性肾衰竭而死亡。

(三) 治疗

对依沙吖啶中毒的患者应及时并积极地治疗。

1. 严格掌握患者出入量,控制水分摄入量,以"量出为入,宁少毋多"为原则。

2. 纠正酸中毒。

3. 积极治疗并发感染,避免使用对肾脏有损害的抗生素,如庆大霉素和卡那霉素等。

4. 透析疗法是治疗依沙吖啶中毒引起的急性肾衰竭的有效措施。

(四) 预防

1. 必须严格掌握其适应证和禁忌证。

2. 掌握用药剂量。术前核对依沙吖啶用量,每次不得超过 100mg,注入量过大(例如超过 1g),可能引起肾功能损害甚至致死。

3. 引产前明确是否存在急慢性肝肾疾病,完善肝肾功能检查。由于依沙吖啶主要是经母体肝肾代谢,故急慢性肝肾疾病或肝肾功能不全者被列为禁忌证。

4. 给药后 5 天仍无规律宫缩者引产失败可再次给药,剂量仍为 100mg 或改用其他方法终止妊娠。第 1 次引产失败,72 小时后可进行第 2 次注药引产。再次注药前应检查孕妇的一般情况包括体温和脉搏,并检查血常规。依沙吖啶引产不得超过 2 次。

八、药物过敏

依沙吖啶使用时无须皮试,依沙吖啶引产过敏属罕见。药物过敏时发病急、持续时间长,但只要及时予以抗过敏、维持有效血液循环等治疗,大多数预后良好。

(一) 原因

依沙吖啶经胎盘进入孕妇血液循环所致。

(二) 临床表现与诊断

1. **病史** 依沙吖啶引产史。

2. **临床特点** 以循环障碍(即低血压性休克)为始终,多次反复出现。

3. **过敏性休克表现** 术后数分钟内突然出现口唇发绀、呼吸急促、胸闷、出冷汗、四肢冰冷、血压下降等症状。

4. **证实依沙吖啶过敏** 对患者进行皮试,20 分钟后注射点发红,证实确为依沙吖啶导致过敏。

(三) 治疗

1. 立即去枕平卧,给予高流量面罩吸氧。

2. 心电监护,密切观察生命体征,建立静脉通路。

3. 抗休克治疗。皮下注射 0.1% 盐酸肾上腺素 1ml;50% 葡萄糖注射液加地塞米松 10mg 静脉注射;盐酸异丙嗪 25mg,肌内注射;10% 葡萄糖注射液 500ml 加地塞米松 10mg 静脉滴注等。

4. 请心内科及麻醉科会诊。

5. 做好患者及家属的心理安慰工作,取得患者及家属的积极配合。

（四）预防

1. 使用前必须先认真询问患者是否为过敏性体质,有无过敏史及家族性变态反应性疾病史,使用中严密观察。

2. 使用前必须详细了解药品的不良反应、禁忌证及相关注意事项、处理措施。

3. 用药时要谨慎,准确掌握速度和剂量。

4. 密切观察患者表现、自觉症状、生命体征的变化,及时判断用药后的不良反应,如有过敏要迅速采取相应的抢救措施,使患者不致意外死亡。

5. 用依沙吖啶引产时建议先做过敏试验。

6. 在穿刺操作现场必须备有急救的药品、设备,熟悉抢救流程。

（于　冰　李娟清）

第二节　水囊引产术并发症

水囊引产是将无菌水囊放置于子宫壁与胎膜之间,囊内注入适量无菌生理盐水,利用其机械刺激,引进子宫收缩,促使胎儿及其附属物排出的一种引产方法(图 18-2-1)。由于水囊引产容易引起宫腔内感染,所以只应用于依沙吖啶引产有禁忌证的中期妊娠。

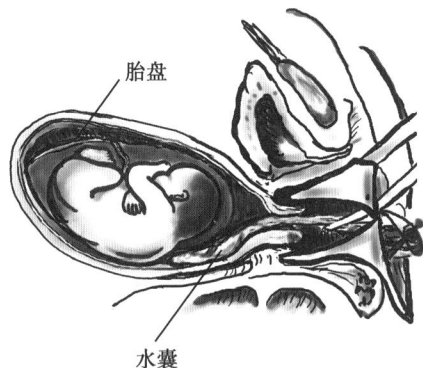

图 18-2-1　水囊引产

一、感染

术后感染常是水囊引产最主要的并发症,发生感染后,首先出现急性子宫内膜炎,如果不及时处理,可迅速发展为急性盆腔炎、败血症,甚至感染性休克而导致死亡。

（一）原因

1. 未正确制备水囊并严格消毒,胎儿、胎盘娩出时未注意无菌操作。

2. 操作时水囊与阴道壁接触,将细菌带入宫腔而引起感染。

（二）临床表现及诊断

详见本章第一节。

（三）治疗

一旦发生感染,应积极治疗。

1. 及时取出水囊　并做血和宫腔分泌物培养及药敏试验,以利抗生素的选择。

2. 抗生素的应用

(1)一般可采用头孢类抗生素抗感染治疗。

(2)治疗 3~4 日后可根据细菌培养和药敏试验结果及时改用敏感的抗生素。

3. 清除宫腔内容物　一旦确诊必须及早、彻底清除宫腔内感染源。

4. 剖宫取胎术　胎儿尚未娩出者,可考虑催产素加速产程,如产程无进展,感染加重,则应采取剖宫取胎术终止妊娠。

5. 子宫切除术　对胎盘滞留、感染严重、经足量广谱抗生素积极治疗而病情未见好转者,应考虑及时做子宫切除术,有利于控制感染及预防 DIC 的发生。切除子宫的时间应根据具体情况而定,原则上不应让严重感染拖延太久,应当机立断,及时手术。对年轻的有生育需求的患者,为抢救生命,慎重考虑后作出决定。

（四）预防

1. 术前全身检查及局部检查,包括阴道分泌物、滴虫、真菌、清洁度等检查。

2. 严格遵守无菌操作规程,放置水囊时绝对避免碰触阴道壁,水囊放置时间不宜超过 24 小时。

3. 孕妇出现发热（体温>38℃）、畏寒或寒战或阴道分泌物有臭味时,应立即取出水囊,并给足量抗生素预防与控制感染,尽快结束分娩终止妊娠。

4. 引产术后常规给予有效抗生素,通常可以控制和避免感染的发生。

5. 第一次水囊引产失败后,如无异常情况（体温、脉搏、血常规正常,子宫无压痛,阴道无脓性分泌物）,休息 72 小时后,应改用其他方法结束妊娠。

二、出血

出血是水囊引产较常见的并发症。

(一)原因

大多数出血量在 100ml 以内,出血量多主要是由胎盘早剥、产后宫缩不良及胎盘、胎膜残留所致。少数孕妇出血量会超过 400ml,一般都是胎盘早剥所致。

(二)临床表现与诊断

详见本章第一节。

(三)治疗

1. **严密观察** 出血量不多时,可继续严密观察。

2. **清宫术** 胎盘、胎膜残留者,及时行清宫术,并给予抗生素预防感染。

3. **钳刮术** 脐带断裂出血,立即行钳刮术娩出胎盘。

4. **剖宫取胎术** 出血量较大、短时间内不能结束分娩者,应剖宫取胎终止妊娠。

5. **凝血功能障碍** 详见本章第一节。

6. **其他** 失血多者应补液、输血,并用抗生素预防感染。

(四)预防

1. 严格掌握手术的适应证,严格遵守技术操作规程,熟练手术操作技术。

2. 术前询问病史及检查,术前发现孕妇有凝血障碍者,应在术前或术中使用止血药,必要时输新鲜血改善凝血功能。

3. 采用低位水囊方法,不仅可以有效地引起宫缩,还可减少胎盘早剥的发生率。

三、子宫破裂

水囊引产引起子宫破裂虽不常见,但后果严重。

(一)原因

子宫破裂的主要原因为水囊中充水量过多,子宫收缩过强而水囊阻塞在子宫下段;少数患者为胎儿横位造成产道阻塞。

(二)临床表现与诊断

详见本章第一节。

(三)治疗

1. **剖宫取胎术** 胎儿较大、横位未能纠正而出现先兆子宫破裂征象时行剖宫取胎术。

2. 已发生子宫破裂者,则按子宫破裂处理。

(四)预防

1. 注入水囊的生理盐水量不宜过多,最大量不能超过 500ml。

2. 宫缩过强而不规则时须注意子宫形状,如果呈葫芦形,说明子宫下段延长过度,可能是由于水囊阻碍胎儿娩出所致,即应及时取出水囊,防止子宫破裂。

3. 水囊取出前,不应静脉滴注催产素加强宫缩。

4. 纠正横位。

四、胎盘早剥

(一)原因

主要是由于水囊放置的位置过高,以致放置水囊时将胎盘从子宫壁附着处剥离,引起阴道出血。

(二)临床表现

主要表现为突然出现的持续性腹痛,伴阴道流血,量可多可少,可为鲜血或暗红色血性分泌物,其严重程度与胎盘剥离面积及内出血量成正比,常伴有恶心、呕吐,子宫呈强直性收缩,有压痛。若胎盘附着在子宫后壁,虽然子宫呈强直性收缩但压痛不明显。出血量>1 000ml 时可发生休克,有广泛性出血现象应警惕 DIC 的可能。

(三)诊断

1. 放入水囊后,阴道出血较多或大量出血,伴腹痛,严重时可致休克。

2. B 超提示胎盘后方不均质回声区,典型者有胎盘后方血肿形成。

(四)治疗

1. **钳刮术** 出血较多时,可静脉滴注催产素,增强宫缩,促使胎儿娩出,如仍未能止血,对 16 孕周以下的孕妇,可进行钳刮术,将胎儿和胎盘钳出。

2. **剖宫取胎术** 孕周较大(16 孕周以上)者,考虑剖宫取胎,结束分娩。

(五)预防

1. 术前应用 B 超定位胎盘,严格手术操作,适时使用催产素可以预防胎盘早剥的发生。

2. 放入水囊时,操作要轻柔缓慢,不要把水囊放入过深。水囊尽量放低些,以防止胎盘早期剥离,并可刺激宫颈感受器,引起反射性宫缩。

3. 术中如遇阻力或出血,应立即退出水囊,改为另侧放入,直至囊部完全进入宫腔,切勿多次进出宫腔。

4. 注入水囊的生理盐水量不宜过多,一般为300~500ml,过多时易发生胎盘早剥。

(于 冰 李娟清)

第三节 前列腺素引产并发症

前列腺素（prostaglandin，PG）对人体平滑肌有兴奋作用，对子宫平滑肌的兴奋作用尤为显著，可引起子宫较明显的收缩。临床实践证明，应用 PG 进行中期妊娠引产是一种效果可靠、安全的方法，成功率可达 95%~98%。

一、子宫过激导致的子宫破裂

子宫过激是前列腺素引产时最常见的母体并发症之一，严重时导致子宫破裂。子宫过激包括子宫收缩过频和子宫收缩过强，临床上以子宫收缩过频更常见。

（一）原因

1. 子宫收缩过频　10 分钟内有 5 次以上子宫收缩并持续接近 20 秒以上。

2. 子宫收缩过强　是指 1 次子宫收缩持续 2 分钟以上。

（二）临床表现与诊断

详见本章第一节。

（三）治疗

详见本章第一节。

（四）预防

1. 应严格掌握用药剂量，用量越大，子宫过激发生率越高。

2. 在选择用药时注意，PGF_{2a} 类药物的子宫过激发生率高于其他类，PGE_1 类（如米索前列醇）子宫过激发生率较低。

3. 口服给药途径的发生率要高于阴道给药途径，尽量阴道给药，严格按照剂量给药。

二、感染

（一）原因

经阴道或宫颈管内途径给药时（如 PGE_2 凝胶），可能因外源性污染引起绒毛膜羊膜炎或子宫内膜炎。

（二）临床表现与诊断

详见本章第一节。

（三）治疗

1. 疑有胎盘组织残留，应在使用抗生素的同时，立即予以清除，但以轻轻夹出宫腔残留物为宜，尽量不要刮宫，待抗生素达到一定剂量、炎症得以控制时，方可行刮宫术，以防炎症扩散。

2. 子宫有活动性出血时，可在应用大量抗生素的情况下清理宫腔。

3. 对子宫内有避孕器者，应尽快将其取出，以消除原发病灶，控制炎症扩散。

（四）预防

详见本章第一节。

三、羊水栓塞

应用前列腺素类药物引产发生羊水栓塞极为罕见，但因为这种并发症易引起产后大出血并危及产妇生命，所以值得一提，目前仅有个例报道。详见本章第一节。

四、其他全身反应

少数孕妇会出现恶心、呕吐、腹泻等胃肠道反应，有时伴有轻度畏寒、发热等症状，但这些不良反应多为一过性，常发生于口服前列腺素类药物的产妇。阴道给药引产时，孕妇的全身反应比较轻，无须特殊处理。

第四节 其他方法引产并发症

一、米非司酮配伍前列腺素终止 14~16 周妊娠的并发症

米非司酮配伍前列腺素终止 14~16 周妊娠的方法安全、有效、简便、易行，已逐步取代危险性较大的钳刮术。

恶心、呕吐、腹泻是最常见的并发症，故胃溃疡者禁用，有时可出现皮肤瘙痒、寒战、发热，有报道口服米索前列醇发生过敏性休克的病例。

1. **胃肠道反应**　恶心、呕吐、腹痛、腹泻常发生在 24 小时内，严重时有出汗、面色苍白、虚弱，可用阿托品、吲哚美辛等对症处理。

2. **出血**　孕囊排出后出血时间长或突发大出血是药物流产的主要并发症，平均出血 15~18 天，有 0.8% 需刮宫止血，0.1% 需输血。

3. **其他**　皮疹、发热、潮红、瘙痒等是由 PG 引起血管扩张所致，一般症状不明显，可不予处理。

4. **过敏反应**　极少，可致死。
其余详见本章第三节。

二、剖宫产术后瘢痕子宫的中期引产并发症

瘢痕子宫是指手术操作后形成瘢痕的子宫。常见于剖宫产术、子宫肌瘤剔除术、子宫畸形矫治术等手术后的子宫，以剖宫产术最为常见，瘢痕子宫的中期妊娠引产问题为产科工作者较为关注且必须面对的问题。瘢痕子宫再次妊娠、引产及催产时易发生子宫破裂，危及患者的健康。

（一）子宫破裂的原因

1. 宫颈不成熟或坚韧。

2. 子宫切口愈合不良、有2次以上剖宫产史、子宫体部剖宫产史，尤其合并妊娠高血压综合征、贫血、羊水极少等，引产时易导致子宫破裂。

（二）子宫破裂的临床表现与诊断

1. 先兆子宫破裂和子宫破裂的临床表现与诊断 详见本章第一节。

2. 超声评价妊娠期子宫瘢痕的愈合情况 超声是预测产前子宫破裂危险性的安全、可靠的方法。通过观察子宫前壁下段厚度及子宫瘢痕的回声状态，将子宫瘢痕愈合情况分为愈合良好（Ⅰ级瘢痕）和愈合不良（Ⅱ级瘢痕、Ⅲ级瘢痕）。具体诊断标准如下。

（1）Ⅰ级瘢痕：子宫下段厚度≥3mm，子宫下段各层次回声均匀。

（2）Ⅱ级瘢痕：子宫下段厚度<3mm，其回声层次失去连续性，追踪扫查见局部基层缺失，加压时羊膜囊无膨出。

（3）Ⅲ级瘢痕：子宫前壁下段厚度<3mm，可见局部羊膜囊或胎儿隆起，或见到子宫前壁间羊水中的胎脂强光点或强光斑。

（三）子宫破裂的治疗

1. 裂伤修补术 子宫破裂、先兆子宫破裂、胎盘早剥及其他异常情况时随时手术，大多数破口可以修补成功。

2. 剖宫取胎术 子宫切口愈合不良、有2次以上剖宫产史、子宫体部剖宫产史，尤其是合并妊娠高血压综合征、贫血、羊水极少等情况者，建议行剖宫取胎术。

3. 子宫次全切除术 破口不整齐而无法修补，破裂时间过长伴组织坏死、感染时。

（四）预防

1. 应强调详尽的B超检查和产科检查，以了解胎儿、胎盘的情况及子宫瘢痕的愈合情况。

2. 严密观察子宫收缩、阴道出血及生命体征等情况。

3. 依沙吖啶引产不成功者，辅助用药前建议行宫颈评估，宫颈不成熟或坚韧时，待宫颈成熟后再辅助用药。

4. 用药后要加强监护，宫缩过强时立即给予哌替啶、硫酸镁、沙丁胺醇等宫缩抑制药物，以免宫缩过强导致瘢痕子宫破裂或软产道裂伤。

5. 引产过程中，要进行专人产程监护，严密观察血压、脉搏、宫缩频率和强度、子宫形态、下腹有无压痛等情况，应备血和做好随时剖腹探查术的准备，及时发现异常情况并及时处理。

6. 分娩后仔细检查胎盘、胎膜是否完整或有无残留，并详细检查宫腔是否完整、宫壁有无缺损，特别是原瘢痕有无裂开。

（于 冰 李娟清）

参 考 文 献

［1］中华医学会计划生育学分会. 剖宫产术后瘢痕子宫孕妇中期妊娠引产的专家共识. 中华妇产科杂志, 2019, 54 (6): 382-386.

［2］骆桃, 李权. 病理性引产因素对中期妊娠引产并发症的影响. 山东医药, 2020, 60 (18): 9-12.

［3］HE F, YIN W C, CHEN B J, et al. Clinical investigation in the methods for complete placenta previa labor induction in the second trimester. Zhonghua Fu Chan Ke Za Zhi, 2020, 55 (5): 317-321.

［4］ROBBIE S K, NIMISHA K, MYFANWY J W, et al. Low-dose oral misoprostol for induction of labour.

Cochrane Database Syst Rev, 2021, 6 (6): CD014484.

［5］LAURA J, MEGAN H, JESSIKA R, et al. Complication rates of dilation and evacuation and labor induction in second-trimester abortion for fetal indications: A retrospective cohort study. Contraception, 2020, 102 (2): 83-86.

［6］NICOLE M M, KRISTINE K, BETH A P, et al. Complications associated with second trimester inductions of labor requiring greater than five doses of misoprostol. Contraception, 2020, 101 (1): 53-55.

［7］YAN Y, YAN W, XIN D, et al. Clinical application of

low-dose misoprostol in the induced labor of 16 to 28 weeks pathological pregnancies (a STROBE-compliant article). Medicine (Baltimore), 2019, 98 (40): e17396.

［8］ MICHELLE A W, MARY C T. Standardizing second-trimester medical termination: Effects on clinical outcomes. Am J Perinatol, 2018, 35 (8): 791-795.

第十九章
绝育手术并发症

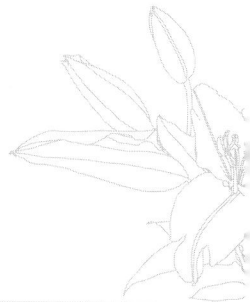

绝育术指通过手术将输卵管结扎或用药物使输卵管腔粘连、堵塞,阻止精子与卵子相遇而达到绝育的目的。现在常用的输卵管结扎术有两种途径——经腹与经阴道,前者由于手术简单、安全、有效、可逆性好(再通成功率较高),故是现在常用的女性绝育方法,但也常伴随一些并发症发生。

第一节　腹部小切口绝育术近期并发症

一、术中并发症

(一)膀胱损伤

1. 原因

(1)术前没将完全排空膀胱,造成膀胱底较高。

(2)切口位置、大小不当,切口过低易伤膀胱。

(3)对局部解剖关系不熟悉,多在切开腹膜时发生,将膀胱当腹膜切开。

(4)未按常规分层切开腹壁,"一刀切"求快。

2. 临床表现与诊断　切开膀胱时,可见有光滑的膀胱黏膜面,切口有黏膜、肌层和筋膜,可见淡黄色液体流出,但未及盆腹腔脏器(子宫、输卵管、肠管等)。

3. 治疗　详见第三章第一节。

4. 预防

(1)术前一定要排空膀胱。有尿液潴留者,术前应放置导尿管。

(2)切口不宜过低。采用横切口时,要在耻骨联合上方3~4cm以上;采用纵切口时,其切口下缘最低在耻骨上4cm。

(3)腹壁切口分层麻醉,分层切开,各层在同一垂直面上。

(4)要在切口上方钳夹和切开腹膜,交替钳夹数次,行刀背试验,能透过刀背阴影时才能切开腹膜。

(二)肠管损伤

1. 原因

(1)多系肠胀气、腹膜粘连,分离过程中直接损伤肠管。

(2)用器械钳提取输卵管时误伤肠管。

(3)在关腹时,不慎缝扎肠系膜,钳夹肠壁致坏死。

2. 临床表现与诊断

(1)肠管壁全层切开,可有肠管内容物溢出;若肠管壁未全切开,则无肠内容物溢出。

(2)肠系膜损伤时肠管内侧、肠系膜上可见切口。由于损伤部位不同或有血管损伤,可有少量渗血或活动性出血。

3. 治疗　详见第三章第　节。

4. 预防

(1)患者取仰卧位,臀部垫高,使肠管上移。

(2)切开腹膜时,一定要将腹膜识别清楚,并确认腹膜下没有任何脏器时,再轻轻切开腹膜。

(3)寻找输卵管时令患者做吸腹动作;夹取输卵管时,要避免误取肠管及肠系膜,一旦夹住肠管或肠系膜,不要扣紧卵圆钳,也不要用暴力牵拉。

(4)对既往有腹部手术史者,术前应考虑有粘连的可能,切开腹膜时应特别小心、仔细。

(5)加强责任心,提高技术水平。

(三)输卵管系膜撕裂出血、血肿和卵巢损伤出血

1. 原因

(1)夹取或钩取输卵管时操作粗暴,或用力牵拉,使输卵管系膜断裂出血。

(2)输卵管有粘连,分离时发生断裂、出血。

(3)针线穿过输卵管系膜时,如损伤输卵管系

膜血管可引起出血或血肿。

(4)误夹卵巢并用力牵拉造成卵巢损伤或卵巢门血管损伤而出血。

2. 临床表现与诊断 临床表现是出血、血肿,并可查到损伤部位。

(1)单纯系膜出血,经结扎后血止。若因输卵管断裂出血而行输卵管切除者可视为并发症。

(2)血肿很小,经压迫止血可好转;若因输卵管断裂、输卵管系膜撕裂,或卵巢、子宫壁、大网膜损伤而出血,形成大血肿,需清理血肿或切除输卵管者,可诊断为并发症。

(3)卵巢损伤较轻,缝合后血止;若卵巢损伤较重,需切除一侧卵巢时,按并发症处理。

3. 治疗

(1)输卵管系膜血管出血时,将出血点暴露清楚,用止血钳夹住血管,用 4 号或 7 号丝线结扎止血或电凝止血。若因切口小,止血困难,可延长切口,充分暴露术野,尽快找到出血的血管,钳夹止血,不可延误。

(2)输卵管系膜血肿时,可剪开系膜,消除血肿,并找到出血的血管,用细丝线结扎,然后缝合输卵管系膜,必要时可切除输卵管。若血肿较小,经纱布压迫后观察无继续增大,不必处理。

(3)卵巢轻度裂伤出血,用 3-0 可吸收缝线缝合。若卵巢损伤严重,缝合止血困难,对侧卵巢正常者,迫不得已时行损伤卵巢的部分切除或全部切除,但应尽量避免行卵巢切除。

4. 预防

(1)手术要稳、准、轻、巧,寻找输卵管时严禁暴力牵拉。不要盲目追求小切口。

(2)钳夹输卵管时,要用无齿器械,以免损伤输卵管、卵巢、大网膜或肠管等。

(3)结扎输卵管时,在系膜无血管区穿过针线。采用抽芯包埋法结扎时,切开输卵管系膜前,在浆膜下注入适当生理盐水,使局部水肿,管芯易于分离,可避免损伤血管。

(4)结扎完毕后,要仔细检查结扎处及附近组织有无出血。

(四)麻醉意外和误用药物

1. 原因

(1)个别过敏性体质者,采用局部麻醉前未进行麻醉药物过敏试验,用药后发生过敏反应,严重者导致过敏性休克。

(2)未细心核对,错用麻醉药物。

2. 临床表现

(1)皮肤特征:面红,皮疹,荨麻疹,血管神经性水肿等。

(2)呼吸系统表现:主要表现为支气管痉挛、呼吸困难,听诊可闻及哮鸣音。

(3)循环系统表现:主要为循环衰竭表现,患者出现心律失常、血压下降、过敏性休克等。

(4)泌尿系统表现:主要为少尿、无尿等肾衰竭表现。

(5)严重者可出现 DIC。

3. 诊断

(1)患者曾有过敏史。

(2)切口局部疼痛,并可出现局部出血、肿胀、皮肤变色等,及时核对药品名称是否错误,结合临床表现可诊断。

4. 治疗

(1)术时注射局部麻醉药发生过敏者,可根据情况停止手术,采取抗过敏、抗休克等紧急措施。如症状较轻,可改用其他麻醉方法进行手术。

(2)如发现用错药,可及时处理。

5. 预防

(1)对过敏性体质者或有药物过敏史者,术前一定要做麻醉药过敏试验。

(2)凡使用药物必须看清药物的名称、浓度。如药瓶上已失去标签或药瓶上没有药名的一律不使用,以防止错用药物。

二、术后近期并发症

(一)出血与血肿

常见的是腹壁血肿与输卵管系膜血肿。

1. 原因

(1)手术中止血不严:手术时过度牵拉、钳夹而损伤输卵管或其系膜,或因剖面血管止血、结扎不彻底而术中没有发现。

(2)手术操作不仔细,缝合时留有残腔。

(3)切口小,分离腹直肌时造成出血,术时检查没发现。特别是腹直肌后方出血,未按常规检查和缝合腹壁,术后继续出血,并可形成腹直肌后血肿。

2. 临床表现与诊断

(1)皮下、筋膜下、腹膜外出血与血肿:可分为腹壁出血与血肿和盆腔内出血和血肿。

(2)术后短期内切口渗血,局部隆起、增大,应考虑切口血肿。腹壁隆起有包块,内诊检查时包块在腹膜外、膀胱上方,应考虑腹直肌血肿;子宫两侧有包块、较软,而又无高热等感染体征时,应考虑盆腔内血肿。

(3)可出现贫血,严重者可发生失血性休克。

(4)腹部穿刺:可抽出血液。

3. 治疗 查明原因,找到出血部位进行止血,术后应常规给予抗生素。

(1)发现盆腔内及腹直肌下有进行性出血或大血肿,或腹部穿刺抽出血液,应及时手术,消除血肿,找到出血点,彻底止血,必要时放置引流。

(2)伴有失血性休克时,应行输血、补液、扩容等抗休克治疗。

(3)腹壁浅表部位出血与血肿,较小者压迫止血;较大者亦应手术消除血肿,找到出血点结扎或缝扎。

(4)术后应用抗生素及止血药。

4. 预防

(1)由于腹壁切口较小,术野常不清晰,应注意止血,防止血肿形成。

(2)提取输卵管时动作要轻柔,避免暴力牵拉。一旦损伤,应立即扩大切口,直视下缝扎止血,必要时切除输卵管,防止遗留血肿。

(3)产后组织较脆,血管充血,损伤后要注意充分止血。

(4)术终前仔细检查腹壁各层组织有无出血与血肿,发现异常及时彻底止血。

(5)术后加强观察,一旦发现有出血或血肿征象应及时处理。

(二)感染

包括腹部伤口感染、盆腔或腹腔感染,以腹部伤口感染多见。①腹壁切口感染包括皮下组织、筋膜下、腹直肌、腹直肌下腹膜前间隔部位感染。②盆腔感染包括附件炎、宫旁结缔组织炎、盆腔腹膜炎及盆腔脓肿。③腹腔感染可表现为弥漫性腹膜炎,继发于盆腔感染。严重时可致全身感染、败血症、感染性休克等。

1. 原因

(1)术前准备不充分:使用的器械、敷料消毒不严,或手术操作无菌观念不强。

(2)术中未严格无菌操作:患者切口局部皮肤消毒不彻底,造成感染。

(3)术后出现腹部伤口血肿而继发感染:术后不注意伤口敷料卫生,或触摸伤口,造成伤口感染。

(4)体内原有感染灶未行处理:原有输卵管慢性炎症,术前没有发现,结扎后可引起炎症扩散。

2. 临床表现与诊断 由于感染部位、轻重和种类不同,临床表现也不一。结扎术后2周内,结合病史、临床表现、内诊检查及必要的辅助检查等,可做出不同类型的急性感染诊断。

(1)腹壁切口感染:感染后患者出现伤口疼痛,检查伤口发红、有硬结、触痛等,从缝线根部或切口有脓液排出。较深部位的感染可触到炎性包块,伴有体温升高,化验示血白细胞增高,双合诊检查时包块较为明显。

(2)盆腔感染:盆腔感染累及范围常不限于一个器官,往往多个器官同时存在,因此临床上统称盆腔炎性疾病。根据炎症发展过程,临床上分为急性和慢性盆腔炎性疾病,结扎后近期感染为急性盆腔炎性疾病。

1)腹痛:以下腹痛为主,可出现排便、排尿疼痛。

2)体温升高可达38℃以上。

3)阴道分泌物增多,可呈脓性分泌物。

4)全身表现:寒战、头痛、食欲减退、恶心、呕吐、心率和脉搏加速等。

5)腹部和阴道检查:下腹部压痛明显,可有抵抗及反跳痛,亦可触及包块。经阴道内诊时,子宫颈、后穹窿有触痛,子宫或子宫周围有压痛,可触及炎症部位增厚或触及包块,明显压痛。

6)实验室检查:白细胞总数及中性粒细胞百分比均增高。

7)在确定急性盆腔炎诊断时,应注意与异位妊娠、卵巢囊肿蒂扭转、卵巢出血和急性阑尾炎等鉴别。

(3)弥漫性腹膜炎:由盆腔感染向上侵犯、蔓延引起的全腹腔的急性广泛性腹膜炎。全身表现较急性盆腔炎重,可有恶心、呕吐、腹胀等;全腹部有压痛、反跳痛;叩诊可出现移动性浊音等。化验提示血白细胞总数增高。腹部穿刺可抽出黄色渗出液或脓液。

(4)全身感染:在急性盆腔炎、腹膜炎特别是化脓性腹膜炎基础上,进一步发展为脓毒血症、败血症,或出现感染性休克。结扎术后有急性盆腔炎、腹膜炎发病经过与体征,全身症状严重,持续性高热、寒战、急重症面容,皮肤干燥、脱水,心率加快、脉细弱、脉压小,并可呈现末梢循环衰竭,感染性休克体征。白细胞总数明显增高。血培养可为阳性。心电图检查可呈现感染性心肌炎改变。

3. 治疗

(1)腹壁局部感染:早期可先行局部处理,全身用抗生素,若形成脓肿应及时拆线,充分排出脓液,彻底引流换药。

(2)急性盆腔炎:详见第三章第五节。

(3)弥漫性腹膜炎:首先排除肠管损伤,严密观察。有可疑损伤者应及时剖腹探查,以免延误治疗。详见第三章第五节。

其余详见第三章第五节。

4. 预防

(1)严格掌握适应证,术前详细询问病史,凡有炎症者暂不宜手术,待治疗后再考虑手术。

(2)严格无菌操作,术中操作轻柔、仔细、止血彻底,避免组织损伤。

(3)术中发现有慢性输卵管炎或盆腔炎者,与患者及家属充分交流签署知情同意书后,应做输卵管切除,切下的输卵管不应接触切口。

(4)术前、术后清点敷料、器械,关腹前清点无误才能缝合,以免遗留导致感染。

(5)在术前、术后对患者做好卫生宣传教育。

(三)异物腹腔内遗留

1. 原因

(1)未能严格执行手术常规,关腹前没有认真清点器械和敷料的数量。

(2)患者鼓肠,反复用纱布遮挡肠管和大网膜,最终遗留腹腔。

2. 临床表现与诊断

(1)术后持续性腹痛、发热,经对症治疗无效,甚至持续高热,腹痛加重。

(2)腹部可触及包块,包块形状不规整,界限不清,有明显压痛。

(3)可有恶心、呕吐、胃肠功能障碍等肠梗阻症状。白细胞总数可升高。

(4)局部超声检查有助于诊断。

3. 治疗

(1)诊断后应及时开腹手术取出,并仔细检查肠管有无损伤。

(2)术后应用抗生素及全身支持疗法等。

4. 预防

(1)加强责任心,严格执行手术常规,关腹前一定要认真清点敷料和器械。

(2)提高技术操作能力,术中尽量避免使用纱布遮挡肠管和大网膜,需要时可用纱布条或在纱布外端夹一把止血钳以作标记。

（于 冰 张利利）

第二节 腹腔镜绝育术近期并发症

一、气腹相关并发症

腹腔镜输卵管绝育术气腹相关并发症包括腹膜外气肿、皮下气肿、纵隔气肿、大网膜气肿、气体栓塞等。人工气腹时,穿刺针没有穿通腹膜进入腹腔,气体在腹壁各层的空隙间弥散。延伸至纵隔时引起纵隔气肿(纵隔气肿也可由气体通过横膈裂孔引起)。如穿刺针进入大网膜,则形成大网膜气肿。若气体进入血管则形成气体栓塞,是腹腔镜手术的一种罕见并发症,十分危险。相关内容详见第五章第一节。

二、宫颈撕裂和子宫穿孔

(一)原因

1. 术前未探清子宫方向,举宫器方向与宫腔方向不一致,导致穿孔。

2. 哺乳期或长期服避孕药者,子宫肌壁薄、软,举宫器插入或操作过程中,动作用力较大,可发生宫颈撕裂或举宫器的尖端穿出子宫肌壁导致子宫穿孔。

(二)临床表现与诊断

腹腔镜下可直接窥见举宫器的尖端穿出子宫壁。

(三)治疗

手术结束前在腹腔镜直视下,取出举宫器,如无活动性出血,无须特殊处理。如出现活动性出血,则在腹腔镜下缝合止血。合并脏器损伤的情况罕见。

(四)预防

置举宫器之前,要做内诊检查,按宫腔方向放置举宫器。或在腹腔镜观察下放置,选用适合子宫大小的举宫器。

三、出血

(一)原因

多发生在横切输卵管时。

1. 电凝的强度及范围不足。

2. 切除输卵管部分太靠近子宫角。

3. 套环或置夹部位选择不当,因近宫角以致提取输卵管时,牵拉过猛导致输卵管或其系膜撕裂而出血。

4. 输卵管有炎症、水肿、充血,使其直径增粗,套环提取过程中造成断裂或血管损伤。

5. 机械故障或技术操作不当。

（二）临床表现与诊断

静脉损伤出血以渗血为主,动脉出血则呈喷射状。由于这些血管相对较小,一般出血不会很严重,止血也相对容易。但如果存在严重的粘连,则会导致出血量增加,严重者可导致失血性休克,出现血压骤降、心率加快、呼吸频率增加、出冷汗、脉搏细速、尿量减少等表现。

（三）治疗

1. 可用电凝止血,必要时行缝合止血。

2. 套环过程中如发生输卵管断裂而出血,可套扎两个断端以止血。

（四）预防

1. 电凝绝育时,掌握好电凝强度和电凝范围。

2. 套环绝育要在距宫角 3cm 以外的输卵管峡部提取输卵管。

3. 对水肿、充血的输卵管,操作要缓慢,避免损伤;套环困难时可改行开腹小切口绝育术。

四、胃肠道灼伤

腹壁和胃肠道灼伤是腹腔镜电外科绝育术最严重的并发症,文献报道其发生率为 2.2‰,常见的灼伤部位是回肠末端。

（一）原因

很难确切地解释灼伤原因,可能是电极接触了回肠或电流过强,或手术钳和第二穿刺孔器械接触形成电流灼烧肠壁,或其他绝缘缺陷等原因造成。

（二）临床表现

早期主要表现为胃部不适,伴恶心、呕吐、腹泻或便秘等消化道症状。晚期为腹部绞痛、压痛、反跳痛等急性腹膜炎表现。

（三）诊断

术中多数没有注意此并发症,患者出院时也无任何相应体征,而在术后 3~4 天,主诉中下腹绞痛,低热、恶心、便秘或腹泻,症状似穿孔前的阑尾炎。

（四）治疗

根据病变范围,可采用大剂量广谱抗生素,或施行肠修补术甚至肠切除。尽量清洁腹腔并加引流。

（五）预防

1. 电凝前,保证视野清晰,远离肠管。

2. 电凝时,应强调将输卵管提起、悬空,尽量使肠管离开盆腔,并且应尽量做到早期诊断。

五、环、夹脱落

据报道环、夹脱落的发生率为 1.6%。多发生于使用初期,因技术不熟练,经验不足,套扎或置夹不充分而造成。一旦发生,可将脱落的环、夹取出,重新操作。重点在于预防,一方面术前认真检查器械的各个部件,另一方面熟悉操作过程,使技术更加娴熟。

六、手术失败

即未能在腹腔镜下完成绝育手术。主要原因:①腹壁过于肥厚,穿刺未成功;②盆腔广泛粘连,输卵管难以暴露;③术前未能发现盆腔肿块,造成盆腔正常解剖关系错乱,无法完成绝育手术;④机械故障。一旦发生,可中转开腹绝育术。

预防腹腔镜施术失败的关键在于术前仔细询问病史和检查,排除禁忌证,此外,还应做好器械设备的维修和保养,操作前认真检查器械的各个操作部件。

七、脏器或腹膜后血管损伤

腹腔镜输卵管绝育术中可能因穿刺或手术操作失误等原因导致盆腹腔血管或脏器的损伤,如腹壁血管损伤、腹膜后大血管损伤、空腔脏器损伤等,严重者危及生命(详见第五章第一节)。但在行输卵管绝育术时最常发生输卵管系膜血管、卵巢门血管损伤出血。

（一）原因

夹取或钩取输卵管时操作用力过度、用力牵拉等均可造成输卵管断裂、系膜撕裂或卵巢门血管损伤而出血,特别是结扎壶腹部或近伞端时,血管丰富,容易损伤出血。

（二）临床表现与诊断

1. 提取输卵管过程中或结扎术后关腹之前,腹腔内有活动性出血,应考虑为损伤性出血。

2. 结扎输卵管时如发生系膜血肿,应及时缝扎系膜血管,避免血肿扩大。

（三）治疗

1. 输卵管断裂发生系膜血管损伤出血　提出输卵管后,应立即钳夹断裂的两侧输卵管,缝扎系膜内血管,以抽芯包埋法处理两侧输卵管的断端,如输卵管损伤严重则应在暴露充分的条件下,切除该侧输卵管。

2. 如系卵巢表面损伤,如卵泡、黄体破裂或卵巢小裂口,可压迫止血,必要时缝扎止血。如系卵巢门血管损伤,仔细缝合结扎出血点,严重损伤修补困难,可用"8"字缝合法止血。

(四)预防

1. 术中严禁粗暴操作,提取输卵管时尽量采用指板法,可减少输卵管和系膜损伤。

2. 结扎方式以抽芯包埋法为宜,浆膜下注入少许液体,使管芯游离,避免损伤输卵管下方的血管。

3. 结扎完毕要仔细检查局部有无渗血或血肿形成,关腹前要注意腹腔内有无渗血。

(于 冰 张利利)

第三节 输卵管粘堵术并发症

输卵管粘堵术是通过阴道经宫颈进入宫腔,向输卵管内注入组织黏合剂,以破坏输卵管黏膜,促进肉芽组织增生、纤维化而使输卵管腔完全阻塞以达到绝育的目的。随着腹腔镜技术的普及,此绝育方式逐渐被淘汰,常见的并发症如下所述。

一、急性化学药物刺激性盆腔炎

(一)原因

1. 个别女性由于药物刺激,局部组织高度水肿、充血、严重渗出,产生化学药物性急性盆腔炎。

2. 药物浓度过低、注入药量过多、注药速度过快,导致药物由输卵管伞端进入腹腔。

(二)临床表现与诊断

高热,持续时间超过 5 天,腹痛严重,出现腹膜刺激症状,末梢血中白细胞和中性粒细胞计数明显增高。妇科检查示子宫略大,有压痛,两侧附件增厚,甚至有炎性浸润性包块形成,压痛明显。

(三)治疗

抗生素抗感染治疗。

(四)预防

严格按照手术操作进行,给药剂量控制在 0.06~0.12ml,不得超过 0.12ml。

二、子宫穿孔

(一)原因

因探针或导管造成的穿孔,多发生在哺乳期

妇女。

(二)临床表现与诊断

详见第十七章第一节。

(三)治疗

详见第十七章第一节。

(四)预防

对哺乳期子宫操作要准确、轻柔,并由技术熟练者施术。

三、术后腹痛

输卵管粘堵术后腹痛系由慢性盆腔炎或盆腔粘连引起,曾有报道盆腔静脉淤血症造成慢性腹痛(详见第三章第五节)。

(周建政 张利利)

第四节 输卵管绝育术后远期并发症

一、输卵管积水

(一)原因

病因尚未阐明,可能与以下因素有关。

1. **炎症所致** 术前未能选择合适的结扎时机,生殖器官炎症情况不明或未得到治疗,造成了术前、术中和术后的感染可能,输卵管积水是慢性输卵管炎症的常见并发症。

2. **继发于输卵管绝育术** 并不是由输卵管炎症引起的,近端输卵管阻塞和输卵管液分泌增加、回流障碍,可能是产生输卵管积液的主要病因。原因:①绝育术后输卵管积水、粘连等病变多发生在结扎近端,且壶腹部及伞部结扎明显高于峡部,说明其发生与结扎部位密切相关;②结扎在壶腹部以远部位,近心段较长,包含的富于分泌功能的壶腹部上皮细胞多,管腔内形成的液体也多,受壶腹部-峡部连接处环形肌生理性周期收缩的影响,管腔内液体向宫腔方向运行受阻,向腹腔方向已被结扎阻断,容易在宽大的壶腹部发生积液并扩张,内压增大管腔可以进一步扩大,直径可达 10cm 以上,即积水。

(二)临床表现

主要表现为下腹持续性隐痛、坠胀。输卵管炎症急性期患者常有腹痛病史,而一般输卵管积脓变为浆液性即输卵管积水或积水被机体吸收后,炎症往往早已痊愈,所以输卵管积水的患者平时多无腹痛症状。

(三) 诊断

1. 有下腹持续性隐痛、坠胀病史,或仅在体检时超声检查发现输卵管积水可能。

2. 妇科检查可能触及附件区或盆腔包块。

3. 超声检查提示附件区有条状囊性包块。

(四) 治疗

1. 中医治疗

2. 腹腔镜诊治　手术切除患侧输卵管。

3. 小切口剖腹探查手术　松解粘连,切除病灶。

(五) 预防

1. 选择合适的结扎术式和结扎部位是预防本病的重要措施。行经腹输卵管结扎术时,选择峡部为结扎点,严格掌握无菌操作是预防输卵管积水的关键。

2. 多数学者曾反复提倡系膜包埋法结扎术式及选择峡部手术为宜,因为切断法可能损伤范围较大,峡部外形细、肌层薄、系膜血管少,结扎后损伤最轻,不影响壶腹部的运动功能及黏膜上皮的分泌、排出功能,不易发生输卵管积水。

3. 掌握手术的适应证,选择最佳时机,严格无菌操作和正规操作,若有感染及时治疗。

二、绝育术后异位妊娠

绝育术后异位妊娠是一种严重并发症,输卵管结扎 5 年以上发生异位妊娠的机会明显减少,这可能是由于术后时间长,结扎处瘢痕牢固,纤维化严重,不易再通。

(一) 原因

各种因素致输卵管再通、瘘或新生伞的形成,而这些通而不畅的小孔道只能容精子通过而受精卵不能返回,被阻于结扎远端而发生异位妊娠。

1. **输卵管内膜炎症**　结扎部位的内膜易发生炎症,产生大量吞噬细胞及浆细胞。加之溶组织酶存在,易产生瘘和新生伞,而狭小的瘘孔将受精卵阻于此部位而产生输卵管妊娠。

2. **手术时机选择不当**

(1)终止妊娠后即施行绝育术的异位妊娠发生率明显高于月经后施术者。妊娠终止后输卵管充血水肿未消退,如结扎线过紧易切割输卵管壁形成瘘或新生伞,结扎线过松易脱落或待水肿消退后结扎线变松而致管腔不完全通畅而发生异位妊娠。

(2)手术时间在排卵后可能使受精卵堵于结扎处。

(3)内生殖器炎症时,输卵管充血、肿胀、组织较脆,结扎线不易扎紧,待水肿消后结扎线变松或脱落,过紧易切割形成瘘。

3. **手术方法问题**

(1)折叠双重结扎切除法:两断端靠得很近,而且连同输卵管系膜一起结扎,不易扎紧或线头滑脱,再吻合形成通而不畅的小道。

(2)银夹法:如施术时输卵管未摆正、拉直,夹内组织厚薄不均而夹不紧或未将输卵管完全夹入夹内,均可能形成狭窄的管腔。

(3)抽芯包埋法:较多采用,若操作不规范,结扎线粗细、松紧不当,管芯切除不够长,近远端未保持一定距离,结扎断端过短,近端未完全包埋等,可使输卵管再吻合或新生伞形成,由于手术瘢痕使管腔狭窄。

4. **技术水平问题**　技术水平不足,无菌技术操作不规范,造成误扎或漏扎。如合并术后盆腔感染,未扎的输卵管形成炎症后发生异位妊娠。

5. **结扎线因素**　结扎线过松,出现半通状态;结扎线过紧,可切割输卵管形成瘘,以及新生伞或断端再吻合。

6. **结扎部位**　大部分在壶腹部,输卵管妊娠着床或破裂部位均在结扎处或结扎处远侧。峡部的壁厚腔窄,易于阻断;壶腹部管腔大,壁较薄,结扎过紧易切割形成瘘,过松形成小通道。

(二) 临床表现

输卵管妊娠的临床症状、体征表现缺乏特异性。

1. 常见症状为停经、腹痛、阴道流血。其他症状有乳房胀痛、胃肠道症状、头晕、晕厥、肩部放射痛、泌尿系统症状、阴道组织物排出、肛门坠胀感及排便疼痛等。

2. 常见体征为盆腔压痛、附件区压痛、腹部压痛、宫颈举痛。其他体征有面色苍白、腹胀、子宫增大、体位性低血压、休克、心动过速(>100 次/min)或低血压(<100/60mmHg)。

(三) 诊断

1. **超声诊断**　经阴道超声提示附件区可见含有卵黄囊和/或胚芽的异位妊娠囊,可明确诊断异位妊娠。若阴道超声检查发现附件区独立于卵巢的肿块或包含低回声的肿块,应高度怀疑为异位妊娠,其诊断异位妊娠的灵敏度为 87.0%~99.0%,特异度为 94.0%~99.9%。同时应明确是否有宫内外复合妊娠。

2. 血清人绒毛膜促性腺激素(humanchorionic gonadotropin,hCG)测定 单一的血清 hCG 浓度测定无法判断妊娠活性与部位,应结合患者的病史、临床表现和超声检查以协助诊断异位妊娠。

3. 阴道检查 宫颈可有举痛、后穹隆饱满,有触痛;子宫正常大小或稍大;子宫一侧可触到增大、变粗的输卵管或局部触到包块,有明显的压痛。

4. 阴道后穹隆穿刺或下腹部穿刺 可抽出不凝固血液。典型的输卵管妊娠可不必穿刺,对不典型或怀疑病灶破裂者穿刺阳性对诊断有重要意义。

(四)治疗

1. 期待治疗 期待治疗标准:无腹痛或合并轻微腹痛的病情稳定的患者,超声未提示有明显的腹腔内出血,输卵管妊娠肿块平均直径不超过 30mm 且没有心管搏动,血清 hCG 水平<2 000U/L,患者知情同意。所有患者随访至血清 hCG 至连续 3 次正常。根据病情,随访血清 hCG 时间间隔为 2~7 天。如果随访期间患者出现明显腹痛,血清 hCG 持续上升或血清 hCG 水平大于 2 000U/L,则需进一步治疗。

2. 药物治疗 甲氨蝶呤(MTX)是治疗输卵管妊娠最常用的药物。

(1)适应证:生命体征平稳;低血清 hCG 水平(理想者低于 1 500U/L,最高可至 5 000U/L);输卵管妊娠未破裂;无明显腹腔内出血;输卵管肿块小于 40mm、未见心管搏动;具备随访条件。

(2)MTX 治疗方案

1)单剂量方案:第 1 天单剂量 MTX 50mg/m² 肌内注射,肌内注射 MTX 后的第 4 天、第 7 天监测血 hCG,如果血 hCG 下降超过 15%,每周随访血 hCG 直至正常水平;如果血 hCG 下降小于 15%,再次肌内注射 50mg/m² MTX,继续监测血 hCG;如果 2 次 MTX 肌内注射后血 hCG 不降,考虑手术治疗。如果血 hCG 在随访期间处于平台期或上升,考虑为持续性异位妊娠,应给予 MTX 二次剂量方案治疗。

2)二次剂量方案:第 1 天第 1 次肌内注射 MTX 50mg/m²,第 4 天第 2 次剂量肌内注射 MTX 50mg/m²,肌内注射 MTX 后的第 4 天、第 7 天监测血 hCG,如果血 hCG 下降超过 15%,每周随访血 hCG 直至正常水平;如果血 hCG 下降小于 15%,第 7 天再次肌内注射 50mg/m² MTX,第 11 天监测

血 hCG。如果第 11 天血 hCG 较第 7 天下降超过 15%,每周随访血 hCG 直至正常水平;如果第 11 天血 hCG 较第 7 天下降小于 15%,第 11 天再次肌内注射 50mg/m² MTX,第 14 天监测血 hCG。如果在 4 次剂量后血 hCG 不降,考虑手术治疗;如果血 hCG 在随访期间处于平台期或上升,考虑为持续性异位妊娠,应给予 MTX 多剂量方案治疗

3)多剂量方案:第 1 天、3 天、5 天、7 天各肌内注射 1mg/kg MTX;第 2 天、4 天、6 天、8 天间隔给予肌内注射 0.1mg/kg 四氢叶酸,肌内注射 MTX 当天测血 hCG,持续监测直至血 hCG 较前一次下降 15%,如果血 hCG 下降超过 15%,中止 MTX 治疗,每周随访血 hCG 直至正常水平(最终可能需要 1 次、2 次、3 次或 4 次剂量);如果在 4 次剂量后血 hCG 不降,考虑手术治疗;如果血 hCG 在随访期间处于平台期或上升,考虑为持续性异位妊娠,应给予 MTX 治疗。

3. 手术治疗 患者有以下临床表现时需要手术治疗:生命体征不稳定,输卵管妊娠破裂的症状(盆腔疼痛、腹腔内出血)。如有药物治疗绝对禁忌证或治疗失败需行手术治疗,若有相对禁忌证可综合考虑是否行手术治疗。手术治疗也适用于临床病情稳定的患者,或与其他有指征的手术同时进行(如输卵管绝育手术,或合并输卵管积水并准备行辅助生殖技术的患者行输卵管切除手术)。腹腔镜手术是手术治疗的"金标准"术式,一般采用腹腔镜输卵管切除术(切除部分或全部受影响的输卵管)或腹腔镜输卵管切开取胚术(移除异位妊娠灶,保留输卵管)。经腹手术适用于生命体征不稳定、有大量腹腔内出血、腹腔镜检查中视野受限者。

(五)预防

1. 把握好手术时机,施术应在月经干净后 3~7 天;剖宫取胎或剖宫产术终止妊娠后,应待转经后施术。

2. 不断提高施术者的技术水平,严格遵守各项操作规程。提取输卵管要稳、准、轻柔,操作认真、仔细,不要因过分追求速度而造成手术失误。

3. 结扎方法以抽芯近端包埋法失败率最低,双折结扎切除及银夹等方法失败率较高,一般情况下不用。采用抽芯包埋法应注意:首先选择输卵管峡部(图 19-4-1A),在输卵管浆膜下注射生理盐水分离浆膜时不要注射到管内(图 19-4-1B),否则会造成管芯水肿不易扎紧或术后扎线滑脱;输卵管管芯切除达 1.0~1.5cm(图 19-4-1C),使近、远端保

持一定距离,避免吻合;结扎输卵管断端时长度适宜,避免过短而线头滑脱;缝合输卵管系膜时,缝线不要穿过管芯,以间断缝合为佳。若系膜撕裂应修补,避免近端管芯外露(图 19-4-1D)。

4. 结扎部位宜选择在峡部。

三、绝育术后月经改变

现在结扎术一般提倡用抽芯包埋法,认为这种方法失败率低而月经的改变率亦较低。输卵管结扎后月经有无改变,各家意见不一,大多数认为影响不大,国外人口刊物收集多个国家 1 万余例结扎妇女术后月经情况,发现无改变者达 58%。

(一)原因

1. 输卵管结扎 手术造成的激素传递障碍是引起术后月经改变的主要原因之一。术时损伤系膜血管网,可能造成延迟或阻止激素传递至子宫,导致雌、孕激素失调。所以破坏了卵巢、输卵管间血管网完整性的操作,均可能改变血液供应而引起其功能紊乱。

2. 术前避孕措施 往往与绝育术前采用的避孕方法有关,如采取口服避孕药者经量增多或痛经;使用宫内节育器(intrauterine device,IUD)者常

术后经量减少。

3. 原月经情况 术前月经不调则术后不调;原来正常,术后不调者约占 16.3%。

4. 受术者状态 术时受术者如精神高度紧张、恐惧手术,则可能导致月经改变。

(二)临床表现

月经周期延长或缩短,经量增多或减少,月经持续时间延长或缩短等。

(三)诊断

绝育术后 3~6 个月内出现的月经周期、经量及经期的改变均可诊断为月经异常。

(四)治疗

术后月经改变,一旦确诊应及早治疗。

1. 经期缩短,经量减少者 可选择激素补充治疗,如复方短效口服避孕药。

2. 月经紊乱或过去服用避孕药物者

(1)孕激素:适用于体内有一定雌激素水平的各年龄段的患者。可于撤退性出血第 15 日起,口服地屈孕酮 10~20mg/d,用药 10 日;或微粒化孕酮 200~300mg/d,用药 10 日;或甲羟孕酮 4~12mg/d,每日分 2~3 次口服,连用 10~14 日。酌情应用 3~6 个周期。

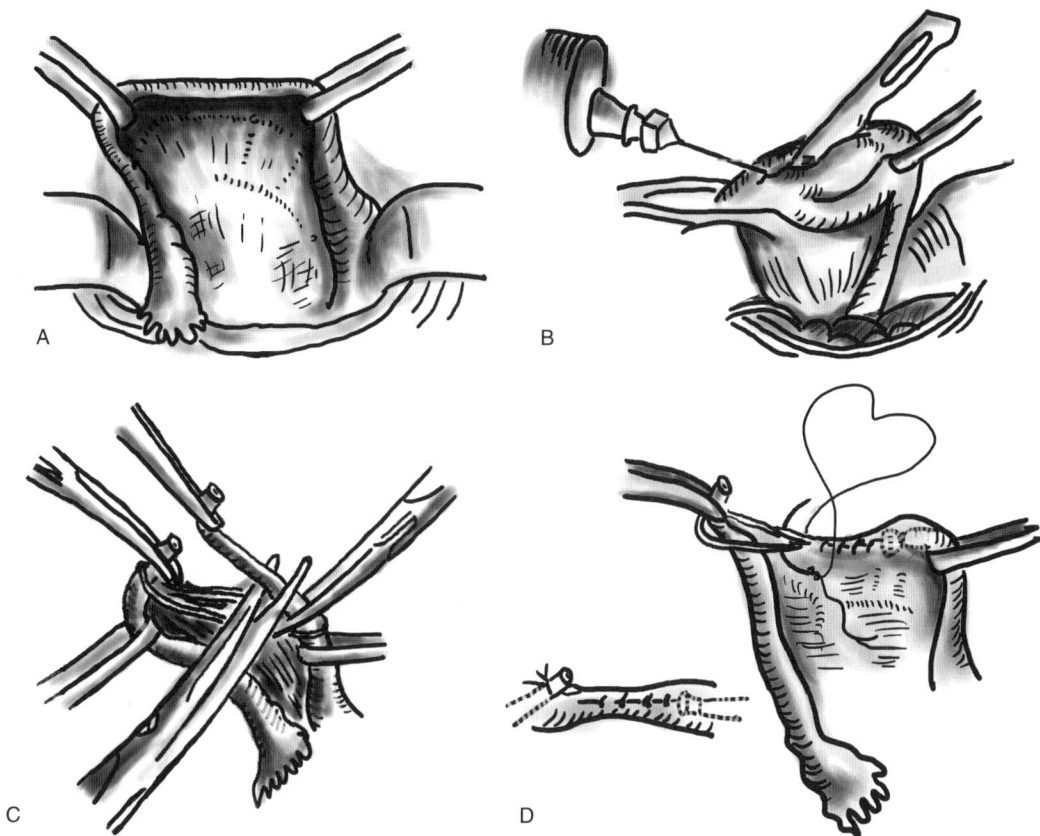

图 19-4-1 抽芯包埋法节育术

（2）口服避孕药：一般在撤退性出血后，周期性使用口服避孕药 3 个周期，病情反复者酌情延至 6 个周期。

（3）雌、孕激素序贯法：结合雌激素 1.25mg/d，口服，从月经周期第 1 天开始，共 21 天，月经周期第 11 天开始加服黄体酮 10mg/d，共 11 天，两药同时停，等月经来潮后，同法再用药，连续 3 个周期为 1 个疗程。

（五）预防

1. 术前详询病史 询问术前月经周期、经量及经期情况，做好受术者的思想工作，解除其顾虑，需排除内、外生殖器器质性疾病和全身出血性疾病，采用合适的绝育术。

2. 受术者的年龄选择 从生理角度来看，40 岁以上的女性最好采用其他避孕方法。

3. 既往有避孕史者 如服避孕药或放置节育器，最好停用避孕药或取器后，等月经正常后再行手术。

4. 正确选择手术时间 输卵管结扎绝育术时间虽然可以在经后、产后、流产后，但根据临床观察，月经期、产后或流产后即进行手术都易造成系膜血管损伤。因此，手术时间最好选择在产后 14 天、流产后 7 天、经净后 3~7 天。

5. 术中取管 应做到稳、准、轻和巧，减少手术创伤，以保持系膜间的正常血运，原则上应选择少损伤卵巢血供的术式。

四、绝育术后神经官能症

神经官能症又名神经症或精神神经症，是一组精神障碍的总称，包括神经衰弱、强迫症、焦虑症、恐怖症、躯体形式障碍等。按《中国精神障碍分类与诊断标准第三版（精神障碍分类）》（CCMD-3）的定义，神经官能症是一组主要表现为焦虑、抑郁、恐惧、强迫、疑病症状或神经衰弱症状的精神障碍。患者虽自觉有多种躯体不适感，但临床检查未能发现器质性病变，病程大多持续迁延或呈发作性。神经官能症在普通人群中有较高的发病率，节育术后发生的报道少，文献中远期并发症仅占并发症中的 0.5%~5.0%，近期报道也不多。

（一）原因

1. 不良的社会心理因素 神经官能症并不是绝育手术的直接并发症，发病通常与不良的社会心理因素有关，不健康的素质和人格特性常构成发病的基础，受术者多属多疑、敏感、抑郁、固执等神经类型。

2. 诱发因素

（1）受术者对绝育术的原理、安全性等有片面认识，对所行手术存有疑虑、误解等，导致部分受术者产生心理疾病及神经官能症。

（2）受术者对绝育术过于恐惧，担心疼痛、损伤及术后并发症，而导致术后精神、心理、机体的平衡状态受到破坏。

（3）由于术中麻醉效果差、操作用力过度、手术时间过长、术中脏器损伤，或医务人员言语不慎，不符合保护性医疗，使患者产生恐惧、不安、怀疑或其他种种顾虑。

（4）患者术前看到或听到绝育术后的并发症，或术后略有不适而自认为由绝育手术造成等因素形成精神性恶性兴奋灶，使大脑皮质功能较长时间紊乱而出现神经官能症。

3. 术前已患有神经官能症，术后症状加重。

（二）临床表现

症状复杂多样，有的头痛、失眠、记忆力减退；有的则有心悸、胸闷、恐怖感等。其特点是症状的出现与变化和精神因素有关。如部分胃肠神经官能症患者，每当情绪紧张时出现腹泻。患者一般能适应社会，其行为一般保持在社会规范容许的范围内，可为他人理解和接受，但其症状妨碍了患者的心理功能或社会功能。

1. 躯体方面

（1）运动抑制：常表现出肢体瘫痪和言语抑制。下肢瘫痪多于上肢，表现为一侧或双侧肢体，临床上诊断为癔症性瘫痪；言语抑制主要表现是缄默症。

（2）运动增强：表现为肢体震颤、肌阵挛、抽搐和痉挛发作。

（3）感觉抑制：表现为躯体感觉缺失，但分布奇特，有时很难以神经病理学知识加以解释。检查发现其感觉缺失的界限不固定。

（4）感觉增强：某些部位的皮肤稍加触摸即感到剧烈的疼痛。

（5）内脏和自主神经失调：神经性厌食，在情感因素影响下食欲低下，食量大减；神经性呕吐，神经性呃逆；神经性尿频，尿急；阵发性心动过速，呼吸短促等。

2. 精神方面 常表现为不同程度的意识障碍和情感失调。

（1）意识障碍：在精神因素影响下，以意识朦胧状态较多见。

（2）情感失调：在情感低落时，表现为失望、悲观，甚至厌世；在得到同情和安慰时，表现为激动、欢乐。喜怒多变、情绪不稳定，有时表现为感情幼稚等。

（三）诊断

1. 术前无神经官能症病史，手术过程中有明显的诱因。

2. 术后短期内出现神经系统的兴奋与抑制过程的失调现象，如乏力、失眠、多梦、情绪低落、精神不集中、周身不适、食欲下降、头痛、头晕、劳动能力下降或不能劳动等。

3. 查体未发现相应器官的器质性改变。

（四）治疗

患者对存在的症状感到痛苦和无能为力，常迫切要求治疗，自知力完整。

1. 凡有合并症者，应首先积极治疗合并症，给予全身支持治疗。

2. 支持性心理治疗　需加强心理沟通，包括询问和聆听，耐心解释，解除思想顾虑，鼓励患者逐步参加适当的体育活动。

3. 暗示疗法　贯穿于治疗过程中，可用语言结合物理疗法、药物疗法等进行。

4. 药物对症治疗　采用中医中药辨证施治和心理辅导可达到一定效果，并根据患者的情况给予情绪调理、心理疏导。

（五）预防

1. 术前充分告知手术目的，充分判断受术者性格特征，如为严重的偏执型性格可考虑选择其他方法避孕。

2. 应注意做好术前解释工作，解除其思想顾虑，让受术者感觉到绝育手术的安全有保障，同时术前应做常规辅助检查及阴道内诊，及时发现生殖系统肿瘤，以免术后造成麻烦。

3. 医务人员加强责任心，提高手术质量，术时医护间谈话应注意保护性医疗，不应给受术者不良刺激。

4. 术后出现某种不适和异常情况时，及时检查，早期明确诊断，积极处理，耐心解释，消除精神负担。

5. 对部分精神不稳定者，术前给予基础麻醉，术中操作要轻柔。

6. 已患精神官能症者不宜手术。

五、大网膜粘连综合征

在腹腔炎症或手术后，大网膜与下腹部的脏器或壁层腹膜粘连，引起腹痛、腹胀、躯干不能伸直或伸直后出现腹部固定部位的牵引痛，称为大网膜粘连综合征（omentum adhesion syndrome，OAS），尤其多见于输卵管结扎术后。大网膜与下腹部脏器粘连后，常使横结肠发生解剖学上的改变，因此又称手术后横结肠功能紊乱综合征。

（一）原因

OAS 的主要病理改变为大网膜粘连于下腹部脏器或壁层腹膜，继发大网膜脂肪组织减少和消失，结缔组织纤维化，大网膜缩短，压迫、牵拉横结肠使之向下移位，引起横结肠下垂、伸长或成角缩小，肠内容物通过障碍，产生腹痛、腹胀、便秘和伸躯时的牵扯性疼痛。引起大网膜粘连的主要原因如下。

1. 手术

（1）手术适应证掌握不严：为主要原因，有潜在感染而术后未及时控制。

（2）手术时切开、缝合腹膜及手术器官，形成新鲜创面，在创面愈合过程中，若大网膜粘附其上，很容易引起粘连。创面越大，腹膜缺损越多，越容易发生大网膜粘连。

（3）手术不熟练、操作不仔细，术中对周围组织未予保护，尤其是结扎术中揲夹输卵管时损伤了输卵管、卵巢、阔韧带或大网膜而未及时发现与处理，关腹时用荷包缝合腹膜留有空隙或将大网膜缝于手术切口上，均可引起大网膜粘连。

（4）输卵管结扎术时片面追求小切口、快速和采用折叠法使输卵管残端暴露也是本病发生的原因之一。

2. 盆腔或腹腔的严重急性感染　严重的盆腔或腹腔内急性感染时，常产生大量的纤维素性渗出物，将大网膜与感染脏器或盆腔腹膜粘连在一起。

3. 腹腔内遗留异物　由于手术操作不慎，将缝线、纱布等遗留在腹腔内，常由大网膜将其包裹，引起粘连。

4. 术后长期卧床　也促使粘连发生。

（二）临床表现

1. 腹痛和牵扯痛　为本病的典型症状，常感觉持续性腹部疼痛，有下坠感或心前区向下牵扯痛。直立或伸腰时，牵扯痛加重，部位固定，多为胃部向下的牵扯痛，患者为避免发生牵扯性腹痛，常弯腰弓背。

2. 胃肠道功能紊乱 患者常有食欲下降、恶心、呕吐、腹胀等胃肠道症状，饭后更明显。

3. 横结肠功能紊乱 常见便秘，患者可有阵发性腹部绞痛，侧卧蜷曲可使腹痛缓解。

4. 腹部检查 可见腹部切口下粘连团块，呈索状或片状，并有压痛，活动子宫时牵扯痛加重。

5. 妇科检查 可触及大网膜粘连部位呈条索状或片状增厚，局部压痛，压痛处常为粘连部位。躯干过度伸直时，可引起切口瘢痕区及上腹部深痛和不适，手压瘢痕上缘，向下牵拉可加重疼痛和不适。

（三）诊断

1. 病史 有绝育手术史及腹部炎症史。

2. 临床表现 腹痛、上腹部的固定点牵扯痛、恶心、便秘、腹胀等。

3. 躯干过伸试验 患者侧卧，检查者以膝抵住患者腰骶部，一手置于患者大腿前中部，另一手置于上胸部，令患者背伸躯干，若出现手术瘢痕区周围或上腹部深处疼痛不适则为阳性。

4. X线钡餐灌肠造影 横结肠扩张、伸长或形成锐角，右侧结肠固定；横结肠局限性或阶段性痉挛，横结肠蠕动过强，钡餐排空延缓。

5. 横结肠间接移位试验 仰卧位钡餐灌肠，同时将腹部瘢痕向下牵引，找到上腹部痛点部位附近的横结肠下降点，测量该点与横结肠之间的距离，若超过半个椎体，同时有牵扯性疼痛，则为阳性。

6. 腹腔镜检查 可发现大网膜粘连于下腹部脏器或腹膜壁层。有些患者虽无典型的大网膜粘连综合征表现，但术后出现顽固性下腹痛、腰痛伴有体位改变受限，而体检、实验室检查均无阳性发现，长期保守治疗无效，也可能是盆腔内脏器与腹膜粘连所致，应行腹腔镜检查，既可诊断、又可治疗。

（四）治疗

1. 保守疗法 症状较轻者，可用物理治疗、组织疗法、活血化瘀的中药及对症治疗等。

2. 手术疗法 症状明显、病程长、明显影响健康和劳动者，可采用手术治疗。切除部分大网膜，解除横结肠的压迫和牵拉，保留的大网膜游离端应尽量避免再与原部位粘连，关腹前可涂抹防粘连制剂防止术后再粘连。

（1）腹腔镜手术：术中仔细分离粘连并切除部分过长的大网膜。由于避免了开腹手术切口的损伤和缝合线结等异物存留，器械入口远离粘连病变高发区，腹腔不开放暴露，术后可早期下床活动，胃肠功能恢复快，与开腹手术相比，引发腹腔内再粘连的概率大为降低。

（2）开腹探查：由于具有客观、可重复性、测量手段可操作性等特点，也是预防术后腹盆腔粘连的理想选择。

绝大多数该征患者手术治疗后，症状缓解、消失，预后良好。部分患者症状多而体征少，手术后症状不能完全消失，可试用抗焦虑或抗抑郁治疗。

（五）预防

1. 积极治疗急性盆腔和腹腔感染，防止转为慢性，避免引起大网膜粘连。

2. 严格掌握手术指征，提高手术技巧，重视无菌操作。

3. 手术操作应尽量做到轻、准、稳、巧、细，尽量减少不必要的手术擦伤和损伤。术中提取输卵管要熟练、准确，避免多次夹取肠管浆膜、大网膜及子宫输卵管浆膜，以减少损伤创面及发生粘连的机会。

4. 缝合腹膜时应做外翻缝合，尽量不用荷包缝合，注意腹腔组织，以免误缝大网膜。

5. 应用几丁糖生物蛋白胶等防粘连制剂涂抹手术创面，预防粘连。

6. 术后出现炎症，及时积极妥善治疗，避免引起粘连。

7. 术后鼓励受术者早日下床活动，防止大网膜粘连。

六、输卵管结扎术后综合征

部分接受输卵管结扎者，术后可出现慢性腹痛、低位腰痛、性交痛、月经紊乱、消化不良、厌食、呃逆、便秘、腹胀等自主神经系统症状，可出现精神异常，严重者甚至丧失劳动能力及日常生活能力。1981年以前，将输卵管结扎术后出现的上述综合征统称为输卵管结扎术后后遗症，1981年Faber等将其命名为输卵管结扎术后综合征（post tubal ligation syndrome，PTLS）。

（一）原因

1. 月经血逆流受阻 输卵管结扎后月经血逆流受阻是一种普遍现象。输卵管结扎后，月经血逆流受阻，积于子宫近端输卵管内的血液可引起输卵管肿胀、充血，月经血成分渗入输卵管黏膜下，引起局部的前列腺素和一些炎症细胞因子释放,出现痛经及长期的慢性腹痛。但并非所有受术者均发生痛经和慢性腹痛,可能与子宫内膜剥离不同步现象有关,若靠近输卵管口处的子宫内膜先行剥离并返折覆盖输卵管口,可使流入输卵管内的月经血不能流出而出现前述变化。

2. 卵巢功能紊乱 输卵管结扎术可损伤子宫动脉与卵巢动脉之间的部分血管吻合支,影响卵巢血液供应;结扎及局部血液供应改变等可影响输卵管结扎部位的细胞因子产生量及各因子的组成比例,进一步影响输卵管对卵巢的局部旁分泌调节作用。

3. 盆腔器质性改变 丁慧娟等对 36 例输卵管结扎术后综合征患者行腹腔镜检查后发现,30 例有盆腔器质性改变,其中盆腔淤血 26 例次,轻度输卵管积水 11 例次,盆腔粘连 13 例次,子宫内膜异位症 1 例次。说明盆腔器质性改变是导致输卵管结扎术后综合征的主要原因之一。

4. 心理异常 对输卵管结扎手术的不理解,手术时的麻醉效果不满意,过多的社会或家庭关注,经常接触的人群中类似发病者的强化刺激,医务人员在接触患者或手术时的言语不慎等,均可加重受术者的心理压力,导致其出现术后抑郁症、焦虑症等,部分患者可表现为腹痛、月经紊乱等。

5. 术前使用口服避孕药避孕 1976 年 Chamberlain 等首次报道术前应用口服避孕药避孕可增加输卵管结扎术后腹痛和阴道流血的发生率。1992 年 wilcox 等对美国一多中心研究的 5 070 例输卵管结扎术后资料进行分析后发现,口服避孕药可显著增加月经量及月经期间的疼痛,确切机制目前尚不清楚。

(二)临床表现

1. 慢性腹痛 几乎所有的输卵管结扎术后综合征患者均可有非周期性的持续慢性下腹疼痛、腰骶部疼痛,以轻度坠胀痛和酸痛为主,部分患者可表现为严重的疼痛。

2. 痛经 近半数的输卵管结扎术后综合征患者有痛经,轻者仅感经期不适而不对日常生活产生明显影响,稍重者影响日常生活,严重者必须卧床休息、接受医疗干预。

3. 性交痛 部分患者自觉慢性腹痛,在性交时和性交后加重;有些患者可无慢性腹痛,但在性交时或性交后腹部呈痉挛性疼痛。长此以往,患者惧怕性交,产生性恐惧、性冷淡或性欲丧失。

4. 月经紊乱 月经过多、经期延长或月经不规则。

5. 消化道症状 半数以上患者出现食欲下降、恶心、腹胀、便秘、消瘦、贪食、呃逆,甚至出现肠麻痹。

6. 神经症 表现为抑郁、焦虑,对家人、医生和社会工作者缺乏信任,疑心很重,有时出现气促、心悸、突发潮热、尿频、尿急,严重者可出现躯体运动障碍、自罪、自责和自杀倾向。

7. 体征 几乎所有患者均有营养不良、消瘦,腹部呈舟状,少数患者可有下腹部轻压痛,子宫稍增大,附件略增厚等。

(三)诊断

1. 有输卵管结扎史。

2. 月经紊乱,下腹及腰骶部疼痛,痛经,性交痛。

3. 食欲下降、腹胀、便秘、呃逆等消化道症状。

4. 抑郁、焦虑、疑心、难以解释的气促和心悸等神经症表现。

5. 体格检查发现患者消瘦、精神萎靡,很少有明显的阳性妇科体征。

6. 影像学检查无阳性发现。

7. 腹腔镜检查可有盆腔淤血、慢性炎症、盆腔粘连等,也可无任何阳性发现。

8. 血性激素测定可发现黄体功能不足。

9. 诊断性刮宫发现子宫内膜发育延缓,内膜无分泌期改变或分泌功能不足。

(四)治疗

1. 非手术治疗 目前对该征尚无特异性的非手术治疗方法,已经试用并取得一定临床效果的非手术治疗方法如下。

(1)抗生素治疗:经临床检查和腹腔镜检查证实有盆腔慢性炎症者,可给予抗生素治疗。常用头孢类抗生素,连续应用 14 天。近年来报道,沙眼衣原体和解脲支原体引起慢性盆腔感染的发病率较高,故有学者主张使用大环内酯类药物治疗,目前常用罗红霉素 0.3g,2 次 /d,或阿奇霉素,0.1g/d,连续应用 14 天。

(2)中医药治疗:可应用活血化瘀、疏肝理气的中药治疗,常用丹参、柴胡、木通、黄柏、蒲黄、败酱草等组方成药。

(3)物理治疗:超短波、音频、中波直流电子等物理治疗可使部分患者病情缓解。

(4)调整月经周期:月经周期不规则者,可应用雌、孕激素序贯疗法以调整月经周期。黄体功能不足者，在月经周期的后半期加用孕激素治疗，常用药物为地屈孕酮或黄体酮(具体用法同本节三、绝育术后月经改变)。月经过多者需要进一步检查查明原因再治疗。

(5)抗抑郁或抗焦虑治疗：神经精神症状明显者，可应用地西泮、多塞平、氟西汀、舍曲林等药物治疗。

(6)心理暗示治疗：应耐心向患者讲明病情，给患者以真诚感，取得其信任，做好细致的心理疏导。对疑心很重且经心理疏导无效者，可行腹腔镜检查，尽可能审视腹腔镜检查全过程，打消患者的疑病心理。

2. 手术治疗　对非手术治疗无效者，应采用手术治疗。

(1)输卵管切除：切除有慢性炎症的输卵管，可缓解患者的慢性盆腔痛表现。有报道，即使切除外观正常的输卵管，也可使一部分患者的病情得以缓解。

(2)输卵管切除加子宫悬吊术：以盆腔淤血为主要病理改变的患者，可行输卵管切除并缩短子宫圆韧带和骶韧带，将子宫恢复至前位，可缓解部分患者的症状。

(3)子宫内膜切除术：对以月经过多为主要表现，经药物治疗无效者，可行子宫内膜损毁术，在宫腔镜引导下，应用电切环、电热滚珠、激光、热盐水等方法去除子宫内膜。

(4)子宫切除术：以月经过多为主要症状，经药物治疗无效的患者或已行子宫内膜损毁术但患者慢性盆腔痛仍未得到缓解者，在充分与患者沟通后选择子宫切除。

(5)介入疗法：在数字减影造影的引导下，经股动脉插入导管至子宫动脉或髂内动脉，注入栓塞剂栓塞子宫动脉或髂内动脉。

(五)预防

1. 深入细致的术前准备　耐心仔细地向受术者介绍手术方式，术中和术后可能出现的近期和远期并发症，各种并发症的预防措施及效果、治疗方法和治疗结局，目前有无可替代的避孕方法和效果，让受术者在对手术知情后选择。对手术顾虑较大，术前已有神经精神症状，术前已有盆腔器质性改变和月经紊乱者，最好选用其他避孕方法。术前应用避孕药避孕者，最好在停用避孕药后半年，观察月经正常后再施行手术。

2. 仔细的手术操作　充分的手术暴露是仔细手术的基本前提和保证，切忌一味追求小切口。手术中的操作应轻柔、准确，严格无菌操作，尽量避免手术损伤，尤其是一定要在输卵管系膜的无血管区分离输卵管管芯，尽量避免和减少系膜血管的损伤。

3. 良好的术后护理　术后长期卧床、过多休息可使盆腔血流减慢，易发生盆腔淤血。因此，术后应鼓励受术者尽早下床活动，逐步适应生活与参加正常劳动。积极处理术后出现的各种异常，赢得受术者信任和对治疗的配合。

七、绝育失败

术后再孕，绝育术后失败率根据不同时期、不同绝育方法差别较大。腹部小切口绝育术也因结扎方法不同而差别较大，其中以抽芯包埋法失败率最低。

(一)原因

主要因绝育措施本身的缺陷或技术操作失误所致。

1. 输卵管断端再通　结扎不够紧或结扎线滑脱，或输卵管切断不完全引起黏膜再生而贯通。

2. 输卵管瘘　如扎线过紧可能勒断输卵管，形成瘘管。

3. 误扎　不按常规操作，未看到伞端就误将圆韧带当作输卵管结扎或误扎血管和输卵管系膜。

4. 只扎一侧输卵管　由于畸形改变或粘连，或由于重扎同一侧输卵管。

(二)临床表现

1. 绝育术后有停经史及早孕反应。

2. 妇科检查可扪及子宫增大、变软。

(三)诊断

根据上述临床表现，结合以下辅助检查可诊断。

1. 尿妊娠试验阳性。

2. B超检查可见孕囊。

(四)治疗

及时终止妊娠。

(五)预防

1. 选择有效的结扎方法　即抽芯包埋法。

2. 提高技术水平，避免误扎　提取输卵管后一定要追踪至其伞端，确认无误后再行结扎。如伞端粘连时，应仔细分辨其解剖结构，以免误将圆韧带或输卵管系膜血管结扎，或盲目追求速度而漏扎。

3. 扎线松紧要适度　既要避免结扎线或银夹过松而易再通,又要防止结扎线和银夹过紧而造成输卵管切割伤,导致瘘孔形成。

4. 以月经干净 3~7 天、排除妊娠后再次行绝育术。

5. 严格无菌操作,防止术后感染,减少失败率。

（于　冰　张利利）

参 考 文 献

[1] 中国优生科学协会肿瘤生殖学分会. 输卵管妊娠诊治的中国专家共识. 中国实用妇科与产科杂志, 2019, 35 (7): 780-787

[2] 张奇, 杨保军, 刘钰, 等. 子宫内膜去除- 输卵管绝育术后综合征 1 例. 实用妇产科杂志, 2021. 37 (7): 559-560.

[3] 晏仁章. 腹腔镜下输卵管绝育术远期并发症的探讨.

实用妇科内分泌杂志, 2015, 2 (3): 98-99.

[4] CHENE G, LAMBLIN G. Controversies in tubal sterilization. Gynecol Obstet Fertil, 2016, 44 (10): 539-540.

[5] EVA P L, JEFFREY T J. Permanent contraception for women. Semin Reprod Med, 2016, 34 (3): 139-144.

第二十章
辅助生殖手术并发症

辅助生殖技术（assisted reproductive technology，ART）是应用各种技术处理精子或卵子，以帮助不孕症夫妇实现生育的方法，包括人工授精（artificial insemination，AI）、体外受精-胚胎移植（in vitro fertilization-embryo transfer，IVF-ET）及相关技术，如卵胞质内单精子注射（intracytoplasmic sperm injection，ICSI）等。1978年世界上首例试管婴儿诞生，1983年我国首例试管婴儿诞生。ART在全球迅速发展，在我国的发展也日趋成熟，造福了成千上万的不孕症夫妇。与此同时，也不能忽略ART带来的风险，常见的并发症包括辅助生殖术后卵巢过度刺激综合征、穿刺取卵术并发症、卵胞质内单精子注射受精术并发症、多胎妊娠减胎术并发症和辅助生殖术后异位妊娠等。

第一节　辅助生殖术后卵巢过度刺激综合征

卵巢过度刺激综合征（ovarian hyperstimulation syndrome，OHSS）是辅助生殖技术应用过程中最常见也是最严重的并发症。OHSS是一种明确的医源性疾病，继发于促排卵药物的应用，系外源性及内源性促性腺激素所致的综合征。一方面，卵巢过度刺激产生大量的甾体激素；另一方面，卵巢过度增大、血管通透性增强、富含蛋白质的体液漏入血管间隙，出现血液浓缩、组织水肿，重者出现腹腔积液、胸腔积液、心包积液、少尿、电解质紊乱、危及生命的高凝状态、血栓形成、急性呼吸窘迫综合征（acute respiratory distress syndrome，ARDS）及多器官功能衰竭。

OHSS起病快，发病时病情可以很严重，但却是一种自限性疾病。如果未发生妊娠，通常10~14天可自行缓解。如果IVF-ET术后发生妊娠，则OHSS发生率明显增加，大约增加4倍以上，且病程延长至20~40天，症状明显加重。

一、原因

1. 主要与使用外源性促性腺激素有关，自然周期者罕见。

2. OHSS发生的高危因素　①年龄小于35岁者，对促性腺激素反应良好；②瘦小、体重指数低者；③敏感体质；④多囊卵巢综合征（polycystic ovary syndrome，PCOS）；⑤低促性腺激素性闭经；⑥基础催乳素（prolactin，PRL）高者；⑦前次卵巢对促性腺激素过度反应或OHSS患者；⑧自发性OHSS患者；⑨促性腺激素释放激素类似物（GnRHa）、尿促性素（human menopausal gonadotropin，HMG）、卵泡刺激素（FSH）、氯米芬的应用，hCG诱发排卵及黄体支持；⑩妊娠。

二、临床表现

1. **症状**　腹部憋胀感、恶心、呕吐、腹泻，进一步发展有嗜睡、拒食及尿量减少，提示有腹腔积液，是病情加重的表现。

2. **体征**　体重快速增加，少尿、无尿，血容量不足，胸腔积液、腹腔积液、心包积液，呼吸窘迫综合征，伴有血栓形成倾向的高凝状态及多脏器功能衰竭。

三、诊断

1. 经促排卵治疗或自然排卵后，出现上述临床表现或体征即可考虑为OHSS。

2. 辅助检查

（1）超声：超声可见卵巢体积增大，可见卵巢黄素囊肿，轻度者卵巢增大至5~7cm，中度为7~10cm，重度为10cm以上。同时可见腹腔积液，重度者可伴有胸腔积液。

(2)生化指标:血电解质检查提示低血钠、高血钾。

(3)凝血功能:凝血功能异常,血浆血栓素及纤维素水平均显著升高,单核细胞比率显著升高。

(4)肾功能:轻者受损,严重者可导致肾功能障碍。

(5)肝功能:受损。

(6)性激素:血清雌二醇(estradiol,E_2)≥10 000pmol/L(3 000pg/ml)、卵泡直径≥12mm、卵泡数≥20个是卵巢过度刺激的阈值指标。超过此阈值 OHSS 的危险性明显增加。

3. 分类 见表 20-1-1。

(1)轻度、中度 OHSS:超声可见卵巢体积增大及腹腔积液,血液及生物学指标正常。

(2)重度 OHSS:①超声可见不同程度的卵巢增大,大多数卵巢体积>10cm,伴有腹腔积液。②大量腹腔积液伴有或不伴有胸腔积液。腹腔积液性质为漏出液。③HCT>45%,提示为一般重度 OHSS;HCT>55%,提示为极重度 OHSS。④WBC>15.00×10⁹/L,提示为一般重度 OHSS;WBC>35.00×10⁹/L,提示为极重度 OHSS。⑤血液高凝状态。⑥电解质:低血钠、高血钾。⑦肌酐1.0~1.5mg/dl、肌酐清除率大于 50ml/min,提示为一般重度 OHSS;肌酐大于 1.6mg/dl,肌酐清除率小于 50ml/min,提示为极重度 OHSS。⑧肝功能异常:低蛋白、碱性磷酸酶、谷丙转氨酶、谷草转氨酶、胆红素、肌酸激酶增高,一般提示为重度 OHSS。⑨肾衰竭提示为极重度 OHSS。⑩血 E_2 水平:大多数>3 000~4 000pg/ml,但 E_2 对 OHSS 发病并不起决定作用,可以监测疾病转归。

表 20-1-1 OHSS Golan 分类法

分类	卵巢大小	分级与症状
轻度	5~10cm	1级:腹胀和不适 2级:1级症状加恶心、呕吐和/或腹泻
中度	>10cm	3级:2级症状加超声确定腹腔积液
重度	>12cm	4级:3级症状加腹腔积液、胸腔积液的临床表现和呼吸困难 5级:4级症状加血液浓缩、血黏度增加、低血容量,肾灌注减少及少尿

四、治疗

1. 轻、中度 以门诊治疗为主,休息、多饮水、高蛋白饮食。

(1)1 级 OHSS:避免剧烈运动或用力,口服对乙酰氨基酚减轻盆腔不适感。

(2)2 级、3 级 OHSS:尽量减少活动,每日至少饮液体 1 000ml,记录 24 小时出入量,每日测体重变化,如日体重增加>0.9kg,需急诊检查红细胞压积、电解质及肌酐,同时观察症状变化。

2. 重度

(1)记录出入量,每 4 小时 1 次;每日测体重、腹围;每日测红细胞压积、白细胞计数、电解质,必要时查肝功能;查 PT、APTT,必要时抗凝治疗;入院初每 4~8 小时测 1 次红细胞压积;若出现肺部症状,在保护腹部的情况下行胸部 X 线检查,以及动脉血氧监测;超声评估腹腔积液,以决定是否行腹部穿刺。

(2)补液:生理盐水 1 000ml 静脉滴注,持续 1 小时以上,如果尿量大于 50ml,静脉滴注维持,可以加入 5% 葡萄糖溶液,按 125~150ml/h,每 4 小时检测 1 次红细胞压积,以确认低血容量是否纠正。

(3)补充白蛋白:静脉滴注生理盐水 1 000ml 1 小时后,尿量增加不明显,红细胞压积仍提示血容量不足,停止输注晶体液,给 25% 的白蛋白溶液 200ml 静脉滴注,50ml/h,持续 4 小时以上,每 4 小时测 1 次红细胞压积,重复静脉滴注白蛋白,直至红细胞压积恢复至 36%~38%。

(4)扩容剂:包括甘露醇、右旋糖酐和新鲜冷冻血浆,右旋糖酐和 ARDS 有关,在 OHSS 治疗中甘露醇和新鲜冷冻血浆并不优于白蛋白。

(5)利尿:红细胞压积小于 38% 时,静脉给予呋塞米 20~40mg。

(6)液体维持:经过晶体液、白蛋白、呋塞米治疗及红细胞压积监测,几天后血容量会恢复正常,自然排尿。患者食欲增加,表明 OHSS 开始自然恢复,应控制液体入量,晶体液滴注速度控制在 50ml/h,或完全停用静脉给液,改为口服液体,每日液体总摄入量为 1 000ml,避免液体摄入过多使血液稀释,血管内液体再次漏入第三间隙。

(7)预防血栓形成:重度 OHSS 患者入院后给予肝素 5 000U,1 日 2 次,直至出院。由于患者很少活动,应穿保持股静脉压力的长袜,并间断解开长袜,直至患者可以床下活动。

(8)促性腺激素释放激素拮抗剂:确诊 OHSS 后给予促性腺激素释放激素拮抗剂,降低血清血管内皮生长因子(vascular endothelial growth factor,

VEGF），可能导致黄体分解，卵巢中VEGF的分泌减少。促性腺激素释放激素拮抗剂0.25mg/d，皮下注射，持续1周，单次最大剂量3.0mg。由于对胎儿的远期影响不确定，不推荐应用于鲜胚移植妊娠后发生OHSS的患者。

（9）腹腔积液穿刺：一般不需要放腹腔积液，以下情况时可以考虑：重度OHSS患者血容量恢复后肾功能损害加重，这可能和腹腔大量积液致腹腔压力过大，影响肾静脉回流及下腔静脉回流，造成回心血量减少及低血容量有关。如果不影响血流动力学，一般不限制放液量，重者可放3 000ml以上。

（10）经阴道穿刺卵巢液囊：可降低卵巢表面张力，避免破裂。可避免附件扭转。可降低E$_2$水平缓解病情，但妊娠者应注意避免因激素水平下降而引起的流产。

五、预防

1. 高危因素者的预防　对于年龄小于30岁、PCOS及敏感体质者，应用促排卵药物时，尤其是使用促性腺激素时，从最小剂量开始，并严密监测E$_2$水平及卵泡数目，发现有OHSS倾向或早期OHSS时采取对策。

2. 促排卵前的卵巢打孔或选择性卵泡穿刺　有电灼打孔、激光打孔、经阴道B超引导下卵泡穿刺。电灼打孔和激光打孔属于侵袭性操作，效果短暂，易导致盆腔粘连。

3. 控制外源性hCG　①"coasting"方案：所有经历控制性超促排卵（controlled ovarian hyperstimulation，COH）的妇女都有发生OHSS的可能。血清E$_2$水平高、卵泡数量多的患者危险性增加。可能是因为颗粒细胞分泌导致OHSS发生的类固醇激素和血管活性物质。为避免周期的取消，维持高妊娠率并减少发生重度OHSS的风险，提倡应用"coasting"方案，即停用促性腺激素释放激素，而继续使用GnRHa直至血清E$_2$水平降至安全水平，此时给予hCG，安排取卵。②减少hCG用量：出现1级OHSS时，可选用hCG 5 000IU促卵泡成熟。③取消hCG或取消周期：若出现2级OHSS可取消hCG，直接取卵或取消周期。④应用GnRHa诱导排卵：用HMG或FSH促超排卵治疗有发生OHSS危险时，采用GnRHa代替hCG可诱导卵泡最终成熟和排卵，并有效减少OHSS的发生。GnRHa最初的触发效应（flare-up effect）可

以诱导排卵前短时间内出现LH峰，而促进卵泡成熟，诱导排卵。⑤采用孕酮支持黄体：有OHSS风险者避免使用hCG，应采用孕酮支持黄体。

4. 预防性应用白蛋白　适用于已有OHSS临床表现，或促排卵过程中已出现OHSS体征，或有前次OHSS病史者。方法：50g白蛋白加入200ml生理盐水静脉滴注4小时以上，最好在取卵前1小时开始。

5. 冷冻胚胎　胚胎移植前发生OHSS者，宜将胚胎冷冻，待以后移植。

6. 糖皮质激素　糖皮质激素及其合成的衍生物对血管平滑肌细胞中VEGF基因的表达有抑制作用，通过抑制血管舒张和防止血管通透性的增加，抑制炎症反应及防止水肿形成。2002年Linas报道于促排卵第6天开始应用甲泼尼龙16mg/d，直至胚胎移植后13天，在取卵日和胚胎移植日各追加1g。

7. 大剂量孕酮　OHSS高危者（E$_2$>2 452pg/ml，卵泡数大于20个），自取卵日肌内注射孕酮200mg/d，共14天。

8. 预防OHSS的新药及其潜在作用　如促性腺激素释放激素拮抗剂。2000年Ludwig报道，醋酸西曲瑞克（cetrorelix）0.25mg/d自促排卵第5、6日开始使用，OHSS发生率低于常规长方案组。另外可用基因重组LH和静脉内免疫球蛋白。

9. 内分泌指标　E$_2$的预测价值尚有争议，有学者认为E$_2$>4 000pg/ml，OHSS发生率增高。也有报道E$_2$<1 500pg/ml发生严重OHSS者。

（郝晓莹）

第二节　穿刺取卵术并发症

穿刺取卵手术方式的发展主要经历了三个阶段，即开腹穿刺取卵术、腹腔镜下穿刺取卵术和超声引导下经阴道穿刺取卵术。所有穿刺取卵术都是有创的，同时加上患者、术者、器械等方面因素的影响，可能导致出血、损伤、感染及不同手术方式特有的并发症。

一、损伤与出血

（一）原因

1. 卵巢表面光滑，质地坚韧，要在卵巢上进

行穿刺,需要一定的技巧。否则,会引起穿刺部位出血。

2. 技术操作不熟练,损伤卵巢皮质或输卵管系膜而出血。

3. 术中使用含有肝素的溶液冲洗卵泡腔,导致卵泡内小血管损伤引起出血。

4. 对于有取卵史的患者,多次取卵操作中器械对卵巢组织的切割损伤累积,可在完好的卵巢组织表面形成取卵伤口,再次行阴道穿刺取卵术时,卵巢组织更易遭受机械损伤,引发腹腔内出血。

5. 多囊卵巢综合征患者的卵巢对刺激较为敏感,因需要获取较多的卵泡数量,且穿刺卵泡数多,卵巢组织较脆,雌激素峰值高,易出现术后卵巢出血等。

6. 患者因自身凝血功能障碍导致的术后出血。

7. 持续加重的盆腔粘连会引起正常盆腔内器官解剖结构的改变,使卵巢粘连于盆壁,继而位于膀胱后面,盆腔器官结构改变易引起取卵术中脏器损伤。

8. 因女性泌尿生殖结构的特殊性及体外受精-胚胎移植时超促排卵后卵巢增大,卵巢向前、向上移动,取卵时阴道探头将卵巢推向阴盆壁,进行阴道超声引导下卵泡穿刺时易造成膀胱损伤。

(二)临床表现与诊断

根据穿刺所致的损伤及出血情况不同,临床表现不同。可能出现下腹穿刺部位的疼痛,穿刺部位皮下淤血;出血较多时可导致失血性休克表现。一般分为轻度出血和重度出血两种。轻度出血诊断标准:取卵术后,发现患者盆腔内有新生成的液体,血压和心率稳定,经止血治疗2小时后,超声检查可发现盆腔内液体未增加,深度不足6cm等。重度出血诊断标准:取卵术后,患者红细胞压积、血红蛋白浓度、血压均明显下降,超声检查可见盆腔内液体深度超过6cm。

1. 疼痛　患者感到下腹部明显疼痛,并可伴有恶心、呕吐、冷汗等症状;应特别注意逐渐加重的腹部疼痛,注意血尿的出现。

2. 腹膜刺激症状　盆腔器官损伤和出血可出现腹肌紧张、下腹部压痛、反跳痛等症状。

3. 失血性休克　内出血较多可出现休克的临床表现,如血压下降、脉搏细弱、心率加快等。

4. B超检查　可协助诊断有无内出血。

(三)治疗

1. 术中出血的治疗　①小的出血灶可以通过压迫止血;②大量的不可控制的内出血,应在输液或输血条件下,立即剖腹或腹腔镜手术治疗,并停止本周期的治疗。

2. 术后出血的治疗　对于穿刺取卵术后腹腔内出血的治疗方式多根据出血状况,选择保守治疗或手术治疗等来控制病情进展。其中,腹腔内出血首选保守治疗,保守治疗无效可选用手术治疗。

(1)保守治疗:超过60%的术后腹腔内出血患者的出血具有自限性,在观察中可以自行止血,不需要进行手术治疗。若患者病情稳定,经检测血红蛋白量下降不足40g/L,预计出血量在1 400ml以内者,可给予止血、补液、卧床休息、输注成分血、预防感染等治疗;若患者血红蛋白量下降超过40g/L,且预估出血量超出1 400ml时,需立即开通两条静脉通道,进行输血、抗休克等治疗,并加强生命体征监测。此外,因血液系统疾病引起的出血,应在术前和术后请血液科医生配合,以确定治疗及用药方案。

(2)手术治疗:对于严重的术后腹腔内出血患者,保守治疗无效时需要腹腔镜下或开腹手术止血,可采用缝合卵巢止血。此外,大量出血的患者多需要接受输血治疗,使用血管造影栓塞止血可以避免开腹手术,并能保护女性生育能力。

(四)预防

1. 术前术者应熟悉盆腔解剖及患者的解剖特点,熟悉盆腔超声图像特征,以免造成损伤及出血。辨清卵巢的边缘,卵巢外结构特别是管道样结构勿穿刺,注意勿将盆腔血管的横断面误认为卵泡结构。

2. 术前穿刺路径的选择非常关键,应尽量避免穿刺过膀胱,若无法避免则尽量穿刺解剖层次清晰的部位,也可放弃部分位置差的卵泡。

3. 穿刺时不宜反复进针。

4. 进行腹腔镜下卵巢穿刺需要一定的技巧,最重要的是要将卵巢固定好。固定卵巢时,要用卵巢固有韧带提起或转动,按压在子宫壁上;或使用有齿钳将卵巢固定在盆壁上或压在子宫上,对卵巢进行穿刺。

5. 进行腹腔镜下卵巢穿刺时,如果卵巢周围有许多囊状附件,也可用无损伤抓钳将这些囊状附件抓紧,固定卵巢。但不能提起输卵管或使用抓钳抓住卵巢皮质,以免引起损伤、出血,尤其不要损伤输卵管系膜。

6. 有盆腔粘连时，操作者必须注意穿刺针的整个行程，应特别注意避开子宫下段两侧的管道样结构。

7. 对于卵巢大、卵泡多的患者，可穿过膀胱体进入卵巢，因膀胱体血管少、肌肉多收缩功能好，穿刺针眼自然闭合好。争取1~2次内完成，尽量避免穿过膀胱颈，膀胱颈为尿道内口的起始部分，如有出血易有血块嵌顿尿道内口引发膀胱填塞。

8. 对于因子宫内膜异位症或盆腔严重粘连，行体外受精-胚胎移植助孕的患者，需在术前与患者充分沟通，告知其膀胱损伤风险，术后严密观察是否有血尿，尽早发现膀胱损伤并及时处理。

二、感染

感染是穿刺取卵术的严重并发症之一，包括穿刺局部感染、盆腔炎、腹膜炎等。据文献报道，经阴道超声引导下穿刺取卵术后感染的发生率为0.3%~0.6%。

（一）原因

1. 许多接受体外受精-胚胎移植治疗的患者，可能存在生殖器官或盆腔慢性炎症，穿刺取卵后原有慢性感染被重新激活引起病原菌的繁殖。

2. 穿刺取卵时可能将阴道的病原菌带入卵巢或盆腔。阴道本身并不是一个完全无菌的环境。卵母细胞非常娇嫩，对外界环境非常敏感，为了减少消毒液等不利因素对卵母细胞的影响，术前准备时通常只用无菌生理盐水多次冲洗阴道，因此穿刺取卵可能会将阴道的病原菌带入卵巢或盆腔的其他部位，引起感染或进一步发展为盆腔脓肿、卵巢脓肿。有多个关于取卵后发生盆腔脓肿报道，其病史中均有卵巢内膜异位囊肿，而卵巢子宫内膜异位囊肿内的陈旧性积血本身就是细菌繁殖的最好的培养基，故亦有人认为卵巢子宫内膜异位囊肿患者是取卵后发生脓肿的高危人群，主要原因是：①超促排卵导致的高雌激素状态刺激异位内膜的增殖；②腹腔内陈旧性血液可能是接种细菌缓慢生长的培养液；③囊肿阻碍了抗生素的效用。

3. 在罕见的情况下可由于穿刺时损伤肠管引起腹膜炎。

（二）临床表现

目前根据文献报道的取卵后感染主要包括盆腔炎、输卵管卵巢脓肿、腹膜炎、术后不明原因发

热、骨髓炎及穿刺部位的伤口延期愈合等，其中盆腔感染最为常见。几项大样本研究报道其发生率小于1%，其中有接近半数的患者会发展为盆腔脓肿。从穿刺取卵到盆腔脓肿形成时间比较长，多数患者在取卵后3周内确诊，但是也有患者在取卵后2个月才确诊。大多出现盆腔感染的患者既往有盆腔炎性疾病、子宫内膜异位症，特别是卵巢巧克力囊肿、盆腔粘连或盆腔脏器手术等病史（详见第三章第五节）。

（三）诊断

患者有取卵穿刺的病史，穿刺部位的伤口延期愈合、有红肿、流脓等现象。结合化验显示血常规异常，血沉、降钙素原或C反应蛋白升高，有时超声检查可发现直肠子宫陷凹或附件区包块。

（四）治疗

已确诊为感染，可以使用抗生素治疗，卧床休息，注意营养。如效果不佳，予以血培养，针对性地使用抗生素治疗。针对形成的脓肿可穿刺引流（详见第三章第五节）。

（五）预防

1. 术前注意外阴、阴道、宫颈的清洁和冲洗，手术时尽量减少穿刺次数，避免损伤肠管，有助于减少手术后感染的发生。

2. 穿刺术要严格注意无菌操作，避免造成盆腹腔感染。

3. 术后适当给予广谱抗生素，以防止继发感染。高危人群应加强抗生素的应用。

4. 一旦确认盆腔感染发生，应放弃后续步骤并进行相应治疗。

三、经阴道穿刺取卵术并发症

经阴道后穹窿取卵可在直视下找寻卵巢中最突出表面的最大卵泡，直接抽取卵泡液，卵子常随卵泡液一起被吸出。经腹部B超引导下卵巢穿刺取卵，因卵巢位置较深、受肠腔气体干扰及声场衰减影响，图像显示欠清晰；另外，由于穿刺针须经盆腔脏器（如膀胱），易引起盆腔脏器损伤等缺点，使其在临床中的应用受限。经阴道后穹窿取卵优势是操作技术简单、超声图像清晰、不需要全身麻醉、明显缩短手术时间和降低手术费用等优点，迅速得到普及，是目前世界上许多体外受精中心普遍采用的方法。

经阴道穿刺取卵术的并发症主要有盆腔炎、输卵管卵巢脓肿、腹膜炎、术后不明原因的发热和骨

髓炎；脏器损伤包括阴道裂伤、阑尾穿孔、输尿管损伤等（详见第四章）。

关键在于预防，具体如下。

1. 严格掌握适应证 选择有适应证的患者，在进行治疗前应进行综合评估，对于有输卵管积水、子宫内膜异位囊肿、慢性盆腔炎等病史的患者，应警惕取卵后感染或脓肿的发生。可以在治疗的前一个周期对积水或囊肿进行处理，治疗周期应充分做好术前的阴道准备，术后加强抗感染治疗。对于有盆腹腔手术史、盆腔严重粘连及有泌尿外科手术史可能引起盆腔解剖结构改变的患者，术前应给予正确的评估，穿刺时尽量避免经过宫颈周围管道样的结构。对于有血液系统疾病的患者应与血液科医生会诊制订相应的治疗方案，并对患者做到充分知情同意。

2. 严格掌握穿刺手术的禁忌证 ①急性传染病、生殖器炎症急性发作期；②反复尿路感染不宜采用经膀胱穿刺；③反复尿路感染者，有严重出血倾向者。

3. 对手术医生进行严格的培训 经培训后应使其能熟练掌握超声扫描盆腔器官的影像学图像，熟练掌握取卵穿刺技术。正确规范进行操作是减少并发症的重要环节。预防盆腔感染的最重要的措施可能是避免多次经阴道穿刺，尽量减少卵巢穿刺次数是预防出血的最重要的措施。

4. 充分做好取卵前的准备工作 取卵前必须检查 B 超及相关穿刺配套装置是否正常，如有故障必须检修后再行使用，不可勉强使用。进行卵泡穿刺前应认真鉴别超声图像，进针前应切换不同 B 超平面，分辨卵巢界限，看清血管搏动，以防误穿或划伤而引起大出血。术前可应用彩色多普勒确定血管和输尿管的位置，指导手术。对于积水严重或有子宫内膜异位症等感染高危因素的患者，有人主张术前给予静脉预防性抗生素治疗，但是对于这一治疗目前还有争议。

5. 应重视并解决患者的心理障碍 此举有利于术中医生、护士和患者三方面的配合，减少并发症的发生。不孕患者的心态与一般患者不同，在接受治疗的患者中，许多人经历过漫长的求医过程，常有精神压抑、心理负担重，对体外受精治疗抱有极高的期望，同时也因担心手术不成功而产生恐惧心理，对取卵术更是缺乏必要的了解和认识，充满恐惧心理，故须向患者介绍手术方法、体位、过程、手术时间、手术的先进性和安全性，以及可能出现

的并发症等，告知患者此手术痛苦小，解除其心理压力，使其树立信心，以良好的心态接受手术，并配合手术的顺利进行。

四、腹腔镜穿刺取卵术并发症

腹腔镜穿刺取卵术指在腹腔镜下，经套管穿刺卵泡取卵，同时可以观察其他盆腔病变，并进行某些可行的手术，手术损伤少。因腹部切口小，能直视卵泡，取卵成功率最高，但因其需要专门的设备，对操作者的技术要求也很高，较难普及。同时，二氧化碳（CO_2）对卵子是否构成影响尚不明确。目前仅在无法行经阴道和经腹超声引导下穿刺取卵时采用此法。腹腔镜穿刺取卵术除了有出血、感染等风险外，腹腔镜相关的并发症也可能会发生，如穿刺并发症、气腹并发症、麻醉并发症、血管损伤、脏器损伤等，详见第五章第一节。

五、小切口剖腹取卵术并发症

剖腹取卵可在直视下找寻卵巢中最突出表面的最大卵泡，直接抽取卵泡液，卵子常随卵泡液一起被吸出。其优点是剖腹探查同时可以纠正某些疾病，如做输卵管粘连分离术、复通术等，还可在直视下选择适当的卵子，直接抽取卵泡液，操作容易，采卵率高。但手术创伤较大，费用也高。

另外，因开腹直视下手术并发症相对较少，且目前剖腹取卵亦较少采用，相关报道鲜少。常见的并发症包括损伤与出血、感染、内脏损伤、腹壁伤口感染、肠粘连及麻醉意外等，详见第三章。

（于 冰 田小庆）

第三节 卵胞质内单精子注射受精术并发症

卵胞质内单精子注射（ICSI）是将一个精子直接注射进受精卵胞质内的方法，是治疗男性不育的重要突破，目前 ICSI 已经走出了依赖体外受精（in vitro fertilization，IVF）的阴影。1992 第 1 例 ICSI 婴儿出生，随后全世界 ICSI 中心迅速增多，每年的治疗周期也明显增多。由于成功的 ICSI 与传统的 IVF 一样需要卵巢刺激，通过精液、显微

抽吸附睾手术、睾丸活检标本、局麻穿刺睾丸获取精子，将单个精子注入卵母细胞，与 IVF 后受精的卵母细胞处理相同，体外培养并于 8 细胞胚胎期进行移植。因此，在整个过程中有可能发生卵巢过度刺激综合征、流产、异位妊娠、多胎妊娠、先天畸形、感染等。

（郝晓莹）

第四节　多胎妊娠减胎术并发症

选择性减胎术用于三胎或三胎以上的多胎妊娠，即多胎妊娠减胎术（multifetal pregnancy reduction，MFPR），以减少保留的胎儿数量，降低多胎妊娠的并发症和合并症，改善围产期结局为目的。MFPR 按减胎期别分为早期妊娠减胎术、中期妊娠减胎术、晚期妊娠减胎术三种；按途径分为经阴道宫颈和经腹两种，以上均需在 B 超指示下进行。MFPR 的直接并发症是流产（妊娠丢失）。

一、原因

1. 主要的流产原因
（1）感染。
（2）胎膜早破。
（3）宫缩。
（4）绒毛膜羊膜炎。
（5）出血。
2. 流产的高危因素
（1）MFPR 的时机选择：减胎越早，操作越容易，对孕妇刺激越小，宫内残留的坏死组织少，因而越安全。孕龄越大，减胎后流产的风险越大。大多数学者认为最好在孕 8 周后减胎。
（2）已有阴道流血的先兆流产者。
（3）患有泌尿生殖系统急性感染或性传播疾病者。
（4）减胎后保留的胎儿数量，多主张保留双胎，可以减少妊娠丢失。
（5）减胎方法的选择：抽吸法优于药物注射法。抽吸法减少了对保留的胚胎可能有毒害作用的坏死组织的残留，而且不向子宫内注射氯化钾或其他毒性物质，减少了这些药物对保留胚胎的毒害作用，降低流产率。但不适宜孕周大于 8 周者。

（6）减胎术者的经验越丰富，流产率越低。
（7）术前准备不规范，术后管理不规范。

二、临床表现

MFPR 后出现下述一种或多种临床表现，考虑流产可能，包括：①腹痛；②阴道出血；③子宫收缩；④阴道流液；⑤发热。

三、诊断

下列辅助检查可协助诊断。
1. C 反应蛋白（CRP）　在孕妇发热、白细胞升高以前，CRP 就已经升高。
2. WBC 计数　升高。

四、治疗

1. MFPR 后出现流产征象，应住院观察。
2. 如果有宫缩，可使用子宫收缩抑制剂。
3. 减胎后出现阴道流液并非致命危险，排除感染后仍可以继续妊娠。
4. 如果排除感染，可以继续妊娠，不必使用抗生素。
5. 一旦出现感染征象，宜终止妊娠。

五、预防

1. 由于 IVF-ET 的多胎是医源性的，所以要预防多胎。
（1）慎用促排卵药物。
（2）减少排卵个数。
（3）严格控制移植胚胎个数（控制在 3 枚以下）。
2. 减胎术前规范准备，由经验丰富的医师操作，术后规范管理。
（1）根据孕囊大小、数量，孕周，及胎儿情况，选择减胎方法。
（2）一次减胎不超过 3 个。

（郝晓莹）

第五节　辅助生殖术后异位妊娠

凡受精卵在子宫腔以外的任何部位着床者，统称为异位妊娠，又称宫外孕。IVF 妊娠周期的异位妊娠发生率一般低于 5%，我国有学者报道为

3.9%,其中宫内孕合并异位妊娠的发生率为 1%。

一、原因

1. 输卵管因素 最常见的是输卵管炎,其中最常见的病原体为沙眼衣原体及淋球菌。炎症致输卵管黏膜受损及输卵管粘连,形成腺样结构或盲袋,受精卵运送受阻而致异位妊娠。

2. 显微妇科手术 腹腔镜下或开腹手术分离输卵管周围粘连,暴露伞端,增加了不孕患者的妊娠机会,也增加了输卵管妊娠的概率。郑怀美等报道的显微妇科手术后异位妊娠率为 18%~27%。

3. 促排卵和 IVF-ET

(1)促排卵时有较高的雌激素水平,影响输卵管平滑肌的收缩及纤毛活动。

(2)有人认为促排卵后多个卵子排出,卵管内运行的卵子数增加而致异位妊娠。

(3)IVF-ET 后发生异位妊娠是因为受精卵输入宫腔,受激惹的子宫发生收缩,受精卵被推移进入输卵管。

(4)多胚胎移植(2~6 个)。

(5)宫腔内置管过深可能将胚胎放置在子宫输卵管开口处或直接置入输卵管腔内。

(6)受者头位低,因重力作用使胚胎移入输卵管,因此也有建议超声监测深度后将胚胎置放于宫腔中部。

(7)用于胚胎移植的介质黏稠(人血清含量高),有助于胚胎移至输卵管。

4. 胚胎因素 受精卵发育不良时其滋养细胞相应欠缺,则不能产生正常的内环境,故宜着床于异常部位。

5. 病史 前次异位妊娠病史。

6. 其他因素 输卵管先天异常、生殖道畸形等。

二、临床表现与诊断

(一)症状

1. 停经 IVF-ET 患者多于停经早期即被发现为异位妊娠。

2. 腹痛 由于发现早,部分患者有轻微腹痛,部分患者甚至无任何临床症状。常见的腹痛表现:因输卵管未破裂,局部增粗、膨大,导致输卵管痉挛及逆蠕动,患侧下腹出现隐痛或胀痛。输卵管妊娠破裂时,突感患侧下腹部撕裂样剧痛,疼痛为持续性或阵发性;血液积聚在直肠子宫陷凹而出现肛门坠胀感(里急后重);出血多时可流向全腹而引起全腹疼痛、恶心、呕吐;血液刺激横膈,出现肩胛部放射痛(称为 danforth 征)。腹痛可出现于阴道流血前或后,也可与阴道流血同时发生。

3. 不规则阴道流血 IVF-ET 的异位妊娠可伴有或不伴有阴道出血。典型的出血表现为量少、淋漓不尽,少数患者有与月经量相似的出血伴有下腹痛。

4. 晕厥与休克 IVF-ET 的异位妊娠由于早期的诊断及处理,很少发生晕厥及休克,但也不除外个别情况。当出现剧烈腹痛后可引起急性内出血,这时患者入院时处于休克状态,患者面色苍白、四肢厥冷、脉搏快而细弱、血压下降。休克程度取决于内出血速度及出血量,而与阴道流血量不成比例。体温一般正常,休克时略低,腹腔内积血被吸收时略高,但一般不超过 38℃。间质部妊娠一旦破裂,常因出血量多而发生严重休克。

5. 腹部包块 在少数 IVF-ET 的异位妊娠患者可触及下腹部包块。

(二)体征

1. 休克体征 如果出血量多,则会出现面色苍白、血压下降、心率加快等休克表现。

2. 腹部体征 出血量不多时,下腹患侧明显压痛、反跳痛,轻度肌紧张;出血较多时可见腹膨隆,全腹压痛及反跳痛,但压痛仍以输卵管妊娠处为甚,移动性浊音阳性。当输卵管妊娠流产或破裂而形成较大血肿,或与子宫、附件、大网膜、肠管等粘连包裹成大包块时,可在下腹部扪及触痛、质实的块状物。

3. 盆腔体征 妇科检查可见阴道少量血液,后穹窿饱满、触痛;宫颈举痛明显,有血液自宫腔流出;子宫略增大、变软,内出血多时检查其大小、质地,子宫有漂浮感;子宫后方或患侧附件扪及压痛性包块,边界多不清楚,形状随病变差异而不同。包块过大时可将子宫推向对侧,如包块形成过久、机化变硬,边界可逐渐清楚。

(三)辅助检查

由于病史的特殊性,IVF-ET 后异位妊娠的诊断多在无临床表现及明显体征的情况下做出,主要依靠妇科超声及血 β-hCG 测定。鉴于该类患者的特殊性,建议多次复查超声、孕酮和血 β-hCG,审慎做出诊断。

1. hCG 测定 是目前早期诊断异位妊娠的重要方法。异位妊娠时,β-hCG 虽也增高,但其增高幅度不及正常孕早期大。这表明体内 β-hCG 有一定的合成,但由于供血不足,滋养细胞的氧合程度差或合体滋养细胞数量少所致。辅助生殖技术移植胚胎后以血清单次或 2 次血 β-hCG 测定结果可以早期预测妊娠结局。

2. 孕酮(P)测定 异位妊娠的血清 P 水平较正常妊娠偏低,但在孕 5~10 周时相对稳定,单次测定即有较大的诊断价值,尽管正常和异常妊娠血清 P 水平存在交叉重叠,难以确定它们之间的绝对临界值,但血清 P 水平低于 10ng/ml(放射免疫分析),常提示异常妊娠,其中有部分先兆流产者,需要鉴别,其准确率在 90% 左右。

3. 超声诊断 B 型超声对 IVF-ET 时的异位妊娠的诊断尤为常用,阴道超声检查较腹部 B 超检查准确度更高。经阴道超声下的异位妊娠声像图特征:①宫内无妊娠囊(宫内外联合妊娠除外);②附件区异常:Donut 征、混合性包块、存活异位妊娠(有时可见心管搏动);③有时仅表现为盆腔少量积液。其中以附件区包块最具有特征。对 IVF-ET 患者的异位妊娠诊断要十分谨慎,建议多次超声复查。IVF-ET 的超声检查一定要注意患者是否为宫内及宫外合并妊娠。

4. 诊断性刮宫 在通常情况下,不能排除异位妊娠时,可行诊断性刮宫术,获取子宫内膜进行病理检查。但 IVF-ET 患者往往受孕的愿望十分强烈,不建议使用诊断性刮宫。而且异位妊娠的子宫内膜变化并无特征性,可表现为蜕膜组织,高度分泌相伴有或不伴 A-S 反应(Arias-Stella reaction),分泌相及增生相等多种。子宫内膜变化与患者有无阴道流血及阴道流血时间长短有关,因此单靠诊断性刮宫诊断异位妊娠有很大的局限性。

5. 后穹窿穿刺 如果有腹腔内液性暗区,在无菌操作下,于阴道后穹窿穿刺可以抽出不凝血。

6. 腹腔镜检查 大多情况下,异位妊娠患者经病史、妇科检查、血 β-hCG 测定及 B 超检查后即可对早期异位妊娠作出诊断,但对部分诊断比较困难的病例,在腹腔镜直视下进行检查,可及时明确诊断,并可同时手术治疗。

三、治疗

1. 腹腔镜手术治疗 腹腔镜由于创伤小,术后恢复快,在解除原发病的同时,能尽可能保留生育功能,并为再次助孕作好准备。多数 IVF-ET 异位妊娠病例,在未出现异位妊娠破裂等急腹症情况前已行腹腔镜手术诊治,避免了失血过多等危险,这与辅助生殖后密切随访,定期复查 B 超及血 β-hCG,并且以腹腔镜作为必要的检查和诊断手段,以及早期干预是分不开的。

腹腔镜手术已被全世界大多数同行专家认为是治疗异位妊娠的最佳方式。手术中需注意避免过高的气腹压力,需由技术熟练者施术,动作轻柔,尽量减少触碰子宫,避免过多冲洗盆腹腔以免刺激宫缩引起流产。这类病例均有不同程度的卵巢增大、组织水肿,术中应尽量减少触碰卵巢,以免引起卵巢出血。术中考虑到血运对卵巢功能的影响,尽量对减少输卵管系膜血管的损伤。

2. 术后安胎措施亦非常重要 宫内、宫外同时妊娠已成为一个新问题,并越来越为临床医师所重视。经宫颈移植多个胚胎致多部位妊娠,包括宫内外合并妊娠、双侧输卵管同时妊娠,可能性比自然受孕高 70 倍之多,危险性更大。这类病例在出现异位妊娠破裂等严重并发症前多已被超声诊断出来,不提倡期待疗法,腹腔镜是诊治这类病例的金标准。

四、预防

1. 彻底治疗盆腔炎性疾病。
2. 减少胚胎移植数目。
3. 注意移植时的技术操作及选择胚胎植入的位置。
4. 腹腔镜术中对输卵管病变严重、范围广或无整形手术希望的患者选择输卵管切除术,利于炎症恢复,并可降低再次助孕时异位妊娠的可能。

(郝晓莹)

参 考 文 献

［1］赵丽文, 郑娟, 任建枝. 阴道 B 超引导下取卵术出现膀胱损伤 7 例的临床分析及防治. 当代医学, 2021, 27 (6): 187-188.

［2］巫珊. 超声引导下阴道穿刺取卵术后腹腔内出血的临床研究进展. 微创医学, 2020, 15 (5): 665-667.

［3］冯跃兰, 马延敏. 超声引导下阴道穿刺取卵术后腹腔内出血的研究进展. 中国微创外科杂志, 2018, 18 (9): 849-851.

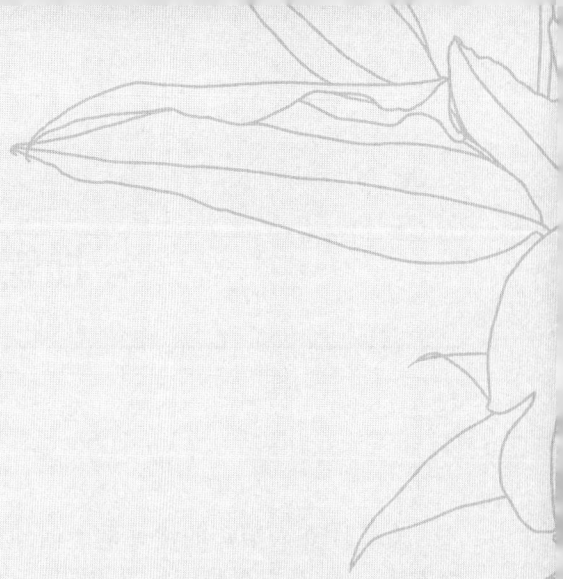

第五篇
妇产科介入手术并发症

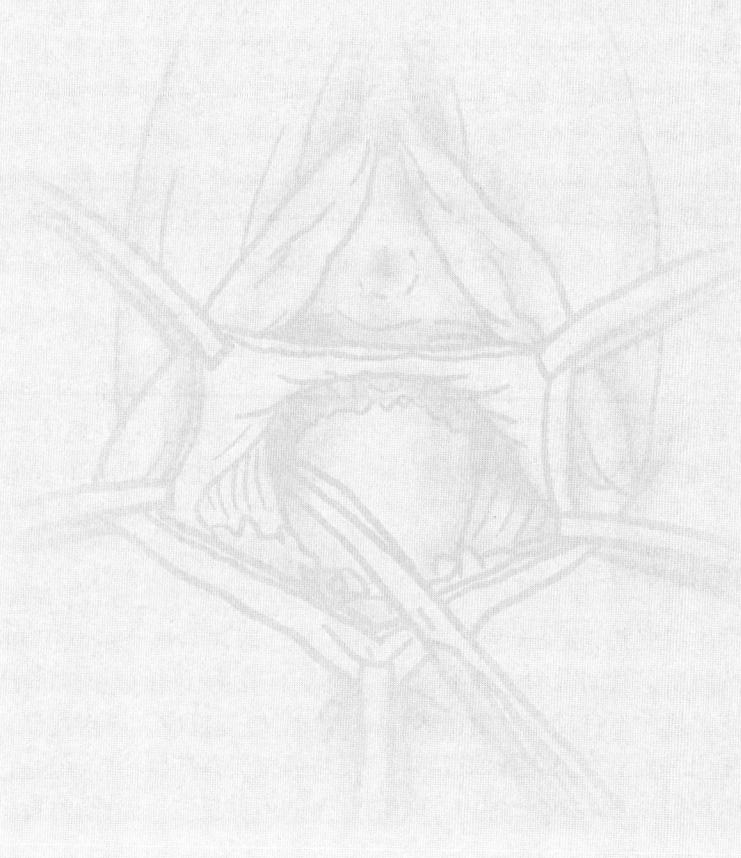

第二十一章
血管性介入治疗并发症

血管性介入治疗的优点是微创,但和其他治疗方法一样,在取得临床疗效的同时,也存在一定的副作用和并发症。血管性介入治疗常见的并发症有造影剂相关并发症、插管并发症和栓塞术后并发症。

第一节　造影剂相关并发症

造影剂是介入放射学中最重要的药物之一,多经肾脏排泄。作为理想的造影剂应符合以下要求:①含碘量高,对比度强,显影清晰;②合成简单、产量高,使用方便;③体内、外稳定性好,便于储存;④具有无限的水溶性,易于吸收和排泄;⑤黏稠度低、无毒性,刺激性小、渗透压小;⑥无生物活性,理化性能稳定。目前临床常用的造影剂均未达到这些理想的要求,国内上市的碘造影剂有:第一代泛影葡胺,为高渗离子型单体;第二代碘普罗胺、碘海醇、碘帕醇、碘佛醇、碘比醇,为次高渗非离子型单体;第三代碘克沙醇和碘曲仑,为等渗非离子型二聚体。

造影剂相关的并发症有两种,一种是与剂量无关的特异性反应,即过敏样反应;另一种是与剂量、注入方式、注入速度和理化性质相关的非特异性/类生理反应,其并发症是随造影剂的浓度和剂量的增加而增加的。

一、特异性/过敏样反应

过敏样反应常常发生于皮肤、心血管系统、呼吸系统和胃肠系统。按照发生时间分为急性不良反应和迟发性不良反应。急性不良反应发生在造影剂注射后的1小时内,几乎所有危及生命的造影剂不良反应均发生在造影剂注射后20分钟内,注射1~2ml即可发生反应;大多数迟发性不良反应发生于注射后3小时~2天。造影剂引发的不良反应多为皮肤反应,且大多为急性发作,迟发性不良反应的发生率为0.5%~14%,且以常见的皮肤反应为主。

(一)原因

其发生机制与细胞释放介质、抗原抗体反应、激肽和补体系统的激活及胆碱能作用因素有关。

(二)临床表现

按照严重程度可分为轻度、中度和重度不良反应。

1. **轻度**　局限性荨麻疹、瘙痒,局限性皮肤水肿,局限性咽喉"发痒"或"刺痒",鼻充血、喷嚏、结膜炎、流涕。

2. **中度**　弥漫性荨麻疹、瘙痒;弥漫性红斑,但生命体征稳定;颜面部水肿,无呼吸困难;咽喉部发紧或声音嘶哑,无呼吸困难;哮鸣、支气管痉挛,无缺氧或轻度缺氧。

3. **重度**　弥漫性水肿或颜面部水肿伴呼吸困难,弥漫性红斑伴低血压,喉头水肿伴喘鸣和/或缺氧,哮鸣、支气管痉挛伴显著缺氧,过敏性休克(低血压 + 心动过速)。

(三)诊断

1. 多发生于有高危因素的患者,如有药物/食物过敏史、家族过敏史、机体抵抗力低下等。

2. 接受过介入治疗并经血管注入造影剂。

3. 结合上述临床表现即可诊断。

(四)治疗

一旦发生不良反应,需要立即停止注射造影剂,并迅速评估患者的状况和不良反应的严重程度,从而采取不同的处理和治疗措施。

1. **轻度反应**　严密观察。典型的轻度过敏样反应通常无需药物治疗,但是它们有可能进展为更严重的不良反应。因此,对发生了轻度过敏样反应的患者需要严密观察20~30分钟(如有必要需延长时间),监测患者的生命体征,确保患者临床状态稳定或恢复正常。抗组胺药可用于治疗轻度过敏样反应,但多数情况下不需要使用。可使用苯海拉明25~50mg口服,或非索非那定180mg口服。

2. 中度反应 可积极药物治疗和严密观察。应密切观察病情进展,严密监测呼吸、心律、心率、血压变化,注意观察患者面部表情、意识、皮肤变化和患者的不适主诉,以便及早发现患者的病情变化。如患者出现恶心、呕吐迹象,应立即去枕平卧,头偏向一侧,以防呕吐物被误吸入呼吸道;如有窒息应立即给予吸痰,保持呼吸道通畅,必要时使用简易呼吸器通气。建立固定的静脉通路,给予高流量面罩吸氧(6~10L/min)。

3. 重度反应 及时辨识和抢救。必须立即进行抢救,如患者心跳停止,应迅速进行体外人工心脏按压,立即给予大剂量皮质醇激素溶于100ml溶液中,在15~20分钟内静脉滴注(如采用琥珀酸钠甲泼尼龙,按15~30mg/kg静脉注射,具体剂量可视病情而定),建立静脉通道,补液治疗等。

(五)预防

1. 预防性用药 对于高危人群(既往有碘造影剂过敏史)者可考虑预防性用药。但能从预防性用药中获益的主要是一些轻度的且不需要医疗干预或仅需轻度干预的不良反应。推荐的预防用药方案如下。

(1)择期术前给药方案:①碘造影剂注射前13小时、7小时和1小时口服泼尼松50mg,并在碘造影剂注射前1小时静脉注射、肌内注射或口服苯海拉明50mg;②碘造影剂注射前12小时和2小时口服甲泼尼龙32mg,也可合并使用一种抗组胺药(如苯海拉明);③如果患者不能口服给药,可静脉注射氢化可的松200mg,以替换口服泼尼松。

(2)紧急术前给药方案:①对于接受急诊介入手术的患者,建议静脉注射甲泼尼龙80~125mg或氢化可的松琥珀酸钠100mg,同时口服或静脉给予苯海拉明,可能的话可同时静脉注射西咪替丁;②即刻静脉注射1次甲泼尼龙琥珀酸钠40mg或氢化可的松琥珀酸钠200mg,并每4小时追加1次直至造影开始,并在注射造影剂前1小时静脉注射苯海拉明50mg。

值得注意的是,地塞米松抗炎作用强,作用持续时间长,水钠潴留副作用小,但起效慢,达峰时间长(12~24小时),体内代谢后才能发挥功效,预防过

敏反应时并非首选药物。应推荐无须代谢直接作用的泼尼松、甲泼尼龙或氢化可的松琥珀酸钠。对于患有无法控制的高血压、糖尿病、肺结核、系统性真菌感染、消化性溃疡病、憩室炎和哮喘的患者,要评价利弊后谨慎使用肾上腺皮质激素类药物。

2. 造影剂的选择和使用 要结合实际情况,尽可能使用非离子型低渗或等渗造影剂,如碘海醇和碘克沙醇等。对于既往有碘造影剂过敏史的患者,也可以尝试换用不同成分的非离子型碘造影剂,但目前并无证据表明此方法可以有效预防不良反应的再次发生,因此请谨慎选择。

3. 原则上不推荐进行碘造影剂过敏试验 因为碘造影剂过敏试验没有预测过敏样不良反应发生的价值(过敏试验结果呈阴性的患者也可能发生过敏样反应,甚至是严重过敏样反应,相反,结果呈阳性的患者也不一定会发生过敏样反应),甚至其本身也可以导致严重的不良反应发生。《中华人民共和国药典:临床用药须知》从2005版开始已将碘造影剂过敏试验相关内容删除。不同碘造影剂是否需要进行过敏试验请参照各自产品说明书。

4. 处理和抢救用品准备 要求在造影检查室内配备各种处理和抢救造影反应的药品和器械,包括氧气和心肺复苏器械,并随时可用。在患者注射造影剂后应有掌握造影反应和处理技能的医护人员在场作严密观察。

二、非特异性反应

非特异性反应一般表现为造影剂对器官或系统所产生的反应,最常累及的器官和系统为肾、心血管系统和神经系统,以肾损伤多见。流行病学调查显示,11%~40%的患者在应用碘造影剂后出现急性肾损伤,也称造影剂诱导的急性肾损伤(contrast-induced acute kidney injury,CI-AKI)。CI-AKI是除缺血性肾损伤和药物性肾损伤以外的医院获得性肾损伤的第三大病因。《碘对比剂诱导的急性肾损伤防治的专家共识》(2022年)中,将CI-AKI定义为使用碘造影剂后72小时内血肌酐升高超过26.5μmol/L或大于基线值的1.5倍。

(一)原因

造影剂在体内以原型由肾小球滤过而不被肾小管吸收,使肾小管上皮细胞(尤其是近端小管)钙离子内流增加,细胞内钙浓度增高,细胞的骨架结构被破坏,导致小管上皮细胞空泡样变性、坏死直至死亡。脱水时造影剂在肾内浓度增高,高渗性导

致肾缺血、缺氧,可致肾损害而发生急性肾衰竭。

对于存在下列高危因素者应警惕 CI-AKI 的发生:①原有肾功能不全。②糖尿病:有糖尿病病史 10 年以上,年龄超过 50 岁,有心血管并发症及肾功能不全者危险性更大。③充血性心力衰竭:心功能Ⅳ级的充血性心力衰竭为明显危险因素。由于造影剂可使肾血管收缩,肾血流量减少,增加了充血性心衰患者发生缺血性肾衰竭的危险性。④肾病综合征。⑤肝硬化伴肾功能损害。⑥血容量减少或脱水。⑦多发性骨髓瘤:静脉内注射造影剂可引起急性肾衰竭。⑧短期内接受多种放射性造影剂者。⑨造影剂的剂量:剂量增大,肾损害增加,当剂量 >30ml,造影时平均血压小于 13.3kPa(100mmHg)则危险性增加。⑩其他:如高龄、贫血、高血钙,以及同时应用其他的肾毒性药物等。

(二)临床表现

临床通常表现为非少尿型急性肾衰竭,但糖尿病、肾功能不全者可表现为少尿型急性肾衰竭。大部分患者的少尿为暂时性的,一般持续 2~5 天,5~10 天内肌酐达峰值,14~21 天降至基础值,但也有少部分严重患者病情不可逆,无法摆脱透析,预后不良。

(三)诊断

1. 对于有高危因素者,在使用造影剂后 72 小时内发生急性肾功能下降,明确造影剂和急性肾功能下降存在因果关系,并排除其他可能造成肾功能减退的因素后,血肌酐升高超过 26.5μmol/L 或大于基线值的 1.5 倍,可诊断为 CI-AKI。血肌酐是目前指南推荐的 CI-AKI 诊断的生物标志物,大多数患者在应用碘造影剂后 24~48 小时会出现一过性的血肌酐水平升高,高峰值出现在造影后 3~5 天,损伤轻微者往往在 1~3 周后可恢复基线水平。

2. 尿液检查提示急性肾小管坏死,尿沉渣镜检可见颗粒管型和少量肾小管上皮细胞;肾小管功能检查常有尿 N- 乙酰 -β-D- 葡萄糖苷酶(N-acetyl-β-glucosaminidase,NAG)、视黄醇结合蛋白(retinol-binding protein,RBP)升高。尿蛋白谱示小分子蛋白比例增高,尿比重及尿渗透压下降,可出现少量蛋白尿,但无特异性。少尿期可出现钠滤过分数降低。

3. 造影剂后 X 线摄片双肾显影持续达 24~48 小时为 CI-AKI 的特征性表现。

(四)治疗

1. 一般治疗 卧床休息,监测生命体征,监测尿蛋白。

2. 钙通道阻滞剂 能抑制造影剂所致的肾内血管收缩。钙通道阻滞剂通过抑制细胞内钙的内流防止肾缺血,并能阻断肾血管收缩,防止肾小管细胞死亡。

3. 血管扩张剂 ①心房利尿钠肽:可阻断造影剂所致的肾血流和肾小球滤过率降低;在主动脉内能减轻造影剂所致的肌酐清除率及肾血流量的降低。②腺苷拮抗剂:在一项研究中,一组 40 例血清肌酐 ≤160μmol/L 的患者接受造影剂后,应用腺苷拮抗剂组血肌酐下降 21%±4%,而安慰剂组血肌酐下降 39%±5%(P<0.05),被认为腺苷拮抗剂对造影剂引起的肾内血管收缩具一定的保护作用。

4. 少尿型急性肾衰竭的处理 一旦发生少尿型急性肾衰竭,按以下方法处理:少尿期的治疗重点为调节水、电解质、酸碱平衡,控制氮质潴留,给予足够的营养和治疗原发病。

(1)纠正全身血流动力学障碍和避免应用各种外源性、内源性肾毒性物质两大类措施。

(2)营养疗法:口服补充营养成分,对于不能口服的患者,可采用鼻饲和胃肠道外营养疗法。

(3)控制水、钠摄入:应按照"量出为入"的原则补充入液量。在有透析支持的情况下,可适当放宽入液量。

(4)高钾血症的处理:最有效的方法为血液透析或腹膜透析。血钾轻度升高(5.2~6.0mmol/L)仅需密切随访,严格限制含钾药物和食物的摄入,并使用阳离子交换树脂。当血钾超过 6.5mmol/L,心电图有 QRS 波增宽等明显的变化时,则需马上采取紧急措施。具体包括:①在心电图监护下,予以 10% 葡萄糖酸钙 10~20ml 稀释后静脉缓慢推注;② 5% 碳酸氢钠静脉滴注,尤其适用于伴有酸中毒的患者;③静脉注射 50% 葡萄糖注射液加普通胰岛素;④乳酸钠静脉注射;⑤透析疗法适用于以上措施无效和伴有高分解代谢的急性肾衰竭患者,后者尤以血液透析治疗为宜。还有积极控制感染、清除病灶及坏死组织等措施。

(5)低钠血症的处理:一般仅需控制水分摄入即可。如出现定向力障碍、抽搐、昏迷等水中毒症状,则需给予高渗盐水静脉滴注或透析治疗。

(6)代谢性酸中毒的处理:非高分解代谢的少尿早期,补充足够热量,减少体内组织分解,代谢性酸中毒并不严重。高分解代谢患者往往酸中毒发生早,程度严重,可根据情况选用 5% 碳酸氢钠治疗。对于顽固性酸中毒患者,宜立即进行透析治疗。

(7)低钙血症、高磷血症的处理:出现症状性低钙血症,可临时给予静脉补钙。中重度高磷血症可给予氢氧化铝凝胶。

(8)心力衰竭的治疗:以扩血管药物应用为主,尤以扩张静脉、减轻前负荷的药物为佳。透析疗法应尽早施行。

(9)贫血和出血的处理:重度贫血治疗以输血为主。急性肾衰竭时消化道大量出血的治疗原则和一般消化道大量出血的处理原则相似,可参考上消化道出血的处理。

(10)感染的预防和治疗:权衡利弊选用抗生素,要密切观察临床表现。

(11)透析疗法:《碘对比剂诱导的急性肾损伤防治的专家共识》(2022年)中指出,不推荐常规采用透析治疗CI-AKI,仅在病情严重危及生命,有透析指征的情况下可考虑透析治疗。指征有:①急性肺水肿。②高钾血症,血钾 ≥6.5mmol/L。③血尿素氮 ≥21.4mmol/L 或血肌酐 ≥442μmol/L。④高分解代谢状态,血肌酐每日升高超过 176.8μmol/L 或血尿素氮每日超过 8.9mmol/L,血钾每日上升 1mmol/L 以上。⑤无明显高分解代谢,但无尿2天以上或少尿4天以上。⑥酸中毒,二氧化碳结合力<13mmol/L,pH值<7.25。⑦少尿2天以上,伴有下列任何一项者:a.体液潴留,如眼结膜水肿、心音呈奔马律、中心静脉压增高;b.尿毒症症状,如持续呕吐、烦躁、嗜睡;c.高血钾,血钾>6.0mmol/L,心电图有高钾改变。

(12)多尿期的治疗:重点为维持水、电解质和酸碱平衡,控制氮质血症,治疗原发病,防治各种并发症,可适当增加蛋白质摄入,并逐渐减少透析次数直至停止透析。

(13)恢复期的治疗:一般无须特殊处理,定期随访肾功能,避免使用肾毒性药物。对从肾脏排泄的药物应根据内生肌酐清除率进行调整,以防其毒副作用。

5. 严重休克的处理 对有严重休克的患者,首先进行紧急抢救,包括卧床休息、镇静止痛、保持温暖、输血(或血浆)、输液等。

(五)预防

1. 掌握用药适应证 对于有高危因素的患者,应尽量避免做造影检查,如原有肾功能不全、老年、脱水、糖尿病、多发性骨髓瘤及高尿酸血症等患

者。在B超等检查后仍不能明确诊断而必须进行造影检查时,应严格掌握指征,在造影前补充盐水,纠正脱水、低血压、电解质紊乱后再做造影检查。

2. 避免在短期内重复造影 在第1次造影后3个月内不宜再次造影,避免造影剂引起的肾损害。

3. 调整治疗用药 造影术前24~48小时应停用非类固醇类消炎药、血管紧张素转换酶抑制剂、血管紧张素Ⅱ受体拮抗剂及其他有潜在肾毒性的药物。改用钙通道阻滞剂控制血压,可对抗造影剂的缩血管作用。糖尿病患者应停用二甲双胍。

4. 选用等渗性造影剂 已有肾功能损害(血清肌酐>140μmol/L)的患者应尽量使用非离子型、低渗或等渗造影剂,并尽量减少造影剂用量。肾功能正常者,使用新型的非离子型造影剂并不能降低肾损害的发生率及程度。

5. 水化是目前公认的预防CI-AKI的有效措施,可通过扩容改善肾血流量、稀释肾小管内的碘造影剂浓度诱导利尿、减少肾素-血管紧张素系统的激活、减少抗利尿激素的分泌等,降低CI-AKI的风险。

无论是静脉水化还是口服水化均可以降低CI-AKI的风险。2018年欧洲泌尿生殖放射学会(European Society of Urogenital Radiology,ESUR)的CI-AKI防治指南不建议将口服水化作为CI-AKI的首选或唯一的预防策略;建议首选静脉水化,不限制进行口服水化。生理盐水和碳酸氢钠溶液均可作为水化的晶体溶液,可根据临床需要选择合适的水化晶体液。

2018年欧洲泌尿生殖放射学会指南中推荐的水化方案如下。

(1)住院患者:对于静脉注射碘造影剂或二级暴露的动脉注射碘造影剂的患者,造影前1小时以3ml/(kg·h)的速度输注1.4%碳酸氢钠(154mmol/L融入5%葡萄糖溶液);或造影前3~4小时以1ml/(kg·h)的速度输注生理盐水,造影后继续输注4~6小时。对于一级暴露的动脉注射碘造影剂的患者,造影前1小时以3ml/(kg·h)的速度输注1.4%碳酸氢钠(154mmol/L融入5%葡萄糖溶液)以1ml/(kg·h)继续输注4~6小时或造影前3~4小时以1ml/(kg·h)的速度输注生理盐水,造影后继续输注4~6小时。

(2)门诊患者:造影前1~3小时输注0.9%氯

钠溶液，造影后持续输注 6 小时。

6. 抗氧化治疗

（1）他汀类药物：广泛用于降低血清胆固醇水平。荟萃分析显示，与对照组相比，使用大剂量、短期他汀类药物治疗的患者，CI-AKI 总体发生率更低。但因为这些研究的对象都是心脏病患者，并且使用了多种他汀类药物和标准的水化治疗方案，混杂因素过多，导致结果存在不确定性。因此，指南中指出短期使用大剂量他汀类药物可能具有潜在的预防 CI-AKI 的作用，但不推荐他汀类药物作为 CI-AKI 的常规预防策略。

（2）维生素 C：荟萃分析证明维生素 C 联合生理盐水可以显著降低 CI-AKI 的发生风险。但大多数 RCT 或荟萃分析并未证明维生素 C 可降低 CI-AKI 的发生风险。故指南指出维生素 C 可能具有潜在的 CI-AKI 预防作用，但仍需临床研究证实。

（3）肾素 - 血管紧张素 - 醛固酮系统（RAAS）抑制剂：可通过影响血流动力学对冠心病和糖尿病患者的肾功能起保护作用，显著降低 CI-AKI 的发生风险，然而最近的荟萃分析显示 RAAS 抑制剂对 CI-AKI 的发生率没有显著影响，甚至可能与 CI-AKI 风险增加相关。但是目前的研究存在较大的异质性，尚缺少大型的临床试验来验证 RAAS 抑制剂预防 CI-AKI 的有效性。

（4）N- 乙酰半胱氨酸（N-acetylcysteine，NAc）：是自由基的直接清除剂，并通过 NO 介导的途径改善血液流动、扩张血管，被认为对 CI-AKI 有保护作用，但临床研究并未证实 NAc 在预防 CI-AKI 方面具有确切的效果。

7. 知情同意，安抚患者　在使用造影剂前与患者及其家属或监护人签署"使用含碘造影剂患者告知并知情同意书"，并囊括在"手术告知并知情同意书"中，告知造影剂使用的适应证、禁忌证、可能发生的不良反应和注意事项，并耐心解答患者及家属的疑问，消除其疑虑，缓解其紧张、焦虑情绪，这样有利于减少不良反应的发生。

8. 最小剂量原则　应在满足成像、诊断的前提下，使用最小剂量的造影剂。减少造影剂的用量可以在一定程度上避免非特异性不良反应的发生。

9. 选择低渗或等渗造影剂　目前认为低渗和等渗造影剂的安全性相当，二者均可使用。

（田小庆）

第二节　插管并发症

插管并发症主要有血肿和出血、血管痉挛、血管损伤、血栓形成和栓塞等。

一、血肿和出血

（一）原因

1. 穿刺技术不熟练，反复穿刺和置入导管鞘导致血管壁上有多个穿刺点，或反复穿刺周围伴行的静脉和肌肉血管。

2. 穿刺针直径较粗，穿透动脉或静脉后渗血或出血。

3. 穿刺针、导丝、导管不匹配。

4. 使用较粗硬的介入器械。

5. 拔管后穿刺部位的压迫不当，包扎不严。

6. 老年患者的血管弹性差。

7. 患者术后过早翻身和下床活动。

8. 由于血压过高、腹内压过高引起股动脉内压增高。

9. 患者凝血机制障碍或术中肝素用量过大、抗凝时间过长。

（二）临床表现与诊断

插管时和插管后主要为穿刺部位的出血和血肿，小的血肿在穿刺部位，较大的血肿可分布在大腿中上部，甚至影响行走，出血多时可休克，危及生命。

（三）治疗

在操作当时出现的血肿，可先原位压迫止血至血肿不再增大后继续操作，操作完毕后，视血肿情况将积血从皮肤切口处挤出，余下少量积血可自行吸收；如血肿比较大，早期不要热敷，可先冰敷，待 24~48 小时后血肿局限后才能热敷；对于巨大血肿可在血肿内注射透明质酸 1 500U，有利于吸收，必要时切开清除血肿。若引起血液循环障碍，如肢体远端静脉回流受阻或动脉搏动消失时，应立即行血肿清除术。

（四）预防

1. 加强穿刺基本功训练。

2. 拔管后压迫伤口的力度要适当，在压迫出血点时用单层纱布或不用纱布以右手示指、中指压迫股动脉，压迫点应在动脉穿刺点的上方，并以触到股动脉的波动为标准。

3. 根据不同的年龄选择不同的穿刺针和导

管,有条件的使用导管鞘。

4. 动脉造影患者,术后下肢最好制动 6 小时;静脉造影患者,下肢制动 8~12 小时。

5. 导管内注入的肝素不要过量,目前的用法是肝素的总量不超过 500U。

二、血管痉挛

(一)原因

1. 导丝、导管反复刺激血管或在血管内停留时间过长。

2. 多次穿刺。

3. 导管过粗。

4. 血管本身的病变。

5. 在管径较细或连续盘旋、扭曲的血管内进导丝和导管时易发生血管痉挛。

(二)临床表现与诊断

多为穿刺管走行部位血管痉挛,导致相应痉挛血管远端组织缺血,从而表现出相应部位的缺血症状,如疼痛,缺血处皮温低、水肿,不及时处理可导致血栓形成。

(三)治疗

一旦发现血管痉挛,应立即停止操作。轻者可局部热敷、用普鲁卡因局部封闭,抬高患肢,经导管在血管痉挛的局部缓慢注入 2% 的利多卡因 5ml;或盐酸罂粟碱 30~60mg 静脉注射,每 4~6 小时 1 次,也可用 15mg 溶于 10ml 生理盐水中,动脉内缓慢推注。无效者应在 1 小时内给予全身肝素化,连续用药一周。观察血管完全恢复后才能再次操作。

(四)预防

1. 穿刺部位的局麻要充分。

2. 一侧穿刺确有困难的应改为对侧,以避免多次的血管刺激。

3. 尽可能避免导管在血管内停留时间过长。

4. 操作要柔和,避免暴力操作,不要强行进管和进导丝。

三、血管损伤

(一)原因

1. 操作过度用力,导管和导丝进入血管的速度过快。

2. 血管盘旋、屈曲,导管和导丝进入困难。

3. 血管管径细小。

4. 因血管壁炎症、动脉硬化等血管本身比较薄弱。

5. 造影时使用的高压注射器压力过大。

6. 栓塞时压力过大。

(二)临床表现与诊断

损伤程度不同其临床表现也不同,甚至无临床表现。最严重的血管损伤为血管破裂,可导致相应部位的出血、血肿形成,甚至失血性休克。

(三)治疗

如发现内膜的剥脱,轻微者可由技术熟练的医师操作继续完成,严重者应停止插管,避免进一步的损伤。当出现血管破裂,应迅速判断出血的部位,根据情况用明胶海绵或钢圈予以止血,并使用心电监护监测生命体征。

(四)预防

1. 精细的操作可避免血管的损伤,推注造影剂观察血管的开口和走行,熟练掌握插管技巧。

2. 在使用高压注射器造影时,要根据不同的部位选择相应的压力,并在操作时密切注意患者的感觉,以更好地判断是否有意外的操作性损伤。

3. 必须在透视清晰的情况下进行栓塞,栓塞接近完全时要减慢速度,及时停止栓塞。

四、血栓形成和栓塞

(一)原因

1. 导管表面不光滑、肝素液擦洗不彻底及在血管停留时间过长,使血小板沉积在导管的表面,逐步形成血栓。

2. 血管内膜损伤后,血小板沉积形成血栓,常发生在穿刺部位。

3. 血管痉挛使血流受阻也是血栓形成的原因。

4. 动脉硬化患者斑块脱落堵塞血管造成栓塞。

5. 异位栓塞主要原因是解剖欠熟练,血管辨认不清楚。

6. 导管折断在血管内。

(二)临床表现与诊断

不同部位的栓子可引起不同的临床表现。如下肢血管栓塞可出现下肢肿胀、缺血性疼痛等;对于接受插管的患者,出现插管走行部位的肿胀、疼痛,甚至肺栓塞,导致呼吸困难等,结合辅助检查即可诊断。详见第八章第一节。

(三)治疗

药物治疗主要是抗凝和溶栓治疗,详见第八章第一节。

（四）预防

1. 所用的器械尤其是导管，在造影前要用肝素盐水冲洗。

2. 避免导管在血管内停留时间过长，定时用肝素盐水冲洗导管腔。

3. 术后穿刺部位的包扎要适当，避免包扎过紧致股动脉血流阻断。

4. 尽量避免导管对血管内膜的刺激和损伤，以减少血小板沉积，从而减少血栓形成的概率。

5. 熟悉正常血管的解剖和血管变异，正确辨认血管。

五、假性动脉瘤和动静脉瘘

随着动脉穿刺术尤其是经股动脉穿刺插管进行介入性治疗技术的广泛开展，局部动静脉并发症发生率达 5%，医源性假性动脉瘤是较常见的并发症，以股动脉假性动脉瘤和动静脉瘘较为常见。假性动脉瘤是由于动脉管壁破裂，在周围软组织内形成局限性血肿并通过破裂口与动脉血流相通。动静脉瘘是指动脉与邻近静脉之间的异常通道，可引起不同程度的血流动力学变化，重者可导致心力衰竭，危及生命。

（一）原因

1. **技术不佳、操作过度用力及局部反复多次穿刺等** 均可导致动脉血管壁严重损伤，止血困难。

2. **动脉穿刺点压迫止血不力** 经皮动脉穿刺的各种介入性操作后，动脉穿刺点需常规压迫止血和加压包扎。对合并高血压、凝血功能障碍或操作中应用较多抗凝药物的患者，局部压迫和加压包扎尤为重要。

3. **应用大型号的动脉导管或导管鞘** 动脉插管后假性动脉瘤的发生率与动脉导管或导管鞘的型号呈正相关。

4. **持续大量应用抗凝药物** 术后即刻大剂量持续应用抗凝药物容易造成动脉破口出血及血肿形成，影响愈合。

5. **损伤动脉** 缺乏足够重视。

（二）临床表现

1. **假性动脉瘤** 大多发生于穿刺后 24 小时内，部分可能延迟至术后 1 周。主要表现为穿刺口局部皮下瘀血、疼痛及搏动性包块，肿块较大时可压迫周围神经导致下肢放射痛，压迫动脉造成下肢缺血改变，压迫静脉增加深静脉血栓形成风险。

另外，瘤体内血栓脱落可引起栓塞，瘤体破裂有导致大出血的可能，尤其是直径>5cm 时。

2. **动静脉瘘** 临床症状主要取决于瘘口的大小。当瘘口过大、血流量过多时，可引起远端肢体动脉供血不足的表现，如麻木、皮温低等，引流静脉远端因回流不畅可引起肢体肿胀、血栓形成、静脉曲张等，近端由于回流量增大加重心脏负荷，严重者可发生充血性心力衰竭。

（三）诊断

根据血管性介入治疗的病史及典型的临床表现，必要时借助辅助检查，即可诊断。彩色多普勒超声血管显像可以显示假性动脉瘤的部位、影响范围和动脉壁的破损情况，且可显示血流自动脉壁破口流出和瘤腔内血流的涡流。而动静脉瘘则表现为动静脉之间存在的色彩鲜明的血流信号，引流静脉内探及动脉样血流频谱是其特征性表现之一，瘘管内频谱具有高速、低阻，频谱线呈毛刺状，无空窗的特点。该法安全无创、费用不高，应作为首选检查方法。

（四）治疗

1. **假性动脉瘤**

（1）保守治疗：当假性动脉瘤直径 ≤3cm，可先行制动及超声保守观察，如 2 周后仍存在，或其增大>1cm 或增大至超过 3cm，需要进一步干预；对于瘤腔直径>3cm 者，建议积极干预；尤其是口服双联抗血小板、抗凝药物，肥胖，穿刺位置较高者，可早期积极干预。

（2）单纯局部压迫：选择局部压迫时，一般压迫至少 30 分钟，确认无血流后继续给予加压包扎 24 小时左右。

（3）UGTI：目前认为，超声引导下瘤内注射凝血酶（UGTI）的成功率较局部压迫明显高（97.4% vs. 69.3%），而相关并发症两者均较低且差异无统计学意义（0.69% vs. 0.78%）。UGC 压迫组织可致局部疼痛（至少 30 分钟），部分患者不能耐受，而且不能闭合仍需要注射凝血酶，甚至手术治疗，所以应该早期采用 UGTI 而非 UGC。

（4）腔内介入：覆膜支架主要用于瘤腔较大、瘤颈宽大或合并动静脉瘘的患者，但因为股动脉的位置特殊，支架可能跨关节或封堵股深动脉及侧支动脉，不建议作为首选方案，可用于危急患者，为外科手术赢得时间。弹簧圈封堵瘤腔适用于瘤腔较大、瘤颈较宽者，但注射凝血酶时容易易位至远端，造成远端栓塞。

（5）手术治疗：一般用于伴有以下临床表现者：①血流动力学不稳定；②相关神经功能缺损及下肢缺血；③血肿进行性增大；④广泛的皮肤和皮下出血；⑤发生局部组织感染，如发热、蜂窝织炎、化脓性感染等；⑥经非手术治疗反复失败的假性动脉瘤患者，应考虑行外科手术切除瘤腔修补术。

2. 动静脉瘘　对于动静脉瘘者应修补缝合动、静脉壁。

（五）预防

1. 提高动脉穿刺技术，切忌操作粗暴，避免局部反复多次穿刺等。穿刺点需紧靠髂前上棘与耻骨联合连线中点位置。肥胖患者需将腹部脂肪尽量上推，穿刺见回血后即停止进针而继续进套管，使较软的套管顺利滑入动脉内。

2. 重视对动脉穿刺点的常规压迫止血和加压包扎。特别是高血压状态下，动脉穿刺点受冲击可能难以闭合；或协同其他因素，如糖尿病等。

3. 术后采用小剂量肝素皮下注射可达到抗凝效果，而且更为安全可靠。术中、术后及时监测出凝血时间，适当减少抗凝、抗血小板药物的用量。

4. 警惕误穿透股浅、股深动脉。由于解剖关系，在股动脉分叉以下，股静脉由股动脉的外侧、深面逐渐移行至内侧，穿透股浅、股深动脉易进入股静脉而引起动静脉瘘。

（田小庆）

第三节　栓塞术后并发症

一、栓塞后综合征

栓塞后综合征是指对任何组织或器官进行栓塞后一段时间内，因局部和周围组织缺血而引起的非炎症反应。妇产科疾病血管介入治疗栓塞后综合征可表现为疼痛、发热、恶心、呕吐、阴道流血、月经过少、闭经、阴道分泌物增多、疲倦、厌食，以及腰骶部和臀部皮肤红肿、硬结或坏死、溃疡等，其发生原因分述如下。

（一）原因

1. 疼痛　第一阶段的疼痛主要是由于子宫急性缺血引起子宫收缩产生的类似强烈的"宫缩"痛，随后交通支开放，缺血逐渐改善，疼痛逐渐缓解；第二阶段的疼痛是由于子宫缺血后水肿，子宫

被覆浆膜高度紧张，坏死组织液化引起的非炎症反应，水肿的子宫压迫直肠引起里急后重和肛门的坠胀感；第三阶段的疼痛基本上是第二阶段疼痛的持续，是缺血导致的急性反应期过后，子宫肿瘤组织坏死刺激子宫轻微的、反复的、间歇性的收缩反应；第四阶段的疼痛为黏膜下子宫肌瘤排出时子宫强烈收缩排挤肿瘤引起的。

2. 发热　引起发热的因素有对栓塞剂、造影剂的反应，肿瘤坏死组织的吸收，合并感染等。

3. 恶心、呕吐　多考虑由对造影剂、麻醉药物的反应；子宫或肌瘤水肿压迫肠道，刺激腹膜引起的反射性反应；大量坏死组织的吸收；化疗药物的反应等因素引起。

4. 阴道流血　大多数由栓塞后子宫内膜坏死脱落引起，也考虑与子宫动脉卵巢支的血供减少导致卵巢功能紊乱有关，少数因为子宫肌瘤的脱落。

5. 月经过少和闭经　子宫内膜和浅肌层坏死引起的月经过少和子宫性闭经；术后卵巢功能紊乱；栓塞卵巢血管网导致部分卵巢坏死。

6. 阴道分泌物增多　坏死脱落的子宫内膜和肿瘤组织液化后经阴道排出可引起阴道分泌物增多。臭味和脓性分泌物多由合并细菌感染导致。

7. 疲倦、厌食　肿瘤组织坏死后如果不能经阴道排出，则只能通过吸收进入血液循环，产生类似"中毒"的症状，表现为疲倦、无力等。

8. 腰骶部和臀部皮肤红肿、硬结　主要发生于髂内动脉栓塞的患者，栓塞了分支，后导致血管营养的皮肤缺血，加之6小时的平卧，压迫时间长，加重缺血，形成了硬结。

9. 腰骶部和臀部皮肤、肌肉坏死、溃疡　主要是由于在髂内动脉栓塞时栓塞了分支，尤其是较粗的臀上动脉被栓塞；或子宫动脉插管时由于子宫动脉开口螺旋盘曲或子宫动脉较细小，使导管未能完全进入子宫动脉。一些对血管壁和黏膜刺激性大的化疗药物有可能加重坏死的程度。

（二）临床表现

以下腹痛、阴道流血、阴道分泌物增多等局部症状为主要特点，伴发热、易疲倦、恶心、呕吐、厌食等症状，一般持续3~7日。

1. 疼痛　一般表现为局部疼痛，可分为四个阶段。

（1）第一阶段：动脉栓塞后即刻发生的剧烈下腹痛，一般持续6~8小时，阵发性或持续性，患者往往难以忍受。

（2）第二阶段：术后 2~5 日内,主要是持续或间歇性下腹痛,部分合并腰骶部酸胀痛、肛门坠胀感。此阶段的疼痛比第一阶段轻微,以钝痛为主,患者可忍受。

（3）第三阶段：术后 5~21 日,无反流的子宫动脉栓塞患者仅表现为轻微的下腹隐痛,或伴有腰痛、腰酸,一般无其他不适。

（4）第四阶段：可分为两种情况：部分黏膜下肌瘤患者在术后 9 日~6 个月内因缺血导致坏死脱落时开始出现加剧的阵发性下腹痛,排出后疼痛消失;少数子宫腺肌病患者在术后 1~3 个月,经期伴有剧烈下腹痛,比术前痛经程度更重,而后逐渐减轻或消失。

2.发热 一般不超过 38.0℃,少数可达 39.0℃。发热一般从术后第 1 天开始,部分患者手术当天即有发热。一般不伴有头痛和四肢酸痛,除疲倦外大多数无不适感。

3.恶心、呕吐 巨大子宫肌瘤、子宫腺肌病和一些子宫血流特别丰富、栓塞剂用量特别大的患者,以及髂内动脉栓塞范围比较大的患者,可以出现不同程度的恶心和呕吐,多发生在术后 48 小时内,48 小时后基本消失。

4.疲倦、厌食 部分患者自觉容易疲倦、乏力,少数症状典型者诉活动中需停下来休息的次数增多,易困倦。大部分患者厌食症状轻微。这些症状多发生在 7~30 天,持续时间与肿瘤的大小和坏死吸收的快慢有关。

5.妇产科相关症状

（1）阴道流血：大多数患者术后 1~2 天出现少量阴道流血或血性分泌物,开始为鲜红色或暗红色,后呈咖啡色或粉红色,黏稠的黏液状,持续数天至十余天。

（2）月经过少和闭经：出现的概率比较低,一般在治疗后 3 个月内出现,月经量稀少甚至闭经,无其他不适。

（3）阴道分泌物增多：黏膜下子宫肌瘤和突向宫腔的肌壁间肌瘤,肌瘤坏死、液化后经阴道排出可引起阴道分泌物增多,伴有臭味。

6.腰骶部和臀部皮肤的红肿、硬结 局部皮肤的红肿、硬结,多在骶尾关节和臀部内侧出现,表现为 2~4cm 的硬结,最大可达 8~10cm,红肿、压痛多在 3~7 天内消失,主要发生在行髂内动脉栓塞的患者。

7.腰骶部和臀部皮肤、肌肉的坏死溃疡 较

少见,主要见于因恶性肿瘤行髂内动脉灌注化疗栓塞者。

（三）诊断

根据患者的栓塞病史,结合上述临床表现,可以诊断。

（四）治疗

1.疼痛 第一阶段的疼痛给予较强的镇痛剂,如吗啡(肌内注射 10mg)。有条件的可以采用自控镇痛装置,镇痛时间最好在 12~24 小时内,时间要掌握恰当。第二阶段的疼痛一般给予口服消炎镇痛药物,如布洛芬,成人 1 次 0.2g~0.4g,每 4~6 小时 1 次,一般最大用量为 2.4g/d;小儿常用量,每次按体重 5~10mg/kg,口服,1 日 3 次。术后 3 天内,一般在患者自控镇痛停止前定量给予,具体依患者病情而定。第三、四阶段的疼痛一般无须给药。

2.发热 消炎镇痛药通常有一定的退热作用,如效果不佳,可给予物理降温和其他退热药物治疗,治疗当天给予大量补液,补充维生素,广谱抗生素预防感染,连用 3 天以上。

3.恶心、呕吐 对症给予止吐药物,如维生素 B_6,成人每日 10~20mg,儿童每日 5~10mg。对化疗引起的较为剧烈的呕吐,可在化疗前给予较强的止吐药,并注意水、电解质平衡,具体视患者病情而定。

4.阴道流血 可对症处理,给予口服止血药,并注意预防感染,必要时给予诊断性刮宫处理。

5.月经过少和闭经 大部分患者在 3 个月后可恢复正常的月经来潮。对于 3 个月后仍闭经者,详见本节三、子宫内膜性闭经的处理。

6.阴道分泌物增多 加强抗感染治疗,必要时静脉用广谱抗生素,可根据具体情况给予阴道冲洗或阴道置药。

7.疲倦、厌食 除补液、补充维生素外,还要注意饮食和休息,也可中药调理。

8.腰骶部和臀部的皮肤红肿、硬结及坏死、溃疡 介入治疗后平卧 6 小时内可平行移动身体,在治疗后 4 小时后可按摩患者的腰骶部和臀部,6 小时后翻身、活动下肢,可配合理疗,严重的予以 95% 的乙醇按摩或 50% 的热硫酸镁湿敷患部,注意抗感染治疗。

（五）预防

1.正确选择栓塞剂 选择栓塞剂的原则如下：①根据栓塞的目的,如暂时止血或术前准备减

少出血,应用短效和中效的栓塞剂;如果永久性阻断,使用永久栓塞剂。②根据栓塞的部位、邻近器官的关系和插管能否避开非靶器官的分支血管选择栓塞剂;③对有粗大动静脉短路的病变最好选用长条形固体栓塞剂,以防通过畸形区的静脉系统导致肺栓塞。

2. 避免栓塞剂的反流

(1)尽可能应用固体栓塞剂,以减少反流的机会。

(2)如必须使用两种栓塞剂,一般先用液体栓塞剂,后用固体栓塞剂。

(3)在栓塞前做好血管造影,仔细了解血管走行、分布,在推栓塞剂的时候要密切监视,做到准确推到靶血管。

(4)栓塞剂的用量、注入的速度由病变范围、血管走行及分布决定。

(5)行超选择性插管时应尽量将导管靠近靶血管,必要时使用微导管。

3. 严格无菌操作,合理应用抗生素 造影栓塞的整个过程应严格遵守无菌操作。2022 年《介入诊疗围手术期抗生素使用专家共识》中指出,一般情况下清洁介入手术无须使用抗生素,但对于以下情况可考虑预防性使用:①手术范围大、时间长(2 小时以上)、器材反复进出人体;②手术涉及重要组织、脏器,一旦发生感染将造成严重后果;③体内有特殊植入物(如覆膜支架)的手术;④患者高龄、患糖尿病、免疫功能低下、营养不良等。

应根据手术部位、可能的致病菌,有针对性地选择预防性抗菌药物。针对革兰氏阳性菌可选用第一代头孢,针对革兰氏阴性菌可选用第二、三代头孢、氨基糖苷类等。应尽量选择单一抗菌药物,避免不必要的联合用药,避免应用广谱抗菌药物。我国大肠埃希菌对氟喹诺酮类药物耐药率高,通常不将其作为预防性用药。

预防性抗生素多采用静脉输注的给药途径,通常在术前 0.5~1.0 小时内给药,以确保其在血液和局部组织中的有效浓度足以杀灭术中侵入的细菌。如手术时间超过 2 小时或引起感染的高危因素持续存在,可追加使用。但过度延长用药时间并不能进一步提高预防效果。预防用药时间超过 48 小时,耐药菌感染概率将增加。

二、子宫毗邻组织、器官损伤

子宫毗邻器官包括膀胱、输尿管和直肠,实施

妇产科疾病介入治疗时可能会伤及毗邻器官及其相关的神经、血管,引发功能障碍。

(一)膀胱损伤

1. 原因 栓塞了膀胱动脉、子宫动脉膀胱支,导致膀胱缺血,特别是膀胱的上、下动脉;在恶性肿瘤患者髂内动脉和子宫动脉有膀胱分支的情况下灌注化疗药物,可使药物直接进入膀胱或经肾脏代谢后通过膀胱排出,导致化学性膀胱炎、膀胱坏死。

2. 临床表现 轻度可无临床表现;中度损伤,除有轻度的表现外,还有膀胱刺激症状,排尿困难;重度损伤表现为排尿无力,引起尿潴留,重度膀胱刺激症状,可有尿路感染等。

3. 诊断 结合临床表现,尿常规检查可有镜下血尿、白细胞增多等异常。

4. 治疗 给予大量补液,留置导尿管的时间适当延长,监测尿常规情况,根据具体情况给予留置导尿管、冲洗膀胱、膀胱镜下检查和治疗,必要时切除坏死部分膀胱。一旦出现常规治疗效果不佳的尿路刺激症状,应考虑膀胱镜检查,取出堵塞尿道的坏死组织,必要时开腹。直肠损伤需外科处理。卵巢早衰根据情况予以替代疗法。神经损伤应尽早活动或按摩受损部位,如疼痛严重考虑神经水肿期,则减少活动,予以物理治疗、抗感染和营养神经药物治疗。

5. 预防 子宫毗邻器官的损伤多发生在栓塞动脉过程中,栓塞剂或化疗药物通过侧支循环,进入非靶器官所营养的动脉,导致相应的器官出现损伤。因此术中准确分辨血管及其分支、交通支,选择合适的动脉栓塞,用与动脉直径相适宜的栓塞剂进行栓塞。对于不易选择的,可以考虑先栓塞侧支循环动脉,再行靶器官栓塞。

(二)输尿管损伤

1. 原因 可能是营养输尿管的动脉可来自髂内动脉及其分支,变异较大,部分子宫动脉分支到输尿管中下段,从而导致损伤。

2. 临床表现 表现为肾区叩击痛,全身乏力、恶心、少尿或无尿、反复的尿路刺激症状。

3. 诊断 除上述临床表现外,超声可发现肾脏积液、变大等改变,以及患侧输尿管上段扩张等。

4. 治疗 应给予膀胱镜检查,取出堵塞尿道的坏死组织,并视情况给予膀胱镜下放置支架、切除坏死输尿管行输尿管吻合或输尿管移植术。

5. 预防 同膀胱损伤的预防。

（三）直肠损伤

1. **原因**　较少发生,主要是髂内动脉后干有分支到直肠或与直肠动脉之间有交通支,相应肠段受损。

2. **临床表现**　直肠局部缺血、坏死。肠道菌群的存在使病原菌扩散,甚至入血,表现为里急后重、便中带血,甚至脓毒血症、败血症等。

3. **诊断**　结合临床表现,血常规检查可发现血常规异常,必要时行直肠镜检查。

4. **治疗**　考虑直肠坏死时给予直肠镜检查。对于坏死组织予以切除等相应处理,视情况给予抗炎治疗,必要时开腹手术处理。

5. **预防**　同膀胱损伤的预防。

（四）神经损伤

1. **原因**　多发生于髂内动脉栓塞和化疗时,髂内动脉的所有分支均被栓塞,可出现动脉所营养的神经缺血,导致神经损伤症状。

2. **临床表现**　表现为下肢麻木、疼痛、乏力、局部皮肤感觉异常、局部皮肤肌肉萎缩、跛行甚至瘫痪。

3. **诊断**　根据患者的临床表现,结合肌电图检查予以诊断。

4. **治疗**　应尽早活动和按摩受损部位,如疼痛剧烈考虑神经水肿期,应该减少活动,给予物理疗法、加强抗感染,并给予营养神经的药物治疗。

5. **预防**　同膀胱损伤的预防。

（五）异常血管破裂

1. **原因**　当有血管壁畸形、血管壁变薄、血管瘤等血管异常情况存在时,正常栓塞也可导致血管破裂。

2. **临床表现**　由于血管破裂部位不同,导致的出血量及具体临床表现也不同,多为低血压、失血性休克。

3. **诊断**　根据患者的临床表现,可予以介入造影诊断性治疗。

4. **治疗**　迅速判断破裂出血的位置,立即在破裂处用明胶海绵或钢圈进行栓塞。必要时进行输血、开腹治疗等。

5. **预防**　同膀胱损伤的预防。

三、子宫内膜性闭经

（一）原因

1. 栓塞剂的颗粒较小导致子宫内膜基底层的损伤,或基底层内的部分受体损伤。

2. 子宫内膜对缺血过度敏感。

（二）临床表现

介入手术后 2~3 个月,排除妊娠可能后,无月经来潮。

（三）诊断

1. **病史**　患者有栓塞剂使用史。

2. **辅助检查**

（1）子宫、子宫内膜形态及功能检查

1）孕激素试验:黄体酮 20mg,肌内注射,每日 1 次,连续 3~5 天;醋酸甲羟孕酮 10mg,口服,每日 1 次,连续 8~10 天;地屈孕酮 10~20mg,每日 1 次,口服,连续 8~10 天。停药后 2~7 天内出现撤退性出血为阳性,表明下生殖道通畅,具有功能性子宫内膜,卵巢尚可分泌一定量雌激素以刺激子宫内膜生长。如仅出现少量出血,提示雌激素在临界水平,须密切随访,并周期性地重复试验。无撤退性出血为试验阴性,须做雌孕激素序贯试验。

2）雌孕激素序贯试验:适用于孕激素试验阴性的闭经患者。每晚睡前口服戊酸雌二醇 2mg 或结合雌激素 1.25mg,连服 20 日,最后 10 日加用地屈孕酮或醋酸甲羟孕酮,在停药 1 周内有撤退性出血,说明子宫内膜反应良好,可排除子宫内膜性闭经,闭经原因系缺乏雌激素。阴性结果可重复一次试验,以明确诊断;如仍为阴性,提示子宫内膜有缺陷或被破坏,诊断为子宫性闭经,应进一步作子宫内膜活组织检查、诊断性刮宫、宫腔镜检查或子宫输卵管造影,排除子宫腔粘连、生殖道结核,必要时做内膜组织结核分枝杆菌培养。

3）盆腔超声检查:观察子宫内膜厚度,卵巢大小、形态及卵泡数目等。

（2）卵巢功能检查:测基础体温,定期做阴道脱落细胞涂片及子宫颈黏液检查;并测定血内雌激素、孕激素、雄激素含量,或留 24 小时尿,查雌激素和孕二醇排出量。对卵巢功能降低者,进一步检查,以明确病变部位(卵巢、垂体或下丘脑)。

（3）垂体功能检查

1）促性腺激素和催乳素(prolactin,PRL)测定:放射免疫法测定血中的卵泡刺激素(follicle stimulating hormone,FSH)、黄体生成素(lutropin,LH)含量(如已行雌激素、孕激素试验,需延迟 2 周方可测定)。定时(晨 9 时)每隔 15 分钟抽取血样 1 次,共 3 次,取测定的平均值或混合后测定以免误差过大。结果判定:促性腺激素高,反映病变在卵巢,须行腹腔镜检查,直接观察子宫、输卵管、卵巢外形,并可做卵巢活检,以确诊系性腺发育不全、两性畸形、卵巢不敏感综合征还是卵巢功能早衰(过早绝经)。促性腺激素低,应进一步行垂体兴奋试验,以区别原发病因在垂体本身还是在下丘脑以上的神经系统。PRL 增高,见于闭经泌乳综合征。FSH、LH 及 PRL 均正常,应做蝶鞍 X 线摄片,以鉴别空蝶鞍综合征和垂体肿瘤。

2)垂体兴奋试验:又称促黄体素释放激素(luteinizing hormone releasing hormone,LHRH)试验。LHRH 100μg,静脉滴注 4 小时,在静脉滴注前及其后 0.5 小时、0.75 小时、1.0 小时、1.5 小时、2.0 小时、4.0 小时各取血 2ml 测定血中 LH 含量的变化。正常情况下,LH 含量在滴注后 30~45 分钟上升,60~90 分钟下降,在 2~4 小时内第 2 次上升,可维持 4 小时。

结果判定:有第 1 次上升反应,但无第 2 次上升现象,表明垂体功能衰竭;在滴注后 2~4 小时出现延迟反应,提示下丘脑受损,垂体有惰性。

LHRH 反复刺激反应:LHRH 长期缺乏,垂体呈惰性状态时,给予 LHRH 100μg,肌内注射,1 次/d,连续 5 天;或静脉滴注 7 小时,1 次/d,连续 3 天。治疗后 LH 反应恢复,提示病变在下丘脑。

(4)其他检查:包括甲状腺功能检查和肾上腺皮质功能检查。

(四)治疗

如果考虑子宫内膜性闭经,可以使用雌、孕激素人工周期 3~6 个月,以恢复子宫膜功能。可使用戊酸雌二醇 1mg/d,妊马雌酮 0.65mg/d 或微粒化 17-β 雌二醇 1mg/d,口服,连用 21 日,最后 10 日同时给予地屈孕酮 10~20mg/d 或醋酸甲羟孕酮 6~10mg/d,停药 1 周后重复给药。

(五)预防

主要是选择合适的栓塞剂,在栓塞时尽量只栓塞靶器官内外血管网,减少正常子宫基底层的栓塞。

四、卵巢早衰

(一)原因

子宫与卵巢动脉血供存在吻合支,另外一些肌瘤的血供可能来自卵巢动脉,图 21-3-1 为手术中栓塞子宫脉的子宫支。此外,研究已证明部分患者的卵巢血液供应全部来自子宫动脉。

子宫动脉栓塞或肌瘤栓塞时,子宫动脉可有供应卵巢的分支,造影剂可通过交通支进入卵巢动脉循环使供应卵巢的动脉栓塞。另外,子宫肌瘤栓塞时如果其血供来自卵巢动脉支,可在治疗时同时被栓塞。

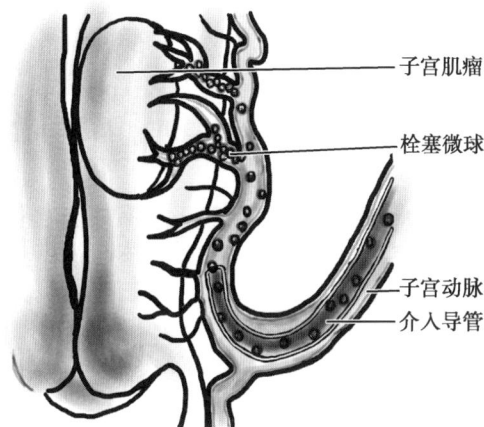

图 21-3-1　栓塞子宫动脉的子宫支

(二)临床表现

1. **月经失调**　患者在 40 岁前出现月经稀发,甚至闭经。

2. **不孕**

3. **雌激素水平低下**　如阴道干燥、潮热、夜汗、情绪波动、失眠、记忆力减退、性欲减退、性功能障碍,甚至生殖器官萎缩等。

(三)诊断

1. **女性激素水平改变**　垂体促腺激素水平升高。血 FSH 和 LH 持续在 40U/L 以上;血雌二醇(E_2)低于 50~70pg/L;血孕酮(P)低于 2mg/L。

2. **超声检查**　可见子宫和卵巢萎缩,卵巢内无卵泡存在。

(四)治疗

1. 对于情绪不稳定、精神状态不佳的患者应进行心理治疗,必要时选用适量的镇静药以助睡眠,如睡前口服艾司唑仑 2.5mg。口服谷维素有助于调节自主神经功能,剂量为每日 3 次,每次 20mg。

2. **性激素治疗**　对于无禁忌证的患者,可以给予雌激素辅以孕激素治疗,如戊酸雌二醇每日口服 1~2mg,辅以孕激素,如醋酸甲羟孕酮每日口服 2~6mg。

3. 对于不孕患者,根据不孕情况选择是否选择辅助生殖治疗。

(五)预防

选择最佳颗粒大小的栓塞剂。对于术前检查

考虑肌瘤血供有来自卵巢动脉和需要栓塞子宫动脉的患者,可选直径大于子宫、卵巢动脉吻合口直径(500μm)的栓塞剂,另外可在卵巢与子宫动脉的吻合口使用微钢圈栓塞以保护卵巢。

五、肺栓塞

(一)原因

1. **术中、术后立即发生** 可能与存在动静脉瘘有关。

2. **术后发生** 可能与患者原有的血栓脱落或术中血管壁损伤、术后包扎压迫产生血栓并脱落有关。

(二)临床表现

患者出现烦躁不安、呼吸困难、发绀、休克、昏迷、抽搐、氧饱和度下降等表现。呼吸困难可以是突发的,急剧加重。

(三)诊断与治疗

肺栓塞多发生在术中和术后48小时内,结合临床表现、胸部X线片、心电图检查、D-二聚体、凝血功能等检查可予以确诊。诊断及处理同第八章第一节。

(四)预防

1. 慎用液体性栓塞剂。
2. 手术过程中注意注射压力不能过大。
3. 造影后注意是否有较大的明显的动静脉瘘,在有动静脉瘘的情况下,根据其所在部位选择较大的明胶海绵条堵塞动静脉瘘近端的动脉,造影显示栓塞完全后再用明胶海绵颗粒栓塞其他的血管。

4. 对于子宫或肿物较大的患者,术前应做盆腔检查和双下肢血管检查。术前常规检查D-二聚体,如发现异常,应行髂血管至下肢血管彩超检查,以排除盆腔和下肢血管原有血栓的情况。术后检查D-二聚体,如果发现较手术前明显增高,也应进一步行相应的检查,采取相应的治疗措施。

六、栓塞后感染

(一)原因

1. 黏膜下肌瘤和部分恶性肿瘤患者,坏死组织液化成脓性分泌物从阴道排出,容易引起感染。

2. 栓塞前有感染病灶未控制,栓塞后由于局部的坏死组织是细菌生长的良好培养基,促使感染的发生。

3. 局部组织缺氧有利于厌氧菌的生长。

(二)临床表现

子宫动脉栓塞术后可发生尿路感染、腹痛、恶心、呕吐,伴随体温升高;可有盆腔压痛,白带增多可伴恶臭味,白细胞计数升高、C反应蛋白升高等变化。严重者可出现脓毒血症,甚至DIC。

(三)诊断与治疗

根据临床表现、分泌物培养结果及生化指标可以确诊。早期使用较强的足量广谱抗生素,用药时间足够长,并做血培养加药敏试验,及时调整用药(详见第八章第五节)。

(四)预防

造影栓塞的整个过程应严格遵守无菌操作,栓塞前预防性使用抗生素以防栓塞后感染。

(田小庆)

参 考 文 献

[1] 申宝忠, 杨建勇. 介入放射学. 北京: 人民出版社, 2018.

[2] 张福先, 张玮. 血管外科手术并发症的预防与处理. 北京: 人民出版社, 2016.

[3] DE LA CRUZ M S, BUCHANAN E M. Uterine fibroids: diagnosis and treatment. American family physician, 2017, 95 (2): 100.

[4] AZZALINI L, POLETTI E, LOMBARDO F, et al. Risk of contrast-induced nephropathy in patients undergoing complex percutaneous coronary intervention. Int J Cardiol, 2019, 290: 59-63.

[5] LEI L, XUE Y, GUO Z, et al. Population attributable risk estimates of risk factors for contrast-induced acute kidney injury following coronary angiography: a cohort study. BMC Cardiovasc Disord, 2020, 20 (1): 289.

[6] 刘浩, 张旸, 刘崇东, 等. 产后不同部位血肿的相关危险因素及处理的探讨. 中国病案, 2015, 16 (6): 87-89.

[7] 万九峰, 董永安, 姬超, 等. 介入栓塞治疗难治性产后出血的临床分析. 中国医刊, 2015, 50 (1): 82-85.

[8] 中华医学会呼吸病学分会肺栓塞与肺血管病学组, 中国医师协会呼吸医师分会肺栓塞与肺血管病工作委员会, 全国肺栓塞与肺血管病防治协作组. 肺血栓栓塞症诊治与预防指南. 中华医学杂志, 2018, 98 (14): 1060-1087.

[9] 中国医师协会介入医师分会, 中国研究型医院学会介入医学专委会, 倪才方, 等. 介入诊疗围手术期抗生素使用专家共识. 介入放射学杂志, 2022, 31 (4): 319-327.

［10］陈韵岱, 陈纪言, 傅国胜, 等. 碘对比剂血管造影应用相关不良反应中国专家共识. 中国介入心脏病学杂志, 2014, 22 (6): 341-348.

［11］中华医学会临床药学分会, 中国药学会医院药学专业委员会, 中华医学会肾脏病学分会. 碘对比剂诱导的急性肾损伤防治的专家共识. 中华肾脏病杂志, 2022, 38 (3): 265-288.

［12］马力, 闫盛. 医源性股动脉假性动脉瘤的诊疗进展. 中国药物与临床, 2020, 20 (1): 47-49.

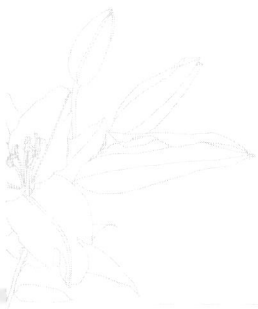

第二十二章
超声消融手术并发症

第一节 感染性发热

一、原因

超声消融治疗子宫肌瘤时大多数患者术中会出现低热,少部分患者术后可出现发热,一般低于38℃,持续1~3天。术后发热可能为消融后坏死组织吸收所致;也可能为较大病灶治疗后温度较高,降温措施不彻底,残余热量扩散至病灶周围组织后随血液流经全身致使体温短暂升高。当发热持续3天以上,考虑合并感染。

二、临床表现

术后体温高于38℃,持续3天以上;或发热好转后再次出现并逐渐加重。

1. **体格检查** 下腹部子宫处压痛,可有反跳痛,严重时有急腹症表现。

2. **妇科检查** 阴道分泌物增多、有异味,子宫手术部位压痛。

3. **辅助检查** 白细胞、中性粒细胞升高,C反应蛋白升高,超声可提示盆腔积液,严重时积液较多或积脓等。

三、诊断

术后发热持续数天或加重,明确的手术治疗史,除外其他系统可能的感染来源,妇科查体手术部位压痛伴或不伴反跳痛,血常规、感染指标有相应提示。超声积液较多或积脓时可行介入穿刺进一步确诊。

四、治疗

静脉使用抗生素治疗至体温正常且症状消失后1周;若有细菌培养及药敏试验结果,则按药敏试验选取敏感药物治疗。

五、预防

术前行血常规、白带等检查,排除潜在感染。术前有贫血、免疫系统疾病等基础疾病,术中子宫肌瘤大、肌瘤靠近宫腔、手术时间长等,酌情给予预防性抗炎治疗。术中控制治疗节奏,寻找最佳耐受参数,必要时分次治疗,提高患者耐受性、依从性和手术安全性。术中、术后严密观察症状变化,及时处理。

(阳艳军 凌 斌)

第二节 腹壁水肿

一、原因

超声波在体内各组织界面会产生反射、折射及散射等物理效应,而较强的反射界面可导致其前方皮肤及皮下组织内能量过量沉积而出现组织的轻微损伤性水肿性改变。腹壁水肿与超声辐照时间、治疗总能量、腹壁瘢痕、腹壁脂肪厚度等密切相关。

二、临床表现

腹壁轻微水肿可无临床症状,水肿体积较大或水肿程度较重时可能有腹壁发硬、增厚感,或伴有局部轻微压痛表现。

三、诊断

手术后出现上述临床表现,MRI的T_2WI图像上显示前腹壁软组织内有大小、范围和程度不等的异常高信号,在腹壁肌层较为密集,并有逐渐向脂肪层及皮肤表面发展的趋势。

四、治疗

一般无须处理,症状明显时局部外用消肿药膏即可。

五、预防

术前正确设计声通道,术中根据情况及时调整各项参数。

(阳艳军　凌　斌)

第三节　血尿

一、原因

超声消融治疗子宫疾病前需留置尿管、充盈膀胱、建立声通道,插尿管操作过程有可能损伤尿道和膀胱;膀胱壁紧贴子宫,治疗时超声能量沉积损伤膀胱壁。

二、临床表现

治疗过程中或治疗结束后出现血尿,伴或不伴有下腹痛或膀胱灼热痛。

三、诊断

术前尿常规正常,尿色正常,术中或术后出现尿液呈红色,尿常规显示红细胞升高。

四、治疗

1. 术中严密观察尿量、尿色、尿温,一旦发现尿色变红,立即停止治疗,排空膀胱,向膀胱内灌注冰盐水、酚磺乙胺等止血药物。

2. 及时寻找原因,调整治疗功率和治疗层面,缩短治疗时间,若血尿反复出现或症状严重,必要时停止治疗。

3. 术后暂留置导尿管,观察排尿情况,多饮水增加尿量,酌情止血、抗炎治疗,一般持续1~2天即可缓解。

五、预防

1. 插导尿管操作过程中注意避免球囊和膀胱内进入气体,导尿后待尿液引流出,确保尿管里没有气体再夹闭导尿管。

2. 术中严密观察膀胱内尿液是否存在气泡喷雾现象,若有该现象需排空膀胱、重新灌注或重新留置导尿管,避免气体进入。

3. 当尿液的温度高于45℃时,应用冰生理盐水进行膀胱灌注降温。

4. 常规患者术后拔除导尿管后,嘱2小时内排尿,并观察尿液的温度、尿量、颜色,有异常随时报告。

5. 子宫前壁浆膜下病灶接近膀胱,容易出现血尿,治疗时注意超声焦点距离病灶边缘需保留足够的安全距离,一般控制在1cm以上,并需要控制超声能量及病灶内灰度的扩散。

(阳艳军　凌　斌)

第四节　急性尿潴留

一、原因

治疗过程中膀胱需充盈,建立声通道,有时充盈过度,并在消融过程中过度推挤造成膀胱壁张力过高、肌肉受损,或术中超声能量刺激阴部神经所致膀胱收缩无力。

二、临床表现

超声消融治疗后出现排尿不畅或无法排尿。

三、诊断

术前排尿正常,超声消融后出现排尿不畅、排尿无力、膀胱胀大表现,可伴会阴麻木感,超声可协助诊断。

四、治疗

尿道局部热敷后部分可缓解;热敷后仍不缓解的留置导尿管,1~2天后拔除导尿管,大部分排尿正常;情况严重者需较长时间留置导尿管、间断夹闭和开放导尿管进行膀胱功能训练,辅以针灸、使用营养神经药物,方能治愈。

五、预防

1. 治疗前可根据患者的情况进行膀胱训练。

2. 治疗中控制好膀胱的充盈度,定时解除对膀胱的挤压和放尿。

3. 治疗中防止治疗头过分压迫腹壁。

4. 治疗中,水囊球灌注适度。

(阳艳军　凌　斌)

第五节　腹壁挤压伤

一、原因

在对腹壁肥厚、病灶位置较深的患者进行超声消融治疗时,为使焦点定位准确,治疗头会紧压腹壁,并且治疗头在治疗过程中会来回运动,容易导致腹壁软组织的挤压伤。

二、临床表现

治疗区出现带状、弧状或成片的瘀斑,常伴轻压痛。随着医师经验和技术的成熟,此种情况已罕见。

三、诊断

下腹部皮肤在超声消融后出现相应治疗区的皮肤瘀斑等改变。

四、治疗

症状轻,瘀斑范围小,一般无须治疗;若症状重或挤压受伤面积较大,局部予以创伤止痛膏外用,大多数几天即可治愈。

五、预防

超声消融时,腹壁在长时间受挤压后神经感觉功能下降,加上镇痛镇静药物的使用,患者腹壁对疼痛的敏感性下降。另外,腹壁组织在监控超声下可能无灰度变化或不在监控范围之内,所以皮肤挤压伤容易被忽视。术中应尽量降低治疗头对腹壁的压迫,并适时给予皮肤降温处理;术中移动治疗头需先下降解除压迫后再向其他方向移动,可有效避免皮肤的挤压损伤。

(阳艳军　凌　斌)

第六节　皮肤烫伤

一、原因

皮肤是最靠近超声探头的区域,高能量的超声束穿过空气、水与体表组织的界面到达此区域。由于超声波的界面反射、能量沉积等因素极易造成皮肤表面的高温灼伤,皮肤烫伤是超声消融治疗术中最常见的不良反应。皮肤损伤与辐照时间、治疗强度、治疗剂量及治疗体积相关。皮肤瘢痕会明显增加皮肤烫伤的风险。

二、临床表现

术后皮肤出现肉眼可见的红肿、水疱、腹壁肿胀、硬结及瘀血等,伴明显疼痛或压痛。

三、诊断

皮肤烫伤分为:Ⅰ度损伤:仅伤及表皮,局部红肿,有疼痛和烧灼感,皮温稍高;浅Ⅱ度损伤:深达真皮浅层,一部分生发层健在,局部出现水疱,有剧痛和感觉过敏,皮温增高;深Ⅱ度:伤及真皮深层,尚存皮肤附件,去表皮后创面呈浅红和红白相间,或可见网状栓塞血管,表面渗出少,但底部肿胀明显;Ⅲ度损伤:伤及皮肤全层,甚至可达皮下、肌肉,创面无水疱,蜡白或焦黄,触之如皮革,感觉消失,皮温低。

四、治疗

Ⅰ度皮肤烫伤患者需间断予以冰袋冷敷。Ⅱ度皮肤烫伤患者,其中浅Ⅱ度患者如出现水疱,需用无菌注射器抽出水疱内的液体,每日对烫伤皮肤进行消毒2~3次、无菌纱布覆盖后再间断对局部皮肤进行冷敷;若局部皮肤出现橘皮样改变、皮肤血供减少,此种情况不做冷敷或热敷,需局部保暖,并给予非甾体抗炎药或肾上腺皮质激素等药物抑制炎症反应。深Ⅱ度或Ⅲ度皮肤烫伤需加强换药,必要时需外科切除缝合处理。

五、预防

术前根据皮肤状况设计好声通道;术前做好

皮肤脱脂、脱气,术中勤查皮肤状况,掌握好皮肤冷却时机和时长;及时松解水囊;实时监测皮肤声像图;距离皮肤 1cm 之内的病灶不宜使用超声消融治疗。

(阳艳军　凌　斌)

第七节　阴道持续性排液

一、原因

治疗过程中,因局部能量沉积而导致子宫内膜反应性渗出或程度不等的损伤,也可因子宫黏膜下肌瘤治疗后组织坏死、逐渐脱落排出,多见于 Ⅰ~Ⅱ型黏膜下肌瘤或腺肌病病灶明显突向宫腔的患者。

二、临床表现

术后持续性阴道分泌物增多,呈水性或血性,血性居多,量可多可少,有时伴有出血或排出组织物,常无其他不适。

三、诊断

术前阴道分泌物正常,术后出现阴道长时间排水性或血性液体,不伴其他不适。

四、治疗

排液量少时一般无须特殊处理,注意卫生、预防感染即可,大多数在术后 1~3 周缓解,少数可历时 3 个月左右;若排液量较大,可行超声检查子宫病灶及宫腔情况;若有组织物滞留宫腔则采用手术去除;出血量大、超声无明显异常时,可予以药物止血;注意观察有无发热、腹痛等情况,酌情抗炎治疗。

五、预防

肌瘤边缘与子宫内膜距离越小致内膜反应性渗出排液的可能性越大,术中注意保护子宫内膜,治疗边缘与内膜距离尽量大于 15mm。黏膜下肌瘤一旦脱出,及时处理。

(阳艳军　凌　斌)

第八节　术后肌瘤排出嵌顿

一、原因

黏膜下肌瘤超声消融治疗后坏死,从子宫体剥离、脱落,在排出过程中发生嵌顿导致腹痛等不适。

二、临床表现

黏膜下肌瘤超声消融后数日出现急性下腹阵发性疼痛,伴有分泌物增多或阴道出血增多。妇科检查见宫口扩张、坏死肌瘤堵于宫口。超声提示宫腔组织物残留、宫口扩张。

三、诊断

黏膜下肌瘤超声消融治疗后,出现阵发性下腹痛,妇科检查见组织物嵌顿于宫口,超声提示宫腔内组织物。

四、治疗

一经诊断,尽快行钳夹术或宫腔镜下肌瘤切除术。

五、预防

黏膜下肌瘤尤其是较大的Ⅰ型肌瘤经治疗后定期复查超声,若消融萎缩过程中逐渐转变为 0 型黏膜下肌瘤并伴有腹痛,尽早行宫腔镜下手术切除。

(阳艳军　凌　斌)

第九节　术后肠穿孔

一、原因

由于肠道与子宫位置毗邻,而超声在空气中穿透能力差,超声消融治疗时若定位不准,易发生能量沉积而损伤肠管。肠管损伤是超声消融比较罕见而严重的并发症,有文献报道发生率为 0.2%。造成肠穿孔主要原因为术中各种干扰因素造成消融治疗时判断边界失误,消融时穿透子宫外壁伤及周围肠管。也有研究分析 1 例肠穿孔与子宫肌瘤钙化导致能量反射异常有关。

二、临床表现

突发腹部剧痛,痛点多为下腹部,疼痛可从穿孔部位向周围迅速弥散,甚至扩散至全腹,部分伴有高热、寒战、恶心、呕吐等症状。查体有腹膜炎表现(腹部压痛、反跳痛、肌紧张,甚至出现"板状腹"),听诊肠鸣音减弱或消失;X 线立位腹平片可见膈下游离气体;腹部 CT 发现腹腔积气、积液等,即可判断。常于术后数天发生,有文献报道术后 2~12 天出现。

三、诊断

根据超声消融病史,典型的腹痛症状和体征,X 线或 CT 特征性的腹腔积气表现,诊断相对较容易。

四、治疗

一经诊断应尽快腹腔镜或开腹手术治疗。

五、预防

肠穿孔一旦发生,后果严重,临床应尽量杜绝此类并发症发生,预防措施显得尤为重要。术前充分肠道准备:术前 3 天进无渣且易消化的饮食,避免产气食物,如豆类、牛奶等;术前 2 天进流质饮食;术前 1 天口服泻药,导泻效果差者分别于术前晚上及手术当天早上进行清洁灌肠。手术开始时治疗区域的皮肤浸泡于脱气水内,用脱气水囊推挤肠道,确保声通道中无肠管;术中消融治疗离肿瘤边界至少 1cm。Verpalen 报道采用 3 步改良手法,通过改变膀胱和直肠的充盈、术中特殊体位和子宫位置的改变,明显提高了消融成功率,降低了包括肠管损伤在内的手术并发症。

(阳艳军 凌 斌)

第十节 术后骶尾部损伤

一、原因

治疗焦点后场超声能量沉积于骶尾骨及臀部肌肉、筋膜,局部高温刺激引起疼痛。

二、临床表现

6%~7% 的患者术后会出现骶尾部及臀部疼痛,多见于后位子宫患者,且肌瘤或腺肌病病灶距骶尾部较近,治疗过程中可伴有骶尾部局部皮温升高、皮肤发红等情况。

三、诊断

治疗过程中出现骶尾部及臀部疼痛,较局限,无放射痛。

四、治疗

骶尾部和臀部冷水降温,调整治疗参数,该部位疼痛一般持续数小时可缓解;若疼痛较剧烈,可予以非甾体抗炎药对症处理。有研究表明,治疗后可出现骶尾骨 MRI T_2WI 高信号,但术后随访并未出现骶尾骨形态及功能改变,无须处理。

五、预防

治疗前医患充分沟通,指导患者术中准确反映疼痛情况及部位。术中严格掌握用药剂量和间隔时间,防止用药剂量不足和过量。剂量不足可导致患者因疼痛不能配合治疗,剂量过大可导致镇静过深、呼吸抑制等不良反应,同时患者不能及时反馈术中感受,导致损伤风险增加。术中密切观察疼痛性质,及时调整辐照剂量、缩短辐照时间、降低辐照功率或改变辐照点,确保治疗安全,增加冷却时间。

(阳艳军 凌 斌)

第十一节 术后神经损伤

一、原因

骶尾部神经位于声通道的后方,对超声能量非常敏感,超声波在骶骨部的照射可能导致骶丛神经和坐骨神经损伤。另外,超声的穿透性及在生物组织界面的折射、反射、散射等物理效应,可能产生小焦点异位而使焦点外出现异常能量聚集区,可能刺激局部神经导致损伤。

二、临床表现

下肢和会阴区感觉和运动异常,大腿内侧沿坐骨神经走向出现隐痛、下肢酸胀、麻木、无力等,甚至有相应足小趾麻木感。放射痛多表现为单侧、一过性,极少数出现骶尾部持续疼痛,症状可在术后逐渐消失,症状严重者持续数月缓解。会阴部可出现麻木等。

三、诊断

超声消融过程中出现腰骶部疼痛伴放射痛,术后出现下肢感觉和运动障碍,可持续数月。尿潴留需留置导尿管,持续时间短,常数天能恢复。

四、治疗

止痛,可请疼痛科协助治疗;地塞米松 5mg,口服,每日 1 次,连服 3 天;口服营养神经药物如腺苷钴胺;物理治疗、康复训练。

五、预防

临床少见。神经损伤一旦发生,愈合慢,治疗周期长,严重时可较长时间影响患者生活,治疗中应尽可能避免。预防措施:①术中避免深度镇静,以便患者对术中的损伤刺激做出反应和与医生交流;②治疗过程中严密观察患者的不适反应,护士应将手放在患者小腿后侧肌群部位,以便在患者双下肢出现抽搐时能够及时发现并处理;③消融范围尽可能注意保持与边界的安全距离,治疗侧壁病灶,应严格把握焦点距病灶边缘的距离及能量投放剂量,一旦患者术中有不适主诉,及时调整扫描方案,减少神经损伤的风险。

(阳艳军 凌 斌)

第十二节　术后无菌性神经刺激

一、原因

消融治疗后组织发生无菌性炎症反应,刺激病灶旁未坏死组织中的神经所致。

二、临床表现

可表现为不同程度的腹痛、治疗区疼痛,大多症状较轻,不能精确定位疼痛部位,无须特殊处理短时间即可缓解消失。

三、诊断

治疗过程中或治疗后出现腹痛、腰骶痛或下肢痛,不能精确定位,不影响活动,大部分在术后短时间内缓解。

四、治疗

一般无须特殊治疗;疼痛明显者除外其他部位损伤后,给予非甾体抗炎药或曲马多等止痛药,大多能缓解。

五、预防

无菌性炎症引起的各种疼痛比较常见,临床影响较小。术中应精确建立声通道,力求辐照范围清晰,辐射点和周围腹膜、浆膜、骶骨保持安全距离。

(阳艳军 凌 斌)

参 考 文 献

[1] 郎景和, 石一复, 王智彪. 微无创医学丛书子宫肌瘤. 北京: 人民卫生出版社, 2014.

[2] CHEN J, CHEN W, ZHANG L, et al. Safety of ultrasound-guided ultrasound ablation for uterine fibroids and adenomyosis: A review of 9988 cases. Ultrason Sonochem, 2015, 27: 671-676.

[3] 冯敏清, 陈向东, 张汝坚, 等. 高强度聚焦超声联合宫腔镜电切术治疗子宫黏膜下大肌瘤的临床研究. 中国计划生育和妇产科, 2019, 11 (10): 80-83.

[4] LEE J S, HONG G Y, LEE K H, et al. Safety and efficacy of ultrasound-guided high-intensity focused ultrasound treatment for uterine fibroids and adenomyosis. Ultrasound Med Biol, 2019, 45 (12): 3214-3221.

[5] VERPALEN I M, VAN 'T VEER-TEN KATE M, DE BOER E, et al. Development and clinical evaluation of a 3-step modified manipulation protocol for MRI-guided high-intensity focused ultrasound of uterine fibroids. Eur Radiol, 2020, 30 (7): 3869-3878.

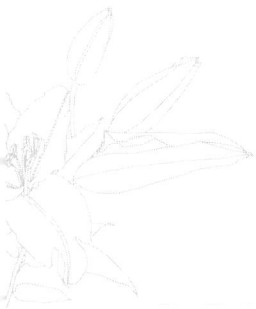

第二十三章 超声介入手术并发症

第一节　超声引导下的穿刺术并发症

超声引导下的穿刺术是在超声引导下,经腹壁或经阴道后穹窿将穿刺针准确插入病灶或囊腔,达到协助确诊的目的。其常见并发症如下所述。

一、出血

(一) 阴道出血

1. 原因

(1) 常见于阴道壁穿刺点针眼出血,或穿刺针经过阴道壁血管引起。

(2) 少数由于穿刺针针尖划伤阴道壁引起。

2. 临床表现与诊断　患者通常无明显不适,少数患者可有少量阴道出血。治疗结束取出穿刺针后,应用窥器打开阴道,观察后穹窿穿刺点部位有无出血,阴道壁是否有出血,即可诊断。

3. 治疗

(1) 少量出血可用纱布压迫止血,2~4 小时内取出。

(2) 少数患者可有少量阴道出血,2~3 天可自行停止,无须处理;出血量较大者,给予消炎止血药;如有活动性出血,可行阴道出血点缝合治疗。

4. 预防

(1) 选择进针位置时应注意避开血管。

(2) 术毕检查阴道穹窿穿刺点。若有出血,应用无菌纱布压迫出血点至出血停止后,受术者再退回病房休息。

(3) 术后 6 小时内经常询问患者有无阴道出血,如有出血,应注意观察出血的量、性质,如出血量多而鲜红,应立即处理。

(二) 盆、腹腔内出血

1. 原因

(1) 主要为卵巢表面穿刺针眼出血、卵巢内血肿形成、穿刺针针尖划伤卵巢或盆腹腔内其他脏器或腹膜表层。

(2) 穿刺针误入血管,可能与患者盆腔内脏器解剖位置变异或严重粘连等因素有关。

(3) 严重的腹腔内出血与患者自身患有某些血液系统疾病有关。

2. 临床表现与诊断

(1) 临床表现主要为急腹症症状,大量出血可引起休克,危及生命。

(2) B 超检查:盆、腹腔大量积液,可协助诊断内出血。

3. 治疗　根据粗略估计的出血量进行处理。

(1) 少量出血:给予止血药、卧床休息,一般很快止血,无须特殊处理。

(2) 大量不可控制的内出血:应立即处理,必要时开腹手术并停止本周期的治疗。

(3) 血液系统疾病引起的出血:应在术前和术后请血液科医生配合确定治疗及用药方案。

4. 预防

(1) 术前行血常规、肝功能及凝血功能等检查,排除血液系统疾病。

(2) 穿刺前行超声检查,结合病史作出诊断及预先估计能否顺利完成穿刺操作各步骤,是很重要的一环。诊断正确、穿刺途径选择正确是成功的关键,必要时需借助经阴道彩色多普勒超声避开血管。

(3) 穿刺方向必须正确,穿刺力量必须适当,严禁用力过猛,最好能够以短促有力的手法进针刺入囊腔。

（4）术中及术后要严密观察患者有无腹痛、腹胀，以及腹痛的性质、部位和程度，及时测量生命体征，防止内出血的发生。

二、感染

（一）原因

1. 消毒不严格。

2. 患者伴有未治疗的阴道炎症，穿刺时将阴道的病原菌带入卵巢。

3. 曾患盆腔炎性疾病，穿刺使原有慢性感染被重新激活引起病原菌繁殖。

（二）临床表现与诊断

1. 大多数临床表现有腹痛、发热，查体直肠子宫陷凹或附件区包块。实验室检查提示白细胞计数、血沉和 C 反应蛋白升高。

2. 出现急性腹膜炎的症状时考虑已经发生脓肿破裂。

3. 伴有无痛性阴道流液可能是脓肿侵入阴道形成瘘管。

（三）治疗

静脉应用抗生素和脓肿引流是治疗的基本原则。

1. **静脉应用抗生素**　34%~87.5% 的患者通过内科保守治疗，可使病情得到治愈。

2. **脓肿引流**　内科治疗效果不佳者仍需开腹或腹腔镜手术，进行脓肿引流切除炎性组织方能治愈（详见第三章第五节）。

（四）预防

1. 术前有生殖道感染及身体其他部位的明显感染应视为手术禁忌证。

2. 术前充分的阴道准备是避免感染的重要环节，术中应注意隐匿部位如阴道穹窿部的彻底清洗。经阴道穿刺者术前 3 天禁性生活。

3. 穿刺术后，应该适当给予广谱抗生素，以防止继发感染。

4. 术后禁性生活 1 个月，常规应用抗生素预防感染，术后 1~3 个月复查。

三、脏器损伤

超声引导下的穿刺术可能造成膀胱、肠管等损伤。

（一）原因

1. 盆腔内脏器解剖位置变异、盆腹腔严重粘连及技术操作不熟练等。

2. 穿刺针直接损伤脏器。

3. 穿刺直接损伤腰骶部神经丛或损伤血管。

（二）临床表现与诊断

根据损伤部位不同而有不同的临床表现。

1. **子宫损伤**　误穿入子宫时，应有实性组织内穿入感，此时亦可能抽出少许血液，鲜红色且易凝。

2. **膀胱损伤**　术后可能发生局部炎性肿胀、疼痛、膀胱刺激症状、血尿等。

3. **肠管损伤**　多数在术中不能被发现，当患者术后出现局限性腹痛、肠鸣音减弱时应高度怀疑肠管损伤。

（三）治疗

据损伤部位进行修补。

1. 若发现膀胱穿孔，应及时修补，术后留置导尿管 5~7 天。

2. 如果怀疑肠管穿孔，应行剖腹探查术，用大量 0.9% 氯化钠液冲洗腹腔，然后修补穿孔。损伤严重者需切除受损肠管后再行吻合；应放置腹腔引流，术后应使用广谱抗生素。必要时还可先行近端结肠造瘘，待二期手术吻合（详见第三章第一节）。

（四）预防

1. 术前进行经腹和 / 或经阴道常规超声检查，尽可能选择最短的穿刺途径，经腹穿刺尽可能避开肠管和膀胱，经阴道穿刺则需避开宫颈、膀胱和直肠等其他脏器。

2. 穿刺时应该重视途径的选择，如盆腔脓肿选择经阴道后穹窿途径，一定要避开肠管和膀胱，以防止损伤肠管和膀胱。

3. 将探头适当对腹壁或阴道穹窿施加压力，使肿块紧贴腹壁或阴道穹窿，以避开肠管。

4. 穿刺成功与穿刺针的质量、口径大小、术者手法和操作熟练程度有关，须提高术者穿刺技能。

5. 术前可能肠管粘连者可给予肠道准备后穿刺，以减少肠管损伤并发症。

四、腹痛

（一）原因

1. 活动度良好的盆腔囊肿易被穿刺针推动，针尖将囊肿壁划开，使囊液流入盆腹腔中，受刺激出现腹痛。

2. 穿刺抽液后注入囊内的无水乙醇漏入腹腔

或误注入腹腔,邻近组织受刺激引起疼痛。

3. 穿到邻近组织,如膀胱、肠管、子宫及大血管,可导致局部腹痛。

(二)临床表现与诊断

穿刺后出现下腹部局限性腹痛或全腹痛,可呈胀痛、钝痛或针刺样,程度可较轻,也可剧烈。严重时可伴颜面潮红、全身发热、心率加快等酒醉样反应及兴奋、烦躁不安、呼吸困难等。如伤及邻近组织,可出现血尿、肠鸣音减弱、血压下降等。

出现上述临床表现可诊断。

(三)治疗

1. 穿刺后出现的轻度腹痛,严密观察;如腹痛剧烈,必要时腹腔镜探查。

2. 卵巢子宫内膜异位囊肿穿刺注入无水乙醇,操作过程中需严密观察患者的生命体征、面色、意识变化,注意观察有无颜面潮红、全身发热、心率加快等酒醉样反应,若出现兴奋、烦躁不安、呼吸困难,应立即停止操作,并做好抢救准备,及时配合抢救。

3. 怀疑误穿邻近组织时,伤及子宫、膀胱时可酌情观察;如伤及肠管和大血管时,严密观察生命体征的同时,必要时手术探查、修补。

(四)预防

1. 活动度良好的盆腔囊肿穿刺时注意在超声指引下进针,速度宜慢且准,尽可能避免囊内液流入盆腹腔。

2. 穿刺注入囊内药物前,必须确认针尖在囊腔内。

3. 全部穿刺过程在 B 超监视下进行,定位需准确,超声屏幕上能显示穿刺针,避开膀胱、肠管、子宫及大血管,术中注意穿刺针头要固定不动,以防伤及周围脏器。

(黄秀峰)

第二节　超声宫腔声学造影术并发症

超声宫腔声学造影术(sonohysterography,SHG)是将造影剂(通常为无菌生理盐水)通过宫颈注入宫腔,人为地扩张宫腔,分离内膜,同时进行超声检查,实时观察子宫内膜情况及宫腔内有无占位病变。宫腔内造影剂加大了病变与宫壁之间的声阻抗,使界面更加清晰,大大提高了疾病的检出率,SHG 的灵敏度和特异度很高。主要有经阴道超声宫腔声学造影术和经腹超声宫腔声学造影术。其并发症少,且易缓解。

一、迷走神经紧张综合征

(一)原因

1. 迷走神经反应来源于敏感的宫颈管,个别患者在插入双腔管水囊扩张后或向宫腔推入显影剂后出现迷走神经兴奋的典型症状。

2. 宫颈扩张困难,如宫颈管明显狭窄者。

3. 患者精神过度紧张。

(二)临床表现与诊断

1. 可出现面色苍白、大汗、恶心、头昏、胸闷不适、低血压和心动过缓等一系列症状,严重者可致心搏骤停。

2. 可借助辅助检查如心电图等协助诊断。

(三)治疗

1. 平卧吸氧。

2. 阿托品 0.5~1.0mg 或山莨菪碱 20mg 肌内注射或静脉注射。50% 葡萄糖液 50~100ml 静脉注射。

3. 针刺中极、关元及腕踝针等,一般预后好。

(四)预防

1. 消除患者的精神紧张

2. 应用阿托品　0.5mg 肌内注射有预防作用,尤其适用于宫颈明显狭窄和心动过缓者。

3. 手术操作要轻柔　尽可能减轻对子宫口和宫壁的刺激强度(包括牵拉、扩宫等)。

二、感染

(一)原因

1. 术前指征掌握不严,本身存在感染或生殖道有潜在感染。

2. 无菌观念不强。

3. 术后过早性生活导致感染。

(二)临床表现与诊断

1. SHG 术后偶可发生子宫内膜炎,表现为发热、腹痛和子宫出血。

2. 下腹有压痛、反跳痛,甚至可有肌紧张。

3. 阴道持续性出血或有脓性分泌物排出,有臭味。

4. 妇科检查显示子宫体稍大、稍软,宫体有压痛。

5. 白细胞计数增高。

（三）治疗

抗生素治疗有效（详见第三章第五节）。

（四）预防

1. 严格掌握手术适应证，术前有生殖器感染者必须治疗后才能实施。

2. 术中严格执行无菌操作，器械进出宫腔时，不要触及阴道。

3. 不规则子宫出血或绝经后出血者可在阴道流血停止后即进行 SHG，经止血治疗后仍有少量阴道流血者，可酌情予以抗生素治疗后再行检查。

4. 术后常规用抗生素 3~5 天。

5. 术后 1 周内禁性生活，有阴道出血者应延长。

三、肿瘤腹腔转移

施行 SHG 检查时，造影剂可从输卵管逆向溢出，有将癌细胞带出，造成腹腔扩散的潜在可能。有报道提示 SHG 有造成宫内肿瘤播散至腹腔内的危险，但同时作者也指出，不用球囊固定、缓慢注入适量的造影剂，避免宫腔压力过高的操作是安全的。总之，对可疑子宫内膜癌患者施行 SHG 时，避免高压操作、宫腔适度扩张，达到观测目的即可。

（黄秀峰）

第三节　超声介入下羊膜腔穿刺

超声介入下羊膜腔穿刺术是产前诊断的主要方法，但属于侵入性操作，可造成胎儿丢失、胎儿损伤、羊水渗漏、出血、感染、羊水栓塞等风险。

一、胎儿丢失

研究显示，在严格掌握产前诊断指征的前提下，羊膜腔穿刺能够很好地检出胎儿染色体异常、微重复、微缺失及单基因疾病，而不显著增加胎儿丢失率。

（一）原因

(1) 穿刺针经过胎盘增加了血液污染的概率。

(2) 多次穿刺增加了胎儿丢失的风险。

（二）临床表现与诊断

流产或胎死宫内。

（三）治疗

一经诊断，均需尽快终止妊娠。

（四）预防

1. 穿刺时穿刺针经探头标志侧保持与探头厚度方向一致，并根据实际情况选择进针角度，一般为 30°。

2. 目前建议避免穿刺针经过胎盘 - 脐带入口处，如果技术上可行，尽量避开胎盘。对于实在无法避免穿过胎盘，应选择胎盘边缘或较薄处，禁忌在胎盘内来回抽插针，且要尽量避开胎盘大的血窦和胎盘脐带插入部。

3. 对于子宫前壁附着大面积胎盘的孕妇，可选择在侧腹壁进针。

4. 穿刺次数小于 2 次，如需进行 2 次以上，建议 24 小时后再进行穿刺。

二、胎儿损伤

（一）原因

羊水过少、前壁胎盘或多发肌壁间肌瘤的孕妇穿刺困难，导致多次穿刺，从而引起胎儿损伤。

（二）临床表现与诊断

羊膜腔穿刺时穿刺针损伤胎儿的情况罕见，既往仅有散在病例报道，包括眼球损伤、皮肤损伤（刺伤和划伤）、肌腱损伤、胎儿血管损伤和脑组织损伤（包括脑穿通畸形）。

（三）治疗

一般会自行愈合，无须特殊处理。

（四）预防

1. 掌握穿刺技巧。

2. 进针时使用超声引导者始终能追踪到针尖的位置，适时指导穿刺者及时避开胎儿。

3. 对于羊水量少且为前壁大面积胎盘的孕妇，为了避开胎盘和胎儿，选择在侧腹壁进针时，可嘱孕妇采取对侧卧位，使穿刺侧的腹壁朝上，穿刺针尽量垂直孕妇皮肤进针，减少穿刺针贴壁现象，提高穿刺成功率，避免不必要的调针和二次进针。另外，在术前一天嘱咐患者多饮水。

三、羊水渗漏

（一）原因

1. 穿刺点选择不当。

2. 进针速度过缓。

（二）临床表现与诊断

临床症状不典型，患者主诉在羊膜腔穿刺术后阴道少量流液 1~2 次。需仔细询问患者病史,pH 试纸检测阴道后穹窿处是否变色,并排除其他病因后作出诊断。

(三)治疗

一般在穿刺后 24~48 小时自愈,无须特殊处理。

(四)预防

1. 术中尽量选取子宫体部近中线的穿刺位点。

2. 穿过绒毛膜时进针速度要快。

四、出血

(一)原因

主要是多次穿刺或穿刺针经过胎盘导致。

(二)临床表现与诊断

胎盘出血或胎盘后血肿,经超声可诊断。

(三)治疗

当胎心监护满意且血肿不再增大时推荐期待治疗,胎心监护提示胎儿情况不确定时应结合孕周适时分娩。

(四)预防

同胎儿丢失和胎儿损伤的预防。

五、绒毛膜羊膜炎

(一)原因

主要原因是术中未严格遵循无菌操作原则。

(二)临床表现与诊断

主要表现是孕妇持续高温(>38℃)伴腹痛、子宫压痛、脓/臭分泌物、母体心动过速(>100 次/min)、胎儿心动过速(>160 次/min)、血白细胞计数增高(>15×10⁹/L)等。排除其他原因引起的孕妇体温升高的情况,体温>38℃对绒毛膜羊膜炎具有重要的诊断意义。

(三)治疗

抗生素抗感染治疗。鉴于胚胎组织并未成熟且正在发育,用药应当充分考虑药物的毒性和致畸性。需要补充的是,应当限制氟喹诺酮类药物的使用。

(四)预防

1. 术时需注意无菌操作原则以减少母胎感染的风险。

2. 术前使用抗菌液(氯己定或碘伏)消毒腹部皮肤,铺无菌巾,无菌包布包裹探头或消毒探头。建议使用独立的无菌耦合剂以避免细菌污染。

3. 目前不推荐穿刺前预防性使用抗生素。

六、羊水栓塞

羊水栓塞发生率极低,详见第十一章第一节。

(毕晓宁 梁 静)

参 考 文 献

[1] 李春燕, 李少君, 李木英. 超声引导下人工流产对于降低并发症的效果研究. 影像研究与医学应用, 2021, 5 (19): 223-224.

[2] 傅艳姝, 周红, 廖妙芳, 等. 超声引导在减少人工流产并发症中的效果观察. 浙江预防医学, 2014, 26 (2): 192-193.

[3] 吴丹. 超声引导人工流产术后宫腔残留的应用效果. 影像研究与医学应用, 2021, 5 (18): 190-191.

[4] HE X F, DU X P, QIAO C F. Safe abortion: A retrospective study of negative pressure suction in abortion under the monitoring of ultrasound. Int J Gynaecol Obstet, 2023, 160 (1): 319-325..

[5] 陈伟娟. 超声导向在绝经后女性宫内节育器 (IUD) 取出术中的应用探讨. 当代医学, 2021, 27 (35): 39-41.

[6] VERMA U, ASTUDILLO-DÁVALOS F E, GERKOWICZ S A. Safe and cost-effective ultrasound guided removal of retained intrauterine device: our experience. Contraception, 2015, 92 (1): 77-80.

[7] 郭华峰, 邹芳, 郭宝枝, 等. 宫腔镜联合超声检查在宫内节育器取出困难时的应用. 中国实用妇科与产科杂志, 2006 (5): 377-378.

[8] 张立. 哺乳期女性经超声引导放置宫内节育器的临床价值. 中国医疗器械信息, 2019, 25 (22): 177-178.

[9] DAKHLY D M R, BASSIOUNY Y A. Ultrasound-guided intrauterine device insertion: a step closer to painless insertion: a randomized control trial. Eur J Contracept Reprod Health Care, 2017, 22 (5): 349-353.

[10] 浦雪, 徐婧, 王云慧. 经阴道实时三维超声输卵管造影与X线碘油输卵管造影的对比研究. 航空航天医学杂志, 2022, 33 (1): 43-45.

[11] 中华医学会妇产科学分会计划生育学组. 剖宫产术

后子宫瘢痕妊娠诊治专家共识 (2016). 中华妇产科杂志, 2016, 51 (8): 568-572.

［12］NAVARATNAM K, ALFIREVIC Z, Royal College of Obstetricians and Gynaecologists. Amniocentesis and chorionic villus sampling: Green-top Guideline No. 8 July 2021: Green-top Guideline No. 8. BJOG, 2022, 129 (1): e1-e15.

第二十四章
硬化剂治疗并发症

第一节　无水乙醇硬化剂并发症

随着超声引导下治疗技术发展,超声引导下穿刺注射无水乙醇治疗卵巢子宫异位囊肿的方法在临床普遍应用。虽然此方法具有治疗费用低廉、临床疗效较佳、创伤小、操作简单等特点,但也易出现一些常见的治疗后并发症,包括暂时性灼热痛,迟发性下腹部坠胀、疼痛及感染,进而延长了患者的康复时间,降低了生活质量。因此要加强并发症的防治,促进患者早日康复。

一、暂时性灼热痛

(一)原因

注入的无水乙醇短时间内快速渗漏到病灶周围区域,加上无水乙醇挥发性较强,使得人体内的血管扩张,而这种血管扩张可给局部皮肤带来一种暂时的灼热痛。

(二)临床表现与诊断

注入无水乙醇后出现腹部暂时性灼热痛,一般生命体征平稳,即可诊断。

(三)治疗

一般经过观察 24 小时可逐渐好转,不须特殊处理。

(四)预防

1. 采用 2% 利多卡因对患者行局部麻醉,在多普勒超声引导下基于既定进针路线穿刺,待穿刺针入卵巢囊肿中央后,将其内的囊液用无菌注射器全部抽尽,并用等渗盐水进行冲洗,冲洗次数控制在 3~5 次。如果囊液黏稠,采取"边抽边冲洗"的方式,将 2% 利多卡因注入囊腔以减少因注射无水乙醇刺激引起的疼痛,然后将无水乙醇注射到卵巢囊肿部位,剂量控制在囊液量的 1/4~1/3,停留 5 分钟后再抽出,反复操作 3 次,最后使囊腔内残留的少量无水乙醇剂量控制在 5 ml。

2. 注意穿刺注入无水乙醇硬化剂过程中均要保证穿刺针在囊腔内,尽可能减少或避免硬化剂漏出。

二、迟发性下腹部坠胀疼痛

(一)原因

穿刺治疗对患者有一定创伤,可导致迟发性下腹部坠胀疼痛。

(二)临床表现与诊断

穿刺子宫内膜囊肿并注射无水乙醇 24 小时后感下腹部坠胀疼痛,一般生命体征平稳。

(三)治疗

疼痛不严重时无需特殊治疗,向患者说明情况,定期随访。随访时间为治疗后第 3 个月、第 6 个月、第 12 个月,若出现迟发性下腹部坠胀疼痛等情况,应及时就诊。

(四)预防

注入无水乙醇硬化剂的过程中均要保证穿刺针在囊腔内不漏出。

三、感染

(一)原因

1. 患者伴有阴道炎症、盆腔炎未治疗,穿刺时将阴道内病原菌带入卵巢。

2. 无菌操作不严格。

3. 患者抵抗力低下。

(二)临床表现与诊断

患者有腹痛、发热等,严重时有盆腔脓肿;结合血白细胞计数升高,血沉、降钙素原或 C 反应蛋白升高可诊断。

(三)治疗

静脉应用抗生素和脓肿引流是治疗的基本原则。

1. 静脉应用抗生素 34%~87.5% 的患者通过内科保守治疗可得到治愈。

2. 脓肿引流 内科治疗效果不佳者仍需开腹或行腹腔镜手术，进行脓肿引流、切除炎性组织（详见第三章第五节）。

（四）预防

1. 术前排除阴道炎及盆腔炎症，完善实验室检查，如血常规、阴道分泌物等。

2. 严格无菌操作。

3. 术后预防性使用抗菌药物。

4. 嘱患者多食用营养价值较高的食物，特别是高维生素、高蛋白质的食物，增强自身的抵抗力。

（隋莉莉　凌　斌）

第二节　高渗糖硬化剂并发症

卵巢子宫内膜异位囊肿的硬化疗法最常选用医用乙醇作为硬化剂，但乙醇因其刺激性和毒性作用亦可引发多种并发症。与乙醇硬化剂相似，高渗糖硬化剂亦可通过引发囊壁细胞死亡和无菌性炎症促进囊肿粘连闭合，而其治疗主要与高渗作用和化学刺激作用有关，常见的并发症有无菌性炎症、下腹疼痛。

一、无菌性炎症反应

（一）原因

临床上常用的高渗糖硬化剂为 50% 的葡萄糖溶液，其渗透压高达 2 778mOsm/L，远高于人体细胞内液渗透压（310~330mOsm/L）。当高渗糖硬化剂注入囊肿囊腔后，暴露于高渗环境的囊壁细胞迅速发生脱水皱缩，直至坏死；坏死细胞的内容物释放入细胞外基质，加剧局部组织损伤，引起炎症细胞浸润、趋化，造成无菌性炎症反应。

（二）临床表现与诊断

1. 术后出现顽固性疼痛。

2. 术后出现疼痛但无细菌感染的证据，如病理检查和组织切片找不到任何微生物侵害的迹象，则可以诊断。

（三）治疗

治疗无菌性炎症反应和感染性炎症反应一样，应根据不同的致病原因采取不同的治疗措施。

1. 口服药物 非甾体抗炎药物等。

2. 物理治疗 如磁疗红外偏振光、超声波等，可以缓解炎症反应。

（四）预防

过敏体质的患者尽量不用高渗糖硬化剂治疗。

二、下腹痛

（一）原因

采用高渗糖硬化剂注射治疗卵巢子宫内膜异位囊肿时，由于高渗糖溶液的渗透压高，穿刺注射渗漏后刺激周围组织可出现下腹疼痛，但其风险远低于乙醇硬化剂治疗。

（二）临床表现与诊断

注射高渗糖硬化剂后出现下腹部疼痛，一般疼痛程度较轻，生命体征平稳。术后立即出现以上临床表现，即可诊断。

（三）治疗

疼痛一般较轻，无须治疗，严密观察，随时间推移多可自行缓解。如疼痛较剧烈，可用镇痛药。

（四）预防

穿刺方式的选择上，穿刺前应通过经腹或经阴道超声检查，明确囊肿位置并观察囊壁及其内部的回声情况，以确定最短入路和最佳穿刺方式。若囊肿位于子宫后方，近直肠子宫陷凹，宜选择经阴道穿刺治疗；若囊肿位于宫旁前上方，近前腹壁，则宜选择经腹壁穿刺治疗。注意穿刺部位准确，避免反复穿刺，以免注射部位渗漏高渗糖硬化剂刺激周围组织。

（隋莉莉　凌　斌）

参 考 文 献

［1］VANESSA M O, DANIELE M P, URACIELI N D. Safe prone checklist: construction and implementation of a tool for performing the prone maneuver. Revista Brasileira de Terapia Intensiva, 2017, 29 (2): 131-141.

［2］PARK S S, EOM H, SKIM J S, et al. Brief report clinical

experiences after emergency use of daratumumab monotherapy for relapsed or refractory multiple myeloma in real practice. Journal of Clinical Oncology, 2019, 49 (1): 92-95.

［3］吴红娜. 超声引导下穿刺注射无水酒精治疗卵巢囊肿

的效果观察. 航空航天医学杂志, 2021, 32 (7): 810-811.

［4］卢箫笛, 刘巍, 潘文婧, 等. 超声引导下高渗糖硬化剂注射治疗卵巢子宫内膜异位囊肿的研究进展. 中国计划生育和妇产科, 2016, 8 (6): 1-5.

［5］VIGANO P, CORTI L, BERLANDA N. Beyond infertility: obstetrical and postpartum complications associated with endometriosis and adenomyosis. Fertility and Sterility, 2015, 104 (4): 802-812.

第二十五章
盆腔造影并发症

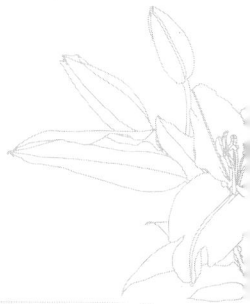

第一节　盆腔血管造影并发症

经髂内动脉化疗灌注、化疗栓塞及栓塞止血等介入治疗技术,已成为盆腔肿瘤治疗或盆腔出血止血的重要方法。而盆腔动脉造影是介入治疗的第一步。根据需要和解剖情况,也可采用双侧股动脉路径或锁骨下动脉路径两侧髂内动脉插管。常见并发症包括下腹隐痛、插管部位造影剂渗漏、造影剂过敏。

一、下腹隐痛

(一) 原因

盆腔血管造影剂可能会引起动脉血供减少,使子宫暂时性缺血而导致疼痛,多表现为下腹隐痛。

(二) 临床表现与诊断

有盆腔血管造影史,术后出现下腹痛,可伴发低热、腰酸、臀部隐痛等。

(三) 治疗

1. 疼痛程度较轻者可热敷下腹部。
2. 不能忍受者可用镇痛药物。

(四) 预防

选择合适的造影剂,并采用适当剂量,以防造影剂摄入过多导致疼痛。

二、插管部位造影剂渗漏

(一) 原因

反复穿刺插管或注射造影剂过快容易导致插管部位的造影剂渗漏。

(二) 临床表现与诊断

可见插管部位的造影剂渗漏显影。

(三) 治疗

清除渗漏的造影剂,检查插管处周边是否有渗漏,必要时压迫或缝扎局部。

(四) 预防

1. 术前定位,避免反复穿刺插管。
2. 注射造影剂时不要过快,以免局部压力过大使造影剂从插管处渗漏。

三、造影剂过敏样反应

造影剂引起的过敏样反应常发生于皮肤、心血管系统、呼吸系统和胃肠系统。其中最常见的不良反应是皮肤反应,多为急性发作,也有迟发性过敏样反应。

(一) 原因

过敏体质者容易出现造影剂的过敏样反应。

(二) 临床表现与诊断

应用盆腔血管造影剂后出现以下表现。

1. 急性过敏样反应　轻者可只表现为局限性荨麻疹、瘙痒,重者可出现弥漫性颜面、喉头水肿,支气管痉挛,呼吸困难,过敏性休克,心搏骤停,甚至死亡。几乎所有危及生命的造影剂不良反应均发生在造影剂注射后 20 分钟内。

2. 迟发性过敏样反应　大部分是常见的皮肤反应。大多数发生于注射后 3 小时至 2 天内。过敏样反应可按以下推荐的分类系统进行分级:①轻度:局限性荨麻疹、瘙痒,局限性皮肤水肿,局限性咽喉"发痒"或"刺痒",鼻充血、喷嚏、结膜炎、流涕。②中度:弥漫性荨麻疹、瘙痒;弥漫性红斑,但生命体征稳定;颜面部水肿,无呼吸困难;咽喉部发紧或声音嘶哑,无呼吸困难;哮鸣、支气管痉挛,无缺氧或轻度缺氧。③重度:弥漫性水肿或颜面部水肿伴呼吸困难,弥漫性红斑伴低血压,喉头水肿伴喘鸣和 / 或缺氧,哮鸣、支气管痉挛伴显著缺氧,过敏性休克(低血压 + 心动过速)。

根据上述临床表现可以作出临床诊断或疑似诊断,疑似诊断时也要重视,过敏病情可以迅速发展。

（三）治疗

非离子型碘造影剂引起的过敏反应，大部分是轻度的、非危及生命的，通常仅需要观察、消除患者的疑虑和/或对症处理。重度及危及生命的过敏反应则较为罕见且无法预测。造影剂过敏样反应的治疗与同等程度的过敏反应的治疗是相同的。

1. 一旦发生不良反应，需要立即停止注射造影剂，并迅速评估患者的状况和不良反应的严重程度，从而采取不同的处置和治疗措施。

2. 肾上腺素是全身性过敏反应首先采取且最重要的治疗措施，一旦识别为全身性过敏反应就应给予肾上腺素，以防进展至危及生命的症状。肾上腺素注射延迟与死亡相关。对于症状或体征符合全身性过敏反应前兆的患者，如果临床高度怀疑全身性过敏反应，也应给予肾上腺素。

（1）在大多数情况下和所有年龄患者中，肌内注射是用肾上腺素治疗全身性过敏反应时初次给药的首选途径。与皮下注射相比，肌内注射能使肾上腺素在血浆和组织中的浓度更快增加；与静脉推注相比，许多情况下肌内注射更快、更安全（即心血管并发症风险更低，如重度高血压和室性心律失常）。

（2）肌内注射的用法用量：任何年龄患者的肾上腺素单次推荐剂量均为 0.01mg/kg（最大剂量 0.5mg/kg），于大腿前外侧中部（股外侧肌）肌内注射给药。应采用 1mg/ml 肾上腺素制剂，通过 1ml 注射器来抽取用药剂量。

3. 其他处理，如吸氧，心电、血压、血氧监测，苯海拉明 50mg 肌内注射等。

（四）预防

1. 使用碘造影剂前，应遵循碘造影剂的使用原则。

2. 详细询问患者的病史和过敏史，综合选择合适的造影剂。

3. 对于高危人群（既往有碘造影剂过敏史者）可考虑预防性用药，但研究表明，能从预防性用药中获益的主要是一些轻度的且不需要医疗干预或仅需轻度干预的不良反应。对于既往有碘造影剂过敏史的患者，也可以尝试换用不同成分的非离子型碘造影剂，但目前并无证据表明此方法可以有效预防不良反应的再次发生，因此需谨慎选择。常用的预防性药物为静脉注射甲泼尼龙 80~125mg 或氢化可的松琥珀酸钠 100mg，同时口服或静脉给予苯海拉明，可同时静脉注射西咪替丁。

4. 术前空腹，一旦过敏，可减少误吸的风险。

5. 用药后严密观察，如有任何不适，需要警惕造影剂过敏样反应，及早发现和处理。

（张庆霞　梁静）

第二节　子宫输卵管碘油造影并发症

子宫输卵管造影（hysterosalpingography，HSG）是指经宫颈管注入造影剂后评估宫腔、输卵管和周围腹膜腔。HSG 是一种利用造影剂进行的 X 线透视实时检查，并发症非常少见，包括造影剂逆流，过敏，恶心、呕吐等人工流产综合征，腹痛及感染等。

一、造影剂逆流

子宫输卵管造影造影剂逆流是指造影剂异常压入子宫间质及盆腔淋巴管、淋巴结、静脉，回流入体循环，较粗大的静脉中碘油逆流可造成肺栓塞、脑梗死等危及生命的严重反应，临床上比较常见的是肺小动脉栓塞。

（一）原因

子宫内膜、肌层和输卵管分布有丰富的动 - 静脉血管网，造影剂可以通过该途径进入循环系统。逆流征象主要分为间质淋巴逆流、静脉逆流和混合逆流。造影剂逆流的相关因素如下。

1. 子宫器质性病变，如慢性炎症、结核分枝杆菌感染，使宫腔组织脆性增加；流产次数过多造成子宫内膜损伤。

2. 先天发育异常，如幼稚型子宫、单角子宫、单阴道双子宫等，由于先天宫腔容量小或输卵管狭窄，在造影中推注常规剂量碘油时，由于压力过高，使碘化油渗入子宫间质淋巴网、淋巴管、静脉丛而发生逆流。

3. HSG 选择时间欠妥，如选择月经干净后 3~4 天检查，子宫内膜尚未完全修复，血管裸露，发生逆流的概率增加，而选择 5~7 天内检查则可减少或避免逆流的发生。

4. 各种原因造成的输卵管梗阻、宫腔粘连时，选择增加碘油剂量，加大推注药物的压力，造成碘油在子宫逆流。

5. 人工流产，特别是重复多次流产，造成子宫内膜永久性损伤，溃疡创面得不到修复，血管裸露，包括操作时医用器械性损伤,均使得造影剂容易进入子宫间质的淋巴、静脉,形成逆流。

总之,造影剂逆流是由多种因素造成的,子宫输卵管自身病变是主要因素。

(二)临床表现与诊断

1. 临床表现 患者在子宫输卵管造影过程中或术后突然出现胸闷、心悸、频繁呛咳等症状时要警惕造影剂逆流的发生。可表现为不同程度的不适感,如面色潮红、头晕、恶心、咽喉刺激感、喷嚏、流泪、胸闷、气短、呛咳、痰中带血、下腹部剧烈疼痛等症状。

2. 诊断 出现上述临床症状,结合影像学表现可诊断。子宫输卵管碘油造影逆流影像学诊断分3类。①淋巴逆流:碘油通过内膜进入子宫间质淋巴网,在宫体及输卵管周围形成斑片状、斑点状、网格状影像分布;进入淋巴管、淋巴结则盆腔出现索条状及油珠状影像分布,碘油移动缓慢。②静脉逆流:碘油通过壁间静脉丛,表现为宫腔周围出现网状、蔓状分布影像;如进入盆底、卵巢静脉丛、髂内静脉支,则出现线条状、串珠状、枯枝状、蚯蚓状影像分布。较粗大的静脉内碘油移动较迅速,可瞬间消失。③淋巴合并静脉逆流:大部分患者发生淋巴逆流同时合并静脉逆流,形成混合型逆流,则出现两种影像并存。

(三)治疗

立即停止造影检查,静脉推注地塞米松;同时通过改变体位,由卧位转为半卧位或立位,使患者的全身血流分布发生改变。大多数患者在1小时左右可以恢复正常。

(四)预防

1. 严格掌握HSG适应证,详细了解病史,有无发育异常及各种器质性病变。

2. 选择合适的手术时间,以月经干净后5~7天较合适。

3. 选择合适的造影剂剂型和剂量,根据不同患者的实际情况合理使用。推荐使用浓度48%的超细微颗粒碘油,其流动性更好,几乎无不良反应。

4. 术中严格掌握操作规范,动作轻柔,避免人为因素损伤宫内血管及子宫内膜;推注造影剂时速度缓慢、压力适当,若压力不易控制可选择大口径注射器,以减小单位压强。操作过程切忌粗鲁,导管不宜过深,推注造影剂的压力要循序渐进,注药速度恰当,药量要根据显影情况而定,一般情况下用5~10ml。

5. 在造影时推注造影剂的全过程要实时动态透视监控,一旦发生逆流立即停止操作,取仰卧位休息,个别患者静脉给药,预防不良反应。

6. 警惕发生较粗大静脉造影剂逆流的患者,应常规动态全胸部X线检查了解肺部的碘油沉积情况,防止碘油肺栓塞。部分有神经系统症状的患者,必要时行头颅CT平扫除外碘油脑梗死。

二、造影剂过敏反应

(一)原因

过敏体质者容易出现造影剂过敏反应。

(二)临床表现与诊断

轻度过敏反应可出现荨麻疹、胸闷、气短、恶心、头晕、面部潮红等。重度过敏反应可出现大片皮疹、皮下或黏膜下水肿、喉头水肿、支气管痉挛、呼吸困难、过敏性休克(详见本章第一节)。

(三)治疗

一旦发生过敏反应,需要立即停止注射造影剂,并迅速评估患者的状况和不良反应的严重程度。使用抗过敏药物如肾上腺素、盐酸异丙嗪、苯海拉明等,吸氧,心电、血压、血氧监测,维持呼吸和循环稳定等(详见本章第一节)。

(四)预防

1. 使用前,进行患者选择和准备。

2. 详细询问患者的病史和过敏史,根据过敏史选择合适的造影剂。对于高危人群(既往有碘造影剂过敏史)可考虑选择其他造影剂。

3. 术前空腹,如果一旦过敏,减少误吸的风险。

4. 对所有患者,用药后严密观察,警惕造影剂过敏反应,及时发现和处理。

三、人工流产综合征

(一)原因

多为造影过程中刺激和牵拉宫颈等,引起患者迷走神经反射所致。

(二)临床表现与诊断

造影过程中,患者出现恶心、呕吐、头晕、气喘、大汗淋漓、血压下降、心律不齐等症状,严重者还可能出现休克。

(三)治疗

一旦发生人工流产综合征,应积极给予对症治疗,即刻停止牵拉宫颈等所有操作;给予阿托品0.5mg肌内注射,补液或酌情用血管活性药物维持血压稳定。

（四）预防

术者应注意操作动作轻柔，尽可能减少对子宫颈口和子宫的刺激，减轻刺激强度。

四、腹痛

（一）原因

腹痛与术中操作损伤子宫内膜、注射造影剂后子宫及输卵管扩张有关，也和造影剂刺激盆腔黏膜有关。

（二）临床表现与诊断

术中和术后可能出现轻至中度的腹部及盆腔疼痛，可伴有少量阴道流血，上述症状一般持续数小时后消失。

（三）治疗

一般不需特殊处理，腹部热敷可减轻，如疼痛严重可用镇痛药止痛。阴道出血一般量少，观察即可。

（四）预防

疼痛主要源自子宫膨胀，故缓慢注入造影剂以及使用等渗造影剂可最大程度地减少疼痛。

五、生殖道和盆腔感染

HSG 后上生殖道感染率约为 1%，但也有报道称多达 3% 的女性在 HSG 后会发生感染。

（一）原因

1. 术前存在未治愈的阴道炎或盆腔炎。

2. 患者免疫力低下。

（二）临床表现与诊断

术后出现白带异常、下腹部疼痛、发热等；结合阴道分泌物检测白细胞增多，血常规提示白细胞计数增高、外周血降钙素原增高等，即可诊断（详见第三章第五节）。

（三）治疗

详见第三章第五节。

（四）预防

1. 应注意术前排除或治愈原有的阴道炎或盆腔炎，检查阴道分泌物正常后方可手术。

2. 术中注意无菌操作。

3. 术后注意酌情使用抗生素预防感染。

（张庆霞　梁　静）

参 考 文 献

［1］陈韵岱, 陈纪言, 傅国胜, 等. 碘对比剂血管造影应用相关不良反应中国专家共识. 中国介入心脏病学杂志, 2014 (6): 341-348.

［2］吴新民, 薛张纲, 王俊科, 等. 围术期过敏反应诊治的专家共识. 中国继续医学教育, 2011, 03 (10): 129-130.

［3］郑国, 苗杰, 孙巍. 输卵管造影技术规范中国专家共识 (2022 年版). 中国实用妇科与产科杂志, 2022, 38 (2): 165-169.

［4］中华医学会放射学分会对比剂安全使用工作组. 碘对比剂使用指南 (第 2 版). 中华医学杂志, 2014, 94 (43): 3363-3369.

［5］姜耀忠, 蒋艳, 蒋朝俊. 子宫输卵管碘油造影术并发淋巴、静脉逆流的影像学分析. 中外医学研究, 2014, 12 (8): 59-61.

［6］杨秀玉. 对血管性介入技术在妇产科疾病诊治中作用的评价. 中华妇产科杂志, 2004, 2: 4-6.

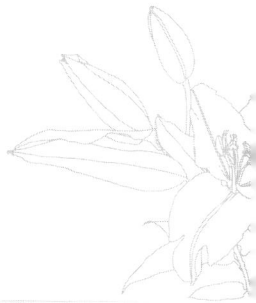

第二十六章
射频热凝固并发症

射频热凝固是将射频治疗能量通过凝固器传导,在超声指引下使凝固器经过女性自然腔道,将其头端定点介入病灶内或内膜层,在病变组织局部产生60~85℃高热效应后,使之发生不可逆的凝固、变性、坏死,最后逐渐被机体肉芽组织吸收或排出,以达到治疗目的。在妇科中常用于子宫肌瘤、子宫腺肌瘤、子宫腺肌病、功能失调性子宫出血及宫颈柱状上皮外移等,但其并发症也应受到足够的重视。

第一节　射频热凝固近期并发症

一、疼痛

(一)原因

1. 射频治疗后,局部前列腺素释放刺激子宫痉挛性收缩所致。

2. 病灶坏死可刺激子宫痉挛引起下腹疼痛。

(二)临床表现与诊断

一般发生在治疗后12小时以内,治疗后2~4小时严重,以痉挛性疼痛为主。

(三)治疗

止痛、对症处理。

(四)预防

术前预防性应用山莨菪碱,术后应用山莨菪碱解痉,必要时应用度非合剂半量,均能减轻疼痛。

二、出血

(一)原因

1. 对于子宫肌瘤患者,可能是凝固器经子宫肌层穿刺子宫肌瘤时损伤血管导致出血。另外,射频热凝固后由于肌瘤失活,假包膜与肌核分离,伴随子宫肌层收缩,肌核逐渐部分或全部排出子宫口外,此过程中可伴有不同程度的阴道出血。

2. 对于宫颈柱状上皮异位,可能是治疗面积较大,深度不均,坏死组织脱落时小血管破裂所致或术后感染引起。

3. 对于异常子宫出血,可能是坏死内膜脱落所致。

(二)临床表现与诊断

患者有阴道不规则流血,经妇科检查或超声可诊断。

(三)治疗

1. 对于子宫肌瘤患者术后出血可用抗炎、止血等保守治疗,如出血较多,必要时手术治疗。若黏膜下肌瘤脱出宫门,则应手术治疗。

2. 对于宫颈柱状上皮异位患者,宫颈的活跃性出血点或持续性渗血面仍可采取物理方法局部止血,对于局部持续性渗血可外用止血药物,也可用纱布填塞压迫等方法止血。

3. 对于异常子宫出血患者,可经抗炎、止血、应用子宫收缩药等方法治愈。

(四)预防

1. 对于子宫肌瘤患者,应避免反复穿刺损伤肌层,凝固肌瘤完毕后缓慢退出肌层穿刺道并凝固约10秒,使穿刺道内血管闭合而止血。

2. 对于宫颈疾病患者,治疗时应根据病变情况采取适度的治疗范围和深度,不宜过深,如面积较大,也可分次进行治疗。

三、穿孔

(一)原因

1. 操作人员不熟练,未掌握超声影像学。

2. 超声人员与操作人员配合不默契。

3. 超声为二维图像，监测偏位可致穿孔。

（二）临床表现与诊断

治疗时，患者突发剧痛，超声影像显示穿刺器穿出子宫。

（三）治疗

及时终止穿刺，并按子宫穿孔给予抗生素抗感染、支持等保守治疗，同时应密切注意体温、脉搏、血压及腹部体征情况。必要时剖腹探查。

（四）预防

1. 术中应注意切除内膜不宜过深，在内膜切除后，可再用滚球电极电凝该处肌层，以防穿孔。

2. 在超声监视下将凝固器置入后，距浆膜面须大于 15mm。

四、迷走神经反射综合征

（一）原因

子宫遭受机械性刺激引起迷走神经反射所致。

（二）临床表现及诊断

详见第十七章第一节。

（三）治疗

详见第十七章第一节。

（四）预防

详见第十七章第一节。

（毕晓宁　凌　斌）

第二节　射频热凝固远期并发症

一、宫腔和宫颈管粘连

（一）原因

射频治疗时损伤宫颈内口、术后未按时随访、术后内膜肉芽组织封闭了宫腔。

（二）临床表现与诊断

射频治疗后，患者月经量逐渐减少，甚至继发性闭经及周期性腹痛。查体腹部压痛明显，宫颈管粘连，宫体增大。超声示宫腔积血。

（三）治疗

一般应用米索前列醇后可用宫颈扩张棒扩张通畅，必要时可在宫腔镜下行粘连分离术。

（四）预防

内膜消融时避免损伤宫颈内口，术后连续 3 个月来院用探针探测宫颈管可防止粘连。

二、宫颈瘢痕或狭窄

（一）原因

治疗后创面感染形成瘢痕。

（二）临床表现与诊断

详见第五章第八节。

（三）治疗

详见第五章第八节。

（四）预防

宫颈治疗后给予栓剂等预防感染。

（毕晓宁　凌　斌）

参 考 文 献

［1］尹格平. 射频热凝固治疗子宫良性疾病的进展. 中国实用妇科与产科杂志, 2007 (8): 641-643.

［2］苑洪菲, 王晓蓉, 于波. 射频热凝固治疗子宫肌瘤及子宫腺肌瘤的并发症分析. 哈尔滨医科大学学报, 2014, 48 (5): 433-434.

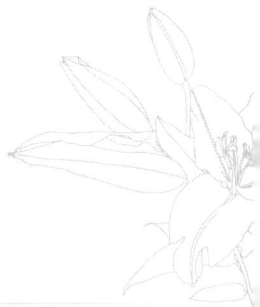

第二十七章
腹腔肿瘤热疗并发症

肿瘤热疗（hyperthermia）是指应用不同的物理因子（射频、微波、超声和激光等）提高肿瘤组织和/或全身的温度，利用高温杀伤及其继发效应治疗肿瘤的一种手段，已成为继手术、放疗、化疗及生物治疗之后的第5种肿瘤治疗手段。

根据部位分类，热疗主要包括浅部热疗、深部热疗、全身热疗和体腔灌注热疗。肿瘤热疗主要作用于肿瘤细胞蛋白质，当温度超过40℃时，肿瘤细胞会出现多种分子结构的改变，而不会造成正常细胞的损伤。同时热疗可增加实体肿瘤血供，增加放疗敏感性。热疗与化疗也具有协同作用，并能杀伤部分耐药肿瘤细胞。腹腔热灌注化疗（hyperthermic intraperitoneal chemotherapy，HIPEC）目前已逐渐应用于妇科恶性肿瘤，特别是晚期卵巢癌的辅助治疗中，并有确切的证据显示，HIPEC用于妇科肿瘤的治疗是有效的。HIPEC适用于：①晚期腹盆腔肿瘤，术前或姑息治疗；②腹盆腔恶性肿瘤手术发现冲洗液癌细胞为阳性；③腹盆腔恶性肿瘤术中发现肿瘤侵及淋巴结转移，或广泛器官、肠系膜、大网膜转移，手术切除非R0者；④癌性腹膜炎，腹腔积液。

第一节　温度过高相关并发症

一、原因

肿瘤热疗主要通过升高温度对肿瘤细胞进行杀伤作用，但是温度过高可能对正常细胞或全身多系统造成损伤。

二、临床表现

热疗中或热疗后出现全身温度过高、心率过快、血压异常、出汗过多而虚脱的全身反应，全身热疗的不良反应较局部热疗大，一般在麻醉监护下进行，严重者可出现循环、呼吸、中枢神经系统的并发症，包括心律失常、心力衰竭、气管痉挛、误吸、脑水肿等。

三、诊断

主要根据临床症状、体征，必要时辅助超声心动图、生化指标、心肌酶谱、脑利尿钠肽（brain natriuretic peptide，BNP）等协助诊断。

四、治疗

加强麻醉监护，积极补液，营养心肌，控制心室率，积极治疗心肺脑并发症。

五、预防

在全身热疗过程中，麻醉监护处理尤为重要。

第二节　循环系统并发症

一、原因

高温易使心率加快、心排出量增加，使心肌负荷增加，心肌耗氧量增高，易出现心肌受损及心律失常。

二、临床表现

心电监护过程中出现心律失常，严重者可以出现心力衰竭的临床表现。

三、诊断

主要根据临床症状和体征，必要时辅助心肌酶谱、BNP、心电图、超声心动图等协助诊断。

四、治疗

给予扩张冠脉、营养心肌、改善心肌代谢治疗，必要时应用抗心律失常药物。

五、预防

早期预防很关键，及时补充液体维持血容量，控制心率，必要时用血管活性药物维持平均动脉压以维护血液灌注和氧供需平衡，保障重要器官正常功能。如早期应用 1,6- 二磷酸果糖、高渗糖、丹参注射液等营养心肌；艾司洛尔或美托洛尔控制心率在 130 次 /min 以下；如有心力衰竭前期症状，尽早使用强心、利尿药。术中艾司洛尔或美托洛尔的适当应用有利于减轻心肌氧耗，能有效地预防心律失常和心力衰竭。

第三节　呼吸系统并发症

一、原因

1. 存在气道高反应性的患者易发生气管痉挛。
2. 存在胃肠不全梗阻、胃内容物潴留者易发生误吸。
3. 在热疗时高温可导致肺毛细血管内皮受损，血管通透性增加，引起肺毛细血管渗漏，易发生肺水肿，继而发生呼吸衰竭。

二、临床表现

气管痉挛、误吸、舌后坠、肺水肿，严重者出现呼吸衰竭。

三、诊断

主要根据临床症状和体征，辅助血气分析、胸部 X 线片等协助诊断。

四、治疗

1. 发生支气管痉挛者，给予解痉治疗。
2. 发生误吸者，应及时在纤维支气管镜下吸净双肺吸入物并进行肺部冲洗。

3. 对于舌后坠患者，放置口咽通气道能顺利解决。
4. 发生肺水肿、呼吸衰竭，给予吸氧、利尿，必要时使用呼吸机等治疗。

五、预防

1. 气道高反应性患者，治疗前进行抗感染和解痉治疗，以降低气道敏感性。
2. 存在胃肠不全梗阻、胃内潴留者和使用大剂量顺铂化疗的患者治疗前常规置胃管，能够有效地预防和减少误吸的发生。
3. 针对肺毛细血管渗漏，必要时可给予 6% 羟乙基淀粉液，能有效防止和堵塞肺毛细血管渗漏，预防和减轻肺水肿。

第四节　中枢神经系统并发症

一、原因

脑组织因全身热疗存在高灌注，容易产生脑水肿。而体温增加后全身组织细胞的代谢显著增高，氧消耗量大大增加，导致组织缺氧，使脑组织无氧代谢增加，能量迅速大量消耗，引起脑细胞充血、水肿。

二、临床表现

有苏醒延迟、巴宾斯基征阳性、四肢不同程度抽搐等大脑皮质损伤的临床表现。

三、诊断

主要根据临床症状和体征，辅助头颅 CT、MRI 等可诊断。

四、治疗

脑部局部降温、提高氧分压、脱水利尿、采用美托洛尔降低心脏负荷等。

五、预防

合理选择治疗温度、及时处理低血压有助于预防中枢神经系统并发症。

第五节 腹腔热灌注化疗并发症

HIPEC 的不良反应由综合因素导致,包括来自手术、化疗药物和 HIPEC 本身的相互影响。从现有证据看,由于 HIPEC 可增强化疗药物的细胞毒性反应,故需加强监测治疗后化疗药物本身的消化道症状、骨髓抑制、肝肾毒性反应等,及时对症处理,而与 HIPEC 本身相关的并发症主要有以下几个方面。

一、热损伤

(一)原因

温度过高(>45℃)可引起热损伤,对正常细胞及器官形成损伤。

(二)临床表现

HIPEC 的不良反应与热效应有关,高温可能会引起脏器灼伤、胃肠功能紊乱、胃肠功能恢复延迟等,表现为发热、腹胀、腹痛、恶心、呕吐,以及排便、排气减少或停止,甚至肠梗阻等,远期可能导致腹腔粘连。

(三)诊断

灌注入口温度超过 45℃,灌注出口温度超过 42℃时需警惕是否存在温度过高的情况,酌情降温处理。

(四)治疗

监测生命体征,注意控制灌注口温度,必要时降温处理。

(五)预防

稳定控温是避免这一并发症的主要手段,一般稳定设定于 43℃,此外,灌注全程要求温度稳定(1 级证据),这是保证 HIPEC 疗效和安全性的重要因素。为了达到这一标准,需要实现精确控温,要求 HIPEC 控温精度在 −0.5~0.5℃、测温精度在 −0.1~0.1℃。腹腔内应放置至少一个测温探头,维持治疗温度适宜。

二、腹腔感染

(一)原因

肿瘤患者免疫力差,感染一般发生在术后早期,可能与 HIPEC 术中无菌操作不严格等有关。

(二)临床表现

进行 HIPEC 时,需要全程监测生命体征,治疗期间体温常升高,但一般不超过 38℃。若体温>38℃且持续不退,应警惕是否存在感染等情况。可表现为发热、腹痛、腹胀不适等。

(三)诊断

可行血常规 + 炎症指标监测,通过腹水常规生化、病原学培养等确诊。需注意区分术后感染引起的发热和吸收热。

(四)治疗

予以广谱足疗程抗生素治疗,根据药敏试验结果选择敏感抗生素,同时对症物理降温,包括酒精擦浴、冰袋降温或药物降温,加强补液治疗。

(五)预防

注意无菌操作规范,加强 HIPEC 患者生命体征及感染相关指标的监测。

三、低氧血症

(一)原因

一般为腹腔压力升高,膈肌上抬影响呼吸所致,但需警惕高温导致的严重循环、呼吸、中枢神经系统并发症。

(二)临床表现

呼吸困难,伴氧饱和度下降,严重者出现呼吸衰竭、意识障碍等。

(三)诊断

患者伴有典型临床表现,同时氧饱和度下降,完善动脉血气分析,评估是否存在呼吸衰竭,关注腹腔灌注量。

(四)治疗

患者出现呼吸困难、血氧饱和度异常,这时需要注意麻醉情况和灌注量。麻醉过深、灌注量过多或灌注管阻塞导致灌注液体排出不畅时可发生膈肌抬高,这是诱发患者出现上述不适的主要原因。在确保麻醉合适、降低灌注入量的基础上,如果患者仍有上述临床表现或其他严重不适,可终止 HIPEC 治疗并查找原因,警惕心肺衰竭等严重并发症。

(五)预防

在 HIPEC 过程中需监测生命体征,积极给予心理疏导可以缓解患者的紧张情绪,增加患者对 HIPEC 的耐受性。选择合适的麻醉方式,关注患者的灌注量及灌注管的通畅性。

(黄 隽 梁 静)

参 考 文 献

［1］肖绍文, 吴稚冰, 张珂. 肿瘤热疗中国专家共识. 实用肿瘤杂志, 2020, 35 (1): 7-16.

［2］中日医学科技交流协会热疗专业委员会, 中华医学会放疗分会热疗专业委员会. 中国肿瘤热疗临床应用指南 (2017. V1. 1). 中华放射肿瘤学杂志, 2017, 26 (4): 369-375.

［3］中国抗癌协会腹膜肿瘤专业委员会, 广东省抗癌协会肿瘤热疗专业委员会. 中国腹腔热灌注化疗技术临床应用专家共识 (2019 版). 中华医学杂志, 2020, 100 (2): 89-96.

［4］李晶, 林仲秋. 妇科恶性肿瘤腹腔热灌注化疗临床应用专家共识 (2019). 中国实用妇科与产科杂志, 2019, 35 (2): 194-201.

［5］易菁, 陈怀生, 文舜康. 晚期肿瘤患者热疗术后的监护及并发症的诊治. 实用医学杂志, 2006, 22 (13): 1546-1547.

［6］潘子豪, 陈双. 腹腔热灌注化疗的研究进展. 岭南现代临床外科, 2015, 15 (1): 4.

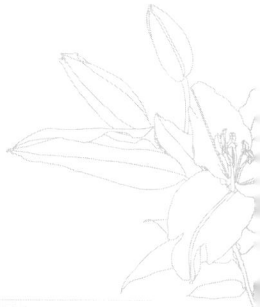

第二十八章
妇科恶性肿瘤介入治疗并发症

介入治疗最早在妇产科主要应用于妇科恶性肿瘤的治疗,不仅可以利用造影协助诊断,局部动脉灌注介入治疗恶性肿瘤,还可治疗妇科恶性肿瘤出血。卵巢癌、宫颈癌、子宫内膜癌并称为妇科三大恶性肿瘤,手术治疗和放化疗是初治患者的首选治疗手段,但对于手术不可切除的病灶、放化疗反应不敏感以及治疗后复发转移的患者,介入治疗可作为有效的可选治疗方案之一。根据应用的介入技术的不同,相对应的并发症的出现也有区别。下文主要从不同介入治疗方式来介绍相应并发症的防治。

第一节 肿瘤供血动脉内化疗栓塞并发症

一、神经损害

(一)原因
一般为化疗药物本身以及周围缺血缺氧造成的周围神经损害。

(二)临床表现
表现为下肢乏力、感觉异常,重者下肢麻痹。

(三)诊断
排除性诊断,排除神经科相关脑血管急症等后诊断。

(四)治疗
一般很少发生,一旦发生除积极营养神经治疗(如应用甲钴胺)外,早期可使用大剂量激素、脱水等措施积极救治。

(五)预防
可应用甲钴胺、牛痘疫苗接种家兔炎症皮肤提取物等预防。

二、臀部疼痛、皮肤坏死

(一)原因
栓塞后臀部可发生缺血,灌注化疗药物也可刺激血管,造成区域性疼痛,一般予以非甾体抗炎镇痛药物即可。因臀部血管侧支吻合丰富,很少发生皮肤坏死。但皮支动脉栓塞后可发生局部皮肤坏死。

(二)临床表现
臀部皮肤早期可能有疼痛、麻木的感觉,后期主要表现为皮肤发干、表面为棕褐色或黑色,病变与周围健康组织界线较为清晰。

(三)诊断
主要根据临床症状和体征诊断。

(四)治疗
一旦发生,要积极消肿、止痛、外敷等对症处理。

(五)预防
操作严谨,注意识别血管解剖,警惕误栓周围的皮支动脉,术后注意患者相关主诉及查体。

三、PCS 植入并发症

(一)原因
导管药盒系统(port-catheter system,PCS)植入有药盒体及导管损伤、管道堵塞,药盒局部皮肤因缺血、缺氧出现坏死、感染的可能。

(二)临床表现
PCS 植入处红、肿、疼痛,严重者可有发热、全身性菌血症等表现。

(三)诊断
通过 PCS 植入处沿血管分布的皮肤红、肿、热、痛及全身性菌血症表现即可确诊,可辅助血常规、导管端培养、血培养等检查。

(四)治疗
PCS 植入后需要定期维护,确认堵塞为药物性还是血栓性,进行相关溶栓剂疏通,不能缓解者手术取出。局部皮肤坏死一般与药物外渗有关,遵守操作规程,一旦发现外漏及时停药,1%利多卡因和地塞米松环形封闭,或硫酸镁、金黄散外敷对症处理。如考虑局部感染或导管相关菌血症,遵从相关导管感染诊治流程。

(五)预防

PCS 植入后定期维护,警惕相关并发症出现。

第二节 组织间近距离放射治疗并发症

一、植入相关并发症

(一)原因

根据放射源植入位置酌情选择局部浸润麻醉、神经阻滞麻醉、全身麻醉、蛛网膜下腔麻醉加硬膜外麻醉。如果麻醉不彻底,可导致疼痛。植入过程中穿过血供丰富的组织甚至穿刺血管可能造成局部出血,若损伤神经如坐骨神经,可造成支配的下肢疼痛等;如穿过空腔脏器有消化道穿孔可能。

(二)临床表现

根据植入通道损伤部位不同,可有不同表现。如坐骨神经损伤主要表现为坐骨神经分布区包括大腿后部、小腿后外侧和足部等部位不同程度的疼痛、肌力减退和各种感觉的减退或消失。

(三)诊断

根据症状和体征可确诊。

(四)治疗

出现植入并发症一般选择停止该路径继续植入,监测生命体征,如病情平稳,重新选择穿刺路径。疼痛对症处理,如果穿刺出血量不大且速度不快,一般不需特殊处理;出血量 500ml 以下,患者一般状况稳定,不需处理;出血量达 500~800ml,患者脉搏加快、血压稳定时,加快输液速度;出血量达 800~1 000ml,增加胶体液,加升压药如多巴胺;出血量超过 1 000ml,出血速度快,请外科和介入科干预。如出现消化道穿孔,并发局限性腹膜炎,合并感染时膈下、肠间隙有脓肿形成,患者有长时间低热、胸痛、腹痛等,可选择 CT 或超声引导下穿刺引流,必要时手术治疗。

(五)预防

植入相关并发症以预防为主,在植入前充分评估可行性,强化 CT 显示胸壁、心包、皮下组织有多处、散在点状血管强化时,行血管三维重建,证实有广泛侧支循环形成时,放弃粒子植入。一般建议在 CT 引导下穿刺,过程中需缓慢进针,若患者出现剧烈疼痛,应立即停止进针,重新选择穿刺路径。

二、照射相关并发症

(一)皮肤和黏膜溃疡

1. **原因** 如粒子靠近皮肤,可致局部损伤。

2. **临床表现** 急性放射反应,指放疗开始之日起 3 个月内发生的放射反应。轻度损伤表现为红斑、水疱、湿性脱屑。

3. **诊断** 粒子植入周围出现相关临床表现,排除湿疹、皮炎等皮肤常见病后,需考虑是否有照射并发症的存在。

4. **治疗** 常规处理对症治疗,可试用促进皮肤修复的外用药物,如湿润烧伤膏,必要时用抗生素。严重皮肤溃疡、无法愈合者,可考虑皮瓣移植。

5. **预防** 植入粒子时注意远离皮肤和黏膜。

(二)放射性肺损伤

1. **原因** 放射性肺损伤表现为局灶性肺部炎症反应、水肿、渗出。反复粒子植入可发展为放射性肺炎、肺纤维化、呼吸衰竭。

2. **临床表现** 咳嗽、呼吸困难,严重者可伴有发热、憋喘、呼吸衰竭。

3. **诊断** 除外感染性疾病如大叶性肺炎、肿瘤肺转移等。

4. **治疗** 放射性肺炎的治疗原则:①1 级,观察。②2 级,无发热,密切观察 ± 对症治疗 ± 抗生素;伴发热,CT 显示急性渗出改变或有中性粒细胞比例升高,对症治疗 + 抗生素 ± 糖皮质激素。③3 级,糖皮质激素 + 抗生素 + 对症治疗,必要时吸氧。④4 级,糖皮质激素 + 抗生素 + 对症治疗 + 机械通气支持。

5. **预防** 谨慎选择粒子植入位点及数量,权衡利弊后应用。

(三)放射性肠炎

1. **原因** 放射性肠炎的发生与结肠黏膜管腔隐窝内小动脉水肿和纤维化有关,纤维化持续进展可导致管腔黏膜层松脆,容易引起出血。

2. **临床表现** 有腹痛、腹泻等胃肠道表现,可伴有发热、体重减轻等。

3. **诊断** 本病的诊断一般不困难。有放疗史结合临床表现和相关检查,可以确定病变的性质和部位,即可明确诊断。放射性肠炎的晚期表现和癌肿的复发与转移需做X线钡剂检查、肠系膜血管造影、内镜检查、活组织检查以资鉴别。在鉴别诊断时应考虑其他疾病,如非特异性溃疡性结肠炎、克罗恩病、肠结核、肠道脂代谢障碍综合征(Whipple综合征)等。

4. **治疗** 对症止泻、抗炎治疗。

5. **预防** 肠道慢性炎症性疾病可以增加放射性肠炎发生的概率,术前应充分评估利弊,若患者合并糖尿病、高血压等基础疾病,应降低匹配周缘剂量,减少临床并发症的出现。

(四)放射性脊髓损伤

1. **原因** 放射性脊髓损伤系对肿瘤进行放射线照射引起照射野内的脊髓脱髓鞘、轴索变性甚至坏死等病变。对位于咽部及其附近的肿瘤进行照射导致颈髓损伤的发生率较高,妇产科相关肿瘤发生放射性脊髓损伤的概率较低。

2. **临床表现** 临床表现常无明显特异性,多为受损脊髓节段对应的临床症状,包括截瘫、四肢瘫、肌张力增高、腱反射亢进及病理征阳性,可伴平面以下感觉障碍。

3. **诊断** 常用诊断标准为脊髓位于照射区域内;神经症状与照射区域内的脊髓受累相符合;无继发性转移病灶以及其他脊髓疾病。

4. **治疗** 放射性脊髓炎是严重不可逆的并发症,目前尚无有效的治疗方法,以预防为主。①急性期:大剂量激素冲击治疗;20%甘露醇250ml/次,加压静脉滴注,4~6小时重复;应用改善微循环药物及血管活化剂。②慢性期和恢复期:高压氧治疗;应用循环药物及血管活化剂,如低分子右旋糖酐、复方丹参;促神经细胞恢复药物等。

5. **预防** 术前应充分评估利弊、告知风险,选择的植入粒子位点尽量避开脊髓区。

(五)瘘管

1. **原因** ①植入粒子对周围脏器的损伤,瘘管形成是较为严重的并发症,包括直肠阴道瘘、膀胱阴道瘘、直肠尿道瘘等,严重影响患者的生存质量。②盆腔内恶性肿瘤浸润转移和放射线损伤可引起组织溃烂,甚至形成瘘管,包括膀胱阴道瘘、直肠阴道瘘等。

2. **临床表现** 临床表现常与相邻器官相关,包括阴道排出尿液或粪便等。

3. **诊断** 相关临床表现以及相关区域照射史,通过造影或增强CT等影像学评估确诊窦道路径。

4. **治疗** 一般需手术治疗。

5. **预防** 术前应充分评估利弊,选择的植入粒子位点尽量避开周围脏器。

(黄隽 凌斌)

参 考 文 献

[1] 程永德,程英升,颜志平. 常见恶性肿瘤介入治疗指南. 北京:科学出版社,2013.

[2] 郭彦君,史仲华. 妇科恶性肿瘤介入治疗的并发症. 中华放射学杂志,2001,35(5):331-333.

[3] 张丙忠,邝健全. 介入技术在妇产科的应用——妇科恶性肿瘤的动脉栓塞治疗. 中国实用妇科与产科杂志,2000(12):3-5.

[4] 潘天帆,陆建,王勇,等. 放射性^{125}I粒子组织间植入治疗盆腔恶性肿瘤的研究进展. 中华放射医学与防护杂志,2017,37(7):5.

[5] 中华医学会放射肿瘤学分会,中国医师学会放射治疗专业委员会,中国抗癌协会肿瘤微创治疗分会粒子治疗学组,等. CT引导放射性^{125}I粒子组织间永久植入治疗肿瘤专家共识. 中华医学杂志,2017(97):1139.

[6] 王俊杰. 中国放射性粒子治疗肿瘤临床应用指南. 北京:北京大学医学出版社,2011.

第二十九章
其他介入诊断治疗并发症

介入诊断治疗融合了影像诊断和临床治疗,在数字减影血管造影、CT、超声和磁共振等影像学方法的引导和监视下,利用穿刺针、导管及其他介入器材,通过人体自然孔道或微小的创口将特定的器械导入人体病变部位进行微创治疗。在妇产科领域广泛应用于子宫动脉栓塞术、射频消融术、经皮瘤体内注射术、聚集超声刀、输卵管再通、盆腔淤血综合征治疗等,各种手术相关的常见并发症及其防治措施均已在本篇其他章节叙述,本节将其他相对少见的并发症进行阐述。

第一节　介入相关皮肤并发症

一、放射性皮炎

(一)原因

透视辐射相关放射性皮炎是由各类射线照射后引起的,与其损伤程度相关的因素包括放射的部位、放射的剂量、受照射的面积、分次分割剂量、照射的种类等,同时也与患者的年龄、种族、肤色、营养状态、遗传因素及其他用药情况有关。放射性皮炎通常在暴露于10Gy或更高的辐射剂量时发生。

(二)临床表现与诊断

1. 急性放射性皮炎　一般在辐射暴露后90天内发生,症状通常与烧伤类似,局部出现红斑、水肿、脱皮,严重者甚至发生溃疡、感染和坏死。

2. 慢性放射性皮炎　在暴露后数月至数年发生,不仅可以在完全没有急性损伤的情况下发生,也可以在急性损伤后的潜伏期里发生。常见的表现有皮肤局部出血、溃疡、坏死,伴疼痛、活动受限等,更严重时还可能发生癌变。其中最常见的为基底细胞癌,其他还有鳞状细胞癌、黑色素瘤及血管肉瘤等。

3. 亚急性放射性皮炎　在暴露后数周至数月发生,可同时出现急性放射性皮炎和慢性放射性皮炎两种症状。

皮肤组织活检是确诊的金标准。放射性皮炎的组织病理检查可见皮肤结构受损,表皮和真皮出现萎缩区和增生区;真皮内皮肤附属器缺失;血管内皮细胞肿胀、血管壁玻璃样变、血管扩张,以及不典型星状成纤维细胞生成。

(三)治疗

关于放射性皮炎局部创伤的治疗,应以止痛、防止感染、促进创面愈合为治疗原则。近年来国内临床上使用的新型医用射线防护剂,能够抑制有害细菌繁殖、生长,保护皮肤黏膜,促进皮肤修复。出现严重的皮肤坏死和溃疡则需要外科干预,进行清创或皮肤移植。

(四)预防

1. 术前应保持放射野皮肤清洁、干燥,使用温水或中性非刺激性皂液清洗,水温不用过高,避免过热或过冷刺激。

2. 术后患者应穿宽松、柔软的棉质衣物,避免与衣物摩擦造成皮肤的二次伤害,避免使用胶带和黏合剂;皮肤瘙痒时避免抓挠,禁忌使用婴儿爽身粉、玉米淀粉,禁止化妆;头部放射治疗的男士避免使用刀片剃胡须,可以使用电动剃须刀;放射野皮肤应尽量保持干燥,可使用无香味、不含羊毛脂的亲水性面霜,但有皮肤破损时禁止使用;放射治疗期间应注意防晒,避免阳光直接照射放射野皮肤。

二、消融引起的皮肤损伤

(一)原因

1. 在热消融过程中,较高的热量能够引起不同程度的皮肤烧伤。

2. 在冷冻消融过程中产生的冻伤。

（二）临床表现与诊断

1. 烧伤 轻度烧伤可能只会引起红肿，皮温稍高；中度烧伤则会有水疱生成；重度烧伤可累及重要器官，造成皮肤形态变化，如出现黑焦变化。

2. 冻伤 分为Ⅰ度、Ⅱ度、Ⅲ度。Ⅰ度冻伤损伤在表皮层；Ⅱ度冻伤损伤达真皮层；Ⅲ度冻伤损伤达全皮层，严重者可深至皮下组织、肌肉、骨骼。

（三）治疗

1. 热消融引起的皮肤烧伤，早期治疗应集中于湿润伤口的愈合，可以局部用药或使用封闭敷料，帮助减少细胞脱水和促进再上皮化。浅表烧伤在1周内愈合，一般只需要局部保湿护理。当皮肤出现破溃感染时，则可局部使用抗生素治疗。日常护理损伤的皮肤，建议每天在淋浴时用肥皂轻轻擦洗，用干净的毛巾擦干后涂上大量的凡士林，再用绷带将凡士林覆盖。当出现无法愈合的溃疡时，应及时转诊至皮肤科进行诊疗。

2. 冻伤后快速复温是关键。在冻伤后的最初几天，可以通过水浴促进循环和复温，水浴温度应控制在37~39℃。在水浴结束后，受伤的皮肤不应用布擦干，应让其自然风干，因为磨损容易加重组织的创伤。复温后可以表现为Ⅱ度冻伤，水疱为血性，皮肤逐渐变褐、变黑，最后出现明显坏死。针对冻伤区域解冻后的局部水肿症状，可以局部外用芦荟霜或凝胶。局部充血水肿者予以硫酸镁湿敷，保持创面清洁、干燥，并给予碘伏消毒、无菌纱布包扎。当出现较大的水疱时，抽出水疱内的液体，消毒后创面予以磺胺嘧啶银等冻伤膏外涂，采用包扎或半暴露疗法，一般2~4周后能够脱痂痊愈。

（四）预防

1. 为了避免对皮肤的损伤，在热消融的过程中可以注入液体或气体，将易受热损伤的器官隔离，并且应该严禁长时间、大功率地消融。热消融前在皮下注射1%利多卡因10~20ml，除了缓解疼痛外，还能将皮肤与消融区域有效的隔离开。

2. 采用无菌温盐水手套覆盖法保护刀杆周围皮肤，温度（45~50℃）适宜，保温时间持续两个冷-热循环过程，将此方法应用于冷冻治疗中，能有效保护冷冻刀杆周围的皮肤，预防或减轻皮肤冻伤。

三、介入栓塞误栓引起皮肤损伤

（一）原因

1. 栓塞物的尺寸过小，小颗粒物容易造成远端小动脉阻塞，从而导致器官损伤。

2. 化疗药物的毒性作用导致皮肤损伤。

（二）临床表现与诊断

早期临床表现为局部皮肤疼痛，进而发展为皮肤瘀斑，伴或不伴水疱，严重者可能出现局部皮肤坏死、破溃。

（三）治疗

皮肤误栓后应当尽早治疗，其治疗包括局部冷敷和热敷，局部用药包括类固醇药物、透明质酸酶及利多卡因等。类固醇药物具有抗炎、止痒、抑制角化、抗有丝分裂的作用，能够减轻化疗药物对组织的损伤。透明质酸酶能够促进渗出液的吸收，减轻组织水肿；利多卡因可减轻患者的疼痛。有多篇文献报道，己酮可可碱具有抗血栓形成的作用，并能改善血液流动和组织氧合，其作为血管扩张剂降低了血液的黏度、红细胞的柔韧性和血小板的聚集性，目前已成功用于治疗经动脉化疗栓塞后引起的脐上皮疹。

（四）预防

为了预防误栓的发生，介入医师不仅要充分了解不同动脉的解剖结构，在输注栓塞剂的过程中，应当谨慎而缓慢地进行，这样可以最大限度地减少邻近血管的反流，从而减少对邻近器官的损伤。

（陈波 梁静）

第二节 介入相关过敏反应

一、原因

介入手术中最常用的药物包括碘造影剂、静脉注射镇静剂、预防性抗生素及抗凝药物等，当患者免疫功能过强时可对药物产生过敏反应。据统计，约有70%的碘造影剂过敏反应发生在注射造影剂5分钟内。

二、临床表现与诊断

药物过敏最常见的皮肤表现是皮疹和荨麻疹。轻度表现为荨麻疹、红斑、潮红及发热等；中度表现为弥散性荨麻疹、瘙痒、红斑、面部或喉部水肿及轻度支气管痉挛，严重的有恶心、呕吐等；重度则可能出现过敏性休克、心搏骤停及呼吸骤停等危重症状。

三、治疗

对于药物过敏所致的皮肤反应,轻度短暂性荨麻疹可予以支持治疗及观察。

对于重度弥漫性荨麻疹,可给予肌内注射或静脉注射 H_1 抗组胺药。当出现严重的荨麻疹,应考虑应用 1:1 000 肾上腺素,成人为 0.1~0.3ml,肌内注射;儿童为 0.01mg/kg,肌内注射,最大 0.3mg。若出现明显的瘙痒症状,局部使用 0.1% 曲安奈德乳膏或药膏,每日 2 次,可缓解症状。

一旦发生过敏反应,应该立即停止碘造影剂及其他药物的注射,严密监测生命体征。

当出现严重过敏反应如过敏性休克时,应立即进行紧急治疗,给予快速扩容及肾上腺素注射等,若出现心搏骤停等则立即实行心肺复苏。

四、预防

术前仔细询问过敏史,如对造影剂过敏选择可替代的药物进行诊断治疗。

(陈 波 梁 静)

参 考 文 献

[1] KATAYAMA H, YAMAGUCHI K, KOZUKA T, et al. Adversereactionstoionic and nonionic contrast media: are port fromthejapanese committee on the safety of contrast media. Radiology, 1990, 175: 621-625.

[2] WOLF G L, ARENSON R L, CROSS A P, et al. A prospectivetrial of ionic vs nonionic contrast agents in clinical practice: comparison of adverse effects. AJR, 1989, 152: 939.

[3] PELAGE J P, CAZEJUST J, PLUOT E, et al. Uterine fibroid vascularization and clinical relevance to uterine fibroid embolization. Radiographics, 2005, 25 (Suppl1): 99-117

[4] SRIDHAR D, KOHI M P. Updates on MR-guided focused ultrasound for symptomatic uterine fibroids. Semin Intervent Radiol, 2018, 35 (1): 17-22.

[5] DURHAM J D, MACHAN L. Pelvic congestion syndrome. Semin Intervent Radiol, 2013, 30 (4): 372-380.

[6] STUKAN M. Drainage of malignant ascites: patient selection and perspectives. Cancer Manag Res, 2017, 12 (9): 115-130.

[7] FLEMING N D, ALVAREZ-SECORD A, VON GRUE-NIGENV, et al. Indwelling catheters for the management of refractory malignant ascites: a systematic literature overview and retrospective chart review. J Pain Symptom Manage, 2009, 38 (3): 341-349.

[8] WESTON M, SOYER P, BARRAL M, et al. Role of interventional procedures in obstetrics and gynecology. Radiol Clin N Am, 2020, 58 (2): 445-462.

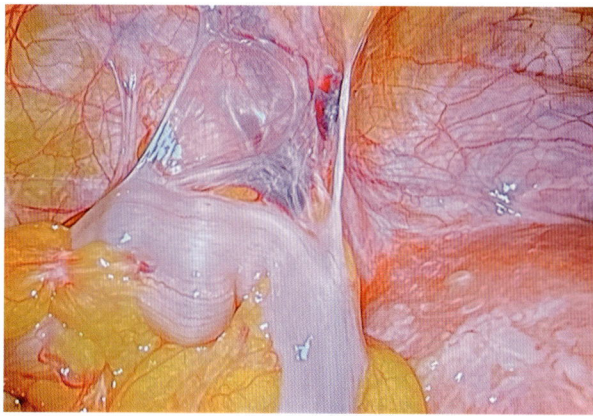
彩图 3-1-3 肠道粘连

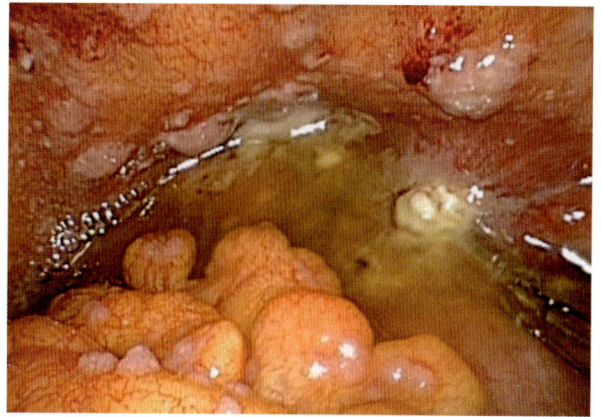
彩图 3-1-4 晚期恶性肿瘤

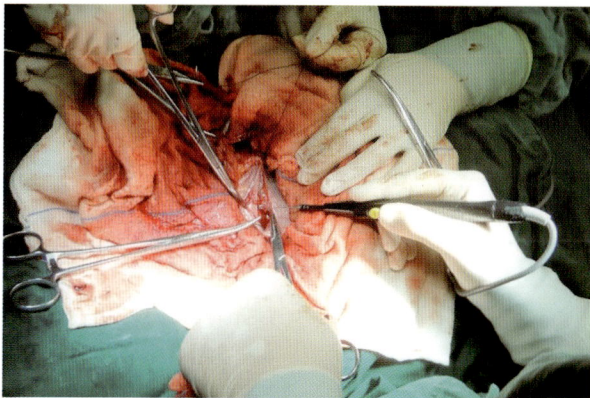
彩图 3-1-5 电外科器械损伤肠道

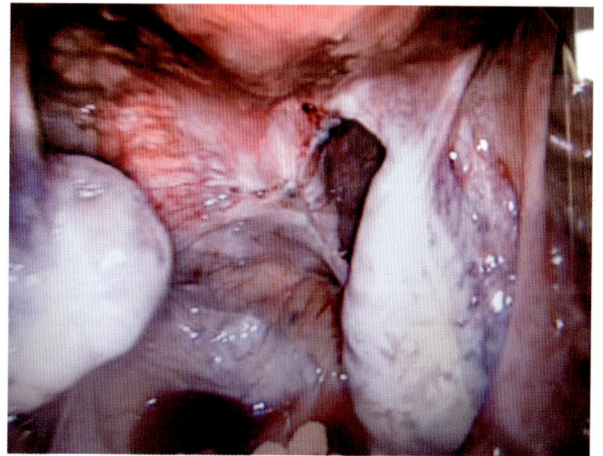
彩图 3-1-17 子宫骶韧带子宫内膜异位症侵蚀输尿管

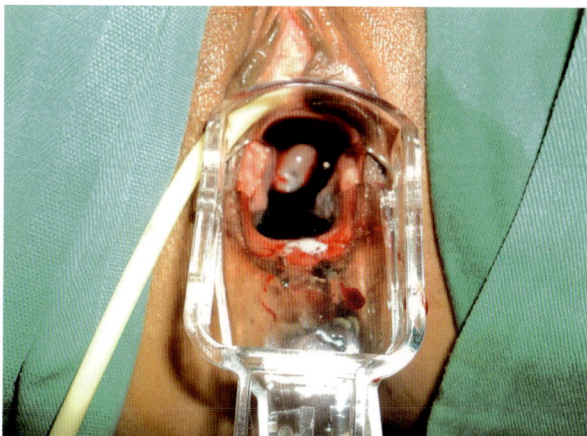
彩图 3-1-25 阴道残端漏尿

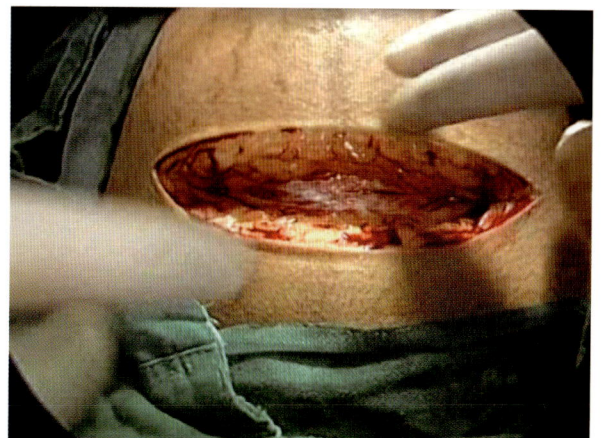
彩图 3-4-7 下腹部横切口

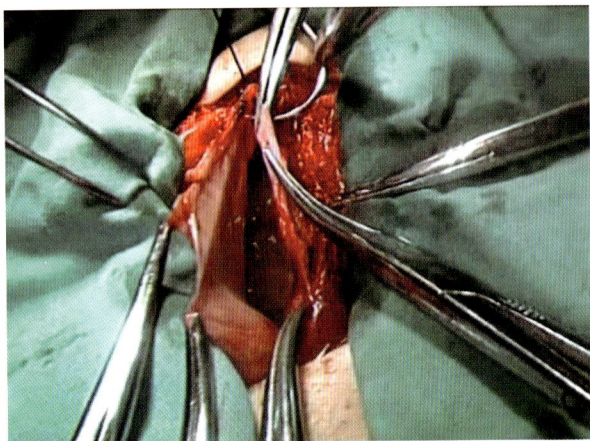

彩图 3-4-16　间断加固缝合腹膜

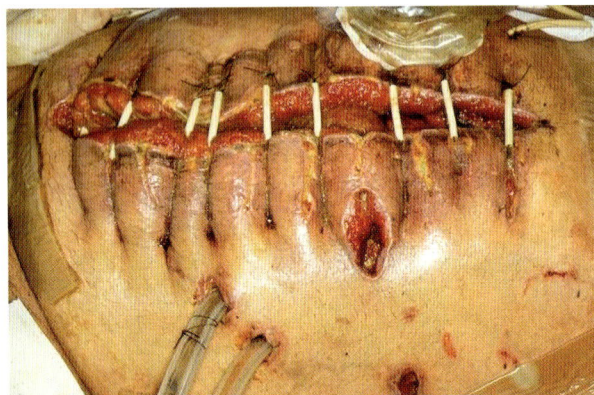

彩图 3-4-21　腹壁切口感染

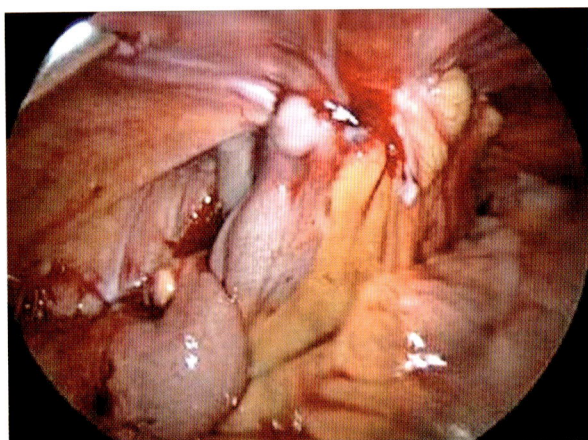

彩图 3-6-1　盆腔炎性疾病

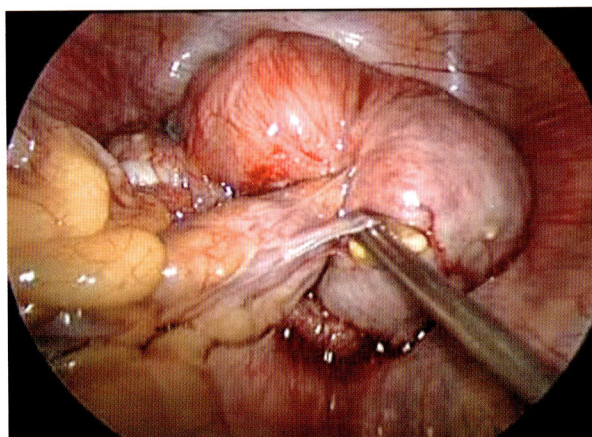

彩图 3-6-3　取标本

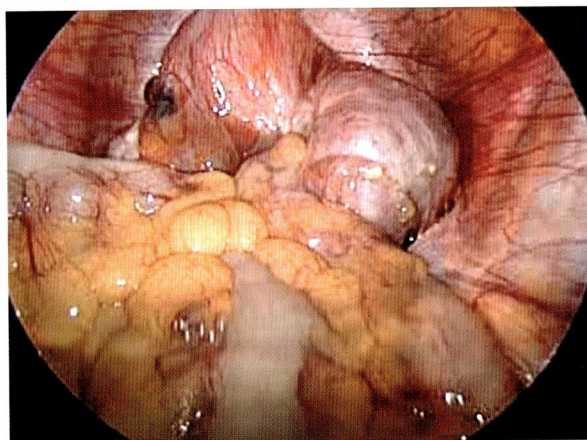

彩图 3-6-4　女性盆腔粘连

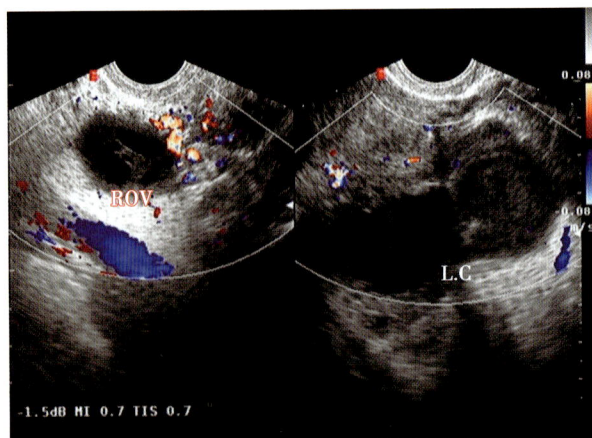

彩图 3-6-5　混合型卵巢子宫内膜异位囊肿的超声图像

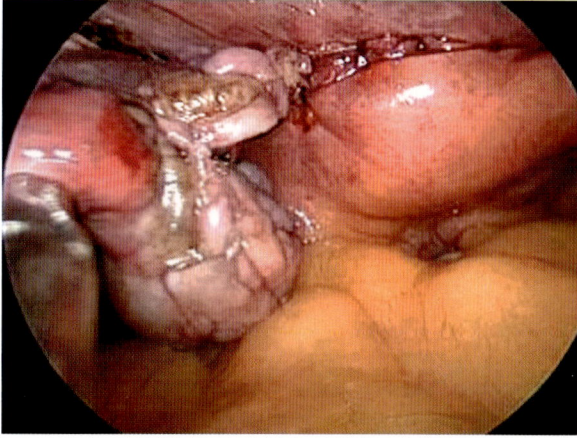

彩图 3-6-6　卵巢周围粘连

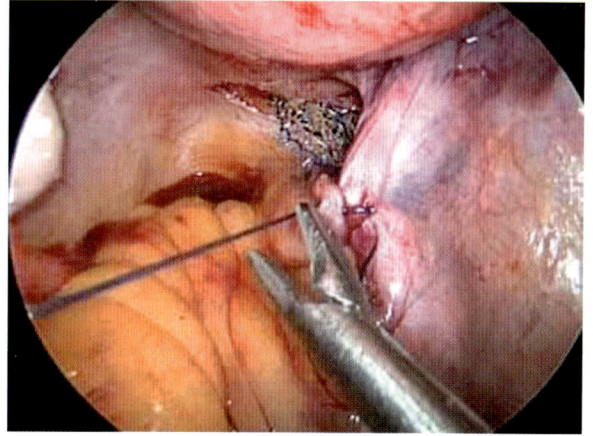

彩图 3-7-2　阴道骶骨固定术

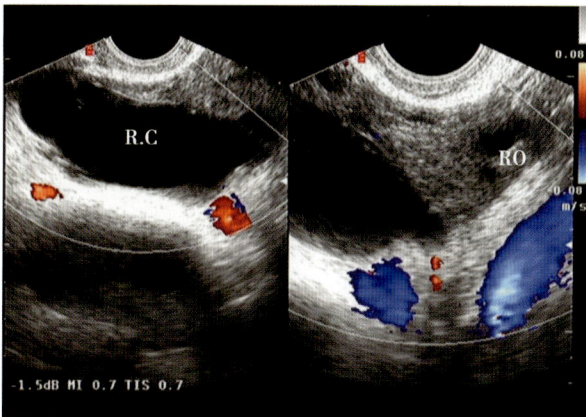

彩图 3-7-3　输卵管积水超声影像图

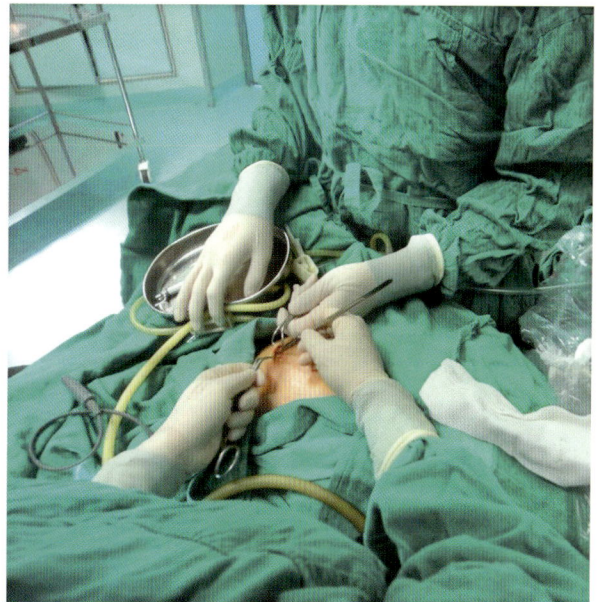

彩图 5-1-9　手术刀切开皮肤

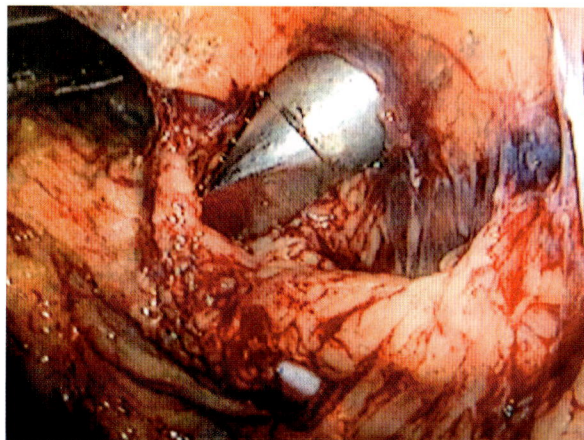

彩图 5-1-10　穿刺引起肠管损伤